Mezger

Gesichtete Homöopathische Arzneimittellehre

Gesichtete Homöopathische Arzneimittellehre

Bearbeitet nach den Ergebnissen der Arzneiprüfungen, der Pharmakologie und der klinischen Erfahrungen

Von Dr. med. Julius MEZGER †

(Mit einem Vorwort von Dr. med. Martin STÜBLER, Augsburg)

7. Auflage

Band I

Aalserum – Kalium jodatum

HAUG

Karl F. Haug Verlag · Heidelberg

CIP-Kurztitelaufnahme der Deutschen Bibliothek

Mezger, Julius:

Gesichtete homöopathische Arzneimittellehre: bearb. nach d. Ergebnissen d. Arzneiprüfungen, d. Pharmakologie u. d. klin. Erfahrungen / von Julius Mezger. (Mit e. Vorw. von Martin Stübler). – Heidelberg: Haug

ISBN 3-7760-0846-6

ISBN 3-7760-0466-5 (gültig bis 5. Aufl.)

NE: HST

Bd. 1. Aalserum – Kalium jodatum. – 7. Aufl. – 1987.

2. Auflage 1951 Saulgau
3. Auflage 1966 Ulm
4. Auflage 1978 Heidelberg
5. Auflage 1981
6. Auflage 1985
7. Auflage 1987

Verlags-Nr. 8702 · ISBN 3-7760-0846-6

Gesamtherstellung: Konkordia Druck GmbH, Bühl/Baden

Nunc vos potentes omnes herbas deprecor, exoro vos maiestatemque vestram, quas parens tellus generavit et cunctis gentibus dono dedit medicinam sanitatis.

Jetzt rufe ich euch an, ihr mächtigen Kräuter, und ich flehe zu eurer Majestät: denn euch hat die Mutter Erde erzeugt und allen Völkern geschenkt als Arznei zur Heilung.

(Anruf der Rhizotome des Altertums, ehe sie sich ans Werk begaben.)

R. HEIM: Incantamenta magica Graeca Latina (Jahrbücher für klass. Philologie, Supplementband 19, Leipzig 1892) Nr. 129, p. 505f.

Inhalt zu Band I

Auszug aus dem Vorwort zur 1. Auflage

Was mich bewogen hat, eine neue Arzneimittellehre zu verfassen, waren zunächst ganz persönliche Gründe. Ich wollte mir für meinen eigenen Gebrauch die Arzneimittel nahebringen, da sie für den homöopathischen Arzt das wichtigste Handwerkszeug darstellen. Dabei trug ich alles zusammen, was die Pharmakologie, die Toxikologie, die Physiologie, die Botanik und andere Hilfswissenschaften zum Verständnis beitragen können. Dann aber war es mir sehr angelegen, aus den Quellen unserer Arzneimittelkenntnis, den Arzneimittelprüfungen und Vergiftungen, die Arzneimittelbilder gewissermaßen neu aufzubauen. Denn es zeigt sich, daß fast alle Arzneimittellehren der letzten Jahrzehnte völlig darauf verzichtet hatten, die Arzneimittelbilder von dem frei zu halten, was die Arbeit am Krankenbett an Krankheitssymptomen zutage gefördert hat. Diese wurden dort den aus den Prüfungen und Vergiftungen stammenden Symptomen völlig gleichgestellt und mit ihnen vermengt, so daß der Leser nicht mehr die Herkunft feststellen konnte. Seit langer Zeit wurde daher von den gründlichsten der homöopathischen Ärzte der Ruf nach einer r e i n e n Arzneimittellehre erhoben, in welcher die aus der klinischen Arbeit stammenden Symptome aus dem Arzneimittelbild ausgeschieden werden, oder wenigstens, soweit sie sich als wertvoll erwiesen hatten, als klinische Symptome kenntlich gemacht werden sollen. Es war meine vordringlichste Bemühung, die Herkunft der verschiedenen Angaben zu prüfen und die physiologischen von den klinischen Heilwirkungen zu trennen. Diese Sichtung war eine äußerst zeitraubende Arbeit, der ich über eine lange Reihe von Jahren meine Freizeit gewidmet habe.

Eine Einschränkung des Wertes einer solchen Arbeit bedeutet die Erkenntnis, daß man auf diesem Wege zu einem endgültigen Ergebnis bei allen Arzneimitteln heute nicht kommen kann. Denn die Quellen, aus denen wir unsere Arzneimittelkenntnis schöpfen, fließen nicht überall völlig klar. Die Angaben der Prüfungsprotokolle können nicht unbesehen als völlig einwandfrei und richtig hingenommen werden. Dies gilt auch für HAHNEMANN selbst, der uns gerade für den größeren Teil der wichtigsten Arzneien umfassende Prüfungsbilder hinterlassen hat. Auch bei ihm ist im einzelnen Fall weder die Art des Prüfungsverfahrens noch die Stärke beziehungsweise die Verdünnung der zur Prüfung verwendeten Arznei angeführt. Auch enthalten seine Symptomensammlungen nicht selten klinische Zustände, die er damit heilen konnte; dies gilt zumindest für die späteren Jahre seiner Arbeit, in welchen er die „Chronischen Krankheiten“ mit den darin aufgenommenen Prüfungsbildern schrieb. Dazu ist ja bekannt, daß, soweit es sich um mineralische Mittel handelt, die chemische Reinheit seiner Mittel entsprechend dem Stand der damaligen Chemie stark zu wünschen übrig gelassen hat. Es wird der homöopathischen Schule also die Aufgabe nicht erspart bleiben, zur Festigung ihrer Grundlagen die nötigen Nachprüfungen, wo diese noch ausstehen, vorzunehmen. Doch muß immerhin zugegeben werden, daß bei Neuprüfungen die alten Prüfungsbilder meist eine auffallende Bestätigung gefunden haben, so daß man trotz der theoretisch erhobenen Einwände doch Vertrauen bekommt zu der

Zuverlässigkeit der alten Prüfungen und der Gewissenhaftigkeit ihrer Veranstalter. Bei der Aufstellung der „Arzneimittelbilder" habe ich es für richtig gehalten, die Anlehnung an die sprachliche Form der Prüfungssymptome möglichst beizubehalten, um also den Organismus in seiner eigenen Sprache sich ausdrücken zu lassen. Wir Homöopathen haben ja immer nicht abstrakt gedachte Krankheiten, sondern krankhafte Vorgänge des menschlichen Organismus behandelt. Bei dieser naturnahen Einstellung ist deshalb auch der vom Organismus selbst geprägte Ausdruck für die Störung das Gegebene. Die Unmittelbarkeit der Symptomensprache soll nicht aufgegeben werden gegen die Wissenschaftlichkeit medizinischer Begriffe. Jeder Arzt soll die Entstehung der klinischen Indikation aus der Arzneimittelprüfung verfolgen können. Deshalb würde die Aufgabe des Symptomenbildes zugunsten der wechselnden und zeitgebundenen wissenschaftlichen Erklärungen einem Verlust gleichkommen. Trotzdem legen wir den größten Wert darauf, das Prüfungssymptom pathologisch-physiologisch zu verstehen. Und gerade auf die wissenschaftliche Erfassung der bei den Prüfungen beziehungsweise Vergiftungen in Erscheinung tretenden Symptome ist unser schärftes Augenmerk gerichtet. Aus diesem Grunde wurde alles herangezogen, was die verschiedenen Wissenschaftszweige zur Erklärung und vertieften Erfassung der Arzneimittelbilder beitragen können.

Im ganzen habe ich mich bemüht, den Text so knapp und übersichtlich wie möglich zu fassen, wie es für ein Nachschlagewerk zum Gebrauch in der Sprechstunde zweckmäßig ist. **Soweit Symptome, die der klinischen Arbeit entstammen, in den Text der Arzneimittelbilder aufgenommen wurden, ist diesen, wie in älteren Werken ein ⊙ vorangesetzt.** Dieses Zeichen verliert seine Gültigkeit mit dem nächsten Satzpunkt. Im übrigen enthält der Text der Arzneimittelbilder nur die physiologischen Symptome. Durch das angegebene Zeichen, das die aus klinischer Arbeit stammenden Symptome kenntlich macht, soll jedoch keineswegs eine Wertung angedeutet werden. Zeigt es sich doch, daß eine nicht geringe Zahl führender Symptome und Modalitäten, die mit Recht diesen Rang einnehmen, aus dieser Quelle stammen.

Im übrigen wurden bei der Auswahl diejenigen Funktionsstörungen, die durch ihre Häufigkeit sich besonders in den Vordergrund stellten, auch besonders bewertet. Oft konnten auch längere Symptomenreihen in wenige Worte zusammengefaßt werden. Weiter wurden nach der schon auf HAHNEMANN zurückgehenden Übung solche Erscheinungen, die durch ihre Eigentümlichkeit besonders auffielen, ebenfalls besonders herausgestellt, soweit sie sich in der Praxis bewährt haben. Den Modalitäten und Leitsymptomen wurde besondere Beachtung geschenkt, da diese dem Mittel das individuelle Gesicht geben.

Bei einem kleinen Teil der Arzneimittel sind **praktische Beispiele** für die Wirkung beigegeben worden. Es soll an diesen erläutert werden, was mit dem betreffenden Mittel erreicht werden kann und wie der Verlauf vonstatten geht. Für den Praktiker ist es lehrreich, zu verfolgen, auf Grund welcher Indikationen das Mittel eingesetzt wurde. Er wird daher immer nach solchen Beispielen verlangen. – Es wurden meist solche Fälle gewählt, welche auf andere Weise nicht zu beeinflussen waren, so daß in dem

Verlauf eine gewisse Wahrscheinlichkeit für die Wirkung angenommen werden muß, wenn dies auch nicht mit Sicherheit angegeben werden kann. Die homöopathische Behandlung ist auf die Person und nicht auf die Krankheit zugeschnitten; wenigstens gilt dies für den größeren Teil der Fälle. Daher können wir meist nicht mit Reihenuntersuchungen aufwarten, wie es eine exakte Kritik fordert. Doch liegt auch in manchen dieser Fälle, die sich einer anderen Behandlung – sei es eine homöopathische oder andere – nicht fügen wollten, eine hohe Wahrscheinlichkeit, daß mit dem dokumentierten Mittel die Wendung zum Besseren eingetreten ist, falls einer anderen plausiblen Erklärung nicht der Vorzug gegeben werden muß. Wir können daher nicht auf solche Beispiele verzichten, um so mehr, als nicht ein Beweis der Wirksamkeit, sondern die lehrhafte Darstellung statuiert werden soll.

Stuttgart-O, im Oktober 1949
Haußmannstraße 20 Dr. med. JULIUS MEZGER

Vorwort zur 3. Auflage

Nachdem die „Gesichtete Homöopathische Arzneimittellehre" geraume Zeit vergriffen ist und eine starke Nachfrage nach einer Neuauflage eingesetzt hat, kann nun die 3. Auflage den homöopathisch interessierten Ärzten vorgelegt werden. Der gesamte Text wurde einer gründlichen Durchsicht unterzogen, zum Teil wurde eine völlige Neubearbeitung vorgenommen. Die Zahl der bearbeiteten Mittel wurde beträchtlich vermehrt, so daß nun alle in der Homöopathie verwendeten Mittel von einiger Bedeutung aufgenommen sind. Das Werk kann nun, außer dem unmittelbaren Gebrauch in der Praxis, auch als Nachschlagewerk dienen.

Die Bearbeitung stand weiterhin unter dem leitenden Gedanken, das Wissensgut, das die moderne Wissenschaft (Toxikologie, Pharmakologie, Chemie, Botanik, Zoologie usw.) zum Verständnis einer vertieften Arzneimittelkenntnis beitragen kann, dem Praktiker zu vermitteln. Dabei war es mein dauerndes Anliegen, die klinischen Symptome, welche sich also nicht auf die Arzneimittelprüfung und die Toxikologie stützen können, als solche zu kennzeichnen (durch ein vorgesetztes ⊙).

Die Arzneimittelbilder wurden durch Hervorhebung der wichtigsten Züge in der Schrift weiter gegliedert und übersichtlicher gestaltet, zum Teil auch umfangreicher durchgeführt. Letzteres gilt besonders auch für die psychischen Symptome.

Es wurde darauf geachtet, die bipolare, gegensätzliche Wirkung des Arzneireizes, wie sie sich aus der Arzneimittelprüfung ergibt, zur Darstellung zu bringen. Beim Studium der Arzneimittelprotokolle läßt sich erkennen, daß bei ein und demselben Mittel das Auftreten der Funktionsgegensätze zur Regel gehört, daß also beispielsweise einer lebhaften, heiteren Gemütsart eine stille Traurigkeit, einem aggressiven Zorn eine ängstliche Scheu, einer Kongestion des Blutes zum Kopf eine kollapsartige Blässe, einer Trockenheit der Schleimhäute eine gesteigerte Sekretion, einem atonischen Verhalten des Darmes eine spastische Verstopfung oder Kolikschmerzen, einem unersättlichen Hunger eine völlige Appetitlosigkeit, einer Anästhesie der Haut eine Hyperästhesie, einer Hypermotilität eine Lähmung gegenüberzustellen ist. Ja, wir wissen, daß dieses gegensätzliche Verhalten einem zeitlichen Aufeinanderfolgen des Reizablaufes entspricht. Es handelt sich dabei um dasselbe Phänomen, das HAHNEMANN als Erst- und Nachwirkung beziehungsweise Wechselwirkung beschrieb. Er vertrat dabei die Ansicht, daß nur die Erstwirkung die Eigenart der Arznei wiedergebe, während die Nachwirkung nicht als ein Erzeugnis der Arznei, sondern nur als Gegenwirkung des Organismus gegen die Arznei zu betrachten sei. Aus unserer heutigen Kenntnis des Ablaufes eines Arzneireizes wissen wir, daß sowohl Erst- als auch Nachwirkung von dem Arzneireiz bestimmt sind. HAHNEMANN kam durch seine Betrachtungsweise zu der irrigen Ansicht, daß *Digitalis* mit seiner Bradykardie als Erstwirkung beim tachykarden (insuffizienten) Herzen nicht angewendet werden dürfe, da der *Fingerhut* nach anfänglicher Verlangsamung eine weitere Beschleunigung der Herzaktion zur Folge haben müsse (Organon 6. Aufl., S. 43) und eine weitere Schädigung des Herzens bewirke. Infolgedessen wurde in der Homöopathie die Therapie des insuffizienten Herzens mit der *Digitalis* bis vor wenigen Jahrzehnten als schädlich verworfen.

Es ist uns heute auch bekannt und ist dem Verfasser bei den von ihm vorgenommenen Arzneimittelprüfungen oft genug begegnet, daß dieselben Symptome, die bei einem gesunden Individuum als Erstwirkung in Erscheinung traten, bei einem anderen, ebenfalls gesunden als Nachwirkung auftraten. Als Grund für dieses unterschiedliche Verhalten ist die Ausgangslage der geprüften Person anzusehen, wie sie in der Wilderschen Ausgangsregel dargestellt wird.

Nachdem nun die Gleichwertigkeit der beiden Wirkungspole, die wir in der Erst- und der Nachwirkung finden, erkannt ist, besteht auch kein Grund mehr, die Nachwirkung gegenüber der Erstwirkung und den einen Pol gegenüber dem anderen im Rang zurückzustellen. Für die homöopathische Therapie bedeutet dies, daß wir uns bei der Wahl des Simile sowohl auf die eine als auch die andere Wirkungsphase stützen können.

Dabei muß erwähnt werden, daß die Symptome, die durch Sperrdruck oder durch Aufnahme unter die Leitsymptome und Modalitäten hervorgehoben wurden, keineswegs sich immer auch schon in der Arzneimittelprüfung durch die Häufigkeit ihres Auftretens als besonders bedeutsam ausgezeichnet hätten. Eine nicht geringe Anzahl dieser Symptome wurde in der Prüfung nur vereinzelte Male angetroffen, hat sich aber in der klinischen Einführung als besonders charakteristisch für das betreffende Mittel und als kennzeichnend für die Unterscheidung von anderen Mitteln erwiesen. Manches sehr wertvolle Symptom ist sogar ausschließlich aus der klinischen Arbeit gewonnen worden. In dieser Wertung steckt die sichtende Arbeit und Erfahrung von mehr als 150 Jahren homöopathischer Heilkunst. In dieser Hervorhebung der Symptome ist also nicht ihre statistische Sicherung im Arzneimittelversuch, sondern ihre klinische Bedeutung zu sehen.

Die Anzahl der angeführten Krankheitsfälle aus der Praxis wurde erheblich vermehrt, soweit der schon stark vermehrte Umfang des Werkes dies zugelassen hat.

Durch diese Beispiele aus der Praxis soll vor allem dargelegt werden, wie in den Arzneimittelbildern das Simile für den einzelnen Fall gefunden werden kann. Einen stichhaltigen Beweis für die Heilwirkung des Arzneimittels kann durch diese Beispiele ja leider nicht beigebracht werden; doch wurden nach Möglichkeit solche Beispiele gewählt, bei denen auf Grund des zu erwartenden Krankheitsverlaufes die Besserung beziehungsweise Heilung mit aller Wahrscheinlichkeit durch das verordnete Mittel anzunehmen war, also für die günstige Wendung kein anderer Faktor (Selbstheilung, Einflüsse anderer Art) ernsthaft in Frage kam.

Es wurde jedem Mittel am Schluß ein Abschnitt„Vergleichsmittel" beigegeben, um dem Leser schnell einen Überblick über die wichtigsten verwandten Mittel und ihre Unterscheidung zu vermitteln. Dabei wurden nur die gängigsten Mittel erwähnt und auf eine Vollständigkeit, wie man sie von einem Symptomenrepertorium erwartet, verzichtet.

Die vom Verfasser durch eigene Prüfungen neu gewonnenen oder wesentlich erweiterten und gesicherten Arzneimittelbilder, die in der homöopathischen Literatur zerstreut sind, finden hier eine eingehende Darstellung. Es sind dies die Arzneimittelbilder von *Aranea ixobola, Aristolochia clematitis, Bellis perennis, Calcium fluoratum, Erigeron, Hedera helix, Magnesium carbonicum* und *sulfuricum, Mandragora, Sarothamnus scoparius* sowie die klinischen Indikationen von *Magnesium fluoratum.*

Seit dem Erscheinen der 1. Auflage hat sich in der medizinischen Therapie eine ungeheure Wandlung, die sich zwar schon vorher angebahnt hatte, in beschleunigtem Tempo vollzogen. Es ist der Homöopathie auf sehr vielen Gebieten der Therapie eine Konkurrenz erwachsen, wo die Pharmakologie der Schule vorher nur wenig zu bieten hatte. Dies gilt besonders auf dem Gebiet der Infektionskrankheiten durch die Einführung der Sulfonamide und Antibiotika, durch den substituierenden und pharmakologischen Einsatz der Hormone und Vitamine, durch neue chirurgische Eingriffe. Es war dem Verfasser nicht möglich, in genügender oder gar endgültiger Weise darauf hinzuweisen, wo die Homöopathie einer anderen Behandlungsweise das Feld räumen muß. Diese Grenze ist durch die schnelle Entwicklung der Medizin einem ständigen Wandel unterworfen und ist auch anderseits vom Können und der Beherrschung der Arzneimittellehre durch den homöopathischen Heilkünstler abhängig. Der Arzt, dessen Liebe der Homöopathie gehört, mag sich mit Recht als Anwalt der idealsten Arzneitherapie fühlen, die sich an die vom Organismus selbst vorgesehenen Heilungsvorgänge wendet und diese die Heilung selbst vornehmen läßt. Trotzdem muß er die Grenze dieser Therapie zu setzen wissen, nämlich dort, wo der homöopathische Reiz nicht mehr in der Lage ist, gegenüber übermächtigen Krankheitsprozessen eine erfolgreiche Reaktion des Organismus zu wecken und die fehlgesteuerte Funktion einzuregulieren. Er wird dann nicht umhin können, eine andere Therapie einzuleiten, auch wenn diese einen gewaltsamen Eingriff mit der nicht zu unterschätzenden Möglichkeit von Nebenwirkungen und Schädigungen darstellt, aber einem unheilvollen Verlauf Einhalt gebieten und damit höhere Erfolgsaussichten erbringen kann.

Manche der hier angeführten therapeutischen Indikationen mögen daher veraltet oder überholt erscheinen, sie können jedoch die therapeutische Reichweite des Mittels aufzeigen und kommen, wie die Erfahrung zeigt, häufig auch dann noch in Betracht, wo die sonst übliche schulmedizinische Behandlung eine Wendung nicht erzielen oder aus irgendeinem Grunde (Arzneiüberempfindlichkeit, Allergie usw.) nicht zur Anwendung kommen kann.

Ehrfurcht vor den Lebensvorgängen ist die Grundhaltung des homöopathischen Arztes. Dieses Gefühl liebender Verbundenheit mit dem Leben gibt ihm die Kraft und Ausdauer zum Studium der Arzneimittellehre, zum Suchen des ähnlichen Mittels und zur individualisierenden Verordnung jeden Krankheitsfalles. Der Umfang und die Tiefenwirkung der homöopathischen Therapie ist ganz erstaunlich – sofern man das richtige Mittel gefunden hat. Um die nicht geringe Schwierigkeit der Arzneimittelfindung überwinden zu helfen und dem Praktiker das erarbeitete Wissen in übersichtlicher Form zu vermitteln, ist der Zweck dieses Werkes.

Dem Verlag Karl F. Haug sei für die Ausgestaltung des Werks verbindlichster Dank gesagt. Seine traditionelle Verbundenheit mit der Homöopathie war mir eine wesentliche Hilfe für die Herausgabe der neuen Auflage.
Mein herzlichster Dank gebührt der Gefährtin meines Lebens, meiner lieben Frau, die so viel Verständnis für das innere Muß zur Abfassung dieses Werks aufgebracht und viel persönlichen Verzicht auf sich genommen hat. Außer einem gütigen Geschick, das mir die Arbeitskraft und Arbeitsfreude so lange erhalten hat, verdanke ich ihr die Fertigstellung dieses Lebenswerkes.

Stuttgart 1, im Jahre 1964
Haußmannstraße 20 Dr. med. Julius Mezger

Vorwort zur 4. Auflage

Julius MEZGER hat die Veröffentlichung der 4. Auflage seiner „Gesichteten Homöopathischen Arzneimittellehre" nicht mehr erlebt. Er starb 1976 im Krankenhaus für Naturheilweisen in München, wo er von seinen homöopathischen Freunden betreut wurde.
Seit der Herausgabe der 3. Auflage (1964), hat er an dem Buch weitergearbeitet und die jetzt vorliegende verbesserte und erweiterte 4. Auflage vorbereitet. Er hat viele Arzneimittelbilder erweitert, z. B. Asarum europaeum, Cimicifuga und Magnesium muriaticum, neue Arzneimittelbilder aufgenommen, teilweise aus eigener Prüfung, z.B. Corydalis cava und neue Erkenntnisse und Fallbeobachtungen eingearbeitet. Seine letzte Arbeit, eine Arzneimittelprüfung über den Seestern Asterias rubens, die zum Teil erst nach seinem Tode veröffentlicht wurde, ist mit aufgenommen, ebenfalls eine im Jahre 1974 in der AHZ veröffentlichte Arbeit, mit dem Titel „Über meine Erfahrungen mit Arzneimittelprüfungen".
Die wenigen nicht mehr vollendeten Kapitel wurden von Rolf BERNHARDT und Martin STÜBLER ergänzt. Die Veröffentlichung der Neuauflage wurde von seiner Tochter Eva Susanne BURGER mit betreut.
Julius MEZGER gehörte zu der „Stuttgarter Schule". Ihre bedeutendsten Vertreter waren außer ihm Otto LEESER, Alfons STIEGELE und Erich UNSELD. Mit Julius MEZGER hat uns der letzte dieser Epoche verlassen. Zugleich hat er uns eine der bedeutenden homöopathischen Arzneimittellehren geschenkt. Die positive Einstellung zu den Ergebnissen der modernen Wissenschaft, die kritische Haltung zur eigenen ärztlichen Leistung und eine bewunderungswürdige Zuverlässigkeit in der Übermittlung der Möglichkeiten der Homöotherapie kennzeichnen diese Schule. Sie ist aus der naturwissenschaftlich-kritischen Richtung der Homöopathie erwachsen. Jedoch hat sie die Grenze dieser Richtung überschritten und sich aller Methoden und Potenzen im Rahmen der homöopathischen Möglichkeiten bedient.
Dieses Buch ist das Ergebnis einer fünfzigjährigen ärztlichen Erfahrung und intensiver Beschäftigung, wie auch kritischer Auseinandersetzung mit der Homöopathie. Dem Vergleich und der Unterscheidung zwischen den experimentellen Ergebnissen der Arzneimittelprüfung und der ärztlichen Erfahrung galt das lebenslange Mühen von Julius MEZGER.
So ist diese 4. Auflage ein Buch aus letzter Hand geworden. Wir danken unserem Julius MEZGER für seinen umfassenden Einsatz für die homöopathische Medizin. Sein Buch ist für jeden praktischen Arzt, der sich mit der Homöopathie beschäftigt, von großem Wert.
Ebenso danken wir dem Verlag für die sorgfältige Herausgabe des Werks.

Augsburg, im Jahre 1977
Singerstraße 1

Dr. med. MARTIN STÜBLER

Über meine Erfahrungen mit Arzneimittelprüfungen

Vorbemerkung zur Arbeit von Julius MEZGER

Die Arzneimittelprüfungen von Julius MEZGER liegen zwischen seinem 41. und 68. Lebensjahr. Danach folgt eine Nachbeobachtung von 14 Jahren, bevor er seine Erfahrungen mit den Arzneimittelprüfungen bekanntgegeben hat. Es sind also die mittleren und höheren Jahre dieses Lebens, die sich fast ununterbrochen, wie ich bestätigen kann, mit diesen Problemen beschäftigten. Dadurch entstand im Laufe von 41 Jahren eine Tiefe der Verbindung mit diesem Problem, die wohl wenige von den homöopathischen Ärzten erreicht haben. Schon aus diesem Grund halte ich die nachfolgenden Ausführungen für bedeutungsvoll.

In Zusammenarbeit mit den Kollegen aus Wien haben wir unsere Art, die homöopathische Medizin zu lehren, überprüft und modernisiert. Ein zentraler Gedanke in diesem Zusammenhang ist die Schule. Diese Schule sollte sich unbedingt auch mit den Arzneimittelprüfungen in einer überdachten und modernen Weise beschäftigen. Gerade die Art, wie Julius MEZGER seine Arzneimittelprüfungen aufgebaut hat, der dabei notwendige ständige Kontakt mit den Prüfern, die Änderung der Dosis und das Eingehen auf den einzelnen Prüfer wie auch auf die Eigenart der Arznei läßt sich weit besser an einer Schule oder an einem Institut verwirklichen.

Dabei können wir von Julius MEZGER sowohl die behutsame Einstellung gegenüber allen beobachteten Symptomen wie auch die kritische und scharfe Einstellung gegenüber den Fehlermöglichkeiten übernehmen. Einen großen Teil der Arbeit an den Arzneimittelprüfungen hat er in den Nächten durchgeführt. So können wir uns ein Bild von der Intensität der Zuwendung zum Stoff einer Arzneimittelprüfung machen. Dadurch hat Julius MEZGER die Möglichkeit, auf eine Vielfalt von Beobachtungen zurückzugreifen, was ein jüngerer Mensch nicht haben kann. Bei der Durchsicht der gesammelten Erfahrungen mit den Arzneimittelprüfungen wird der Leser feststellen, daß Kritik und Genauigkeit des Denkens in vollem Umfang erhalten geblieben sind.

Wir können die vorliegende Arbeit zu den klassischen Arbeiten auf dem Gebiet der homöopathischen Medizin rechnen. Jeder Prüfungsleiter sollte sie aufs sorgfältigste studieren, womöglich auch jeder Prüfer und Arzt sie kennen.

Ich schließe mit dem Dank an Julius MEZGER, daß er dieses Arbeitsgebiet für uns alle durchgeackert hat und uns nun die Früchte seiner Arbeit in der ihm eigenen Bescheidenheit vorlegt.

(Anschrift des Verfassers: Dr. med. Martin Stübler, 8900 Augsburg, Singerstraße 1)

Über meine Erfahrungen mit Arzneimittelprüfungen

Rückblick und Ausblick

„Es ist übrigens eine eigene Sache mit solchen Arzneimittelprüfungen, sie sind nicht so leicht wie sie aussehen."
(HARTMANN, einer der ersten Schüler und Teilnehmer der Prüfungsgesellschaft HAHNEMANNs, in AHZ, Bd. 38, 1850, S. 307).

Nachdem ich in meinem Leben zwischen 1932 und 1959 etwa 15 Arzneimittelprüfungen mit Prüfergruppen durchgeführt und bearbeitet habe, und bei einer weiteren Anzahl im Auftrag des DZVhÄ beratend tätig war, möchte ich in den folgenden Ausführungen meine Erfahrungen niederlegen. Es soll ein Beitrag sein zur Diskussion über den Wert unserer Arzneimittelprüfungen, welche nicht nur von außerhalb der Homöopathie stehenden Ärzten geführt wird, sondern auch innerhalb der Homöopathie wachgehalten werden muß.

Ursprünge und Selbstversuch

Was mich ursprünglich zur Vornahme eigener Arzneimittelprüfungen bewogen hat, war das Staunen und die Verwunderung über die vielfachen und eigenartigen Symptome, die der Mensch als Versuchsobjekt unter der Einwirkung der Arzneistoffe nach Angabe der homöopathischen Arzneimittellehren hervorgebracht hat – oder ich möchte vielmehr sagen, da ich ihre Richtigkeit keineswegs vorauszusetzen geneigt war, – hervorgebracht haben soll. Es war die Neugier, die jeder wissenschaftlichen Tätigkeit zugrunde liegt, dies selbst zu beobachten und beobachtend zu erleben, verbunden mit einer gehörigen Portion Skepsis, ob und wie weit diese Beobachtungen auf kritischer Beobachtung beruhen, und welche Fehlerquellen sich hier einschleichen könnten. Wenn diese Angaben richtig sein sollten, so müssen die Versuche nachvollziehbar sein, soweit die Variabilität der Prüfpersonen und der Umwelt dies erlaubt.
Zuerst prüfte ich als reiner Autodidakt an mir selbst verschiedene bekannte und unbekannte Arzneistoffe vor allem pflanzlicher Natur. Das Ergebnis war vollkommen verwirrend. Bei den verschiedenartigen Stoffen ergab sich bei mir selbst fast immer ein übereinstimmendes Bild. Es dominierten stets Magen-Darm-Beschwerden der gleichen Art, wie sie auch sonst bei mir infolge einer erheblichen Labilität meines Verdauungssystems zutage traten. Das hatte zur Folge, daß mindestens an mir selbst keine arzneispezifischen Zeichen erzielt werden konnten. Diese Erfahrungen waren nicht geeignet, mich von der Methode der Arzneimittelprüfung als Grundlage einer Therapie nach der Ähnlichkeitsregel zu überzeugen.
Erst sehr viel später kam es zu meiner Kenntnis, daß eine derart festgelegte Reaktionsweise schon sehr früh beobachtet wurde. So weist der eingangs erwähnte HARTMANN darauf hin, daß STAPF, ebenfalls ein prominenter Schüler HAHNEMANNS und Teilnehmer an dessen Arzneimittelprüfungen (AMP) u.a. an sexuellen Schwierigkeiten litt und darum auch bei seinen Versuchen mit unterschiedlichen Arzneien verwandte Symptome produzierte.

Die Prüfergruppe

Aber nun setzte ich meine Versuche an anderen Prüfpersonen fort. Ich bin heute noch den Angehörigen der homöopathischen Laienvereine von Stuttgart und Umgebung dankbar, daß sie sich mit Freude und Bereitwilligkeit auf Anregung ihres Vorstandes, Herrn Oberreallehrer I. WOLF, für diese Aufgabe zur Verfügung gestellt haben. Die Unterrichtung, wie man bei Arzneimittelprüfungen zu verfahren habe, entnahm ich den Berichten über AMP früherer Jahre.

Ich fand dort sehr wenig über eine etwaige Problematik, der man sich dabei gegenübergestellt sieht. Man gewann den Eindruck, daß die Symptomatik, wenn man sich an die Hahnemannschen Vorschriften im Organon hält, sich ganz eindeutig und ohne einem Zweifel Raum zu geben, einstellen würde.

Wenn der **Pharmakologe** einen Tierversuch unternimmt, so sucht er sich eine bestimmte Tierart aus und wählt nicht nur eine bestimmte Spezies, sondern auch eine bestimmte Rasse mit möglichst gleichem Stammbaum, gleichem Alter und gleichem Ernährungszustand aus. Er regelt genauestens die äußeren Verhältnisse, die „Umwelt", unter denen der Versuch abläuft. So ist das pharmakologische Experiment in der Lage, eine **einzelne** Frage zu stellen und zu beantworten. Es stellt die Bedingungen der Isolierung von fremden Umwelteinflüssen, der Konstanz und der Wiederholbarkeit und bedient sich des Tieres oder gar nur eines einzelnen Organs oder Gewebestücks. Alle Bedingungen haben gleichzubleiben mit Ausnahme eines Faktors, des Arzneistoffes, dessen Wirkung geprüft werden soll.

Dagegen **nichts davon in der Homöopathie.** Ihre Fragestellung bei der AMP wendet sich an die Ganzheit des hochdifferenzierten und hoch organisierten menschlichen Organismus, der das seelisch-geistige Gebiet einschließt. Männer, Frauen und Jugendliche, die durch die verschiedenen Erbeigenschaften sowohl wie durch die Umwelteinflüsse und die Beanspruchung ihres vorausgehenden Lebens sowie durch frühere Krankheiten verändert und geprägt sind, nehmen daran teil. Der Mensch ist ständig physiologischen Reizen seiner Umwelt ausgesetzt und empfängt psychische Reize und sendet solche aus. Sein Empfinden, Wahrnehmen, Denken und Wollen prägt ihn als Person. Einen **genormten** Menschen, wie man sich ihn als Versuchsobjekt wünschen könnte, gibt es nicht. Der Mensch ist nicht zu denken als Mensch ohne persönliche Prägung. Es ist daher gar nicht möglich, den Menschen zum Zweck der pharmakologischen Forschung aus seiner Umwelt herauszulösen und ihn damit seiner Persönlichkeit zu entkleiden. H. UNGER [2] hat in seinen grundlegenden Aufsätzen über den Stand der AMP innerhalb der medizinischen Wissenschaften darauf hingewiesen, wie sehr das individuelle Verhalten in der Anthropologie, der Psychologie und der Verhaltensforschung Beachtung findet und GROTE zitiert, der den **Begriff der Normalität als reine Gedankenkonstruktion** bezeichnet und den treffenden Ausdruck „persönliche Responsibilität" geprägt hat. „Den Menschen als ursprüngliches Abstraktum gibt es nicht."

Wir können daher bei der AMP nicht anders vorgehen, als den Menschen in seinen verschiedenen genotypischen Ausprägungen und als umweltbedingte geschichtliche Person mit allen seinen individuellen Eigenarten dem Versuch zu unterwerfen. Je verschiedenartiger die Teilnehmer einer AMP in ihren persönlichen Abwandlungen sind, um so besser sind die Voraussetzungen für ihre Vollständigkeit. Dazu gibt gerade die individuell-menschliche Erlebnisfähigkeit uns auch das Hauptwerkzeug in die Hand, die Wirkung des Arzneimittels in seinen Feinheiten und seiner Vielgestaltigkeit zu charakterisieren.

Bei der großen Verschiedenartigkeit unserer Prüfer können wir im Experiment **keine einheitliche Reaktion** erwarten, sondern es erfolgt eine breite Streuung der Symptome. Wenn man also mit dem Wunsch an eine solche Prüfung herantritt, einen regelmäßigen Ablauf der Prüfung anzutreffen, so ist man alsbald enttäuscht. Dieser Vorgang ist nicht besser zu schildern als durch die Worte HAHNEMANNS selbst in § 134 d. Organon (6. Aufl.). Es heißt dort: „... doch kommen nicht alle, einer Arznei eigenen Symptome schon bei einer Person, auch nicht alle sogleich, oder bei demselben Versuch zum Vorscheine, sondern bei der einen Person diese, bei einem 2. und 3. Versuch wieder andere, bei einer anderen Person diese oder jene Symptome vorzugsweise hervor; doch so, daß vielleicht bei der zweiten, vierten, achten, zehnten usw. Person wieder einige oder mehrere von den Zufällen sich ereignen, die etwa schon bei der zweiten, sechsten, neunten usw. Person sich zeigten; auch erscheinen sie nicht jedesmal zur gleichen Stunde wieder."
Es soll hier noch hinzugefügt werden, daß auch die Reihenfolge, in der die verschiedenen Systeme des Organismus ergriffen werden, keineswegs die gleiche ist. Es kann beispielsweise bei einem Prüfer zuerst der Magen, bei einem anderen zuerst die Muskulatur, bei einem dritten zuerst der Rachen oder die Haut oder das Zentralnervensystem ansprechen.
Auch brauchen wir uns nicht bei der Frage aufzuhalten, ob eine Arznei zuerst hemmend oder zuvor erregend auf eine Funktion oder einen Organismus einwirkt. Sie tut beides: Ihre Stoßrichtung ist neben der Stärke der angewandten Dosis von der Ausgangslage, in der sie den einzelnen Organismus trifft, abhängig.

Fehlerquellen in der Beobachtung – Dauer des Prüfungsversuchs

Zu Beginn einer AMP kann man nicht selten die Beobachtung machen, daß die Prüfer alsbald mit lebhaften Symptomen aufwarten. Nach einigen Tagen werden dann die Beschwerden spärlicher und zurückhaltender. Wenn man den Prüfern in dieser Zeit Scheinarznei gereicht hat, ist es klar, daß die Prüfer in der gespannten Erwartung: „jetzt passiert was", allerlei an sich zu beobachten geglaubt haben. Es hat sich offenbar um einen suggestiven Einfluß gehandelt. Diese Beobachtung zu Beginn einer Prüfung auftretender Symptome, von mir **Erwartungssymptome** genannt, wurden unabhängig von mir auch von H. SCHOELER [4] gemacht, der sie als Initialsymptome bezeichnet hat. Auch bei einem Arzneiversuch, bei dem zu Beginn des Versuchs Prüfstoff gereicht wurde, werden solche Erwartungssymptome nicht selten beobachtet: deshalb sind diese anfänglichen Symptome einer besonders kritischen Beobachtung zu unterziehen. Es ist dienlich, in solchen Fällen, eine Scheinarznei einzulegen und später dann den gleichen Arzneistoff in einem neuen Fläschchen zu reichen.
Als Beispiel dieser Möglichkeit der Täuschung mag folgende Beobachtung dienen:

Ein Prüfer (Arzt), der sehr zu cholerischen Ausbrüchen geneigt war, hatte schon einige Zeit vor der Prüfung sein Allgemeinbefinden sehr gehoben und seinen aggressiven Gemütszustand durch eine strenge Diät (Vollwertkost) unter Kontrolle gebracht und geglaubt, diesen Zustand, in dem er sowohl mit seinen Angestellten als auch mit seinen Patienten zusammengestoßen war, überwunden zu haben. Er nahm nun an einer AMP mit Anacardium or. teil. Gleich zu Beginn traten diese Gemütsexplosionen in scharfer Form wieder auf, er vertrug sich nicht mit seinem Personal und legte sich wieder mit seinen Patienten an. ,,Wunderbar", dachte ich – ,,schöner kann sich das Arzneibild von Anacardium nicht bestätigen." Wie ich nachsah, was er in dieser Phase bekommen hatte, war es 40% Alkohol, 3mal täglich 5 Tropfen.

Solche Erfahrungen lehren uns, daß solche schon länger zurückliegende Symptome, die geheilt erscheinen, auch ohne Prüfstoff erneut, also aus der Eigengesetzlichkeit solcher latent verlaufender pathologischer Zustände heraus wieder auftreten können. Sie treten aus dem reichen Repertoire der Eigensymptome, die zeitweilig in den Untergrund gegangen sind, wieder an die Oberfläche.

Um solchen Fehlern in der Selbstbeobachtung vorzubeugen, habe ich es als zweckmäßig gefunden, die Prüfer vor Beginn der Prüfung auf die Möglichkeit hinzuweisen, daß sie Plazebo erhalten können. Sie werden dann entschieden selbstkritischer. Die Einschaltung oder Vorschaltung von Plazebo halte ich bei **jedem** Prüfer für erforderlich, um ein Urteil zu bekommen über die Stichhaltigkeit seiner Symptome. Ein Vergleich der Symptome eines Prüfers während des Gebrauchs von Plazebo mit den Symptomen während der Prüfstoffeinnahme ist mindestens so aufschlußreich wie das Nebenherlaufenlassen einer Prüfergruppe nur mit Plazebo.

Die Gesundheit der Prüfer

Nach HAHNEMANN sollen sich nur gesunde Prüfer an den Prüfungen beteiligen. Wenn wir dieser Forderung nachkommen wollen, so müssen wir uns zunächst klar werden, wie wir den Begriff ,,Gesundheit" in bezug auf die Erfordernisse der Arzneimittelprüfung fassen wollen. Denn rundweg und einwandfrei gesund an Leib und Seele ist keiner unserer Prüfer. Gesundheit im vollen Sinne des Wortes ist ein Idealzustand, der nur annähernd erreichbar ist. Die Prüfer sollen, wie es aus § 135 des Organon hervorgeht, die Forderungen erfüllen, daß alle Erscheinungen früherer Krankheitszustände an ihnen nicht mehr wahrnehmbar sein sollen. Wenn sich derartige Beschwerden beim Arzneiversuch wiederholen, so zeigt dies nach HAHNEMANN nur an, ,,daß dieser Mensch vermöge seiner besonderen Körperbeschaffenheit, vorzüglich aufgelegt ist, zu dergleichen erregt zu werden."

Diese Veränderungen sind als Wirkung des Arzneistoffes zu betrachten.

Diese einschränkende Feststellung HAHNEMANNS ist in der Tat für die Praxis der AMP sehr bedeutungsvoll. Sehr oft sind es gerade solche Prüfer, welche schon an derartigen Erscheinungen gelitten haben, die nun wegen dieser besonderen Labilität und Anfälligkeit die deutlichsten Symptome liefern. **Es ist darum folgerichtig, auf derartige Prüfer nicht zu verzichten, sondern sogar wünschenswert, so stigmatisierte Menschen an unseren Prüfergruppen teilnehmen zu lassen.** Jedoch müssen wir fordern, daß sich die Prüfer vor Beginn der Prüfung im **funktionellen Gleichgewicht** befinden. Denn, so sagte HAHNEMANN, ,,alle Beschwerden, Zufälle und Veränderungen des Befindens der Versuchspersonen während der Wirkungsdauer einer Arznei ... rühren bloß von dieser her und müssen, als deren eigentümlich zugehörig, als ihre Symptome angesehen und aufgezeichnet werden.“

Da wir auf einem aboluten Gesundheitszustand unserer Prüfer gar nicht zu bestehen brauchen, ja dies sogar, wie eben ausgeführt, gar nicht durchweg wünschenswert ist, so habe ich den Begriff des **funktionellen Gleichgewichts** der Prüfer für treffend und zweckentsprechend gehalten.

Und doch, schleicht sich hier nicht bereits ein Zweifel ein? Ist es denn so sicher, daß die schon früher einmal vorhandenen Symptome beim Wiederauftreten während einer Arzneiprüfung „bloß von dieser herrühren“ und als ihr eigentümliche und zugehörige Symptome angesehen werden müssen? Es ist doch denkbar, daß solche Symptome ganz spontan, aus einem latent vorhandenen Krankheitszustand wieder an die Oberfläche kommen, ohne daß die Wirkung des Arzneistoffes dabei beteiligt ist. So wertvoll die Teilnahme derart stigmatisierter Prüfer am Arzneiversuch auch sein mag, weil sie eben bevorzugt ansprechen, so geben die von ihnen gelieferten Symptome uns keine absolute Sicherheit. Ihre Zugehörigkeit zum Arzneibild ist fraglich. **Sie bedürfen einer weiteren Bestätigung in der therapeutischen Arbeit** dessen, der sich bei der Arzneiwahl auf sie stützt.

Die gesundheitliche Verfassung unserer heutigen Prüfer

Wie steht es aber mit den Symptomen, welche die Prüfer **schon in die Prüfung miteinbringen?** Eine sehr große Anzahl von Menschen lebt mit diesen und jenen Beschwerden, sie hat sich mit ihnen abgefunden, weil sie ihnen keine größere Bedeutung beilegen. Diese Beschwerden setzen ihre Leistungsfähigkeit nicht wesentlich herab und stören ihren Lebensgenuß nicht erheblich. Oft haben diese Menschen sich auch darauf eingestellt, diese Beschwerden mit allerlei Stimulantien zu überwinden; sei es Tabak, Kaffee oder Alkohol. Zu diesen treten, von Jahr zu Jahr mehr, eine Unzahl von pharmakologischen Präparaten, mit denen körperliche Mißempfindungen oder seelische Verstimmungen aller Art verdrängt werden können, und mit denen man sich von einer Umstellung der Lebensweise loskaufen will. Es sei nur die kritiklose Anwendung des von Tag zu Tag wachsenden Heeres der Psychopharmaka und Analgetika erwähnt.

Dazu kommt die wachsende Getriebenheit und Gejagtheit der Menschen in unserem mechanisierten und technisierten Zeitalter, die ständige Vergiftung unserer Luft und unserer Nahrung und unseres Wassers durch zahllose Chemikalien, durch Herbizide, Insektizide durch radioaktivverseuchte Luft usf. Es genügt, mit einigen Stichworten auf diese schwersten Probleme unseres Zeitalters hinzuweisen. Die Folge ist ein Heer von halbgesunden oder halbkranken Menschen, ferner eine Unzahl von Allergikern, deren Zahl sich ständig steigert.

H. SCHOELER [4], der zuerst diese Probleme diskutiert hat, weist außerdem besonders noch auf die Verunsicherung der Menschen durch den Verlust der religiösen Mitte und einer gesicherten Lebensanschauung hin. Wenn ein so erfahrener Arzneimittelprüfer zu dem Ergebnis kommt, daß bei der heutigen Situation „die AMP im Rahmen der

traditionellen Methodik praktisch nicht mehr durchführbar sind“, so sollte dies Veranlassung geben, die Situation der AMP, wie sie für uns heute gegeben ist, kritisch zu überdenken.
SCHOELER [4] hat offenbar vor dem 2. Weltkrieg in Leipzig bei seinen Prüfern eine Lage vorgefunden, die denselben eine klare Eigenbeobachtung möglich machte.
Und doch wäre es m. E. nicht richtig, wollte man annehmen, daß zu Zeiten HAHNEMANNS und seiner frühen Nachfolger nicht mit dem Vorhandensein von reichlichen Störungen zu rechnen gewesen wäre. Man bedenke, daß die durchschnittliche Lebenserwartung damals nicht die Hälfte der heutigen betrug. Wenn man die hohe Säuglingssterblichkeit der damaligen Zeit, welche die durchschnittliche Lebensdauer sehr stark herabsetzte, einmal außer Betracht läßt, so mußte man trotzdem annehmen, daß der Gesundheitszustand nicht gut sein konnte. Man denke an die schlechten Wohnverhältnisse, die ungenügenden hygienischen Zustände, die Folgen der Inzucht infolge einer geringen Wanderungsbewegung der Bevölkerung, die enorme Häufigkeit von Infektionskrankheiten wie Diphtherie, Ruhr, Typhus, Pocken usw., die grassierende Tuberkulose und auch die venerischen Krankheiten, wie sie im Gefolge von Kriegszügen (napoleonische Kriege) in Erscheinung traten. Auch nach Überwindung der akuten Krankheitszustände blieb nicht selten ein Siechtum zurück, was HAHNEMANN zur Aufstellung seines Konstituionsbegriffes der Psora, Sykosis und Syphilis veranlaßte. Wenn man die krassen Fälle dieser Halbgesunden auch von den Prüfungen ausschaltete, so blieb doch ein Heer von Gezeichneten, von Stigmatisierten übrig, die mit ihren Beschwerden zu leben gewohnt waren. Die Folge war das Auftreten einer Vielzahl von Krankheitsresten und neurovegetativen Fehlregulationen, wie sie überall zu finden sind.
Die Angriffe auf den Gesundheitszustand im vergangenen Jahrhundert, bis zum Beginn des 1. Weltkrieges waren jedoch weithin anderer Natur als in den allerersten Jahrzehnten. Infektionen spielten damals eine größere Rolle als heute, andererseits war die Beanspruchung des Nervensystems durch Dauerreize und die chemische Verseuchung wesentlich geringer als heute. **Im ganzen sind die Verhältnisse für die Vornahme einer AMP heute sicher wesentlich schlechter geworden.**
Wir müssen uns deshalb **kritisch die Frage** stellen, ob wir heute trotzdem zu brauchbaren Ergebnissen der AMP kommen können. Daß dies bis in die letzten Jahrzehnte noch möglich war, zeigt einmal die Tatsache, daß man bei neuen AMP schon längst bekannter Arzneimittel weitgehend übereinstimmende Ergebnisse erzielt hat; ich erwähne aus meinen persönlichen Erfahrungen Calc. fluoratum oder Asarum europaeum, ebenso die Magnesiumsalze, ferner die Tatsache, daß man auch bei Neuprüfungen zu Arzneibildern gekommen ist, die sich gut in der therapeutischen Praxis bewährt haben. Hier sei Mandragora und Aristolochia genannt.
Es sind im wesentlichen 2 Faktoren, die eine AMP in unserer Zeit erschweren. Dies ist einmal der Mangel an innerer Ruhe und Sammlung, dadurch Erschwerung der Eigenbeobachtung der Prüfer, zum anderen die Vielzahl der Eigensymptome, welche die Prüfer durch die geschilderte Streßsituation mit in die Prüfung einbringen. Daß die

Unmöglichkeit, sich mit Abstand von sich selbst zu beobachten, häufig dazu führt, daß die Ärzte, die gewillt sind, eine AMP an sich durchzuführen, sich daran gehindert sehen, konnte ich oft bei der Durchführung der AMP im DZVhÄ beobachten. Sie sahen sich genötigt, den Beginn der AMP immer wieder hinauszuschieben und manchmal sie auch ganz aufzugeben.
Der andere Gesichtspunkt, die Vielzahl der Eigensymptome, ist mir seit Beginn meiner AMP (1932) sowohl von Laienprüfern als auch bei Ärzten als sehr störend aufgefallen. Soweit es Laienprüfer waren, handelte es sich z. T. um Menschen, denen infolge von Anfälligkeit ihre Gesundheit zum Problem geworden war und die sich aus diesem Grunde in diesem Verein für „Homöopathie und Lebenspflege" zusammenschlossen. Bei den Ärzten waren es meist die Teilnehmer an den Kursen zur Einführung in die Homöopathie am Robert-Bosch-Krankenhaus in Stuttgart (Dir. Dr. Dr. LEESER) und die Mitglieder des Deutschen Zentralvereins homöopathischer Ärzte.
Diese hatten zum großen Teil am 2. Weltkrieg an den Fronten teilgenommen, hatten vielfach schwere Infektionskrankheiten wie Ruhr, Typhus, Paratyphus und Hepatitis durchgemacht und hatten in der Gefangenschaft unter schwersten Entbehrungen mit Dystrophie gelitten.
Nach der Durchführung der gesundheitlichen Untersuchung der Prüfer einschließlich der Anamnese sowohl der Laien als der Ärzte, hatte ich selten die Feststellung machen können, ein eindeutiges Experimentierfeld vor mir zu haben, das Fehlerquellen ausschließt. Ob dies bei HAHNEMANN der Fall war, möchte ich bezweifeln, HARTMANN [9] berichtet, daß HAHNEMANN bei Symptomen, die durch ihre Heftigkeit einen beunruhigenden Eindruck machten, „immer einen Zweifel darein zu setzen schien, ob dies auch wohl die Wirkung der Arznei und nicht vielmehr eine eigene Krankheit sein könne". HAHNEMANN hat also auch bei „gesunden" Prüfern mit solchen Symptomen gerechnet, die er einem latenten Krankheitszustand zuschreiben mußte. Aus solchen Gründen sah ich mich schon bei meiner ersten AMP veranlaßt, die Dauer der AMP möglichst zu verlängern, um Gelegenheit zu haben, den Prüfstoff auszusetzen und nach Abklingen der Symptome erneut einzusetzen, oder, was auf das gleiche hinauslief, Plazeboperioden einzuschalten. Dadurch hatte ich Gelegenheit, mich der Zugehörigkeit der beobachteten Symptome zum Prüfstoff zu versichern. Mehrfach habe ich die Dauer auf 3–4 Monate ausgedehnt.

Dauer der Arzneimittelprüfungen

Die Wahrscheinlichkeit der Echtheit der Symptome wird erhöht, wenn man bei wiederholtem Einsatz eines Prüfstoffes erneut die gleichen Symptome auftreten sieht, die man zuvor beobachtet hat. Dies erneute Auftreten der Symptome ist aber nicht immer zu beobachten, denn es kann der Fall eintreten, daß der Prüfer sich an den Prüfstoff gewöhnt, so daß die Erscheinungen bei längerem oder wiederholtem Einnehmen verstummen. In solchen Fällen hat der Organismus Gegenregulationen in Gang gebracht. Ein erneutes Auftreten der Symptome spricht also für die Echtheit der Symptome, ihr

Ausbleiben jedoch nicht unbedingt gegen diese. Auch ist zu beobachten, daß eine Arznei das anfängliche Reaktionsfeld wechselt und ein anderes Organsystem oder eine andere Körperpartie erfaßt.
Manche der Prüfer haben berechtigterweise ihre Eigensymptome bei der Aufzeichnung eliminiert, so daß sie bei der Zusammenstellung nicht mehr in Erscheinung traten. Meist erforderte aber ihr Auftreten eine Rücksprache mit dem Prüfungsleiter, besonders wenn die dem Prüfer bekannten Symptome sich in der Qualität veränderten, verstärkten oder verminderten.
Man muß damit **rechnen, daß ein Prüfstoff manchmal auch einige Zeit** braucht, um sich gegen die Ordnungskräfte des Organismus durchzusetzen. Denn diese Kräfte widersetzen sich dem Angriff des arzneilichen Prüfstoffes und werden erst durch den eine Anzahl von Tagen fortgesetzten, rhythmisch wiederholten Angriff ins Wanken gebracht. Nur einige Stunden auf den Eintritt der Wirkung zu warten, wie es Fr. HARTMANN von HAHNEMANN berichtet, halte ich für ganz ungenügend.
Bei den Beobachtungen über den weiblichen Zyklus genügen kurze Beobachtungen keineswegs. Wie soll man Verschiebungen des weiblichen Zyklus feststellen, wenn man nur einige Tage prüft! Und gerade auf diesem Gebiet sind die Angaben in unseren Arzneimittellehren aus Mangel an weiblichen Prüferinnen oft recht dürftig.
Es ist notwendig, daß man die Prüfer den **Beanspruchungen des gewöhnlichen Lebens** aussetzt, um den Einfluß verschiedener Umstände, z.B. des Wetters, verschiedener Nahrungsmittel und Genußmittel, der Tageszeiten, seelischer und geistiger Anforderungen usw. zu beobachten. Auch dies erfordert entsprechende Zeit.
Die Konturen aller Symptome treten deutlicher in Erscheinung, wenn man Gelegenheit hat, die Prüfer längere Zeit zu beobachten. Diese sind ja oft Anfänger in der Homöopathie und verstehen oft nicht, die Symptome in der nötigen Griffigkeit darzustellen. Alle diese Dinge erfordern die Möglichkeit **längerer Beobachtungszeiten,** ebenso wie die Kontrolle durch den Prüfungsleiter.

Die Wertigkeit der Symptome

Wenn man sich bewußt ist, welche zahlreichen Konstellationen von Erbeigenschaften und erworbenen Eigenheiten jeder Mensch darstellt, so kann man nicht in den Fehler verfallen, als habe man es bei der AMP mit dem genormten Menschen zu tun. Der Rahmen, in dem sich die Symptome einer AMP halten, wird sehr weit gesteckt sein müssen, und die Symptome jedes einzelnen Prüfers werden sich von dem des anderen in individueller Weise unterscheiden.
Aus diesem Grund wird man auch nicht die Ansicht vertreten, bei einer Prüfergruppe müsse man alle Symptome, die **nicht mehrmals** auftreten, als unecht ansehen, wie dies mitunter geschehen ist. Gewiß, ein Symptom, das sich nicht ohne weiteres in den Rahmen der übrigen Symptome einer AMP einfügt, **kann** zwar durch einen fremden Einfluß entstanden sein. Es kann aber auch der Fall vorliegen, daß gerade dieser **eine Prüfer** nur in der Lage war, durch die besondere Konstellation seines Wesens dieses in

Frage gestellte Symptom hervorzubringen. Dieses Symptom kann sogar die Eigenart des Prüfstoffes besonders treffend kennzeichnen.

Es kann jedoch auch sein, daß ein solches Symptom nicht durch den Prüfstoff erzeugt wurde und also gar nicht zu Recht in das AMB hereingehört. In diesem Fall sind wir auch nicht in der Lage, das Symptom bei der therapeutischen Verordnung auszuscheiden. Denn gesetzt den Fall, wir stützen uns bei der therapeutischen Verordnung auf dieses unechte Symptom und haben dann keinen Erfolg, so können wir aus diesem ausbleibenden Erfolg nicht folgern, daß das Symptom nicht in das AMB hereingehöre. Denn es könnte sich bei einem zweiten, dritten und weiteren therapeutischen Versuch doch bewähren. Das Symptom wird zwar bei ausbleibendem Erfolg in seiner Wertung in unseren Repertorien mehr und mehr zurücktreten. Aber es auszuscheiden, haben wir noch immer kein Recht.

Wenn man behauptet, wie es merkwürdigerweise geschehen ist, die Symptome der höchsten Wertung seien bei den AMP bei **sämtlichen Prüfern** in Erscheinung getreten – obwohl dies überhaupt noch nie geschehen ist und obwohl sich jeder, der auch nur eine einzige Prüfung mit einer Prüfergruppe durchgeführt hat, vom Gegenteil überzeugen kann –, so beruht diese völlig irrige Ansicht mancher Homöopathen ebenfalls auf der Meinung, wir hätten unsere AMP mit dem genormten Menschen durchgeführt. Alle Menschen sind Individuen in psychischer und somatischer Hinsicht und alle Menschen zwischen Geburt und Tod haben ihre Defekte erlitten, von denen sie geprägt sind. Daher wird auch jeder Prüfer individuell reagieren, innerhalb des Rahmens, der durch den Prüfstoff gesteckt ist.

Es handelt sich bei der AMP – das darf man nicht aus den Augen verlieren – um einen Individualitätsprüfungsversuch (UNGER [6]). Der doppelte Blindversuch mit statistischer Auswertung setzt dagegen eine völlige Gleichartigkeit der Prüfer voraus (MEZGER [7]).

Das Auftreten von Infekten während der AMP

Nicht geringe Mühe hat mir bei meinen Prüfungen das Auftreten von Infekten gemacht. Es war erstaunlich, wie oft solche Infekte banaler Art, selten ernster Natur, meist der oberen Luftwege, aber auch im Magen-Darm-Kanal während der AMP beobachtet wurden. Es hat sich dabei zunächst die Frage aufgedrängt, ob das Auftreten dieser Infekte durch das Einnehmen des Prüfstoffes begünstigt worden ist, also eine Verminderung der Widerstandskraft eingetreten sein könnte. Es ist dann sehr vorteilhaft, wenn man unter den Prüfern Phasen mit Scheinarznei eingeschaltet hat, oder nebenher Prüfer mit Scheinarznei laufen ließ. Dabei hat sich meist schon ergeben, daß auch diesen Plazeboversuchen in vergleichbarer Zahl solche Infekte eingestreut waren. Eine statistische Auswertung, ob bei Plazeboprüfern die gleiche Anzahl von Infekten bei der jeweiligen AMP in einer signifikant größeren Zahl vorhanden war, konnte bei der zu geringen Anzahl der Prüfer nicht aussichtsreich erscheinen. Es mußte also die Frage einer vermehrten Anfälligkeit der Prüfer unter dem Einfluß des Prüfstoffes offen bleiben.

Eine andere Frage ist die, ob das Syndrom, das man als Infekt anzusprechen geneigt ist, auch tatsächlich ein solches ist, oder ob es als ein Effekt des Prüfstoffes zu betrachten sei. In der Mehrzahl der Fälle waren sich die Prüfungsleiter und Prüfer klar, daß ein Infekt vorliegt. Denn in den Ablauf der länger dauernden Prüfung hat sich ein solcher Infekt klar abgegrenzt eingeschoben und war von den sonstigen Symptomen zu trennen. Schon schwieriger war die Frage zu beantworten, wie lange die Prüfer noch unter der Nachwirkung der Infektion standen, als welche man Beschwerden wie Schlappheit und Abgeschlagenheit, aber auch präzisere Symptome wie Myalgien und Arthralgien, Verschleimung und Schwellung regionärer Lymphknoten als geläufigste Symptome kennt. Hier mußte man die Symptome als ungewiß bezeichnen und mit einem Fragezeichen versehen. Die Fortsetzung des Arzneiversuchs sollte erst nach völligem Abklingen des Infektes erfolgen.

Man mußte auch mit der Möglichkeit rechnen, daß sich solche Infekte in sehr verschleierter Form und wenig abgegrenzt gegenüber den übrigen Beobachtungen der Prüfer zeigten, so daß keine Sicherheit über die Zugehörigkeit der Symptome zu gewinnen war. Wenig virulente Infektionen, so kann man vermuten, können auch als solche unerkannt bleiben oder können unter dem Einfluß des Prüfstoffes ihre Verlaufsform und die Modalitäten ändern. Es wäre in diesem Fall nicht richtig, letztere Symptome auszuscheiden. Die Beobachtung ähnlicher Symptome bei anderen Prüfern kann dann möglicherweise weiteren Aufschluß über die Zugehörigkeit geben. Doch ist die Sicherheit, mit der wir die Symptome dem Prüfstoff zuschreiben können, daran gebunden, **daß wir vor der Prüfung uns einen genauen Status der Funktionsstörungen der Prüfer machen,** und auch während der Prüfung im Gespräch mit den Prüfern ständig einen Vergleich der auftretenden Symptome mit dem Zustand **vor** der Prüfung vornehmen. Das Vorhandensein von Symptomen mit einem chronischen und gleichbleibenden Verlauf **vor** der Prüfung soll kein Hindernis für die Teilnahme an einer Prüfung sein. Die Voraussetzung ist jedoch, daß sie vor Beginn der Prüfung beobachtet wurden und eine genaue Funktionsanamnese erhoben werden konnte. Ein Kontakt zwischen Prüfer und Prüfungsleiter ist unerläßlich, wenn man beim Gesundheitszustand der uns heute zur Verfügung stehenden Prüfer nicht überhaupt auf neue Prüfungen verzichten will.

Man muß sich einmal vor Augen halten, was die kritiklose Hereinnahme solcher zufällig eintretender Infektionen in die Register unserer Arzneimittel bedeutet. Wenn wir davon ausgehen, daß unsere umfangreichen geprüften Arzneimittel im Lauf der Zeit von einigen Dutzend oder Hunderten von Prüfern geprüft wurden, und wenn wir die Tage, während welcher sich die Prüfer dem Experiment unterworfen haben, zusammenzählen, so kommen wir auf mehrere tausend Prüfungstage. Wenn man andererseits wiederum bedenkt, wie häufig die Prüfer von solchen interkurrenten Infekten nach den gemachten Erfahrungen befallen werden, so kommt man zu dem Ergebnis, daß unsere **Arzneimittelregister mit hoher Wahrscheinlichkeit die Symptome dieser Infekte der Luftwege und des Magen-Darm-Kanals enthalten müssen.** Praktisch werden wir also veranlaßt, alle diese Mittel als Similia bei der Therapie dieser Erkrankungen heranzuziehen. Alle diese Arzneistoffe, die vielleicht überhaupt keinen Hinweis auf katarrhalische Veränderungen dieser Organe aufweisen, werden damit zu Husten-, Schnupfen-, Angina- und Durchfallmitteln.

Es ist mir nicht bekannt, daß irgendwo in unserer Literatur auf diese Möglichkeit einer Fehlbeurteilung hingewiesen wurde. **Es muß also angenommen werden, daß nicht wenige Symptome dieser Art in unseren Symptomenregistern mitgeschleppt werden.** Wahrhaft ein ernstes Kapitel zum Nachdenken.

Es ist unter den homöopathischen Ärzten die Ansicht verbreitet, daß die Vornahme und Aufstellung einer AMP etwas sehr einfaches und unzweideutiges sei. Einem Verfechter dieser Ansicht möchte ich vorschlagen, einmal die Prüfungsprotokolle einer AMP vorzunehmen und zu bearbeiten. Es ist mir wiederholt begegnet, daß mir die Kollegen die Protokolle, die sie bearbeiten sollten, wieder zurückgegeben haben, da sie sich außerstande sahen, diese Arbeit durchzuführen. Bei den drastischen Mitteln, HAHNEMANN hat sie heroisch genannt, ist diese Aufgabe zweifellos einfacher, als bei weniger durchschlagenden Prüfstoffen.

Sicher ist die Aufgabe aus den genannten Gründen heute noch schwieriger geworden als früher. Aber wenn man sich der Schwierigkeit bewußt ist und sich Rechenschaft über die einzelnen Fehlermöglichkeiten gibt, so glaube ich doch, daß man vor dieser Aufgabe auch heute nicht verzweifeln muß. Es genügt jedoch nicht, wenn man mit statistischem Blick an diese Aufgabe herangeht, sondern dazu gehört ärztliches Unterscheidungsvermögen und genaueste Beobachtung bei der homöopathischen Fallaufnahme. Daß mit der statistischen Auswertung des Prüfungsergebnisses kein brauchbares Arzneibild zu erzielen ist, haben die Arbeiten von PIERTKIN [[11, 12]] gezeigt.

Ob eine solche Aufgabe nicht über die Kraft einzelner Kollegen als Liebhaberei und Nebenbeschäftigung hinausgeht, sondern institutionelle Einrichtungen geschaffen werden müssen, wird zu überlegen sein.

Die Rolle der Beobachtung

Die Anwendung des ,,doppelten Blindversuchs" in der AMP ist dadurch erschwert, daß sich die AMP nicht an den genormten Menschen, sondern an eine Gruppe von Menschen wendet, deren ,,Responsibilität" von Person zu Person durch Verschiedenheit des Erbguts und durch seine Vergangenheit in pathologischem Sinn verschieden ist. Die Symptome, welche sinngemäß bei einer AMP übereinstimmen, so daß sie statistisch zu erfassen sind, werden nur einen kleinen Teil des Prüfungsergebnisses ausmachen. Bestenfalls kann man damit einen gewissen Kern oder Skelett des AMB festlegen. Daß aber damit die vielen Symptome, die in einer geringen Zahl oder gar nur ein einziges Mal beobachtet wurden, erfaßt werden können, ist dem Wesen des doppelten Blindversuchs nach unmöglich. Und gerade diese sind es doch, die das einzelne Mittel von einer ganzen Anzahl verwandter Mittel zu unterscheiden ermöglichen. Man könnte also bestenfalls feststellen, in welche Gruppe symptomenverwandter Mittel das geprüfte Mittel gehört und damit auch aussagen, daß an der Methodik der

AMP „etwas dran" ist, aber nie eine Feinsymptomatik herausmodellieren, mit der man etwas anfangen kann.
So stehen wir im wesentlichen noch auf dem gleichen Boden wie HAHNEMANN und sind verpflichtet, uns an die genaueste kritische Beobachtung der Prüfer zu halten. Das ganze Lebenswerk HAHNEMANNs durchzieht die Forderung nach genauester Beobachtung. Geradezu beschwörend wendet er sich an seine Kollegen, in gewissenhafter Weise die Fähigkeit zu genauester Beobachtung und schärfster Differenzierung planmäßig und systematisch auszubilden, wozu ihm vor allem auch die Vornahme von AMP an sich selbst zweckmäßig erschien. Aufs entschiedenste verwarf er es, sich mit verallgemeinernden Ausdrücken wie „Schweiße, Hitze, Fieber, Kopfschmerz, Halsweh, Mangel an Appetit, üble Verdauung, Engbrüstigkeit, Seitenstechen, Hüftweh ..." usw. zu begnügen. Diese Beobachtung ist geradezu als Fundament der Homöopathie zu betrachten. Sie will er nicht nur bei der Exploration der Patienten, sondern genau so beim Arzneiprüfer angewendet sehen. Am ausführlichsten entwickelt er seine Ansichten darüber in der Einleitung des 4. Teils der reinen Arzneimittellehre, 2. Auflage Bd. 4, S. 22–26.

Nochmals zum Blindversuch

Es wurde darauf hingewiesen, daß jede Prüfperson ihre personelle Eigenart und ihre von der Norm abweichende Eigensymptomatik mitbringt. **Mit welcher Kontrollperson soll nun jede einzelne Prüfperson verglichen werden, um die Arzneisymptome von den Eigensymptomen zu trennen?** Die Antwort muß m. E. lauten: Sie muß **mit dem eigenen Zustand verglichen werden außerhalb der Prüfstoffeinverleibung,** entweder durch den Gebrauch eines so weit wie möglich indifferenten Plazebos **vor** Beginn der Prüfstoffzufuhr, oder in angemessenem Abstand **nach** der Prüfung. Sobald man fremde Personen zum Vergleich heranzieht, wird man wieder eine Anzahl von Eigensymptomen gegenübergestellt, die mit der Prüfung nichts zu tun haben. Möglicherweise eliminiert man dann sogar echte Prüfstoffsymptome, wenn diese zufälligerweise bei den fremden Kontrollpersonen vorkommen.
Gewiß, auch in der Phase der Einnahme von Plazebo vor der Prüfstoffzufuhr ist der Prüfer in gewisser Weise nicht derselbe, wie während der Zeit der Prüfstoffzufuhr. Dasselbe gilt auch in der Plazebozeit **nach** der Prüfstoffzufuhr. Man denke zum Beispiel nur an das Auftreten eines Infektes oder eines ungewohnten Stresses. Kein Mensch steigt zweimal in den gleichen Fluß. Doch der Prüfer selbst außerhalb der Prüfungszeit ist das beste von allen Vergleichsobjekten. Bei meinen Prüfungen bin ich meist in dieser Weise verfahren. Das Verfahren, den Prüfer außerhalb der Prüfungszeit zu veranlassen, seine Symptomatik **ohne** Gebrauch von Plazebo festzuhalten, halte ich für weniger gut, da ich beobachtet zu haben glaube, daß die Prüfer dazu neigen, zu glauben: „dabei kann ja doch nichts herauskommen" und dann ihre Symptome nicht zuverlässig notieren.
Auf diese Weise gelangen wir bei jedem Prüfer zu einem **Individualitätsprüfungsversuch.** Die Summe aller bei der Gesamtzahl der Prüfer gewonnenen Symptome kann

dann als vorläufiges Symptomenregister des Prüfstoffes betrachtet werden – vorläufig deshalb, weil nach HAHNEMANN ein Symptomenregister erst dann als vollständig anzusehen ist, wenn bei keiner Neu-Prüfung neue Symptome herauskommen. Dieses Ziel wird aber nur annäherungsweise zu erreichen sein, da die individuellen Spielarten unbegrenzt sind. Auch die Ergänzung der Arzneimittelbilder durch die sogenannten klinischen Symptome ist ja von größtem Wert.

„Macht der Arznei"

HAHNEMANN hat von der Stärke der Arzneikräfte, in besonderem Maße der durch Potenzierung gesteigerten Arzneikräfte eine sehr hohe Vorstellung gehabt, wie dies aus manchen Stellen seiner Werke hervorgeht. So schreibt er im § 33 des Organon, ,,daß die krankhaften Schädlichkeiten" (er meint die Schädlichkeiten der natürlichen Krankheiten), ,,nur eine untergeordnete und bedingte, oft sehr bedingte, die Arzneikräfte aber eine absolute, unbedingte, jene weit überwiegende Macht besitzen, das menschliche Befinden krampfhaft umzustimmen."
Nun ist ja noch nie jemand durch eine vorsichtig angestellte AMP trotz dieser von HAHNEMANN behaupteten absoluten und unbedingten Macht zu bedrohlichen Schäden gekommen, wohl aber wird das Leben durch die natürlichen Krankheiten schwer gefährdet, und meist pflegen die Menschen auch an diesen natürlichen Krankheiten zu sterben. So hat HAHNEMANN der Ansicht zugeneigt, daß bei einem Arzneiversuch der Organismus stark unter das Gesetz des Prüfstoffes gestellt werde, so daß natürliche Krankheiten daneben nicht aufkommen könnten. Diese Ansicht wird heute wohl niemand mehr vertreten. In dem Fall, wo eine nach der Ähnlichkeitsregel gewählte Arznei die Krankheit überwindet, ist es nicht die Macht der Arznei, sondern die durch die arzneiliche Steuerung erzielte Korrektur der natürlichen Lebensfunktionen, welcher die Heilung zu verdanken ist.
Wie schon bemerkt, kann eine AMP manchmal zu einer Besserung eines vor der AMP vorhandenen Krankheitssyndroms führen, dann nämlich, wenn zufälligerweise der Arzneistoff ein Simile dafür war. Weiterhin ist manchmal ein Krankheitssymptom während einer AMP verschwunden, aber nach Beendigung derselben in der alten Form wieder aufgetreten. So sah ich mehrfach Dermatosen verschwinden und nachher in alter Form wieder auftauchen. Hier handelte es sich nicht um echte Heilungen, man könnte sie als Verdrängung bezeichnen.
HAHNEMANN [13] meinte, daß der Prüfer durch wiederholte Vornahme einer AMP dem ,,seinem Körper feindlichen gegenüber geübter", gleichsam ,,abgehärteter" und in seiner Gesundheit ,,robuster" würde.
Zu dieser Beobachtung, in dieser Allgemeinheit gefaßt, kann ich keinen zustimmenden Beitrag liefern. Viel eher ist es mir begegnet, daß einzelne Prüfer ihre bei der Prüfung aufgetretenen Symptome nicht aus eigener Kraft verloren haben, und ihr gesundheitliches Gleichgewicht erst durch ärztliches Eingreifen mit homöopathischen Mitteln wieder gewannen, was auch immer gelang.

Beispiesweise bekam ein Prüfer (Arzt) bei der Prüfung mit Mandragora D 6 eine Ischialgie heftigster Art mit höllischem Brennschmerz, Verschlimmerung durch Rückwärtsbeugen, wie es typisch ist für Mandragora und Verschlimmerung durch Stehen. Er mußte Bettruhe einhalten, bekam vom Kollegen UNSELD zuerst Arsen ohne Erfolg, dann Sulfur mit durchschlagender Besserung.

Erstwirkung und Nachwirkung, Wechselwirkung

HAHNEMANN vertritt die Ansicht, daß als Arzneisymptome zu homöopathischem Gebrauch nur diejenigen Symptome zu verwerten seien, welche als Erstwirkung zum Vorschein kommen (§ 137 der 6. Aufl. des Organon). Diese allein hält er für den betreffenden Prüfstoff als spezifisch, während er die Nachwirkungen als Gegenwirkung des Lebensprinzips (zur Wiederherstellung des ursprünglichen Zustandes) betrachtet. Man muß sich darüber im klaren sein, daß es sich bei dieser Ansicht HAHNEMANNS (§ 112 und 115 des Organon) nicht um eine wissenschaftliche Feststellung, sondern um den Versuch handelt, den Ablauf der Wirkung des Prüfstoffes sich zu verdeutlichen. Heute wissen wir aus der experimentellen Pharmakologie, daß die Wirkung eines Reizes einen biphasischen Verlauf nimmt. Die Sinuskurve versinnbildlicht am besten diese Wirkung; zuerst Steigerung der angesprochenen Funktionen durch den gesetzten Reiz (physikalisch oder arzneilich), anschließend Erschöpfung und Herabsetzung dieser Funktion. Die Nachwirkung im Sinne HAHNEMANNS wäre der zweite, unter der Nullinie liegende Teil der Kurve. Dieser ist ebenso Teil der Auseinandersetzung zwischen Reiz und lebendem Substrat wie der erste, über der Nullinie liegende Teil der Reizkurve.

Wir müssen also die Nachwirkung genauso als arzneispezifisch ansehen wie die Erstwirkung. So viel ich sehe, haben die Homöopathen auch weithin in diesem Sinne gehandelt.

HAHNEMANN unterscheidet ferner noch eine **Wechselwirkung** und sieht in dieser einen Vorgang, der „nicht eigentlich als Nachwirkung oder bloße Gegenwirkung der Lebenskraft" anzusehen ist, „sondern nur den Wechselzustand der verschiedenen Erstwirkungsparoxysmen bilden". Auch hier nimmt HAHNEMANN seine Zuflucht zu einer Hilfskonstruktion, die uns nicht ganz klar zu sein scheint. „Unter diesen Symptomen gibt es bei einigen Arzneien nicht wenige, welche anderen, teils vorher erschienenen, teils nachher erscheinenden zum Teil oder in gewissen Nebenumständen entgegengesetzt, deswegen jedoch nicht eigentlich als Nachwirkung oder bloße Gegenwirkung der Lebenskraft anzusehen sind, sondern nur den Wechselzustand der verschiedenen Erst-Wirkungsparoxysmen bildet; man nennt sie Wechselwirkung". (§ 115, Organon). Damit sind sie zwar benannt, das Phänomen ist beschrieben. Aber wir müssen uns fragen: ist denn diese Wechselwirkung nicht dasselbe wie der unter der Nullinie liegende Teil der Sinuskurve eines Reizablaufs am lebenden Substrat?

Ist denn Wechselwirkung nicht viel einfacher zu erklären als ein Hin- und Herpendeln

zwischen Erst- und Nachwirkung? Tatsächlich kennt der erfahrene Arzneiprüfer ein solches Hin- und Herpendeln zwischen gegensätzlichen Symptomen.
Ein echtes Problem unserer Arzneimittellehre besteht darin, **was denn als Erst- und was als Nachwirkung zu betrachten sei.** Nach meinen vielfachen Erfahrungen ist es doch oft so, daß dieselbe Erscheinung, die bei dem einen als Erstwirkung in Erscheinung tritt, bei einem anderen Prüfer als Nachwirkung zu beobachten ist. Der eine Prüfer bemerkt bei Jod Appetitlosigkeit, der andere unmäßigen Hunger; der eine bei Belladonna Trockenheit der Schleimhäute, der andere verstärkte Sekretion, der eine bei Opium Apathie und Benommenheit, der andere übermäßige Erregung. Man mißt gemeinhin diese gegensätzliche Reaktionsweise einer erhöhten oder verminderten Gabengröße des Prüfstoffes bei (nach der Arndt-Schulzschen Regel). Dies ist wohl richtig, enthält aber nur eine halbe Wahrheit. Von besonderer Bedeutung für den Ausfall der Arzneireaktion ist jedoch die unterschiedliche Ausgangslage.
Wenn wir bei unseren AMP von dem Standpunkte ausgehen, wie wir es unter Außerachtlassung der tatsächlichen Gegebenheiten oft tun, daß die Prüfer im großen ganzen weithin gleich seien, anstatt sie als Gruppen von Einzelpersonen zu betrachten, kommen wir mit dem 1. Satz der ARNDT-SCHULZschen Regel wohl aus. Dieser lautet: „Schwache Reize fachen die Lebenstätigkeit an, mittelstarke fördern sie, starke hemmen sie und stärkste heben sie auf.“ Da die Prüfergruppen aus weit auseinanderstrebenden, in somatischem und psychischem Sinn variierenden Personen bestehen, müssen wir jedoch auch den 2. Satz der „ARNDT-SCHULZschen Regel heranziehen. Dieser lautet: „Aber durchaus individuell ist, was sich als ein starker oder stärkster Reiz wirksam zeigt.“
KÖTSCHAU hat dies in seiner Wirkungstypenregel anschaulich gemacht. In vereinfachtem Zustand zeigt diese auf, daß ein Reiz, sei er arzneilich oder physikalisch, den Verlauf einer Sinuskurve nimmt. Zuerst wird die Lebenstätigkeit gefördert, steigt also von der Nullinie entsprechend der Sinuskurve bis zum Kulminationspunkt an, fällt von diesem zur Nullinie und weiter bis zum unteren Scheitelpunkt ab, um dann wieder zur Nullinie anzusteigen. Der Reizzustand eines Organs oder einer Funktion wird sich – praktisch gesehen – immer an einem Punkt **über** oder **unter** der Nullinie befinden. Wenn nun ein Reiz auftritt, so ist die Ausgangslage immer an einem über oder unter der Nullinie befindlichen Punkt zu sehen.
Hier kommt nun die Wildersche Ausgangswertregel, worauf KÖTSCHAU hinweist, zur Geltung. Diese besagt: „Je ausgesprochener die Erregung, um so eher wirkt eine in diesem Zustand erfolgende Einwirkung hemmend, und je schwächer die Erregung, um so eher ruft **dieselbe** (vom Verfasser gesperrt) Einwirkung eine erregende Wirkung hervor.“ Es sind also – um dies zusammenzufassen – zwei Faktoren am Werk, um die Richtung eines Reizstoßes zu bestimmen. Einmal auf seiten des Reizes die Stärke der Dosis, zum anderen auf seiten des Präparates beziehungsweise des Prüfers die Ausgangslage, in der sich der Prüfer befindet. Diese beiden Faktoren konkurrieren miteinander. Oft genug ist es die Ausgangslage, welche gegenüber der durch die Stärke des Reizes bestimmten Erwartung den Ausschlag gibt. In diesem Falle tritt die Phase, wel-

che wir als Nachwirkung erwarten, zuerst ein, und umgekehrt. Man könnte also von einer festgelegten Erstwirkung erst sprechen, wenn man von fiktiven Menschen in absolut normiertem Zustand ausgeht. Sobald man aber mit Menschen prüft, von denen jeder seine psychische, neurovegetative, somatische Eigenart besitzt, kann man nicht wissen, ob eine bestimmte Funktion bei einem bestimmten Arzneireiz nach der einen oder der anderen Richtung ausschlägt.
Innerhalb einer **bestimmten starken Dosierung,** etwa der in der Schule üblichen Arzneidosis jedoch kann man sagen: Digitalis bewirkt als Erstwirkung **meist,** aber wie wir wissen, nicht immer, eine Pulsverlangsamung, jedoch manchmal eine Pulsbeschleunigung, oder Belladonna ruft eine Trockenheit der Schleimhäute, ebenfalls nicht immer (sondern manchmal das Gegenteil), hervor. Von Erst- und Nachwirkung als Regelfall zu sprechen, hat m. E. nur einen Sinn, wenn wir uns in diesem eng durch die Dosis begrenzten Gebiet bewegen. Die Nachwirkung liegt in diesem Fall schon meist nahe der toxischen Wirkung. Und im echt toxischen Bereich entgleitet uns vollends oft die gedankliche Führung. Haben wir nicht gerade bei der Tollkirsche hier nebeneinander Raserei und Betäubung? Und haben wir bei der Digitalis nicht nebeneinander Tachyarhythmie neben extremer Verlangsamung der Herzaktion? Wir kommen also zu dem Resultat, daß zwar die Ergebnisse unserer AMP bipolar ausgerichtet sind, daß es aber von der individuellen Ausgangslage des einzelnen Prüfers abhängt, nach welcher Richtung die Wirkung ausschlägt. **Es kann im Rahmen unserer AMP nicht festgelegt** werden, ob ein Prüfstoffreiz nach dieser oder der entgegengesetzten Seite ausschlägt.

Bipolarität

Verwirrend und verblüffend wirkt auf den Leiter einer AMP die Beobachtung, daß oft eine bipolare Wirkung mit dem gleichen Prüfstoff bei der gleichen Stärke auftritt. Gleich bei meiner ersten AMP (Hedera helix) mußte ich feststellen, daß sich bei den einen Prüfern eine erhöhte Leistungsfähigkeit und Frische, bei anderen Prüfern eine verstärkte Müdigkeit, Schlappheit und Reizbarkeit einstellte. Weiter meldete sich bei den einen ein verstärkter Appetit, was bei der jodhaltigen Hedera ja selbstverständlich erscheint, bei den andern eine völlige Appetitlosigkeit. In Wirklichkeit gehört diese gegensätzliche Wirkung zu jedem Arzneibild. Darin ist nichts anderes als die Erst- und Nachwirkung HAHNEMANNS zu erblicken. Überrascht konnte ich darüber nur sein, weil dieses lebendige Wechselspiel in manchen unserer gängigen Arzneimittellehren oft nicht erwähnt wird, sondern einer mir nicht zulässig scheinenden Kürzung zum Opfer gefallen ist.
Man macht es sich auch zu leicht, wenn man sagt, der Ausschlag nach oben oder nach unten der Sinuskurve sei durch den Gegensatz in der Reizstärke bedingt. Dies ist insofern richtig, als auf einen zu starken Reiz der Organismus gar **nicht mehr reagieren kann,** sondern einfach überwältigt wird. Man bekommt dann meist nur den einen Pol zu sehen, wie schon oben ausgeführt.

Aber sehen wir einmal ab von den toxischen Dosen und halten uns an solche Gaben, die der Organismus noch mit dem wechselnden Spiel seiner Funktionen beantworten kann. Hier schiebt sich sofort die derzeitige Ausgangslage des Prüfers in das Blickfeld. Es war für mich ein eindrucksvolles Erlebnis, als ein Prüfer bei Mandragora D 6 [[8]] eine auffallende Verminderung der Sensibilität der Haut und der Schleimhäute entwickelte, also ein Ereignis, das man eigentlich erst mit toxischen Gaben erwartet hätte. Er berichtete bereits am 2. und 3. Tag mit 3mal täglich 5 Tropfen: Überempfindlichkeit gegen Berührung im Bereich der linken Temporal- und Stirngegend, starker Druck erleichtert etwas. Vom 5. Tag ab zeigte sich ein Taubheits- und Fremdheitsgefühl an den Armen und Beinen und am Kopf und Gesicht einschließlich der Schleimhäute. Am 9. Tag wurde über ein ausgesprochenes Taubheitsgefühl am harten Gaumen berichtet, das den Eindruck einer kleinen Lokalanästhesie erweckte. Am 11. Tag wurden die Hände als nicht mehr körpereigen empfunden. Gegenstände, die man in der Hand hielt, konnten mit dem Tastsinn nicht mehr identifiziert werden. Man hatte den Eindruck, daß die Tiefensensibilität gestört war (bei Schreiben). Dieser Wahrnehmung von Abstumpfung beziehungsweise Herabsetzung der Funktion ging, wie erwähnt, am 2. und 3. Tage eine Überempfindlichkeit (bei Berührung) voraus. Also bei gleicher Dosierung, jedoch längerer Einwirkung gegensätzliche Wirkung.

Nach Ablauf der Experimente am toxikologischen Präparat ist man geneigt, anzunehmen, daß der spezifische Reiz auf die Sensibilität sich zuerst in einer Überempfindlichkeit der sensiblen Nerven zeigen müsse, welcher als Nachwirkung eine Lähmung folgen werde. Tatsächlich war das bei diesem Prüfer der Fall.

Bei zwei anderen Prüfern jedoch trat primär ein Taubheitsgefühl der Haut beziehungsweise der Schleimhaut (des Mundes) auf, ohne vorausgehende Hypersensibilität. Eine solche folgte auch später nicht.

Diese Beobachtung sei als Modellversuch für viele andere angeführt. Aus der Varianz der menschlichen Personen läßt sich ein gleichgerichteter zeitlicher Ablauf der Reaktion, wie wir es bei den künstlichen Bedingungen der tierischen Präparate kennen, nicht festlegen.

Ich bin geneigt zu sagen: eine AMP, welche diese Bipolarität nicht erkennen läßt, ist nicht vollständig und bedarf weiterer Prüfungen. Dann wird sich herausstellen, daß wir mit der AMP im schwach dosierten Bereich beide Pole der Wirkung finden. Bei Arsen werden wir nicht nur eine roborierende, sondern auch eine entkräftende Wirkung, bei Jod nicht nur Hitzegefühle, sondern auch ewig frierende Prüfer finden, jeweils nach der individuellen Lage des Prüfers. Ganz in diesem Sinne lautet ein Satz von Ed. RENTZ, den KÖTSCHAU [[1]] zitiert: RENTZ stellt fest, ,,daß man ein Arzneimittel oder Gift überhaupt nicht ganz kennt, solange man es nicht auf biphasische Funktionen hin untersucht hat".

Ich sehe keinen Widerspruch darin, wenn zum Beispiel im Kentschen Repertorium unter der Rubrik ,,Appetit fehlt" und ,,Heißhunger" vielfach die gleichen Arzneimittel, sogar im höchsten Grad stehen, zum Beispiel Ars., Calc. c., Chin., Ferr., Lycop., Natr. mur., Nux vom., Phos., Sil., Sulf. – **Es sind die gleichen Funktionen, die von**

diesen Arzneireizen angesprochen werden, im einen Fall erhöhen sie die Funktion, im anderen Fall wird sie durch denselben herabgesetzt, beziehungsweise erliegt sie demselben, je nach Ansprechbarkeit des Prüfers.

Die Dosisfrage bei der AMP

Die homöopathische Arzneimittellehre baut sich auf den Beobachtungen der psychischen und somatischen Veränderungen, hervorgerufen durch planmäßige Arzneimittelprüfungen, wie sie HAHNEMANN eingeführt hat, auf. Diese wurden schon von Anfang an ergänzt durch Ergebnisse der Toxikologie bei absichtlichen und unbeabsichtigten Vergiftungen. Der nicht geringe Teil der Symptome unserer AML, der bei der Therapie mit homöopathischen Mitteln durch die Heilwirkung gesichert wurde, oder der Symptome, die bei der Behandlung mit solchen Mitteln neu gleichsam als Nebenwirkung auftraten, kann hier außer Betracht bleiben.
Wie Fr. HARTMANN [9] berichtet, ließ HAHNEMANN die pflanzlichen Arzneistoffe als Essenz oder Tinktur, die anderen in erster oder zweiter Verreibung nehmen. Er bestimmte für jeden Prüfer die Anzahl der Tropfen oder Grane, die in einer möglichst großen Menge von Wasser gemischt morgens nüchtern zu nehmen seien. „Zeigten sich nach 3–4 Stunden gar keine Befindensänderungen, so mußten wir einige Tropfen mehr, auch wohl die doppelte Gabe nehmen." Ebenso wurde das Mittel zum drittenmal wiederholt, wenn sich keine Wirkung zeigte. „Brachte es nach 3maliger Wiederholung keine erheblichen Veränderungen hervor, so nahm HAHNEMANN an, der Organismus sei für dieses Mittel nicht empfänglich und ließ deshalb bei dem Subjekte keine weiteren Versuche damit machen, sondern nach mehreren Tagen von derselben Person ein anderes Mittel prüfen." Auf diese Weise wurden von HAHNEMANN in Leipzig von ihm an sich selbst, seiner Familie und dem aus 10 angehenden Ärzten und einem Zahnarzt bestehenden Prüferverein Arzneimittel geprüft. Er gab seinen Schülern auch den Namen der Arznei bekannt. Dies waren die Anfänge seiner Prüfungen, bis er im Alter immer höher und höher steigend, die C 30 auch für die AMP empfahl. Es ist uns aber nicht bekannt, daß er mit letzterer auch noch Prüfungen durchgeführt hätte, denn die Zeit, in der er über eine Prüfergruppe verfügt hatte, lag schon sehr weit zurück.
Eine strenge Regel über die Durchführung der AMP bezüglich der anzuwendenden Dosis gibt es nicht. Eine Grenze war dadurch gesetzt, daß man Schädigungen der Prüfer zu vermeiden hatte. Während ich in meinen ersten Prüfungen meist von den tiefen Verdünnungsstufen ausging, stieg ich dann zu mittleren Potenzen auf, wobei ich zwischen die einzelnen Phasen verschiedener Potenzen meist eine Pause von etwa 2 Wochen einlegte, um die Symptome abklingen zu lassen.
Um festzustellen, ob auch Potenzen im mittleren Bereich (etwa D 5–D 12) wirksam sind, ließ ich später mit den mittleren Potenzen beginnen und – wenn nötig – zu tieferen absteigen. Diese Anordnung nahm ich vor, da man bei umgekehrter Reihenfolge mutmaßen konnte, daß die späteren Symptome Spätfolgen der zuvor verabreichten tiefen Potenzen sein könnten.

Es zeigte sich jedoch, daß nicht nur diese mittleren Potenzen arzneitypische Symptome hervorbrachten, sondern sogar, daß, wenn man anschließend noch tiefe Potenzen reichte, sich die Zahl und der Umfang der Symptome nicht vermehrte. So ließ ich ganze Prüfergruppen allein mit der D 12 prüfen. Soweit es sich dabei um schon bekannte Arzneimittel handelte, war der Erfolg überzeugend. In einzelnen Fällen prüfte ich D 15 mit positivem Ergebnis.
Mit Hochpotenzen verfüge ich über keine Erfahrungen. Nicht, als ob mich diese Frage nicht interessiert hätte. Jedoch sah ich mich bei der Beurteilung der Ergebnisse so vielen Fragen gegenübergestellt – dieser Aufsatz dient ja der Auseinandersetzung mit diesen –, daß ich die Ungewißheit über die Echtheit der Prüfungsergebnisse nicht noch mit einem weiteren Faktor erhöhen wollte.
Ob die Prüfung mit Hochpotenzen ein positives oder sogar besseres Ergebnis erbringen würde, wie von mancher Seite erwartet wird, kann nur durch AMP mit sehr scharfer Kontrolle beantwortet werden. Die meisten AMP mit Hochpotenzen, die wir kennen, stammen aus den USA, und hier hatten schon bei Beginn dieses wichtigen Zweigs der Homöopathie unter HERING wegen ihrer bequemen Herstellung die Korsakoffschen Potenzen Eingang gefunden. Diese können nur der Zahl, aber nicht der Verdünnung nach als Hochpotenzen gelten. Andere Prüfungen wurden mit Hochpotenzen unbekannter Herstellung (SWAN, FINCKE*) durchgeführt. Daß sie nicht mit der Hahnemannschen Potenzierung hergestellt sein können, kann man daraus schließen, daß der für ihre Herstellung erforderliche Zeitaufwand und Aufwand an Alkohol nicht zur Verfügung stand und es sich gar nicht um die genannte Verdünnungsstufe handeln konnte.

Empfehlungen über das Vorgehen bei einer AMP

Der Prüfungsleiter muß sich vor der Prüfung außer durch klinische Untersuchung und Anamnese ein **genaues Bild machen über die Eigensymptome der Prüfer, um diese von den durch den Prüfstoff bedingten Symptomen abgrenzen zu können.** Diese Eigensymptome nehmen einen bedeutenden Umfang bei unseren heutigen Prüfern an. Auch **während der Prüfung** müssen sich Prüfer und Prüfungsleiter ständig Rechenschaft ablegen, ob die auftretenden Symptome vor der Prüfung schon vorhanden waren, und wenn ja, ob sie sich gegenüber der Zeit vor der Prüfung in der Art ihres Auftretens und ihrer Stärke verändert haben. Dies ist eine unabdingbare Forderung.

---

*) Daß die Korsakoffschen Hochpotenzen nur der Zahl der Verschüttelungsschläge nach und nicht in stofflichem Sinne als „Hoch"potenzen bezeichnet werden können, wissen wir zur Genüge. Dies wurde schon bei KLEINERT, Geschichte der Homöopathie 1863 (S. 211 und folgende), herausgestellt. Daß die Finckeschen Hochpotenzen und andere Potenzen mit großen Namen in den USA ebenfalls nach derartigen Methoden gewonnen wurden, hat uns Fritz DONNER, der auf derartige Nachforschungen sehr viel Zeit verwandte, vermittelt. Er hat auch festgestellt, daß teilweise in deutschen pharmazeutischen Betrieben die Einglasmethode mindestens bis in die 30er Jahre verwandt wurde und die Erzeugnisse als Hochpotenzen signiert wurden. Mir selbst wurden solche Geräte zur Herstellung von Hochpotenzen von Apotheken vorgezeigt, ohne daß sie sich bewußt waren, welchen Fehler sie begingen.

Der Prüfungsleiter muß über die Möglichkeit des Auftretens **von Erwartungssymptomen,** die besonders bei Beginn einer Prüfung von den Prüfern beobachtet werden, Bescheid wissen und sie durch Plazeboversuche als solche festlegen. Auch die Prüfer sind über diese suggestiven Einflüsse zu unterrichten, um sie zu distanziertem Beobachten anzuhalten.

Von Plazebo ist möglichst bei jedem Prüfer durch Zwischen- oder Vorschaltung Gebrauch zu machen. Auch Einlegen von Pausen zum Zweck des Abklingenlassens der Symptome und Wiedereinsetzen des Prüfstoffes nach Abklingen der Symptome ermöglicht eine kritische Prüfung der Symptome auf ihre Echtheit.

Je **länger eine Beobachtung dauert,** je mehr hat man Gelegenheit, die Reaktion des Prüfers kennenzulernen. Die Dynamik eines Prüfstoffes vermag sich nicht selten erst nach längerem Einnehmen zu entwickeln. Man denke auch daran, daß die verschiedenen Lebensumstände wie Einflüsse der Nahrungsmittel, der Genußmittel, des wechselnden Wetters, geistige und körperliche Anstrengung, der Wechsel der Tageszeit erst bei längeren Beobachtungszeiten Gelegenheit bekommen, klar heraustreten. Der in monatlichen Rhythmen ablaufende weibliche Zyklus erfordert besonders entsprechend längere Beobachtung. Eine Dauer von wenigstens 2 Monaten einschließlich der Nachbeobachtung sollte in Ansatz gebracht werden.

Im Falle des **Auftretens eines akuten Infektes** entspricht der Prüfer nicht den Anforderungen, die an eine Prüfperson gestellt werden müssen. Er ist aus der Prüfung auszusondern, oder muß die Prüfung für die Dauer der interkurrenten Erkrankung unterbrechen. Während der Zeit eines akuten Infektes ist der Organismus überwiegend von diesem beherrscht, so daß die Symptomatik des Prüfstoffes sich nicht genügend durchsetzen kann. Die Voraussetzung, die an die Gesundheit des Prüfers zu stellen ist, ist demnach nicht vorhanden.

Es ist zu empfehlen, zum Zweck eines leichteren Überblicks über den Verlauf der Prüfung **von den Prüfern eine kurzgefaßte Zusammenfassung über die einzelnen Phasen der Prüfung zu verlangen.** Gegenüber den täglichen Eintragungen in das Protokoll erleichtert dieses Vorgehen dem Prüfungsleiter eine oft sehr schwer zu gewinnende Übersicht über den Ablauf der Prüfung und gibt dem Prüfer nochmals Gelegenheit, das besonders Bemerkenswerte und Auffallende hervorzuheben.

Die Prüfer sind anzuhalten, während der Prüfung keine sonstigen Arzneimittel einzunehmen. Wenn dies nicht zu umgehen ist, bedeutet es eine Unterbrechung der Prüfung über einen Zeitraum, welcher der Wirkung des Arzneimittels entspricht.

Um unscharfe Beobachtungen der Prüfer zu klären und die Besonderheit der Symptome mit ihren Modalitäten festzulegen, ist auf einen engen Kontakt des Prüfungsleiters mit den Prüfern Wert zu legen. Der Prüfungsleiter hat es zu vermeiden, die Prüfer in ihren Aussagen suggestiv zu beeinflussen.

Zum Schluß noch eine technische Bemerkung:

Die Bearbeitung der handgeschriebenen Protokolle von oft nicht geringem Umfang wird infolge ihrer schweren Lesbarkeit meist zu einer großen und zeitraubenden Mühsal. Manch eine Arzneiprüfung ist schon unbearbeitet liegen geblieben, weil sich niemand fand, der sich dieser Mühe unterzog. Mein Vorschlag ist darum, daß jeder Arzneiprüfer sein Protokoll maschinengeschrieben einreicht. Für den Prüfer bedeutet dies eine vergleichsweise geringe Arbeit, für den Bearbeiter der Prüfung ist es eine bedeutende Erleichterung und Zeitersparnis.

Zusammenfassung:

Der Verfasser berichtet über seine Erfahrungen bei mehr als 15 Arzneimittelprüfungen mit Arzneistoffen, die er in den Jahren 1932–1957 vorgenommen hat. Diese wurden unter den Gesichtspunkten der verschiedenen Fehlermöglichkeiten, die dabei auftreten können, durchgeführt und die Frage erörtert, ob außer den von HAHNEMANN und seinen unmittelbaren Nachfolgern aufgestellten Vorsichtsmaßregeln und dem Einsatz von Placebo gegen Beobachtungsfehler weitere kritische Gesichtspunkte beachtet werden müssen. Besonders wurde die Frage untersucht, ob bei der gesundheitlichen Verfassung der heutigen Menschen, wie sie durch die psychische und somatische Streßsituation gegeben ist, noch stichhaltige Arzneimittelbilder aufgestellt werden können. Es ist zu fordern, daß die Arzneiprüfer nicht nur gesund im klinischen Sinn sind, sondern daß bei jedem Prüfer zuvor ein Funktionsbild aufgestellt wird, wie es bei der homöopathischen Fallaufnahme üblich ist. Soweit die Prüfer beim Eintritt in die Prüfung nicht symptomfrei waren, was in der Mehrzahl der Fälle zutreffen dürfte, können dadurch diese schon vorher vorhandenen Symptome ausgeschieden werden. Nur dieses bei jedem Prüfer persönlich gefärbte Bild seines Funktionalismus kann uns in die Lage versetzen, eine echte kritikfeste Funktionssymptomatik eines Arzneistoffes aufzustellen.
Bei neueren AMP, soweit es sich um auch schon früher geprüfte Stoffe handelte, ist in der Gegenüberstellung mit den alten Prüfungen eine weitgehende Übereinstimmung festzustellen, und bei bisher ungeprüften Stoffen konnte ein AMB aufgestellt werden, das sich in der Therapie bewährt hat.
Die mitgeteilten Erfahrungen mögen als Grundlage bei künftigen AMP verwertet werden.

Literatur:

[1] KÖTSCHAU, Karl: Zum Aufbau der biologischen Medizin, Hippokrates Verlag, Stuttgart 1935, besonders S. 53–69.

[2] UNGER, H.: Über die akzidentielle Natur der homöopathischen Arzneimittellehre, D. Homöop. Monatsschrift, 1956, S. 3.

3] –,–: Über die essentielle Natur der homöop. Arzneimittellehre, D. Homöop. Monatsschrift, 1957, S. 425.

[4] SCHOELER, H.: Zur Frage der Arzneimittelprüfung in unserer Zeit, AHZ Bd. 213, 1968, S. 148.

[5] RENTZ, Ed.: zit. bei R. KÖTSCHAU: Zum Aufbau der biolog. Medizin, Hippokrates Verlag Stuttgart, S. 62 und 155.

[6] UNGER, H.: Über die wissenschaftliche Dignität der Arzneimittelprüfung, D. Homöopathische Monatsschrift 1959, S. 1.

[7] MEZGER, J.: Woher stammen die Symptome unserer AML. D. Homöop. Monatsschrift, 1958, S. 563–570.

[8] –,–: Eine AMP mit der Alraunwurzel, im Archiv der Homöopathie, Dr. Dr. Leeser, Hippokrates Verlag, Bd. 1, 41.

[9] HARTMANN, Fr.: zit. nach HÄHL: Hahnemann Bd. 2, S. 164, Anlage 53, sowie bei KLEINERT, Geschichte der Homöopathie, 1963, S. 94.

[10] HAHNEMANN, S.: Reine AML, Bd. 2, S. 22–26.

[11] PIRTKIEN, R.: Eine Arzneimittelprüfung mit Belladonna. Stuttgart 1963, Hippokrates.

[12] PIRTKIEN, R.: Eine Arzneimittelprüfung mit Bryonia. Stuttgart 1962, Hippokrates.

[13] HAHNEMANN, S.: Organon der Heilkunst. 6. Auflage, Stuttgart 1955, Hippokrates.

Hinweise zu den Potenzfragen

Hinsichtlich der Wahl der Potenzstufen gibt es keine feststehenden Regeln von allgemeiner Gültigkeit. Es zeichnen sich hier zwei Richtungen ab mit gleichermaßen überzeugter Anhängerschaft. Die eine Richtung, welche sich hauptsächlich der Tiefpotenzen bedient und – ohne Vernachlässigung der psychischen Symptome, der Leitsymptome und funktionellen Störungen – den klinischen Befund in den Vordergrund stellt, kann man als „klinische Homöopathie" bezeichnen. H. SCHOELER hat dafür auch den treffenden Namen „angewandte Toxikologie" geprägt. Dieser Richtung gehören besonders die Anhänger der „naturwissenschaftlich-kritischen Richtung" an.
Die andere Richtung, welche sich in der Hauptsache der Hochpotenzen bedient und sich an die Anschauungen des älteren HAHNEMANN anschließt, bezeichnet sich heute als die „klassische Homöopathie".
In Deutschland wurden seit langer Zeit ganz vorwiegend die tieferen Potenzen bevorzugt. Diese geschichtliche Gegebenheit hat es mit sich gebracht, die besonderen Regeln, welche für die Verwendung von Hochpotenzen gelten und besonders in Nordamerika gepflegt wurden, in Deutschland fast vollständig in Vergessenheit geraten zu lassen. Daher erscheint es angebracht, abrißhaft auf diese hinzuweisen.
Der Arzt, der nach abgeschlossenem Studium Interesse für die Homöopathie zeigt, wird sich auf Grund seines physikalisch und chemisch bestimmten Weltbildes zuerst den niederen Potenzen zuwenden, für die er als einer spezifisch abgestimmten Reiztherapie gedanklich am leichtesten Zugang findet. Zudem läßt sich dieses Verfahren am besten an den klinischen Befund anschließen. Die Frage, die ihn hinsichtlich der Dosierung am meisten beschäftigt, wird die folgende sein:
Wenn nach dem Vergleichen mit den Arzneimittelbildern das für einen bestimmten Fall passende Simile gefunden ist, wie muß nun die Dosis gewählt werden, damit die Umkehrwirkung erzielt wird?
Die erste Antwort, mit der wir uns an die richtige Dosis herantasten, wird lauten: Das nach der Ähnlichkeit gewählte Mittel ist in einer solchen Dosis zu wählen, daß der erkrankte Organismus von diesem Reiz nicht überwältigt wird, sondern mit der gewünschten Gegen- oder Heilwirkung antworten kann. Notwendigerweise bleibt man außerhalb der Zone, welche bei stark toxischen Stoffen durch die D 3 gebildet wird, zum Beispiel *Aconitum, Arsenik, Apisin, Atropin, Cocculus, Conium, Mercurius, Selen* und andere. Bei weniger toxischen kann man bis zu D 2 herabgehen, zum Beispiel *Belladonna, China, Bryonia, Chelidonium, Arnica,* ohne die Reaktionsfähigkeit zu überfordern. Bei ungiftigen Stoffen kann auch die Tinktur gebraucht werden, beispielsweise *Crataegus, Carduus marianus, Hamamelis.* Besonders giftige Stoffe wie die Schlangen- und Spinnengifte werden nie unter der D 6 verordnet.

Wenn diese Linie die untere Grenze der anzuwendenden Dosis darstellt, so darf deshalb diese Dosis nicht als die beste, weil molekular am stärksten, erklärt werden. Die Heilreaktion darf also nicht als Funktion der Stärke des gesetzten Reizes angesehen werden. Vielmehr soll damit nur dargelegt werden, daß man sich mit noch stärkeren

Gaben in den toxischen Bereich begibt, bei welchem man keine Heilwirkung, sondern oft eine Schädigung, besonders bei länger fortgesetzter Darreichung, gewärtigen muß. Es schließt sich also die nächste Frage an: Welche von den oberhalb dieser Grenze liegenden Potenzen ist die beste, das heißt am tiefsten wirkende und wie kann man am besten eine unangenehme Erstverschlimmerung vermeiden? Die Gesichtspunkte, nach denen man sich in der Potenzenskala an niedrigere oder höhere Potenzen hält, sind folgende:
Wenn man den lokalen, organgebundenen Krankheitsprozeß bei der Wahl des Simile in erster Linie ins Auge faßt, so werden tiefere Potenzen, und diese in verhältnismäßig häufigen Gaben, gewählt. Wenn man dagegen die Symptome unter Berücksichtigung des ganzen Patienten auswählt, das heißt, wenn sich eine weitgehende Übereinstimmung des Patienten und des Arzneimittelbildes bis in die feineren Reaktionen (psychische Symptome, Leitsymptome, Modalitäten) vorfindet, so sind die höheren Potenzen vorzuziehen. Was unter höheren und tieferen Potenzen von den verschiedenen Richtungen verstanden wird, darüber gehen allerdings die Ansichten weitgehend auseinander. Es ist jedoch ein empfehlenswertes Vorgehen, wenn der Neuling sich auf die Potenzen unterhalb der D 12 oder D 15 beschränkt und, wenn er damit Erfahrungen gesammelt und sich ein Urteil gebildet hat, was er mit diesen Potenzen erreichen kann, seine Versuche auch auf Hochpotenzen ausdehnt. Nur eine ruhige Gelassenheit der Beobachtung, fern von jedem eiferndem Fanatismus und jeder wissenschaftlichen Voreingenommenheit, wird das richtige Urteil treffen lassen. Die Frage der Hochpotenzen kann heute wissenschaftlich noch nicht entschieden werden. Es bleibt daher dem einzelnen Homöopathen nicht erspart, sich sein Urteil durch Versuche in der Praxis selbst zu bilden.
Als Hochpotenzen werden im allgemeinen alle Stufen über der Loschmidtschen Zahl verstanden; diese Grenze liegt bei der D 23 und bei der Centesimalskala entsprechend zwischen der C 11 und C 12. Sie werden bei chronischen Krankheiten am besten nur alle 3 bis 4 Wochen wiederholt und dann bei bestehender Notwendigkeit auf eine höhere Potenz übergegangen. Die Erfahrung hat gelehrt, daß eine weitere Steigerung der Wirkung erzielt wird, wenn man dann einen Sprung auf eine wesentlich höhere Potenz vornimmt, also zum Beispiel von einer D 30 oder C 30 auf eine D 200 beziehungsweise C 200. Eine weitere Wiederholung desselben Arzneistoffes ist, wenn man eine solche Gabe hat ausklingen lassen, selten mehr notwendig. Die gebräuchlichsten Potenzstufen der Hochpotenzen sind D 30 oder C 30, 200, 500, 1000.
Hochpotenzen werden sehr häufig und im Ausland fast stets nach der Centesimalskala hergestellt. In jüngster Zeit haben sich die 50000er Potenzen, das letzte Vermächtnis HAHNEMANNS aus der 6. Auflage des „Organon", viele Freunde erworben. Sie werden nach dem Verhältnis 1 : 50000 (von einer Potenzstufe zur anderen) hergestellt. Die gebräuchlichsten Stufen dieser Skala sind LM 6, 12, 18, 30. Sie können nach HAHNEMANN in kürzeren zeitlichen Abständen wiederholt werden, ohne den Verlauf der Kur zu gefährden. Auch hier gilt die Regel, daß die nächstfolgende Gabe höher verdünnt wird als die vorhergehende.

Es kann auch bei gut gewähltem Simile manchmal eine Heilreaktion ausbleiben. In diesem Falle tut man gut, die Potenz zu ändern. Oft wird die erfolgreiche Potenz eine höhere sein, manchmal wird man mit einer tieferen Potenz besser durchdringen. Im allgemeinen wird die Erstverschlimmerung, wenn diese in Erscheinung tritt, bei höheren Potenzen milder ausfallen als bei tiefen. Es ist jedoch ein Irrtum, anzunehmen, daß sie bei Hochpotenzen immer ganz ausbleibe. Dieses Ziel auf jeden Fall anzustreben, dürfte auch nicht erforderlich sein, da das Auftreten einer Erstverschlimmerung als Bestätigung einer guten Arzneimittelwahl angesehen werden darf und eine günstige Auswirkung der Verordnung erwarten läßt.
Es sollen nun die wichtigsten Regeln, nach denen die Hochpotenzen verordnet werden, dargelegt werden.
Man muß bei der Wahl des Simile wohl die Gesamtverfassung des Patienten zugrunde legen, es ist jedoch undenkbar, alle Symptome des Patienten mit denen des Arzneimittels zur Deckung zu bringen. Es ist dies weder notwendig noch zweckmäßig. Es kommt vielmehr darauf an, aus der Vielzahl der Krankheitssymptome die wichtigen und für die Arzneimittelwahl entscheidenden auszuwählen. Nach ihrem Werte werden die Symptome eingestuft in:

allgemeine, besondere und gewöhnliche Symptome.

Unter die allgemeinen Symptome werden gerechnet:

1. In vorderster Reihe die Gemütssymptome, wie die Einflüsse psychischer Art, zum Beispiel Folgen von Ärger, Kummer, Schreck, Enttäuschung; Charaktereigentümlichkeiten, wie Streitsucht, Eifersucht, Geschwätzigkeit, Gleichgültigkeit, Depression. Es erfordert dies ein sehr vorsichtiges Explorieren, um diese psychische Haltung und Neigung in Erfahrung zu bringen, denn der Patient berichtet diese meist nicht von selbst, er kennt seinen Charakter ja oft genug selbst nicht und sieht auch nicht ein, was dies mit seinem Kranksein zu tun hat.
Besonders sind es psychische Abweichungen von seltener Ausprägung, die für die Arzneimittelwahl entscheidende Bedeutung haben. So hat eine Gedrücktheit und Depression allgemeiner Art weniger Bedeutung, wie etwa: „Gleichgültigkeit gegen ihren Mann und ihre Kinder“ oder „weint, wenn sie von ihrer Krankheit berichtet“ oder „kann von sexuellen Gedanken nicht loskommen“ usw.
Diesen Symptomen aus der Gemütssphäre sind nachgeordnet und von etwas geringerem Wert Störungen der Intelligenz und des Gedächtnisses, wie Unbesinnlichkeit, Benommenheit, Stupor, Delirien, Überwachheit, Steigerung oder Herabsetzung der geistigen Aktivität, hastiges Wesen, Folgen von geistiger Überanstrengung, Fehler beim Sprechen und Schreiben, Mangel an Konzentration, Nachlassen des Gedächtnisses.

2. Symptome, die sich auf das gesamte Körpergefühl beziehen. Der Patient spricht von diesen, indem er sagt: ich fühle mich so und so: zum Beispiel „ich bin

so kalt"; „ich bin so durstig"; „ich habe Ekel vor Fleisch"; „ich habe ein riesiges Verlangen nach Süßigkeiten"; „ich könnte immer essen". Diese Symptome stehen zwar in Beziehung zu Organstörungen, aber es sind Auswirkungen auf das Allgemeinbefinden, die hier in Frage kommen. Hierher gehören ferner Verschlimmerungen oder Besserungen des Gesamtbefindens durch Wetter, Gewitter, Kälte und Nässe, Sonne, Jahreszeit, Seeaufenthalt, Tageszeit, Schlaf, Speisen oder Getränke.
Wenn für ein Mittel Brennschmerzen oder herumziehende Schmerzen oder stechende Schmerzen usw. charakteristisch sind, also an verschiedenen Stellen gleichmäßig auftreten, so ist diese Eigenschaft unter diese allgemeinen Symptome zu zählen.

Als „besondere Symptome", welche den allgemeinen Symptomen im Rang nicht nachstehen, aber doch von maßgebender Wichtigkeit sein können, sind solche Symptome zu zählen, die infolge ihrer Ungewöhnlichkeit auffallen und sowohl bei den Patienten als auch in den Arzneimittelbildern Seltenheitswert besitzen. Sie sind daher auch meist unter den Leitsymptomen zu finden. Als Beispiele sind zu nennen: Besserung durch Rückwärtsbeugen; Verschlimmerung im Stehen; will den Bauch unbedeckt halten trotz Kältegefühles; Gefühl von Eisnadeln unter der Haut.
An letzter Stelle dieser Wertung sind zu nennen die gewöhnlichen Symptome, die uns bei vielen Mitteln begegnen, wie Verstopfung und Durchfall, Schwäche, Schweiß, Schlaflosigkeit, Fieber, Nervosität. Sie gewinnen aber an Bedeutung, wenn ihre Umstände eine eigentümliche Prägung aufweisen, wie zum Beispiel Schweißausbruch im Augenblick des Einschlafens; Schwächegefühl nach dem Stuhl; Zittern vor einem Gewitter; Appetitlosigkeit am Morgen; Durchfall, der morgens aus dem Bett treibt.

Hier sind auch die gewöhnlichen diagnostischen Symptome einer Krankheit als weniger hoch zu bewerten, aber doch noch hervorhebenswert unterzubringen, beispielsweise Druckempfindlichkeit und Röte bei einer phlegmonösen Entzündung, Darmtenesmus bei Ruhr, Besserung von Magendruck durch Aufstoßen; Schmerzen beim Atmen bei einer Pleuritis. Der Grund für diese Zurückstellung der zur Diagnose gehörenden und für diese typischen Symptome hinter die vorerwähnten Symptomengruppen ist darin zu sehen, daß man bei dieser Verordnung von Hochpotenzen das Ziel im Auge hat, die gesamte Reaktionslage des Organismus, wie sie schon vor dem Auftreten der vorliegenden Krankheit bestanden hat, also im prämorbiden Stadium, zu erfassen. Wenn diese durch das Mittel bereinigt werden kann, so wird der Krankheit selbst die Grundlage entzogen. Dieses Vorgehen bewährt sich daher gut bei chronischen Krankheiten, während bei akuten Krankheiten eine Verordnung nach dem klinischen Befund, mindestens zu Anfang, erforderlich ist.

Eine eingehende Darstellung der Verordnung nach Hochpotenzen wird dem Leser zum Studium jedoch dringend nahegelegt, da hier nur das Notwendigste aufgezählt werden konnte. Es wird dazu empfohlen: ZINKE: Kurzgefaßte Einführung in die Denkweise und Praxis der klassischen Homöopathie, Karl F. Haug Verlag, und BIDWELL: Der richtige Gebrauch des Repertoriums, Karl F. Haug Verlag.

Vorbemerkung zu den Arzneimittelbildern

Symptome, die bei der klinischen Arbeit durch die betreffenden Mittel geheilt werden konnten und auch weiterhin ihre Bestätigung gefunden haben, sich jedoch nicht bei Arzneimittelprüfungen oder Vergiftungen ergeben haben, sind durch das vorgesetzte Zeichen ⊙ herausgestellt. Mit dem nächsten Satzpunkt verliert dieses Zeichen seine Gültigkeit, so daß also die dem nächsten Punkt folgenden Symptome wieder als physiologische Symptome anzusehen sind.

Schrifttum

Der Ausarbeitung der Arzneimittelbilder wurden die Prüfungen an Gesunden und die Vergiftungen zugrunde gelegt; die Quellen sind:

HAHNEMANN: Reine Arzneimittellehre, 2. Aufl. 1822;
HAHNEMANN: Chronische Krankheiten, 2. Aufl. 1835;
Stampfs Archiv für homöopathische Heilkunst;
NOACK-TRINKS: Arzneimittellehre, Leipzig 1847;

und besonders die umfassende und bis zum Jahre 1880 reichende Sammlung von

ALLEN, T. F.: Encyclopedia of Pure Materia Medica;

außerdem viele Arbeiten in den homöopathischen Zeitschriften und Schriftstellen, die verzeichnet sind in

DONNER, Fritz: Quellenverzeichnis der Arzneiprüfungen. Berlin 1937. Karl F. Haug Verlag.

Weiter wurden verwendet:

SCHULZ, Hugo: Vorlesungen über Wirkung und Anwendung der unorganischen Arzneistoffe, 5. Aufl. Ulm/Donau 1955.
HEINIGKE, Carl: Handbuch der homöopathischen Arzneiwirkungslehre. Leipzig 1922. Willmar Schwabe.
CLARKE, John H.: Dictionary of practical Materia medica. London 1902.
BOERICKE, Oskar E.: Homoeopathie Materia medica, 9. Aufl. New York.
LEWIN, L.: Nebenwirkungen der Arzneimittel. Berlin 1893.
LEWIN, L.: Gifte und Vergiftungen. Berlin 1929.
STIEGELE, A.: Klinische Homöopathie. Stuttgart 1941. Hippokrates-Verlag.
LEESER, Otto: Lehrbuch der Homöopathie. Stuttgart 1933. Hippokrates-Verlag.
LEESER, Otto: Grundlagen der Heilkunde, 3. Aufl. Ulm/Donau 1963. Karl F. Haug Verlag.
LEESER, Otto: Tierstoffe. Ulm/Donau 1961. Karl F. Haug Verlag.
LEESER, Otto: Mineralische Arzneistoffe, Heidelberg 1968. Karl F. Haug Verlag.
LEESER, Otto: B I Pflanzliche Arzneistoffe. Heidelberg 1973. Karl F. Haug Verlag.
LEESER, Otto: B II Pflanzliche Arzneistoffe. Heidelberg 1971, Karl F. Haug Verlag.
STAUFFER, K.: Klinische homöophatische Arzneimittellehre. 1926. Johannes Sonntag.
STAUFFER, K.: Homöotherapie. Regensburg 1924. Johannes Sonntag.
NASH, E. B.: Leitsymptome der homöopathischen Therapie. Leipzig 1935. Willmar Schwabe.
DAHLKE, Paul: Gesichtete Arzneimittellehre. Berlin 1914. Homöopathischer Zentral-Verlag.
HUGHES-DONNER: Einführung in die homöopathische Arzneimittellehre. Radebeul-Dresden 1932. Madaus.
SCHOELER, H.: Kompendium der wissenschaftlichen und praktischen Homöopathie. Leipzig 1940. Willmar Schwabe.
MADAUS, G.: Lehrbuch der Biologischen Heilmittel. Leipzig 1938. Georg Thieme Verlag.
STIEGELE, A.: Klinische Homöopathie. Stuttgart 1941. Hippokrates-Verlag.
STIEGELE, A.: Homöopathische Arzneimittellehre. Stuttgart 1949. Hippokrates-Verlag.
CHARETTE, G.: Homöopathie für die Praxis. Stuttgart, Hippokrates-Verlag.
RITTER, H.: Aktuelle Homöopathie. Stuttgart. Hippokrates-Verlag.
HALE, E.: New Remedies. Philadelphia 1897.
KENT, J. T.: New Remedies. Chicago 1926.
KENT, J. T.: Arzneimittelbilder. Ulm/Donau 1958. Karl F. Haug Verlag.
ANSCHUTZ, E. P.: New, old and forgotten Remdies. Philadelphia 1917.
VOISIN: Materia medica des hom. Praktikers. Heidelberg 1969. Karl F. Haug Verlag.
SCHINDLER, H.: Inhaltsstoffe und Prüfungsmethoden hom. verw. Heilpflanzen. Aulendorf 1955. Editio Cantor.
GESSNER: Gift- und Arzneipflanzen. 2. Aufl. Heidelberg 1953. Carl Winter Univ. Verlag.
GESSNER/ORZECHOWSKI: Gift- und Arzneipflanzen von Mitteleuropa. 3. Aufl. Heidelberg 1974. Carl Winter Univ. Verlag.

Aalserum

Herkunft des Mittels

Das Aalserum ist das Blutserum des Flußaals (Serum anguillae). Dieses enthält das Gift Ichthyotoxin.

Wirkung

„Aalserum bringt im Kaninchenversuch schon nach 24 Stunden eine Nephritis und Hämaturie hervor; es setzt die Zahl der Herzschläge während der ersten Viertelstunde nach der Injektion herab. Diese Verlangsamung wiederholt sich einige Male während einer Stunde. Die Muskelfasern des Herzens zeigen Entartungszeichen; aber die Schädigungen sind besonders deutlich in der Niere und in der Leber.
Das Aalserum ist ein Arzneimittel, dessen Wirkung sich zuerst und besonders in der Niere zeigt. Die Schädigung der Muskelfasern des Herzmuskels sind viel weniger hervorstechend. Wir haben dieses Mittel bei chronischen Herzklappenfehlern, viel mehr wegen seiner Analogie mit dem Viperngift als auf Grund der experimentell festgestellten Schäden am Herzen, angewandt. Wir haben es bei Fällen von Dekompensation und drohendem Aussetzen an Stelle von *Digitalin* in kleinen und wiederholten Dosen, die wir sonst gewöhnlich anwenden, verordnet. Das Aalserum hat dabei seine Wirkung gezeigt durch Steigerung der Diurese und durch Besserung der sphygmographischen Kurve. Wir haben die 1. Dezimalverreibung, 25 cg in 200 g Wasser, 3 Eßlöffel täglich, verordnet“ (JOUSSET: Nouvelles Leçons de Clinique medicale, p. 469).
Eine Arzneimittelprüfung des Aalserums wurde nur an einer Prüferin vorgenommen.

Literatur

Eingehend behandelt bei O. LEESER, Lehrb. d. Homöop., C.: Tierstoffe, S. 151.

Klinischer Gebrauch

Aalserum wird in erster Linie bei akutem Auftreten von Nierenstörungen mit Albuminurie und Oligurie, selbst Anurie, sowie bei Hämaturie verwendet, entweder:
wenn im Verlauf einer chronischen Herzaffektion sich die Niere plötzlich blokkiert zeigt, bei geringem oder völligem Mangel von Ödemen
oder bei renaler Affektion, besonders akuter Nephritis durch Kälteeinfluß, wogegen bei chronischer Albuminurie keine Wirkung beobachtet wurde.
Die Herzfrequenz wechselt häufig noch unvermittelt. Schon sehr geringe Anstrengung ruft zunehmende Pulsbeschleunigung hervor.

Dosierung

Tiefe Potenzen als Verreibung, ab D 8 auch flüssig.

Abies canadensis

Herkunft des Mittels

Abies canadensis, die Hemlocktanne, oder Tsuga, stammt aus Kanada und wurde auch in Europa in Parkanlagen eingeführt (Fam. Pinaceae). Als wesentlicher Bestandteil der aus der frischen Rinde und den jungen Zweigspitzen gewonnenen Tinktur hat ein ätherisches Öl zu gelten, dessen Hauptbestandteil α-Pinen und Bornylacetat sind.
Obwohl die AMP von CH. F. MILSPAUGH an nur 2 Personen vorgenommen wurde, veröffentlicht 1887 in Americ. med. plants, S. 164, hat sich ein klar umrissenes Wirkungsbild ergeben.

Wirkung

Erschlaffung des ligamentären Befestigungsapparats des Uterus und der Adnexe sowie des muskulären Beckenbodens mit Herabdrängen der Portio (Elong. colli) sowie des Beckenbodens (Zystozele) bei gleichzeitigem Hochdrängen des schmerzempfindlichen Fundus uteri, dabei Drang zum Liegen und Anziehen der Beine.
Atonische Zustände im Epigastrium bei konstitutioneller Atonie mit Heißhunger und Abmagerung, mit Magenatonie bei allgemeiner Enteroptose (nach H. UNGER in: LEESER, Lehrbuch der Homöopathie B I: Pflanzl. Arzneistoffe S. 335).
Als besonders charakteristisch ist es zu bezeichnen, daß durch Abies canadensis die atonischen Funktionsstörungen im Epigastrium und den weiblichen Beckenorganen in funktionellen Zusammenhang gebracht und damit einer arzneilichen Behandlung zugänglich gemacht werden.

Arzneimittelbild

Geist und Kopf: Geist ruhig, sorglos – reizbar. Ein beschwipstes Gefühl im Kopf.
Verdauungsorgane: Mund trocken. Großer Appetit, mit Rumpeln im Magen und Gedärm nach dem Essen. Großes Verlangen nach Fleisch, Gepöckeltem und anderen kräftigen Speisen, mit nagendem Hunger in der Magengegend. Neigung, mehr zu essen, als dem Magen bekömmlich ist. Magen aufgetrieben, brennend, mit verstärkter Herztätigkeit. Schwächegefühl im Magen. Verstopfung. Brennen im Rektum.
Harnorgane: Uriniert häufig bei Tag und Nacht. ⊙ Harninkontinenz beim Pressen und Lachen.
Beckenorgane: Gefühl von Schwäche im Bekken. Wundheitsgefühl im Fundus uteri, besser durch Druck.

Glieder und Rücken: Gefühl, als ob kaltes Wasser den Rücken hinunterriesele. Hände kalt, schrumpelig. Liegt mit angezogenen Beinen.
Wärmeregulierung: Kälteschauer überall; Gefühl, als ob das Blut sich in Eiswasser verwandle.
Modalitäten: ⊙ Verschlimmerung durch langes Stehen und Sitzen. Frostige Naturen.
Besserung durch Gegendruck (Senkungsgefühl im Unterleib).
Besserung durch Anziehen der Beine.

Vergleichsmittel

Senkungsgefühl: *Helonias, Sepia.*

Abies nigra

Herkunft des Mittels

Das Harz von Picea nigra, einer aus Nordamerika stammenden Conifere (Fam. Pinaceae).

Wirkung

Von Bedeutung sind von diesem nur an 3 Personen geprüften Mittel, das man bezüglich seiner therapeutischen Richtung am ehesten mit den Durandschen Terpentintropfen vergleichen kann, allein die Magensymptone.

Arzneimittelbild

Geist: Sehr niedergeschlagen. Nervöse Reizbarkeit. Heftige Kopfschmerzen.
Schlund: Erstickungsgefühl im Schlund, den Atem versetzend.
Magen: Hungrig und schlaflos bei Nacht. Völliger Verlust des Appetits am Morgen, dagegen Heißhunger mittags und abends, ⊙ mit Verlangen nach Fleisch und gewürzten Speisen. Quälender Magenschmerz nach dem Essen. ⊙ Magenschmerz nach dem Essen mit saurem Aufstoßen und Speiseerbrechen.

Konstitution

Empfohlen bei Kaffee- und Teetrinkern mit dem Fremdkörpergefühl im Magen und der Kardia bei sthenischer Konstitution (VOISIN).

Literatur

ALLEN: Encyclopedia, Bd. I und Bd. X
HUGHES: Cyclopaedia, Bd. I
LEESER: Lehrb. für Homöopathie. Pflanzliche Arzneistoffe. B I, Seite 328. Heidelberg 1973, Karl F. Haug Verlag.
VOISIN: Materia medica des hom. Praktikers. Seite 2. Heidelberg 1969, Karl F. Haug Verlag.

Dosierung

Verwendung gegen Dyspepsie mit dem letztgenannten Symptom in D3 üblich.

Vergleichsmittel

Druckgefühl im Magen nach dem Essen: *Antimonium crudum, Carbo vegetabilis, China, Pulsatilla, Magnesium carbonicum* und *Sulfur, Lycopodium, Bryonia.*

Abrotanum

Herkunft des Mittels

Artemisia Abrotanum, die Eberraute oder Eberrautenbeifuß, stammt aus Südeuropa (Fam. nat. Compositae). Wird in Deutschland in Kulturen angebaut. Zur Tinktur werden die frischen Blätter verwendet.
Bestandteile: Bitterstoff, Gerbstoff, Rutin, Cholin, Quebrachitol (ein Zuckeralkohol), Purine.
Wie die zahlreichen Heilkräuter mit Gefäßbeziehungen enthält auch Abrotanum aetherisches Öl (vgl. *Arnica, Calendula, Chamomilla, Bellis, Millefolium*). Die Cumarinderivate Isofraxidin, Scopoletin und Umbelliferon besitzen starke choleretische Eigenschaften.

Wirkung

Ein sehr interessantes Mittel, dessen tiefe Wirkung, obwohl es als ungiftig zu bezeichnen ist, in geeigneten Fällen erstaunlich ist. Die Arzneiverwendung geht hauptsächlich auf DEVENTER in Berlin zurück, der trotz der ungenügenden Prüfung am Gesunden die Hauptindikationen erschlossen hat. Eine neue Arzneimittelprüfung unter Leitung STOCKEBRANDS aus den Jahren 1927 und 1928 hat auch die auf die Kapillaren bezüglichen, seither nur empirisch bekannten Symptome bestätigt. Die Wirkung betrifft folgende Gebiete:
1. Das Betriebsstück Lymphdrüsen – seröse Häute und Magen-Darm-Lymphdrüsen-Peritonaeum. Diese Beziehung hat zur erfolgreichen Verwendung bei **Skrofulose** und **Drüsentuberkulose** der Mesenterialdrüsen und der Hilusdrüsen geführt. Führend dabei ist eine Abmagerung bei Heißhunger oder ein ungenügender Appetit. Empirisch hat sich gezeigt, daß ein **Exsudat bei Mesenterialdrüsentuberkulose** ebenfalls damit zu beseitigen ist (von STIEGELE klinisch bestätigt).

Auch bei **Pleuritis exsudativa** findet es Verwendung. Bei **eitrigen Exsudaten des Peritonaeums** wurde es gleichfalls empfohlen.

Bei den Arzneiprüfungen findet die Anwendung auf die Brustorgane keine genügende Stütze; doch soll dies nicht als eine unbedingte Gegenindikation gelten, da die Atmungsorgane nicht selten bei Arzneiprüfungen schwer ansprechen.

Die wichtigsten Anzeigen von seiten des Magens und Darms sind schlechter Appetit, Abmagerung trotz Heißhunger, hartnäckige Darmkatarrhe mit Durchfällen oder Verstopfung, mit ständigem Wechsel von Durchfall und Verstopfung, wie es bei **Kolitis** beobachtet wird. Darmparasiten, besonders Askariden, weichen nicht selten auf die Abrotanumtinktur. Zur Nachbehandlung bei bestehender Verdauungsschwäche mit Weichleibigkeit nach akuten Durchfallerkrankungen sehr geeignet.

Von den exsudativen Prozessen werden noch beeinflußt die **Ranula, Ovarialzysten und Hydrozele.** Bei letzterer blieben nach STOCKEBRAND die Erfolge aus. Doch hat er bei **Peritonitis carcinomatosa** Besserung gesehen.

Beschwerden wie heraufdrängendes Gefühl vom Herzen her, „Wehegefühl in der linken Brust, Lastgefühl in der ganzen Brust mit dem Bedürfnis, tief zu atmen" aus der STOCKEBRANDschen Prüfung legen einen Versuch beim gastrokardialen Symptomenkomplex nahe.

2. Rheumatismus. In sämtlichen Gebieten treten rheumatoide Beschwerden auf, aus welchen die Rückenschmerzen in der Schulterblattgegend nach Stärke und Häufigkeit hervorstechen. Auch Schmerzen im Nervus ischiadicus werden angegeben. Aus den alten Prüfungen wird Wechselverhältnis von Rheumatismus mit katarrhalischen Erscheinungen berichtet.

3. Beinahe die wichtigste Beziehung ist die schon lange empirisch bekannte **Kapillarotrophie,** die sich bei der STOCKEBRANDschen Arzneiprüfung bei Arzneiversuchen an Kleinkindern zu erkennen gegeben hat. Hier zeigen sich auf den Wangen blaurote, fleckige Verfärbungen, nicht erhaben, unscharf begrenzt, in ihrem Bereich ist feinste Venenzeichnung sichtbar; ferner stecknadelkopfgroße, weiße, derbe Knötchen. Beide Erscheinungen verschwanden nach 1 bis 2 Stunden, während sie etwa 20 Minuten nach dem Einnehmen von D 1 auftraten.

STOCKEBRAND hat auf Grund dieser Prüfung eine verwertbare Ähnlichkeitsbeziehung gefunden zur **Acne rosacea** bzw. deren erstem Stadium (Stadium erythematosum), das mit pathologischen Prozessen an den Gefäßen beginnt und bei längerem Bestand zu einer Bindegewebshypertrophie führt. (Später kommt es bei der Rosacea auf der geröteten Haut zu bindegewebigen, lebhaft roten oder blauroten Knötchen, die manchmal von einer Pustel gekrönt sind [Stadium papulosum].) Weiter bildet sich in vielen Fällen eine Erweiterung oberflächlicher Venen aus (Teleangiektasien). Die mitgeteilten Heilungen bei solchen Zuständen ermuntern zum Gebrauch bei Varizenbehandlung.

Weit verbreitet und bewährt ist der Gebrauch bei **Frostbeulen** und **anderen Frostschäden,** wo es mit *Petroleum* und *Agaricus* neben konstitutionellen Mitteln, wie *Pulsatilla, Aristolochia, Sulfur* usw., konkurriert. Die Heilung von **Blutschwamm**

(Hämangiomen) ist verbürgt (vgl. *Acidum fluoricum, Calcium fluoratum, Bellis perennis* und *Carbo vegetabilis*). Die **Elephantiasis** gehört gleichfalls zu den Heilanzeigen, wo sich die Gefäßbeziehung erweisen kann.

Literatur

ALLEN: Encyclopedia, Bd. I, S. 558, u. Bd. X., S. 357
HUGHES: Cyclopaedia, Bd. I
STOCKEBRAND: Hippokrates 18, 25/32
DEVENTER: s. b. STOCKEBRAND
LEESER: B II Pflanzliche Arzneistoffe S. 889

Arzneimittelbild

Leitsymptome: *Tiefgreifende Wirkung auf die Lymphknoten, den Magen-Darm-Kanal und die serösen Häute des Peritonaeums und der Pleura. Starke kapillarotrope Beziehung.*

⊙ *Abmagerung trotz guten Appetits, besonders an den Beinen.* ⊙ *Gesicht bei Kindern runzlig, bleich, hohläugig; kann den Kopf nicht vom Kissen heben.*

⊙ *Kontinuierliches Fieber, bei Drüsen- und Schleimhauterkrankungen.*

Vikariierende Beschwerden, zum Beispiel Rheuma statt Hämorrhoiden oder ⊙ *Blutungen aus der Nase und Nieren bei zurückgetretener Gicht oder Rheuma statt eines Katarrhs.*

⊙ *Verschlimmerung durch Kälte, Nässe und Nebel.*

Geist und Gemüt: Ängstlich und traurig, verstimmt und reizbar, heftig; Unfähigkeit zu denken, wie wenn alle körperliche und geistige Kraft geschwunden wäre.

Kopf: Zahlreiche Schmerzen im Kopf, besonders im Hinterkopf oder an der Stirne, hin und her ziehend.

Pleuritis tuberculosa, Bronchialdrüsentuberkulose,

Atmungsorgane: Kratzen in der Kehle; Gefühl, als ob man heiße Luft einatmen würde.

Gastrokardialer Symptomenkomplex (?).

Herz und Kreislauf: Druck und Wehtun in der Herzgegend, zum Teil so, daß die Kleider gelockert werden müssen; Stiche in der Herzgegend und Herzklopfen; heraufdrängendes Gefühl vom Herzen her; wehes Gefühl in der linken Brust; Lastgefühl auf der ganzen Brust mit dem Bedürfnis, tief zu atmen.

Ranula, Pädatrophie, Subakuter und chronischer Magendarmkatarrh, Darmtuberkulose, Appetitlosigkeit. Eingeweidewürmer, bes. Askariden, Bauchfelltuberkulose mit Aszites, Mesenterialdrüsentuberkulose,

Verdauungsorgane: Schluckbeschwerden in den Mandeln mit Schneiden und Stechen.

Wenig Appetit oder grabender Hunger; Aufstoßen von großen Mengen Luft; saures Aufstoßen; Sodbrennen im Magen; Hitzegefühl und Schmerzen im Magen bei Nacht; Gefühl, als ob der Magen herabhinge oder im Wasser schwimme. ⊙ Abmagerung trotz guten Appetits, besonders an den Beinen. ⊙ Ge-

Hämorrhoiden mit **Entzündung.**
Kolitis.
Ovarialzysten.
Hydrozele.

sicht bei Kindern runzlig und hohläugig; kann den Kopf nicht vom Kissen heben.
Gedärme derart gebläht, daß er kaum gehen oder sich kaum bücken kann; kolikartige Leibschmerzen; Stuhl verstopft oder durchfällig; ständiger Wechsel von Verstopfung und Durchfall.
Hämorrhoiden erscheinen und werden schlimmer, während gleichzeitig die rheumatischen Beschwerden zurückgehen; entzündete Hämorrhoiden.

Acne rosacea,
Erythema nodosum,
Haemangioma vasculosum,
Frostschäden und **Pernionen,**
Elephantiasis angiomatosa,
Ekzeme,
Boecksches Sarkoid.

Haut: Jucken am Körper; Ausschlag von kleinen Bläschen mit wässerigem Inhalt. Beim Kleinkind derbe weiße dichtstehende kleinste Knötchen auf Stirn und Wangen, außerdem an beiden Wangen, besonders rechts, blaurote fleckige Verfärbung, nicht erhaben, unscharf begrenzt, in ihrem Bereich feinste Venenzeichnung sichtbar; viel Juckreiz (an Acne rosacea im 1. Stadium erinnernd). Bei einem anderen Kind kleinste feste Pöckchen im Gesicht, rotblaue Venenzeichnung am linken Oberlid, flohstichartige Hauterscheinungen. – Furunkel sowie pustulöse Ausschläge.

Wärmeregulation: Hitzegefühl in den Händen wie von Feuer; nachts heftiges Schwitzen am ganzen Körper.

Dosierung

Bis jetzt wurden niedere Verdünnungen bis zur Tinktur gebraucht. Auch hohe Potenzen sind zu empfehlen, um so mehr, als die von STOCKEBRAND mitgeteilten Prüfungen selbst noch mit D 30 deutliche Wirkungen zeigten.

Vergleichsmittel

Abmagerung trotz guten Appetits: *Jodum, Hedera, Natrium muriaticum, Acidum fluoricum.*
Kann den Kopf nicht vom Kissen heben: *Calcium phosphoricum.*
Lymphdrüsentuberkulose: *Calcium carbonicum, Calcium fluoratum* und *phosphoricum, Arsenicum album* und *jodatum, Jodum, Tuberculinum, Sulfur jodatum, Silicea.*
Darm-Katarrhe, chronische: *Arsenicum, Calcium phosphoricum, Psorinum, Sulfur.*
Mesenterialtuberkulose mit Aszites: *Arsenicum jodatum, Sulfur jodatum.*
Pleuritis: *Asclepias, Sulfur* und *Sulfur jodatum, Bryonia.*
Haemangioma vasculosum: *Carbo vegetabilis, Ferrum phosphoricum, Acidum fluoricum* und *Calcium fluoratum, Bellis perennis.*

Absinthium

Herkunft des Mittels

Artemisia Absinthium, Wermut (Fam. nat. Compositae), in Europa und allen Teilen der nördlichen Halbkugel verbreitet. Die Essenz wird aus frischen jungen Blättern und Blüten hergestellt.

Toxikologie

Die Hauptwirkstoffe sind die Bitterstoffe Absinthin und Anabsinthin und ein aetherisches Öl, Oleum Absinthii, das in allen Teilen der Pflanze reichlich gefunden wird. Oleum Absinthii enthält als wichtigsten Bestandteil Thujon, daneben Thujol, außerdem die Terpene Pinen, Cadinen, Phellandren sowie Azulen. „Oleum Absinthii ist ein Gehirngift, das nicht nur, wohl vorwiegend durch Thujon und Phelandren, Krämpfe hervorruft, sondern auch schwere Degenerationserscheinungen am Zentralnervensystem hervorrufen kann. Im Tierversuch rufen kleine Dosen von Oleum Absinthii leichte Muskelzuckungen, größere Gaben heftige klonische (epileptiforme) Zuckungen hervor" (GESSNER/ORZ. Gift- und Arzneipflanzen, 3. Aufl., S. 258). Die Verwendung in der Homöopathie geht zurück auf einen bei einer einzigen Frau angestellten Arzneiversuch GATCHELLS (U. S. Med. a. Surg. J. V: 293) und auf die bekannten Vergiftungserscheinungen mit Absinth, einem in der Schweiz hergestellten und verwendeten Getränk, welches ein Destillat aus Wermut darstellt und im Gegensatz zu Wermutwein reichlich Oleum Absinthii enthält und dessen Verkauf wegen seiner Giftigkeit verboten ist.
Untersuchungen der Wirkungen von Artemisia Absinthium auf die Gallen- und Pankreassaftsekretion sind von dem Team BAUMANN, GLATZEL und MUTH durchgeführt worden (Zschr. f. Allg.med. 51,4. 17, [1975]: 784):

3 Gruppen von je 7–8 magen- und darmgesunder Probanden bekamen durch Duodenalsonde folgende Eingießung:

1. Gruppe (8 Personen) 10 ccm Wasser
2. Gruppe (7 Personen) 10 ccm Wermut. Prüflösung bestehend aus 2,5 mg Extr. absinthum stand. in 0,5 ml 70 Äthanol, Wasser ad 10,0 ml
3. Gruppe (7 Personen) Wermutprüflösung thujonfrei (10–20 mg) Herb. absinthpulver subt. thujonfrei in 10 ml Wasser.

Es zeigte sich, daß die nach Wermutextrakt (Versuchsserie 2) erzielten Maximalwerte der Konzentration wie der Gesamtmenge von Bilirubin, Cholesterin, Lipase und α-Amylase um das Vielhundertfache höher liegen als die Maximalwerte nach Wasser (Versuchsserie 1) und daß auf Wermutextrakt ein größerer Teil der Versuchspersonen mit Anstieg reagiert als nach Wasser.
Nach Wermutdroge thujonfrei (Versuchsserie 3) liegen (mit einziger Ausnahme der Bilirubin-Gesamtmenge) Konzentrationen und Gesamtmengen der 4 Parameter über den entsprechenden Werten nach Wermutextrakt. Mit einziger Ausnahme der α-Amylase-Konzentration reagieren sämtliche Versuchspersonen mit Sekretionsanstieg.

Klinische Verwendung

bei Reizerscheinungen des Gehirns mit Tremor, Zuckungen an allen Gliedern, Zukkungen im Gesicht, bei Epilepsie mit voll ausgeprägten Anfällen wie auch beim Petit mal. Der Gebrauch als Stomachikum und Choleretikum, als Wurmmittel und Karminatikum, wie er in der Phytotherapie üblich ist, tritt in der Homöopathie zurück.

Literatur

ALLEN: Encyclopedia, Bd. I
HUGHES: Cyclopaedia, Bd. I
BAUMANN, GLATZEL und MUTH:
Zschr. f. Allgemeinmed. 51,
H. 17 [1975]: 784
LEESER: B II Pflanzliche Arzneistoffe S. 885

Arzneimittelbild

Nervöser Tic.
Hysterische und tetanische Krämpfe.
Epileptische Anfälle, Petit mal.

Große Ruhe, fühlt sich beglückt wie in einem wundervollen Traum; darauf Apathie, blöder Blick, idiotisches Benehmen, es ist ihr gleichgültig, ob sie stirbt oder nicht. Fällt nach rückwärts. Konvulsivische Zukkungen aller Art. Tremor. Pochender Herzschlag.

Epilepsie.

Epileptische Anfälle, die im Gegensatz zur Alkoholvergiftung zu den Frühsymptomen gehören: Das Aussehen wird blaß, der Vergiftete verliert das Bewußtsein, fällt manchmal nieder mit einem Schrei, Gesicht verzerrt; darauf folgen klonische Krämpfe mit tetanischer Starre der Glieder und des Rumpfes, dann klonische Konvulsionen. Das Gesicht wird violett und zyanotisch, die Atmung rasch, unregelmäßig, stertorös, Schaum aus dem Mund und Blut infolge Zungenbiß, zuletzt ein komatöser Zustand von kürzerer oder längerer Dauer. Nach dem Erwachen erscheint er benommen und kann sich an nichts erinnern. Manchmal ist der Anfall nicht voll ausgebildet, sondern besteht nur aus Schwindel oder vorübergehender Geistesabwesenheit. Die Anfälle wiederholen sich oft sehr rasch hintereinander. Tremor. Große Erschlaffung, will mit dem Kopf tief liegen.

Zunge wie geschwollen, drängt sich aus dem Mund heraus. Kein Appetit, lehnt jede Speise ab. Speisen liegen schwer im Magen. Magen und Bauch aufgebläht. Kältegefühl im Magen.

Ständiger Drang zu urinieren. Harn orangefarben, von scharfem pferdeähnlichem Geruch.

Dosierung

D 2 bis D 12.

Vergleichsmittel

Epilepsie mit Tremor: *Argentum nitricum.*
Epileptische Zustände mit Zyanose und Kreislaufkollaps. Getränke gurgeln durch Schlund und Magen: *Acidum hydrocyanicum, Cuprum.*
Epilepsie mit Spasmen: *Cuprum.*

Zustände von Gehirnreizung, spastische und choreatische Bewegungen, besonders bei Kindern: *Cina.*
Affektionen des Zentralnervensystems mit Konvulsionen und Spasmen. Kopf, Nakken und Wirbelsäule werden nach rückwärts gekrümmt: *Cicuta.*
Bei Konvulsionen von Kindern, jungen Mädchen, Epilepsie und Petit mal wird ähnlich Absinth empfohlen: *Artemisia vulgaris.*

Dosierung

D 2 bis D 6.

Acalypha indica

Herkunft des Mittels

Acalypha indica, Brennkraut (Fam. nat. Euphorbiaceae), ist in Indien zu Hause. Tinktur aus der frischen Pflanze ohne Wurzel. Bestandteile Triacetonamin, Blausäure, Quebrachitol, Harz, Calciumoxalate.

Wirkung

Sie wird in der englischen Medizin als Anthelmintikum und Laxans, besonders aber als Ersatz für *Ipecacuanha* als Expektorans verwendet.
Sie hat sich bewährt am Kranken bei **Hämoptyse** mit dunklen Blutungen und bei **trockenem krampfartigem Husten.** Diese Verwendung geht auf TONNÈRE in Kalkutta zurück. R. HAEHL hat sie bei **Lungenblutungen** Tuberkulöser sehr empfohlen.
Eine Prüfung durch einige indische Ärzte soll nach CLARKE (Encyclopedy) eine Anzahl von Symptomen der Verdauungsorgane wie Brennen, Gefühl von Schwere im Magen und spritzende Durchfälle ergeben haben.

Arzneimittelbild

Lungenblutung bei Phthisis.

Trockener Hustenanfall, nachher Blutspucken. ⊙ Früh reines Blut, abends dunkle Klumpen geronnenen Blutes; nachts sehr heftige Hustenanfälle (klinische Beobachtung bei einem Fall von Lungentuberkulose).

Dosierung

Von den Ärzten, welche diese Erfahrungen gesammelt haben, wurde es in C 6 bis C 10 gegeben. R. HAEHL empfiehlt die D 1 bis D 3.

Vergleichsmittel

Hämoptysis: *Millefolium, Ipecacuanha, China, Hamamelis, Kreosotum, Phosphorus, Sanguinaria, Trillium pendulum, Erigeron.*

Acidum aceticum

Wirkung

Essigsäure, CH_3-COOH. Normalerweise wird sie im Organismus zu Wasser und Kohlensäure verbrannt. Vor dem Eintritt dieser Verbrennung oder bei reichlicher Zufuhr erfolgt eine physiologische Wirkung, die in dyspeptischen und gastritischen Beschwerden, dann ferner in Blässe, Abmagerung, Kraftlosigkeit, schwachem Puls, Kurzatmigkeit und Anämie besteht. Auch Ödeme an den Beinen werden berichtet. Starke Schweißbildung ist bemerkenswert.
Bei fieberhaften Erkrankungen, zum Beispiel Diphtherie, wenn der wünschenswerte Schweißausbruch ausbleibt, ist Einreiben des ganzen Körpers mit Acidum aceticum dilutum so lange, bis Schweißausbruch erfolgt, ein wertvolles Mittel, wie ich mich selbst überzeugen konnte. Hier handelt es sich um eine physiologische Wirkung.

Literatur

Das Arzneimittelbild ist aus Vergiftungen zusammengestellt.

ALLEN: Encyclopedia, Bd. I
HUGHES: Cyclopaedia, Bd. I
HERING: Allg. homöop. Ztg. 43: 74

Klinisches

Wird selten gebraucht bei Abmagerung mit Ödemen und blasser Haut mit Magen-Darm-Störungen. Ein solcher Zustand zusammen mit den profusen Schweißen erinnert sehr an das finale Stadium der Lungentuberkulose, wo es als Palliativum in Frage käme. Daß es bei Diabetes hilfreich sein soll, wie empfohlen wird, kann auch nur bei dem geschilderten Gesamtzustand in Erwägung gezogen werden.

Arzneimittelbild

Allgemeines: Schwinden der Kräfte. Schwächeanfälle. Ödematöse Schwellung der Füße und Schenkel. Blässe der Haut, wachsartig.

Geist und Gemüt: Teils gedrückt, teils reizbar. Große Angst. Verwirrung der Gedanken.

Kopf: Dumpfe Kopfschmerzen. Erweiterung der Temporalgefäße mit Hitze des Kopfes. Gesicht bleich und wachsartig. Helle Röte und Hitze im Gesicht mit Schweiß auf der Stirne.

Herz: Puls schwach und klein, beschleunigt oder verlangsamt.

Atmungsorgane: Reizung des Kehlkopfs und der Bronchien mit Husten und beschleunigter Atmung.

Diabetes.

Verdauungsorgane: Verminderter Appetit. Heftiger Durst. Durstlosigkeit. Übelkeit und Erbrechen. Heftiges Sodbrennen. Brennen im Bauch. Kolikartige Bauchschmerzen wie bei sich ankündigendem Durchfall. Auftreibung des Leibs. Wäßriger Durchfall.

Harnorgane: Harnmenge vermehrt und von heller Farbe.

Kachexie mit Schweißen und Ödemen (Ltbc, finales Stadium). Dystrophie.

Wärmeregulierung: Hitzeanfälle mit Schweißausbruch. Hektisches Fieber mit Abmagerung, Nachtschweißen, Diarrhö und ödematöser Schwellung der Beine. Schleichendes Fieber. Reichlicher Schweiß, wie in Schweiß gebadet.

Hämorrhagien aus allen Schleimhäuten.

Dosierung

Es kommen Potenzen von D 3 bis D 6 in Frage.

Vergleichsmittel

Kachexie mit Ödemen und Durchfällen, Diabetes: *Arsenicum album.*
Entkräftung mit Schweißen: *China.*
Erschöpfung, reichliche Schweiße, Diabetes: *Acidum phosphoricum.*

Acidum benzoicum

Die **Benzoesäure, C_6H_5-COOH,** ist der Salizylsäure sowohl chemisch wie in ihrer physiologischen Wirkung sehr nahe verwandt. Sie wird durch Destillation aus dem Harz von Styraxarten gewonnen. Diese Herstellung ergibt keine chemisch reine Benzoesäure, sondern es sind darin noch einige charakteristische Riechstoffe enthalten.

Hauptwirkung

Die Benzoesäure wird im Stoffwechsel-Organismus an Glykokoll gebunden und als Hippursäure im Harn ausgeschieden. Sie hat eine erwiesene Beziehung zur harnsauren Diathese, wobei ein Symptom, das zwar nicht bei Arzneiprüfungen erhoben wurde – der scharfe Geruch des Harns „wie Pferdeharn" – führend ist. Bei der Arzneiprüfung am Gesunden ergaben sich:

Vermehrte Stickstoffausscheidung durch die Nieren; die Muskeln und Gelenke sind in Form von rheumatoiden Schmerzen befallen; die Schleimhäute der Bronchien erleiden eine katarrhalische Veränderung. Es wurde in der Schulmedizin als Expektorans verwendet. Von Wichtigkeit ist noch der Einfluß auf das Herz, welcher bei polyarthritischen Affektionen benützt wird. – Bei der Prüfung durch SCHOELER (Allg. homöop. Ztg. 1937: 185) wurden folgende Veränderungen des Blutbefundes festgestellt: mäßiger Anstieg der Hämoglobin-Werte durch Erythrozytenvermehrung, mäßige Leukozytose mit Lymphozytose, starke Linksverschiebung des leukozytären Blutbildes; dagegen keine wesentliche Beschleunigung der Blutsenkung. Der Nachweis der Hippursäure im Harn konnte bei diesen Prüfungen nicht erbracht werden.

Konstitution

Die Benzoesäure gehört der rheumatisch-arthritischen Diathese an. Der starke Geruch des Harns kann wohl als eine Folge des Gehalts an Eiweißabbauprodukten gedeutet werden. Die Stickstoffausscheidung ist erhöht; ob auch eine vermehrte Harnsäureausscheidung stattfindet, ist umstritten und zweifelhaft. Doch wird sie von jeher bei der **harnsauren Diathese** (Gicht) gebraucht. Die Wirkung bei **fokalinfektiösen Polyarthritiden** kann als erwiesen gelten, sowohl bei Gelenk- und Muskelrheumatismus subakuter und chronischer Art als auch bei den begleitenden Herzaffektionen. WAPLER pflegte die Benzoesäure in Leipzig mit gutem Erfolg zu verordnen, doch scheinen seine anderorts praktizierenden Schüler nicht die gleich guten Ergebnisse zu haben. Möglicherweise spielen für den erfolgreichen Einsatz regionäre Einflüsse eine Rolle.

Literatur

HERING: Amerikanische Arzneimittelprüfungen 1857. Ferner die Enzyklopädien von ALLEN und HUGHES.
PETROZ: All. homöop. Ztg. 37, 8
NUSSER und PETROZ: Hygea 23, [1848]: 113
SCHOELER: Allg. homöop. Ztg. 1937: 185

Arzneimittelbild

Leitsymptome: ⊙ *Harn dunkel und hochgestellt, von scharfem Geruch wie Pferdeharn, alkalische Reaktion.*
Schmerzen in Muskeln und Gelenken wandernd, ⊙ *angeblich von rechts nach links, von oben nach unten gehend.*
⊙ *Bewährte Beziehung zum Sehnen- und Gelenkkapselgewebe bei Sehnenscheidenentzündung und Ganglien.*

Allgemeines: Kopfschmerzen, Schwindel, Übelkeit und Erbrechen infolge zentraler Wirkung, Schwäche und viele Schweiße (ähnlich der *Salizylsäure*).

Nervensystem: Traurige, ernste Gemütsstimmung, unruhiger Schlaf, Angstgefühl beim Schwitzen; er läßt Worte aus beim Schreiben; druckartige Kopfschmerzen und Geräusche in den Ohren.

Bronchitis.

Atmungsorgane: Husten mit Absonderung von Schleim, Kratzen im Hals.

Herzaffektion bei Polyarthritis (Endo-Myo- und Perikarditis).

Herz- und Kreislauf: Herzklopfen, beschleunigte Herztätigkeit, aussetzender Herzschlag; erwacht nachts mit starker innerer Hitze und Pulsieren der Arterien.

Verdauungsorgane: Gastritische Erscheinungen leichten Grades. ⊙ Übelriechende, mäßige Durchfälle von weißlicher Farbe bei auffallend dunkelrotem Harn von scharfem Geruch.

Nierenreizung, Zystitis und **Urethritis. Harnsaure Diathese.**

Harnorgane: ⊙ Dumpfe Schmerzen in der Nierengegend, Eiweißausscheidung. ⊙ Schmerzen über der Blase und Brennen beim Harnlassen, Harndrang. ⊙ Harn dunkelgefärbt; strenger, abstoßender Geruch, wie Pferdeharn, durchdringender Geruch der mit Urin beschmutzten Kleider. Alkalische Reaktion. ⊙ Vermehrte Ausscheidung von Harnsäure(?)

Subakuter und **chronischer Gelenkrheumatismus. Muskelrheumatismus. Sehnenscheidenentzündung** und **Ganglien** an den Händen. Orbicularis-Tic. Schmerzen durch kontrakten Plattfuß. Arthrosis.

Muskeln und Gelenke: Rheumatoide Symptome in den verschiedensten Gelenken und Muskeln, besonders in den Knien und Achillessehnen, in den Fingern, Zehen und Zehenballen. ⊙ Bei der Verwendung am Kranken soll ein flüchtiger Charakter der Schmerzen und ein Wandern von links nach rechts und von oben nach unten aufgefallen sein.

Haut: Jucken und rote Flecken, Erytheme, ⊙ makulopapulöse Ausschläge (vgl. *Acidum salicylicum*).

Dosierung

WAPLER, der damit bei **Rheumatismus** viele Erfolge gehabt hat, verwendet die D 2 in Verreibung. STAUFFER nennt die D 1 bis D 6. Äußerlich Benzoeglycerinlösung 1 : 10 (1 Teil Acidum benzoicum, 10 Teile Glycerin) bei **Ganglien** und **Sehnenscheidenentzündung.** Bei Behandlung lokaler Gelenkprozesse tiefe Potenzen. D 1 wird wegen des Geschmacks am besten in Pfefferminztee genommen, wenn man nicht die Einreibung bevorzugt.

Vergleichsmittel

Übelriechender Harn: *Acidum nitricum* (chronische Pyelonephritis und Nephritis, präurämische Zustände); *Chimaphila* (Zystitis); psorische Konstitution: (*Sulfur, Psorinum, Sepia, Lycopodium*).

Harnkonkremente: *Lycopodium, Silicea, Equisetum, Berberis vulgaris, Calculi renales, Acidum oxalicum.*

Entzündliche Herzaffektionen: *Kalmia, Spigelia.*
Ganglion: *Ammonium carbonicum, Calcium fluoratum, Rhus toxicodendron, Ruta.*

Ammonium benzoicum: Bei Nierenerkrankungen mit Urin von scharfem Geruch und rauchigem Aussehen. Auch bei Druckempfindlichkeit der Nierenlager empfohlen. Gichtische Arthritis. STIEGELE nennt D 3 bei Kolipyelitis. Häufig sehr bewährt bei chronischer Arthritis der Fingergelenke.

Acidum carbolicum

Acidum carbolicum, das einfache Phenol, C_6H_5OH, kommt im Holzteer vor und entsteht beim Abbau lebender Substanz. Es tritt im tierischen Körper als Fäulnisprodukt von Eiweißkörpern im Darm auf. Nach Bindung an Schwefelsäure und Glukuronsäure wird es im Harn ausgeschieden.

Toxische Wirkung und Arzneimittelprüfungen

Es besteht eine sehr nahe Verwandtschaft mit *Kreosot,* einem Gemenge von Phenolen und Phenolabkömmlingen, besitzt aber gegenüber *Kreosot* die ätzende, nekrotisierende Wirkung in verstärkter Weise. Die Schnelligkeit der Resorption ist wesentlich gesteigert, weshalb alsbald im direkten Angriff Vergiftungserscheinungen am Zentralnervensystem auftreten. Man beobachtet rauschartige Benommenheit, Schwindel, Kopfschmerzen, Ohnmacht, Erbrechen, auch Ohrensausen. An den Verdauungsorganen folgen Gastroenteritis, nicht selten Ikterus. Bei akuten Vergiftungen fällt unter Zyanose, Kollaps mit kaltem Schweiß, die Körpertemperatur ab. Bei protrahierten Vergiftungen kann es durch Zellverfall zu aseptischem Fieber kommen. Der Harn nimmt bei Vergiftungen dunkelgrüne Farbe an.
An der äußeren Haut entsteht durch lokale Einwirkung Verätzung und Nekrose, bei Arzneimittelprüfungen kommt es zu ausgeprägtem Jucken an einzelnen Partien oder ausgedehnten Hautflächen, zu Ameisenlaufen, zu Anästhesie; ferner zu Bläschen- und Pusteleruptionen an allen Teilen.
Der übelriechende Geruch der Sekretion ist eine Folge direkter lokaler Einwirkungen, beobachtet bei Verätzungen; da das verätzte Gewebe aus dem Lebensprozeß ausgeschieden ist, kann eine faulige, stinkende Sekretion kein Arzneisymptom sein. Trotzdem gilt diese Art der Absonderung als kennzeichnend.

Literatur

Die verschiedenen Prüfungen und toxischen Beobachtungen sind bei Th. ALLEN, Encyclopedia, Bd. II zusammengestellt.
LEESER: Mineralische Arzneistoffe S. 561

Arzneimittelbild

Leitsymptome: *Scharfe, ätzende, übelriechende Absonderung aus den Schleimhäuten.*
Monatsblutung verstärkt und dunkel wie bei Kreosot.

Allgemeines: Zittern über den ganzen Körper. Große Erschöpfung, Muskeln völlig erschlafft, Muskelkrämpfe, Sensibilität aufgehoben.

Geist und Gemüt: Geistige Verwirrung, Unfähigkeit zu geistiger Arbeit, Abneigung gegen geistige Arbeit, Geistesabwesenheit, Zittern, Gedächtnisverlust, Bewußtlosigkeit.

Kopf: Hitze im Kopf. Kopfschmerz zum Zerspringen; wie wenn ein Gummiband um den Kopf gezogen wäre. Verschlimmerung der Kopfschmerzen durch geistige Arbeit. Schmerzen im rechten Nervus supraorbitalis, plötzlich kommend und verschwindend.

Gesicht: Bleich und livide, mit kaltem Schweiß bedeckt.

Augen: Die Gegenstände scheinen vor den Augen zu verschwinden.

Ohren: Geräusche in den Ohren.

Bösartige Diphterie mit Membranen.

Nase und Rachen: Geruchsinn verschärft. Nase verstopft, blutiger Schleim wird ausgeschneuzt. ⊙ Stinkende Membranen aus Mund und Nase, pseudomembranöse Prozesse im Rachen. Verschleimung im Rachen, Brennen im Rachen und Speiseröhre, krampfhaftes Zusammenschnüren der Speiseröhre.

Geschwüre, auch bei Typhus oder Ruhr, Karzinom. Schwangerschaftserbrechen, Gastritis der Säufer.

Magen: Verlust des Appetits; Verlangen, alle paar Minuten zu trinken. Brennen und Schmerzen in Magen und Darm. Rumpeln und Blähungen, durchfällige Stühle.

Harnorgane: Reichlicher Harnabgang, häufiger Harndrang, Harn dunkelgrün, olivgrün.

Ulzerationen mit scharfem, stinkendem Ausfluß.

Geschlechtsorgane, weibliche: Menses verstärkt und dunkler als gewöhnlich. ⊙ Scharfe, übelriechende Leukorrhö.

Glieder: Steifigkeit und mannigfache Schmerzen in Muskeln und Gelenken.

Jucken, Bläschenbildung, Nekrosen.

Haut: Eruption von Bläschen an den Händen und über den ganzen Körper, welche heftig jucken; besser durch Reiben, jedoch einen brennenden Schmerz hinterlassend. Vielfaches Jucken an verschiedenen Stellen der Haut.

Dosierung

Wegen der Schärfe des Stoffes sind Gaben unter D 4 nicht ratsam. Zu empfehlen D 6 bis Hochpotenzen.

Acidum fluoricum

(Acidum hydrofluoricum)

Fluor wird in der gesamten anorganischen und organischen Natur gefunden. Es gehört zu den lebensnotwendigen Elementen. Geologisch kommt es als Flußspat Ca F_2 und als Kryolith vor. In den Tierkörper kommt es durch das Wasser und durch die Vermittlung der Pflanzen. Den größten Gehalt an Fluor haben die Knochen und die Zähne, in diesen ist es wieder der Schmelz, welcher am stärksten fluorhaltig ist. In zweiter Linie stehen an Fluor-Gehalt die Haut, die Haare und Nägel, schließlich das Blut, die Muskeln und das Gehirn. In den Zähnen betrachtet man Fluorcalcium als das physiologische Härtungsmittel des Zahnschmelzes. Auffallend ist es, wie reich die Stützsubstanz des Körpers an Fluor ist. Man kann annehmen, daß der reichliche Gehalt an Fluor auch auf eine bedeutungsvollere Rolle des Fluors in dem betreffenden Gewebe hinweist, soweit es sich nicht einfach um eine vermehrte Ablagerung handelt. Eine solche Ablagerung an Fluor findet vielleicht im Alter statt, da der Fluor-Gehalt im höheren Lebensalter erhöht ist. Dieser Befund braucht nicht auf eine stärkere Aktivität des Fluors hinzudeuten. Fluor ist in Spuren in der Asche fast aller Pflanzen festzustellen, in nennenswerten Mengen (0,3–8 mg%) in Armeria maritima, Daucus carota, Beta vulgaris, Raphanus sativa, Asparagus officinalis*. Auch Birkenblätter und manche Gräser sind reich an Fluor. Das Optimum von Fluor im Trinkwasser liegt bei 0,7–1,0 mg. Ein zu niedriger Gehalt (0,06%) führt zu Fluorose.

Toxikologie und Arzneimittelprüfung von Fluor-Präparaten
Klinische Anwendung

1. Zu den wichtigsten Wirkungen gehört diejenige auf die Schilddrüse. Aus den Arbeiten von MAY in Dorf Kreuth (Oberbayern) ist bekannt, daß die vermehrte Ausschüttung von Jod aus der Schilddrüse in das Blut, wie sie bei Morbus Basedow erfolgt, einhergeht mit einer Senkung des Fluor-Spiegels im Blut. Andererseits steigt bei

* NEHMER, C.: Die Pflanzenstoffe, Jena 1929/1931 und Ergänzungsband 1935.

einer Besserung dieser Krankheit der Fluor-Spiegel im Blut bei gleichzeitiger Senkung des Jod-Spiegels an. MAY hat deshalb Fluor-Gaben gereicht, um damit das Jod im Blut zu verdrängen. Diese auf quantitativ-chemische Vorstellungen sich gründende Ansicht ist vielleicht nicht ganz richtig, denn auch feinstoffliche Gaben zeigen den gleichen Erfolg auf diese Vorgänge. Bei der AMP des Verfassers mit *Fluorcalcium* ist es auch einwandfrei beobachtet worden, daß eine organotrope Beziehung zur Schilddrüse besteht, indem Beengungsgefühle an der Schilddrüse und hyperthyreotische Erscheinungen sich einstellten, ganz ähnlich wie bei *Jodum*. Ich habe deshalb, gestützt auf das Ergebnis dieser AMP, in breitem Umfang Schilddrüsenstörungen mit Fluor-Präparaten (besonders *Calcium fluoratum* und *Magnesium fluoratum*) behandelt und konnte mich immer wieder von der Wirkung überzeugen. Fluor gehört zu den wertvollsten Heilmitteln solcher Krankheitszustände. Merkwürdigerweise konnten bei Fütterungsversuchen mit Fluor an Mensch und Tier bisher keine Schädigungen der Schilddrüse festgestellt werden.

Die Wirkung von Fluor bei Strumen war zwar in der Hömöopathie vorher nicht unbekannt, beschränkte sich aber meist auf die Behandlung fibröser Kröpfe. Diese Indikation ist zwar richtig, aber zu eng. Auch weiche Kröpfe und thyreotoxische Kröpfe fallen in den Bereich der Fluor-Wirkung.

Weniger gesichert, aber schon immer vermutet, ist eine Beziehung des Fluors zur **Nebenschilddrüse** und über diese zum Kalkstoffwechsel. Man hat *Natrium fluoratum* in nahezu giftiger Dosierung als Krampfmittel bei Epilepsie, Tetanie und Eklampsie empfohlen. Persönliche Erfahrungen sprechen dafür, daß bei tetanischen Zuständen Fluor (als *Acidum fluoricum, Calcium fluoratum*) wirksam ist. Zuckungen, Muskelspasmen, Muskelfibrillieren und Zittern sowie große Erregbarkeit und Unruhe sind die Symptome, auf Grund derer Fluor bei solchen Fällen als homöopathisch angezeigt gelten kann.

Infolge der Beziehung zur Schilddrüse ist ein besonderer Einfluß auf den **Wärmehaushalt** selbstverständlich. Bei der AMP hat sich ein vermehrtes Wärmegefühl mit Bedürfnis nach Abkühlung deutlich herausgestellt, in ähnlicher, wenn auch nicht in derselben temperamentvollen Weise wie bei *Jodum*. Die Patienten können ein warmes Zimmer nicht ertragen und reißen das Fenster auf, wenn es anderen Personen eben recht temperiert ist.

Wenn auch die Gegenphase zu diesem überhitzten Zustand bei der recht unvollständigen AMP wenig in Erscheinung tritt, möchte ich dieser nach eigenen Beobachtungen keine geringe Bedeutung beimessen. Frieren und Frösteln am ganzen Körper infolge einer gegenpolaren Störung der Schilddrüse gehören ebenso zum Arzneimittelbild von *Acidum fluoricum**. Bei diesen Patienten ist charakteristisch Frieren an den Händen und Füßen mit kalten, feuchten Händen, die sich wie Froschhände anfühlen und dabei von blauroter Farbe sind. Man findet diese Glieder sehr häufig bei jungen Mädchen und Frauen. Auch die übrigen Akren, zum Beispiel die Nasenspitze sowie die Ohr-

* Vergleiche die Arbeit des Verfassers: MEZGER J., Altes und Neues über Jod und Fluor (Allg. homöop. Ztg. 207 [1962] 399).

läppchen, sind kalt und blau. Dieser Befund legt die Verordnung von Fluor und seiner Salze oder von *Jod* und Jod-Präparaten nahe und ist, wie ich auf Grund einer vieljährigen Erfahrung versichern kann, von bestem Erfolg gekrönt. Die Unterscheidung zwischen Fluor und Jod ist dabei nicht leicht zu treffen, da sie sich in beinah allen Zügen weitgehend ähneln. Doch kann man sagen, daß *Jodum* die temperamentvollere Schwester der beiden ist, was sich sowohl an der Psyche (Angst, Unruhe, innere Getriebenheit und Hast), stärkerem Gewichtsabfall und der Blutzirkulation (nervöse Herzbeschwerden) und allgemein größerer Erregung feststellen läßt. Daraus ergibt sich nicht selten, daß man die Behandlung mit *Jod* oder *Hedera* beginnt und später Fluor folgen läßt, wenn eine Beruhigung eingetreten ist.
Die Beziehung von *Acidum fluoricum* zum Pankreas, der sich bei der AMP von *Calcium fluoratum* deutlich in Form von Fettstühlen gezeigt hat, gilt ebenso für *Fluorsäure*.
2. Wirkung auf das Knochensystem, Periost, Gelenkbänder und die Zähne: Bei Weidevieh, das in der Nähe einer Fabrik, welche fluorhaltige Chemikalien verwendete, weidete, wurde ein vollständiges Bild der klassischen **Osteomalazie** festgestellt: Entkalkung des ganzen Skelettsystems, Druckschmerzhaftigkeit der langen Röhrenknochen, zahlreiche Spontanfrakturen, Exostosenbildung; dazu noch eine Abmagerung und Kachexie sowie Muskelunruhe.

Bei experimentellen Vergiftungen wurde gefunden: Die Knochen sahen porös aus und waren enorm brüchig. Die mazerierten Knochen hatten infolge geringen Fettgehaltes ein weißes Aussehen. Die Markräume waren auf Kosten der Compacta verbreitert; letztere war sehr dünn und leicht mit dem Finger eindrückbar. Starke Abnützung an den Zähnen, Karies, am Kiefer Eiterungen und Sequesterbildung, Periostitis und Nekrosen sind weitere Erscheinungen dieses Experiments.
Bei langsamerer Vergiftung mit kleinen Dosen, die sich über Jahre und Jahrzehnte hinzieht, fand man den umgekehrten Prozeß. Bei Arbeitern einer Kopenhagener Fabrik, die Rohkryolith Na_3AlF_6 zerstampften und den entstehenden Staub einatmeten, fanden sich nach mehrjähriger Arbeit bei der Röntgenuntersuchung: dichte Knochenschatten, die Konturen sind wellig und unscharf, von plumper Gestalt. Die Knochenleisten sind verstärkt, es bildeten sich periostale Auflagerungen und Verengerung der Markhöhle. Am Becken und an der Wirbelsäule fand man gewaltige Bänderverkalkungen und Spangenbildung. Die Gelenkknorpel und Zwischenwirbelscheiben blieben jedoch unverändert. Die Beweglichkeit der Wirbelsäule war beinah ganz aufgehoben, ebenso die Atemexkursion des Brustkorbes. Bei Sektionsbefunden wurde das Gewicht der Knochen bis auf das Dreifache erhöht gefunden, es war eine extreme Osteosklerose festzustellen. Die Compacta und die Spongiosabälkchen waren stark verdickt, der Kalk war in groben Körnchen und Klumpen abgelagert. Bei einem Teil (10 %) wurden Hautausschläge beobachtet. – Auch beim Menschen kann durch größere Gaben das Bild der Osteomalazie erzeugt werden. Dabei wird eine Verkürzung der Blutgerinnungszeit festgestellt (zum Beispiel $^1/_2$ Minute statt 5 Minuten) sowie multiple Thrombosen. Die Kalkausscheidung im Harn und im Stuhl zeigt sich erhöht. (Bei noch größeren, lokal angesetzten Dosen wird dagegen die Blutgerinnung aufgehoben, also eine Umkehrung im Sinne einer biphasischen Arzneiwirkung hervorgerufen.)

Infolge dieser enormen Beeinflussung des Knochenkalkes dürfte Fluor in besonderer Weise geeignet sein bei der Behandlung der Knochenbrüche. Bei verzögerter Heilung von Knochenbrüchen ist *Fluor,* besonders *Calcium fluoratum,* ein wertvolles Unterstützungsmittel für die Gallusbildung.
Bei **Arthrosis deformans** auf der Grundlage erhöhten Aufbrauchs infolge konstitutioneller Schwäche des Gelenkapparates wird es bereits seit langem gebraucht, obwohl

der Krankheitsprozeß hier nicht vom Knochen, sondern vom Gelenkknorpel seinen Ausgang nimmt. Osteochondrose der Wirbelsäule kann bei passendem Gesamtbild eine wichtige Anzeige für Fluor werden. Tuberkulöse Knochenerkrankungen erscheinen ebenfalls als Heilanzeige sowie Knocheneiterungen und Knochenentzündungen anderer Genese.

Syphilitische Knochen- und Knochenhautentzündung gehören ebenfalls in den Bereich von Fluor. Die Osteomalazie dürfte eine bevorzugte Domäne von *Fluorcalcium* sein. Hier dürften auch nutritive Mengen, also niedere Verdünnungen, in Frage kommen (D 3 bis D 2).

Diese betonte Beeinflussung des Knochenkalkes scheint auf einer Hemmung der Phosphatasen (bei der osteomalazischen Phase) und einer Förderung der Phosphatase (bei der sklerotischen Phase) zu beruhen.

An den Zähnen werden fleckförmige Defekte am Schmelz der Kronen beobachtet, wenn das Trinkwasser mehr als 2 mg/kg Wasser enthält, während ein Gehalt von 1 mg die Karies um 60–70 % ohne sonstige Schädigungen vermindert. Der Angriffspunkt des Fluors am Zahn ist die schmelzbildende Zelle. Je mehr Fluor der Schmelz enthält, um so härter wird er und um so größer ist die Widerstandskraft gegen Zahnkaries. Es wird jedoch heute angenommen, daß die mit Fluor behandelten Zähne zwar eine Anreicherung an Fluor erfahren, zugleich aber auch hypokalzifiziert werden. Der fluoridierte Zahn wird also als ein pathologisches Gebilde betrachtet, etwa in dem Sinne, wie eine Unterbilanz an Jod eine Struma hervorruft. Neuerdings sind auch Schädigungen durch fluoriertes Trinkwasser berichtet worden.*

Bei Osteoporose wurde mit Natriumfluorid, 20–60 mg, die auf 3 Portionen verteilt, $1\frac{1}{2}$–2 Jahre behandelt. $\frac{3}{4}$ der Patienten wurden beschwerdefrei. Bei einem Teil der Patienten wurde eine Zunahme der Knochendichte und eine Verdickung der Knochentrabeckel festgestellt.**

3. Wirkung auf das ganze Bindegewebe und Mesenchym, besonders auf die elastischen Fasern: Eine venöse Stase in den Beinen hat sich bei der AMP mit Acidum fluoricum deutlich, bei der AMP mit *Calcium fluoricum* des Verfassers sogar bis zur Ausbildung von Varizen und entsprechenden Beschwerden, wie Schwere in den Beinen mit Anschwellung, gebessert durch Hochlegen, Bedürfnis, die Beine nachts aus dem Bett zu strecken usw., erzeugen lassen. Infolgedessen kann es verwendet werden gegen **Krampfadern,** wobei sich diese nach längerer Behandlung verengen und einen besseren Tonus ihrer Wandung erlangen. Die Varizen komplizieren sich mit Thrombenbildung, die bei Fluor-Vergiftung zur Beobachtung kommt und Fluor geeignet macht bei **Thrombophlebitis** chronischer Natur. **Senkungen innerer Organe** infolge Versagens des Bandapparates (Enteroptose) finden eine geeignete Anwendung in Fluor-Präparaten. Das Auftreten von Erstverschlimmerungen in Form von Kolikschmerzen bei der Behandlung von Enteroptose hat mir einen überzeugen-

* WALDBOTT, L.: Dermatologische Manifestationen bei chron. Fluorvergiftung durch Trinkwasser (Hautarzt 1957, 4. 8.).

** Jürgen FRANKE, 8. Arbeitstagung. Baden-Wien, 4.–5. Mai 1973.

den Eindruck von dieser Wirkung gemacht. Sie haben desgleichen guten Ruf gegen **Verwachsungen** nach Entzündungen oder Verletzungen, zum Beispiel nach Laparotomien, sowie gegen Narbenstrikturen. **Interstitielle Entzündungen,** ausgehend vom Stützgewebe der Organe, sind weiterhin ein besonderes Indikationsgebiet, also beispielsweise **zirrhotische Tuberkulose der Lungen, Bronchiektasien, Leberzirrhose,** narbig harte **Drüsenschwellungen.** Bei all diesen Krankheitszuständen scheint eine verminderte Aktivität des im Blut und Bindegewebe vorhandenen Fluors vorzuliegen. Deutliche Wirkung läßt sich fernerhin erkennen auf die kleinen Blutgefäße bei **Teleangiektasien,** da diese ebenfalls dem Mesenchym angehören. Die Eiterabsonderungen bei Fisteln und Unterschenkelgeschwüren sind meist scharf, übelriechend und dünnflüssig; dabei torpide Reaktion.

4. Besondere Bedeutung gewinnt Fluor als ein wichtiges Mittel zur Bekämpfung der **Tumoren.** Diese Wirkung dürfte wohl gleichfalls auf der Beziehung zum Mesenchym beruhen. Schleimhautkrebse scheinen hier eine Ausnahme zu machen. Dagegen wirkt es sehr tief auf **Drüsentumoren** (zum Beispiel **Ovarialzysten**) aller Art, einschließlich der von Drüsen ausgehenden Karzinome, soweit eine arzneiliche Behandlung in Frage kommen kann (beispielsweise bei inoperablen Fällen), ferner auf **Hämangiome, Naevus vasculosus** und das **Sarkom.** Die Heilung von Hämangiomen gehört zu den eindrucksvollsten Arzneiwirkungen überhaupt. **Fibrome** der Brustdrüse habe ich wiederholt damit heilen sehen. Der Sekundant von Fluor ist *Silicea,* welches immer einzusetzen ist, wenn Fluor nicht mehr wirkt, und umgekehrt setzt es die gute Wirkung von *Silicea* fort, wenn dieses zu wirken aufgehört hat. Dabei möge man sich daran erinnern, daß die Flußsäure die einzige Säure ist, welche Glas und andere Silikate anzugreifen vermag. Hieraus ist es auch berechtigt, die Vorstellung abzuleiten, daß Fluor im Körper die *Kieselsäure* mobilisiert. Doch ist die Bedeutung des Fluors sicher nicht allein von dem Verhältnis zur *Kieselsäure* abzuleiten, sondern auch von der Beziehung zum Fluorstoffwechsel selbst.

5. Im Blut ist Fluor in einer gewissen Menge enthalten (s. unter Schilddrüse). Durch Fluor-Darreichung wird eine relative Lymphozytose und eine Linksverschiebung hervorgerufen.

6. Fluor ist in denjenigen Organen am reichsten vorhanden, welche einen verhältnismäßig geringen Stoffwechsel haben: Haare und Haut, Knochen und Zähne, Bindegewebe; in geringem Maß in Blut, Muskeln und Gehirn. Bezüglich der Haut ist charakteristisch ein Jucken, das nach Abkühlung verlangt und öfters im Altersjucken sein Simile gefunden hat. Wir finden dabei ganz ähnlich *Sulfur* ein Bedürfnis, zur Abkühlung nachts die Füße aus dem Bett zu strecken. Die Haut bekommt ein trockenes und rissiges Aussehen; Narben und Hühneraugen fangen an zu jucken und schmerzen; Schweiße bilden sich reichlich und sind übelriechend. **Ödeme** der Unterschenkel, die vielleicht durch die venöse Stauung bedingt sind, wahrscheinlich aber noch mehr einem veränderten kolloidalen Zustand des Unterhautbindegewebes ihre Entstehung verdanken, werden mit Fluor erfolgreich behandelt, einschließlich der auf dieser Grundlage entstandenen Geschwüre oder Mykosen (Wundheit zwischen den Zehen).

7. Als Eiterungsmittel ist Fluor in Vergleich zu setzen mit dem anderen großen Bindegewebsmittel, der Kieselsäure. Die Bildung von Granulationen und Narben ist eine Hauptfunktion des Grund- oder Bindegewebes. Dabei sei wiederum daran erinnert, daß Fluor, wie wir dies bereits schon chemisch verstehen können, die *Kieselsäure* aktiviert. Der Eiter, den Acidum fluoricum heilt, ist meist übelriechend und wundmachend. Wir verordnen es, wenn sich *Silicea* in seiner Wirkung erschöpft hat, und als Zwischenmittel zu *Silicea*. **Knocheneiterungen** und **Fisteln, Unterschenkelgeschwüre** und andere langwierige Eiterungen kommen dafür in Betracht. Fluor zeigt also ein komplementäres Verhalten zu SiO_2.
Bei chronischen Schleimhautkatarrhen, wie zum Beispiel bei **Entzündung der Nasennebenhöhlen**, besonders bei stockender und krustiger Sekretion und bei Rhinopharyngitis, ist die Flußsäure eines der wirksamsten Mittel (vgl. *Kalium bichromicum, Antimonium tartaricum, Cinnabaris, Silicea* u.a.).
Ein bemerkenswertes Verhältnis besitzen Fluor und seine Salze zu **syphilitischen Erkrankungen.** Die Mißbildungen der Zähne, die Knochenprozesse, die Periostitis, die Geschwüre, wie man sie bei Lues hereditaria findet, ebenso entsprechende Prozesse bei der erworbenen Lues machen Fluor zu einem geschätzten Mittel. Als Zwischenmittel kann dabei *Syphilinum* empfohlen werden.
8. Die nervösen Störungen bestehen in einer ungewöhnlichen Heiterkeit und Erhebung als Erstwirkung, die später umschlägt in Ärgerlichkeit und Gereiztheit gegenüber der Umgebung oder in Angst vor der Zukunft. Die Konzentrationsfähigkeit läßt nach, das Gedächtnis wird schlecht; es bildet sich eine Abneigung gegen jede Arbeit aus: Fluor gehört zu unseren Mitteln bei Nervenschwäche und vegetativer Dystonie, besonders auch den frustranen und ausgeprägten Formen von Hyperthyreose.
Eine auffallende Eigentümlichkeit ist die Gewöhnung an vermehrte Zufuhr von Fluoriden. Während der Viehbestand durch den Ausstoß fluorhaltiger Gase Aluminium produzierender Fabriken sehr leidet, bemerkt man bei der menschlichen Bevölkerung keine Schädigung. Auch bei Arbeitern in Betrieben, die Fluoride verwendeten, wurde eine Gewöhnung trotz erhöhtem Fluorspiegel im Plasma und vermehrtem Kalkgehalt der Knochen bemerkt.

Typus

Meist infolge schlechten Tonus der Haut und des Bindegewebes alt aussehende Menschen, die sich ständig müde fühlen und sich infolge Senkungsgefühl der inneren Organe gerne flach legen. Alle Krankheiten, für die es in Frage kommt, besitzen chronischen Charakter; dies gilt für Knochenleiden, Eiterungen, Erschlaffung der elastischen Fasern mit ihren vielerlei Folgezuständen, wie Senkungen der inneren Organe oder Venenerweiterung, für Drüsenprozesse oder Tumoren oder Hautausschläge. Kraftlosigkeit der Muskulatur, auch kachektischer Allgemeinzustand gehören zum Bilde von Acidum fluoricum. Für Altersleiden besteht eine besondere Beziehung, das Hautjucken des Alters kann manchmal für Fluor führend sein (im Alter besitzt der Körper einen höheren Gehalt an Fluor).

Im allgemeinen kann der Fluor-Patient wegen seines schwach entwickelten Bindegewebes als zart und schmalwüchsig, mit dünner Haut und feinen Knochen gelten. Die Fingernägel sind oft rissig und brechen leicht. Die Zähne werden kariös oder zeigen Schmelzdefekte.
Der Einfluß der Schilddrüse beim Fluor-Typus macht sich geltend durch Kropfbildung und durch Beeinflussung des vegetativen Systems auf diesem Wege. Der Tonusverlust im Gefäßsystem (Venen) und in der Muskulatur wird zum guten Teil auf diese Weise hervorgerufen, wie auch die Abmagerung trotz guten Appetits, der Tremor, überhaupt eine hyperthyreotische Gesamtsituation.

Literatur

Arzneimittelprüfungen bei HERING: Neues Archiv für homöopathische Heilkunst, Bd. 2, Teil 1, S. 100, bei ALLEN: Encyclopedia, Bd. 4, bei HUGHES: Cyclopaedia, Bd. 4.

Das Arzneibild gründet sich auf 20 Prüfer, darunter nur 1 weibliche Person, und einige Beobachtungen von Vergiftungen. Eine Vervollständigung dieser Prüfung wäre wünschenswert, da sie offenbar nicht vollständig ist, wie man aus der AMP von *Calcium fluoricum* schließen kann.

Arzneimittelbild

Leitsymptome: *Kraftlosigkeit der Muskulatur und Kachexie trotz übermäßigen Appetits.*
Unruhe, die zu ausgiebiger Bewegung nötigt. Voller Unruhe und Hast; ⊙ *die Arbeit kann ihm nicht schnell genug gehen (eigene Beobachtung).*
Erhöhte Leistungsfähigkeit der Muskulatur; ist zu großen Leistungen fähig, ohne zu ermüden.
Zuckungen und Fibrillieren der Muskeln, Muskelspasmen, Zittern.
Hitzegefühle mit Verlangen nach Abkühlung und frischer Luft – oder Kälte am ganzen Körper, besonders aber kalte, blasse, schwitzende Hände und Füße (Jodum, Hedera).
⊙ *Streckt zu Abkühlung nachts die Füße aus dem Bett.*
⊙ *Abmagerung trotz guten Appetits.*
Verschlimmerung morgens durch Reizmittel, wie Alkohol und Kaffee, durch schwüles Wetter, bei leerem Magen.
Aber auch Kälte wird schlecht ertragen.
⊙ *Verschlimmerung, wenn chronische Sekretionen, wie z.B. chronische Sinusitis ins Stocken kommen. Acidum fluoricum kann sie wieder in Fluß bringen.*
Besserung durch Abkühlen, durch Waschen und Baden in kaltem Wasser, durch Gehen im Freien.
Besserung durch Essen.

Geist und Gemüt: Ungewöhnlich heitere Stimmung am Morgen. Fühlt sich vollkommen glücklich durch und durch. Ist über alles in hohem Grad erfreut. Die ganze Natur scheint ihm zu lachen am Morgen; alles ist gut.
⊙ Sehr lebhaft mit großem Bewegungsdrang. Arbeitet mit höchstem körperlichen Einsatz, ohne zu ermüden.
⊙ Kinder rennen immer umher und können nicht stillsitzen (vgl. *Calcium fluoratum*). ⊙ Geistig sehr aktiv und unternehmungslustig und aufnahmefähig (vgl. *Calcium fluoratum*).
Abneigung gegen seine Arbeit.
Abstoßende Vorstellungen über Personen seiner Umgebung; er möchte alle seine Diener entlassen, die Kinder sollen außer Hauses gehen, eine Verlobung soll abgebrochen werden, eine Ehe soll geschieden werden usw. ⊙ Abneigung gegen seine Familie.
Neigung zu ängstlichen Gedanken, häufig in einem solchen Grad, daß Schweiß ausbricht. Gefühl, als ob ihm eine Gefahr bevorstünde.
Übelgelaunt, sehr reizbar gegen die Menschen, selbst bis zum größten Haß; wenn er diesen gegenübertritt, ist jedoch alles vergessen.
Nicht zu beherrschende Angst, was ihm zustoßen könnte. Am Abend ist er sehr mißvergnügt, er sieht alles von der schlechtesten Seite an; am Morgen nach einer ruhelosen Nacht ist seine Stimmung heiter und vergnügt.
Er hat große Schwierigkeiten, seine Gedanken auf eine Sache zu richten. Vergeßlichkeit, er kann sich nicht an die gewöhnlichen Dinge erinnern.

Kopf: Blutandrang zum Kopf, mit Hitze in der Stirne.
Gefühl, als würde er von einem Schlaganfall getroffen; eine Art von Blutdrang zum Kopf und Verlust des Bewußtseins. Kopfschmerzen mit Übelkeit und Schwindel. Druck im Kopf von innen nach außen oder von unten nach oben. Kopfschmerzen vom Nacken nach oben, durch die Mitte des Kopfes zur Stirne. Ein Gefühl von Schütteln im Kopf, besonders bei jeder kurzen Bewegung, beim Aufrichten, Drehen und beim Gehen.

Scharfer, schießender Schmerz vom oberen Rande des Parietalbeines zum Processus mastoideus wie ein verlängerter elektrischer Schlag oder wie bei Druck auf den Ulnarnerven.
Druck auf beiden Seiten des Hinterhauptes.
⊙ Kopfschmerz, wenn dem Harndrang nicht nachgegeben wird.
Starker Ausfall des Kopfhaares.
⊙ Knochenverdickung über der Glabella.

Augen: Brennen und Jucken der Augen, Sandgefühl. Klarere Gesichtswahrnehmung als gewöhnlich. Abends nach dem Schließen der Augen wie sich kreuzende Blitze vor den Augen oder wie rotes Funkensprühen in allen Richtungen.

Chron. Nasennebenhöhlenkatarrhe und Rhinopharyngitis.

Nase: Schnupfen mit ständig fließender Nase und Verstopfung derselben, besonders am Tage nach Genuß von Wein oder Bier.

Gesicht: Faltig, knittrig und gealtert aussehend. Die Gesichtsmuskeln befinden sich in ständiger Bewegung.

Harte fibröse Kröpfe,
Struma maligna, Basedow.
Zahnkaries.
Eingeweidesenkung und -atonie.
Leberzirrhose.
Rektumvorfall.
Verwachsungen nach Entzündungen des Bauchfells.
Störung der Pankreasfunktion
(vgl. *Calcium fluoratum*).

Verdauungsorgane: Zähne kariös, Defekte im Schmelz der Zähne, Zahnschmerzen, auch in Zähnen, „die längst gezogen sind" (Narbenschmerz). Ausgeprägter Speichelfluß; Rachen schmerzhaft beim Schlucken, Zusammenschnürungsgefühl im Hals.
Steigerung des Appetits bis zur Gefräßigkeit (vgl. *Jod*); elendes, hungriges Gefühl im Magen, könnte immer essen, oder schlechter Appetit mit Verlangen nach Pikantem. Reichliches Aufstoßen und zahlreiche Blähungen, die ihn sofort erleichtern, aber nur vorübergehend.
⊙ Fettstühle, Durchfall nach Fettgenuß.

Harnorgane: Brennen in der Harnröhre beim Harnlassen, Harn scharf, widerlich riechend, dunkelrot gefärbt. Nach einem reichlichen Harnabgang fühlt er sich elastisch mit gesteigertem Wohlgefühl.

Ovarialzystom, auch malignes.
Lymphstauung des Armes nach Mamma-Ca-Operation.

Geschlechtsorgane: Erhöhte geschlechtliche Erregung der Männer mit gesteigertem Geschlechtsgenuß. Libido vermindert.

Jucken der Haut und **Ekzeme,** besonders im Alter. Warzen.

Naevus vasculosus, Hämangiom, Fibrom. **Harte Drüsenanschwellungen.** Dekubitus.

Haut: Heftiges Jucken der ganzen Haut, besser durch Abkühlung. Bildung von Bläschen und Pusteln mit Jucken, in der Wärme schlimmer; ⊙ Ekzem, das sich schon vor Eintritt der Warmwetterperiode verschlimmert und durch Jucken bemerkbar macht (DORCSI). Alte Narben entzünden sich, werden rot und bedecken sich mit Bläschen.
Erweiterungen der kleinen, oberflächlich gelegenen Blutgefäße; warzenartige und feuermalähnliche Bildungen entstehen.
⊙ Oberhaut faltig, dünn, knitterig wie Zigarettenpapier. Der Turgor der Haut verringert sich, ⊙ die Venen auf dem Handrücken sind geschlängelt und gestaut, sie treten unter der welken, dünnen Haut stark hervor (Verfasser).
Jucken der Kopfhaut mit Ausfall der Haare. Haut rauh und trocken; Haare trocken und brüchig, verfilzen sich. Jucken der Kopfhaut mit Ausfall der Haare. Wachstumsstörung der Nägel: beschleunigtes Wachstum, ⊙ aber spröde und brüchig; Wundheit zwischen den Zehen. Haarausfall.

Sehnenscheidenentzündung, **chronische Knochenhautentzündung,** Knochensyphilis, tuberkulöse Knochenfisteln. **Arthrosis deformans,** besonders des Knies. **Krampfadern,** Ulcus varicosum mit hartem Rand.

Glieder: Erhöhtes Kraftgefühl; auch bei starker Anstrengung keine Ermüdung oder Gefühl von lähmiger Schwäche und Müdigkeit mit Übelkeit; Schmerzen in den Knochen und Gelenken. ⊙ Venen gestaut und erweitert. Klopfempfindlichkeit und ziehende Schmerzen entlang den Knochen. Heiße Hände und Füße.
Zuckungen, Zittern, Fibrillieren in den Muskeln; „die Gesichtsmuskeln sind in ständiger Bewegung". Krämpfe in allen Muskeln der Glieder oder des Kiefers. Einschlafen der Glieder, auch wenn man nicht auf denselben liegt.

Wärmeregulation und Schweiße: Hitziger Zustand mit Verlangen nach Abkühlung und kalten Bädern und Abwaschungen; Hände und Füße heiß,
⊙ streckt die Füße aus dem Bett (vgl. *Sulfur*). Übelriechende Schweiße, Schweiße an Händen und Füßen. Saure und klebrige Schweiße.

Seltener, jedoch klinisch sehr wichtig ist die Gegenphase, Frösteln und Frieren.

⊙ Frieren am ganzen Körper, besonders aber kalte, feuchte, blaue Hände (Froschhände) und ebensolche Füße (Beobachtung des Verfassers).

Heiße Hände und heiße Füße. Ausgeprägte venöse Stase.

Dosierung

Die Verordnung der tiefen Verdünnungen halte ich nicht für zweckmäßig, da die starke Säure sich alsbald zu unlöslichen Salzen bindet und ausfällt. Man wird also gut daran tun, Verdünnungen von D 6 an aufwärts zu verwenden oder, wenn man tiefe Verdünnungen für notwendig hält, *Calcium fluoratum* zu verordnen. Dieses ist zwar ebenfalls unlöslich, jedoch durch den Verreibungsprozeß in kolloidale Zustandsform gebracht.

Hohe Potenzen sehr wirksam.

Arzneiform

D 2 bis D 5 muß in Guttaperchaflaschen abgegeben werden.

Bis D 6 wird mit Aqua destillata potenziert.

Vergleichsmittel

Bei Bindegewebsprozessen, Lymphdrüsenschwellung, chronischen Eiterungen, Fisteleiterungen, chronischen Schleimhautkatarrhen besteht ein komplementäres Verhältnis zu *Silicea* in der Weise, daß bei nachlassender Wirkung von Acidum fluoricum die Ansprechbarkeit durch Zwischengaben von *Silicea* wieder aufgefrischt wird und umgekehrt. Bei varikösen Zuständen vergleiche *Sulfur,* Magnesiumsalze (einschließlich *Magnesium fluoratum*), *Arnica, Aesculus, Hamamelis, Lachesis, Pulsatilla, Aristolochia, Melilotus.*

Bei Hämangiom und Naevus vasculosus *Abrotanum, Ferrum phosphoricum, Bellis, Carbo vegetabilis.*

Streckt bei Nacht wegen Hitze die Füße aus dem Bett: *Sulfur, Tuberculinum, Calcium fluoricum, Medorrhinum, Sanguinaria, Psorinum.*

Struma: *Jodum,* Jodsalze, *Hedera, Spongia.*

Alte Narben werden schmerzhaft und entzünden sich: *Calcium fluoricum, Silicea, Asterias.*

Abmagerung trotz guten Appetits: *Jodum, Hedera, Calcium fluoricum, Abrotanum, Natrium muriaticum.*

Verdickung des Periosts: *Calcium fluoricum, Calcium phosphoricum, Mercurius solubilis, Jodum* und Jodsalze, *Hekla Lava., Aurum metallicum* und *jodatum.*

Chronische Eiterung: *Silicea, Calcium phosphoricum, Phosphorus, Calcium fluoricum, Angustura* (Knochenfisteln).
Kälte, feuchte, blaurote Hände und Füße: *Jodum, Hedera.*
Hyperthyreose, vegetative Dystonie mit hyperthyreotischem Charakter: *Jodum, Hedera, Magnesium fluoratum, Phosphorus, Arsenicum.*
Chronische Entzündung der Nasennebenhöhlen und des Nasenrachenraums: *Antimonium tartaricum, Kalium bichromicum, Silicea, Cinnabaris, Stannum, Zincum, Hydrastis, Luffa.*

Beispiele

Koloptose

Ein Patient, 52 Jahre, mit Koloptose und dadurch bedingter Darmträgheit, allgemeiner Entkräftung und Kraftlosigkeit trotz genügend entwickelter Muskulatur, mit chronischer Gastritis, klagte über starkes Hautjucken, ganz besonders an den Beinen, über lästige Kälte der Füße; wenn dieselben nachts im Bett nach langer Zeit und Zufuhr äußerer Wärme warm geworden sind, empfindet er ein Hitzegefühl mit Rötung in diesen, das ihn am Schlafe hindert. Dadurch ist er genötigt, die Füße aus dem Bett zu strecken oder noch besser, kalt abzuduschen oder ein kaltes Fußbad zu nehmen. Mit *Acidum fluoricum* D 6, 2mal täglich, trat sofort eine allgemeine Besserung ein, der Stuhlgang regelte sich, die Müdigkeit und Kraftlosigkeit hob sich. Besonders aber besserte sich alsbald ein Frösteln und Frieren, das oft so stark war, daß er im warmen Zimmer von Frost geschüttelt wurde *(Verfasser).*

Hämangiom

Ein 8 Monate alter Knabe wird mit einem doppeltwalnußgroßen Hämangiom in der linken Supraklavikulargrube zu mir gebracht, nachdem der Chirurg nach einer Probepunktion die Operation abgelehnt hatte. Nach der Probepunktion, welche Blut ergeben hatte, hatte sich der Tumor langsam wieder gefüllt. Pulsation war nicht feststellbar. Der Ernährungszustand des Kindes war gut, doch machte es einen etwas gedunsenen, wenig frischen Eindruck und war in seinen Bewegungen unlebendig und träg. Die Verordnung bestand in *Acidum fluoricum* D 6, morgens und abends 2 Tropfen, ferner *Silicea* D 12, jeden 2. Tag mittags 2 Tropfen. Nach 14 Tagen bei der ersten Nachschau deutliche Verkleinerung des Tumors und frischeres Aussehen des Kindes. Nach insgesamt 2 Monaten war der Tumor im wesentlichen beseitigt, es ist nur noch eine knopfartige Verdickung zu tasten, die anscheinend auch etwas schmerzt. Nach weiteren 4–6 Wochen war auch dieser Rest völlig beseitigt. Das Kind war im Verlauf der Behandlung sehr frisch und aufgeweckt geworden. Ein Rückfall ist nach 4 Jahren nicht eingetreten. Es erübrigt sich, zu sagen, daß irgendwelche Maßnahmen anderer Art einschließlich Radiumbestrahlungen nicht zur Anwendung kamen *(Verfasser).*

Acidum formicicum

Die Verwendung der **Ameisensäure** gründet sich weniger auf die Arzneiprüfung am Gesunden (s. unter *Formica rufa*) als auf die Versuche an Kranken, wie sie zuerst von Krull, später vor allem von A. Reuter durchgeführt wurden. Dabei hat sich ergeben, daß die Ameisensäure eines der wichtigsten Polychreste der Homöopathie ist. Statt der chemisch reinen Säure wird gerne auch das Sekret der Ameisen, Secretum formicicum, verwendet.

Ihre Wirksamkeit erstreckt sich auf alle Erkrankungen der **gichtisch-rheumatischen Konstitution** sowie auf die **allergische Diathese.** Sie wurde mit Erfolg angewendet bei:

1. Rheumatisch-gichtischen Erkrankungen und Arthrosen: Akuter Gelenkrheumatismus, chronischer Gelenkrheumatismus, Muskelrheumatismus (zum Beispiel Lumbago), Tripperrheumatismus, Neuralgien, Neuritis, besonders auch Ischias. Klimakterische Arthropathien. Arthrosis deformans, Gicht (Arthritis urica).
Nach H. RITTER wird auch die Carditis rheumatica, während oder im Anschluß der Gelenkerkrankung, durch die Ameisensäure erfolgreich angegangen; selbst für bereits ausgebildete, alte Vitien (Mitralstenose) mit Schmerzsensationen am Herzen kommt sie in Frage.

2. Erkrankungen der Schleimhäute und Drüsen: Alle Formen der exsudativen Diathese wie Milchschorf der Kinder, Gneis, Intertrigo, Ekzeme, Urtikaria, Psoriasis; chronisch wiederkehrende Katarrhe, Neigung zu Mandelentzündungen, Drüsenanschwellungen.
Das Heufieber, Bronchialasthma und Hautallergie wird nach REUTER günstig beeinflußt, wenn mit der allergischen Diathese eine exsudative Veranlagung verbunden ist. Bei kindlichem Bronchialasthma eines der wertvollsten Mittel. Auch Nesselsucht spricht gut an. Infolge der Erhöhung der Widerstandskraft der Schleimhäute wird es als Grippevorbeugungsmittel verwendet.
Hyperazidität. Magengeschwür, nervöse Dyspepsie.
Chronische Nierenentzündung, Nierensteinleiden, jedoch nicht Schrumpfniere.
Alveolarpyorrhoe, Parodontose.
Eierstockzysten, Adnexentzündung, unspezifisch und auf der Grundlage von Tripperinfektion. In der Behandlung des Krebses hat es die darauf gesetzten Hoffnungen nicht erfüllt.
Tuberkuloseverdächtige Lungenkatarrhe, erster Beginn tuberkulöser Lungenerkrankungen. Schwerere Erkrankungen können sich verschlimmern und sind von der Behandlung damit auszuschließen. Tuberkulose der Drüsen, der Knochen und Gelenke mit Fisteln, der Nieren. Nervöse Erschöpfung und Neurasthenie, organische Rückenmarksleiden wie multiple Sklerose.

Arzneimittelbild

Da ein Unterschied der Prüfungsergebnisse von Acidum formicicum und *Formica rufa* kaum festzustellen ist, wird nur das Arzneimittelbild der letzteren ausgeführt (siehe dort).

Anwendung und Dosierung

Die von KRULL und REUTER angegebene Verwendung in subkutanen und intravenösen Injektionen wird auch heute noch beibehalten. Obwohl es sich um eine unzweifelhaft homöopathische Wirkung handelt, wurde orale Verordnung seither wenig verordnet. REUTER macht über den zeitlichen Ablauf bei subkutanen Einspritzungen folgende Angaben:
Nach einer Latenzzeit von 9 bis 12 Tagen erfolgt bei chronischen Krankheiten eine lokale Reaktion. Diese Verschlimmerung klingt innerhalb von 14 Tagen ab.
Bei intravenösen Einspritzungen wird eine Verkürzung des ganzen Reizablaufs um 10 Tage beobachtet.
Die Wiederholung dürfte bei chronischen Fällen daher nicht vor 4 Wochen erfolgen, bei intravenöser Behandlung etwa nach 18 Tagen. Bei akuten Fällen kann die Wiederholung nach 4 bis 8 Tagen stattfinden. Es darf jedoch nie eine Wiederholung vorgenommen werden, ehe der vorausgehende Reiz völlig abgeklungen ist.
Die am häufigsten verwendete Potenz ist D 6. Unter D 4 wird nicht heruntergegangen, jedoch werden bei starker Reaktion höhere Verdünnungen verwendet. Durchaus üblich und deutlich wirksam ist die D 30, REUTER geht beim Säuglingsekzem bis zu D 200 (alle 4 Wochen), um eine stärkere Erstverschlimmerung zu vermeiden. Prof. SPIETHOF hat mit D 60 bei Hautkrankheiten noch unangenehme Erstverschlimmerungen gesehen.
Die intravenöse Injektion ist im Gegensatz zur subkutanen schmerzlos und wird deshalb oft vorgezogen*. Auch die intrakutane Einspritzung wird von manchen Ärzten gelobt in ihrer Wirkung. Die Ameisensäure ist als ein wertvolles und sehr tiefgreifendes Konstitutionsmittel für die harnsaure, rheumatische und exsudative Diathese und für allergische Zustände zu betrachten. Seine Handhabung hat ebenso zu erfolgen wie die anderer Konstitutionsmittel: entweder als alleiniges Mittel, als welches es in vielen Fällen zur Heilung führt, oder gewissermaßen als Zwischenmittel unter gleichzeitiger Verordnung einer anderen, nach der Lagerung des vorliegenden Falles gewählten Arznei.
Bei einer großen Anzahl von Kranken habe ich bei denselben Indikationen den Versuch oraler Darreichung unternommen. Dabei hat sich ergeben, daß die Ameisensäure auf diesem Wege augenscheinlich ebensogut wirkt wie parenteral, da sie die Erwartungen erfüllt hat, die ich auf Grund der Erfahrungen mit Injektionen auf sie gesetzt habe. Bei den Fällen, bei welchen der Erfolg ausblieb, kann man jedoch noch zum Teil eine Wirkung mit Injektionen erreichen. Das bedeutet also, daß mit der Injektion ein Erfolg in einem etwas größeren Prozentsatz zu erreichen ist als bei oraler Einverleibung. Es gibt aber sehr viel Fälle, wo der letztere Weg aus praktischen Gründen der zweckmäßigere und deshalb der Injektion vorzuziehen ist. Die Wiederholung erfolgte dabei täglich, in akuten Fällen 2mal täglich.

* Die heute von der pharmazeutischen Industrie gelieferten Ameisensäure-Ampullen sind meist mit physiologischer Kochsalzlösung hergestellt und daher auch bei subkutaner Anwendung schmerzlos.

Formica rufa

(Waldameise Formica rufa L.)

Die Tinktur wird aus den zerquetschten Ameisen mit 90proz. Alkohol hergestellt. Sie enthält als wichtigsten Bestandteil *Acidum formicicum* (siehe dort) und stimmt im Arzneimittelbild und in der praktischen Anwendung mit diesem überein. Die Giftblase einer Ameise enthält 3–4 mg einer 55–60 %igen Ameisensäure. Dies entspricht 18–20 % ihres Körpergewichts.

Literatur

Die Prüfung wurde von der amerikanischen Schule vorgenommen, darunter, C. HERING (siehe ALLEN: Encyclopedia).
LIPPE: Allg. homöop. Ztg. 83: 197.
LEESER: C Tierstoffe Seite 97. Ulm/Donau 1961. Karl F. Haug Verlag.

Arzneimittelbild

Leitsymptome: *Allgemeine Schwäche und Leistungsunfähigkeit. ⊙ Allgemeines Umstimmungsmittel.*
Rheumatische Gliederschmerzen, beginnen links und wandern nach rechts, sie gehen in umgekehrter Richtung wieder zurück.
Große Empfindlichkeit gegen Kälte und Nässe, Kaltbaden, Verschlimmerung dadurch.
Plötzliches Auftreten der rheumatischen Beschwerden, hexenschußähnlich.
Verschlimmerung durch Bewegung, trotzdem Drang nach Bewegung.
Besserung durch Druck.

Allgemeines: Neigung zu Erkältung.
Gesteigerte Arbeitsfähigkeit, große Lebendigkeit und Arbeitsfreudigkeit. – Starkes Schwächegefühl und Müdigkeit bis zu Ohnmachtsanwandlungen.

Neurasthenie, Multiple Sklerose.

Gemüt: Stimmung sehr wechselnd und reizbar; heiter – dann niedergeschlagen und mürrsich, hält sich an altem, längst überstandenem Ärger und Gram auf. Angstgefühl, als ob ein Unglück geschehen müßte. Dieser depressiven Phase ging bei verschiedenen Prüfern eine Zeit gesteigerter Arbeitsfähigkeit, große Lebendigkeit und Lebensfreudigkeit voraus.
Unfähigkeit, abends lange zu studieren. Geistige Trägheit. Intellektuelle Fähigkeiten sehr beeinträchtigt.

Nervöse Ohrgeräusche.

Kopf: Blutandrang zum Kopf, drückende, anhaltende Schmerzen im Kopf, stechende Schmerzen in der Stirne, dabei Schwindel und Übelkeit; gehirnmüde, gedächtnisschwach und schläfrig; häufiges Gähnen und Gliederstrecken mit großer Müdigkeit.

Exsudative Diathese, Bronchialasthma, Heuasthma, Lungenkatarrhe, Phthisis im Anfangsstadium (Vorsicht! schwere Prozesse können sich verschlimmern). Tuberkulose der Drüsen, Nieren, Knochen und Gelenke.
Rezidivierende rheumatische Karditis.
Ulkus, Gastritis acida, Alveolarpyorrhö.

Luftwege: Katarrhalische Erscheinungen der Luftwege mit Schnupfen, Heiserkeit und Husten. Heftige Anfälle von Husten mit Erbrechen. Atemnot mit Drang nach frischer Luft.

Herz und Kreislauf: ⊙ Weh und stechende Schmerzen am Herzen (nach H. RITTER).

Verdauungsorgane: Zahnfleisch entzündet, starke Rötung des Rachens und Gaumens, Schmerzen im Gaumenbogen beim Schlucken; katarrhalische Reizung des Magens und Darmes mit den üblichen Beschwerden und reichlichen Blähungen.

Chronische Nierenentzündung. Nierensteinleiden.

Harnorgane: Hämaturie mit drückenden Schmerzen in der Harnröhre und im Damm. Harn blutig und eiweißhaltig, stinkender und gesättigter Harn; reichlicher Harndrang.

Ovarialzysten, Adnexitis nach Tripper.

Geschlechtsorgane: Pollution und wollüstige Träume. Regel tritt 8 Tage zu früh ein, ist spärlich und blaß mit Herunterpressen in der Gebärmutter.

Akutes und chronisches Gelenkrheuma, Arthrosis deformans, Arthritis urica, Neuralgien, Neuritiden, Muskelrheuma, Lumbago, Tripperrheuma. Brachialgia paraesthetica nocturna.

Glieder: Auffallende Muskelschwäche (mitunter ungewöhnliche Kraft und Ausbleiben der Ermüdung). Rheumatoide Schmerzen in allen Gliedern: Steifigkeit, schießende Schmerzen, Summen der Hände; krampfhaftes Zucken und Zusammenziehen einzelner Muskelgruppen. Hexenschußartige Schmerzen im Kreuz. Dabei Verschlimmerung durch Einwirkung von Kälte und Nässe; Drang nach Bewegung trotz vermehrter Schmerzen; Besserung durch Druck.

Nesselsucht, chronisches Ekzem, Urtikaria, Psoriasis, Haarausfall.

Haut: Jucken am behaarten Kopf, an der Haut des Rumpfes und der Glieder; Haarausfall.

Dosierung

Meist gebraucht werden D 5 bis D 30. REUTER empfiehlt für subkutante Injektionen die Wiederholung nach 4 Wochen, bei intravenösen Injektionen nach 18 Tagen in chronischen Fällen, nach 4 bis 8 Tagen in akuten Fällen.
Die subkutante Injektion wird in physiologischer Kochsalzlösung oder in Meerwasser gegeben.
Bei chronischen Fällen D 200 sehr wirksam.

Vergleichsmittel

Muskel- und Gelenkrheumatismus, Neuritis, Arthrosen zur Injektion: *Viscum album, Aranea ixobola, Apis, Rhus toxicodendron.*
Bronchialasthma: *Arsen, Viscum album, Hedera, Kalium carbonicum, Kalium bichromicum, Antimonium arsenicosum.*

Beispiel

Körperliche und geistige Schwäche
Ein Großindustrieführer aus Düsseldorf, 60 Jahre, leidet seit etwa 1 Jahr an dauernder körperlicher und geistiger Erschöpfung. Es fällt ihm außerordentlich schwer, seine Tätigkeit, die ihn weit über die Bundesrepublik hinaus in ferne Länder führt, auch nur noch einigermaßen auszuüben, und er fürchtet, sich mit dem Gedanken der Pensionierung abfinden zu müssen.
Neben der körperlichen und geistigen Schwäche rheumatische Beschwerden, vom linken Oberarm wandernd zum rechten.
Es folgte der übliche Weg vom Hausarzt zur Klinik mit den bekannten Untersuchungsmethoden, die kein differenziertes Bild boten. Schließlich Entlassung mit *Multibionta* und Urlaub. Da der Urlaub keine Besserung brachte, riet man ihm – Geld spielte ja keine Rolle – zu einem Aufenthalt in Ägypten. Auch das brachte er hinter sich, aber leider ebenfalls ohne Erfolg. Nun kehrte er heim, krank und der Verzweiflung nahe. Da entsann er sich, daß ich während des Krieges seine Frau und seine 3 Kinder betreut hatte und ihn auch gelegentlich, wenn er als Major von der Front heimkam, behandelte. So landete er eines Tages bei mir.
Keinerlei besondere Befunde, nur eine Leukozytose von 10300 und eine BSG von 28/43. Ich verordnete Formica rufa D 3, 3mal täglich 1 Tablette.
Nach 14 Tagen kam er wieder und betrat mit einem Fluch mein Zimmer, mit einem Fluch über die vielen Tausende von vergeudeten DM. Was er sonst noch sagte, will ich hier lieber nicht verraten.
Er fühlte sich völlig wohl und wieder voll arbeitsfähig; die rheumatischen Schmerzen waren ganz verschwunden, die körperliche und geistige Müdigkeit weg. Unerklärlich war es mir, daß die Leukozytose noch gestiegen war auf 11000 und die BSG immer noch 25/40. Etwas ratlos, was ich machen sollte, verordnete ich nochmals Formica rufa D 3, 3mal täglich 1 Tablette. Eine Woche später war er schon wieder da. ,,Doktor, ich bekomme einen Furunkel und muß morgen unbedingt zum Libanon fliegen.“ Was tun? Der Furunkel war noch ganz im Beginn. Ihn ausreifen lassen? Vielleicht wurde daraus eine große Geschichte. Und dann in die Hitze hinein? Vielleicht glückte eine alte Erfahrung. Ich gab *Sulfur* D 6 i. v. Dann flog er zum Libanon.
10 Tage später erschien er wieder bei mir in der Sprechstunde. Reise gut überstanden, Furunkel war nicht zum Ausbruch gekommen. Leuko lagen bei 7200; die BSG war noch etwas beschleunigt. Später sah ich ihn noch einige Male. Das Allgemeinbefinden blieb hervorragend, die BSG war vor 2 Tagen 5/14.

(Beobachtungen des Verfassers)

Acidum hydrocyanicum

Vorkommen in Pflanzen

Die **Blausäureglykoside** sind in der Pflanzenwelt verbreitet und insbesondere in den Kernen von Steinobst, wie Mandeln, Aprikosen, Pfirsichen, Kirschen und Zwetschgen, enthalten, ferner in Apfelkernen, in Blättern und Rinde von Prunusarten, wie Prunus spinosa, avium, Laurocerasus, ferner in Crataegus Oxyacantha, Leinsamen, Aquilegia vulgaris, Kreuzdorn, Eberesche, Holunder u. ä. Bei der Spaltung dieser Glykoside, die alle dem Amygdalin verwandt sind, wird Blausäure frei und kann zu Vergiftungen führen; ihre arzneiliche Wirkung wird davon beeinflußt.

Toxikologie

Die akute Vergiftung mit Blausäure kann in wenigen Sekunden unter plötzlichem Niederstürzen mit einem lauten Schrei und krampfhaft-schnappender Inspiration sowie verlängerter Exspiration, Trismus, Tetanus und Erbrechen zum Tode führen. Bei etwas langsamer verlaufender Vergiftung zeigen sich Zusammenschnürungsgefühl im Hals und Beengung der Atmung, Kopfschmerzen und Schwindel, Delirien und Ohrensausen, Übelkeit und Erbrechen, kleiner Puls, sehr verlangsamte Atmung mit langen Pausen und rascher Inspiration und langer Exspiration; ferner Krämpfe, wie Opisthotonus, Trismus, Anstieg des Blutdrucks mit folgendem plötzlichem Abfall; Kollapserscheinungen, wie schweißige, eiskalte Haut, Zyanose, unregelmäßige, langsame oder beschleunigte Herztätigkeit, Sinken der Körpertemperatur, Ausfließen schaumigen oder blutigen Speichels aus dem Mund, Koma. Der Tod erfolgt durch Atemstillstand. In der Leber kann sich das Bild einer akuten gelben Leberatrophie mit Ikterus einstellen, ferner Hämaturie, kapilläre Blutungen in Haut und inneren Organen, Entzündung der Hirnhäute und der Nervensubstanz, Veränderung an den Blutgefäßen mit Thrombenbildung. Die Totenflecken zeigen mitunter hellkirschrote Farbe. Die Hauptwirkung ist in der Lähmung der Zellatmung zu sehen, indem die Atmungsfermente in ihrer Katalase außer Kraft gesetzt werden und der Sauerstoff des Blutes von den Zellen nicht aufgenommen werden kann. Das Blut bleibt arteriell. Ferner werden Atem- und Vasomotorenzentrum zuerst erregt, wobei die Atmung und Herztätigkeit sich verlangsamt, der Blutdruck ansteigt, dann erfolgt terminal plötzliche Senkung des Blutdrucks und Lähmung der Atmung. Die Herztätigkeit bleibt verhältnismäßig lange verschont.
Die krampfhafte Atmung mit Zusammenschnüren auf der Brust und im Hals und kurzer Einatmung und verlängerter Ausatmung läßt den krampfartigen Charakter des Mittels erkennen, der sich auch an den Skelettmuskeln in tonischen und klonischen Krämpfen, die bis zum Tetanus anwachsen können, äußert.
Das Arzneimittelbild stammt aus Vergiftungssymptomen und aus Prüfungen an Gesunden.

Arzneilicher Gebrauch

Arzneilich wurde die Blausäure früher als Sedativum gebraucht; ein Überbleibsel dieser Verwendung ist noch der Gebrauch von *Aqua amygdalanum amarum* und *Aqua Laurocerasi* bei Reizhusten und als allgemein sedierendes Mittel bei schmerzhaften Prozessen, zum Beispiel Nachwehen, Gastralgien. Bis heute werden *Bittermandelwasser* (Gehalt von 0,1 % an Blausäure) und *Kirschlorbeerwasser* als Adjuvans für Morphinlösungen verordnet.

Klinische Anwendung

Acidum hydrocyanicum ist besonders angezeigt bei plötzlich einsetzenden, lebensbedrohenden Zuständen von Kollaps des Kreislaufs und drohender Atemlähmung bei

Asthma cardiale und schweren Anfällen von Asthma bronchiale. Spasmen in allen Teilen, zum Beispiel Epilepsie, Krampf der Bronchialmuskulatur, des Zwerchfells, und die Gegenphase, nämlich Kollaps des Kreislaufs und Lähmung der Atmung, stellen die Indikationen dar. Zyanose der Haut ist markantes Leitsymptom.

Literatur

Eine Arzneimittelprüfung mit 5 Prüfern veranstaltete JÖRG (JÖRG: Materialien zu einer künftigen Heilmittellehre. 1825). Bei ALLEN und bei HUGHES finden sich noch zahlreiche Fälle von Überdosierungen und Vergiftungen.

Arzneimittelbild

Leitsymptome: *Eiskälte der Haut, kalter Schweiß, Gesicht blaß bis zyanotisch. Blutandrang zum Kopf mit Zyanose. Gefühllosigkeit der Haut.*
Plötzlicher Kollaps durch schlagartige Lähmung der Atmung, des Kreislaufs oder des Gehirns.
Zusammenschnüren in der Kehle, auf der Brust, mit Angstgefühl und aussetzender Atmung.
Krämpfe, tonisch und klonisch, an allen Muskeln. Flüssigkeiten gurgeln hörbar durch die Speiseröhre (Spasmen).
Essen bessert das Gesamtbefinden.

Apoplexie, Sonnenstich, Epilepsie mit blitzartigem Stoß vom Kopf zu den Füßen (im Anfall).

Gehirn: Ohnmacht und plötzliches Zusammenbrechen mit lautem Schrei. Blutwallungen und wogende Kopfschmerzen mit Betäubung und Lähmung des Gehirns.

Gesicht heftig kongestioniert, zyanotisch; Venen gestaut und weit vortretend; Glieder blaß und eiskalt.

Vasomotorenkollaps, Herzkollaps, Embolie(?). Asthma cardiale, Cheyne-Stokesche Atmung (?), Asthma bronchiale (im Anfall). Zwerchfellkrampf. Cor pulmonale. Höhenkrankheit, Föhnkrankheit.

Herztätigkeit und Atmung: Stürmisches Herzklopfen, Schwäche des Herzens mit elendem und kleinem Puls; eiskalte Schweiße mit Herzkollaps, blaue Haut; Angst und Atemnot, aussetzende Atmung, drohende Lungenlähmung. Kratzen im Hals und Kehlkopf mit trockenem, krampfhaftem Kitzelhusten; Zusammenschnüren im Hals und auf der Brust. Atmung sehr mühsam und verlangsamt, röchelnd.

Cholera.

Verdauungsorgane: Heftige und plötzliche Durchfälle. Krampf im Schlund, Speiseröhre und Magen. Flüssigkeiten rollen hörbar die Speiseröhre hinab;

Magenkrampf, Erbrechen und Durchfälle mit folgendem Kollaps.

Urämie, Diabetes.

Harnorgane: Harndrang und Harnverhaltung, unwillkürlicher Harnabgang. Albuminurie.

Tetanische Krämpfe.

Muskeln: Krämpfe in allen Gliedern, Zuckungen der einzelnen Muskeln; Zuckungen der Gesichtsmuskeln, Kinnbackenkrampf, Krampf der Augenlider, Lähmungen.

Dosierung

D 6 und höhere Verdünnungen, mehrmals täglich.
Kalium cyanatum hat die gleichen Anzeichen wie Acidum hydrocyanicum. Wird außerdem gegen Zungenkrebs empfohlen. D 6 und höhere Verdünnungen. Über *Mercurius cyanatus* siehe bei *Mercur*.
Bei schwersten Zuständen von Asthma kann auch eine subkutane Injektion von D 4 bis D 6 in physiologischer Kochsalzlösung vorgenommen werden (STIEGELE).

Vergleichsmittel

Kreislaufkollaps: *Camphora, Veratrum album, Lachesis, Tabacum, Carbo vegetabilis.*
Spastischer Husten: *Cuprum* (> Kalttrinken).
Getränke gurgeln hörbar durch die Speiseröhre: *Cina, Cuprum.*
Laurocerasus entspricht in allen Teilen Acidum hydrocyanicum.
Apoplektischer Zustand und drohende Apoplexie: *Glonoinum.*
Kopfkongestion mit dunkelrotem Gesicht und Benommenheit, Apoplexie: *Opium.*

Acidum lacticum

Herkunft des Mittels

Die **Milchsäure** mit der chemischen Struktur $CH_3 \cdot CHOH \cdot COOH$ kommt in einer rechtsdrehenden und einer linksdrehenden Form sowie dem razemischen Gemisch beider vor; die Fleischmilchsäure ist die rechtsdrehende Form, *Acidum sarcolacticum.* Diese entsteht in der Muskulatur infolge der Muskeltätigkeit und ruft dabei ein Gefühl von Steifigkeit, Zerschlagenheit und Schmerzhaftigkeit der Muskeln mit Krämpfen hervor. Als Ausgangsprodukt haben wir das Glykogen zu betrachten, in welches die Milchsäure auch zum großen Teil resynthetisiert wird. Unter pathologischen Verhältnissen bleibt der Abbau der Kohlenhydrate auf der Stufe der Milchsäure stehen, anstatt bis Kohlensäure und Wasser weiterzugehen; dies ist zum Beispiel im Krebsgewebe der Fall infolge der gestörten Zellatmung. Bei Adrenalin-Injektionen erhöht sich der Milchsäure-Spiegel des Blutes, der sich normalerweise zwischen 8 und 15 mg % hält; QUILISCH leitet hieraus und aus der Ähnlichkeit des Arzneibildes eine Beziehung zum Morbus Addison ab. Auch in der Gravidität finden wir eine Erhöhung, worauf vielleicht Müdigkeit und Muskelschmerzen in der Schwangerschaft sich zurückführen lassen. – In der Scheide findet sich normalerweise Milchsäure durch die Vergärung aus Glykogen, die unter dem Einfluß des Bacillus vaginalis erfolgt. Größere Mengen von Milchsäure im Magen und Darm infolge bakterieller Einwirkung sind als pathologisch zu betrachten. – Die bei den Arzneiprüfungen beobachteten Erscheinungen sprechen dafür, daß die Milchsäure im Organismus nicht nur ein Betriebsstoff passiver Art ist, sondern aktive (katalytische?) Wirkung besitzt.

Durch die Speisen wird dem Organismus Milchsäure in saurer Milch, Quark, Buttermilch, Gebäck wie Brot zugeführt. Saure Milch wird als Heilmittel bei Darmkatarrh, Arterienverkalkung und bei abnormer Darmflora angesehen (Kefir, Joghurt). – In der Mistel wurde das Mg-Salz der razemischen Milchsäure gefunden. – Als altes Volksmittel gilt die Behandlung von schweren Phlegmonen mit Quark- oder Sauermilchumschlägen.

Milchzucker und Traubenzucker werden im Darm zu Milchsäure umgebildet. Der Darm des Säuglings baut den Milchzucker vermittelst des Bazillus-bifidus-Flora zu Milchsäure ab. Nach Absetzen der Brusternährung übernimmt die Koliflora diese Aufgabe, während die abnormen Kolibazillen (Gärtner, Morgan, Proteus, Dysenterie, Faecalis alkaligenes, Coli mutabile) dazu nicht in der Lage sind. Durch die Verabfolgung von Milchsäure und Milchzucker kann man die normale Bakterienflora begünstigen und krankhafte Keime verdrängen. Chronische Obstipation und Durchfälle, vor allem Fäulnisdyspepsie, können auf diese Weise behandelt werden.

Die razemische Form der Milchsäure, als *Acidum lacticum* bezeichnet, wurde von T. E. ALLEN veröffentlicht (New York J. of Hom. 1, p. 337, desgl. in der Enzyclopedie von T. E. ALLEN, Bd. 5).

Das Arzneibild von *Acidum sarcolacticum* wird auf Seite 40 behandelt.

Arzneimittelbild

Leitsymptome: *Rheumatisch-gichtische Konstitution.*
Erschöpfung wird besser durch Essen.
Übelkeit besser durch Essen.
Verschlimmerung der Übelkeit und der Tracheobronchialkatarrhe durch Tabakrauchen.

Allgemeines: Erschöpfungsgefühl, besser durch Essen.

Geist und Gemüt: Erregter Zustand des Gehirns und der einzelnen Sinne; Gedächtnis gebessert. Klarer Geisteszustand, alles erscheint sehr klar.
Alle Erlebnisse längst vergangener Zeiten, besonders solche gefühlsmäßiger Natur, stehen äußerst gegenwärtig und mit höchster Klarheit vor Augen, Schlaf daher unmöglich (eigene Beobachtung des Verfassers).
Fast unfähig, fehlerlos zu schreiben, läßt Worte aus und verschreibt sich. Gedächtnis geschwächt, kann sich nach einer Stunde nicht mehr erinnern, was vorgefallen ist.

Schlaf: Kann weder still liegen noch schlafen.

Kopf: Blutandrang zum Kopf, Gesicht gerötet, kongestive Kopfschmerzen.

Augen: Pupillen erweitert, Protrusion des Bulbus. Auseinandersprengender Schmerz in den Augen, schlimmer beim ständigen Blicken auf einen Gegenstand.

Nase: Wundheit in den Nasenlöchern. Absonderung aus der Nase schleimig, wässerig oder dick-gelb. Blutige Absonderung. Trockenheitsgefühl und Brennen in der Nase.

Atmungsorgane: Heftige Hustenanfälle infolge eines zusammenschnürenden Gefühls im Kehlkopf, schlimmer durch Tabakrauchen.

Herz: Puls beschleunigt.

Verdauungsorgane: Wundheitsgefühl am Zungenrand, Zunge dick weiß oder gelb belegt. Rachen trokken mit dem Bedürfnis, ständig zu schlucken. Große Mengen von Speichel werden abgesondert, welche am Morgen graue Klümpchen zu enthalten scheinen, später war der Auswurf gelblich und salzig. Geschmack scharf, metallisch wie Kupfer. Gefühl eines Klumpens im Hals wie von einem Ball, das ihn am Schlucken hindert. Zusammenschnüren im Hals. Feste Speisen können nur mit Anstrengung geschluckt werden.
Schmerzen in den Submaxillar- und Parotisdrüsen.

Magen: Appetit gering, schnell gesättigt. Reichliches Aufstoßen nach dem Essen. Aufstoßen einer heißen, scharfen Flüssigkeit, welche vom Magen bis zum Schlund brennt, schlimmer durch Tabakrauchen. Übelkeit, besonders morgens früh, aber auch tagsüber, besser durch Essen. Übelkeit mit Würgen und Sodbrennen. Brennen und Druck im Magen, schlimmer durch Rauchen.

Darm: Kolik in den unteren Darmpartien, Durchfälle mit Leibschneiden nach dem Stuhl. Hämorrhoiden treten vor mit heftigen Schmerzen.

Harnorgane: Wundheitsgefühl in der Blase, das sich durch Vornüberbeugen bessert. Häufiger Harndrang bei Tag und Nacht mit vermehrten Harnmengen. Der Versuch, den Harn zurückzuhalten, verursacht Schmerzen.

Geschlechtsorgane: Die Periode tritt spärlich, schwach und 17 Tage verspätet ein. Scharfe Schmerzen in den Brüsten, bis in die Achselhöhlen ziehend. Die Achselhöhlen sind bei Betasten schmerzhaft.

Muskulatur und Glieder: Lebhafte Schmerzen in den Muskeln und Gelenken am ganzen Körper, schlimmer bei Bewegung. Die Schmerzen am Stamm rufen mitunter den Eindruck einer pleuritischen Reizung oder einer Stenokardie hervor.
Bei 2 Diabetikern, die wegen ihres Diabetes 80–100 Tropfen einer etwa 10–15 % Milchsäurelösung erhalten hatten, trat ein volles Bild eines akuten rheumatischen Fiebers mit Schmerzen auf, Schwellung und Rötung an vielen Gelenken mit reichlichem Schweiß und Fieber. Verschlimmerung der Schmerzen bei Bewegung Nach Absetzen der Lösung gingen die Schmerzen zurück, wiederholten sich aber nach erneutem Einnehmen.
Heftiges Zucken in den Muskeln, Krämpfe in verschiedenen Muskeln, das Essen und Schreiben erschwerend.

Haut: Jucken am ganzen Körper durch Kälte. Jucken und Rötung der Haut, jedoch nicht an den unbedeckten Teilen.

Wärmeregulation: Gefühl von Kälte und Schauder. Schaudern überall mit Krämpfen in den Muskeln. Kalte

Füße; rechte Hand, linke Hand heiß. Hitzegefühl mit Blutandrang zum Kopf.
Reichlicher heißer Schweiß. Ungewöhnliche Schweiße an Händen und Füßen, nicht übelriechend.

Dosierung

Am meisten üblich sind D 3 bis D 12. Über Injektionen bei Rheuma siehe bei *Acidum sarcolacticum.*

Acidum sarcolacticum

Beschreibung des Mittels

Acidum sarcolacticum ist die rechtsdrehende Form der Milchsäure.
Nach einer Prüfung von W. GRIGGS, Philadelphia, mit 11 Personen unter Verwendung von D 4, D 6, D 15, D 30 mehrere Wochen lang (Zeitschr. Klass. Homöop. 1967: 97) und nach einer Prüfung von W. QUILISCH mit Injektionen von D 15 und D 12 (Deutsch. Zschr. Homöop. 1943: 195). Die therapeutischen Indikationen gründen sich auf die Arbeit von QUILISCH (Deutsch. Zschr. Homöop. 1943, 10/11) und auf die Angaben von GRIGGS. Letzterer ist der Ansicht, daß sich das Arzneibild von dem der razemischen Form (Acidum lacticum) nach Stärke und Charakter unterscheidet.

Arneimittelbild

Leitsymptome: *Rheumatoide Erscheinungen mit Verschlimmerung durch jede Bewegung. Muskelweh, Müdigkeit und Zerschlagenheit am ganzen Körper mit großer Schwäche.*
Gastritische Störungen mit Neigung zu Sodbrennen, Erbrechen und sauren Stühlen; Abgang von Blähungen erleichtert.
Katarrhe der Luftwege mit trockenem Reizhusten.
Herzstörungen mit beschleunigtem Puls; Stenokardie.
Kalte Glieder, allgemeine Frostigkeit.

Allgemeines: Körper und Geist gleichermaßen ermüdet und erschöpft, so daß auch jede geistige Initiative fehlt.
Äußerste Schwäche bei Anstrengung, z.B. Treppensteigen.

Geist und Gemüt: Faules, gehemmtes Gefühl, hat zu nichts Lust. Nervensystem müde und erschöpft; Schlaf sehr unruhig und oberflächlich, schweres Einschlafen; Ruhelosigkeit nachts; morgens müde und unausgeschlafen. Reizbar, leicht beleidigt.

Schnupfen, Laryngitis, Bronchitis, Pleuritis, Grippe mit Erbrechen beginnend.

Atmungsorgane: Schnupfen; blutig gefärbter Schleim wird ausgeschnaubt. Im Hals ein Gefühl von Trockenheit, Rauheit und Kitzel. Trockener, schmerzhafter, kruppartiger Husten, der sich nachts zu langanhaltenden Hustenanfällen steigert; im Gebiet des oberen Drittels der rechten Lunge erhebliche Schmerzen, die bei Atmung und Bewegung sich verstärken.

Hyperazidität, Gastritis, Hämorrhoiden. Karzinom als Palliativ- und Schmerzmittel.

Verdauungsorgane: Gefühl der Enge und des Zusammenschnürens im Hals; Schlundkrampf; ausgesprochene Übelkeit; Erbrechen; Druck und Schmerzen im Epigastrium, es wird alles erbrochen, viel Magensäure; Abgang reichlicher Blähungen mit dem Gefühl der Befriedigung; in den Leistengegenden heftiges Drängen, wie wenn ein Bruch austreten wollte; Stuhl zu Durchfall neigend, sauer riechend; Hämorrhoiden; Leistendrüsen angeschwollen.

Rheumatische Herzaffektionen (?) Dyspnoe auf Grund von Myokardschwäche.

Herz und Kreislauf: Schneller Puls, nach geringer Anstrengung bis 120 ansteigend; nach Anstrengung plötzlich ein schmerzhaftes Zusammenschnüren in der Aortengegend.

Polyurie, Nykturie, Diabetes.

Harnorgane: Urin hell mit Spuren von Eiweiß; nachts dauernd sehr reichlicher Harn.

Geschlechtsorgane: Ziehen im linken Samenstrang.

Muskelrheuma, Ischias, Addison (?).

Muskulatur, Glieder: Starkes, schmerzhaftes Müdigkeitsgefühl in der Muskulatur, besonders der Schenkel und Waden und im Rücken, das sich bei jeder, auch der geringsten Anstrengung zu anhaltenden Schmerzen oder zu Muskelkrämpfen steigert; Müdigkeit, Schwäche, Lähmigkeit und Schmerzen in den Gliedern, die kraftlos sind und teilweise den Dienst versagen; Wadenkrampf, Kraftlosigkeit der Arme; muß krumm gehen wegen Kreuzschmerzen.

Peliosis rheumatica, Raynaud, Akrozyanose, Gefäßspasmen.

Haut: Starkes Jucken am ganzen Körper, besser durch Kühle.

Wärmeregulation: Die Hände und Füße bleiben stundenlang kalt; die rechte Hand ist durch äußere Wärme nicht zu erwärmen; heftiges Frieren wie sonst noch nie; sehr starke Frostigkeit im Bett.

Dosierung

QUILISCH bevorzugt die Injektion, und zwar bei rheumatischen Erkrankungen die D 12 in seltenen Dosen. Im allgemeinen wird man sich bei oralen Gaben zwischen D 3 und D 12 halten.
Bei der Behandlung der Psoriasis sind starke Dosen erforderlich. Auf welchem Prinzip diese Wirkung beruht, ist nicht geklärt.

Vergleichsmittel

Rheumaschmerzen schlimmer bei Bewegung: *Bryonia.*
Saure Dyspepsie: *Robinia, Capsicum, Acidum sulfuricum, Sulfur, Natrium phosphoricum, Carbo vegetabilis.*
Zerschlagenheitsgefühl: *Arnica.*
Grippöse Infekte mit Erbrechen: *Eupatorium perfoliatum.*

Acidum muriaticum

(Acidum hydrochloricum)

Hauptrichtung

Durch im Übermaß zugeführte oder auch in kleinen Mengen lange Zeit eingenommene Salzsäure kann die Salzsäureabscheidung im Magen in Unordnung gebracht und die salzsäureabscheidenden Zellen im Magen, zu welchen die Salzsäure eine Affinität besitzt, geschädigt werden. Darüber hinaus bildet sich ein Reizzustand des Magens, ein regelrechter Magenkatarrh mit allen Beschwerden eines solchen aus. Daneben entsteht neben den üblichen Symptomen ein Widerwille gegen Fleisch, welches ja zu seiner Verdauung in erster Linie der Salzsäure bedarf.
An den Schleimhäuten des Mundes werden entzündliche Veränderungen, verbunden mit Speichelfluß, beobachtet. Der Reizzustand des Darms gibt sich besonders in Blähungsbeschwerden und Hämorrhoiden zu erkennen.

Um zu verstehen, daß das Herz und die Blutzirkulation durch die Salzsäure geschädigt werden, erinnern wir uns an den manchmal verhängnisvollen Einfluß des Chlors auf das Herz, wie es sich am deutlichsten bei der Chloroform-Narkose äußert. Der Herzmuskel kann bei letzterem fettig entarten, im Gefäßsystem kann es durch Tonusverlust zum Kollaps kommen, nach vorübergehender Erregung der Blutzirkulation. An Heftigkeit läßt sich die Wirkung der Salzsäure zwar nicht mit der des *Chloroforms* vergleichen, doch beobachtet man ein Pulsationsgefühl in den Arterien, einen Wechsel von Hitze und Kälte in der Haut, kongestive Kopfschmerzen, ab und zu mit Nasenbluten, Herzklopfen und aussetzendem Puls.
Auch am Nervensystem findet man eine abgeminderte Wirkung des Chlors. Durch Einatmen von Chlor-Dämpfen wurde narkotische Wirkung beobachtet (wir werden hier an die noch verstärkte Wirkung des *Chloroforms* erinnert), ferner Gedächtnisverlust, besonders für Namen, und Furcht, verrückt zu werden. Die Gedächtnisschwäche finden wir noch ausgeprägter bei dem Halogen *Brom.* Bei der Salzsäure wird in der Arzneiprüfung gefunden: Mattigkeit und Schläfrigkeit bei Tage, Unlustigkeit und Reizbarkeit des Gemütszustands. Überempfindlichkeit aller Sinne. Die wohl ex usu in morbis stammende Anzeige: ,,Der Kranke ist so schwach, daß er gegen das Fußende des Bettes herabrutscht oder im Sitzen einschläft, wobei ihm der Unterkiefer herabsinkt", läßt an einen gewissen Mangel an geistiger Kontrolle über seinen Zustand schließen. Bei der Beurteilung der Symptome der Arzneimittelprüfungen müssen wir berücksichtigen, daß bei der Zufuhr durch den Mund bereits ein gewisser Teil von den Mundschleimhäuten resorbiert wird und seinen Einfluß ausübt. Denn auf diesem Weg dürfte die Salzsäure nicht nur fremd, sondern selbst toxisch empfunden werden, während sie im Magen als normaler Bestandteil zu sehen ist.

Klinische Anwendung

Der klinische Gebrauch beschränkt sich auf entzündliche **Erkrankungen der Mundschleimhäute, Dyspepsie** und **Gastritis** sowie **Hämorrhoiden.** Ferner wurde die Salzsäure bei **schweren Infektionskrankheiten** mit schleichenden Fiebern, sogenannten adynamischen Fiebern, und großer Schwäche, zum Beispiel Abdominal-Typhus und septischen Zuständen, angewendet. Aus neuerer Zeit fehlen jedoch Bestätigungen für die letztere Anwendung. Bei **hypazider Gastritis** kann man mit kleinen Dosen, die durch ihren chemischen Effekt nicht ins Gewicht fallen, wie D 3, D 2, eine anregende Wirkung auf die Magenfunktion ausüben, so daß man nicht die Substitutionstherapie mit größeren Salzsäuremengen benützen muß. Manche meiner Patienten haben nach diesen Tropfen immer wieder verlangt, wenn sie sie einmal bekommen haben.

Literatur

HAHNEMANN: Reine Arzneimittellehre
–: Chronische Krankheiten, 2. Aufl.
KEIL: Zschr. homöop. Klin. 3, 5: 149
KURTZ: Zschr. homöop. Klin. 3: 173
ferner die Encyclopädien von ALLEN und von HUGHES

Arzneimittelbild

Leitsymptome: *Die Absonderungen sind von üblem, faulem Geruch, scharf und wundmachend.*
Neigung zu Blutungen aus den Schleimhäuten, durch den destruktiven Charakter der Säure bedingt. Große allgemeine Schwäche bis zur Benommenheit.

Allgemeines: ⨀ Der Kranke ist so schwach, daß er im Bett herunterrutscht; er schläft im Sitzen ein, der Unterkiefer sinkt herab. Stuhl und Harn gehen unwillkürlich ab.
Schmerzen in Kopf und Gliedern, vielfach und verschiedener Art und ohne besondere Eigenart.

Geist und Gemüt: Unwillig und in sich gekehrt, traurig und verdrossen. Leicht aufzuregen und reizbar. Mürrisch und kurzsilbig.

Schlaf: Schläfrigkeit tagsüber. Schlaf sehr unruhig, kann wegen Hitzewallungen und Übelkeit schwer einschlafen. Öfteres Erwachen, weil bald dieser, bald jener Teil schmerzt. Lebhafte, ängstliche Träume, voll Sorge und Furcht, mit starkem allgemeinem Schweiß; auch wollüstige Träume.

Schleimhäute: Entzündliche Reizung und Neigung zu ulzerösen Prozessen an allen Schleimhäuten, mit Neigung zu Blutung und blutigen Sekreten.

Augen: Rötung und Entzündung des äußeren Auges mit Stechen und Brennen. Entzündung der Augenlider. Pupillen erweitert oder verengt. Halbsichtigkeit, bei der er nur die eine Hälfte der Dinge senkrecht von der anderen abgeschnitten sieht.

Ohren: Schmerz in den Ohren. Singen und Klingen in den Ohren. Sehr empfindlich gegen Geräusch. Blütenausschlag an der Ohrmuschel.

Atmungsorgane: Schnupfen mit Jucken und Niesen. Schnupfengefühl mit lästiger Trockenheit. Schnupfen mit scharfem wundfressendem Wasser oder mit dicker Schleimabsonderung. Verstopfungsgefühl oben in der Nase, und wie trocken, doch viel Schleimabsonderung. Rauh und heiser im Hals. Husten heftig mit Wundheit auf der Brust. Trockener Husten. Lockerer Husten. Bluthusten.

Aphthen, Soor, Stomatitis.

Mund und Rachen: Wundheit im Munde, Trokkenheit und festsitzender Schleim, so daß er kaum reden kann. ⊙ Zunge rasselt im Mund, trocken wie Leder. Der Kiefer fällt vor Schwäche herunter. Speichelfluß, Mund voller Speichel; Bläschen und Geschwüre auf Zunge und Gaumen; Rauheit und Kratzen im Hals; Zahnfleisch entzündet und geschwollen, schmerzhaft; Schmerzen in den Zähnen durch kalte Speisen und Getränke.

Maldigestion, **Dyspepsie,** Hypochlorhydrie, Hyperchlorhydrie. Abdominaltyphus.

Magen: Widerwille gegen alle Nahrung, besonders gegen Fleisch; übler Geschmack im Mund wie nach ranzigem Fett oder faulen Eiern; reichliches Aufstoßen von faulem Geschmack, starkes Glucksen; Neigung zu Erbrechen; Leerheitsgefühl in der Speiseröhre und im Magen, nicht besser durch Essen.

Hämorrhoiden.

Darm: Auftreibung des Bauches mit Blähungsbeschwerden; Durchfall; Stuhl geht unversehens beim Harnlassen ab; dünne, wäßrige Stühle mit heftigem Brennen am After; geschwollene, blaurote Hämorrhoidenknoten mit Jucken und Brennen, ⊙ sehr berührungsempfindlich, entzündet, blutend.

Harnorgane: Sehr reichlicher Abgang von wasserhellem Harn oder trüb wie Milch; Schneiden beim Harnlassen in der Harnröhre; unwillkürlicher Harnabgang.

Geschlechtsorgane Männer: Vermehrte Erektionen. Frauen: Menses 6 Tage und 10 Tage zu früh.

Haut: Geschwüre und Bläschen auf der Haut, schlecht heilend und von üblem Geruch. Bei Verätzung mit Salzsäure bilden sich pseudomembranöse Schleimhautnekrosen von grauweißer Farbe und Geschwüre mit dunklem Grund. Zunge von dunklem Grund. Zunge bläulich und geschwollen.

Wärmeregulation und Blutzirkulation: Viel Frieren und Schaudern, kann nicht warm werden, auch Hitzegefühle und Schweiße; anfallsweise auftretendes Herzklopfen, Pulsieren in den Arterien, Ohrensausen, Kopfschmerzen mit Nasenbluten; Puls aussetzend, jeder dritte Schlag setzt aus. ⊙ Der Kranke ist so

Typhus abdominalis.

schwach, daß er im Bett herunterrutscht, er schläft im Sitzen ein, der Unterkiefer sinkt herab; Stuhl und Harn gehen unwillkürlich ab.

Dosierung

Meist D 2 bis D 6, bei Typhus wird D 1 oder einige Tropfen *Acidum hydrochloricum* dilutum in Wasser gegeben. Bei Gastritis hyperacida, bei welcher es theoretisch auch in Frage kommt, müßte etwa D 6 und höher benützt werden.

Vergleichsmittel

Bei Hämorrhoiden, blutend, sehr berührungsempfindlich: *Acidum sulfuricum, Acidum nitricum.*
Stupor und Betäubung, läßt Harn und Stuhl unter sich gehen (bei Infektionskrankheiten): *Baptisia.*

Acidum nitricum

Hauptrichtung

Die bei örtlicher Anwendung Ätzung und Gewebstod bewirkende **Salpetersäure** ruft auch im Arzneiversuch auf den Schleimhäuten Katarrhe mit scharfer, übelriechender Absonderung mit Neigung zu Blutungen sowie Geschwüre hervor. Besonders befallen ist der Übergang der Schleimhäute in die äußere Haut an Nase, Mund, After, Vulva.
Die Drüsen neigen zu Entzündungen, daher können Entzündung der Lymphknoten, Mandeln, Speicheldrüsen, Leber, Vorsteherdrüse Gegenstand der Behandlung mit Salpetersäure sein. An den Nieren ist **parenchymatöse Nephritis** und Reizung der Harnwege zu beobachten. Übler Geruch des Harns. Die Harnröhre befindet sich in einem Reizzustand, daher Verordnung bei **Urethritis,** auch spezifischer Natur.
Die Knochen und Gelenke werden von Schmerzen befallen, welches zur Anwendung bei luetischen Knochenprozessen, wie **Ostitis** und **Periostitis,** sowie bei chronischem **Gelenkrheumatismus** führt. An der Haut werden übelriechende Schweiße und **Entzündungserscheinungen** verschiedensten Grades mit Erythem, Ekzem, Furunkel und Geschwüren beobachtet. Bevorzugter **Sitz** ist die Stirnhaargrenze sowie der Übergang der Haut in die Schleimhäute und der Gehörgang.
Die Verwandtschaft des Arzneibildes der Salpetersäure und des Quecksilbers gibt das Verständnis sowohl für die Anwendung bei Lues, die früher üblich war, als auch als Gegenmittel bei Mercurialimus.
Für subakute und besonders chronische Gonorrhoe ist es ein sehr wertvolles Mittel. Tief sitzende chronische Katarrhe der Schleimhäute, besonders auch durch virulente Infektionen, wie Tuberkulose, Gonorrhoe, sind eine Hauptanzeige für Salpetersäure.

Toxikologie

Bei wiederholtem Einreiben verdünnter Lösungen der Salpetersäure in die Haut entsteht eine Entzündung und Gelbfärbung der Haut, später Blasenbildung.

Bei Vergiftung durch Selbstmordversuche werden beobachtet: zuerst Weißfärbung, dann Gelbfärbung der betroffenen Schleimhäute, Entzündung derselben und Schwellung. Nach Abstoßen der nekrotischen Schleimhaut bilden sich Geschwüre mit Blutungen in Mund, Speiseröhre, Magen und Darm; auch Perforationen in Magen und Darm kommen vor. Die Darmerscheinungen gehen mit Verstopfung oder Durchfall einher, auch dysenterieähnlicher Verlauf wurde beobachtet. An den Harnorganen kann die Harnabsonderung versiegen; etwa abgesonderter Harn enthielt Blut, Eiweiß, Zylinder und Epithelien. Bei längerem Einnehmen von Salpetersäure zum Zweck der Fruchtabtreibung wurden beobachtet: ikterische Verfärbung der Skleren, auffallende Blässe der Haut und der Schleimhäute und Abort in der Hälfte der Fälle.

Typus

HAHNEMANN schildert den Typus folgendermaßen: „Doch wird man finden, daß diese Arznei mehr für Kranke von straffer Faser (Brünette), aber weniger auf die von schlaffer (Blondine) wohltätig wirkt.“ „Fast bloß für solche Kranken eignet sie sich, welche sehr zu weichen Stuhlgängen geneigt sind, bei zu Leibverstopfung aufgelegten Kranken ist sie seltener anwendbar.“
CLARKE schreibt zu dieser Empfehlung HAHNEMANNs bei Durchfall: „Nach meiner Erfahrung ist dies absolut falsch. Verstopfung, entsprechend den Symptomen des Arzneibildes, ist eine hervorragende Indikation für Nitri acidum, und ich habe fast so viele Fälle mit diesem Mittel kuriert als mit irgendeinem anderen. Ich habe überhaupt gefunden, wenn ich Gelegenheit hatte, dies zu erproben, daß HAHNEMANNs positive Hinweise durchaus zuverlässig sind, aber seine negativen Hinweise sind ebensooft falsch als richtig.“ (CLARKE: Dictionary of Materia Medica, London 1925.)
Bezüglich des Arzneibildes sind wir überwiegend auf die von HAHNEMANN beobachteten Prüfungssymptome und die von ihm zusammengetragenen Beobachtungen anderer Autoren angewiesen („Chronische Krankheiten“). Dabei wurde jedoch auch eine Anzahl von Erscheinungen mit aufgenommen, welche von anderen Autoren bei der Verordnung der Salpetersäure an Kranken bemerkt und der Wirkung des Arzneimittels zugeschrieben wurden. Wie HUGHES festgestellt hat (s. bei ALLEN: Enzyclopädie), stammt ein Teil der Symptome von Luetikern, nämlich die von BLAIR und FERRIAR zitierten Symptome, diese sind hier weggelassen. H. SCHULZ bestätigte durch eine Prüfung die Kreislaufsymptome, LEESER die Hautsymptome.
Typus: Die Salpetersäure äußert ihre Wirkung in sehr betonter Weise in Reizbarkeit und Schwäche des Zentralnervensystems. Die Gemütsstimmung befindet sich in einem Zustand von schwermütiger Bedrückung und Angst, Hoffnungslosigkeit und Verzweiflung. Der Verlust des seelischen Gleichgewichts zeigt sich aber besonders in einer Neigung zu Ärger über die geringste Veranlassung. Es kommt zu Wutausbrüchen mit heftigen Flüchen. Dieses streitsüchtige Gehabe ist aber keineswegs ein Ausdruck von Kraft, sondern es kommt dabei zu Zittern an allen Gliedern. Die Salpetersäure ist eines der Mittel, die am ausgeprägtesten diese Neigung zu Zornausbrüchen und Ausfälligkeiten besitzt.

Der Acidum-nitricum-Patient ermangelt in außerordentlicher Weise der Eigenwärme. Er friert und fröstelt, wenn er der geringsten Kälte ausgesetzt ist. Es kommt aber doch leicht zu Schweißen und Hitzewallungen, besonders nachts treten starke und übelriechende Schweiße auf. Auch an den Händen werden starke Schweiße beobachtet. Wie alle Absonderungen ist auch der Harn von üblem Geruch und nimmt auch den Geruch des Pferdeharns an.
Die Zielrichtung auf die Schleimhäute des ganzen Körpers mit tiefgreifender Entzündung derselben, so daß es zur Geschwürsbildung und zu Blutungen kommt, ist bemerkenswert. Schwere und ulzeröse Schleimhautentzündungen sowohl der Atmungsorgane als auch der Verdauungsorgane, der Harnwege und Genitalien können Gegenstand der Behandlung sein.

Die Salpetersäure gehört zu unseren bewährtesten Mitteln bei **Entzündung der Harnwege** (Zystopyelitis) wie auch bei Nephritis und Nephrose.
Typisch ist das Befallensein der Körperöffnungen, insbesondere des Mundes und des Afters. Die Mundwinkel sind entzündert, es bildet sich eine Stomatitis ähnlich der von *Mercur* aus, weshalb Acidum nitricum als Antidot bei Quecksilber-Mißbrauch verwendet wird. Am **After** wird über **Risse, Geschwüre, Fisteln** und stechende Schmerzen geklagt. *Splitterschmerz* ist ein charakteristisches Zeichen der Salpetersäure. Er zeigt sich am After beim Durchtritt des Stuhls und hält nachher noch stundenlang an. Doch kann diese Schmerzform sich auch an einem anderen beliebigen Körperorgan ausprägen.
Wie bei anderen anorganischen Säuren ist eine bemerkenswerte Schwäche mit Zittern vorhanden. Auch die Neigung zu Blutungen und zu Schweißen stimmt mit derjenigen der anderen anorganischen Säuren, wie der *Phosphorsäure*, der *Schwefelsäure* und der *Salzsäure*, überein.
Acidum nitricum ist ein bevorzugtes Mittel für die **Sykose** HAHNEMANNs, rangiert gleich nach *Thuja* und *Medorrhinum*. Aber auch für die Syphilis und Psora kann es von Bedeutung sein.
Besonders schätzenswert ist das Mittel für die chronischen Folgen einer früheren *gonorrhoischen Infektion*, da die Erkennung ja bekanntlich sehr schwierig ist und sie oft aus den Umständen erschlossen werden muß. Wenn die entsprechenden Schleimhautkatarrhe und Ausflüsse, eine **chronische Adnexitis** bei Frauen, eine **chronische Prostatitis** und „Tripperfäden" im Harn bei Männern, zu finden sind oder auch wenn ein **chronischer Gelenkrheumatismus** vorhanden ist, so gehört Acidum nitricum in die engere Wahl. Man wird bei diesen Menschen leicht auch die Frostigkeit und die nervöse Gereiztheit finden.

Die **Entzündung aller Schleimhäute** mit der begleitenden Anschwellung der Lymphknoten macht Acidum nitricum zu einem sehr geeigneten und bewährten Heilmittel bei lymphatischen und skrofulösen Typen. Ständige oder häufig sich wiederholende **Katarrhe** im Nasenrachenraum, chronische Entzündung der Nasennebenhöhlen, chronische Bronchialkatarrhe und übelriechende Sekretionen mit Nei-

gung zu blutigem Schleim und eigentlichen Blutungen bei frostigen Personen fallen unter die Heilwirkung. Außerordentlich passend ist die Salpetersäure bei Lungentuberkulose mit Neigung zu **Blutungen,** selbst auch im hektischen Stadium.
Ob Acidum nitricum besonders „für Kranke von straffer Faser (Brünette), aber weniger für die von schlaffer Faser (Blondine) wohltätig wirkt", wie HAHNEMANN angibt, möchte ich nicht entscheiden. Jedenfalls sollte man sich nicht davon abhalten lassen, Acidum nitricum auch bei Blonden und Hellhaarigen zu verordnen.
Der Schwerpunkt der Wirkung liegt überwiegend auf den Schleimhäuten und der Haut (Diathèse epitheliale). Die krankhafte Sekretion der Schleimhäute kann jedoch unterdrückt und die Krankheit „nach innen geschlagen" sein. In diesem Fall äußert sich die Sykosis in einer toxischen Schwächung des Nervensystems oder in chronisch-rheumatischen Leiden.

Klinische Erfahrungen

Maßgebend für die Verordnung ist weitgehend die für Acidum nitricum typische Verfassung (s. u.).
Gute Ergebnisse habe ich unter anderem gesehen bei **chronischer Nephritis** auch in Spätstadien (übelriechender Harn), bei Pyelozystitis, bei schwerer **Lungentuberkulose** mit blutigem Sputum und heftigen und übelriechenden Schweißen, bei Bronchialasthma, bei chronischer Bronchitis, bei chronischen Katarrhen der Nase und Nasennebenhöhlen, bei **Geschwüren in Magen und Zwölffingerdarm** von besonders hartnäckigem Charakter, selbst bei den schwer zu beeinflussenden Formen von **Ulcus pepticum,** bei **chronischem Darmkatarrh** und bei blutenden und schmerzhaften **Hämorrhoiden** mit entzündlicher Reizung der Umgebung des Afters. Bei den Affektionen des Magens und Darmes wird häufig das salpetersaure Silber gewählt.
Luetische und genorrhoische Genesen bei chronischen Leiden bestimmen oft die Wahl von Acidum nitricum, z. B. luetische Periostitis, oder gonorrhoische chronische Uretritis, Vesiculitis seminalis und Prostatitis, Endometritis, Zervixkatarrh, wenn Gonorrhö in der Anamnese anzunehmen ist.
Komplementär zu Acidum nitricum scheint in vielen Fällen von **Lungentuberkulose, Asthma, Nierenleiden und Magengeschwüren** der Phosphor zu sein. Man kann ihn in Zwischengaben oder einige Tage Acidum nitricum und einige Tage *Phosphor* im Wechsel geben.

Literatur

HAHNEMANN: Chronische Krankheiten, 1. u. 2. Aufl.
ALLEN: Encyclopedia, Bd. VII
HUGHES: Cyclopaedia, Bd. I
WUNDERLICH: Allg. homöop. Ztg. 7: 257

Arzneimittelbild

Leitsymptome: *Allgemeine Schwäche, besonders aber Schwäche des Nervensystems mit ärgerlicher Gereiztheit und Neigung zu Wutausbrüchen.* ⊙ *Ärgerlich, gehässig, rachsüchtig, halsstarrig.*

Entzündungen der Schleimhäute mit scharfer, übelriechender Absonderung und Neigung zu Geschwürsbildung und Blutungen. Bevorzugter Sitz der Affektionen ist der Übergang der Schleimhäute in die äußere Haut an Mund, Nase, Harnröhre, Vulva und After. Hautausschläge, Geschwüre, Fissuren. Frostigkeit und Kälte in allen Teilen, Neigung zu Erkältung.
Splitterschmerz in den erkrankten Teilen (bei Berührung oder Bewegung).
Reichliche übelriechende Schweiße.
Neigung zu Blutungen aus allen Organen.
Besserung durch Fahren allgemein und besonders bei Schwerhörigkeit.*
Verschlimmerung bei Kälte ⨀ und Nässe, bei Wetterwechsel.
⨀ *Besserung durch Reiten.*

Allgemeines: Große körperliche Mattigkeit, Zerschlagenheit und Elendigkeit mit Zittern und hochgradiger Überreiztheit der Nerven.
Abmagerung am ganzen Körper.
Schmutzig-gelbe Haut und übler Körpergeruch sowie übler Geruch der Ausscheidungen.
Sehr geneigt, sich zu erkälten.
Häufige, ziehende Schmerzen in fast allen Teilen des Körpers, plötzlich kommend und verschwindend.

Geist und Gemüt: Gedrücktes, niedergeschlagenes Gemüt. Heftige Schwermut und Beängstigungen. Sehr leicht gerührt und zum Weinen geneigt.
Ängstlichkeit, als lebe er in einem beunruhigenden Prozesse oder Streite.
Hoffnungslosigkeit und Verzweiflung. Lebenssatt. Bildet sich ein, bald zu sterben. Wortkarg und verschlossen bei Traurigkeit.
Ärgerlichkeit mit Traurigkeit und störrischer Laune. Ärgerlichkeit über die geringste Kleinigkeit, auch über sich selbst. Anfälle von Wut und Verzweiflung, mit Flüchen und Verwünschungen. Bei Streitigkeiten Zittern an allen Gliedern.
Auffallende Abnahme des Gedächtnisses, zugleich mit überhandnehmender Körperschwäche. Vermindertes Denkvermögen; oft vergehen ihm die Gedanken und seine Ideenreihe verschwindet.

* Diese Besserung durch Fahren habe ich in einem Fall von schwerer Arthritis deformans aller Hauptgelenke des Körpers – die Dame konnte nicht mehr ohne Hilfe gehen – bestätigt gefunden. Es äußerte sich in der Weise, daß ihr Fahren im Auto sehr gut bekam, jedoch nicht das mehr erschütterungsfreie Reisen im Zug mit Polsterklasse. Acidum nitricum brachte eine Besserung des Zustands.

Schwindel, schlimmer bei Lagewechsel.
Schlaf sehr unruhig und häufig unterbrochen.
Erwacht nachts alle $^1/_2$ Stunden. Liegt nur wie im Halbschlaf. Erwacht um 2 Uhr oder um 4 Uhr und kann dann nicht wieder einschlafen.

Kopfschmerz alter Luetiker.

Kopf: Blutandrang und Hitze im Kopf, schlimmer beim Bücken, Kopfschmerz mit Bandgefühl um den Kopf. Schmerzhafte Empfindlichkeit der Kopfhaut, selbst der Druck des Hutes ist schmerzhaft. Kopfschmerz bei Wagengerassel und lautem Auftreten.
Schorfiger, nässender, juckender Ausschlag in den Kopfhaaren. Starker Haarausfall.

Luetische und skrofulöse Ophthalmie

Augen: Nebel und Schleier vor den Augen. Schwarze Flecken vor den Augen. Röte und Brennen der Augen. Feuerfunken; es wird schwarz vor den Augen, 1 Stunde lang, 4mal.

Tubenkatarrh.

Ohren: Die Ohren fallen zu. Gehör abgestumpft. Nachhall in den Ohren vom eigenen Sprechen. Brennen, Sausen und Knallen in den Ohren.

Chronische Rhinitis und chronische Nasennebenhöhlenentzündung.

Gesicht: Blaßgelb und elendes Aussehen, kleine Pusteln an der Stirne, an der Haargrenze und an den Schläfen.

Bronchialasthma, **Lungentuberkulose,** bes. in den späteren Stadien, Hämoptyse.

Atmungsorgane: Schnupfen mit wundmachendem, übelriechendem Schleim, Stock- und Fließschnupfen. Wundheit der Nase, Wundheit und Schorfe im Innern der Nase. Bluten der Nase mit dunklem Blut.
Heiserkeit; heftiger Husten, besonders bei Nacht; blutig gefärbter Auswurf; Stiche in der Brust und Beklemmung. Atemnot beim Gehen und beim Husten.

Herz und Kreislauf: Herzklopfen mit starker Beschleunigung bei der geringsten Anstrengung, mit großer Schwäche und Angstgefühl; Puls schwach, beschleunigt, auch unregelmäßig, einzelne Schläge setzen aus.
Klopfen in den Blutgefäßen im oberen Teil des Körpers. Sichtbare Venen auffallend gefüllt.

Verdauungsorgane: Bläschen auf den Lippen. Wundheit der Mundwinkel. Fauler Geruch aus dem Mund. Wundheit, Geschwüre in der Schleimhaut des ganzen Mundes und des Zahnfleisches, mit Neigung zu bluten. Trokkenheit im Mund und Hals mit großem Durst. Zunge weiß belegt. Reichlicher Speichelfluß, zum Teil blutig. Halsweh beim Schlucken, wie Geschwulst im Hals und wie rot und geschwürig. Gefühl von Zusammenschnüren im Hals. Beim Essen kommen Teile der Speise durch die Nase herunter.
Anschwellen der Lymphknoten am Hals.
Appetit fehlt; muß beim Essen trinken. Saurer oder bitterer Geschmack im Mund. Starker Durst. Abneigung gegen Fleisch und Süßigkeiten. Fettes und Schwarzbrot machen Säure im Mund. Verlangen nach Hering, nach Fettem, ⊙ nach unverdaulichen Speisen wie Erde, Kalk und Kohle. ⊙ Milch wird nicht vertragen. Nach dem Essen alsbald Übelkeit und Erbrechen. Drücken im Magen, besser durch Essen.

Stomatitis, Aphthen, Diphtherie in Nase, Rachen und Kehlkopf.

Stechende, schneidende Leibschmerzen mit viel Blähungen.
Stuhl hart, schafkotartig, unter viel Pressen und Schleim dabei. Erfolgloser Drang zum Stuhl.
Durchfall mehrmals täglich. Stuhl aus bloßem Schleim bestehend. Faulig riechender Stuhl und faulig riechende Winde. Dünner, gelblichweißer Stuhl.
Beim Stuhl Schmerz, als ob im Mastdarm etwas zerrissen würde. Nach dem Stuhl Stechen und Kratzen im After. Gefühl, als ob noch mehr kommen müßte. Schründen, mehr im Mastdarm als im After, gleich nach dem Stuhl, 2 Stunden lang.
Brennen und Jucken im After. Hämorrhoidenknoten mit Bluten.
Anschwellung der Leistendrüsen.

Gastritis, Ulcus ventriculi, Ulcus duodeni, Ulcus pepticum, Enteritis chron., Analfissuren, Analfisteln. Leberaffektionen. Blutende, schmerzhafte Hämorrhoiden.

Harnorgane: Häufiger Harndrang. Harn übelriechend oder wie Pferdeharn. Aussetzende Harnabsonderung; Harn blutig, eiweißhaltig, mit Zylindern. ⊙ Urin wird kalt gefühlt in der Harnröhre. Schründen in der Harnröhre und Brennen.

Nephritis parenchymatosa, auch suburämischer Zustand. Chron. Pyelonephritis.

Gonorrhö, Urethritis.

Geschlechtsorgane: Männer: An der Vorhaut und Eichel Bläschen und Geschwüre, blutiger Ausfluß aus der Harnröhre. Schmerz in den Hoden, ziehend, brennend wie gequetscht. Starke, geschwollene, wulstige, dunkelrote Harnröhrenmündung.

Krampfhafte, anhaltende, unangenehme Erektionen. Der Beischlaf, in zu kurzer Zeit wiederholt, erregt allgemeine Schwäche und erneuert alte, vergangene Beschwerden.

Fluor albus, Zervixgonorrhö.

Frauen: Übelriechender Ausfluß, fleischfarben; die Regel ist verfrüht. An den Schamlippen Jucken, Brennund und Entzündung.

Chron. Gelenkrheumatismus, Luetische Knochenprozesse. Periostitis.

Bewegungsorgane: Gelenke steif, krachend bei Bewegung und schmerzhaft. ⊙ schlimmer bei Wetterwechsel. Schmerzen in den Knochen, ⊙ besonders die Tibia ist schmerzhaft bei Berührung.

Gelenkschmerzen wie nach einer Anstrengung, schlimmer durch Berührung, Bewegung verschlimmert teilweise die Schmerzen, teilweise bessert sie. Ziehende Schmerzen bei Nacht.

Akne, Frostbeulen mit Geschwüren, Furunkel. Warzen.

Haut: Kleine Pickel an der Stirnhaargrenze, an der Schläfe; Bläschen im Gesicht, um den Mund und am ganzen übrigen Körper. Häufige Furunkel. ⊙ Haut trocken, neigt zu Einrissen und Schrunden. ⊙ Neigung zu Geschwüren, wie rohes Fleisch aussehend, leicht blutend, mit Splitterschmerz.

Alte Warze auf der Oberlippe fängt an zu schmerzen, schmerzt bei Berührung, blutet beim Waschen.

Jucken und Stechen in den Hautwarzen.

Schlechte Heilungstendenz der (durch Verätzung) entstandenen Geschwüre.

Wärmeregulation: Kälte der Haut des ganzen Körpers. Frösteln selbst im warmen Raum und im warmen Bett. Kälte der Hände und Füße. Frostbeulen. –

Schweiß mit kalten Händen und blauen Nägeln.

Schweiß vermehrt nach körperlicher Anstrengung, beim Essen.

Häufige Nachtschweiße von üblem Geruch. Saure, übelriechende Schweiße. Schweiße, wie Pferdeharn riechend.

Heiße Schweiße an den Händen, mit Hitze im Gesicht. Reichliche Schweiße an den Fußsohlen; dadurch Wundheit der Zehen und Fußballen, mit stechenden Schmerzen, als ob er auf Nadeln ginge.

Dosierung

Es werden mittlere Verdünnungen zwischen D 4 und D 12 gebraucht. Hochpotenzen sind bewährt.

Vergleichmittel

Fluchen, Schimpfen, aggressives Verhalten: *Anacardium, Lycopodium, Nux vomica, Staphisagria, Hepar sulfuris.*
Kältegefühl und Frösteln insgesamt oder an einzelnen Teilen, hydrogenoide Konstitution: *Medorrhinum, Natrium muriaticum* und *sulfuricum, Psorinum, Thuja.*
Hämorrhoiden, nässend und blutend, mit Rhagaden: *Acidum sulfuricum, Acidum muriaticum, Paeonia, Sulfur, Thuja.*
Kondylome: *Thuja, Medorrhinum.*
Übler Geruch des Harns: *Acidum benzoicum, Sulfur, Sepia, Lycopodium.*
Leukorrhö, scharf, wundmachend: *Kreosotum, Jodum, Mercurius solubilis* und *bijodatus, Sepia, Sulfur, Thuja, Hedera, Hydrastis.*
Schmerz wie von Splittern: *Argentum nitricum, Hepar sulfuris.*
Stomatitis: *Mercurius, Lachesis, Acidum muriaticum.*
Chronische Folgen von Gonorrhö (Sykosis): *Thuja, Medorrhinum, Selenium, Pulsatilla, Aristolochia, Sulfur, Natrium sulfuricum.*
Schlechte Heilung äußerer Geschwüre; mit übelriechender Absonderung: *Acidum sulfuricum, Acidum muriaticum, Arsenicum album, Asa foetida, Kreosot, Acidum fluoricum.*
Bei luetischer oder gonorrhoischer Anamnese *Luesinum* oder *Medorrhinum* als Zwischenmittel, 1 Gabe D 30, nach 2–3 Wochen D 200 hat sich sehr bewährt.

Beispiele

(aus einem Aufsatz Acidum nitricum von Paul VOGT, AHZ 1973, H. 5)

1. Fall.

59jährige Patientin, vor 9 Jahren war bei ihr der After wegen einer linksseitigen Fissur mit Erfolg gedehnt worden, und jetzt war nach hartem Stuhlgang ein Rezidiv eingetreten, das trotz Salben, Sitzbädern und Laxantien nicht heilen wollte. Die Patientin sprach nicht von einem stechenden Schmerz, wie er oft für die Salpetersäure oder deren Silbersalz gefordert wird, sondern vom Rasiermesserschmerz, dem der Befund einer nicht allzu großen klaffenden Fissur, wie mit dem Rasiermesser über einen welken Hämorrhoidenknoten gezogen, entsprach. STAUFFER spricht von einem Glasscherbenschmerz, Acidum nitricum D 6, dil. 10,0 brachte sehr bald Heilung.

2. Fall.

Ein weitsichtig denkender, auf internationalen Märkten erfolgreicher Kaufmann und Jurist, ließ seine Afterfistel operieren. Nach nicht allzu langer Zeit trat ein Rezidiv ein, und erneut unterzog er sich einer Operation, die wieder erfolglos blieb. Auf dringende Bitten seiner Frau, deren Familie unserer Methode sehr zugetan war, erklärte er sich zu einer homöopathischen Behandlung bereit. Der Befund war erheblich, in einem vernarbten und verzogenen Gebiet mündeten 2 tiefe Fisteln. 10 gr. Acidum nitricum D 6 dil. gab ihm die ersehnte Heilung. Nachbeobachtung 10 Jahre.

3. Fall.

Eine 37jährige schlanke Patientin mit festem Turgor und roten Wangen, überfordert durch 4 Kinder und einen großen Geschäftshaushalt, leidet seit rund 12 Jahren an einer Fistel rechts neben dem oberen Ansatz des Steißbeines. Unter praller, schmerzhafter Anschwellung der Umgebung öffnet sich die Fistel, entleert Eiter und schließt sich für einige Wochen. Ein regelmäßiger Rhythmus ist nicht festzustellen, auch keine Bindung an den Zyklus. Da die Familie tuberkulös belastet ist und eine Schwester schon als Kind an Knochentuberkulose starb, lag der Gedanke an eine Tuberkulinie nahe. Auch die frühere Erkältungsanfälligkeit, das familiäre Vorkommen des Bettnässens in der Aszendenz – nicht bei ihr selbst –, die ausgeprägte Vorliebe für Fleisch (KENT [3]) ließen an Tuberkulin bei der Mittelwahl denken. Das Bettnässen und die auffallende Fleischvorliebe, fast als Heißhunger, waren auf 2 Kinder vererbt. In dem Hunger auf Fleisch wird aber auch der Phosphor sichtbar, als Phosphor selbst oder besser noch als Acidum phosphoricum oder Calcium phosphoricum. Bei der Patientin waren die Phosphorzeichen, namentlich im Bereich des Nervensystems und des Vegetativums, prägnanter als die Symptome des Tuberkulins, und ich erinnere daran, daß Phosphor ein bewährtes Ergänzungsmittel zur Salpetersäure ist. In der Erschöpfbarkeit, in der Frostigkeit und in der Erkältungsanfälligkeit treffen sich die 3 Mittel: Tuberkulin, Phosphor und Acidum nitricum.
Die Patientin hatte sich schon zur Fisteloperation entschlossen, konnte aber durch Acidum nitricum D 6, 2mal 10,0 dil., davor bewahrt werden. Die Fistel verheilte zum Erstaunen der Patientin und wurde anfangs nur noch einmal durch eine Angina provoziert. Die anschließende Phosphorbehandlung mit D 15 hob den Kräftezustand und damit die Leistungsfähigkeit erheblich, wozu die Beseitigung der eiternden Fistel natürlich beigetragen hat.
VOGT weist darauf hin, daß in seinen Fällen die für Acidum nitricum als typisch hervorgehobene psychische Verfassung nicht beobachtet wurde, also nicht als Conditio sine qua non zu gelten habe.

Acidum oxalicum

Herkunft des Mittels

Die **Oxalsäure** ist ein schweres Gift, obwohl kleine Mengen derselben im normalen Stoffwechsel anfallen, wahrscheinlich als Abbauprodukt des Bindegewebes. Sie findet sich reichlich im Sauerklee und in ungiftiger Form als Calciumoxalat, welches im Darm nicht löslich ist, in Rhabarber, Spinat und Sauerampfer. Die Resorption aus dem Darm hängt davon ab, ob reichlich Calcium vorhanden ist, in welchem Fall sie unlöslich bleibt. Dagegen sind die Alkalisalze gleichfalls sehr giftig. Die chemische Struktur ist COOH-COOH. *Kleesalz,* durch welches am meisten Vergiftungen vorkommen, ist das saure Kalisalz COOK-COOH. Von wesentlicher Bedeutung ist die Tatsache, daß Oxalsäure im Organismus nicht abgebaut werden kann.

Wirkung

Die Erscheinungen am Magen-Darm-Kanal unterscheiden sich nicht wesentlich von den Vergiftungen mit Mineralsäuren. Man beobachtet alle Grade der **Gastroenteritis** bis zu geschwürigen Prozessen. Dabei muß man jedoch auch die lokale Einwirkung der Säure auf die Schleimhäute in Rechnung stellen. Die Symptome an den ande-

ren Organen treten nach der Resorption auf und erstrecken sich auf das Nervensystem mit starker Erregung des Gehirns und folgender Bewußtlosigkeit und Ohnmacht; an den Gliedern werden Spasmen, Tremor, Kribbeln und Taubheit beobachtet. Die Ausscheidung erfolgt durch die Harnorgane in der Form des Calciumoxalats, wobei eine Reizung der Niere und der Harnwege verursacht wird.
Am Herzen und Kreislauf kommt es zu schweren Kollapserscheinungen mit kalter, blauer Haut und klebrigen Schweißen. Diesen schweren Vergiftungssymptomen gehen Pulsbeschleunigung mit kräftigem, später schwachem und kaum fühlbarem Puls voraus. An den peripheren Nerven treten neuralgische Symptome mit Schmerzen an kleinen Stellen der Haut auf, ferner allerlei Parästhesien wie Taubheit, Kribbeln, Kältegefühl und Jucken. Die nervöse Gesamtsituation und enge Verbindung mit dem psychischen Leben wird durch die Verschlimmerung aller Symptome durch Darandenken verdeutlicht.
An den Geschlechtsorganen werden ebenfalls Neuralgien in Gestalt von Schmerzen in den Hoden und Samensträngen hervorgerufen.
In vitro wird die Oxalsäure zur Verhinderung der Blutgerinnung verwendet. Diese Wirkung kommt durch die irreversible Bindung des Blutkalkes an die Oxalsäure zustande. Es wird angenommen, daß auch die Vergiftungen durch diese Bildung des Calciumoxalats im Blut entstehen. Bei kleinen Mengen, wie sie bei unseren Arzneimittelprüfungen verwendet werden, ist diese Wirkungsweise jedoch mindestens zweifelhaft.

Literatur

HERING: Amerikanische Arzneiprüfungen 1857
REIL: Homöop. Vjschr. 6 [1855]
Außer diesen Prüfungen werden in den Encyclopädien von ALLEN und von HUGHES noch zahlreiche toxikologische Beobachtungen verwertet.

Arzneimittelbild

Leitsymptome: *Allgemeine nervöse Erregung. Erneuerung aller Symptome durch Darandenken wurde bezüglich der Schmerzen beobachtet, klinisch aber auch bei anderen Beschwerden bewährt.*
Herzklopfen, schlimmer durch Hinlegen;
Neuralgien an kleinen Stellen;
Rheumatoide Schmerzen, schlimmer durch Bewegung; intermittierendes Auftreten der Beschwerden.
Die Linksseitigkeit halte ich nicht für genügend gestützt.

Neurasthenie.

Geist und Gemüt: Große Erregung und Lebhaftigkeit wie infolge Alkohol; Unruhe und Angst; kann seine Gedanken nicht konzentrieren; mag nicht sprechen und nicht arbeiten.

Kopf: Schmerzen an kleinen Stellen, sehr heftig mit Berührungsempfindlichkeit.

Atmungsorgane: Heiserkeit und Schwäche der Stimme; heftiger, trockener Husten durch Kitzel in der Kehle oder reichliche, schleimige Absonderung; krampfhaftes Zusammenschnüren im Kehlkopf und in der Brust erschwert das Atmen.

Nervöse Herzbeschwerden,
Organische Herzerkrankungen?
Angina pectoris.

Herz und Kreislauf: Scharfe, schießende Schmerzen in der Herzgegend mit Enge auf der Brust; Herzklopfen, das sofort auftritt nach dem Niederlegen; Puls sehr beschleunigt und hart, später schwach und kaum fühlbar. Große Erregung im Gefäßsystem; Kollaps mit kalten Gliedern, kalter, livider Haut und klebrigen Schweißen.
⊙ Herz setzt aus beim Darandenken.

Verdauungsorgane: Entzündliche Erscheinungen der Schleimhaut vom Mund bis After mit gastroenteritischen Beschwerden (ähnlich den Mineralsäuren, jedoch ohne charakteristische Kennzeichen).
Nesselsucht < Drandenken.

Oxalurie,
Oxalatnierensteine.

Harnorgane: Heftige Schmerzen in den Nieren; starker Harndrang mit Abgang von großen Mengen Harn; Brennen in der Harnröhre beim Harnlassen. Harn enthält reichlich Oxalate.

Geschlechtsorgane: Heftige Schmerzen in den Hoden, den Samensträngen entlang schießend; Steigerung der Libido.

Neuritis, Rheumatismus.

Glieder, Muskeln, periphere Nerven: Paralytische Schwäche der Muskeln, kann kaum die Treppe steigen; Kraftlosigkeit besonders in den Rückenmuskeln; Parästhesien wie Taubheit, pelziges Gefühl, Kribbeln, Kältegefühl und Jucken in der Haut; schießende Schmerzen; kleine umschriebene Stellen der Haut schmerzen heftig und sind berührungsempfindlich; rheumatoide Schmerzen in allen Gliedern mit Verschlimmerung durch Bewegung und durch Darandenken.
Fingernägel dunkel. Blässe, Kälte und fast völlige Lähmung der Beine.

Haut: Rote Flecken oder Petechien der Haut. Roseola-ähnliche Flecken, oder wie Makula bei Typhus auf der ganzen Haut.

Dosierung

Empfohlen werden D 6 und höhere Verdünnungen. Bei Oxalatsteinen der Nieren scheinen sich die Rezidive zu verringern, wenn fortlaufend genommen (D 12).

Vergleichmittel

Schmerzen an kleinen Stellen: *Kalium bichromicum.*
Verschlimmerung durch Darandenken: *Ambra.*
Nervöse Erschöpfung: *Acidum phosphoricum, Acidum picrinicum.*
Nervöse Herzbeschwerden: *Gelsemium, Acidum phosphoricum, Jodum, Argentum nitricum, Aconitum.*
Herzklopfen nach dem Hinlegen: *Aranea ixobola.*

Acidum phosphoricum

Wirkung

Daß der *Phosphor* in der oxydierten Form **Phosphorsäure** infolge dieser Absättigung durch Sauerstoff eine etwas andere Wirkung wie der elementare *Phosphor* entfalten wird, ist von vornherein anzunehmen. Doch ist sehr viel Verwandtschaft vorhanden, die auch darauf zurückzuführen ist, daß der elementare *Phosphor* sich zum Teil beim Verarbeiten und Potenzieren oxydiert und also das Phosphor-Arzneimittelbild durch ein Gemisch von reinem *Phosphor* mit seinen Oxydationsstufen hervorgerufen wird. Der Unterschied ist in erster Linie in der durch Phosphorsäure bewirkten Schlummersucht und Apathie zu sehen, während wir beim Phosphor-Fall Erregung und Überreizung erwarten. Sie ist als wertvolles Rekonvaleszenten- und Nervenstärkungsmittel zu werten. Beim Diabetes mellitus wird der Säure der Vorzug gegeben; manche betrachten sie hier als Spezifikum, jedoch zu Unrecht. Wegen der übrigen Beziehungen lese man beim *Phosphor* nach. Wenn man konstitutionelle Wirkung anstrebt, wird der elementare *Phosphor* der Säure vorgezogen.

Literatur

HAHNEMANN: Reine Arzneimittellehre, 1. u. 2. Aufl.
HAHNEMANN: Chronische Krankheiten, 2. Auf.
HEINICKE: Allg. homöop. Ztg. 79: 157; 84: 43
HARTLAUB und TRINKS: Annalen, Bd. 2.
Außerdem die Encyclopädien von ALLEN und HUGHES

Arzneimittelbild

Leitsymptome: *Große Schwäche und Erschöpfung des Körpers und Geistes; Teilnahmslosigkeit und Schlummersucht, dagegen nachts schlaflos.*
⊙ *Erschöpfungszustand mit Schwäche und Schweißen, Kreuz- und Rückenschwäche bei überanstrengten Menschen, bei jungen Leuten, die zu schnell gewachsen sind.*
⊙ *Folge von Säfteverlusten aller Art: durch Samenergüsse, infolge Stillens, Blutungen, Durchfälle usw., ganz allgemein von schwächenden Krankheiten.*
Unfähigkeit zu geistiger Arbeit und Gedächtnisschwäche. ⊙ *Folgen von geistigen Anstrengungen, von Kummer und Sorge.*
Kurzer Schlaf bessert die Schwäche und Kopfschmerzen.
Neigung zu Blutungen der Schleimhäute mit auffallender Schwäche und Schweißen.
Verschlimmerung durch Kälte und Zugluft, Besserung durch Wärme.
Verschlimmerung durch Sinneseindrücke wie Licht, Lärm, Musik.
Verschlimmerung nachts.

Nervöse Erschöpfung nach geistiger oder seelischer Überanstrengung, nach sexuellen Exzessen, in der Rekonvaleszenz. **Kopfschmerzen** bei zu schnellem Wachsen.

Geist und Gemüt: Gleichgültig und apathisch; voller Sorgen und Kummer; traurig und mutlos. Ständige Kopfmüdigkeit und Benommenheit der Gedanken, kann seine Gedanken nicht sammeln und die Verbindung der Gedanken nicht in gehöriger Weise herstellen. Beim Nachdenken tritt Schwindel ein. Beim Lesen kamen ihm tausenderlei Gedanken in den Kopf, und er konnte das Gelesene nicht begreifen. Auf Altbekanntes mußte er sich mühsam besinnen.
Schlummersucht und Tagesschläfrigkeit; schläft mitten im Schreiben oder beim Sprechen ein; wie bewußtlos, ⊙ antwortet aber klar, wenn er angesprochen wird. Abneigung und Unlust zu sprechen, mag nicht angeredet werden. Kurzer Schlaf erquickt; nachts schlaflos.
Schlaf durch Träume gestört. Morgens ist er nicht aus dem Schlaf zu ermuntern.

Haarausfall.

Kopf: Kopfweh mit Schwindel und Blutandrang zum Kopf bei Bewegung und der geringsten geistigen Anstrengung, nach Streit, durch Geräusch, Schwindel beim Stehen und Gehen, Gefühl, als ob der Stuhl, auf dem er sitzt, sich erhebe.
⊙ Haarausfall und frühzeitiges Ergrauen.

Augen: Überempfindlichkeit gegen Licht; Sehkraft geschwächt.

Ohren: Widerhallen der Geräusche im Ohr; Musik kann nicht ertragen werden; Geräusche im Ohr.

Bronchitis, Lungenblutungen, Tbc pulmonum.

Atmungsorgane: Schwäche und Druck auf der Brust, kann kaum sprechen und atmen; Heiserkeit; Husten infolge Kitzel auf der Brust, Husten mit schleimigem Auswurf; Empfindlichkeit gegen Kälte.

Herzmuskelschwäche, Störungen bei zu schnellem Wachsen.

Herz: Erregbare Herztätigkeit mit Herzklopfen und Kurzatmigkeit, Stiche durch das Herz.

Magen- und Darmkatarrh, Typhus, Magenblutungen mit großer Schwäche und Schweißen. Schmerzlose Durchfälle.

Verdauungsorgane: Zahnfleisch blutet leicht. Trokkenheit im Mund und Gaumen ohne Durst mit klebrigem Speichel. Alle Erscheinungen von Magenreizung mit viel Durst, saurem oder bitterem Erbrechen, vielen Gasen; Durchfälle schmerzlos, die wenig schwächen, eher erleichtern, mit viel Blähungen und Auftreibung des Leibes. Weißgraue, durchfällige Stühle. Viel Harndrang und Brennen beim Wasserlassen.

Diabetes mellitus, insipidus, Phosphaturie.

Harnorgane: Harn wasserhell oder milchig.

Sexuelle Schwäche nach Exzessen, atonische Pollutionen, Onanie.

Geschlechtsorgane: Erregter Geschlechtstrieb trotz Schwäche, Pollutionen aus Schwäche, Erschlaffung der Geschlechtsteile, Impotenz, mangelnde Erektion. ⊙ Kreuzschmerzen und Depression nach dem Koitus.

Nervöse Rückenschwäche, Rachitis, Karies, Periostitis. Kalkmangelzustände.

Glieder, Muskulatur und periphere Nerven: Schmerzen im Rücken und Kreuz, große Zerschlagenheit, Kribbeln, Einschlafen und Ameisenlaufen im Rücken und in den Gliedern; große Schwäche in den Gliedern. Unsicherheit beim Gehen, stolpert leicht; Schmerzen in den Knochen, Gelenken und Muskeln; neuralgische Schmerzen in den Armen und Schultern, besser durch Bewegung und schlimmer durch alles, was die Blutzirkulation behindert.

Wärmeregulation: Kältegefühl mit innerem Frieren; Hitze bei Nacht und reichliche Schweiße. Neigung zu reichlichen Schweißen am ganzen Körper.

Dosierung

Wird im Gegensatz zu *Phosphorus* meist in niederen Verdünnungen D 1 bis D 3 gegeben. Die höheren Verdünnungen sollen sich in der Wirkung nicht von *Phosphorus* unterscheiden.

Vergleichsmittel

China hat große Ähnlichkeit mit Acidum phosphoricum. Letzteres hat mehr Schlummersucht; erholt nach kurzem Schlaf im Gegensatz zu *China*, das besonders auch nach Säfteverlusten angezeigt ist, mit lange anhaltendem Schwächezustand.
Nervöse Erschöpfung: *Acidum picrinicum*.
Überangestrengte Kopfarbeiter: *Argentum nitricum, Kalium phosphoricum*.
Bei Störungen des Knochenwachstums: *Calcium phosphoricum*.

Acidum picrinicum

Wirkung

Die **Pikrinsäure** oder Trinitrophenol, $C_6H_2(NO_2)_3(OH)$, ergibt ein vollkommenes Bild nervöser Erschöpfung. Hauptangriffspunkt ist Gehirn und Rückenmark, worin das Hauptanwendungsgebiet in der Homöopathie liegt. Außerdem wird das Urogenitalsystem auf dem Wege über die Rückenmarkszentren und lokal gereizt und geschädigt (Priapismus, Strangurie, Eiweiß und Zylinder im Harn). Die Pikrinsäure färbt alle Gewebe intensiv gelb und wurde deshalb zur Vortäuschung von Gelbsucht verwendet. Sie besitzt ein starkes Fällungsvermögen für Eiweiß und ist daher als Eiweißgift zu betrachten. Von dieser Fällung der Eiweißstoffe wird im Esbachschen Reagens Gebrauch gemacht.
Im Tierversuch konnten neben anderen Veränderungen auch schwere organische Schädigungen des Rückenmarks hervorgerufen werden. Doch dürfte es fraglich sein, ob man aus solchen an schweren Vergiftungen gemachten Beobachtungen Schlüsse auf die Brauchbarkeit der Pikrinsäure bei organischem Nervenleiden ziehen darf.

Literatur

ALLEN: Encyclopedia, Bd. VI, S. 519
LEESER: A Mineralische Arzneistoffe Seite 580. Heidelberg 1968. Karl F. Haug Verlag.

Arzneimittelbild

Leitsymptome: *Alle Erscheinungen von Erschöpfung des Gehirns und Rückenmarks. Verschlimmerung durch jede Anstrengung, vor allem geistige, ⊙ durch Kummer und Sorge.*
Starke geschlechtliche Erregung mit Priapismus.
Verschlimmerung durch Hitze, heißes Wetter.
Besserung in frischer Luft, durch kaltes Wasser, durch festen Druck (Kopfweh), durch Niederlegen.

Allgemeines: Allgemeine Müdigkeit, kann die Glieder kaum bewegen; muß sich niederlegen. Bei geringer Anstrengung gleich erschöpft.

Geist und Gemüt: Jede geistige Arbeit ermüdet ungemein; Gehirnmüdigkeit, die Gedanken können nicht mehr gesammelt werden.
Nervöse Erschöpfung: Entschlußunfähigkeit, Versagen der Willenskraft, Gemütsverstimmung.

Geistige Erschöpfungszustände mit Kopfschmerz und Schwindel, infolge Überanstrengung, Mangel an Schlaf.
Hypothonie (VOISIN).

Zerebrale Arteriosklerose.

Kopf: Kopfweh zum Bersten in allen Teilen des Kopfes, Stirne, Schläfen, Hinterhaupt, in den Augenhöhlen. Kopfweh, das im Nacken beginnt und sich nach vorne zu den Augen ausbreitet. Halbseitiger Kopfschmerz von einer Seite zur anderen ziehend. Das Kopfweh verschlimmert sich durch Bewegung, von jeder Anstrengung, von geistiger Beschäftigung, von grellem Licht, von Bewegung der Augen. Es bessert sich durch festes Binden, frische Luft und Kühle und ruhiges Liegen.
Großes Bedürfnis zu liegen. Schwindel und Ohrensausen.

Spinalirritation, Beschäftigungsneurosen, Schreibkrampf.

Periphere Nerven: Schwäche und Schmerzen im Rükken, Brennen und Hitzegefühl längs des Rückenmarks, Taubheits- und Schwächegefühl in den Beinen und Armen. Krämpfe in den Muskeln. Gefühl wie Blei in den Gliedern.

Augen: Gefühl von Trockenheit in den Augen, wie Sand, Tränenfluß. Lider gerötet und geschwollen, morgens verklebt. Gerstenkörner. Große Schwere in den Augenlidern, kann sie kaum offenhalten.

Verdauungsorgane: Speichel schaumig und strähnig; hängt in langen Strähnen auf den Boden.
Wundheit im Hals mit dickem, zähem Schleim; Pflockgefühl. Appetit gesteigert oder vermindert. Großer Durst. Viel Übelkeit. Gefühl von Druck oder eines Gewichts im Magen. Rumpeln und kolikartige Schmerzen im Bauch. Stühle hell und durchfällig, ölig, mit Brennen im After.

Sexuelle Neurasthenie, sexuelle Reizung bei organischer Rückenmarkserkrankung.
Prostatahypertrophie und Prostatismus.

Männliche Geschlechtsorgane: Erektionen heftigster Art bei Tag und Nacht, erleichtert durch Waschen mit kaltem Wasser, mit Pollutionen. Reizzustände der männlichen Geschlechtsorgane: Pollutionen, Geschlechtstrieb äußerst erregt, Priapismus. ⊙ Kälte des Hodensacks und Penis. ⊙ Nachdem er in der Kälte gearbeitet hat, tritt ein Schmerz in der Prostata auf mit häufigem und plötzlichem Harndrang, so daß es oft nicht auf die Toilette reichte.
Schlaf unterbrochen, mit viel Träumen; erwacht mit heftigen Erektionen.

Nephritis bei ausgeprägter nervöser Erschöpfung.

Harnorgane: Harndrang und Harnzwang, Brennen beim Harnlassen. Harn reichlich oder spärlich, unterdrückt, eiweiß- und zuckerhaltig, Zylinder und Epithelien im Harn.

Akne im Gesicht, Ohrfurunkel *(Calcium picrinicum)*, Warzen *(Ferrum picrinicum)*.

Haut: Jucken der Haut, am meisten nachts im Bett. Pusteln und kleine Furunkel im Gesicht und Nacken.

Wärmeregulation: Kalte Glieder; Hände und Füße kalt, mit kaltem, klebrigem Schweiß. Hitzegefühl im Kopf.

Dosierung

D 6 bis D 30, bei organischen Veränderungen die tieferen, bei funktionellen Störungen die höheren Verdünnungen.
Ferrum picrinicum: D 4 bis D 6. Wird bei **Prostatahypertrophie** und Prostatismus meist der Säure vorgezogen. Es hat sich hier gut bewährt. Neigung zu Harnverhaltung durch periodisch auftretende akute Prostataschwellung, nicht aber bei der ausgesprochenen chronischen Prostatahypertrophie (JANERT: Beeinflussung des Kardiovasku-

larsystems durch die Prostatahypertrophie (Allg. homöop. Ztg. 182 [1934]: 279).
Zincum picrinicum D 6. Bei **nervöser Erschöpfung** mit Zink-Symptomen.
Calcium picrinicum D 4 bis D 6. Ein sehr bewährtes Mittel bei **Acne vulgaris** im Gesicht und bei **Ohrfurunkel.**

Vergleichsmittel

Geistige Erschöpfung: *Acidum phosphoricum, Kalium phosphoricum, Strychninum phosphoricum, Zincum, Argentum nitricum.*
Sexuelle Überreizung: *Phosphorus, Staphisagria, Camphora, Cannabis indica, Cantharis, Nux vomica, Platinum, Hyoscyamus, Agnus castus.*
Prostataleiden: *Sabal, Populus, Magnesium carbonicum* und *jodatum, Staphisagria.*
Zerebralsklerose mit Kopfschmerzen, Schwindel, Gedächtnisschwäche: *Conium, Barium, Strontium, Phosphor, Aranea ixobola.*

Acidum salicylicum

Herkunft des Mittels

Die **Salicylsäure,** o-oxy-Benzoesäure, kommt in manchen Pflanzen, wie den Weiden- und Pappelarten, Viola tricolor, in Gaultheria- und Polygalaarten, vor. Ferner beruht die Wirkung der Spiraea ulmaria auf dem Gehalt an Salicylsäure.

Toxikologie und Pharmakologie

Als gärungs- und fäulniswidriges Mittel wird sie auch heute noch, mehr noch in der Vergangenheit angewendet, da sie in niedriger Konzentration verhältnismäßig ungiftig ist. H. SCHULZ hat den Nachweis erbracht, daß in geringeren Mengen eine Steigerung des Wachstums von Hefezellen, also eine Umkehrung der Wirkung, eintritt. In starken Gaben und bei empfindlichen Kranken werden die folgenden im Arzneimittelbild zusammengefaßten Erscheinungen beobachtet, die auch zu ihrer Verwendung in der Homöopathie geführt haben. Arneimittelprüfungen am Gesunden haben damit übereinstimmende Ergebnisse gebracht. Nach diesen Beobachtungen darf man die Heilkraft der Salizylsäure als auf homöopathischem Prinzip beruhend betrachten, doch ist sie keineswegs ein Allheilmittel für den Gelenkrheumatismus.

Literatur

Die Arzneimittelprüfung wurde hauptsächlich von den amerikanischen Ärzten, darunter T. F. ALLEN, vorgenommen. Die Zusammenstellung der Prüfungen findet sich in den Encyclopädien von ALLEN und HUGHES.

OEHME: All. homöop. Ztg. 93: 37

LEWIN: Gifte und Vergiftungen, 5. unveränderte Ausgabe des Lehrbuchs der Toxikologie. Lizenz-Ausgabe des Georg Stilke Verlag G.m.b.H., Hamburg. Ulm (Donau) 1962. Karl F. Haug Verlag.

Arzneimittelbild

Leitsymptome: *Blutwallungen, Schwindel, Ohrensausen, auch Sehstörungen und Flimmern vor den Augen, oft von Übelkeit begleitet.*
Bemerkenswert starke Schweißausbrüche. Hitze.
Nesseln, Quaddeln, Petechien.
Gelenkschmerzen bei Bewegung.
Verschlimmerung nachts, bei Bewegung, Berührung.
Schweiße bessern die Gelenkschmerzen, sind aber von Schwäche gefolgt.

Ménière,
Trigeminusneuralgie.

Geist und Gemüt: Blutandrang zum Kopf mit heftigen Wallungen. Manische Erregung mit Halluzinationen oder depressive Gedrücktheit. Rausch wie nach Alkohol. Delirien. Benommenheit, Gedanken können nicht konzentriert werden. Nasenbluten.

Kopf: Schmerzen in der Stirne oder im ganzen Kopf, drückend, reißend, bohrend oder klopfend, mit Blutandrang zum Kopf mit Schwindel, dabei Neigung, nach links zu fallen. Verschlimmerung der Kopfschmerzen und des Schwindels bei Bewegung.

Gehörnerven: Ohrensausen, Schwerhörigkeit, Gehörschwindel, Taubheit.

Augennerven: Vermindertes Sehvermögen, Flimmern vor den Augen, Funkensehen. Netzhautblutungen. Einengung des Gesichtsfelds.
Im Gebiet des Trigeminus oder im ganzen Kopf Nervenschmerzen.

Herz: Ansteigen der Pulszahl oder auch Senkung der Herzfrequenz. Schwäche des Herzens bis zu Kollapszuständen.

Verdauungsorgane: Übelriechendes Aufstoßen, Auftreibung des Magens und Darms mit Kolikschmerzen. Erbrechen, Magendruck, Verlust des Appetits.

Harnorgane: Harnabsonderung ist angeregt, die Ausscheidung von Harnsäure steigt an, Ausscheidung von Eiweiß und Blut.

Akuter Gelenkrheumatismus. Muskelrheumatismus, Neuralgien und Neuritiden.

Bewegungsorgane: Schmerzen in den verschiedensten Muskeln und Gelenken sowie aus den peripheren Nerven. Schmerzen bei Bewegung der Gelenke.

Wärmeregulierung: Schüttelfrost mit Hitzegefühl und Ansteigen der Körpertemperatur bis 41° in einzelnen Fällen (als Nebenwirkung der Therapie).

Blut: Neigung zu Blutungen aus allen Schleimhäuten.

Haut: Starke Schweißabsonderung mit sehr reichlichen Schweißen. Nesselsucht, Papeln, Bläschen und Quaddelbildung, Erythem wie bei Scharlach und Masern, auch Dermatitis bullosa, Pemphigus.

Dosierung

Verwendet werden bei ähnlichen Fällen die D 1 bis D 3. Häufig wird die verwandte *Benzoesäure* vorgezogen.
Ein sehr brauchbares Mittel ist die Verbindung der Salizylsäure mit *Chinin, Chininum salicylicum* (s. dort).

Vergleichsmittel

Spiraea ulmaria kann als Salizylsäure in pflanzlicher Form angesehen werden, ähnlich *Gaultheria.*
Rheumatismus mit reichlichen Schweißen, sehr empfindlich gegen Kälte: *China, Acidum lacticum, Bryonia.*
Verschlimmerung nachts und morgens, durch Schlaf, Schüttelfrost, Schweißausbrüche: *Lachesis.*

Acidum sulfuricum

Wirkung

Die lokalen Wirkungen der **Schwefelsäure** sind für das Arzneimittelbild nicht verwertbar; sie lassen höchsten die gewebszerstörende Wirkung der Schwefelsäure erkennen, die wir wieder in den blutigen Sekreten der Schleimhäute, in nekrotisierenden

Geschwüren und in der Neigung zu Blutungen wiederfinden können. Die bei innerlicher Einverleibung kleiner Mengen der Schwefelsäure auftretenden Erscheinungen gleichen weithin dem Arzneimittelbild anderer anorganischer Säuren. Es handelt sich also zu einem erheblichen Grad ganz einfach um Säurewirkung, also um Wirkung des Wasserstoffions. Dies trifft besonders zu auf das allgemeine Schwächegefühl und die Kachexie mit reichlichen Schweißen, die Neigung zu Blutungen an allen Organen, die wir in ähnlicher Form sowohl bei der *Salzsäure,* der *Salpetersäure,* der *Phosphorsäure* wie der Schwefelsäure wiederfinden. LEESER ist der Ansicht, daß das Sulfation kaum einen tiefgreifenden Effekt hervorrufen könne, da es als höchste Oxydationsstufe der Schwefelsäure im Organismus End- und Ausscheidungsprodukt sei und sich die physiologische Wirkung auf Bindung und Entgiftung schädlicher Ausscheidungsprodukte beschränke. Doch scheint diese Ansicht nicht in Übereinstimmung mit der klinischen Erfahrung zu stehen.
Die Produkte der Darmfäulnis werden in der Leber an Schwefelsäure gebunden. Die Phenole als Abbauprodukte des Eiweißstoffwechsels werden in der Leber unter der Leitung der Sulfate mit Schwefelsäure entgiftet. Man kann annehmen, daß bei der Arzneimittelprüfung mit Schwefelsäure diese physiologische Rolle derselben zunächst angeregt, dann aber auch gestört wird. Die Entgiftungsfunktion der Schwefelsäure leidet unter einem solchen Eingriff, es bilden sich Gegenregulationen aus. Das Ergebnis finden wir im Arzneimittelbild wieder. Es entsteht eine ungenügende Entgiftung und Retention von Stoffwechselschlacken, wie wir es in ähnlicher Weise auch beim elementaren Schwefel haben. Damit gelangen wir doch wieder zu einer Ähnlichkeit mit diesem. Besonders zeigt sich diese in der venösen Stauung mit Verschlimmerung der Beschwerden beim Hängenlassen der Glieder, in der Ausbildung von Hämorrhoiden, ferner in der Erzeugung von Hautaffektionen mit Pusteln, Geschwüren, Ekzemen mit heftigem Jucken.
Die Verschlimmerung der Beschwerden bei kaltem und feuchtem Wetter, ja schon beim Herannahen desselben, schlägt die Brücke zum Natronsalz der Schwefelsäure, *Natrium sulfuricum,* einem Hauptmittel der hydrogenoiden Konstituion.

Hauptrichtung

Die Schwefelsäure hat starke Beziehungen zum **Nervensystem** und zum **Blut.** Sie ruft bei fortgesetzter Darreichung kleiner Mengen, welche die lokalen Reizerscheinungen am Magen und Darm vermeiden, eine Veränderung des Blutes hervor, die sich in einer Neigung zu Blutungen von dunklem, dünnflüssigem Blut aus allen Schleimhäuten und unter die Haut äußert. Die Blutzirkulation nimmt an dieser Veränderung teil mit Kongestionen und Hitzegefühl und einer bedeutenden Beschleunigung der Herztätigkeit. Am Zentralnervensystem wird eine Reizbarkeit und Ärgerlichkeit sowie ein Gefühl der Hast, daß man alles nicht schnell genug tun kann, als typisch angesehen.

Am Hauptangriffspunkt der Schwefelsäure, den **Schleimhäuten** des ganzen Körpers, zeigen sich katarrhalische Erscheinungen, wobei der scharfe, wundmachende Charakter, den wir von der lokalen Anwendung kennen, sich an der blutigen Beimengung des Schleimes zeigt.
Eines besonderen Hinweises bedarf es für die Ergriffenheit der **Atemwege.** Hierfür wurde die Schwefelsäure seither noch wenig gebraucht, vielleicht, weil bei den Prüfungen HAHNEMANNs und seiner Schüler sich eine geringe Ergiebigkeit herausgestellt hat. Diese Dürftigkeit steht aber sehr im Gegensatz zu den Befunden bei den zahlreichen Vergiftungen, wie sie bei ALLEN zusammengestellt sind und durch die ein sehr bemerkenswertes Bild gezeichnet wird. Man kann diese Symptome nicht dadurch entwerten wollen, daß man einwirft, es handle sich um lokale Wirkungen; denn diese Vergiftungen sind durch Verschlucken der Säure in der Mehrzahl der Fälle entstanden und sind also erst mittelbar zur Wirkung an den Bronchien und Lungen gekommen. Es tritt ein rasselnder Husten mit erschütternden Hustenanfällen bis zur Erschöpfung auf, auch die Atmung ist rasselnd und pfeifend. Selbst Bronchopneumonien können auftreten. Ganz besonders bemerkenswert ist die fast regelmäßig beobachtete Kurzatmigkeit mit Beengung auf der Brust und mühsamem Atmen.

Es kann daher nicht wundernehmen, wenn SALLER (Homöopathische Konstitutionstherapie) beim Bronchialasthma öftere gute Erfolge von intravenösen Injektionen von Acidum sulfuricum (D 4 bis D 3 bis D 2, je 1 ccm) berichtet, wenn er diese Behandlung auch offenbar als eine unspezifische Umstimmungsbehandlung betrachtet. Man wird die Schwefelsäure bei der Behandlung der Erkrankungen der Atemwege und speziell des Bronchialasthmas im Auge behalten müssen, um so mehr als das Natriumsalz der Schwefelsäure bereits einen gesicherten Platz bei Asthma der hydrogenoiden Konstitution hat. Nach einer allerdings vereinzelten Bemerkung in den Prüfungsprotokollen gilt diese Anfälligkeit gegen kaltes und feuchtes Wetter auch für die Säure selbst. Als führend kann eine kalte, schlecht durchblutete Haut und eine große Empfindlichkeit gegen Kälte angesehen werden.

Bei den **Verdauungsorganen** hat sich die Schwefelsäure schon länger eingebürgert. Schon die Schleimhäute des Mundes sind wund und geschwürig, es strömt ein übler Geruch aus dem Mund, Speichelfluß gehört ebenfalls zum Bilde, mit Anschwellung der Speicheldrüsen. Im Magen sind alle obligaten Zeichen des Magenkatarrhs zu verzeichnen, dabei saures und bittres Aufstoßen und Sodbrennen. Die Zähne sind stumpf vor Säure. Es wird ein Gefühl von Kälte im Magen beobachtet, alle kalten Getränke, die nicht Alkohol enthalten, erkälten im Magen. Es herrscht ein Gefühl von Schlaffheit im Magen, welches nach Anregungsmitteln verlangen läßt. Auf diesen Symptomen beruht die Verwendung bei Magenkatarrh der Säufer, die schon in der vorhomöopathischen Zeit bekannt wurde. Milchgenuß macht Blähungen. Nach dem Essen verschlimmern sich alle Magenerscheinungen, insbesondere wird der Patient von einem Gefühl von Schlaffheit mit kalten Schweißen und einer unbehaglichen Beengung beherrscht. Die dabei zutage tretenden Schweiße sind oft kalt. Auch im Magen ist ja das Gefühl von Kälte eben schon genannt worden. Die Stühle sind oft weißgelblich, mit Schleim und Blut vermischt. Auch die durch Schwefelsäure bedingte Verstopfung zeigt blutige und schleimige, meist schwarze Stühle wie verbrannt oder

schafkotartig. Ein übler Geruch wird hervorgehoben. Es zeigen sich juckende und stechende Hämorrhoidenknoten mit Blutungen.
Die **Nierensekretion** ist zunächst stark vermehrt, später vermindert und hochgestellt. Es besteht ein vermehrter Drang zum Harnlassen. Der Harn enthält neben einer vermehrten Ausscheidung von Sulfaten, Eiweiß, Zylinder und Blutkörperchen. Bei den **Geschlechtsorganen** werden bei Männern Erektionen ohne erotische Gedanken und Samenerguß ohne Wollust genannt. Beim weiblichen Geschlecht gehört die Schwefelsäure zu den nicht zahlreichen Mitteln, bei denen eine Steigerung der Libido und ein großes Bedürfnis nach Koitus hervorgerufen wird.
Es werden Symptome erwähnt, die auf eine Schwellung der Prostata zu beziehen sind: starkes Drücken auf den Blasenhals, als sollte alles herausdringen, durch Beischlaf gebessert; der Patient litt an Schmerzen hinter der Symphyse, häufigem Drang zum Urinieren und schneidenden Schmerzen beim Urinieren; der Katheter stieß an ein Hindernis in der Gegend des Blasenhalses, welches bei Rektaluntersuchung als eine geschwollene und äußerst empfindliche Prostata festgestellt wurde. Meines Wissens wurde von diesem Symptom therapeutisch noch kein Gebrauch gemacht.
Die Erscheinungen an den weiblichen Geschlechtsorganen weisen auf Katarrh der Schleimhäute und Ulzerationen hin, indem ein scharfer, wundmachender, selbst blutiger Schleim entleert wird. Die Menses sind zu früh oder zu spät und, wie sich aus der therapeutischen Praxis ergeben hat, auch zu stark. Zusammengenommen mit der bemerkenswerten Schwäche des Mittels, welche es mit den anderen Säuren gemein hat, und den vasomotorischen Störungen, wie Wallungen und Schweißen zugleich mit Kältegefühlen, wird die Schwefelsäure zu einem sehr brauchbaren Mittel für Beschwerden des Klimakteriums einschl. von Menorrhagien. STIEGELE schreibt darüber (Klinische Homöopathie, S. 136, 1948): Es gibt klimakterische Frauen verschiedener Art: alle leiden unter dem klimakterischen Gefäßsturm, aber die einen empfinden den ausbrechenden Schweiß als wohlige Entspannung, die anderen sind nach dem Ablauf dieser vasomotorischen Dramatik „einfach fertig". Diese letzteren Frauen mit ihrer allgemeinen Schwäche benötigen Acidum sulfuricum D 3 oder D 6.

SALLER hat Bewegung in den Gebrauch der Schwefelsäure gebracht durch seine Verwendung gegen Arthrosen in der Form intrakutaner Injektionen von D 12, alle 2 Tage wiederholt. Er beginnt mit $^1/_2$ ccm in 2 Quaddeln und steigt dann auf 1 ccm in 4 Quaddeln an. Wenn die Wirkung damit nicht genügend ist, wird auf D 10 und D 8 herabgegangen. Die Verdünnungen werden nicht mit physiologischen Kochsalzlösungen, sondern mit $^1/_2$ % Novocainlösung hergestellt. Im Gegensatz zu Arthrosen haben Arthritiden mit dieser Therapie nur Aussicht auf eine Besserung, wenn alle aktiven Symptome einschließlich der Blutsenkung beseitigt sind. Es wird eine weitgehende Besserung bzw. Symptomenfreiheit erzielt, auch bei manchmal sehr schweren Arthrosen, Koxarthrosen und Spondylosis deformans*.

In den **Gliedern** wird ein **rheumaähnlicher Zustand** mit Rucken und Zucken und krampfartigen Schmerzen beobachtet. Als besonders typisch werden Schmerzen an-

* BAUMANN: Zur intrakutanen Injektionsbehandlung chronischer Gelenkerkrankungen mit hochverdünnter Schwefelsäure (Hippokrates 1948: 246).

gesehen, die langsam einsetzen und plötzlich abbrechen. Auch Zittern und ein Gefühl von Zittern, ohne daß man es sieht, werden genannt. Von den Gelenken scheinen diejenigen der Hände und Füße deutlich stärker betroffen zu sein. Herabhängenlassen der Hände ruft Schmerzen hervor (Stauung). Neben die Wirkung des elementaren Schwefels mit seiner Venosität und Blutstauung tritt bei der Säure eine größere Erregung der Blutzirkulation mit Wallungen und Schweißen, mit fieberhafter Erregung der Herztätigkeit und des Blutkreislaufs; beim Fieber besteht ein Kältegefühl mit kalten Schweißen oder eine äußere Kälte trotz innerer Hitze. Eine Kapillarschädigung mit Blutentmischung und mit Blutungen unter der Haut und blutigen Sekreten der Schleimhäute gibt Veranlassung zur Verordnung bei Blutungen, selbst bei hämorrhagischer Diathese, wo sich manch guter Erfolg berichten läßt. Die Blutstauungen, welche dem Mittel eigen sind, prägen sich aus in Symptomen wie Reißen in den Krampfadern, in Hämorrhoiden und Schmerzen in der Hand beim Herabhängen der Arme.

Die Schwäche, die allen Säuren eigen ist, wird auch hier in hervorragendem Maße angetroffen, sie ist oft mit den typischen Schweißen verbunden.

An der **Haut** findet man ein Gefühl von Wundheit, wie unterschworen, bläuliche Stellen, wie blutunterlaufen, Ekzem mit Nässen und Furunkel- und Geschwürbildung. Jucken der Haut gehört wesentlich zum Arzneimittelbild. Die Haut des ganzen Körpers ist schmerzhaft bei jeder Berührung. Purpura rheumatica fällt unter den Wirkungskreis des Mittels.

Literatur

HAHNEMANN: Chronische Krankheiten, 2. Aufl.

ATTOMYR: Neues Archiv für homöopathische Heilkunde, Bd. I, Teil I, S. 178 – Stapfs Archiv für homöopathische Heilkunde, Bd. 8, Teil 3, S. 190

ALLEN: Encyclopedia, Bd. IX

HUGHES: Cyclopaedia, Bd. I

Arzneimittelbild

Leitsymptome: *Ungewöhnliche Mattigkeit, Erschöpfung und Schwäche mit Zittern. Zittern und Zucken am ganzen Körper – als typisch gilt: Zittern, ohne daß man es sehen kann.*

Hitze mit Wallungen und vielen Schweißen, sauer und klebrig.

Hitze mit Schwäche und kalten Schweißen.

Katarrhalische Entzündungen aller Schleimhäute mit blutigen Sekreten.

Neigung zu Blutungen an Haut und Schleimhäuten.

Geschwürigkeit der Haut. Auffallende Schmerzhaftigkeit der Haut gegen Berührung.

Schmerzen, die langsam beginnen und plötzlich aufhören. Rheumatische Schmerzen, besonders der kleinen Gelenke.

Verschlimmerung durch kaltes und feuchtes Wetter und beim Herannahen desselben.
Verschlimmerung in der frischen Luft und durch Kälte.
Besserung durch Wärme.

Geist und Gemüt: Reizbar und sehr angegriffen, üble Laune mit Heftigkeit und großer Ungeduld. Alles geht ihm nicht schnell genug, befindet sich in ständiger Hast; niedergeschlagen und weinerlich.

Migräne.

Kopf: Gefühl, als wäre das Gehirn locker, beim Kopfschmerz stechende und reißende Schmerzen. Allmählicher Beginn und plötzliches Aufhören der Schmerzen. Äußerlicher Schmerz über den ganzen Kopf wie von einer Eiterung, auch bei Berührung.

Hämorrhagische Diathese. Purpura rheumatica.

Herz und Kreislauf: Herztätigkeit beschleunigt, Puls sehr beschleunigt und voll, später schwach, fadenartig und verlangsamt. Heftige Stiche durchs Herz, bei Tag und Nacht, mit Wundheitsschmerz bald darauf. Hitzegefühl mit reichlichem Schweiß wechselnd mit Frieren, Hitze zum Kopf mit kaltem Schweiß, mit kalten Händen und Füßen.

Bronchialasthma, Bronchitis.

Atmungsorgane: Schnupfen mit anhaltendem Niesen. Flüssiger Schnupfen oder Schnupfen mit Verstopfung der Nase. Nasenbluten – Heiserkeit, Kehlkopf sehr druckempfindlich. Ermüdender und erschütternder Reizhusten mit rasselnder und pfeifender Atmung und reichlichem, lockerem Auswurf.
⨀ Bluthusten. Verschlimmerung des Hustens im Freien. Schwächegefühl auf der Brust, daß das Sprechen sehr schwerfällt. Atmung kurz, mühsam und sehr erschwert, Beengung und Atemnot treten auffallend oft in Erscheinung.

Stomatitis ulcerosa.
Magenkatarrh, bes. mit Hyperazidität oder Hypazidität.
Sodbrennen.
Magenbeschwerden der Säufer ist eine altüberlieferte Anzeige.
Leberschwellung.
Diabetes. Blutungen bei Magen- oder Darmgeschwür.

Verdauungsorgane: Geschwüre und Wundheit der Mundschleimhäute, Speichelfluß und übler Mundgeruch. Zahnfleisch geschwollen, leicht blutend und geschwürig. Anschwellung der Speicheldrüsen. Stechende Schmerzen, Brennen und Wundheit im Schlund beim Schlingen.
Der Magen zeigt alle üblichen Erscheinungen des Magenkatarrhs, dabei Neigung zu saurem oder bitterem

Aufstoßen und Sodbrennen. Die Magenbeschwerden verschlimmern sich alsbald nach dem Essen. Die Zähne sind stumpf vor Säure. Magen schlaff mit Gefühl von Kälte; verlangt nach Anregungsmitteln. Jedes Getränk, welches nicht Alkohol enthält, erkältet den Magen. Milchgenuß macht Blähungen. Krampfhaftes Aufstoßen. Nach dem Essen Beengung und außerordentliche Mattigkeit, bei Genuß von Warmem kalter Schweiß, besonders im Gesicht. Stuhl verstopft, wie Schafkot, und schwarz, wie verbrannt, Durchfälle oft tonfarben oder mit Blut vermischt mit nachfolgendem Schwächegefühl im Bauch. Schleimabgang mit Blut bei den Durchfällen. Juckende und stechende Hämorrhoidenknoten mit Blutungen.

Durchfälle bei Trinkern, bei Basedow. **Hämorrhoiden** mit Blutungen.

Geschlechtsorgane: Männer: Samenerguß ohne Wollustgefühl, Erektionen ohne erotische Gedanken. Prostata geschwollen und sehr schmerzhaft. Starkes Drücken auf den Blasenhals, als sollte alles herausdringen, durch Beischlaf gebessert.
Frauen: Regel zu früh oder zu spät, ⊙ zu stark. Fluor scharf und wundmachend. Heftiges Verlangen nach Beischlaf.

Prostatitis.

Menorrhagie, Ausfallerscheinungen der Wechseljahre.

Nieren und Harnwege: Harndrang vermehrt. Vermehrte Harnabsonderung, später vermindert mit hohem spezifischem Gewicht. Satz aus Schleimbeimengung, weißlich oder lehmig, mit Eiweiß, Zylindern und roten Blutkörperchen. Sulfate im Harn vermehrt.

Haut: Heftiges Jucken am ganzen Körper wie von wollener Kleidung. Ausschlag auf der Kopfhaut mit Jucken. Gefühl wie von getrocknetem Eiweiß im Gesicht. Aknepusteln. Gefühl in der Haut wie unterschworen. Blaue Stellen wie blutunterlaufene Haut. Nässende Ausschläge auf der Haut. Heftige Geschwüre. – Anfallsweise auftretendes heftiges Stechen in der Gegend der unteren Rippen und in den Lenden, vergleichbar einer Interkostalneuralgie, mit großer Überempfindlichkeit gegen Berührung im Gebiet dieser Neuralgie. Die leichteste Berührung verursacht lau-

Furunkulose und Ekzeme bei Diabetes, Frostbeulen, Purpura rheumatica.

tes Schreien. Diese Hyperästhesie breitet sich über die ganze Körperhaut aus.

Rheumatismus der Muskeln und Gelenke.

Glieder, Muskeln und Gelenke: Zittern und Zucken; zitterndes Gefühl ohne sichtbares Zittern. Zuckungen mit Sehnenhüpfen, zittrige Schwäche mit Zittern und Abnahme der Muskelkraft und mit Schweißen. Rheumaartige Schmerzen im ganzen Körper, stechend, schneidend, ziehend, reißend, brennend, mit dem Gefühl von Eingeschlafenheit, krampfartiges Zusammenziehen. Die Gelenke der Hände und Füße sind stärker betroffen. Herabhängenlassen des Armes ruft Schmerzen in der Hand hervor. – Reißen in den Aderkröpfen des Ober- und Unterschenkels.

Wärmeregulation: Fieber, Schweiße: Ständig fröstelnde, kalte, livide Hände und Füße mit zyanotischen Nägeln. Haut kalt, mit klebrigem Schweiß bedeckt.
Fieber mit Hitze und vollem, hartem, beschleunigtem Puls, hohes Fieber mit Frieren, wechselnd mit Hitze. Höchste innere Hitze mit innerem Frieren und großer Erschöpfung. Heftige Hitze des Körpers mit kalten Füßen und Händen.

Dosierung

Bei hypazidem Magenkatarrh und Blutungen werden die niederen Verdünnungen D 1 bis D 3 bevorzugt. Bei Hyperazidität D 4 bis D 6. Bei Basedow und klimakterischen Beschwerden sind D 3 bis D 12 angezeigt. SALLER verwendet bei der Behandlung der Arthrosen intrakutane Injektionen von D 12, D 10, D 8 alle 2 Tage.

Vergleichsmittel

Saure Dyspepsie: *Nux vomica, Iris, Magnesium carbonicum, muriaticum, sulfuricum, Robinia, Capsicum.*
Folgen von Alkoholgenuß: *Nux vomica, Sulfur, Selen, Kalium bichromicum* (Bier), *Carbo vegetabilis, Mandragora e radice, Ledum.*
Verlangen nach Alkohol: *Nux vomica, Hepar sulfuris, Kalium bichromicum* (Bier).

Hämorrhoiden, juckend, stechend, mit Blutungen: *Acidum nitricum, Aloe, Aesculus, Magnesium carbonicum.*
Hitzewallungen der Wechseljahre mit Menorrhagie: *China, Lachesis, Crotalus, Sanguinaria, Sabina* (hellrote Blutungen).

Aconitum

Herkunft des Mittels

Aconitum Napellus, der blaue Eisenhut (Fam. nat. Ranunculaceae), wächst in den Hoch- und Mittelgebirgen Europas. Unter den übrigen Ranunculaceen befindet sich kein wirkungsähnliches Mittel. Das Hauptalkaloid Aconitin ist der entscheidende Träger der therapeutischen Wirkung. Verwendet wird die frische, zur Zeit der Blüte gesammelte Pflanze mit Wurzelknolle.

Toxikologie

Der Eisenhut wurde im Altertum wegen seiner Giftigkeit nicht arzneilich angewendet. Der wichtigste und richtunggebende Bestandteil ist das *Aconitin,* ein Alkaloid, das mit 3,0 mg schon ein Pferd tötet; die letale Dosis wird für den Menschen auf 4–6 mg angegeben; es ist demnach das giftigste aller Alkaloide. In toxischen Gaben von *Aconitin* wird an **Herz- und Gefäß-System** Verlangsamung des Herzschlags, arrhythmischer Puls und Präkordialangst sowie Herabsetzung des Blutdrucks festgestellt. **Atmungs- und Vasomotorenzentrum** werden gelähmt unter Erscheinungen des Kreislaufkollapses. Die Atmung wird auf zentralem Wege verändert in Form von Trachealrasseln, Dyspnoe und Orthopnoe. Eine elektive Wirkung nimmt man auf die wärmeregulierenden Zentren an, die Temperatur wird herabgesetzt, durch starke Gaben jedoch gesteigert.
Toxikologisch erklärt sich die Wirkung des *Aconitins* dadurch, daß dieses Alkaloid Einfluß nimmt auf die Permeabilität der Zellwand für Natrium-Ionen. *Aconitin* verhindert die physiologische Rückbildung der Permeabilität der Zellwände für Natrium, die bei der Entstehung des Aktionspotentials der Zelle eine Rolle spielt. Die Repolarisation der Zelle wird durch *Aconitin* erschwert und verschlechtert, so daß keine Aktionspotentiale mehr zustande kommen.
Die sensiblen und motorischen Nerven sind durchweg ergriffen. Der **Trigeminusnerv** ist ein Gebiet organotroper Beziehung, indem kleine Gaben Schmerzen in diesen Nerven hervorrufen, auf welche Abstumpfung und Anästhesie folgt. Die Muskulatur wird ebenfalls affiziert; es entstehen überall Konvulsionen, oft in Anfällen, und

Lähmung der Muskeln. Auf der Haut entsteht zuerst Brennen und Jucken, später Anästhesie, Kribbeln, Taubheit sowie Erythem und Blasenbildung. Verschiedene Beobachter sind jedoch der Ansicht, daß mit dem *Aconitin* nicht die ganze Wirksamkeit des Sturmhuts erschöpft ist, sondern daß die Wirkung durch weitere begleitende Stoffe modifiziert werde.

Bei akuten Vergiftungen mit dem Sturmhut entsteht eine Gefühllosigkeit des Mundes und der Zunge, bald auch auf der äußeren Haut, Brennen im Magen und Erbrechen mit großer Angst. Es folgen Krämpfe und Lähmungen aller Glieder und Muskeln, die Herztätigkeit verlangsamt sich nach vorausgegangener Erregung, es tritt Kälte am ganzen Körper mit kaltem, klebrigem Schweiß auf. Die Atmung ist stertorös und sehr erschwert. Schließlich erfolgt oft nach eingetretener Bewußtlosigkeit Lähmung des Kreislaufs und der Atmung. Der Kollapszustand der Vasomotoren erinnert an die Verwandtschaft mit *Veratrum album* und *viride*.

Die außerordentliche Giftigkeit des Sturmhuts gibt die Erklärung dafür, daß er in der allopathischen Schule nur zu äußerlicher Verwendung bei rheumatischen Myalgien und Neuralgien Fuß fassen konnte. Zu einer vollen Ausnützung dieser wertvollen Arznei war der Arzneimittelversuch am Gesunden mit seinem zeitlupenartig verlangsamten Ablauf der Wirkung unter feindosierten Gaben erforderlich, wodurch die sonst stürmisch verlaufende Vergiftung erst ein individuelles Gesicht mit bestimmten Einzelzügen erhielt. Und weiterhin muß man beim therapeutischen Gebrauch über die homöopathische Dosierungserfahrung mit feinen Reizen, zu welchen die Anwendung am ähnlichen Objekt zwangsläufig geführt hat, verfügen. Aconit ist ein Mittel ersten Ranges für akute Entzündungen. Es ist jedoch nicht angezeigt für jedes akute Fieber schlechthin, sondern wenn heftige Erregung im arteriellen System mit lebhaftem, ängstlichem Herzklopfen und großer Ruhelosigkeit mit heißem, rotem Gesicht und trockener Haut gefunden wird. Wenn das akute Fieber sich bereits in Schweiß Luft gemacht hat und die trokkene Hitze und angstvolle Erregung sich zu legen beginnt, ist Aconit nicht mehr am Platze. In besonderem Maße ist die angstvolle Unruhe, ja Todesangst in Verbindung mit akuten Fieberzuständen, führend für Aconit. Die Entzündung, welche das Fieber verursacht, ist meist noch nicht lokalisiert. Diesen stürmischen Charakter des Fiebers wird man am häufigsten bei kräftigen und vollblütigen Menschen antreffen, selten bei schwächlichen Patienten. Die große Angst, welche den Fieberpatienten beherrscht, spitzt sich manchmal zu bis zu Todesahnungen; es kann dabei vorkommen, daß der Kranke seinen vermeintlichen Tod auf einen bestimmten Tag und Stunde voraussagt. Die Wirkung von Aconit ist kurz und stürmisch. Die Krankheitsphase, in welcher Aconit angezeigt ist, geht meist schnell vorüber, und Aconit muß dann durch andere Mittel akuter Entzündung, zum Beispiel *Belladonna, Bryonia* oder *Apis* und andere, ersetzt werden. Aconit hilft uns nicht mehr weiter, wenn die Entzündung schon festen Fuß gefaßt hat. In selteneren Fällen, besonders bei Zugegensein der prägnanten Todesangst, kann Aconit auch in späteren Fieberstadien zu entscheidenden Erfolgen führen. Es hat sich gezeigt, daß Erkältungsfieber als Folge von kalten Ostwinden eine gute Indikation für Aconit abgeben.

Typus

Die für Aconit typischen stürmischen Fieber können sich besonders bei kräftigen und vollblütigen, dabei aber leicht erregbaren Menschen entwickeln. Der Aconit-Typus entspricht also einem solchen Habitus.

Prüfung

Die erste Prüfung am Menschen wurde von Anton STÖRCK, Professor und Hofmedicus am österreichischen Hofe, vorgenommen. Dieser 1731 bei Sulgau bei Rottweil (Württemberg) geborene Arzt kann als ein Vorläufer HAHNEMANNs gelten, da er zur Erforschung der Arzneimittelqualitäten die Prüfung am gesunden Menschen anwandte, zugleich aber auch die geprüften Pflanzen teilweise nach dem Ähnlichkeitsprinzip gebrauchte. Die Schrift, in der er über Aconit berichtete, erschien im Jahre 1762 unter dem Titel „Libellus, quo demonstratur Stramonium, Hyoscyamum, Aconitum". Eine eingehende Prüfung hat HAHNEMANN vorgenommen; in seiner Hand hat Aconit eine wichtige Rolle gespielt im Kampf gegen die Aderlaßwut seiner Zeit bei plethorischen und fieberhaften Zuständen. Eine wichtige Prüfung wurde von der österreichischen Prüfergesellschaft vorgelegt (GERSTEL-ARNETH: Österr. Zschr. Homöop. 1844, Bd. 1, Teil 2). *Aconitin* wurde von SCHROFF (Allg. homöop. Ztg. 48:28, 35 und Zschr. Ver. homöop. Ärzte, Österr. 1859, Bd. 2) geprüft.

Die wichtigsten Beziehungen des Sturmhuts sind auf den Kreislauf, die peripheren Nerven und die Schleimhäute gerichtet. Die Arzneimittelprüfungen ergeben unter Mitverwertung der Vergiftungen folgendes Bild:

Lebhafte, zu Heftigkeit sich steigernde Erregung der Blutzirkulation mit Beschleunigung der Herztätigkeit, kräftigem, vollem und beschleunigtem Puls, wobei Kongestion zum Kopf mit Röte des Gesichts, Hitzegefühl und Kopfschmerzen einhergehen. Diese rasch einsetzende, stürmische Erregung der Blutzirkulation ist verbunden mit Frösteln und Schaudern, mit dem Gefühl von trockener Hitze oder auch mit Schweißausbruch. Dieser Gefäß-Sturm geht rasch vorüber und weicht dann einer großen Erschöpfung und Schwäche; sie kann in schweren Fällen in Kollaps mit kaltem Schweiß und Tod übergehen. Typisch für Aconit ist, daß diese Erscheinungen begleitet werden von großer Beengung und Bangigkeit, selbst von großer Angst, welche sich bis zu Todesahnung und Todesangst steigern kann. Große Ruhelosigkeit und tödliche Angst, Heftigkeit und Plötzlichkeit dieser Anfälle kennzeichnen den Ablauf der Aconit-Wirkung. Mit Aconit ist hier kein anderes Mittel vergleichbar, und wenn wir einen solchen Patienten antreffen, meint KENT, so kann es sich nur um einen an einer Aconit-Vergiftung im Sterben Liegenden handeln, oder er braucht Aconit. Die Herztätigkeit ist stark von seelischen Einflüssen wie Schreck und Angst abhängig. Daher ist Aconit ein

erfolgreiches Heilmittel bei Herzstörungen, die auf Schreck oder Angst zurückzuführen sind.
Die Schleimhäute des ganzen Körpers nehmen teil an der allgemeinen Kongestion, sie sind blutüberfüllt und hellrot. Die Absonderung derselben ist heiß und wäßrig, es handelt sich um das erste Stadium von Entzündung; eine schleimige oder gar eitrige katarrhalische Entzündung ist für Aconit nicht hinweisend. Die Kongestion führt nicht selten zu Blutaustritten aus den Schleimhäuten, also zu kapillaren Blutungen. Ein Gefühl von Hitze und Trockenheit im Mund ruft einen bemerkenswerten Durst hervor, der besonders gern mit kaltem Wasser befriedigt wird. „Alles schmeckt bitter, außer Wasser." Die Bindehaut der Augen ist heftig gereizt, plötzliche Entzündung der Augen mit krankhaftem Lidschluß und heißen Tränen, plötzliche, heftige Ohrenschmerzen, heftige, plötzliche Gastritis und Enteritis mit schneidenden Schmerzen, Blasenkatarrh mit Harnsperre treten auf. Auslösend sind für diese Erscheinungen häufig Erkältung durch kalte, trockene Winde, besonders also Ostwind, oder Erkältung bei schwitzendem Körper. Die Reaktion auf diese tritt nach einigen Stunden, meist in der darauffolgenden Nacht mit großer Heftigkeit auf. Der Vergiftete ist von Angst und Schreckhaftigkeit beherrscht. Die Folgen von Schreck und einer durchgemachten Angst führen nicht selten zu solchen Zuständen, die mit Aconit gut angegangen werden können, zum Beispiel Durchfälle, Angstanfälle mit Herzklopfen, Unruhe des Herzens und des arteriellen Systems mit Schlaflosigkeit.

Beginnende fieberhafte Affektionen der Atmungswege, wie Bronchitis und Pneumonie, bringen oft das Bild von Kongestion, angstvoller Beklemmung und Kongestion hervor, das beinahe zwangsläufig zu der Verordnung von Aconit führt. Es hilft dann den anfänglichen Fiebersturm, der meist mit trockener Hitze verbunden ist, durch Erzeugung eines Schweißes schneller überwinden und beugt damit einer Lokalisation der Erkrankung bis zu einem gewissen Maße vor. Vollblütige Menschen sind von Haus aus eher geneigt, ein Fieber von Aconit-Typus zu erzeugen. Gegenüber einer gedankenlosen Empirie muß immer wieder darauf hingewiesen werden, daß Aconit nur bei solchen Fiebern zweckvoll sein kann, die dem genannten Bild entsprechen. Die Affinität zum Herzen und zum arteriellen System, welche man für Aconit aufstellen kann, hat nicht nur ihre Geltung bei Fiebern und bei nervöser (funktioneller) Erregung des Herzens und der Gefäße, sondern darf auch bei einer Entzündung in diesen Organen nicht übersehen werden. Bei Endokarditis und Perikarditis, wenn sie von den typischen funktionellen Störungen der Angst und der Unruhe mit nächtlicher Steigerung begleitet sind, muß zuerst an Aconit gedacht werden. Bei Angina pectoris, Koronarspasmen und Koronarinfarkt, Koronarsklerose oder auch Aortenaneurysma kann man in geeigneten Fällen eine Regulierung der Funktion erzielen. Man wird hier Aconit nicht übersehen, wenn der Blick nicht nur auf die pathologischen, vielleicht irreparablen Veränderungen gebannt ist, sondern auch das fehlgeleitete Spiel der regulatorischen Kräfte in sein Gesichtsfeld einbezieht.
Aufschlußreich sind die Tierversuche JOUSSETS bei wochenlang sich hinziehenden

Vergiftungen. „Dieselben entstammen 2 Reihen von Versuchen des ‚Hospital St. Jacques', von denen die erste vor 25 Jahren schon dieselben Resultate ergeben hatte wie die letzte von 1897: – Es fand sich bei der Autopsie der teils mit Aconit, teils mit *Aconitin* behandelten Kaninchen: Adhäsion des Perikardium. In allen Fällen Verdickung und Rötung der Mitralklappen, besonders an den Rändern. Mikroskopisch: auf den Klappen an verschiedenen Stellen muköse Auflagerungen mit Zerstörung des Endothels, und zwar auf beiden Seiten der Klappen. Bisweilen Wucherungen der Kerne an den Zipfeln." Zit. n. GISEVIUS jun.: Aconitum Napellus (Zschr. Berl. Ver. homöop. Ärzte, 17: 9).

Bei vielen Herzkranken kann der Sturmhut ein sonst nötiges Schlafmittel ersetzen, indem es der nächtlichen Angst und Unruhe solcher Patienten vorbeugt. Wenn ein Kranker der Nacht mit Bangigkeit entgegensieht, gewissermaßen an Angst vor der Angst, die auf ihn in der Nacht wartet, leidet, so prüfe man den Fall, ob aus ihm nicht das Aconit-Syndrom herausblickt.

Bei der das Aconit beherrschenden Grundrichtung zu den Vorgängen des Fiebers und zum Herz-Gefäßsystem soll die nicht unwichtige Beziehung zu dem peripheren Nervensystem nicht vergessen werden. Stechende und brennend-stechende Schmerzen, die bei Nacht unter nervöser Unruhe und Angst zur Unerträglichkeit anwachsen, sowie die Formikationen und Taubheitsgefühle geben den Hinweis für Aconit ab. Wenn ein kalter Luftzug als äußere Ursache anzusehen ist, vertieft dieser Hinweis die Anzeige für Aconit. Bei Trigeminusneuralgie und Brachialneuritis sowie bei Ischias hat die Wahl von Aconit zu manch gutem Erfolg geführt. Aber auch andere Anlässe schließen Aconit nicht aus; so hat WITTRIN Erfolge gesehen bei Schwangerschaftsneuritis (D 3) und bei hartnäckigen Neuralgien des Kreuzbeins nach kastrierenden Operationen (D 10). Ein Gefühl wie Eis oder ein Brennen in der betroffenen Körperpartie, plötzlich einsetzendes Reißen, ein unbeständiger Charakter der Schmerzen und Gefühlstäuschungen in bezug auf Wärme und Kälte, wie schon erwähnt, und eine Verschlimmerung durch Kälte und in der Nacht charakterisieren den Fall. Aconit wird hier nicht nur im akuten Fall, sondern auch bei chronischen Fällen hilfreich sein. Das Verhalten gegenüber äußerer Wärme ist durch den Gefäßerethismus bestimmt, welcher Hitzegefühle erzeugt und daher äußere Wärme flieht. Aufdecken erleichtert die Hitze, Wärme ruft Frösteln hervor. Aconit erzeugt ein Kopfweh mit Schwindel und Steigerung des Schmerzes bei jeder Bewegung des Kopfes, besonders auch beim Aufrichten. Aufenthalt in geschlossenen Räumen und heißes Wetter werden nicht ertragen, während im Freien Besserung eintritt. Dies verhindert nicht, daß Kopfschmerzen neuralgischer Art durch Wärme verschlimmert werden. Bei Trigeminusneuralgien gehört Aconit zu den meist empfohlenen Mitteln, wobei die linke Seite mehr betroffen zu sein scheint. Die Kopfschmerzen kongestiver Natur finden ihr therapeutisches Gegenstück dagegen für die Folgen übermäßiger Besonnung und bei Sonnenstich.

Arzneimittelbild

Leitsymptome: *Führend ist die große Angst und die Ruhelosigkeit mit Umherwerfen. Todesangst, ⊙ der Kranke gibt seine Todesstunde an.*
Heftiges und beschleunigtes Herzklopfen mit trockener Hitze und arterieller Kongestion. Puls voll und hart.
Überempfindlichkeit der Sinne, besonders gegen Licht und Geräusche, auch gegen Gerüche.
⊙ Folgen von Schreck und Angst.
Fieber mit Frieren und Schüttelfrost und trockener Hitze, nachher Schweiß. (⊙ Ursache des Fiebers sind Erkältungen und akute Entzündungen, während bei Fieber bei den sogenannten Infektionskrankheiten meist Ferrum phosphoricum angezeigt ist.) Großer Durst auf kaltes Wasser.
Brennende, reißende Schmerzen, Ameisenlaufen und Taubheitsgefühl. Schmerzen unerträglich infolge der nervösen Erregung. Überempfindlichkeit gegen den geringsten Luftzug und Folgen von Erkältung, ⊙ durch kalten Wind, besonders trockenen Nordostwind, durch plötzlich unterdrückten Schweiß.
⊙ Folgen von unterdrückten Absonderungen wie Schnupfen, Schweiß, Regelblutung.
Verschlimmerung durch Berührung.
Verschlimmerung durch warmes Wetter und warmes Zimmer.
Verschlimmerung abends und nachts.
⊙ Besserung durch den Eintritt von reichlichem heißem Schweiß.

Geist und Gemüt: Große Ruhelosigkeit und Angst, tut alles in größter Hast. Fürchtet, sterben zu müssen, ⊙ gibt seine Todesstunde an. Furcht vor allem möglichen, Wahnideen, Delirium mit großer Angst. ⊙ Große Ängstlichkeit nach einem heftigen Schreck. Große Überempfindlichkeit der Sinne, besonders gegen Licht und Geräusche. Überempfindlichkeit der Haut gegen Berührung: Große Schreckhaftigkeit. Verwirrung der Gedanken, Gedächtnis gestört. Schlaflosigkeit infolge Ruhelosigkeit, fieberischer Erregung mit trockener Hitze und Herzklopfen. Angstvolle Träume, Aufschrecken aus dem Schlaf, Alpdrücken.

Kopfschmerzen durch Sonnenstich.

Kopf: Kongestion zum Kopf mit heftigem Hitzegefühl. Stirnkopfschmerz, als sollte der Schädel auseinandergepreßt werden, Kopfschmerz schlimmer bei Licht und Geräusch, ⊙ besser bei reichlicher Harnabsonderung. Schwindel, schlimmer bei Licht und Geräusch, Schwindel, schlimmer beim Erheben des Kopfes und beim Aufrichten aus dem Liegen.

Gesicht: Rot und heiß, gedunsen, Gefühl wie vergrößert, oder blaß und livid; ⊙ tödlich blaß beim Aufrichten. Kribbeln und Schmerz im Gesicht, Zucken in den Gesichtsmuskeln, Taubheitsgefühl im Gesicht, an den Lippen.

Akuter Augenkatarrh und Neuralgien.

Augen: Lichtempfindlich, gerötet, entzündet. Brennender und schießender Schmerz im Augapfel, starkes Tränen. Farbensehen und Flimmern; vorübergehende Erblindung.

Akute Ohrenentzündung.

Ohren: Überempfindlich gegen Geräusch. Ohrensausen.

Akuter Nasenkatarrh.

Nase: Trocken oder mit wäßrigem, scharfem Schnupfen. Hellrotes Nasenbluten. Außerordentlich empfindlich gegen Gerüche.

Akuter Rachenkatarrh.

Mund: Taubheit und stechende Schmerzen in den Lippen und in den Wangen, besonders links. Trockenheitsgefühl und Röte in Mund und Hals. Zunge weiß belegt und geschwollen, fader Geschmack, alles schmeckt bitter, außer Wasser. Heftiger Durst, trockener Mund oder Speichelfluß. Rötung vom Gaumen und Rachen mit Brennen, Stechen und Zusammenschnüren.

Akuter Kehlkopfkatarrh. Krupphusten im Beginn, Bronchitis, Pneumonie, Pleuritis, Hämoptoe.

Atmungsorgane: Kehlkopf empfindlich beim Berühren, schmerzt beim Husten. Husten trocken und heiser, dabei Stiche in der Brust und Zusammenschnürungsgefühl. Auswurf schwer löslich, auch blutig (hellrot), dabei Angstzustände. ⊙ Der Husten verschlimmert sich durch Ausatmung (*Causticum*).

Beruhigungsmittel bei Tachykardie auf nervöser oder organischer Grundlage. Angina pectoris, Endo- und Perikarditis. Hypotone Regulationsstörung.

Herz und Kreislauf: Herzklopfen und beschleunigter, kräftiger Puls, dabei Angst und Todesfurcht. Neigung zu Ohnmacht. Stechende Schmerzen am Herzen, ⊙ in die linke Schulter und den linken Arm ziehend. Neigung zu Herzschwäche und Atembeklemmung, ⊙ kann deshalb kaum atmen und muß aufsitzen, Puls schnell, voll und kräftig oder fadenförmig, bei Vergiftungen nach anfänglicher Beschleunigung meist stark verlangsamt.

Akute Magenkatarrhe nach Erkältung, Gallenblasenentzündung, Darmkatarrh, Ruhr, Blinddarmentzündung, Peritonitis.

Verdauungsorgane: Würgen und Erbrechen mit Angst und Schweiß, Verlangen nach kaltem Wasser. Brennen und heftige, schneidende Schmerzen im Magen und Gedärm mit Unruhe, weiß nicht, wie er sich legen soll, und wirft sich umher. Schmerz bei Berührung des Bauches, Stühle schleimig, blutig, grün oder weiß mit viel Drang.

Harnverhaltung.

Harnorgane: Urin spärlich mit Schmerz und Zwang. Erschwerter Harnabgang mit Angst und ruhelosem Umhergehen. Reichlicher Harnabgang.

Menorrhagie, Menses oder Lochien unterdrückt. Drohender Abort durch Schreck.

Weibliche Geschlechtsorgane: Starke Regelblutung. ⊙ Regel ausgeblieben durch Schreck. Die Regel, welche durch ein kaltes Bad unterdrückt worden war, kehrt wieder (Prüfungssymptom?). ⊙ Lochien unterdrückt; drohender Abort mit Frost und Hitze, Kongestionen und Angst.

Rheuma und Neuralgien.

Haut: Trocken und heiß, Gefühl von Brennen oder Kältegefühl mit Schaudern und Frösteln. Feine stechende oder stechendbrennende Schmerzen in der Haut. Taubheitsgefühl auf der Haut, in den Fingern und Zehen (Handschuhgefühl). Der ganze Körper ist empfindlich gegen Berührung. Der geringste kalte Luftzug wird unangenehm empfunden. Gefühl von Schwellung am ganzen Körper. ⊙ Mit dem Eintritt des Schweißes erfolgt Besserung.
Haut rotfleckig. Bildung von Papeln und Pusteln, Taubheit, Erstarrungen.

Neuritiden, bes. Trigeminus.

Glieder: Ziehende und schießende, krampfartige Schmerzen mit Taubheitsgefühl in allen Gliedern, Ameisenlaufen. ⊙ Gefühl von Kälte wie Eis oder wie von heißen Drähten. Steifheit, Lähmigkeit und große Erschöpfung und Kraftlosigkeit der Muskeln. Schmerzen in den Muskeln und Gelenken, ziehend, schießend, meist von kurzer Dauer. Tetanische Krampfanfälle am ganzen Körper. Schmerzen nicht zum Aushalten.

Initiale Fieber infolge Erkältung und Entzündung. Die Wirkung bei Fieber ist gebunden an die ängstliche Erregung, die Unruhe und

Wärmeregulation, Schweiße: Frösteln, Frost und Hitze mit Durst auf kaltes Wasser, dabei Ungeduld und Angst mit körperlicher Unruhe und Umherwerfen, Schüttelfrost. Gefühl von

trockene Hitze.
Wo diese Kennzeichen nicht zutreffen, wähle man auch nicht Aconit.

Wärme und Hitze, vor allem am Kopf und in den oberen Teilen des Körpers. Inneres Hitzegefühl bei äußerer Kälte. ⊙ Eintritt des Schweißes bringt Erleichterung. Kälte des ganzen Körpers mit kalten Schweißen.

Dosierung

Im allgemeinen D 3 bis D 6 in häufigen Gaben bei Fieber, bis Schweiß eintritt. Bei Neuralgien werden auch die Tinktur in einzelnen Tropfen und niedere Verdünnungen verwandt oder *Aconitin,* das reine Alkaloid (D 4 bis D 6). Auf Aconit folgt oft *Belladonna, Bryonia, Apis,* beim Pseudokrupp *Spongia.*
Bei Folgen von Furcht und Schreck hohe Potenzen in einzelnen Gaben.

Vergleichsmittel

Fieber, klopfende Karotiden, hochrote Farbe des Gesichts und der Schleimhäute, Trockenheit im Mund und Hals ohne Durst, neuralgische Schmerzen kommen und gehen plötzlich: *Belladonna.* Wärme verschlimmert in jeder Form. Akute Schleimhautkatarrhe von hellrotem Aussehen, oft ödematös: *Apis.* Infektiöse Fieber mit hoher Temperatur und Schüttelfrost. Schüttelfrost trotz hohem Fieber: *Pyrogenium.* Kopfkongestion mit Benommenheit und starken Kopfschmerzen, Schläfrigkeit. Die Augenlider sinken herab. Spezifikum bei akuten Stirnhöhlenkatarrhen: *Gelsemium.* Puls weich und langsam; Fieber von asthenischem Charakter: *Ferrum phosphoricum.* Folgen von Schreck und Angst: *Hyoscyamus, Ignatia, Opium.*
Gefühl von Eiskälte: *Agaricus, Heloderma.*

Beispiele

Hypotonie mit Kreislaufkollaps

Ein 42jähriger Kaufmann erkrankte in Afghanistan, wo er bei einer Baufirma beschäftigt war, an plötzlich auftretenden Kollapszuständen. Er wurde einige Wochen lang in einem englischen Hospital behandelt. Nachdem er dort entlassen war, versuchte er wieder zu arbeiten, doch war ihm dies wegen der anfallartig auftretenden Schwächezustände nicht möglich. Er kehrte nun nach Deutschland zurück, wurde hier wieder genau fachärztlich untersucht und dann mit tonisierenden und sedierenden Arzneien in den Schwarzwald zur Erholung geschickt. Da man keinen Fokus finden konnte, wurde der Zustand als psychogen angesehen. Der Aufenthalt im Schwarzwald brachte ebenfalls keinen durchgreifenden Erfolg. Obwohl der Blutdruck, der anfänglich sich unter 100 mm/Hg gehalten hatte, auf RR 115/75 angestiegen war, blieben die Kollapszustände nicht aus. Als er in meine Behandlung eingetreten war, erhielt er zuerst *Lachesis* und dann *Veratrum album,* womit worübergehend eine Besserung zu verzeichnen war; doch war diese nicht von Dauer. Nun erst eröffnete er mir, daß er von einer großen Angst befallen sei, daß er in einem solchen Anfall sterben müsse, und daß er während des Kollapses von heftiger Todesangst ergriffen sei. Nun erhielt er *Aconit* D 12, morgens und abends 5 Tropfen. Damit endet die Krankengeschichte, denn der Patient wurde damit völlig hergestellt, wie ich mich in späteren Jahren überzeugen konnte. *(Verf.)*

Myocarditis rheumatica

50jähriger Patient. 1 Jahr vor der Einweisung Tonsillektomie neben gelegentlichen Gelenkbeschwerden im Bereich der linken Schulter, manchmal auch rechts. Es bestand jedoch völlige Arbeitsfähigkeit und keine wesentliche Behandlungsnotwendigkeit. 2 Tage vor der Einweisung – es war an einem Novembertag – stand der Patient in einem überfüllten Straßenbahnwagen und war während der ganzen Fahrt einem heftigen, kalten Wind ausgesetzt. In der darauffolgenden Nacht plötzlich auftretende Herzbeschwerden mit Angstzuständen, Gelenkschwellungen im Bereich der oberen mittleren Extremitätengelenke. Es handelte sich um eine Myokarditis bzw. Pancarditis rheumatica, in Verbindung mit einer akuten Polyarthritis der oberen Extremität. Im EKG zeigte sich eine absolute Arrhythmie mit Vorhofflattern und erheblicher Störung der Erregungsrückbildung. Der Blutdruck war 160/85, die BKS mit 25/53 erhöht, das Weltmannband verkürzt. Sofortige Behandlung mit *Aconit* D 4. Nach 10 Minuten subjektive Besserung, nach 1 Stunde normale Rhythmik, die sich nach einer späteren Rezidivierung gehalten hat. Der Blutdruck ist dabei auf 125/85 abgesunken. Besserung des Gesamtbefindens. Entlassung nach 5 Wochen in geheiltem Zustand.

Arrhythmie

56jähriger Patient, der mit 15 Jahren an einem Gelenkrheumatismus erkrankt war, seit dieser Zeit Herzbeschwerden hatte, die sich nie mehr völlig zurückgebildet haben. In den letzten beiden Jahren ging es ihm angeblich von seiten des Herzens gut. 2 Monate vor der Einweisung auffälliges Schlechterwerden der Sehkraft mit konvulsivem Tic, Trigeminusneuralgie linksseitig, im Anschluß an Motorradfahren aufgetreten. Am Herzen fand sich eine absolute Arrhythmie, eine Linksverbreiterung, ein RR von 180/100, die Leber war leicht gestaut. Zunächst war die Herzrhythmik kompensiert. Die Trigeminusneuralgie, die wir uns auch neurologisch bestätigen ließen, da ein angiospastischer Insult differentialdiagnostisch möglich war, wurde entsprechend der Ätiologie mit *Aconit* behandelt. Bereits nach wenigen Tagen gab der Patient neben der sichtbaren Besserung seiner Neuralgie eine auffällige subjektive Besserung seines Herzens an. Eine neuerliche EKG-Untersuchung fand unsere Vermutung bestätigt, daß sich die Arrhythmie nach offenbar jahrelangem Bestehen in einem normalen av.-Rhythmus zurückverwandelt hat.

(W. Zimmermann: Zschr. Klass. Homöop. VII [1963] : 1)

Actaea spicata

Herkunft des Mittels

Actaea spicata, das Christophskraut (Fam. nat. Ranunculaceae). Die Wirkstoffe sind nicht genügend untersucht. Als sicher nachgewiesen gilt die trans-Aconitsäure.

Die Prüfungsbeobachtungen, von PETROZ mitgeteilt und durch wenige Angaben, darunter von LINAEUS ergänzt, sind wegen der geringen Zahl der Prüfer unzureichend, um ein Arzneibild aufzustellen.

Anwendung

Als einzige klinische Indikation findet sich im homöopathischen Schrifttum: Gelenkschwellungen, bereits nach leichter Anstrengung. Schmerzen von lähmiger Schwäche in den Händen. Finger starr und farblos. Schmerzen auch in den übrigen Gelenken. Die Art der Schmerzen ist vor allem reißend.

Empfohlen wurde das Mittel ausschließlich bei deformierenden Gicht- bzw. Rheumaschmerzen der kleinen Gelenke (Hand- und Fingergelenke). Verschlimmerung schon bei geringer Beanspruchung. Es werden niedere Potenzen genannt.

Literatur der AMP ist bei ALLEN, Encyclopedia enthalten.

Dosierung

Empfohlen wird die Tinktur und niedere Potenzen.

Adonis vernalis

Herkunft des Mittels

Das Adonisröschen, **Adonis vernalis** (Fam. nat. Ranunculaceae) wächst in den Donauländern, der Ukraine und am Schwarzen Meer. Zum arzneilichen Gebrauch wird die blühende Pflanze verwendet.

Pharmakologie und klinische Anwendung

Adonis enthält digitalisähnliche Glykoside, die im Gegensatz zu *Digitalis* wenig kumulieren. Die Adonisglykoside rufen eine periphere Gefäßverengung und in toxischen Dosen auch eine Blutdruckerhöhung hervor. **Kreislaufdekompensation mit Arrhythmie** kann dadurch beseitigt werden. Sie besitzen eine kräftige diuretische Wirkung, die durch eine Einwirkung sowohl auf das Herz als auch das Nierenparenchym zustande kommt. Die Herzaktion wird bei Tachykardie deutlich verlangsamt, weshalb Adonis bei **Hyperthyreose** und **nervösen Herzstörungen** Verwendung findet. Das *Adonidin* stellt ein Gemisch der herzwirksamen Glykoside dar.
Auch bei fieberhaften Krankheiten mit Herzbeschleunigung macht man von Adonis mit Erfolg Gebrauch. In der Stiegeleschen Klinik wurde sie zum Beispiel bei **Pneumonie** gegeben, wenn eine Kreislaufunterstützung bei vorhandener Tachykardie notwendig erschien oder nach Grippe oder Pneumonie, wenn eine toxische Schädigung des Herzens mit Tachykardie zurückblieb. Diese Verwendung zeigt an, daß für den Gebrauch der Adonis nicht wie bei *Digitalis* eine Herzerweiterung die Voraussetzung ist. Neben der Beziehung zu Herz und Kreislauf kennt man von Adonis eine sedative Wirkung, die sich nicht nur in einer Verlangsamung der Herztätigkeit und in der bei Herzleiden auftretenden Angst und Unruhe zu erkennen gibt, sondern gelegentlich auch zur Behandlung der Epilepsie und der Chorea minor sowie des Keuchhustens geführt hat.
Bei Vergiftungen, mitunter auch schon bei arzneilichen Dosen, treten Reizerscheinungen an Magen und Darm, wie Erbrechen, Darmkatarrh und nervöse Erregung, auf.
Der Glykosidgehalt der Droge scheint stärkeren Schwankungen unterworfen zu sein, deshalb werden auch standardisierte Präparate hergestellt.
Obwohl unter Leitung von GISEVIUS eine AMP durchgeführt wurde, fand Adonis bisher nur noch in den obengenannten klinischen Indikationen Verwendung. Die AMP findet sich bei MOHR (Zschr. Berl. Ver. homöop. Ärzte 8, 81).

Dosierung

Meist werden bei leichterer Dekompensation und bei nervösen Herzstörungen 3mal täglich 5 bis 10 Tropfen der Tinktur gegeben. Bei stärkerer Dekompensation, Ödem und Aszitis können diese Dosen überschritten werden (3mal 20 Tropfen).

Aesculus Hippocastanum

Herkunft des Mittels

Die **Roßkastanie,** Familie der Hippocastanaceae, wurde bei uns aus der Balkanhalbinsel und aus Asien eingeführt. Verwendet werden in der Homöopathie die frischen, geschälten Früchte. Aesculus ist eine altbekannte Saponinpflanze.

Wirkung

Die Hauptwirkstoffe sind ein Gemisch von Saponinen, von denen das bedeutendste das Aescin ist, ferner Flavone wie Quercetin. Obwohl beide Gruppen keine chemische Verwandtschaft besitzen, haben sie pharmakologisch enge Beziehungen: sie erhöhen die Kapillarresistenz gegen Fragilität und Permeabilität. Es kommt ihnen auch gemeinsam ein Effekt auf die Gefäß-Gewebsschranke im Sinne einer ödemhemmenden Wirkung sowie einer Steigerung der Kapillarresistenz, beide Eigenschaften auch als Vitamin-P-Effekt bekannt, zu.
Die ödemvermindernde Wirkung des *Aescins* ist außerordentlich stark und übertrifft diejenige des *Rutins* um das 600fache. Die hämolytische Wirkung des *Aescins* ist so gering, daß sie bei den in der Therapie in Frage kommenden Dosen nicht zur Geltung kommen kann.
Die heute in der Schulmedizin für die Aesculus-Therapie in Frage kommenden Indikationen sind in Erweiterung der in der Homöopathie schon längst bekannten Anzeigen folgende: Varizen, Hämorrhoiden, Ulcera cruris, präoperative und geburtshilfliche Thromboseprophylaxe, Thrombose, Thrombophlebitis, Brachialgia paraesthetica nocturna, Stumpfbeschwerden, Koronarinsuffizienz, Migräne, Dysmenorrhö, Frühbehandlung der Apoplexie, Zerebralsklerose, traumatische Hirnschäden, rheumatischer Formenkreis, sämtliche Prozesse, die auf Ödembildung und mangelhafte Kapillarresistenz zurückgehen.
In der Homöopathie, aus der das Mittel in die Gesamtmedizin übernommen wurde, ist die Verwendung gegen Hämorrhoiden und Krampfadern seit der AMP durch BUCHMAN im Jahre 1861 geläufig. Außerdem wurde es gegen Rachenkatarrhe mit Brennen und dunkelrotem Aussehen verwendet. Die venöse Stauung im Becken begünstigt die Entstehung von Schmerzen „rheumatischer" Natur im Kreuz und in der Lendengegend. Die venöse Stase läßt sich durch das ganze Prüfungsbild verfolgen.

Literatur

BUCHMAN: Homöop. Vjschr. 10: 1–7 (7 Prüfer)
HALE: New Remedies, 2. Ed.
ALLEN: Encyclopedia, Bd. I
HUGHES: Cyclopaedia, Bd. I
HAHNEMANN/HAEHL: Allg. homöop. Ztg. 1922: 24, 26
AEBLY: Allg. homöop. Ztg. 175 (1927): 89
LEESER: B II Pflanzliche Arzneistoffe Seite 206. Heidelberg 1971. Karl F. Haug Verlag.

Arzneimittelbild

Leitsymptome: *Trockene Katarrhe, besonders im Nasenrachenraum von dunkelrotem Aussehen und brennendem Gefühl, ⊙ nicht selten mit Venenzeichnung. Venöse Stauung im kleinen Becken mit Hämorrhoiden. Rheumatismus mit bevorzugtem Sitz in der Gegend des Kreuzbeins und der Lenden.*

Rhinopharyngitis.
Rachenkatarrh chron. Art mit Venektasien in der Schleimhaut.
Chron. follikuläre Pharyngitis.

Obere Luftwege: Fließschnupfen mit scharfer, wäßriger Absonderung. Trockenheit und Gefühl von Schwellung in der hinteren Nase. Trockenheitsgefühl und Gefühl von Brennen im Rachen mit Zusammenschnüren und Drang zum Schlucken. – Trockenheit, Kitzeln und Brennen in Kehlkopf und Luftröhre mit trockenem Husten.

Hämmorhoiden.
Fluor albus auf der Grundlage venöser Stauung.

Verdauungsorgane: Weißer oder gelblicher Belag auf der Zunge. Süßlicher Geschmack im Mund. Reichlicher Speichelfluß. Heftiges Würgen und Erbrechen zäher, schleimiger Massen. Völle, Druck und brennender Schmerz im Magen. Dumpfe Schmerzen in der rechten Unterrippengegend, Schmerzen in der Leber nach der rechten Schulter ziehend. Kolikschmerzen im Bauch und schneidende Mastdarmschmerzen, Kollern und Auftreibung des Leibes. Durchfall oder Verstopfung mit Stuhldrang und schwierigen Abgang harten Stuhls. Stuhl tonartig.
Gefühl wie von kleinen Fremdkörpern im Mastdarm, brennende und schneidende Schmerzen im After. Schleimabgang aus dem After. Hämorrhoidenknoten, brennend, dunkelrot, treten hervor. Gefühl, als sei der After prolabiert.

Brachialgia paraesthetica nocturna.
Varizen, Ulcus cruris, Koxalgie.

Muskulatur und Glieder: Ständige Rückenschmerzen in der Gegend des Kreuzbeins, der Lenden und der Hüften, durch Gehen und Bücken verschlimmert. Rheumatische und neuralgische Schmerzen in allen Gliedern. – Die Füße schwellen beim Gehen an. ⊙ Venenstauung der Beine mit schmerzhaften Krampfadern und Thrombose der Krampfadern.

Dosierung

Im Gebrauch sind meist D 1 bis D 3, etwa 2- bis 3mal täglich.

Vergleichsmittel

Krampfadern: *Hamamelis, Pulsatilla, Aristolochia, Acidum* und *Calcium fluoricum, Sepia.*
Chronische Thrombophlebitis: *Sulfur, Magnesiumsalze,* besonders *Magnesium fluoricum, Pulsatilla, Aristolochia, Acidum fluoricum, Lachesis, Vipera berus.*
Hämorrhoiden: *Aloe, Collinsonia, Nux vomica, Sulfur, Lycopodium.*

Aethusa cynapium

Herkunft des Mittels

Die **Hundspetersilie** oder Gartenschierling (Fam. nat. Umbeliferae) ähnelt in ihrem Aussehen stark der Petersilie; durch die Verwechslung mit dieser kommen nicht selten Vergiftungen zustande. Sie wächst in Europa und in Sibirien. Verwendet wird die frische, blühende Pflanze.

Pharmakologie

Die Giftwirkung beruht vermutlich auf dem Alkaloid *Coniin* oder einem coniinähnlichen Stoff, ferner wurde ein ätherisches Öl, neuerdings zahlreiche Polyine und Vitamin C festgestellt.

Literatur

ALLEN: Encyclopedia, Bd. I u. X
HUGHES: Cyclopaedia, Bd. I
ATTOMYR: Neues Archiv 1844, Bd. I
BRUGMANS: Allg. homöop. Ztg. 72: 56
HARTLAUB und TRINKS: Annalen, Bd. 4, S. 113
NENNING: Prakt. Mitt. Ges. korr. homöop. Ärzte 1828: 13

Arzneimittelbild

Leitsymptome: *Unfähigkeit, sich zu konzentrieren: Milch wird erbrochen bald nach dem Trinken, nach dem Erbrechen sofort wieder Hunger.*
Neigung zu Krämpfen.
Heftigkeit der Erscheinungen: des Erbrechens, der Krämpfe, der Schmerzen, des Deliriums. Ausgeprägter Schwächezustand.
Viel Kältegefühle. Die meisten Beschwerden bessern sich im Freien.

Konzentrationsmangel
Lernschwierigkeiten
der Schüler

Geist und Gemüt: Unfähigkeit, zu denken und sich zu konzentrieren. Verlust des Verstandes; wie wenn eine Schranke zwischen den Sinnen und den äußeren Dingen wäre. Große Angst und Ruhelosigkeit, Reizbarkeit, Delirium, sieht Katzen und Hunde; versucht, sich aus dem Fenster zu stürzen. Epileptische Anfälle.

Kopf: Hitze steigt zum Kopf. Kopf verwirrt, Schwindel mit Schläfrigkeit. Kann den Kopf nicht heben oder aufsitzen vor Schwäche. Kopfschmerzen, besonders beim Erwachen, gebessert durch Abgang von Blähungen.

Augen: Pupillen erweitert, Augen entzündet und gerötet.

Gesicht: Gesichtszüge haben den Ausdruck von Angst. Gesicht blaß oder rotfleckig oder gerötet.

Atmmungsorgane: Atmung sehr schwer und kurz, infolge Spannungsgefühl in der Brust. Husten, einen betäubenden Schmerz im Kopf hervorrufend, krampfartig, trocken.

Herz: Puls voll und rasch; oder klein und rasch; unregelmäßig.

Milcherbrechen der Kinder, **Pylorospasmus.** Brechdurchfall.

Verdauungsorgane: Milch wird nicht vertragen, sie wird bei Kindern erbrochen, fast sobald sie geschluckt ist. Sie ist geronnen und wird plötzlich und heftig erbrochen; dann Schläfrigkeit vor Schwäche. Tiefe Mund-Nasen-Falten und ein Ausdruck von Angst im Gesicht.
⊙ Nach dem Erbrechen sofort wieder Hunger, nach erneutem Milchgenuß wiederholt sich das Erbrechen. Entleerung von Schleim aus Mund, After, blutfarbig, mit heftigen Schmerzen.
Heftige Magenkrämpfe. Kältegefühl des Bauches, subjektiv und objektiv. Leib aufgetrieben, gespannt. Durchfälle mit Tenesmus. Verstopfung.

Wärmeregulation: Viel Kältegefühle am ganzen Körper; Kälte mit rotem Gesicht. Aber auch Hitze und Schweißausbrüche. Kann beim Schweiß nicht unbedeckt liegen.

Dosierung

D 4 bis D 12, etwa 3mal täglich, bei hochakutem Brechdurchfall auch noch öfter. Hochpotenzen, besonders bei Störungen im geistigen Bereich.

Vergleichsmittel

Pylorospasmus: *Nux vomica.*
Hunger gleich nach dem Erbrechen, jedoch ohne erneutes Erbrechen: *Mandragora, Tabacum, Petroleum.*
Milcherbrechen der Säuglinge (Pylorospasmus): *Nux vomica.*
Pädatrophie mit Durchfall und Milcherbrechen: *Calcium carbonicum Hahnemanni, Magnesium carbonicum.*
Akute Brechdurchfälle: *Ipecacuanha, Dulcamara, Veratrum album, Cuprum.*

Agaricus muscarius

Herkunft des Mittels

Agaricus muscarius oder **Amanita muscaria,** der Fliegenpilz (Fam. nat. Agaricaceae). Die Essenz wird aus dem frischen oberirdischen Fruchtkörper hergestellt.

Toxikologie

Einer der Wirkstoffe ist das *Muscarin,* ein ausgesprochenes Parasympathikomimetikum. Es erregt sowohl die sekretorischen als auch die motorischen Endfasern der cholinergischen vegetativen Nerven, also die Endigungen des Parasympathikus und die (anatomisch) sympathischen Schweißdrüsennerven. Klassische Wirkungen des *Muscarins* sind Steigerung der Sekretion aller echten Drüsen, Verstärkung der Gallen- und Pankreassekretion, spastische Kontraktion des Ösophagus, der Bronchien und Bronchiolen bis zum Bronchialmuskelkrampf, des Magens und Darmes mit gesteigerter Peristaltik und mit heftigen Koliken und Tenesmen, Bradykardie bis zum Herzstillstand in Diastole, Erweiterung der Blutgefäße in der Peripherie, dadurch Blutdrucksenkung, der Blutdrucksteigerung folgt, schließlich Kreislaufkollaps.
Die Blutgehirnschranke wird jedoch durch *Muscarin* nicht passiert; es ist daher nicht verantwortlich für die zentralnervösen Symptome. Wesentlich wirksamere Stoffe sind *Ibotensäure* (betäubt Fliegen und ist narkoseverstärkend ähnlich wie Atropin), *Muscimol* (wohl Artefakt, wirkt stark psychomimetisch); *Muscazon, Bufotenin, Muscaridin* (nach Kögl), *Cholin* und weitere unerforschte Wirkstoffe (Kapillargifte).
Bei **Vergiftungen** mit dem Fliegenpilz treten nach $^1/_2$ bis 2 Stunden Rauschzustände, wie nach übermäßigem Alkoholgenuß, mit heiterer, manischer Erregung oder auch seltener melancholischer Natur, Gliederkrämpfe, Speichelfluß, Brustbeklemmung und Atemnot, Krämpfe in der Schlundmuskulatur, Durst, Erbrechen und Koliken, stärkste Durchfälle und Pupillenverengung, zum Teil auch Pupillenerweiterung auf. Auf dieses Erregungs- und Krampfstadium folgt ein narkoseähnliches Lähmungsstadium, in dem bei tiefem Koma ein Kreislaufkollaps (Blutdrucksenkung, sehr frequen-

ter, unregelmäßiger Puls, kühle, blasse Haut) und der Tod eintreten kann. Der Tod kann in den ersten 24 Stunden eintreten, meist tritt jedoch schon am 2. Tag eine rasche Wiederherstellung ein. Der Giftgehalt des Fliegenpilzes scheint sehr wechselnd zu sein, wodurch es zu erklären ist, daß der Fliegenpilz in manchen Gegenden als eßbar gilt. Das Abziehen der Oberhaut, welches dabei gepflegt wird, kann für die Ungiftigkeit keine Erklärung geben, da das Gift nicht nur in dieser sitzt. Manche Völker Sibiriens verwenden den Fliegenpilz zur Berauschung. Beim feintoxikologischen Versuch der Arzneimittelprüfung und bei den Vergiftungen wird eine steigende Lustigkeit mit ungewöhnlichen Körperkräften und geistigen Kräften beobachtet mit Schwindel und Sehnenhüpfen (Zucken der Muskeln). Die Motorik der willkürlichen Muskulatur und die zeitliche Aneinanderreihung der Bewegungsimpulse koordinierter Bewegungen werden in deutlicher Weise gestört in der Art, wie wir es bei der Chorea minor beobachten, für die Agaricus ein Hauptmittel ist. Schielen der Augen, Nystagmus, Schreibkrampf und ähnliche Bewegungsstörungen stellen ein Indikationsgebiet des Fliegenpilzes dar. Zuckungen und Sehnenhüpfen zeigen sich im Gesicht und an anderen Teilen; daher die bewährte Verwendung bei Tic.

Ganz allgemein kann man von einer Verwirrung der nervösen Impulse sprechen, wie man sie zum Beispiel auch bei den Schweißen mit Kältegefühl und dem Kältegefühl trotz feststellbarer Wärme der Haut beobachtet. **Diskoordination und Krämpfe** mit folgender lähmiger Abspannung sind die Charakteristika des Fliegenpilzes sowohl bei der willkürlichen als auch bei der unwillkürlichen Muskulatur. Die Besserung des Allgemeinzustandes nach Abgang von Stuhl und von Blähungen weist auf Spasmen in diesen Organen hin. Nach eigener Beobachtung hat man ein Recht, auch eine Besserung durch Entleerung der vollen Harnblase anzunehmen.

Ich behandelte eine Frau mit chronischer Bronchitis erfolgreich mit Agaricus D 10. Sie litt viel unter Kältegefühlen, sie wurde selbst im Bett bei wärmster Bedeckung und nachdem sie zuerst warm gewesen war, wieder kalt. Die Haut fühlte sich – besonders im Rücken – objektiv kalt an. Bei Nacht bekam sie heftige, krampfartige Hustenanfälle bis zu völliger Erschöpfung, die nicht nachließen, bis sie die gespannte Blase entleerte. Eine Reihe anderer Mittel hatte vorher versagt.

Von großem Wert ist der Einfluß des Fliegenpilzes bei Blasen- und Mastdarmlähmung im Verlauf organischer Nervenkrankheiten wie bei Tabes und multipler Sklerose; bei letzterer hat es sich besonders oft bewährt. Auch gegen Muskelspasmen kann es hier (in niederer Verdünnung) versucht werden. Man gewinnt den Eindruck, daß die Remissionen beim Gebrauch des Fliegenpilzes häufiger sind als ohne diesen. Das nächtliche Bettnässen kann auf dem Nervenweg durch Agaricus erfaßt werden, wenn es sich um unruhige Kinder mit hastigem Wesen handelt und wenn die Blase durch Kälte und Aufregung beeinflußbar ist.

Funktionelle Herzstörungen fallen unter den Wirkungsbereich von Agaricus, wenn wir eine Verschlimmerung morgens und Besserung durch Bewegung beobachten. Diese können thyreotoxisch bedingt sein. Spannungsgefühle in der Schilddrüse weisen darauf hin, daß dieses Organ in das Wirkungsfeld einbezogen ist. Jedoch auch

Störungen des Herzens im Sinne des gastrokardialen Symptomenkomplexes mit Besserung durch Aufstoßen, Abgang von Winden und von Stuhl lassen sich damit erfolgreich behandeln. Der vagotone Charakter des Mittels mit entsprechenden Symptomen im Brust- und im Bauchraum tritt in dieser Weise in Erscheinung.

Das Kältegefühl in der Haut bei warm sich anfühlender Haut, wie es bei Agaricus beobachtet wurde, muß wohl auf einer Störung der Thermorezeptoren beruhen, doch ist von gleich großer Wichtigkeit eine objektive Kälte der Haut und ein Frieren bei geringster Kälteeinwirkung. Auch diese Kälteempfindung ist durch eine nervöse Beeinflussung des Kapillarsystems mitbestimmt, welche eine schlechte Blutbewegung in den Kapillaren und eine weitgehende Störung der Anpassungsfähigkeit der Kapillaren an die Beanspruchung durch äußere Temperatureinflüsse bedingt. Es entstehen Bilder, wie sie bei frischen oder veralteten Frostschäden bekannt sind. Aber auch der lähmige Einfluß von schwülem Wetter, bei herannahendem Gewitter oder durch Besonnung macht sich in einer Steigerung der Kapillarstörung bemerkbar. Dazu gehören neben dem Kältegefühl Parästhesien infolge der schlechten Durchblutung, wie Ameisenlaufen, Kribbeln, stechende Empfindungen. Besonders typisch ist das Gefühl wie Eisnadeln unter der Haut, das einer Gefühlstäuschung entspricht. In diesem Syndrom zeigt sich am meisten die Verwandtschaft mit dem ebenfalls den Pilzen zugehörigen *Secale cornutum,* bei dem das Gefühl von Ameisenlaufen und die Empfindung von Kälte und Unverträglichkeit von warmer Bedeckung trotz dieser Kälte gefunden werden.

Der Agaricus-Patient ist widerstandslos gegen äußere Kälte; er wird nie warm, leidet an kalten Händen und Füßen. Seine Katarrhe sind sehr empfindlich gegen Kälte (Bronchitis, Darmkatarrh, Enuresis, Dysurie). Daher ist Agaricus unter die Mittel der hydrogenoiden Konstitution einzureihen. Brennen und Jucken der Haut, Stechen wie von Nadeln, Ameisenlaufen und Kribbeln usw.

Kälteschäden, auch Brandwunden, bilden eine wertvolle, oft bewährte Indikation für Agaricus, auch solche chronischer Art. Heiße rote Hände zeigen die Störung der Kapillaren an. Beck (Villingen) berichtet über einen Erfolg bei einer großen und schmerzhaften Brandwunde.

Nicht ohne Bedeutung für das Zustandekommen der Gefäßstörungen dürfte der Gehalt des Fliegenpilzes an *Cholin* sein. Der Vollständigkeit halber sei noch erwähnt, daß dem Fliegenpilz die Besserung eines inoperablen Uteruskrebses zugeschrieben wurde, wofür auch das *Cholin* als wirksamer Bestandteil angesprochen wurde (Opitz). Im Rheinland gelten Fliegenpilze, als Gericht genossen, als Heilmittel gegen Krebs.

Als Volksmittel wird Agaricus in Sibirien gegen ruhr- und choleraartige Durchfälle verwendet. Tatsächlich besitzt Agaricus hier eine gewisse Bedeutung bei gastrischen Erkrankungen, wobei das Symptom: Besserung des Allgemeinbefindens durch Abgang von Stuhl und Blähungen von Wert sein dürfte. J. Bergmann berichtet einen Fall von Ruhr, den er mit Agaricus geheilt hat. Auch „nervöse“ Durchfälle fallen unter die Heilkraft von Agaricus.

Bei autoptischen Befunden wurde starke Hyperämie der Magen- und Darmschleimhaut und brandige Zerstörung derselben gefunden. Die Leber war stark geschwollen (bei Pilzvergiftungen wird manchmal Ikterus gefunden, der sich von dem einer Hepatitis nicht unterscheidet). (Letztere Angabe ist bezüglich Agaricus muscarius noch nachzuprüfen.)

Arzneimittelprüfungen und klinische Bestätigung

Was schon aus den Vergiftungen und den toxikologischen Feststellungen hervorgeht, hat sich in den Arzneimittelprüfungen bestätigt; die Wirkung von Agaricus ist ganz vornehmlich auf das Nervensystem gerichtet. Hier ist es ebensosehr das Zentralnervensystem wie das vegetative. Bei letzterem tritt besonders die Parasympathikotonie in den Vordergrund. Die Beziehung zu dem Kapillarsystem, welche schon durch diese Parasympathikotonie gegeben ist, wird noch besonders betont durch eine kapillare Komponente („Kapillargift"). Diese verschiedenen Systembeziehungen laufen natürlich nicht nebeneinander, sondern stellen in inniger Verflechtung eine biologische Einheit dar. Es entstehen Kapillarschädigungen, wie sie als Folge von Frosteinwirkung entstehen (blaurote Hände und Füße, rotes Gesicht), und eine allgemeine Kälteempfindlichkeit.

Am **Zentralnervensystem** beobachtet man Schwindel mit Benommenheit des Kopfes, ähnlich dem Alkoholrausch. Die Betroffenen lachen, singen, tanzen, rennen ausgelassen umher, schwatzen in einem fort, reden unvernünftig und unzusammenhängend. Es bildet sich ein rauschartiger, manisch-ekstatischer Zustand aus. Es können gewaltsame Impulse mit dem Drang, sich oder anderen Gewalt anzutun, beobachtet werden. Es werden Verzückungen beobachtet, in denen gedichtet und prophezeit wird. Die Körperkräfte sind enorm gesteigert, es können ungewöhnliche Lasten getragen werden. Gegenstände erscheinen viel zu groß. Bei den Sibiriaken wurde beobachtet, daß sie über kleine Gegenstände mit hohen Schritten steigen, als wären es Baumstämme. Eine kleine Vertiefung erscheint wie ein schrecklicher Abgrund, ein Teelöffel Wasser wie ein riesiger See. – In der Gegenphase werden Ängstlichkeit, schweigsame Verstimmung, Stumpfheit und Betäubung beobachtet. Sonneneinwirkung ruft Kopfweh hervor. Diese an Alkoholeinwirkung erinnernden Zustände werden durch Alkoholgenuß verschlimmert, zum Teil gebessert.

Eine Empfehlung von Agaricus bei **koronarer Durchblutungsstörung** geht auf MÖSSINGER* zurück. Er hat den Fliegenpilz bei vagotropem Zustandsbild (Bradykardie und eher niederem Blutdruck), und wenn die Herzbeschwerden in Ruhe (Sitzen und Liegen) auftreten und sich bei Bewegung und mäßiger körperlicher Anstrengung deutlich bessern, mit Erfolg verwendet (D 3 bis D 4). Auch eine Besserung nach Entleerung des Darmes und der Blase könnte einen Hinweis abgeben. Die subjektiven Beschwerden der Patienten bestehen nach MÖSSINGER in einem Druckgefühl, Stechen oder in einer als unbestimmter Schmerz in der Herzgegend beschriebenen Empfin-

* MÖSSINGER: Das persönliche Rezept, S. 207. Ulm 1962. Karl F. Haug Verlag (vergriffen).

dung. Diese Sensationen können zum Hals oder linken Schulterblatt ausstrahlen. Die für schwere anginöse Beschwerden typischen Krampfzustände wurden nie vorgebracht.

Grundzüge

Agaricus-Menschen sind von überlebendiger, hastiger Beweglichkeit, die sich im Extrem bis zu veitstanzähnlichen Bewegungen steigert. Ihre Bewegungen haben den Charakter des Unbeherrschten und Ruhelosen und unterliegen in ungenügender Weise dem Willen. Die Menschen geraten leicht in Ekstase, ihre Kraftäußerungen sind übernormal. Da aber wenig vitale Kraft dahinter steht, erfolgt leicht ein Umschlag in Kraftlosigkeit und Apathie. Geistig sind sie sehr beweglich, springen von einem Gegenstand zum andern, sind heiterer, ausgelassener Stimmung, doch ohne Ausdauer, ein Umschlag in Depression und Melancholie läßt nicht lange auf sich warten.
Durch Kongestion zum Kopf haben die Patienten nicht selten ein gerötetes Gesicht und täuschen ein gesundes Aussehen vor.
Ein spastischer Zustand zeigt sich im Gedärm, durch Abgang von Stuhl und Blähungen tritt eine Lockerung des gesamten gespannten Zustandes der Nerven ein. Krampfartig sind die Hustenanfälle, das häufige Niesen, die Anfälle von Gähnen. Die Vorgänge des Geschlechtslebens, wie die Regelblutung oder der Geschlechtsverkehr, stellen eine unerträgliche Belastung dar. Der Tic findet im Fliegenpilz oft einen therapeutischen Gegenspieler. Kinder sind durch ihre große Unruhe und ihr im wahrsten Sinne „zappeliges" Wesen eine große Geduldsprobe für die Eltern. Beim Spiel sind sie wild und ausgelassen und unglaublich beweglich. In der Schule versagen sie durch flatterhaftes Wesen trotz vorhandener Begabung. Sie haben kein Sitzfleisch infolge körperlicher und geistiger Unruhe. Sie springen von einem Gegenstand zum andern und lassen jede Sammlung vermissen. Mit den Händen sind sie infolge ihrer Fahrigkeit ungeschickt und lassen Gegenstände fallen, so daß es nie an Scherben fehlt. Im Bett wippen sie rhythmisch mit dem Gesäß oder rollen mit dem Kopf. Beim Veitstanz war es mir immer das zuverlässigste Mittel. Agaricus-Kinder leiden nicht selten an Bettnässen, besonders nach lebhaftem Spiel oder Aufregung, auch durch Kälteeinwirkung. Agaricus wird jedoch auch bei geistig zurückgebliebenen Kindern, wenn die genannten motorischen Störungen vorhanden sind, empfohlen.
Agaricus gehört in die Reihe der Mittel für die hydrogenoide Konstitution. Kälte wird nicht ertragen, das Kapillarsystem ist den Anforderungen der Kälte nicht gewachsen, es entstehen Frostschäden aller Art. Das Gefühl „wie von Eisnadeln unter der Haut" kann jedoch auch bei warmer Haut auftreten.

Literatur

SCHRÖDER u. v. STAPF: Prakt. Mitteilungen der Gesellschaft Korresp. hom. Ärzte, Leipzig 1826, S. 41
HAHNEMANN, GROSS, LANGHAMMER: Stapf' Arch. IX, 173/1830
HAHNEMANN: Chronische Krankheiten, 2. Teil, 2. Aufl. 1825, S. 1
HARTLAUB u. TRINKS: Reine AML, Bd. III 167, 1831
ALLEN: Encyclopedia, Bd. I

Arzneimittelbild

Leitsymptome: *Rauschartig angeheiterter Zustand mit ekstatischen Bewegungen und gesteigerter Muskelkraft.*
Veitstanzartige, diskoordinierte Gliederbewegungen, die durch Willensanstrengung nicht unterdrückt werden können. Spasmen der willkürlichen und unwillkürlichen Muskeln, später lähmungsartige Schwäche und Kraftlosigkeit. Zuckungen und Rucken der Muskeln im Gesicht, Hals und in den Gliedern. Grimassieren des Gesichts.
Lacht, singt und tanzt, rennt im Spiel wild umher, ohne Zeichen von Ermüdung. Durch keine Willensanstrengung zu beherrschender Bewegungsdrang und Ruhelosigkeit.
Gewaltsame Impulse, will sich selbst oder andern Gewalt antun, oder heitere, ausgelassene Stimmung, springt von einem Gegenstand zum andern mit großer Geschwätzigkeit; auch apathisch und schweigsam, man kann kaum einige Worte aus ihm herausbringen.
Nervöse oder anginöse Herzsensationen, besser durch Bewegung oder Aufstoßen und Blähungsabgang.
Gefühl von Kälte unter der Haut „wie von Eisnadeln" bei objektiv warmer Haut, Brennen, Jucken, Ameisenlaufen (Parästhesien).
Brennen, Jucken und Röte der Haut, besonders an allen Akren „wie erfroren". Große Empfindlichkeit am ganzen Körper gegen Kälte.
Geistige Anstrengung und seelische Aufregung verschlimmern.
Vorgänge des Geschlechtslebens wie die Menses oder Geschlechtsverkehr bringen Verschlimmerung.
Abgang von Stuhl oder von Blähungen erleichtern den Gesamtzustand durch Entspannung. ⊙ *Entleerung der Blase scheint ebenso zu wirken.*
Verschlimmerung durch Alkoholgenuß, durch Tabak.
Verschlimmerung nach dem Essen.
Wie bei andern vagotonischen Mitteln sind alle Beschwerden morgens und nachts gegen Morgen schlimmer.
Verschlimmerung bei leichter Berührung und Besserung durch Druck.
Verschlimmerung durch Kälte, aber auch durch Sonne. Verschlimmerung bei schwülem Wetter und vor einem Gewitter.
Besserung durch Bewegung und im Freien, im Schlaf (Zuckungen).

Allgemeines: Unnatürliche Steigerung der Muskelkraft, als Folge ebensolche Kraftlosigkeit. Ruhelosigkeit mit fahrigen Bewegungen, Zittern und Krämpfen. Viel krampfhaftes Gähnen.

Geist und Gemüt: Heitere, rauschartige Stimmung, fühlt sich unnatürlich munter und gehoben, mit Steigerung des Selbstbewußtseins. Nervöse Überleben-

Verspätetes Gehen- und Sprechenlernen der Kinder.
Geistig zurückgebliebene Kinder, sowohl überlebendig als stumpfsinnige.

digkeit der Kinder mit psychischer und motorischer Unruhe, lacht, singt, tanzt und rennt ausgelassen umher. ⊙ Verlangsamte und späte Entwicklung der Kinder (spätes Sprechen- und Gehenlernen, ungeschickte Bewegungen).

Nervös zerrüttete Menschen jeden Alters.
Parkinsonsyndrom, Paralysis agitans.
Delirium tremens.

Halluzinationen und Delirium, ist dabei wütend, rasend und gewalttätig. Die körperlichen und geistigen Kräfte sind gesteigert. Spricht unzusammenhängend, springt von einem Gegenstand zum andern, mit großer Schwatzhaftigkeit. Exaltierte Phantasien: ein kleines Loch erscheint wie ein schrecklicher Abgrund, ein Löffel Wasser wie ein See. Abneigung zu sprechen, man kann kaum einige Worte aus ihm herausbringen. Apathie, Benommenheit des Kopfes, Betäubung und Ängstlichkeit.

Gedächtnis schwach; er ist in Verlegenheit, die Worte zu finden, die er verwenden will; der Gedankengang verwirrt sich leicht.

Geistige Verwirrung. Stumpfsinn. Gleichgültigkeit mit Abscheu vor allen Arbeiten, besonders geistigen, sehr ärgerlich, verdrießlich und reizbar.

Schlaf: Schlecht und unerquicklich; trotz vorhandenem Schlafbedürfnis kann er keinen Schlaf finden. Ungewöhnliche Schläfrigkeit. Schlaf oft unterbrochen. Häufiges Gähnen, 2- oder 3mal in der Minute.

Kopfschmerzen,
besser durch Stuhl- oder Blähungsabgang durch Harnlassen.
Sonnenstich, Tic convulsiv.

Kopfrollen der Kinder,
Jactatio capitis.
Enzephalitische Zustände und deren Folgen.

Kopf: Schwindel, taumelt beim Gehen wie beim Alkoholrausch. Kopfschmerzen drückend und dumpf oder ziehend und reißend; besonders im Vorderhaupt. Kopfschmerz mit einem Gefühl wie Eis unter der Haut. Kopfschmerzen durch Sonnenhitze. ⊙ Kopfschmerzen, besser durch Harnlassen. Kopf fortwährend in Bewegung, ständig hin- und herschwingend. Schütteln des Kopfes so sehr, daß er sich auf die Zunge beißt. Krämpfe in der Kopf- und Nakkenmuskulatur.

Zucken der Gesichtsmuskeln, Röte des Gesichts und der Nase, mit Hitzegefühl und Pulsieren im Kopf.

Tic convulsiv,
Nystagmus bei MS,
Silbenstottern bei
Paralysis agitans.

Augen: Brennen der Augen. Jucken, zum Reiben nötigend. Pupillen erweitert oder verengt; Lidkrampf, Zucken der Augenlider. Die Augen pendeln hin und her. Störungen der Farbwahrnehmungen und der Größenwahrnehmungen. Große Kurzsichtigkeit. Trübsichtigkeit wie durch Nebel.

Ohrmuscheln: Rot, brennend und juckend, wie wenn sie erfroren wären.

Lungentuberkulose im beginnenden und im späteren Stadium, Bronchitis.
Fließschnupfen mit abwechselnd re. und li. verstopfter Nase.

Atmungsorgane: Wäßriger Schnupfen, Nasenbluten. Nasenspitze blau. Heftiger, krampfhafter Reizhusten, der mit folgendem Niesen endigt; oder Husten und Niesen zugleich. Engegefühl und Zusammenschnüren der Brust, muß tief Atem holen.
Spannungsgefühl in der Schilddrüse, Gefühl als sei das Halstuch zu eng.
Anfälle von krampfhaftem Husten, der den ganzen Körper erschüttert, wie wenn er ersticken wollte. Muß aufsitzen, um Luft zu bekommen. Krampfhafte Hustenanfälle, die mit Niesen endigen. Der Husten ist meist trocken, tritt besonders nachts und morgens auf. ⊙ Husten hört nicht auf, bis die volle Blase entleert wird. In andern Fällen reichlicher Auswurf von dünnen, gelatineartigen oder stärkebreiähnlichen durchsichtigen Klumpen von Schleim. Der Husten verschlimmert sich beim Essen, durch Tabakrauchen.

Hypotone Regulationsstörungen. Angina pectoris vasomotorica. Koronare Durchblutungsstörungen.

Herz- und Kreislauf: Hartes, heftiges Herzklopfen, zuerst beschleunigt, später verlangsamte und schwache Herztätigkeit, unregelmäßiges Schlagen mit viel Bangigkeit und Angst. Herzklopfen morgens beim Erwachen. Heftiges Stechen am Herzen.
⊙ Herzklopfen und nervöse Herzsensationen, besser durch Bewegung und durch Aufstoßen oder durch Abgang von Winden oder Stuhlgang. Venen geschwollen bei kalter Haut. ⊙ Nervöse Erregung des Herzens, schlimmer nach Kaffee, Tee oder Alkohol, bei schwülem Wetter.
Allgemeine Erschöpfung mit kalten, klebrigen Schweißen, Kreislaufkollaps.

Nervöse Magen- und Darmstörungen, Darmkatarrh, Ruhr, Typhus.

Verdauungsorgane: Speichelfluß, Mundschleimhaut wund, Zunge belegt, übler Mundgeruch, Trockenheit, Zusammenschnüren und Kratzen im Rachen ⊙ und in der Speiseröhre. ⊙ Zunge zittert und ist ungeschickt, undeutliches Sprechen und Sprach-

Angina subdiaphragmatica (ORTNER), Ösophaguskrämpfe.

Mastdarmparese mit Defäkationsstörungen bei organischen Nervenleiden (z.B. Apoplexie, Sklerosis multipl.).

störungen. Stechen in der Parotis und in der Submandibulardrüse.

Übelkeit und Völle, Drücken, Erbrechen. Geschmack übel, bitter, süßlich, metallisch, Speichelfluß. Anfälle von Heißhunger mit Zittern der Glieder bald nach dem Essen; er ißt mit großer Hast und Gier. Gähnen. Hungergefühl ohne Appetit. Abneigung gegen gebratenes Fleisch. Sehr viel Durst, reichliches Aufstoßen mit dem Geruch nach faulen Eiern. Abgang reichlicher Blähungen, Rumpeln im Bauch. Harte Stühle oder heftiger Durchfall mit viel Blähungen. Blähungsabgang bessert die Leibschmerzen, Stuhlgang die Kopfschmerzen. Durchfall mit schleimigen, manchmal auch grünen Stühlen. Erbrechen bessert die krampfhaften Magenschmerzen, verbunden mit Angst.

Blasenlähmung bei Tabes und multipler Sklerose (oft bewährt), Blasenkrämpfe. Enuresis nocturna, durch Kälteeinfluß schlimmer.

Harnorgane: Harndrang und Harnträufeln, kann den Harn nicht halten. Der Harnstrahl setzt plötzlich aus und stockt, um später wieder zu fließen. Harn fließt nur beim Niedersitzen. Kältegefühl in der Harnröhre beim Harnlassen. Harn tröpfelt nach. Der Harn fließt langsam und mit ganz schwachem Strahl, muß sich niederbeugen, um den Harnabgang zu erleichtern.

Sexuelle Schwäche, Pollutionen.

Geschlechtsorgane: Männer: Sexuelle Schwäche des Mannes bei starker Erregung. Verlangen nach Geschlechtsverkehr bei schlaffem Glied. Pollutionen mehrere Nächte hintereinander. Nach dem Verkehr mehrere Tage auffallend geschwächt, ⊙ niedergeschlagen und Verschlimmerung aller Beschwerden. – Auch völlige geschlechtliche Gleichgültigkeit.

Klimakterium.

Frauen: Verschlimmerung des nervösen Zustandes während der Regel und nach dem Geschlechtsverkehr. Jucken an den Schamteilen. ⊙ Vermehrte geschlechtliche Erregung.

Verbrennungen; frische und alte Frostschäden. **Chorea minor,** Krämpfe der Kinder nach Schreck oder Bestrafung. Latente Tetanie?

Stamm und Glieder: Schmerzhaftigkeit entlang der Wirbelsäule beim Bücken. Brennen und schießende Schmerzen im Rückgrat; ⊙ schlägt aus bei Berührung der Wirbelsäule oder wird zum Lachen gereizt. Unsicherheit des Ganges. Beim Gehen ein plötzlicher, heftiger Stich im Kreuz, so daß er keinen Schritt mehr gehen konnte.

Muskelzuckungen; veitstanzähnliche Gliederbewegungen, die durch keine Willensanstrengung unterdrückt werden können.
Die Hände brennen, jucken und stechen und sind sehr gerötet, wie wenn sie erfroren wären, dabei heiß und geschwollen. Kalte Hände.
Zittern der Hände, ist deshalb ungeschickt, läßt Gegenstände fallen. Unregelmäßigkeit, übereilte Bewegungen der Arme. Zucken der Muskeln und Sehnen, krampfhaftes Zusammenziehen, elektrische Schläge durch die Glieder.

Ischias (mit Kältegefühl). Claudicatio intermittens.

Beine zitternd; Zucken und krampfhaftes Zusammenziehen der Muskeln der Beine. Schmerzen in den Hüften, Glutaeen und Beinen, besser werdend oder vergehend beim Gehen. Claudicatio intermittens.
Zehen brennen, jucken und sind gerötet, wie wenn sie erfroren wären; Schwäche und Kraftlosigkeit der Beine, kalte Füße. Die Art der Gliederschmerzen ist brennend, durchbohrend, krampfartig ziehend, wie elektrische Schläge, stechend. Muskelkraft stark herabgesetzt, besonders in den Beinen, oder besonders zu Beginn auffallend gesteigert. Große Müdigkeit.

Erfrierungen und Verbrennungen mit Parästhesien und Schädigung der Blutkapillaren.

Haut: Heftiges Jucken der Haut, mit Ausbruch kleiner Pickel. Jucken der Haut.
Prickeln der Haut, Stechen wie mit Nadeln, Brennen, Ameisenlaufen. Gefühl von Kälte, wie von Eis auf dem Haarkopf, obwohl er sich zu warm anfühlt.
⊙ Gefühl wie von Eisnadeln unter der Haut.
Alle Teile sind sehr schmerzempfindlich; bei leichtem Druck hält der Schmerz eine gute Zeit an.

Wärmeregulation und Schweiße: Häufiges Frösteln, friert viel und erkältet sich leicht. Sehr empfindlich gegen kühle Luft, die geringste Berührung mit kalter Luft erzeugt eine Gänsehaut. Gefühle von innerer Kälte; Schüttelfrost.
Große Empfindlichkeit am ganzen Körper gegen jede Kälte.
Erhöhtes Wärmegefühl. Ausbrüche von Schweiß bei Tag und Nacht, beim geringsten Anlaß. Allgemeine Erschöpfung mit kaltem, klebrigem Schweiß.

Dosierung

D 6, auch höhere Verdünnungen, besonders bei funktionell-nervösen Störungen, sind sehr bewährt. STIEGELE verwandte D 3.
Die Wirkung ist nicht lang anhaltend, wie aus Vergiftungen bekannt ist; bei diesen kann die Genesung schon am zweiten Tag vollständig erfolgen.

Vergleichsmittel

Choreatische Zustände: *Tarantula hispanica, Zincum, Arsenicum* (mit Entkräftung und Abmagerung), *Stramonium, Mygale.*
Tic convulsiv: *Gelsemium, Hyoscyamus,* Magnesiumsalze, *Stramonium, Zincum, Tarantula hispanica.*
Alkoholismus: *Nux vomica, Stramonium.*
Multiple Sklerose: *Alumina, Aranea ixobola, Zincum, Secale, Kreosot.*
Wirbelsäule überempfindlich gegen Berührung, Zucken der Zunge: *Lachesis.*
Akren (Nase, Hände, Füße) blau und kalt wie erfroren: *Abrotanum, Jodum, Hedera helix, Acidum fluoricum.*
Durchfall mit vielen Blähungen: *Aloe, Natrium sulfuricum, China, Nux moschata.*
Verspätetes Gehen- und Sprechenlernen der Kinder: *Barium, Calcium carbonicum, Calcium phosphoricum, Calcium fluoricum, Causticum, Silicea, Sulfur, Asterias.*
Geschwächt nach Koitus: *Conium, Agnus castus, Acidum phosphoricum.*

Beispiele

63jähriger Direktor einer Fabrik, die in schweren geschäftlichen Schwierigkeiten steckte und mit dem drohenden Konkurs kämpfte, leidet seit mehreren Jahren an Schlafstörungen. Er erwacht morgens etwa um 3 Uhr mit Herzstechen und Herzbeklemmung, die ihn zwingen, herumzugehen. Er ist auch schon dabei ohnmächtig zu Boden gestürzt. Der Zustand dauert schon mehrere Jahre und wurde von mehreren Ärzten behandelt. Einmal wurde ein Herzinfarkt angenommen, wofür aber objektiv kein Befund zu erheben war. Die homöopathische Behandlung hat ihm vorübergehend öfter geholfen. Er hatte von mir Mittel bekommen, die im Rahmen eines Röhmheld'schen Syndroms angezeigt waren. Ein länger andauernder Erfolg blieb jedoch versagt, was auch kein Wunder war bei den anhaltenden geschäftlichen Belastungen, wobei auch persönliche Anfeindungen eine Rolle spielten. Als er mir einmal berichtete, daß die anginösen Beklemmungen in der Nacht aufzuhören pflegten, wenn sich Blähungen lösten, bekam er von mir *Agaricus* D 12, morgens und abends 5 Tropfen. Damit hatte er monatelang Ruhe von den vorher nächtlich auftretenden Beklemmungen.
Als nach längerer Pause wieder einmal ein Anfall auftrat, wobei er auf dem Weg zur Toilette ohnmächtig zu Boden stürzte, und er auch tagsüber taumelig war, bekam er *Asarum europ.* D 6. Nun sah ich ihn erst monatelang später mit Herpes zoster. Die Schlaflosigkeit und anginösen Zustände waren völlig ausgeblieben. In seinen Ferien hatte er hochalpine Touren durchgeführt.

(*Beobachtung des Verfassers*)

Beobachtung an einem 2jährigen Jungen, der wegen Epilepsie in meine Behandlung kam.
Hubert W., 2 Jahre, 1 Monat; mit 10 Monaten bekam er Diphtherie und war dann etwa ½ Jahr Bazillenträger. Mit 16 Monaten gehen gelernt. Von der Di. ab bekommt er epileptiforme Krämpfe in mehrwö-

chentlichem Abstand: er wird blau im Gesicht, steif an den Gliedern, bewußtlos. Kein Zungenbiß. Es folgen sich mehrere Anfälle hintereinander; Besserung erfolgt, wenn er sich erbricht. Wenn kein Erbrechen eintritt, ist mit Wiederholung des Anfalles zu rechnen. Bei fieberhaften Erkrankungen häufen sich die Anfälle. Er hat eine Zwillingsschwester, die ihn in der Entwicklung bedeutend überflügelt hat. Er kann noch wenig sprechen und ist sehr schüchtern. Gegen andere Kinder ist er reizbar und schlägt nach ihnen. Nachts im Schlaf oft „Gichter", verdreht auch tagsüber die Augen. Agaricus D 12.
Nach einem Monat kann er besser sprechen, ein leichter Anfall. Nach weiteren 6 Wochen wurde eine durchgemachte Grippe berichtet, bei der er 5 Anfälle hintereinander erlitt. Nachher Gesicht und Zunge gedunsen. Dies waren seine letzten Anfälle. Das seelische Verhalten wird zunehmend normal; er holt im Sprechen auf und verliert seine Schüchternheit. Die Heilung ist von Dauer. (A. STIEGELE)

Chorea minor

15jähriger Junge aus einer Asthenikerfamilie wird aus dem Internat nach Hause geschickt wegen Verdachts auf Chorea minor. 2 Monate zuvor hatte er einen leichten Gelenkrheumatismus mit Fieber und Herzklappenaffektion. Seine Bewegungen sind derart ataktisch, daß er den Löffel nicht allein zum Munde bringen konnte. Die Bewegungen der Beine hat er glücklicherweise besser in der Gewalt. Die linke Hand besitzt geringere Kraft als die rechte. Sprachstörungen und eine auffallende Schüchternheit vor allen Menschen außer denen der engsten Familie. Auf Agaricus D 6 bereits in der ersten Nacht Temperaturanstieg auf 38,3 und Gliederschmerzen. Vorher ist die Temperatur normal gewesen. Die Unruhe hat dann noch einige Tage in verstärktem Maße angehalten und sich dann bedeutend gemildert. Nach dreiwöchigem Gebrauch wird zu *Cuprum arsenicosum* übergegangen, worauf sich alle Erscheinungen wieder verschlimmerten. Die Angehörigen setzten daher *Cupr. ars.* auf eigene Faust wieder ab und kehren zu Agaricus zurück. Er kräftigt sich nun unter starker Gewichtszunahme erheblich und ging ohne Unterbrechung der Genesung entgegen. Seine Schüchternheit hat sich wieder behoben. Bis zur völligen Wiederherstellung sind $3^1/_2$ Monate verflossen. Für den positiven Einfluß von Agaricus spricht hier die ziemlich starke Erstverschlimmerung mit darauf folgender Besserung, sowie der Rückfall nach Absetzen von Agaricus (Eigene Beobachtung).

Neurasthenie

Neurasthenie mit Spasmen des Magens und Darms: ein 49jähriger Beamter ist im Jahre 1934 und 1935 zweimal an Grippe erkrankt, anschließend wurde er wegen chronischer Mandelentzündung tonsillektomiert. 1936 erkrankte er zweimal an nervösem Zusammenbruch. Wegen Verdachts fokaler Infektion wurden einige Zahngranulome entfernt. Da er sich trotzdem nicht erholen konnte und vor allem an Magen- und Darmstörungen litt, wurde er 4 Wochen lang klinisch eingehend untersucht, wobei ein nervöses Magen- und Darmleiden als Ursache der Beschwerden angegeben wurde. Nachdem er 6 Monate lang dienstunfähig war, waren seine Beschwerden die folgenden: Er erwacht nachts an Kälte und Gefühllosigkeit im linken Bein, dabei stellen sich Zuckungen ein, an denen dann bald auch der linke Arm teilnimmt. Dabei auch Druck im linken Oberbauch und Magen. Das Herz setzte öfters aus, große Angst und Beklemmung. Schließlich vergehen die Beschwerden, nachdem einige Blähungen sich gelöst haben. Tagsüber geht es ihm besser, doch macht ihm eine große Überreizung der Sinnesnerven Beschwerden. Er kann selbst die eigene Stimme schlecht ertragen. Er bekam in längerer Behandlung Spigelia, Kali carbonicum und Argentum nitricum, ohne Besserung. Auch ein langer Aufenthalt im Sanatorium und in einem Krankenhaus brachte keinen Umschwung. Erst auf Agaricus D 12, zweimal täglich, sofortige Besserung der nächtlichen Zustände, so daß er bald seinen Dienst wieder aufnehmen konnte und dabei genügende Leistungsfähigkeit besaß. Führend für Agaricus waren die Kälteempfindungen und Zuckungen, sowie die Besserung durch Abgang von Blähungen. Eine völlige Heilung ist allerdings nicht erfolgt (eigene Beobachtung).

Agnus castus

Herkunft des Mittels

Vitex agnus castus, der Mönchspfeffer oder Keuschlamm (Fam. nat. Verbenaceae), wächst in Südeuropa. Die Anwendung gegen übermäßige Erregung des Geschlechtstriebs ist altbekannt. Nach Versuchen an Ratten, die bei MADAUS (s. Lehrbuch der biologischen Heilmittel) ausgeführt worden sind, ruft die Pflanze eine starke Verzögerung des Oestrus hervor und wird deshalb mit der Wirkung des Corpus luteum verglichen. – Verwendet werden die reifen, trockenen Früchte. Im griechischen Altertum wurden sowohl die Früchte wie auch die Blätter als Aphrasodisiakum, bei gynäkologischen Blutungen und bei verzögertem Abgang der Nachgeburt verwendet. Auch im Mittelalter wurde die Pflanze als Emmenagogum, als Galaktagogum und zur Minderung des Geschlechtstriebs bei Männern (daher der Name Mönchspfeffer und Keuschlamm) gebraucht.

Hauptwirkstoffe

Flavon Casticin. Agnusid und Aucubin, beide zu den Iridoiden gehörig, und ätherisches Öl.

Pharmakologie

Die Vermutung von Gerhard MADAUS, daß es sich um eine corpus-luteum-ähnliche Wirkung handle, führte zu zahlreichen pharmakologischen Untersuchungen. An Ratten wird eine starke Verzögerung der Schollentage hervorgerufen. Es wurde der Nachweis erbracht, daß diese Wirkung nicht auf dem Wege einer Substitution, sondern indirekt über die Hypophyse zu einer Orestinwirkung führt. Es wird die Follikelstimulierung des HVI gehemmt, die Luteinisierung wird gesteigert und dadurch die Zwischenhirn-Hypophysenfunktion regularisiert.
Die **klinischen Untersuchungen** von Agnus castus (Agnolyt) bestätigen eine deutliche **Steigerung der Milchsekretion.** Nebenwirkungen wurden kaum beobachtet. Gelegentlich kam es zu einem juckenden, urtikariellen Exanthem.

Verwendung

Die Verwendung in der Homöopathie bezieht sich durchweg um funktionelle Störungen der männlichen Geschlechtsorgane, vorwiegend um **sexuelle Schwächung und Impotenz.**
Es ist besonders passend bei depressiver Einstellung mit Todesgedanken. Die Prüfung am Gesunden ist sehr unvollständig.

Literatur

Die AMP wurde nur an Männern von HAHNEMANN selbst durchgeführt:
STAPF: Archiv für homöop. Heilkunst, Bd. 10, H. 1, S. 177
HELBIG: Heraklites, Bd. 9, S. 41
ALLEN: Encyclopedia, Bd. I
HUGHES: Cyclopaedia, Bd. I
LEESER: B II Pflanzliche Arzneistoffe Seite 585. Heidelberg 1971. Karl F. Haug Verlag.

Weiterhin wurden gute Ergebnisse bei **ovariellen Zyklusstörungen** mit dem umfassenden Leitsymptom der abnormen Blutung festgestellt. Es kann sich dabei sowohl um die ganze Spanne von Amenorrhö bis zu starker bis stärkster Menorrhagie handeln. Auch der Rhythmus der Periode kann verändert werden; sowohl Verspätung als auch zu frühes Eintreten der Periode und Dauerblutung fallen unter den Einfluß. Nach ROTH (Therapie der Gelbkörperinsuffizienz, Med. Klin. 51, 1956: 1263) sind 80 % aller gynäkologischen Blutungsstörungen Ausdruck einer Gelbkörperinsuffizienz und kommen also für eine Agnus-castus-Therapie in Betracht.
Bei **Myomblutungen** wird ebenfalls eine starke Beeinflussung beobachtet. Es wird nicht nur eine Normalisierung der Hypermenorrhö und Menorrhagie in vielen Fällen beobachtet, sondern es kam auch zu einer eindrucksvollen Involution des Uterus bis zur Normalgröße (BLEYER).
Bei **prämenstruellem Syndrom** mit Unterfunktion des Corpus-luteum-Hormons an extragenitalen Organen, z.B. Mastodynie oder prämenstruellem Ekzem oder Ödemen, Stomatitis aphtosa, Acne vulgaris, Herpes simplex wird berichtet.
Ganz allgemein empfiehlt WOHLGEMUTH (in LEESER: Lehrbuch der Homöopathie B/II, S. 590) die Anwendung der Agnolyttherapie bei allen Störungen, bei denen eine Corpus-luteum-Insuffizienz vorliegt.

Arzneimittelbild

Nervenschwäche und Hypochondrie auf der Grundlage sexueller Erschöpfung.

Gemüt: Traurig und verzagt, mag nichts unternehmen, Unzufriedenheit mit sich selbst, die Gedanken beschäftigen sich gern mit dem Tod.

Geist: Schwere und Betäubungsgefühl im Kopf, Schwindel, Schwäche der geistigen Funktionen, kann sich nicht konzentrieren, große Schläfrigkeit am Tag, nachts schlaflos und unruhige, ängstliche Träume.
An allen Schleimhäuten katarrhalische Erscheinungen.

Harnorgane: Vermehrter Drang zum Harnen und vermehrte Harnabsonderung; nach Harnlassen unangenehme Empfindung im hinteren Teil der Harnröhre.

Impotenz, fehlende Erektion. Übermäßige geschlechtliche Erregung, Samenfluß. Folgen von Ausschweifung und Tripper, sexuelle Neurasthenie.

Männliche Geschlechtsorgane: Schlaffheit und Kälte der Teile. Der Penis ist so erschlafft, daß selbst wollüstige Gedanken keine Erregung verursachen. Verminderter Trieb. Ungewöhnlich erhöhter Trieb, mit anhaltenden Erektionen. Häufige Erektionen, bei welchen der Penis größer als gewöhnlich wird. Abgang von Prostatasekret. Absonderung von gelblicher Flüssigkeit in der Harnröhre. Ziehen und Drücken im Hoden und im Samenstrang.

Mangelhafte Milchsekretion **(Hypogalaktie).**

Weibliche Geschlechtsorgane: Keine Prüfungssymptome vorhanden.
Die Empfehlung bei Milchmangel der Stillenden fußt auf klinischer Erfahrung.

Glieder: Rheumatoide Schmerzen in allen Bewegungsorganen.

Dosierung

Bei gynäkologischen Blutungsstörungen (Unterluteisierung entsprechend der Tierversuche) wird Agnolyt morgens 40 Tropfen in Wasser über längere Zeit gegeben. Bei sexueller Überreizung war mir mein Hund (ein Dackelrüde) ein unbestechliches Experimentierobjekt. Das Tier, welches das ungewöhnliche Alter von 18 Jahren erreichte, jammerte und heulte alle Nächte, wenn in der Nachbarschaft sich eine läufige Hündin aufhielt. Auf einige Körnchen Agnus D 6 hat er sich alsbald beruhigt. Dieses Experiment konnte ich öfters anstellen. Ich probierte es auch mit D 1 – auch damit schon in der nächsten Nacht völlige Beruhigung.
Bei Zuständen von Impotenz ist bei mangelhaftem Erfolg mittlerer Potenzen auch die Tinktur heranzuziehen.

Vergleichsmittel

Sekundäre Amenorrhö: *Pulsatilla, Aristolochia.*
Sexuelle Neurasthenie: *Staphisagria, Conium, Ginseng, Lycopodium, Selen, Acid. picrinicum, Nux vomica, Acid. phosphoricum.*
Hypogalaktie: *Galega officinalis* als Tee.

Agraphis nutans

Klinische Anwendung

Botanischer Name **Scilla nutans,** Sternhyazinthe (Fam. nat. Liliaceae), wurde von COOPER in den homöopathischen Arzneischatz eingeführt. Eine Arzneimittelprüfung ist nicht vorhanden. Das Mittel findet mit Nutzen Verwendung bei **katarrhalischen Affektionen, chronischem Nasen- und Darmkatarrh, Wucherungen der Rachen- und Gaumenmandeln, verstopfter Nase und mit Beeinträchtigung des Gehörs.** Es wird von COOPER als Hauptmittel bei Wucherung der Rachenmandel angesehen. Dieser Empfehlung schließt sich auch CLARKE und A. STIEGELE an. Eine weitere Anzeige

ist schleimiger Durchfall, verursacht durch Erkältung bei kaltem Wind. Verschlimmerung durch Frieren und durch kalte Winde ist ein Hauptcharakterzug (vgl. *Silicea, Magnesium, Hepar sulfuris, Thuja, Calcium carbonicum* und *fluoricum*).
Inhaltsstoffe: Saponine und Fructane.

Dosierung

D 3 und niedere Verdünnungen, einschließlich der Tinktur.

Vergleichsmittel

Bei Adenoiden, bei Tonsillenhypertrophie: *Mercurius bijodatus, Magnesium jodatum, Magnesium fluoricum, Calcium jodatum, Calcium phosphoricum, Barium carbonicum, Barium jodatum, Luffa.*

Ailanthus

Herkunft des Mittels

Ailanthus glandulosa, der Götterbaum (Fam. nat. Simarubaceae) ist in Ostasien, Indien, China und Japan heimisch, in Europa vielfach angepflanzt, in Nordamerika eingebürgert. Verwendet zur Tinktur werden die frischen Sprosse der Triebe und die junge Rinde. Der arzneilich wirksamste Bestandteil ist ein Bitterstoffgemisch u. a. Quassin und Neoquassin (früheres Ailanthin).

Toxikologie

In Tierversuchen wird eine Lähmung des Gehirns und Rückenmarks festgestellt, wobei die Lähmung von den hinteren Extremitäten aufsteigt. Die Herztätigkeit wird nach anfänglicher Beschleunigung verlangsamt, der Puls ist klein und schwach. Die Atmung wird herabgesetzt, der Tod wird durch Atemlähmung herbeigeführt schon von dem Duft der blühenden Bäume.

Hauptrichtung

Am Menschen treten heftige Reizerscheinungen an den Schleimhäuten der Atmungs- und Verdauungswege sowie an der Haut in Gestalt eines frieselartigen Ausschlages hervor. Die Schwächung des Nervensystems zeigt sich besonders in Verwirrung der Gedanken und Stupor sowie kongestiven Kopfschmerzen und allgemeiner Schwäche am ganzen Körper. Wird gebraucht bei Infektionskrankheiten mit bösartigem, schleichendem Verlauf, zum Beispiel bei Diphtherie, Scharlach, Masern, Typhus und Dysenterie, wenn große Schwäche und Neigung zu Kollaps besteht. Die Erfolge werden nicht gleichmäßig günstig beurteilt; wird oft erwähnt bei der Therapie der genannten Infektionskrankheiten.

Literatur

HALE: New Remedies, 2. Aufl.
ALLEN: Encyclopedia, Bd. I u. II
HUGHES: Cyclopaedia, Bd. I

Arzneimittelbild

Leitsymptome: *Geistige Verwirrung und Stupor, kongestive Kopfschmerzen.*
Gesicht stark gerötet oder blaß und livide.
Hochgradige allgemeine Schwäche mit Neigung zu Kollaps.
Organotrope Beziehung zum Rachenring mit Entzündung desselben und Schwellung der Lymphdrüsen.
Dunkle Rötung der Haut mit frieselartigem Ausschlag.

Geist und Gemüt: Gleichgültigkeit, was auch geschieht, Verstimmung des Gemüts, Ruhelosigkeit mit Angst.
Unfähigkeit, sich zu konzentrieren, Verwirrung der Gedanken, Gedächtnisschwäche, murmelnde Delirien. Stupor.

Kopf: Völle und Schwere des Kopfes mit dumpfem Kopfschmerz, Schwindel beim Bücken. Heftige Schmerzen im Nacken und oberen Rücken.

Augen: Katarrh der Bindehäute.

Gesicht: Blaß und schlaff mit dunkelblauen Rändern um die Augen. Heißes, rotes Gesicht oder dunkelrote Flecken. Aufgedunsenes, erysipelatöses Gesicht.

Bösartiger Scharlach, Masern, Diphtherie mit typhösem Verlauf und septischen Zuständen.

Luftwege: Wundheit der Nase und verstopft. Hellrotes Nasenbluten aus der geschwollenen Nase.
Bluten der Mundschleimhäute und des Zahnfleisches. Rachen trocken, geschwollen, rauh und kratzend. Schlucken bereitet Wundheitsgefühl. Rachen und Mandeln gerötet und mit beginndenden Geschwüren besetzt. Ohrspeichel- und Schilddrüse schmerzhaft und geschwollen. Starke Verschleimung des Rachens. Hartnäckiger Husten mit schwerlöslichem Schleim. Wundheitsgefühl und scharfe Stiche in den Lungen beim Atmen, asthmatische Beengung auf der Brust.

Dysenterie.

Verdauungsorgane: Viel Übelkeit, gastroenteritische Erscheinungen. Wäßrige Entleerung mit Kolikschmerzen, blutige Stühle.

Haut: Aufschießen von Frieselbläschen, zuerst im Gesicht und auf der Stirn, dann am ganzen Körper, von dunkler, meist auch von bläulicher Farbe. Gesicht geschwollen, erysipelatös.

Fieber: Frost mit folgendem Fieber, dabei große Schwäche und drohender Kollaps, schlechter Puls. Kann nicht aufsitzen vor Schwäche. Kalte Schweiße.

Dosierung

D 1 bis D 6.

Vergleichsmittel

Schwäche, Stupor, Halsaffektionen: *Baptisia.*
Erysipel: *Rhus toxicodendron, Apis.*
Septische Zustände: *Lachesis, Pyrogenium, Echinacea.*

Aletris farinosa

Herkunft des Mittels

Der Wurzelstock der in Nordamerika wachsenden Liliacee wird zur Essenz verarbeitet. Die Pflanze (Bittergras) enthält ein Saponin mit Diosgenin als Aglykon. Ein Harz als laxierenden Bestandteil. Diosgenin ist auch in Helonias, Trillium und Dioscorea enthalten.

Anwendung

Die Anwendung gründet sich überwiegend auf empirische Verordnung.
Eine eigentliche Prüfung wurde nicht vorgenommen.
HALE nennt das Mittel „das bittere Tonikum der Gebärmutter", auch als „China des weiblichen Geschlechtsorgans" wurde sie bezeichnet, womit auf den Wirkungskreis hingewiesen ist. In den Organen des kleinen Beckens bildet sich eine venöse Stase mit Erschlaffung und Anschoppung der Gebärmutter aus. Auch die Atmungsorgane und der Magen-Darm-Kanal befinden sich in einem Reizzustand.

Literatur

HALE: New Remedies. 1897
CLARKE: Materia Med. 1925

Arzneimittelbild

(nach klinischer Erfahrung)

Allgemeines: Große Mattigkeit und Schwäche. Folge von Säfteverlusten und Unterernährung. Häufige Anfälle von Schwäche mit Schwindel. Andauernde Schläfrigkeit mit Schwäche.
Elendigkeitsgefühl morgens, besser durch Essen. Übelkeit besser durch Kaffee.

Atmungsorgane: Andauernder krampfhafter, trockener, harter Husten, sofort besser, sobald die Periode eintritt, mit unwillkürlichem Harnabgang.

Verdauungsorgane: Bemerkenswerter Schwindel und Übelkeit, gefolgt von Erbrechen und Durchfall, Schläfrigkeit und Betäubung. Starke Zunahme des Appetits.
Schwangerschaftserbrechen, hartnäckige Magenschwäche mit großer Schwäche, Übelkeit, Widerwille gegen Speisen, die geringste Nahrungsaufnahme verursacht Magenbeschwerden.
Leibschmerzen besser von Rückwärtsbeugen.
Blähungskolik bei schwachen, erschöpften Personen.
Verstopfung infolge Atonie des Mastdarms.
Scharfe, durchfällige Stühle mit Tenesmus.

Weibliche Geschlechtsorgane: Kolik im Unterleib, vorzeitige und starke Regelblutung mit wehenartigen Schmerzen, mit dunklem, klumpigem Blut.
Schmerzen, Druck und Gewichtsgefühl in der Gebärmuttergegend. Habitueller Abort bei schwachen Personen mit schlaffer Faser und „Blutarmut".
Drohender Abort, auch wenn bereits Blut aufgetreten ist.
Gebärmuttervorfall bei Muskelschwäche, Gebärmuttersenkung mit Kreuzschmerzen. Subinvolution nach Entbindung.
Fluor albus, strähnig, weiß.
STAUFFER empfiehlt sie mit folgenden Worten: „Ich habe das Mittel mit Erfolg gegeben bei anämischen Frauen mit scharfem Fluor, wenn sie sich bei Lagever-

änderungen des Uterus sehr schwach und elend fühlten und nach dem Wochenbett und Abortus nicht erholen konnten. Die begleitende lästige Verstopfung nebst begleitenden Kopfschmerzen sind gute Hinweise."

Dosierung

D 1 bis D 3.

Vergleichsmittel

Schwäche nach Blutverlusten, nach dem Wochenbett, Menorrhagie: *China*.
Gebärmuttersenkung: *Sepia*.
Habitueller Abort: *Kalium carbonicum*.
Erschöpfte Frauen mit Gebärmutterleiden und Kreuzschmerzen und Senkungsgefühl: *Helonias*.

Alfalfa

(Medicago sativa)

Herkunft des Mittels

Alfalfa, bot. Name Medicago sativa (Fam. nat. Leguminosae), Luzerne. Die als Viehfutter sehr geschätzte Pflanze enthält reichlich Saponine, ferner ein heterocyclisches Betain Stachydrin, Vitamin K 1, viel Vitamin C und einen Photosensibilisator, der für die bei der Verfütterung vorkommende Luzernen-Vergiftung verantwortlich sein soll. Das in der Pflanze enthaltene Cumarinderivat Coumestrol besitzt östrogene Eigenschaften.

Arzneiprüfung und Anwendung

Alfalfa wurde von 17 Personen geprüft mit der Tinktur bis zu C 30, wobei mit Potenzen über C 3 keine Symptome beobachtet wurden.
Klinisch empfohlen bei schlechtem Ernährungszustand infolge Appetitlosigkeit, bei Verdauungsschwäche, Nervenschwäche, Schlaflosigkeit (cf. *Avena*), bei Depressionen. Auch gegen mangelnde Milchsekretion und Blasenbeschwerden verwendet. Neuerdings wird von guten Erfolgen mit *Luzerneninfus* bei Diabetes berichtet, die auf den hohen Mangan-Gehalt (45,5 mg/kg) zurückgeführt werden.

Literatur

ANSCHUTZ: New, old and forgotten remedie. 1917. Boericke & Tafel

Arzneimittelbild

Neurasthenie. Lebensüberdruß.

Geist und Gemüt: Hell und klar. Wirkt gut gegen den Mißmut, den es während des Gebrauchs zu verhindern scheint. Macht Freude am Leben. – Gefühl von Schlaffheit, Schläfrigkeit, Stumpfheit, ferner Gereiztheit, schlimmer am Abend.

Schlaf: Besser als gewöhnlich, besonders am frühen Morgen.

Kopf: Schmerz in der linken Kopfseite. Dumpfes, schweres Gefühl, beginnend um 14 Uhr und ansteigend bis 18 Uhr, im Hinterkopf. Gesicht erhitzt.

Ohren: Die Eustachische Röhre scheint bei Nacht verstopft und klar am Morgen.

Appetitlosigkeit und schlechter Ernährungszustand. Verdauungsschwäche.

Appetit: Der Appetit ist bedeutend vermehrt, und die Nahrung scheint gut verdaut zu werden. Verlangen nach Süßem. Immerfort hungrig, ißt lebhafter als zuvor; könnte immerfort essen. Zuweilen gieriger Hunger. Obwohl sehr reichlich gegessen wird, wird alles ohne Beschwerden verdaut.

Bauch: Bauch aufgetrieben von Blähungen, Schmerz längs des Kolon. Scharfe Schmerzen 3 Stunden nach dem Essen. Durchfall schmerzlos, gelb, dabei Abgang von Blähungen.

Phosphaturie, Blasenbeschwerden bei Prostatahypertrophie.

Harnorgane: Steigerung der Harnmenge. Vermehrte Ausscheidung von Indikan und von Phosphaten. Anstieg des spezifischen Gewichts und der Harnstoffausscheidung.

Milchmangel, Tonikum bei Stillenden.

Geschlechtsorgane: Bei stillenden Müttern wird die Milchmenge vermehrt und die Qualität verbessert.

Dosierung

5 bis 10 Tropfen mehrmals am Tage, bis der tonische Effekt eintritt.

Vergleichsmittel

Appetitlosigkeit bei entkräfteten Menschen: *China, Arsenicum, Chininum arsenicosum.*
Milchmangel stillender Frauen: *Galega-off.-Tee, Agnus castus.*

Allium cepa

Herkunft des Mittels

Allium cepa, Küchenzwiebel (Fam. nat. Liliaceae). Als vermutliche Heimat werden die Steppengebiete des westlichen Asiens angenommen. Als wirksame Bestandteile werden ein ätherisches Öl, aus der Gruppe der Lauch- und Senföle, welches ein Disulfid und andere Sulfide, Rhodanallyl und Rhodanwasserstoff enthält, angesehen. Auch Flavone u. a. Quercitin sind nachgewiesen. Ebenso Substanzen mit Herzwirkung. Außerdem wird ein auffallend hoher Gehalt an Fluor gefunden, nämlich $^{1}/_{4}$ mg je Kilogramm.
Zur Essenz wird die frische Zwiebel verarbeitet.

Anwendung

Als überlieferte therapeutische Anwendung gilt die Verwendung als Diuretikum, bei Stumpfneuralgien, bei Gärungen der Verdauungsorgane, bei Eingeweidewürmern, bei Bronchialkatarrhen.
Die homöopathische Verwendung geschieht bei Nasenkatarrhen flüssiger, scharfer Natur mit der typischen Besserung im Freien, bei Kehlkopfkatarrh, Bronchialkatarrh und dergleichen. In bezug auf akuten Mittelohrkatarrh schreibt Kent: „Mit *Pulsatilla, Chamomilla* und Allium cepa kann man die meisten Fälle von Ohrenschmerzen heilen."
Auch der Gebrauch gegen Neuralgien in Amputationsstümpfen wird erwähnt; ob bei dieser Anzeige des öfteren Erfolge gezeitigt wurden, vermag ich nicht anzugeben. Beachtung verdient eine Mitteilung aus England: durch den Genuß von 60 g Zwiebeln in roher oder gerösteter Form, steigt die fibrinolytische Aktivität trotz reichlichem Fettgenuß erheblich an.

Literatur

Hering, der mit der Tinktur diese AMP an 8 Personen vorgenommen hat, veröffentlichte sie in „Amerikanische Arzneiprüfungen" 1857. Encyclopädien von Allen und Hughes.

Arzneimittelbild

Leitsymptome: *Schnupfen und Husten verschlimmern sich in der Wärme und bessern sich im Freien und in der Kälte.*
Scharfer Nasenfluß bei milden Tränen (Euphrasia umgekehrt).
Reichlicher Harn und übelriechende Blähungen sind eine Begleiterscheinung bei Cepa-Fällen.

Kopf: Verwirrung der Sinne und Gemütsverstimmung. Katarrhalisches Kopfweh; die Augen sind lichtempfindlich und brennen. Reichlicher Tränenfluß, der jedoch im Gegensatz zum Nasenfluß die Augen nicht wundmacht.

Mittelohrkatarrh.

Ohren: Schmerz von Hals in die Ohren ziehend.

Rhinitis nach Erkältungen, Rhinitis vasomotorica, Heuschnupfen, akute Nebenhöhlenkatarrhe.

Kehlkopfkatarrh, mit Heiserkeit, Bronchialasthma, Bronchitis, Altersbronchitis.

Nase: Reichlicher, wäßriger Schnupfen, die Nasenlöcher wundmachend. Nebenhöhlenkatarrhe mit Stirnkopfweh. Kopfschmerzen und Schnupfen bessern sich sofort im Freien und in kalter Luft. Rauheit des Kehlkopfes und Gefühl von Zusammenschnüren, Kitzelhusten bellend und sehr schmerzhaft, ⊙ wie wenn es den Kehlkopf spalten oder zerreißen würde. ⊙ Kinder halten beim Husten den Hals vor Schmerz. ⊙ Atemnot mit schwerem Schleimrasseln.

Verdauungsorgane: Übelkeit und Aufstoßen, Windkolik, übelriechende Blähungen. Durchfälle, ⊙ besonders nach Salat und Gurken.

Harnorgane: Harndrang mit reichlichem rotem und heißem Harn.

Neuralgien an verletzten Nerven und Stumpfneuralgie.

Glieder: Schmerzen wie Rheumatismus. ⊙ Neuralgien mit Schmerzen wie ein Faden, ⊙ Fersenschmerz.

Dosierung

D 2 bis D 6.

Vergleichsmittel

Ohrschmerzen bei Mittelohrkatarrh: *Ferrum phosphoricum, Chamomilla* (rasend machender Schmerz), *Pulsatilla* (schlimmer nachts, in Bettwärme), *Belladonna* (klopfend in Anfällen), *Mercurius* (beginnende eitrige Exsudation, Tonsillen hypertrophisch, dickschleimige Sekretion).
Schnupfen, besser im Freien: *Jodum, Hedera.*
Schnupfen, wundmachend: *Arsenicum album, Arsenicum jodatum.*
Kehlkopfkatarrh mit bellendem, schmerzhaftem Husten, besser im Freien: *Jodum, Hedera, Bryonia.*

Beispiel

Rezidivierender Schnupfen

Schon Jahre lang war ich als Student und junger Arzt immer wieder auf Heilungen durch homöopathische Ärzte gestoßen, die ich nicht gut anders als eben als Kunstheilungen ansehen mußte. Eine solche unwissenschaftliche Methode – so mußte ich die Homöopathie damals ansehen – sollte solch Auffallendes zustande bringen? Nun litt ich selbst an einem üblen rezidivierenden Schnupfen, der mich in meiner Berufsausübung sehr belästigte. Wie ich einmal wieder damit geplagt war, machte ich bei einem für die Pflege des homöopathischen Gedankens hochverdienten Manne, dem in Württemberg sehr bekannten Oberreallehrer Immanuel Wolf, einen Besuch. Ich fragte ihn spöttisch, ob er nichts gegen meinen Schnupfen wisse. Er stellte einige Gegenfragen und gab mir dann einige Tropfen von *Allium cepa.* Von dem Hause dieses Verwandten hatte ich einen Weg von ½ Stunde zurückzulegen. Daß es mir dabei, also im Freien, wohler war, verwunderte mich nicht. Wie ich aber dann im Hause meine Sprechstunde abhalten konnte, ohne dauernd den Kampf gegen den herabtropfenden Schnupfen führen zu müssen, war für mich ein aufregendes Erlebnis. Der Schnupfen war mit einem Schlage weg; auch die Veranlagung zu diesem Schnupfen wurde tatsächlich dann sehr schnell mit *Allium cepa* beseitigt. – Dies und andere derartige Erlebnisse ließen mir keine Ruhe, und nach wenigen Monaten, während deren ich mich leidenschaftlich in die Literatur vertieft hatte, hatte ich mich mit Überzeugung der homöopathischen Lehre zugewandt. – So stand die Behandlung mit *Allium cepa* am Beginn meiner homöopathischen Laufbahn. *(Verfasser)*

Allium sativum

Herkunft des Mittels

Allium sativum, Knoblauch (Fam. nat. Liliaceae). Als Heimat des Knoblauchs wird wie bei der Speisezwiebel (Allium cepa) das innerasiatische Steppenland angesehen, von wo er schon im frühen Altertum seinen Weg in die Kulturländer des Orients genommen hat. Daß die alten Ägypter dem Knoblauch höchste Wertschätzung beimaßen, zeigt sich daran, daß er den Göttern als Opfergabe geweiht wurde. Auch in Germanien war er schon vor der Römerzeit bekannt.
Als wirksamer Bestandteil ist das Senföl anzusehen, das zu 0,005 bis 0,009 % in der ganzen Pflanze vorhanden ist. Dieses besteht aus Allylpropyldisulfid (6 %), Allyldisulfid (60 %, Träger des typischen Knoblauchgeruchs), Allyltrisulfid (20 %) und geringen Mengen Allyltetrasulfid. Weitere Pflanzen, welche die schwefelhaltigen Senföle oder die verwandten Lauchöle enthalten, sind neben anderen Zwiebelarten Allium cepa, Allium ursinum und Allium porrum eine Reihe von Cruciferen wie Armoracea (Meerrettich), Cochlearia officinalis (Löffelkraut), Iberis amara, Nasturtium officinale (Brunnenkresse), Raphanus sativus (Rettich), Sinapis alba und Sinapis nigra und Thlaspi Bursa pastoris und außerdem Carica papaya (Cariceae).

Toxikologie

Die **Wirkung** gemäß des althergebrachten Gebrauchs läßt sich zusammenfassen als
giftwidrig, antitoxisch und blutreinigend: dementsprechend die Verwendung gegen Madenwürmer (nicht gegen Askariden und Bandwürmer); auch äußerlich wurde Knoblauch gegen Hundebisse, Schlangenbisse und Geschwüre gebraucht. Mäuse, die mit Mäusetyphus infiziert wurden, erlangten eine bedeutend höhere Resistenz gegen diese Infektion, wenn sie zugleich mit Knoblauch gefüttert wurden (MADAUS: Biologische Heilweisen, S. 472, 1938). Eine vielfache Letaldosis von Dysenterietoxin beeinflußte mit Knoblauch gefütterte Mäuse überhaupt nicht.
Antidiarrhoisch und antidyspeptisch: Verwendung gegen Darmkatarrhe, Paratyphus, Unterleibstyphus, Cholera nostras, Typhus, Ruhr in akuten und chronischen Stadien. Danebenher läuft eine antispastische und beruhigende Wirkung, die sich auch bei nervösen Durchfällen geltend macht. Die Darmschleimhaut wird funktionell umgestimmt, weshalb auch die Darmflora normalisiert wird. Dyspepsien des Magens, ferner Fäulnis- und Gärungsdyspepsie werden günstig beeinflußt. Diuretisch bei Steinleiden und Katarrhen der Harnwege; schleimlösend und expektorierend

bei Bronchialasthma, bei chronischer Bronchitis, bei Emphysem, bei Bronchiektasen, bei Lungengangrän, selbst bei Lungentuberkulose finden sich Empfehlungen.
Blutdrucksenkend bei essentieller, in geringem Maß bei arteriosklerotischer Hypertonie. Noch regelmäßiger tritt eine Erhöhung des Pulsvolumens ein.
Allium ursinum, der in Deutschland heimische Bärenlauch, stimmt praktisch genommen in der Wirkung mit dem Knoblauch überein.
Wenn man die Knoblauch-Wirkung als eine modifizierte Schwefel-Wirkung auffaßt, so werden die verschiedenen Teilergebnisse der Knoblauch-Therapie leichter verständlich. Der *Schwefel* ist ein sehr wertvolles Heilmittel bei allerlei dyspeptischen Zuständen und alten Darmkatarrhen; er ist oft hilfreich bei Bronchitis foetida und chronischen Lungenkatarrhen, er ist ein wichtiges Mittel gegen essentielle Hypertonie, alles Zustände, wo auch der Knoblauch sich ebenfalls bewährt hat.
Die homöopathische Anwendung gewinnt schon gewisse Anhaltspunkte bei den Störungen durch zu starke Dosierung oder bei Unverträglichkeit des Knoblauchgenusses. Es werden hier flatulente Dyspepsie, mit Beklemmung und Schwere im Kopf, Speichelfluß, Durchfälle, Hämorrhoiden usw. neben dem oben gezeichneten Umriß der Gesamtwirkung genannt.
Bei der **Prüfung** haben sich als bemerkenswerte Erscheinungen ergeben: reichlicher, süßlicher Speichelfluß, Kopfschmerzen im Zusammenhang mit Störungen der Magen- und Darmverdauung, was sich während der Periode bessert; Gefühl eines Haares auf der Zunge; die Verdauung ist bei der geringsten Abweichung von der gewohnten Diät aus der Ordnung gebracht; Wundheit der Vulva während der Menses; Brüste geschwollen und empfindlich; zähe, schwerlösliche Expektoration der Bronchien; rheumatische Schmerzen im Musculus iliopsoas, schlimmer durch die geringste Bewegung.
TESTE ist der Ansicht, daß der homöopathische Gebrauch von *Allium sativum* besonders bei reichlichem Fleischgenuß und üppiger Lebensweise angezeigt sei. Es soll sich für fleischige Personen mit Dyspepsie und katarrhalischen Erscheinungen besonders eignen. Es passe bei reichlichem Fleischgenuß und bei Exzessen im Essen. Die Patienten sind wohlgenährt, von dunkler Komplexion, von festem Fleisch, manchmal zu Fettsucht geneigt. Der Allium-sativum-Patient speziell sei mehr ein Gourmand als ein Fresser; er esse mehr als er trinke. TESTE hat chronische Dyspepsie bei alten, fleischigen Personen geheilt, deren Gedärme durch die leichteste Unregelmäßigkeit der Kost aus der Ordnung kamen, ferner chronischen Bronchialkatarrh mit reichlicher Expectoration; periodisches Asthma, Rheumatismus der Hüfte und Schwellung der Brüste beim Entwöhnen. Auch bei Diabetes mellitus kam es zur Anwendung.

Literatur

Die nicht sehr umfangreiche Prüfung geht auf PETROZ und TESTE zurück.
ALLEN: Encyclopedia, Bd. I
HUGHES: Cyclopaedia, Bd. I
PETROZ: Allg. homöop. Ztg. 41: 184; 83: 184; 47: 21

Arzneimittelbild

Geist und Gemüt: Ruhelosigkeit und Ungeduld. Angst, fürchtet, vergiftet zu werden.

Kopf: Schwindel und Schwere im Kopf. Dumpfer Schmerz im Hinterkopf am Morgen.

Atmungsorgane: Schnupfen, ziemlich trocken, dann flüssig, mit drückendem Schmerz oberhalb der Nasenwurzel.

Kratzen im Kehlkopf, trockenen Husten erregend.

Chronische Bronchitis.

Fast ständiges Schleimrasseln in den Bronchien. Morgenhusten mit außerordentlichem, reichlichem Auswurf von Schleim. Große Schwierigkeit im Heraufbringen eines klebrigen Schleims. Der Husten verschlimmert sich durch Beugen des Kopfes, nach dem Essen und beim Gehen in der freien Luft.

Verdauungsorgane: Gefühl eines Haares auf der Zunge.

Außerordentlich reichlicher Fluß von süßlichem Speichel nach den Mahlzeiten und bei Nacht. Die Mundsymptome verschlimmern sich während des Lesens.

Dyspepsie.

Ansammlung von Schleim im Hals. Gieriger Appetit. Reichlicher Durst. Aufstoßen brennend nach dem Essen. Druck im Oberbauch, besser durch zusammengekrümmtes Sitzen und durch Gegendruck der Hände, schlimmer beim Gehen. Rumpeln im Bauch; reichliche, übelriechende Blähungen.

Durchfällige Stühle mit Kolikschmerzen. Verstopfung mit fast ständigem, dumpfem Schmerz in den Gedärmen. Hämorrhoiden.

Harnorgane: Wasserheller, sehr reichlicher Urin oder scharfer, dunkler Urin.

Geschlechtsorgane: Menses 5 Tage zu spät. Eitrige Pickel an der Vulva während der Regel. Hellrote Stellen an der Innenseite der großen Schamlippen und am Scheideneingang, mit Jucken und Schmerzen. Schwellung beider Brüste, mit Empfindlichkeit bei Berührung. Ausbruch von roten Blasen zwischen den Brüsten und um die Brustwarzen. Kopfschmerzen, die während der Periode aussetzen und nachher wiederkehren.

Muskelrheumatismus im M. iliopsoas.

Glieder: Fast unerträglicher Schmerz in der Sehne der Musculi psoas und iliacus, nur wenig spürbar in der Ruhe, sehr verschlimmert bei der geringsten Bewegung, könnte schreien beim Kreuzen der Schenkel. Gliederschmerzen verschlimmern sich bei Temperaturwechsel und bei feuchter Hitze.

Dosierung

D 3 bis D 6.

Aloe

Herkunft des Mittels

Aloe socotrina (Fam. nat. Liliaceae) ist in Südafrika heimisch. Die abführende Wirkung wird auf die Aloine, die durch Oxydation Dioxylmethylanthrachinon liefern, zurückgeführt. Außerdem wird in den Aloearten noch Aloe-Emodin gefunden. Die Aloine sind auch als wirksamster Stoff der homöopathischen Wirkung anzusehen. Gewonnen wird die Droge durch Einkochen des Blattsaftes.

Hauptwirkung

Die häufigste Verwendung findet Aloe als drastisches Abführmittel, das die Motilität des Magens und Dünndarms nicht beeinflußt, sondern seine Wirkung auf den Dickdarm beschränkt. Die Kontraktion der Haustren verstärkt sich, so daß der Dickdarminhalt im Röntgenbild in kleine Ballen zerlegt erscheint. Bei starken Gaben werden im Tierversuch Blutungen im Magen und Hyperämie mit Blutungen im Darm festgestellt. Bei Gebrauch von Aloe als Abführmittel werden häufig Hämorrhoiden hervorgerufen. Auch Hämaturie und Menorrhagien führt man auf Aloe zurück. Ferner ist eine Aloe-Nephritis mit dem typischen Bild einer Tubulonephritis bekannt; im Harn findet sich dabei Eiweiß, Blut und Zylinder. In kleinen Mengen findet Aloe Verwendung bei chronischen Schwächezuständen der Verdauungsorgane: Dyspepsie, Würmer, Blähungen, Gelbsucht, Gallenstockung bei Gicht und Hypochondrie. Die emmenagoge Wirkung wird auch hervorgehoben.
Äußerlich wird Gebrauch gemacht gegen **schlecht heilende Wunden; Brandwunden,** selbst nach Röntgenverbrennung, heilen damit aus. Im Arzneibild besteht eine auffallende Ähnlichkeit mit *Sulfur*, weshalb Aloe auch der „vegetabilische Schwefel" genannt wurde.

Literatur

HERING: Amerikanische Arzneimittelprüfungen
ALLEN: Encyclopedia, Bd. I
HUGHES: Cyclopaedia, Bd. I

Arzneimittelbild

Leitsymptome: *Venöse Stauung im ganzen Körper, die durch Pfortaderstauung und Abdominalplethora hervorgerufen wird.*
Hämorrhoiden, traubenartig vordrängend, sehr empfindlich und wund.
Dickdarmkatarrh mit Unsicherheitsgefühl im After infolge Sphinkterschwäche, Verschlimmerung in den Morgenstunden.
Verschlimmerung in der Wärme und Besserung von Abkühlung und in der frischen Luft.

Geist und Gemüt: Entmutigt und ängstlich. Abneigung gegen jede körperliche und geistige Betätigung, frühzeitige Ermüdung bei geistiger Arbeit – oder ärgerlich und streitsüchtig, große Ruhelosigkeit Mattigkeit wechselnd mit großer Umtriebigkeit. Menschenscheu. Verwirrung des Kopfes. Schlaf schlecht.

Kopf: Drückende und spannende Kopfschmerzen mit Kongestion zum Kopf. Kopfweh und Schmerzen in der Stirne, muß die Augen halb schließen. Schmerzen tief in den Augenhöhlen. Die Kopfschmerzen werden besser durch Abkühlung und an der frischen Luft und schlimmer durch Bücken und Bewegung.

Dickdarmkatarrh subakuter und chronischer Art mit Leberbeteiligung und Sphinkterschwäche. Colitis mucosa.

Verdauungsorgane: Lippen röter als gewöhnlich *(Sulfur)*. Bitterer oder sauerer Geschmack im Mund oder bitteres und saueres Aufstoßen. Verlangen nach Stimulantien. Gieriger Hunger bald nach dem Essen.
Auftreibung mit Völle, Schwere und Hitze im Leib. In der Lebergegend Unbehagen, Spannen, Hitze und dumpfe Schmerzen. Blähsucht und Wehtun im ganzen Leib. Gefühl von Hitze und Brennen im Mastdarm. Heftiges Brennen und Jucken am After. Traubenartig vorgetriebene und abgeschnürte Hämorrhoiden mit Blutungen, heftig brennend und stechend. Kalte Umschläge bessern.

Hämorrhoiden bei Mastdarmkatarrh.
Durchfall mit unwillkürlichem Abgang des Stuhls.

Mit dem Stuhl gehen reichlich übelriechende Blähungen ab. Gefühl, wie wenn ein Pflock zwischen Symphyse und Steißbein stecken würde. Gefühl von Unsicherheit im After, so daß beim Abgang von Blähungen Stuhl austritt oder daß beim Harnlassen zugleich auch Stuhl abgeht. Drängen im After nach dem Stuhl, als wäre der Mastdarm nicht entleert. Durchfall besonders frühmorgens Unfreiwilliger Abgang des Stuhls. Der Stuhlgang erfolgt ohne jeden Druck, er fällt gewissermaßen heraus. Gelbe, dünne, schleimige Stühle mit vielen Blähungen und Brennen am After und Rektum. Verstopfung mit Schwere und Druck im Mastdarm.

Harnorgane: Häufiger Harndrang. Harn dunkel. Beim Harnlassen droht unwillkürlich Stuhl auszutreten.

Geschlechtsorgane: Gefühl von Schwere und Herunterpressen im Unterleib. Die Regel erfolgt zu früh und ist zu stark.

Stamm und Glieder: Kreuzschmerzen mit Schwere und Druck, besser durch Bewegung. Hexenschuß abwechselnd mit Kopfweh. Rheumatoide Schmerzen in den Gliedern.

Dosierung

D 4 bis D 12. Die D 3 dürfte, wie STIEGELE angibt, in manchen Fällen von Dickdarmkatarrh verschlimmern.

Vergleichsmittel

Unwillkürlicher Abgang des Stuhls: *Apis, Arnica, Baptisia, Phosphorus, Mandragora, Secale, Veratrum album.*
Durchfall frühmorgens: *Sulfur, Podophyllum, Rumex.*
Hämorrhoiden vorfallend: *Acidum muriaticum, Acidum nitricum, Acidum sulfuricum, Aesculus, Nux vomica, Sulfur.*

Beispiel

Nicht beherrschte Stuhlentleerung

Ein Junge von 8 Jahren wird mir von seiner Mutter gebracht. Er ist geistig und körperlich gut entwickelt. Jedoch hat er noch nicht den Stuhlabgang zu beherrschen gelernt. Er war aus diesem Grund bei zahlreichen Ärzten, darunter mehreren Kinderärzten, in Behandlung gestanden ohne jeden Erfolg. Auch ein mehrwöchiger Aufenthalt in einer Kinderklinik brachte keine Besserung. Auch psychotherapeutische Behandlung, zu der man seine Zuflucht genommen hatte, blieb erfolglos. Die Sache wurde noch peinlicher, als der Junge nun zur Schule gehe und meist mit „vollen Hosen" heimkomme. Was blieb schließlich übrig, als daß man bei der Homöopathie, über die die aufgeklärten Eltern immer gelächelt hatten, Hilfe suchte. Ich gab dem Jungen Aloe D 12, 2mal täglich 5 Tropfen, mit der Anweisung, mit dem Einnehmen auszusetzen, sobald sich Besserung zeige. Dann hörte ich nichts mehr von dem Jungen. Erst 1 Jahr später kam die Mutter mit einer Schwester des Jungen wieder, ebenfalls mit einem Leiden, mit dem die seither behandelnden Ärzte nicht Herr geworden waren. Meine erste Frage war nach dem Befinden des Jungen. Die Mutter berichtete mir, daß er die Tropfen etwa 1 Woche genommen habe und von da an völlig normale Stuhlentleerung habe. *(Beobachtung des Verf.)*

Alumen

Wirkung

Aluminium-Kalium-Sulfat AIK(So$_4$)$_2$, **Alaun,** besitzt adstringierende Eigenschaften. Es besitzt dementsprechend im Vergleich zu *Alumina,* mit dem es in den Grundzügen übereinstimmt, eine stärkere Hinwendung zu den Schleimhäuten, auf denen es neben dem Gefühl der Trockenheit reichliche, schleimige Absonderungen hervorruft. Der katarrhalische Prozeß geht in die Tiefe, so daß auch Blutungen und entzündliche, geschwürige Prozesse im Mund und besonders im Darm mit Hämorrhoiden entstehen. Heftige, anfallsweise auftretende Magenschmerzen und Darmkoliken zum Zusammenkrümmen mit Leichenblässe, großer Schwäche und Kältegefühl treten auf. Die Katarrhe dehnen sich auch auf die Atmungsorgane bis zu den Bronchien aus.

Es läßt sich sowohl die Verkrampfung (besonders im Magen und Darm) als auch die Gegenphase, also die Erschlaffung der Hohlorgane, erkennen (Stimmlosigkeit, Erschlaffung der Gefäße mit Auflaufen der Venen, Herzklopfen beim Stehen, Elendigkeit und Erschlaffung in Magen und Bauch).

Eine ängstliche Grundstimmung und eine auffallende Magenübelkeit scheinen die Dominante des Mittels zu sein. Erfolge werden berichtet bei chronischen Durchfällen bei Phthisikern mit Blutungen und schmerzhaften Entleerungen im Rektum, ebenso bei Typhus mit Darmblutungen, bei chronischen Bronchialkatarrhen alter Leute mit reichlichem Sputum. Verstopfung mit harten, trockenen Stühlen und Schmerzen bei und nach dem Stuhl ist wohl die häufigste Indikation.

Daß die Wirkung sich in geeigneten Fällen ausdehnen soll auf maligne Gewebsverhärtungen wie Szirrhus und Drüsenschwellungen, möchte ich nicht von der Hand weisen. Bösartige Verhärtungen der Zunge, das Rektum und Uterus mit geschwürigem Zerfall und mit Blutungen werden genannt (s. auch *Alumina*).

Literatur

Die Arzneimittelprüfung, welche nicht so umfangreich ist wie die von *Alumina,* stammt in der Hauptsache von C. HERING (HERING: Materia Medica. Vol. 1. 1873). Dazu kommt je noch eine einzelne Prüfung von BARTHEZ und WOODWARD. Die Encyclopädien von ALLEN und HUGHES enthalten diese Prüfungen und einige Vergiftungen.

Arzneimittelbild

Leitsymptome: *Magen- und Darmkrämpfe mit Schwächeanfällen und großer Übelkeit.*

Trockene Verstopfung mit Schmerz im Rektum bei und nach der Entleerung.

Darmkatarrhe mit Blutungen aus dem Darm.

Bronchialkatarrhe mit Kratzen unter dem Sternum.

Neigung zu Trockenheit der Schleimhäute.

Verschlimmerung durch Kälte.

Verschlimmerung morgens.

Die Beschwerden sind von viel Übelkeit und ängstlicher Stimmung begleitet. Verschlimmerung durch Drandenken (Herzklopfen).

Geist und Gemüt: Sehr gedrückt und traurig; könnte immerfort weinen; ängstlich, es ist der Patientin wie ein Stein auf der Brust, mit Bedürfnis, einen tiefen Atemzug zu tun.
Große Angst, Unruhe und Erregung.
Wenn sie an ihre Krankheit denkt, fühlt sie ihr Herz klopfen.

Kopf: Schwindel, sobald sie die Augen öffnet. Schwindel mit Kopfschmerz, der sich bessert beim Niederlegen. Plötzlich einsetzender Blutandrang zum Kopf mit Kopfschmerzen. Kopfschmerz wie von einem schweren Gewicht auf dem Scheitel, begleitet von Übelkeit und dem Gefühl, als ob kaltes Wasser den Rücken hinunter fließen würde. Erwachen am Morgen mit Kopfschmerzen über den Augen, besser durch Trinken von kaltem Wasser.

Schlaf: Sehr unruhiger Schlaf, wirft sich hin und her. Angstvolle Träume von Toten und dergleichen. Erwacht vom geringsten Geräusch.

Nase: Große Trockenheit in der Nase.

Gesicht: Aussehen blaß, bleich wie der Tod. Lippen blau.

Chronische Bronchitis.

Atmungsorgane: Heiserkeit. Verlust der Stimme. Zeitweise ist der Klang der Stimme tief. Sprechen verschlimmert die Heiserkeit. Schmerzhaft kratzendes Gefühl von Rauhigkeit im Kehlkopf mit Auswurf von viel klarem Schleim. Husten infolge Kitzels im Kehlkopf, hervorgerufen durch Sprechen.
⊙ Husten unmittelbar nach dem Aufstehen infolge eines Kitzels im Hals. ⊙ Husten mit Kratzen unter dem Sternum und reichlichem Auswurf: Hustenanfälle morgens.

Herz: Sobald sie an ihre Krankheit denkt, fühlt sie das Herz hart schlagen, als wollte es die ganze Brust bewegen. Rasches und heftiges Herzklopfen, sobald sie auf der rechten Seite liegt. Hartes Herzklopfen und starke

Pulsation durch den ganzen Körper, wenn er einige Zeit auf einem Platz steht. Herzklopfen durch eine plötzliche Erregung.

Verdauungsorgane: Mund sehr trocken. Ansammlung von Speichel im Mund mit Gefühl von Trockenheit der Zunge. Brennen und Gefühl wie geschabt auf der Zunge. Der untere Teil des Zäpfchens hängt herab wie eine Beere, die an einer Schnur am oberen Teile hängt.
Dicker Schleim im Rachen und am Gaumendach. Morgens nach dem Aufstehen wird ein Klumpen geronnenes Blut ausgeworfen. Die Trockenheit, mit ständigem Bedürfnis zu trinken, dehnt sich bis in die hintere Nase und den Hals aus.
Appetit vermehrt oder verringert. Durst mit Hitze im Magen, gebessert durch Trinken von kaltem Wasser.
Morgens früh plötzlicher Anfall von heftigem Schmerz im Magen mit Übelkeit, mit einem krampfhaften Ziehen im Magen, ähnlich der tödlichen Übelkeit bei Schwangerschaftserbrechen. Gefühl von Völle und Schwere im Magen, Auftreibung des Leibs. Gefühl von Elendigkeit im Magen, von Erschlaffung im Bauch. Brennen im Bauch.

Darmkolik. Obstipation. Blutende Hämorrhoiden mit Obstipation.

⊙ Stühle so hart wie Stein; tagelang kein Stuhldrang. In starken Dosen ist Alaun ein Abführmittel.
⊙ Durchfall mit schleimigen Stühlen und reichlichem, heftigem Tenesmus; beim Abgang des Stuhls heftige Schmerzen im Rektum. Blutabgang mit dem Stuhl; Hämorrhoiden nach dem harten Stuhl. Klopfen im Anus nach dem Stuhl. ⊙ Schmerzen im Anus und Rektum nach dem Stuhl; so heftig, daß sie kaum zu ertragen sind.

Bewegungsorgane; Rücken, Glieder: Gefühl, als ob der Rücken abbrechen wollte, kann sich kaum aufrecht halten.
Plötzlich einsetzender Schmerz im rechten Arm, als ob ein Strick um diesen geschnürt würde, mit großer Schwäche des Armes, mit aufgelaufenen Venen, anfallsweise auftretend, ähnlich im rechten Unterschenkel. Schmerzhaftigkeit der Fußsohlen beim Gehen.

Nervöser Tremor. Zucken der Glieder, krampfhafte Bewegungen.

Wärmeregulierung: Sehr zu Frostigkeit geneigt, kalte Hände und Füße. Hitzewallungen zum Kopf, welche am Einschlafen hindern. Gefühl, als ob kaltes Wasser den Rücken hinunterliefe.

Dosierung

Von D 5 bis zu hohen Potenzen.

Vergleichsmittel

Obstipation: *Alumina, Plumbum.*
Bronchitis: *Stannum, Kalium bichromicum.*
Darmblutung mit Hämorrhoiden: *Aloe, Acidum nitricum, Magnesium carbonicum.*

Alumina

Wirkung

Alumina oder Aluminiumoxyd besitzt die chemische Formel Al_2O_3 und wird auch als (gebrannte) Tonerde bezeichnet. Das Arzneibild von Alumina gründet sich auf Arzneiprüfungen von HAHNEMANN und von Dr. HARTLAUB und Dr. TRINKS; es findet sich in der 2. Auflage der „Chronischen Krankheiten". Aluminium macht etwa 7 % der Erdrinde aus und ist besonders in Gesteinen als komplexe Silikate vorhanden; ebenso ist es in Ton- und Lehmböden reichlich enthalten. In der Tier- und Pflanzenwelt gilt Aluminium als ein notwendiger Bestandteil, der das Wachstum anregt. Bei Abwesenheit von Aluminium können Samen nicht keimen. Andererseits kann ein zu großer Reichtum an Aluminium in der Bodenlösung das Wachstum der Pflanzen beeinträchtigen. Ferner hat man festgestellt, daß Aluminiumsalze die Wirksamkeit der Katalase verstärken.

Während bei Bärlappgewächsen und Farnen ein reichlicher Aluminium-Gehalt (s. unter *Lycopodium*) gefunden wird, ist es im Tierkörper nur in Spuren vorhanden. Der Gehalt an Aluminium im menschlichen Körper beträgt 0,001 %.

Bei der Pflanze ist Aluminium ein wichtiger Regulator der Membrandurchlässigkeit für Wasser und Ionen. Es soll bei wasserreichen Pflanzen das Austreten der biogenen Elemente aus der Pflanzenzelle verhindern (bei den Hygrophytenpflanzen an feuchten Standorten). (Bei einer Störung dieser Aluminium-Funktion ist also ein Verlust von Mineralstoffen und damit auch des Zellwassers zu erwarten, was zu einer „Magerkeit" der Zelle führen würde. Es entstünde hier also die Entwicklung zum gleichen Typ, wie wir ihn bei Alumina kennen.)

Alaun und Tonerde rufen auf den Schleimhäuten des Verdauungskanals, wenn sie oral einverleibt werden, Entzündungserscheinungen hervor, die bis zu Verätzung gehen. Am stärksten wirkt in dieser Hinsicht *Alaun,* abgeschwächt Tonerde, auch *essigsaure Tonerde* kann zur Verätzung führen. Es entstehen Speichelfluß, Erbrechen, Magen- und Leibschmerzen sowie Durchfall.
Daß diese Entzündungen nicht nur durch lokale Einwirkungen entstehen, zeigen Tierversuche. Schon geringe Mengen von Aluminium-Verbindungen können, wenn sie im Tierversuch parenteral injiziert werden, zu heftigen Reiz- und Vergiftungserscheinungen führen. Dabei treten besonders die Reizerscheinungen an den Schleimhäuten des Verdauungskanals mit Durchfällen und Lähmungserscheinungen sowie klonischen und tonischen Krämpfen der Muskulatur hervor. An der Schleimhaut des Magens und Dünndarms werden Hyperämie und kleine Geschwüre gefunden, die Stühle sind schleimig und blutig; im Rückenmark Degeneration verschiedener Stränge, zum Beispiel der Seiten- und Hinterstränge und der Pyramidenstränge, der Gehirnnerven, der vorderen und hinteren Wurzeln der Rückenmarksnerven. Man kann tödlich endigende Vergiftungen, die unter dem Bilde einer akuten Bulbärparalyse verlaufen, erzeugen. Zu diesen Versuchen müssen solche Doppelsalze, die das Eiweiß bei Injektionen nicht koagulieren, verwendet werden.

Übersicht über das Arzneimittelbild

Die Wirksamkeit von Alumina zeigt sich an folgenden Gewebselementen und Organsystemen:
1. an den Schleimhäuten in einer Verstärkung der Sekretion, die eine Verstärkung oder – und dies ist besonders typisch – eine Eindickung und Verkrustung der Absonderung erfährt.
2. An einer Veränderung der Innervation des Muskelelements, der willkürlichen wie der unwillkürlichen Muskulatur, die sich in Spasmen ebenso wie in Atonie zeigt. Es bilden sich Zustände aus, wie zum Beispiel ein Kehlkopfkatarrh mit schwerlöslichem, verkrustetem Schleim, verbunden mit einer Erschlaffung der Stimmbänder, woraus eine Heiserkeit resultiert.
Die Symptome an den Verdauungsorganen sind in erster Linie von der gestörten Motorik beherrscht: Schlingbeschwerden im Schlund infolge Gefühls wie zusammengeschnürt, kolikartige Zustände im Darm, spastischer, kleinknolliger Stuhl, der unter großer Anstrengung der Bauchpresse abgesetzt wird.
Die Untätigkeit des Mastdarms ist wohl zum Teil eine Erschlaffung des Darms, also eine echte Atonie, zum Teil handelt es sich um nur eine scheinbare Untätigkeit, indem sie von einem Hypertonus der Darmmuskulatur hervorgerufen wird; hierdurch wird der Kot festgehalten und die Stuhlpresse bleibt unwirksam. Deutlich ist auch ein frustraner Drang beobachtet worden. Der Kot zeigt daher einen spastischen Charakter; er ist knollig, oft kleinknollig, wie aus kleinen Kugeln oder Kaffeebohnen bestehend, dazu dunkel und trocken. Bei dem durch das langanhaltende Drängen erzwun-

genen Durchtritt durch den Anus entstehen Schmerzen am Anus; es ist damit bei der Trockenheit des Gewebes die Voraussetzung zur Entstehung von Analfissuren gegeben, ebenso, durch die Gefäßschwäche begünstigt, von Hämorrhoidenblutungen. Nach dem Stuhl werden im After, im Mastdarm und im Bauch teilweise Schmerzen angegeben.

In einer den wirklichen Verhältnissen nicht gerecht werdenden Einseitigkeit wurde seither fast immer nur eine atonische Verstopfung als kennzeichnend für Alumina angenommen. Diese Annahme widerspricht klar den berichteten Symptomen, welche mit Sicherheit, sogar noch deutlicher neben der Atonie eine spastische Verfassung des Darms erkennen lassen. Auch Praxis-Erfahrungen haben mir das bestätigt, in Übereinstimmung mit KENT, der wenigstens als klinisches Symptom einen kleinknolligen harten Stuhl, „wie Murmeln", als charakteristisch für *Alumen* hält.
Die Atonie des Darms zeigt sich in einem Gefühl völliger Untätigkeit des Mastdarms. Auch weicher Stuhl geht nur unter starkem Pressen ab.
Der spastische Charakter der Darmtätigkeit hat Veranlassung gegeben. Alumina als Heilmittel bei Bleivergiftung zu verwenden. Die funktionelle Verwandtschaft mit *Plumbum* springt in die Augen und wird besonders bei spastischem Zustand des Darmkanals evident.

Zusammen mit den motorischen Störungen der Verdauungsorgane stellt sich ein Reiz- und Entzündungszustand der Verdauungsschleimhäute ein: Wundheit der Mundschleimhaut, Anschwellung des Zahnfleisches, Trockenheitsgefühl im Mund oder die Gegenphase mit Speichelfluß, zähe Verschleimung im Rachen. Stärkereiche Nahrung, besonders Kartoffeln, machen Magenbeschwerden. Auch Durchfall wird angegeben. Was es mit dieser oft angegebenen Verschlimmerung durch Genuß von Kartoffeln auf sich hat, vermag ich nicht zu sagen. Eine Bestätigung durch die Praxis kann ich nicht beibringen. VOISIN ist der Ansicht, daß dieses Symptom von der Trockenheit der Kartoffel herrühre, welche Schwierigkeit beim Schlucken und beim Passieren des Magen-Darm-Kanals hervorruft.

3. Am Gefäßsystem bewirkt die Atonie eine venöse Stase mit Hervortreten der äußeren Venen. Es entsteht das zwingende Bedürfnis, sich niederzulegen, Stehen macht unendlich schlapp und müde *(Sulfur)*, während Bewegung in der frischen Luft eine erfrischende Anregung bringt. Atonie des Magens und Darmes macht sich im Stehen lästig bemerkbar. Die sichtbaren Venen sind gestaut. Als ein klinisches Symptom hat sich mir ergeben: „Muß nachts die Füße wegen Hitzegefühl aus dem Bett strecken", und „Verstopfung mit Stühlen wie Kaffeebohnen; dabei Wadenkrämpfe".

4. Auf dem Gebiet des Nervensystems wiederholt sich der spastisch-paretische Zustand, wie wir ihn eben bei der Innervation der Hohlorgane des Körpers kennengelernt haben. Wir finden im peripheren Nervensystem Zittrigkeit der Glieder, Krämpfe und klammartige Empfindungen, Unsicherheit beim Gehen, besonders beim Gehen im Dunkeln, wenn die Kontrolle des Auges entfällt; Neigung zu stolpern. Auch hier handelt es sich um mangelhafte Koordination der Bewegungsimpulse, verbunden mit

gesteigertem oder verringertem Tonus und Übergang zu lähmungsartigen Zuständen und ataktischen Bewegungen.

Diese Zeichen können sowohl auf eine schlaffe Lähmung als auch auf einen spastischen Zustand der Glieder hinweisen. Wir müssen wie im Verdauungskanal auch hier eine gegenpolare Wirkung annehmen. Ein Versuch bei organischen Nervenleiden wie Paralysis progressiva und multipler Sklerose kann sich lohnen, doch wird man seine Hoffnungen hier nicht zu hoch stellen dürfen. Doch habe ich entschiedene Besserungen in mehreren Fällen von multipler Sklerose mit Hochpotenzen in seltenen Gaben beobachtet. Alumina gehört in den engeren Kreis der bei dieser Krankheit zu verwendenden Mittel.

Im Bereich der Psyche ergibt sich ein Zustand von Angst mit dem Gefühl, als ob man ein schlechtes Gewissen hätte oder als ob ein Unglück bevorstände oder als ob er unheilbar krank wäre. Auch ein mürrisch-ärgerlicher Gemütszustand ist vorhanden. Besonders kennzeichnend für Alumina ist eine unbeherrschbare Hast, alles geht ihm nicht schnell genug. Dabei besteht ein Zwang, sich ständig zu bewegen, wodurch eine Fahrigkeit und Zappeligkeit entsteht.

Die motorische Unruhe mit Drang, die Füße zu bewegen, die venöse Stase und die Unverträglichkeit der geringsten Menge Alkohol zeigen eine nahe Verwandtschaft mit *Zincum* auf. Der Patient muß sich immer beschäftigen und stets bewegen, wobei er sich wohler fühlt. Er wird von einer ständigen inneren Hast getrieben und kann nicht untätig sein. Auch der Magen ist in diese Nervosität einbezogen, es besteht eine zittrige Schwäche bei leerem Magen; der Prüfer zittert in der Erwartung auf das Essen *(Jodum, Acidum fluoricum)*.

5. Auf der Haut entsteht eine ähnliche Veränderung wie auf den Schleimhäuten. Sie neigt zu Trockenheit und Rissigkeit. Unter heftigem Jucken, das sich in der Bettwärme vermehrt, entstehen trockene Hautausschläge.

Eine häufige Anwendung findet Alumina bei chronischen Retronasalkatarrhen einschließlich Nasennebenhöhlenentzündungen und Rachenkatarrhen. Es wird gern verwendet bei „der Heiserkeit magerer Kanzelredner", wie sie in didaktischer Weise formuliert wird. Eine Verschlimmerung des Kehlkopfkatarrhs am Morgen und auch allgemein treffen wir ebenfalls bei *Causticum*, mit dem es noch dazu die Trockenheit und Hagerkeit gemeinsam hat. Nach einigem Räuspern bessert sich bei *Causticum* und Alumina die Heiserkeit.

Gegenüber *Argentum nitricum*, das hier nicht selten in Frage kommt, wird die Unterscheidung durch die größere Trockenheit der Schleimhäute getroffen. Gemeinsam ist beiden die Verschlimmerung am Morgen, in psychischer Hinsicht das Gefühl innerer Unruhe und Hast.

Bei Fluor albus der Frauen hat Alumina sich nicht selten bewährt, wenn die Sekretion sehr reichlich und flüssig zugleich, auch wundmachend ist. Entsprechend der Tendenz zu Trockenheit der Schleimhäute bei Alumina wird man es jedoch auch bei trockenen Scheidenkatarrhen verwenden können, obwohl sich die entsprechenden Symptome bei der Arzneiprüfung nicht ergeben haben.

Selbst beim Krebs habe ich es in geeigneten Fällen wirksam gesehen, indem es den Fall gefördert und die Kachexie aufgehalten hat. Es kommt nicht nur bei Schleimhautkrebsen, sondern auch bei Drüsenkrebs in Frage und folgt dann gut auf *Silicea* und *Acidum fluoricum,* oder es muß in solchen Fällen abwechselnd mit diesen gegeben werden.

Mit diesen beiden Mitteln steht Alumina in einem komplementären Verhältnis. Eine Gruppe von Symptomen wie die schlechte Heilung von Verletzungen, die Reizung alter Narben, die Schmerzhaftigkeit der Fußsohlen beim Gehen zeigen an, daß sie unter die Bindegewebsmittel zu zählen sind und daß sie Beziehung haben zu einer Minderwertigkeit des Bindegewebsorgans („Bindegewebsschwächlinge").

Interessant ist ein Vergleich mit *Sulfur.* Jucken der Haut in der Bettwärme ist beiden Mitteln eigentümlich. *Sulfur* hat die Verschlimmerung beim Stehen infolge venöser Stase, bei Alumina haben wir ein unüberwindliches Bedürfnis, sich niederzulegen, das meines Erachtens gleichfalls auf eine Erschlaffung des venösen Systems zurückzuführen ist. Diese Annahme wird bestätigt durch die klinische Beobachtung, daß ein Hitzegefühl in den Beinen, das besonders nachts geklagt wurde und Veranlassung gab, daß der Patient die Beine aus dem Bett streckte oder diese kalt abduschte, sich beim Gebrauch von Alumina behob.

Letzteres Symptom hat Alumina gemeinsam mit *Fluor,* speziell mit *Calcium fluoricum,* wodurch wiederum die Verwandtschaft mit diesem im Hinblick auf die venöse Stauung zutage tritt. Die Beziehung zum Bindegewebe, welche sowohl *Fluor* als auch Alumina gemeinsam haben, wurde schon oben hervorgehoben.

Der Alumina-Typus kann folgendermaßen umschrieben werden: Die vorwaltende Trockenheit, die an den Schleimhäuten beobachtet wird, kann auf den Gesamtzustand ausgedehnt werden, so daß eine allgemeine Magerkeit des Alumina-Patienten nicht selten ist.

Es besteht ein Mangel an Eigenwärme; äußere Kälte hat er nichts entgegenzusetzen und friert daher leicht.

Er ist voll innerer Unruhe und muß sich ständig bewegen. Er findet sich in ständiger Hast, auch wenn keine Eile not tut. Es tritt jedoch bald Ermüdung ein mit einem unbezwinglichen Drang, sich niederzulegen.

Das Nervensystem ist in einem Zustand reizbarer Schwäche, die zu einer mißmutigen, verdrießlichen und ängstlichen Stimmung führt. Es besteht Zittrigkeit, es stellen sich Koordinationsstörungen ein mit Ataxie der Gliedmaßen, er verspricht sich leicht, verschreibt sich, läßt Gegenstände fallen und ist unsicher beim Gehen. Die Hastigkeit des Wesens verhindert ein zusammenhängendes Denken.

In besonderer Weise zeigen sich die Alumina-Zeichen am Magen-Darm-Kanal. Hier führt der zwischen Krampf und Lähmung schwankende Zustand entweder zu Obstipation mit sehr schwierigem Abgang von kleinknolligem Stuhl; oder aber auch weicher Stuhl geht nur unter starker Anwendung der Bauchpresse ab. Der Stuhl ist verstopft wegen Untätigkeit des Darms. Es findet sich also eine Verstopfung auf der Grundlage von Darmspasmen wie von Atonie des Dickdarms. Spastische Obstipation, verbunden mit nächtlichen Muskelkrämpfen, hat sich mir als bewährte Indikation ergeben.

Literatur

HAHNEMANN: Chronische Krankheiten, 2. Aufl., Bd. 1
ALLEN: Encyclopedia, Bd. I
HUGHES: Cyclopaedia, Bd. I
SCHRETER, HARTLAUB und TRINKS: Annalen, Bd. 2

Arzneimittelbild

Leitsymptome: ⊙ *Langsame, aber tiefgreifende Wirkung, findet fast nur Anwendung für chronische Leiden.*
⊙ *Meist schwächliche, magere und trockene Menschen mit lähmungsartiger Müdigkeit.*
Trockenheit der Haut mit Neigung zu Rissigkeit und trockenen Ausschlägen.
Trockene Schleimhaut-Katarrhe.
Lähmige Schwäche sowohl wie spastische Zustände der glatten als auch der quergestreiften Muskulatur.
Erschöpfung nach geringer Anstrengung, aber trotzdem motorische Unruhe, muß sich immerfort bewegen und kann nicht untätig sein.
Die geringste Menge Alkohol wird nicht vertragen.
Alle Verdauungsbeschwerden werden schlimmer nach dem Essen.
Verschlimmerung allgemein morgens nach dem Erwachen und nach dem Aufstehen.
Frostigkeit und Mangel an Eigenwärme, Verschlimmerung durch Kälte.
Verschlimmerung durch den Genuß von Kartoffeln.
Verschlimmerung durch trocken-kaltes Wetter.
Verschlimmerung nach Samenerguß.
Verschlimmerung vor und nach der Periode.

Allgemeines: Zittrige Aufgeregtheit des Nervensystems.
Unruhe, muß die Hände und Füße immerzu bewegen und herumgehen.
Große Erschöpfung, besonders beim Sprechen.
Nach Gehen im Freien große Müdigkeit und Abspannung. Unüberwindliche Neigung, sich niederzulegen.

Geist und Gemüt: Ängstlichkeit, lebt immer in einer gewissen Furcht, als hätte er ein Verbrechen begangen oder als stände ihm ein Unglück bevor.
Angst, nicht mehr gesund zu werden.

Mißmutig und verdrießlich; höchst ärgerlich und eigensinnig.
Meint, mit seinem Bewußtsein außerhalb seines Körpers zu sein; wenn er etwas sagt, meint er, ein anderer hätte gesprochen; wenn er etwas sieht, meint er, mit eines anderen Augen gesehen zu haben.
Sehr schreckhaft, fährt zusammen, wenn das Geringste hinunterfällt.
Wird von einer inneren Hast getrieben, kann nicht untätig sein, kann nichts schnell genug tun; die Zeit vergeht ihm zu langsam.
⊙ Verschreibt sich leicht. Verspricht sich stets und wählt andere Worte, als er will. Sprechen ermattet sehr.
Unvermögen, zusammenhängend zu denken. Anhaltende große Gedächtnisschwäche. Kann kein Blut sehen, kein Messer liegen sehen ohne gräßliche Anwandlungen, zum Beispiel als sollte er Selbstmord begehen.
Schwindel, es dreht sich alles im Kreise. Selbst das schwächste geistige Getränk berauscht ihn.

Schlaf: Unruhig und unterbrochen, wirft sich unruhig im Bett herum, kann wegen Hitzegefühl nicht schlafen. Angstvolle Träume, morgens unausgeschlafen und niedergedrückt, ohne helles Bewußtsein.

Kopf: Kopfschmerz, besonders morgens und nach dem Essen, besser beim Niederlegen.
Drücken äußerlich am Kopf, mag keinen Hut tragen; Jucken am Kopf.
Schwindel mit Übelkeit morgens, alles dreht sich im Kreise.
Haarausfall.
Haare trocken, fallen leicht aus. Kopfschuppen.

Chronischer Bindehaut- und Lidrandkatarrh.

Augen: Brennen und Schmerzen, Bindehaut gerötet. Muß die Augen ständig reiben. Nachts sind die Lider verklebt, Lider halb gelähmt, sie wollen zufallen, Schielen der Augen. Schwäche der Augen nach langem Sehen.

Gesicht: Die Gesichtshaut ist um die Augen herum wie gespannt, als wenn Eiweiß darauf eintrocknete; Gesicht wie geschwollen. – Die Backen sind kupferrot. Lippen bläulich. – Blässe des Gesichts.

Kreislauf und Herz: Venen angelaufen. ⊙ Füße und Unterschenkel heiß, muß nachts die Füße aus dem Bett strecken oder kalt abduschen. Unüberwindliche Neigung zu liegen.

Chronischer Nasen-, Rachen- und Kehlkopfkatarrh.
Vor allem chronische trockene Katarrhe, Stimmbandschwäche mit Heiserkeit bei Rednern.
Chron. Bronchitis.

Atmungsorgane: Übertrieben scharfer Geruch oder Geruchsinn herabgesetzt. Ständige Neigung zu Schnupfen. Absonderung von wäßrigem oder dickem zähem Schleim oder von trockenen, harten Krusten in der Nase. Trockenheitsgefühl in der Nase. Wundheit der Nasenlöcher und der Scheidewand.
Kehlkopfkatarrh mit Trockenheit und zäher Absonderung. Heiserkeit früh nach dem Erwachen, später nachlassend. Hustenreiz mit andauerndem trockenem, hackendem Husten mit Erbrechen und Atemversetzung. Husten mit reichlichem Auswurf. Husten morgens, nachts, ⊙ beim Sprechen.

Speiseröhrenlähmung und -krampf. Magenatonie und Magenkatarrh.

Chron. Darmkatarrh und **Verstopfung, spastisch und atonisch.**
Verstopfung der Kinder und Säuglinge.
Bleikolik (Hauptmittel)
Analfissuren.

Verdauungsorgane: Aufgesprungene trockene Lippen. Zahnfleisch geschwollen, leicht blutend, Zähne schmerzen beim Kauen, Gefühl, als seien die Zähne zu lang. Wundheit in der Mundschleimhaut, fauler Mundgeruch. Trockenheit des Mundes und Halses oder andauernder Speichelfluß.
Angeschwollene Mandeln, Halsweh beim Schlingen.
Hat Schwierigkeit zu schlucken, infolge Zusammenschnürung in der Speiseröhre. Dicker, zäher Schleim im Hals. Gefühl von Trockenheit im Schlund mit Zwang zu räuspern.
Geschmack im Munde fad oder bitter oder süßlich oder säuerlich. Ekel vor Fleisch. Gieriger Hunger, zittert auf das Essen; hat fast stets Hunger, könnte immer essen. Oder Appetitmangel. Übelkeit mit ohnmachtartiger Schwäche und Schwindel in Anfällen. Magendrücken und Aufstoßen, Sodbrennen.
Kolikartige Leibschmerzen mit heftigem Stuhlzwang, wobei öfter Kot abgeht, so daß der After stechend schmerzt.
Der Bauch scheint schwer hinunterzuhängen.
Kartoffeln machen Magenbeschwerden. ⊙ Verlangen

nach unverdaulichen Dingen wie Kalk, Kohle und dergleichen. Nach dem Essen verschlimmern sich alle Beschwerden.

Vergebliches Drängen zum Stuhl, muß stark drücken und pressen zum Stuhl, der sehr fest, knotig und sehr wenig ist. Nach der unvollständigen Stuhlentleerung lassen die Bauchschmerzen nicht nach. ⊙ Kleinknolliger Stuhl wie kleine Kugeln oder wie Kaffeebohnen, dabei nächtliche Wadenkrämpfe. *(Beobachtung des Verfassers)*

Vor dem Stuhlgange, der bald fest, bald weich, stets aber sehr wenig ist, Grimmen im Bauch. Nach schwierigem Abgange harten, lorbeerartigen Stuhles unter schneidenden Schmerzen im After, als wäre derselbe zu eng, Blutabgang in einem Strahl mit nachgängigen beißenden Wundheitsschmerzen im After und den Mastdarm hinauf. Der Mastdarm ist untätig, als mangle ihm die Kraft, den Kot auszudrücken, und die peristaltische Bewegung; der Stuhl ist weich und dünn geformt und kann trotzdem nur durch große Anstrengung der Bauchmuskeln entleert werden. Durchfälliger Stuhl in kleinen Mengen. Schleimhaltige Stühle.

Blutabgang nach dem Stuhl und Vergrößerung der Afterknoten. Jucken und Brennen im After. Stechen im After nach dem Stuhl wie Nadelstechen. ⊙ Nächtliche Muskelkrämpfe in den Beinen, die sich bessern durch gewaltsames Strecken, verbunden mit kleinknolligem, hartem Stuhl. Abgang des harten Stuhls bessert. *(Beobachtung des Verfassers)*

Harnorgane: Schwäche und Spasmen der Muskulatur. Harn fließt sehr langsam in dünnem Strahl, ⊙ will nur abgehen beim Drängen zum Stuhl. ⊙ Muß auf den Stuhl pressen, um Harn lassen zu können. Unwillkürlicher Harnabgang, wenn er sich anschickt, zu Stuhl zu gehen.

Chronische Gonorrhö.

Schmerzen brennend beim Harnlassen. Häufiger Harndrang. Harn setzt weißen oder roten Satz ab.

Fluor albus mit Verstopfung.

Weibliche Geschlechtsorgane: Fluor zäh, klebrig, scharf oder reichlich und flüssig, läuft die Schenkel hinab, mit Wundheit an der Vulva. Menses zu schwach und blaß, zu früh oder verspätet. Nach der Periode körperlich und geistig sehr ermattet, ⊙ ebenso auch vor der Periode.

Männliche Geschlechtsorgane: Unfreiwillige Samenverluste mit großer Mattigkeit nachher.
Lebhaft gesteigerter Geschlechtstrieb oder Herabsetzung desselben. Verschlimmerung aller Beschwerden nach dem Samenerguß.

Koordinationsstörung der Skelettmuskulatur. Multiple Sklerose.

Glieder, Gelenke und Muskulatur; periphere Nerven: Zittrige Schwäche des ganzen Körpers, lähmungsartiger Zustand. Unsicheres Gehen, stolpert leicht, da er seine Muskeln nicht in der Herrschaft hat. Unsicherer Gang im Dunkeln. Kann sich kaum schleppen vor Müdigkeit der Beine, unwiderstehliche Neigung zu liegen.
Schmerzen in allen Muskeln und Gelenken rheumatischer Art. Wadenkrampf und klammartige Empfindung wie zu kurz. Einschlafen der Glieder.
Rückenschmerz, wie wenn ein heißes Eisen durch die untersten Wirbel gestoßen würde*. Ein Ruck durch Kopf und Glieder wie ein elektrischer Schlag. Brennende, stechende Schmerzen im Rücken. Kreuz- und Rückenschmerzen wie zerschlagen. Angelaufene Adern an den Händen. Schmerzen in den Fußsohlen beim Gehen.

Trockene, rissige Ekzeme.

Haut: Trockenheit der Haut mit Neigung aufzuspringen, brüchige Nägel. Unerträgliches Hautjucken, besonders beim Warmwerden im Bett.
Bläschen und Pusteln zeigen sich. Furunkelbildung.
Sprödigkeit der Fingernägel, brechen, wenn man sie schneiden will. – Eine alte Narbe fängt an zu jucken.
Die Fußsohlen schmerzen beim Auftreten, als wären sie zu weich und geschwollen.
Kleine Verletzungen entzünden sich.

* Dieses merkwürdige, nicht weiter erklärbare Symptom habe ich in Eigenversuchen an mir selbst ebenfalls wahrgenommen.

Wärmeregulierung: Innerer Frost und Schaudern, mit Verlangen nach dem warmen Ofen. Frostig in freier Luft. Hitze, wechselnd mit Schüttelfrost. Nachtschweiß.

Dosierung

Da es sich immer um konstitutionelle Leiden handelt, habe ich die höheren Verdünnungen, etwa D 12 und Hochpotenzen, mit gutem Erfolg gegeben. Andere bevorzugen die tiefen Verdünnungen D 6 bis D 3, besonders wenn die lokale Wirkung (speziell Verstopfung) ins Auge gefaßt wird.

Vergleichsmittel

Lähmungsartige Zustände: *Causticum, Zincum.*
Kehlkopfkatarrhe und Nasenrachenkatarrhe mit trockener Absonderung: *Causticum, Argentum nitricum, Jodum, Hedera, Kalium bichromicum.*
Trockene, rissige Hautausschläge: *Graphites, Causticum, Sulfur, Natrium muriaticum, Petroleum, Psorinum, Sepia.*
Hastiges Wesen, kann nicht untätig sein, Zeit vergeht zu langsam: *Ambra, Argentum nitricum, Medorrhinum, Jodum.*
Gieriger Hunger, zittert auf das Essen, hat fast stets Hunger: *Lycopodium, Natrium muriaticum, Jodum, Acidum fluoricum, Calcium fluoricum, Graphites.*
Verstopfung infolge Untätigkeit des Rektums: *Opium, Graphites.*
Verstopfung spastisch: *Nux vomica, Plumbum, Belladonna, Mandragora.*
Stuhl trocken: *Bryonia, Lycopodium, Magnesium muriaticum, Natrium muriaticum.*
Erkrankungen des Zentralnervensystems mit Spasmen: *Plumbum, Zincum, Cuprum.*
Fluor albus, reichlich, wundmachend: *Jodum, Kreosotum, Acidum nitricum, Mercurius, Lilium tigrinum, Sepia, Thuja.*
Antidot ist *Plumbum.*

Beispiele

Chronische Aluminium-Intoxikation

Ein Ingenieur klagt über eine chronische atonische Verstopfung mit fortschreitender Abmagerung, Frostigkeit und allgemeiner Schwäche.
Er ist ein Mann von 40 Jahren, groß, mager und ausgetrocknet, von bekümmertem und ängstlichem Aussehen.
Nach seinen Worten kann er niemals schwitzen (seine Haut ist rauh und trocken), sein Mund ist ständig trocken; bei jedem Stuhlgang muß er große Anstrengungen machen, selbst bei einem weichen Stuhl.
VOISIN*, der diesen Fall in seinem Werk „Die vernünftige, kritische Anwendung der Homöopathie" (S. 19) schildert, sagt zu dem bei ihm hospitierenden Kollegen „*Alumina*". Der Kranke springt überrascht hoch: „Sind Sie denn Hellseher? Woher wissen Sie, daß ich in einem Aluminiumwerk arbeite?"
„Es war dies kein Kunststück. Es genügte dazu die Kenntnis der chronischen Aluminium-Intoxikation und der homöopathischen Arzneimittellehre. Die erste gibt die Natur der von Aluminium hervorgerufenen Störungen an, die zweite präzisiert ihre besonderen Modalitäten."

* VOISIN: Die vernünftige, kritische Anwendung der Homöopathie. Deutsch von STOCKENBRAND. Ulm 1960. Karl F. Haug Verlag (vergriffen).

Spastische Obstipation

Ein anderer Patient aus meiner eigenen Beobachtung kennzeichnet die spastische Form der für *Aluminium* kennzeichnenden Obstipation.
Ein älterer Herr von hagerer, trockener Konstitution wird von mir seit vielen Jahren beobachtet. Von Zeit zu Zeit kommt er zu mir mit Verdauungsbeschwerden. Der Stuhl setzt oft aus und ist zusammengesetzt aus vielen kleinen Knöllchen, nicht viel größer als Kaffeebohnen. Dabei ist öfterer Drang vorhanden, wobei jedoch sich nur eine Anzahl dieser kleinen Knöllchen entleeren. Das Colon descendens ist spastisch kontrahiert zu tasten. Die Nase ist trocken und mit trockenen Krusten besetzt. Beim Treppenabwärtsgehen hat er oft das Gefühl, daß er die Stufe verfehlt oder daß er die Füße verwechselt. Er muß sich sehr auf das Treppengehen konzentrieren, um keinen Fehltritt zu tun. Beim Schreiben läßt er oft Buchstaben aus, beim Sprechen verspricht er sich oft, indem er Silben ausläßt oder ins Stottern kommt.
In diesem Zustand habe ich ihm mehrfach *Alumina* D 15 verordnet mit jeweils sofortigem Erfolg: am nächsten Tage ging der Stuhl in völlig normaler Form und die geschilderten nervösen Beschwerden haben sich deutlich gebessert. *(Verfasser)*

Ambra grisea

Herkunft des Mittels

Ambra ist eine Ausscheidung des Pottwals, die im Meer schwimmend aufgefunden wird. Es ist eine aus dem Darm des Pottwals stammende wachsartige Substanz, welche Geruchsstoffe einschließt. Wurde schon seit dem Mittelalter in der Zeit der arabischen Ärzte als wertvolles Nervinum geschätzt. Es ist auch heute noch nicht völlig geklärt, welche Rolle Ambra im Körper des Pottwals spielt.

Wirkung

Die **Hauptrichtung** geht auf funktionelle Störungen des zentralen und vegetativen Nervensystems mit hochgradiger Überempfindlichkeit und Überreizung. Nerventonikum auf dem Boden sexueller Erschöpfung.
Die zwischen Psyche und körperlichen Funktionen normalerweise bestehende Schranke ist teilweise aufgehoben. Der Patient ist verlegen und schüchtern, er bekommt Hustenanfälle in Gegenwart anderer. Kinder und Kranke können nicht zu Stuhl gehen, wenn andere Menschen, selbst die Pflegerin im Zimmer sind. Alle geistige Arbeit, auch lebhaftes Sprechen und Unterhaltung, greift sehr an und hat Schlaflosigkeit zur Folge. Musik ruft Rührseligkeit und Weinen hervor und verschlimmert den ganzen Zustand. Wenn der Patient sich in Gedanken mit seinen Beschwerden beschäftigt, werden diese schlimmer. Umgekehrt beeinflußt die Verdauungstätigkeit die geistige Verfassung, macht Kopfdruck und Benommenheit.
Die Peristaltik der Verdauungsorgane ist spastisch gesteigert, es tritt Globusgefühl im Hals, Bauchgrimmen und Rumpeln im Bauch auf; im Unterleib wird ein Gefühl von eisiger Kälte angegeben.
Die Libido ist überreizt. Ein heftiges Jucken der Schamteile bei beiden Geschlechtern. Bei Frauen zeigt sich nach Anstrengung oder mühsamem Stuhlgang Abgang von Blut.

Literatur

Die AMP stammt von HAHNEMANN und findet sich in der „Reinen Arzneimittellehre", 3. Aufl., Bd. 6. Sie ist von späteren Beobachtern durch klinische Symptome noch weiter ausgebaut und ergänzt worden.

Arzneimittelbild

Leitsymptome: *Die geringste Beanspruchung der Nerven und alle äußeren Eindrücke greifen sehr an und verschlimmern alle Beschwerden.*
Die Gegenwart anderer Personen verschlimmert.
⊙ *Verschlimmerung beim Denken an seine Beschwerden (Acidum oxalicum).*
Verschlimmerung morgens nach dem Erwachen.
Verschlimmerung nach dem Essen.
Verschlimmerung bei warmer Temperatur.
⊙ *Besserung durch Bewegung im Freien, aber auch bald erschöpft.*
Verschlimmerung durch Musik.

Allgemeines: Krämpfe und Zuckungen der Muskeln, Wallungen und Pulsation im ganzen Körper, besonders nach Gehen im Freien.
Gefühl von Taubheit der Haut, besonders morgens, Absterben der Finger.

Nervöse Erschöpfung, Nervenzerrüttung nach Kummer und Geschäftssorgen.

Geist und Gemüt: Gedrückte und verzweifelte oder ärgerliche Stimmung; ⊙ trostlos, Musik ruft Weinen hervor.
Angstgefühl nach dem Essen.
Gleichgültig gegen Freud und Leid. Will allein sein.
Große innere Hast und Unruhe mit Zittern.
⊙ Schüchternheit, errötet leicht; fühlt sich in Gegenwart anderer gestört.
⊙ Beim Denken an seine Beschwerden wird alles schlimmer. Sprechen und Unterhaltung greift sehr an, und sie kann dann nicht schlafen. Sie sprach ungewöhnlich viel und wurde dadurch sehr angegriffen.
Gedanken und Gedächtnisschwäche, muß alles mehrere Male lesen und nimmt den Sinn doch nicht auf.
Ängstliche Gedanken steigen in ihm auf. Der Phantasie bemächtigen sich Zerrbilder, Fratzen, Teufelsgesichter; die Phantasie beschäftigt sich mit vielen geilen Bildern.

Schlaflosigkeit.

⊙ Schlaflosigkeit infolge unangenehmer Gedanken.
Unruhiger Schlaf infolge lebhafter Träume mit aufgeregten Phantasien.
Erwachen an Übelkeit und starkem Druck im Oberbauch, durch Liegen auf dem Leib gebessert.

Kopf: Kopfschmerzen mit Blutandrang zum Kopf. Musik ruft Wallungen hervor. Haarausfall.

Gehör: Herabgesetzt oder überempfindlich.

Nervöses Asthma.

Atmungsorgane: Nasenbluten durch Wallungen. Heftiger, krampfhafter Husten begleitet von Aufstoßen ⊙ oder endigend mit Aufstoßen. ⊙ Verlegenheitshusten in Gegenwart anderer. ⊙ Husten schlimmer durch Essen. ⊙ Husten schlimmer durch Musik.

Herz: Herzklopfen mit Druck in der Brust und dann Gefühl eines Klumpens, ⊙ durch nervöse Eindrücke. Pulsieren durch den Körper wie das Ticken einer Uhr.

Verdauungsorgane: Übler Mundgeruch. Früh beim Erwachen große Trockenheit des Mundes mit Durstlosigkeit. Saures Aufstoßen, Sodbrennen. Nach dem Essen Globusgefühl im Hals. Druckgefühl und Auftreibung des Leibs, besonders nach dem Essen, besser durch Aufstoßen. Kältegefühl im Unterleib. Leibschmerzen und Rumpeln im Bauch. Öfterer Drang zum Stuhl, jedoch ohne Erfolg; das macht sie sehr bänglich, wobei ihr die Nähe anderer Menschen unerträglich wird.

Obstipation.

Stuhl kann in Gegenwart anderer nicht verrichtet werden. Jucken im After.

Harnorgane: Gefühl, als ob einige Tropfen Harn austreten würden. Harn trüb, rotbrauner Satz schon vor dem Erkalten.

Geschlechtsorgane: Männer: Geschlechtstrieb allzuleicht erregbar. ⊙ Herzklopfen und Verstimmung nach dem Geschlechtsverkehr.

Fluor alb., Menorrhagie nach Anstrengung oder Erregung.

Frauen: Heftiges Jucken der Scham mit Wundheit. Regel zu früh. ⊙ Gebärmutterblutung auf geringfügige nervöse Anlässe, Blutabgang nach Gehen und bei hartem Stuhlgang.

Dosierung

D 2 bis D 3, auch C 3.

Vergleichsmittel

Verschlimmerung beim Denken an seine Beschwerden: *Acidum oxalicum.*
Gegenwart anderer Personen verschlimmert: *Barium carbonicum* (Husten), *Natrium muriaticum* (kann keinen Harn lassen).
Schlaflosigkeit wegen lebhafter Gedanken und Herzklopfen: *Coffea.*
Blutabgang zwischen den Perioden, Kältegefühl im Bauch: *Bovista.*
Überempfindlichkeit gegen Musik: *Crocus, Ignatia, Phosphorus, Natrium carbonicum.*
Überempfindlichkeit aller Sinnesnerven, Globusgefühl: *Valeriana.*
Nervöse Erschöpfung durch Sorgen und Kummer: *Avena sativa, Acidum phosphoricum, Ignatia.*

Ammonium carbonicum

Pharmakologie

Die Rolle des **Ammoniaks** NH_4CO_3 im Organismus: Wenn wir die arzneiliche Rolle des Ammoniaks verstehen wollen, so müssen wir seiner physiologischen Bedeutung nachgehen. Hier ist zunächst festzustellen, daß Ammoniak in der Hauptsache als Ausscheidungsprodukt auftritt. Das im Körper anfallende Ammoniak wird zum größten Teil aus Harnstoff synthetisiert und damit unschädlich gemacht. Harnstoff hat die Zusammensetzung $CO(NH_2)_2$.
„In naher Beziehung zu der Harnstoffausscheidung steht die Ammoniakausscheidung. Normalerweise beträgt ihr Anteil an der N-Ausscheidung nur etwa 3–6%. Bei vermindertem Eiweißzerfall sinkt auch die Ammoniak-Abgabe, ihr relativer Anteil an Harnstickstoff steigt aber an. Von entscheidendem Einfluß auf ihre Höhe ist die Bilanz der Säure- und Basenausscheidung. Wenn im Körper eine Vermehrung der Säuren eintritt, gleichgültig, ob diese im Stoffwechsel entstehen oder von außen zugeführt werden, so müssen sie durch den Harn wieder beseitigt werden. Diese Ausscheidung ist mit der Ausscheidung einer bestimmten Alkalimenge verbunden. Die sogenannten ‚fixen' Alkalien gebraucht der Körper aber für andere Zwecke, so daß mit einem Ansteigen der Säureausscheidung immer ein Ansteigen in der Abgabe von Ammoniak verbunden ist. So sind beim Diabetiker bei ausgesprochener Azidose Ammoniak-Mengen bis zu 12 g täglich (statt normal 0,7 g) im Harn gefunden worden. Aber auch bei eiweißreicher Kost wird Ammoniak in Mengen von einigen Gramm ausgeschieden, weil im Eiweiß enthaltener *Schwefel* und *Phosphor* als *Schwefelsäure* bzw. als *Phosphorsäure* im Harn erscheinen und diese Säuren zu ihrer Neutralisierung Ammoniak erfordern. Jeder Anstieg der Ammoniak-Ausscheidung ist begleitet von einem entsprechenden Absinken der Harnstoffausscheidung. Dieser Befund gibt uns auch einen Fingerzeig dafür, aus welchen Muttersubstanzen das Harnammoniak wahrscheinlich stammt. Das strömende Blut enthält so wenig Ammoniak, daß die Ammo-

niak-Werte im Harn durch Abgabe aus dem Blut nicht gedeckt werden können, das Harnammoniak muß vielmehr in der Niere selbst gebildet werden. Als Quellen dieser Bildung sind erkannt die Muskeladenylsäure, die auch zu den Bausteinen der Niere gehört, und die Aminosäuren. Da die Ammoniak-Bildung, die auf Adenylsäure zu beziehen ist, nicht sehr groß sein kann, sind als die Hauptquelle des Harnammoniaks die Aminosäuren anzusehen. Damit wird auch verständlich, daß die Ammoniak- und Harnstoffausscheidung sich gegensätzlich verhalten." (Aus LEHNARTZ: Chemische Physiologie, S. 437, 1943).

Die Aminosäuren finden sich überall, wo Eiweiß abgebaut wird, die Adenylsäure (eine Adenosin-5-Phosphorsäure) wurde im Skelettmuskel, im Herzmuskel, in der Niere, im Gehirn und im Blut festgestellt. Man wird annehmen dürfen, daß bei den Ammoniak-Patienten eine Entgleisung dieses Ammoniak-Abbaus stattfindet, vielleicht auch eine Störung der Synthese zu Harnstoff. Bei der allgemeinen Verbreitung dieser Vorgänge im Organismus kann man auch eine weitreichende Wirkung der Ammoniak-Arznei in den entsprechenden Fällen annehmen.

Bei der Muskel- und Nerventätigkeit entsteht ein Abbau zu freiem Ammoniak, ebenso in den roten Blutkörperchen.

Die Ammoniakase, welche Ammoniak freimacht, besitzt ihr Optimum im sauren Gebiet. Daraus ergibt sich, daß sie ihre Haupttätigkeit nicht nur bei diabetischer Azidose, sondern auch bei eiweißreicher Kost und im Fieber entfaltet. In dieser Absättigung der organischen Säuren haben wir die physiologische Rolle des Ammoniaks zu sehen.

Wirkung

Eine geringe Menge freien Ammoniums befindet sich immer im Blut. Diese Menge kann durch eine Störung in der Entgiftung (mangelhafte Umsetzung zu Harnstoff) zu giftiger Wirkung ansteigen. Da ein solcher Überfluß vor allem durch die Atmung ausgeschieden wird, so ist die Beziehung der Ammoniaksalze zu den Atmungsorganen bereits gegeben. Neben dieser Organspezifität zu den Atmungsorganen ist die Ammoniak-Wirkung ausgezeichnet durch zentrale Reizerscheinungen auf die vasomotorischen Zentren mit Kollapserscheinungen, die sich in Kleinheit und Verlangsamung des Pulses, Blässe und Zyanose der Haut mit kalten Schweißen und Sinken der Körperwärme äußert. Beispielsweise wird Ammonium carbonicum verwendet bei Pneumonie mit Benommenheit und Apathie bei niedrigem Fieber, wenn der Patient den Schleim wegen Schwäche nicht hochbringt, oder bei Scharlach, wenn der Ausschlag infolge mangelnder Reaktionskraft nicht recht zur Entwicklung kommt. Ammoniak ist ja ein altbekanntes Analepticum, das in Form eines Riechmittels vielfach Verwendung findet.

Durch diese Kollapsneigung des Kreislaufs wird die Verwendung der Ammoniaksalze bei **Erkrankungen der Atmungsorgane** näher bestimmt und präzisiert. Heiserkeit und Husten mit Verschlimmerung in den Morgenstunden (3 Uhr früh) und beim Eintritt in einen warmen Raum, besonders aber Reizhusten (vgl. auch *Ammonium bromatum* und *Ammonium jodatum*), stehen im Mittelpunkt des Ammonium-

Bildes. Eine dritte organotrope Beziehung finden wir in der Wirkung auf das Blut, die auf der Lipoidlöslichkeit des Ammoniaks beruht und im grobtoxikologischen Versuch zur Hämolyse führt. Diese Schädigung der roten Blutkörperchen hat zu der Anwendung bei **septischen, auch skorbutischen** Zuständen mit Blutungen geführt. Die Wirkung des Ammoniums wird therapeutisch am besten durch Ammonium carbonicum wiedergegeben. Zu den Ammoniak-Arzneien rechnen wir auch *Causticum*. Wie man chemisch das Ammonium neben die Alkalimetalle stellt, so werden uns wesentliche Züge von Ammonium carbonicum durch Vergleich mit den Alkalien verständlich, besonders die Frostigkeit und Empfindlichkeit gegen Kälte und Nässe, die depressive Gemütsverfassung und die Verschlimmerung des Gesamtzustandes zur Zeit der Menses und die Verschlimmerung am Morgen.

Typus

Obwohl Ammonium carbonicum kein Konstitutionsmittel ist und vorwiegend für akute Erkrankungen oder akute Phasen chronischer Erkrankungen Verwendung findet, hat man doch einen bestimmten Typus aufgestellt, welcher der Wirkung in bevorzugter Weise unterliegt und folgendermaßen gezeichnet wird:
Die für Ammonium carbonicum typische Neigung zu Kreislaufschwäche mit Atemnot und Herzklopfen bei geringer Anstrengung, mit Verschlimmerung bei äußerer Wärme (warmer Raum, schwüles Wetter) finden wir besonders häufig bei korpulenten Frauen mit schlaffem, kraftlosem Gewebe bzw. schlaffer Faser. Die Haut ist livid oder zyanotisch verfärbt; der Kreislauf befindet sich in einem Zustand von Lähmung. Von Ammonium carbonicum soll man jedoch nicht nur bei akutem Kreislaufversagen, sondern auch bei chronischer Kreislaufschwäche Hilfe erwarten (vgl. *Carbo vegetabilis, Lachesis, Naja, Crotalus, Veratrum album*). Kälte und Nässe werden bezüglich des Allgemeinbefindens nicht vertragen, selbst beim Waschen des Gesichts entsteht Nasenbluten. Damit ist Ammonium carbonicum der hydrogenoiden Konstitution zuzurechnen. Die Reaktionsfähigkeit ist langsam und schlecht. Eine auffallende Ähnlichkeit zu *Lachesis* ist festzustellen, weshalb man die Bezeichnung „anorganische Lachesis" gefunden hat, deren Antidot bei Schlangenbissen es ja ist. Diese Bezeichnung gründet sich auf die Verschlimmerung der Kreislaufbeschwerden durch Wärme, durch die Neigung zu septischen Zuständen und zu Blutungen sowie die Neigung zu Kollaps der Vasomotoren.
Bei septisch-infektiösen Krankheiten wie Erysipel, Scharlach, Bronchiolitis usw. ist eine Voraussetzung für die Anwendung das Vorhandensein der Kreislaufschwäche, durch welche die septische Entwicklung hervorgerufen wird.

Literatur

Die Arzneimittelprüfung, welche auf HAHNEMANN und seine unmittelbaren Schüler, darunter besonders MARTIN, STAPF, TRINKS, zurückgeht, findet sich in den „Chronischen Krankheiten", Bd. 2, 1. und 2. Aufl., weiterhin in den Encyclopädien von ALLEN und HUGHES
MARTIN, Homöop. Vjschr. 10:67
HARTLAUB und TRINKS: Reine Arzneimittellehre, Bd. 2 u. 3

Arzneimittelbild

Leitsymptome: *Herzschwäche bei schlaffem und schwachem Herzmuskel und durch Kollaps der Vasomotoren.* ⊙ *Herztonikum bei chronischer Herzmuskelschwäche.*
Hauptbeziehung geht auf die Atmungsorgane: Großblasiges Rasseln auf der Brust mit Kreislaufschwäche.
Neigung zu dunklen Blutungen aus den Schleimhäuten, besonders Uterus.
Verschlimmerung bei rauhem, naßkaltem Wetter und durch Wetterwechsel.
Verschlimmerung durch Kaltwaschen und Baden (Nasenbluten, Herzbeschwerden).
Verschlimmerung durch Schlaf.
Verschlimmerung im warmen Raum (Husten und Kreislaufschwäche).
Verschlimmerung während der Regel (Zahnschmerz, Durchfälle und dergleichen).
Verschlimmerung morgens 3–4 Uhr.

Allgemeines: Große Schlaffheit und Müdigkeit, lähmige Schwäche der Glieder. Frostigkeit und Empfindlichkeit gegen Kälte und Nässe, trotzdem kann Wärme (wegen der erschlaffenden Wirkung) nicht ertragen werden.

Geist und Gemüt: Depressiv und ängstliche, traurige Stimmung. Verstimmt bei trübem Wetter; weinerlich, auch gereizt.
Vergeßlichkeit, verliert beim Sprechen den Gedankenfaden, gebraucht falsche Buchstaben und Zahlen beim Schreiben.
Ausgesprochene Schläfrigkeit, Schlummersucht mit Aufschrecken aus dem Schlafe, ängstliche Träume.

Kopf: Benommenheit und Schwindel. Kopfschmerz nach dem Erwachen, ⊙ vor und während der Regel. Gesicht erhitzt.

Nasenkatarrh, der sich nicht löst, Kehlkopfkatarrhe mit Stimmbandparese *(Causticum)*.
Scharlach und Diphtherie.
Bronchialasthma, **Bronchitis, Bronchiolitis** mit Kreislaufschwäche, Lungenentzündung.
Septische Zustände.
Infektionskrankheiten (z. B. Scharlach).

Atmungsorgane: Mäßige scharfe Absonderung aus der Nase. Stockschnupfen, besonders nachts ist die Nase verstopft. Nasenbluten und Kaltwaschen. Heiserkeit und Wundheit im Kehlkopf. Husten nachts, trocken, mit Erstickungsgefühl. Auswurf schleimig, blutig, ⊙ bläulich, schieferfarbig. Schleimrasseln auf der Brust. Wärme reizt zum Husten. Brennen und Wundsein auf der Brust. Bronchialasthma, unerträglich im warmen Raum, besser in der frischen Luft. Husten nachts 3 Uhr verschlimmert.

⊙ Dyspnoe im Moment des Einschlafens.
⊙ Kältegefühl zwischen den Schulterblättern.

Kreislaufschwäche bei akuten Krankheiten. Myokardschwäche chron. Art. Nervöse Herzschwäche.

Herz und Kreislauf: Puls beschleunigt und schwach, hörbares Herzklopfen. Atemnot und Herzklopfen bei jeder Anstrengung. Anfall von großer Angst, als müsse sie sterben, und kaltem Schweiß. ⊙ Anfälle von Kollaps mit Todesangst, Herzklopfen und kaltem Schweiß, unwillkürlichem Tränenfließen. ⊙ Erstickungsgefühl, fährt damit aus dem Schlaf auf.
Erweiterung der Venen und blaue Hände nach dem Waschen mit kaltem Wasser.

Stomatitis, Skorbut. Periodontitis*

Verdauungsorgane: Zähne locker und ausfallend, Zahnschmerzen schlimmer durch Wärme. Mund und Gaumen schmerzhaft und gerötet mit Bläschen. Übermäßige Speichelbildung. Bläschen auf der Zunge und im Mund. Katarrhalischer Zustand des Magens und Darms mit dünnen Stühlen ohne besondere Kennzeichen. Juckende Hämorrhoiden.

Harnorgane: Häufiges Harnen, starkes Drängen zum Harnen; unwillkürlicher Harnabgang nachts gegen Morgen bei einem Knaben.

Geschlechtsorgane: Männer: ziehende Schmerzen in den Hoden und Samensträngen. Erektionen ohne Veranlassung oder Mangel an Geschlechtstrieb. Pollutionen häufig.

Menorrhagie, Dysmenorrhö, Fluor.

Frauen: Regel dunkel, klumpig, scharf und wundmachend, tritt zu früh ein. Starker Weißfluß mit heftigem Jucken und Wundheit. Vielerlei Beschwerden während der Regel: Erschöpfung des ganzen Körpers, besonders in den Oberschenkeln, Zahnschmerzen, Kreuzschmerzen, Frösteln, ⊙ Kopfschmerzen, Durchfall.

Muskel- und Gelenkrheumatismus. Ganglion der Hand. Ischias.

Bewegungsorgane und periphere Nerven: Schmerzen in allen Muskeln und Gelenken, Reißen in den Nerven. Zerschlagenheits- und Mattigkeitsgefühl mit Zittern. Lähmung der Beine (Vergiftungssymptom). Schmerzen in einem Ganglion der Hand. Rote ge-

* Vincent, Professor chirurgien. dentiste a l'école Belge d'Homöopathie cahier de Biotherapie 4[e]année (1967) Nr. 14.

schwollene Fußballen oder Brennen und Schwellung der Zehen wie bei Frostbeulen.

Exanthem mit Kreislaufschwäche.

Haut: Papeln, Pusteln, Bläschen, Furunkel. Herpesartige Ausbrüche, scharlachartiges Exanthem. ⨀ Ausschläge kommen wegen Schwäche nicht richtig heraus bei Scharlach, Masern.

Wärmeregulierung: Viel Frieren, Frösteln und kalte Glieder. Schüttelfröste. Frost im Freien. Auch Fiebergefühl und Hitze, doch überwiegt das Kältegefühl. Bei Nacht Schweiße im Schlaf. ⨀ Kältegefühl zwischen den Schulterblättern.

Dosierung

Niedere Verdünnungen und Verreibungen, D 2 bis D 6, werden bevorzugt, die wegen der kurzdauernden Wirkung öfters zu wiederholen sind – bei akuten Schwächeanfällen bis zu 1/4 stündlich, bei alten Fällen 2mal täglich.
Bei chronischer Kreislaufschwäche auch Hochpotenzen; Wiederholung erst, wenn die Wirkung nachzulassen beginnt.

Vergleichsmittel

Bronchopneumonie und Bronchiolitis mit Kreislaufschwäche: *Antimonium tartaricum* und *Antimonium arsenicosum, Carbo vegetabilis.*
Kreislaufschwäche bei Infektionskrankheiten mit Verschlimmerung durch Schlaf: *Lachesis.*
Herz- und Kreislaufschwäche mit Kollapsneigung: *Veratrum, Camphora, Aconitum, Lachesis, Carbo vegetabilis.*
Kältegefühl zwischen den Schulterblättern: *Ammonium muriaticum, Capsicum.*
Ganglion: *Acidum benzoicum, Acidum* und *Calcium fluoratum, Rhus toxicodendron, Ruta graveolens.*

Ammonium bromatum

NH_4Br wird gewählt, um die Reizwirkung des *Broms* (siehe dort) auf den Kehlkopf und die Luftröhre mit der des *Ammoniaks* zu verbinden. Verwendung bei **nächtlichem Reizhusten, Heiserkeit, Kehlkopfkatarrh, Bronchialasthma, Diphtherie.** Frische Herstellung ist erforderlich, da nicht haltbar. Verordnung meist D 2 und D 3 oder als Verreibung.

Ammonium causticum

Anwendung

Salmiakgeist, NH_3 in Wasser, oder NH_4O_4, gleicht weithin *Ammonium carbonicum,* besitzt jedoch einen wesentlich akuteren Charakter und wird dementsprechend bei akutesten Zuständen verwendet; als Kollapsmittel und bei Blutungen; bei akuten Entzündungen im Hals und Kehlkopf mit Schwellung und reichlichem Schleim, Glottiskrampf.

Arzneimittelbild

Allgemeines: Große Schwäche, kollapsartig. Blutungen aus allen Körperöffnungen, mit Schwäche.

Nase: Nase verstopft, wäßrige Flüssigkeit rinnt herab.

Gesicht: Gesicht sehr bleich mit leidendem Ausdruck.

Hals: Brennen und Kratzen im Hals. Die ganze Rachengegend ist tiefrot und schmerzhaft beim Schlukken.

Akute Laryngitis mit Pharingitis.

Atmungsorgane: Stimme rauh, heiser und schwach, Sprechen ermüdet sehr. Krampfhafter Husten mit reichlichem, lockerem Schleim; Rasseln auf der Brust beim Atmen; Trinken ruft Hustenreiz hervor. Atmung sehr mühsam.

Verdauungsorgane: Großer Durst, aber unfähig zu schlucken; Trockenheit der Speiseröhre. Epigastrium geschwollen und schmerzhaft. Leib aufgetrieben, empfindlich. After brennend. Dünne blutige Stühle.

Herz- und Kreislauf: Puls klein, schwach, schnell, kaum fühlbar. Haut heiß und trocken, später feucht.

Weibliche Geschlechtsorgane: Menses 14 Tage zu früh und sehr stark.

Bewegungsorgane: Krämpfe der Beugemuskeln. Große Muskelschwäche. Zittern der Glieder bei der geringsten Anstrengung.

Dosierung

D 3 bis D 6.

Vergleichsmittel

Arum triphyllum, Spongia, Jodum, Senega, Phosphor.

Ammonium jodatum

Anwendung

NH_4J. Anwendung bei **Bronchiolitis** der Kinder und bei **Bronchopneumonie** mit großer Schwäche und rasselnder Atmung, wenn der Kranke den Schleim nicht herausbringen kann. Drohendes Lungenödem. Vgl. *Antimonium tartaricum* und *arsenicosum.* Ammonium jodatum besitzt den akutesten Charakter von allen Ammonium-Präparaten und wird bevorzugt, wenn schnellste Hilfe erforderlich ist. – Frische Herstellung ist notwendig, da sehr leicht zersetzlich.

Dosierung

Verordnung meist D 2 bis D 4 (Dilutio oder Verreibung).

Ammonium muriaticum

Hauptrichtung

Die Bindung des Ammoniums an die Salzsäure beim Salmiak, NH_4Cl, ist fester als beim kohlensauren Salz; der Salmiak dissoziiert in Wasser daher weniger und gibt das Ammonium infolgedessen langsamer frei. Die Wirkung ist daher länger dauernd als dort.

Die Symptome von seiten der Atmungsorgane sind zwar ähnlich, jedoch wird das Bild weniger durch den Kreislauf beeinflußt. Die Reizung ist daher einfacher katarrhalischer Natur und weniger durch Herz- und Kreislaufschwäche bedingt wie bei *Ammonium carbonicum.*

Durch das Chlorion entsteht eine verstärkte Neigung zu periodischen fieberhaften Zuständen. Die Erregung im Kreislauf ist stärker als bei *Ammonium carbonicum,* bei welchem die Schwäche stärker hervortritt.

Typus

Menschen mit schlaffer Faser und Kraftlosigkeit. Es fehlt jedoch die Verschlimmerung durch Nässe und Kälte, wie bei *Ammonium carbonicum,* und ebenso ist die Verschlimmerung um 3 Uhr nicht erkennbar.

Literatur

NENNING und HARTLAUB, HARTLAUB und TRINKS: Annalen, Bd. 4
HAHNEMANN: Chronische Krankheiten, 2. Aufl.
ALLEN: Encyclopedia, Bd. I u. X
KNORRE: Allg. homöop. Ztg. 6: 33
WIBMER: Arzneimittel und Gifte.

Arzneimittelbild

Gemüt: Verdrießlich und insichgekehrt, ängstlich und sorgenvoll.

Katarrhfieber mit starker Sekretion der Nase, des Rachens, Kehlkopfes und der Bronchien.

Atmungsorgane: Wäßriger oder schleimiger Schnupfen, der den Naseneingang und die Lippen wundmacht. Verstopfung der Nase beim Schnupfen. – Nasenbluten. Heiserkeit mit Brennen im Kehlkopf. Harter, trockener Husten fast während der ganzen Nacht mit Kitzel in der Kehle, ohne Auswurf. Erst am Nachmittag löst sich der Schleim. ⊙ Vermehrte Speichelabsonderung beim Husten. Gefühl von Kälte zwischen den Schulterblättern.

Stomatitis, Enteritis, Leberschwellung.

Verdauungsorgane: Zunge weiß belegt; Bläschen an der Zungenspitze, die wie Feuer brennen. Bitterer oder saurer Geschmack im Mund. Hals rauh und wund. Magenbeschwerden ohne besondere Kennzeichen. Stuhl hart und bröckelig, mit glasigem Schleim bezogen; seltener Durchfall.

Herz und Kreislauf: Puls klein, schwach und beschleunigt, auch unregelmäßig. Starke Erregung der Blutzirkulation.

Geschlechtsorgane: Die Regel fließt nachts stärker, ⊙ Regel zu früh, dunkelrot, zu stark.

Neuralgien, besonders in Amputationsstümpfen. Ischias.

Stamm und Glieder: Steifigkeit des Nackens, rheumatoide Schmerzen in allen Gliedern. Hüftschmerzen beim Niedersitzen, besser beim Stehen, ⊙ vergehend beim Liegen. Gefühl in den Sehnen der Beine, als wären sie zu kurz (*Causticum, Guajacum*).

Malariafieber.

Wärmeregulation und Fieber: Kältegefühl zwischen den Schulterblättern. Langdauernder Frost, nachher Hitze mit Schweiß, Durst tritt dabei wenig auf. ⊙ Periodisch auftretende Fieberzustände (alle 7 Tage).

Dosierung

D 2 bis D 6, flüssig oder als Verreibung.

Vergleichsmittel

Bei Husten: *Belladonna, Spongia, Ammonium bromatum, Causticum, Cepa allium.* Bei Verstopfung: *Magnesium muriaticum, Natrium muriaticum, Hydrastis, Mandragora e radice.*

Anacardium orientale

Herkunft des Mittels

Anacardium orientale gehört, wie die Rhus-Arten, zur Familie Anacardiaceae und ist ein baumartiges Gewächs, das in Ostindien wächst. *Anacardium occidentale* wird mit ähnlichen Anzeigen gebraucht. Verwendet werden zur Arzneibereitung die reifen Früchte („Tintennüsse“).

Hauptrichtung

Der richtunggebende Bestandteil ist Cardanol und Anacardsäure. Cardanol, auf die Haut gebracht, verursacht eine heftige Dermatitis. Diese nimmt manchmal den Charakter eines ausgebreiteten Erysipels, welches sich über große Teile des Körpers ausdehnt, in anderen Fällen das Aussehen einer pustulösen Dermatitis an. Letztere gleicht oft auffallend einer Verbrennung zweiten Grades (MADAUS: Biologische Heilmittel). Innerlich angewendet, werden heftige Gastroenteritis, motorische Lähmungen und Respirationsstörungen hervorgerufen. In bezug auf die Hauterscheinungen besteht eine Ähnlichkeit zu *Rhus toxicodendron,* mit welchem es zu der gleichen Familie gehört. Aus den Arzneimittelprüfungen von Anacardium spricht eine organotrope Beziehung zum Zentralnervensystem, die es vergleichbar macht psychotischen und neurasthenischen Zuständen, sowie eine Beziehung zum autonomen Nervensystem, welche sich besonders an den Verdauungsorganen äußert und der direkten Reizung der Schleimhäute parallel geht.

Übersicht über das Ergebnis der Arzneimittelprüfung

Das Gedächtnis, nachdem es zunächst auffallend klar ist, wird beträchtlich geschwächt. Es bildet sich eine Unfähigkeit zu geistiger Arbeit aus; bei geistiger Betätigung zeigt sich sofort Kopfschmerz, die Gedanken sind verwirrt. Die Sinnesorgane sind überempfindlich oder abgestumpft. Es macht sich eine geistige Stumpfheit breit. In auffallender Weise werden die psychischen Funktionen verändert. Es kommt zu einem Zustand von Angst mit eingebildeten Sorgen, Angst vor der Zukunft, Angst, die eigenen Leistungen reichen nicht aus. Es werden Stimmen gehört, die eine angstvolle Mitteilung machen. Er meint, unter dem Einfluß von zwei sich widerstreitenden Willen zu stehen. Oder er wird ungewöhnlich reizbar, poltert und schimpft unbeherrscht

los, wird gewalttätig. Die beherrschende Modalität „Besserung durch Essen" macht sich auch hier geltend. Die männlichen Geschlechtsorgane werden zunächst gereizt; es bildet sich dann eine geschlechtliche Gleichgültigkeit aus.
Von großer Bedeutung sind die Reizerscheinungen am Magen-Darm-Kanal mit einer typischen Besserung durch Essen, welche zu einer häufigen und erfolgreichen Verwendung bei Ulcus duodeni geführt hat.

Literatur

HAHNEMANN: Chronische Krankheiten, 2. Aufl., Bd. 2
REIL: Zschr. homöop. Klin. 2: 44
TRINKS: Zschr. homöop. Klin. 2: 131
FOX: Zschr. homöop. Klin. 1: 117
ALLEN: Encyclopedia, Bd. I u. X
HUGHES: Cyclopaedia, Bd. I
Ferner 1 Fall einer unfreiwilligen Prüfung bei CLARKE, Materia Medica, S. 102 (E. S. BREYFEGLE).
Eine Prüfung mit Anacardium wurde von HAHNEMANN mit einigen seiner Schüler durchgeführt. Ihre Zahl ist zu gering, um eine abgerundete Prüfung zu bieten. Es hat vor allem an weiblichen Prüfern gefehlt. Eine neue Prüfung an 19 Personen, darunter 5 Frauen, wurde vom DZVhÄ veranstaltet und von SCHMEER bearbeitet. Dabei ergab sich eine weitgehende Übereinstimmung mit den früheren Prüfungsergebnissen.
SCHMEER: AHZ Bd. 217 (1972) S. 18 und 60. Verwendet wurden D 4, D 6, D 12.

Arzneimittelbild

Leitsymptome: *Hautausschläge mit heftigem Jucken und nervöser Gereiztheit. Magenschmerzen, die sich durch Essen bessern; auch Gesamtbefinden besser durch Essen. Seelische Gereiztheit und Ausfälligkeit bis zum Fluchen, Bewußtseinstrübungen, Gedächtnisschwäche.*
Pflockgefühl in den befallenen Teilen.
Verschlimmerung des psychischen Zustands am Morgen, Besserung am Nachmittag und Abend.
Verschlimmerung durch geistige und körperliche Anstrengung.
Verschlimmerung durch Ärger, Folgen von Ärger.

Allgemeines: Große Neigung zu Frösteln und große Empfindlichkeit gegen Kälte und Zugluft.
Körperliche und geistige Anstrengung wird nicht ertragen.
Abgeschlagen, müde, lustlos, möchte immer sitzen oder liegen.

Nervöse Erschöpfung nach geistiger Überanstrengung – Examensfurcht, Psychopathie.

Geist und Gemüt: Psychisch geht die Wirkungsspanne von einer ungewöhnlichen Heiterkeit, so daß er lacht, wenn er weinen sollte, zu einer dumpfen Gefühllosigkeit, oder zu Angst vor der Zukunft, zu Angst vor eingebildeten Gefahren oder zu einer ungewöhnlichen Heftigkeit und

Gereiztheit mit Ausfälligkeit beim geringsten Anlaß. Neigung zum Widerspruch.
⊙ Er bricht in Heftigkeit und Gewalttätigkeit aus, flucht und schwört.
Völlig gleichgültig und uninteressiert gegen alles.
⊙ Neigung zu Selbstmord durch Erschießen.
Täuschung der Wahrnehmung, er bildet sich ein, er werde von seiner weit entfernt wohnenden Mutter und Schwester beim Namen gerufen. ⊙ Halluzinationen; er glaubt, zwei verschiedene Personen oder zwei Willen hätten von ihm Besitz ergriffen, was ihm der eine Wille zu tun befiehlt, wird ihm vom andern untersagt.
Intellektuell wird, nach einer höchsten Anregung der Phantasie mit einer Fülle von Plänen, eine Stumpfheit und Schwächung der geistigen Leistungen beobachtet. Es fehlt ihm an jeder Idee, er verfällt in eine Art von Geistesabwesenheit. Unfähigkeit zu geistiger Arbeit; jeder Versuch zur Arbeit ruft Kopfschmerz hervor.
Das Gedächtnis ist zunächst ungewöhnlich scharf, dann aber sehr geschwächt, so daß nichts mehr eruiert werden kann und alles sofort wieder vergessen wird. Gedächtnisschwäche für einzelne Namen.

Schlaf: Schlaf sehr tief, kann morgens kaum munter werden. Schreckliche, angstvolle Träume. Träume von Feuersbrunst, von Leichen. Träume, die ihm vorkommen, als sei es im Wachen geschehen. Nach dem Erwachen ganz dumm im Kopf, mag nicht sprechen. Unterbrochener Schlaf und völlige Schlaflosigkeit.
Schlaflosigkeit, unruhiger Schlaf, schreckliche Träume, tags schläfrig.

Kopfschmerzen mit Pflockgefühl.

Kopf: Kopfschmerzen, Zusammenschnüren, pressend, wie ein Band um den Kopf oder wie ein Pflock im Kopf. Kopfschmerzen, sobald er geistig zu arbeiten anfängt. ⊙ Kopfschmerz infolge leeren Magens. Nüchternkopfschmerz morgens, besser nach Frühstück.

Augen: Druck in den Augen, Schmerz wie von einem Pflock. Pupillen verengt, Kurzsichtigkeit. Optische Täuschungen, das Licht scheint einen Hof zu haben.

Ohren: Ohrgeräusche summend und sausend. Gehör auffallend scharf oder herabgesetzt. Ausschlag stark juckend, nässend, vor, unter, hinter den Ohren.

Atmungsorgane: Nase: Geruchshalluzinationen wie von angezündetem Zunder, wie von Tauben- oder Hühnermist. Verlust des Geruchs. Schnupfen. Husten heftig nach dem Essen und Husten bei Nacht.

Nervöse Dyspepsie.
Gastritis, Ulcus ventriculi, Ulcus duodeni.

Verdauungsorgane: Mund: Schleimhaut des Mundes und Gaumens entzündet, Zunge belegt, Bläschen im Mund. Bitterer Geschmack, übler Mundgeruch. Rauheit und Kratzen im Hals. Beißt sich immer wieder in die Unterlippe und in die Zunge, in die Wangenschleimhaut. Trockenheit des Mundes, besonders morgens beim Erwachen.
Magen: Übelkeit und Aufstoßen. Drücken und krampfhafte Schmerzen nach dem Essen. Drücken und Ziehen im Magen, welches nach einer Mahlzeit vergeht. Während des Essens verschwinden fast alle Beschwerden, um nach zwei Stunden wiederzukehren.

Verstopfung.

Darm: Gefühl in der Magengegend, als wenn ein dumpfer Pflock in die Gedärme gezwängt wäre. Zwang zum Stuhl, ohne etwas entleeren zu können. Auch weicher Stuhl wird mit Mühe entleert. Jucken und Nässen des Afters. ⊙ Hämorrhoiden mit Pflockgefühl.

Geschlechtliche Überreizung und Folgen einer solchen.

Geschlechtsorgane: Vermehrter Geschlechtstrieb der Männer, besonders am Morgen. Verlust des geschlechtlichen Verlangens. Absonderung von Prostatasekret nach der Harnentleerung.

Hautaffektionen wie Erysipel, Scharlach, Herpes simplex oder H. zoster, nässende Ekzeme. Warzen.

Haut: Erysipelartige Entzündung der Haut, die sich über große Flächen der Haut ausbreitet. Scharlachartiges Erythem. Miliaria ähnlicher Bläschenausschlag. Bläschendermatitis mit dem Aussehen einer Verbrennung zweiten Grades. Nässende Ausschläge mit Krustenbildung, die sich teilweise in warzenartige Erhebungen umwandeln. Die Hände, selbst die Handflächen, sind mit Warzen bedeckt. Fürchterliches Jucken und Brennen, durch Kratzen sich zum Teil verschlimmernd. ⊙ Juckender Hautausschlag, besser durch Essen.

Glieder: Große Schwäche mit Zittern in allen Gliedern. Ziehende, reißende Schmerzen, mit Steifigkeit. Die geringste Bewegung bringt Erschöpfung. Knie können nicht durchgedrückt werden wegen Schmerz.

Dosierung

Bei Ulcus duodeni und parapylorischem Ulcus, wo es den am häufigsten gebrauchten und bestbewährten Mitteln gehört, werden mittlere Verdünnungen D 4 bis D 12 verordnet; in seltenen, schwer ansprechbaren Fällen kann man auf D 3 herabgehen. Häufiger wird man, besonders bei sehr reizbaren, zu Wutausbrüchen und mangelnder Selbstbeherrschung neigenden Patienten und anderen psychotischen Zuständen zu höheren Verdünnungen D 10 bis D 30 und höher greifen müssen.

Vergleichsmittel

Verschlimmerung bei leerem Magen, Besserung durch Essen: *Ignatia* (Verschlimmerung durch psychische Einflüsse, Kummer, Sorgen, Enttäuschung), *Jodum* und *Hedera* (Verschlimmerung am Morgen, Hitzegefühle oder Kälte mit kalten, blauen, schwitzenden Händen und Füßen, Zittrigkeit, Angst und hastige Betriebsamkeit), *Kalium bichromicum* (Verschlimmerung morgens 3 Uhr, zähe Rachenverschleimung), *Graphites* (Verstopfung mit großkalibrigen Stühlen), *Mandragora e radice.* (Besserung durch Rückwärtsbeugen, Trockenheit der Schleimhäute), *Phosphorus* (Verschlimmerung abends, Besserung durch Essen und Trinken, besonders kaltes Getränk, Phosphorkonstitution), *Chelidonium* (Leber und Gallenblasenleiden, Schmerz nach rückwärts gegen den unteren Schulterblattwinkel), *Petroleum.*
Bläschenausschläge: *Rhus toxicodendron, Apis, Mezereum, Staphisagria, Petroleum.*
Zornesausbrüche: *Nux vomica* (Verschlimmerung morgens, durch geistige Arbeit überlastete Menschen, gehetzte Geschäftsleute).

Angustura vera

Herkunft des Mittels

Angustura vera (botanischer Name Galipea officinalis) gehört zu den Rutaceae und wächst in Chile. Verwendet wird die Rinde.
Als wirksame Bestandteile werden genannt die Alkaloide Cusparin, Cusparicin und Galipin, ferner Chinolin, Chinaldin und Amylchinolin. Nach HUFELAND soll Angustura bei Wechselfieber die Chinarinde übertreffen.

Anwendung

Sie wurde in ihrer Heimat vorwiegend gegen Wechselfieber und bei gastrischen Fiebern, Dysenterie und Verdauungsschwäche gebraucht. Es werden tetanusähnliche Erscheinungen hervorgerufen, weshalb eine dem *Strychnin* verwandte Wirkung angenommen wurde. (Als Angustura falsa wurde die Rinde vom Strychnos nux vomica bezeichnet.)

Prüfung

Die AMP wurde von HAHNEMANN selbst mit seinen Schülern vorgenommen, kann aber keinen Anspruch auf Vollständigkeit erheben. Sie enthält eine tödliche Vergiftung an einem $5^1/_2$jährigen Knaben, dabei hat es sich aber nach heutiger Ansicht um eine Nux-vomica-Vergiftung gehandelt. Sonstige Beobachtungen sind nicht bekannt, s. HAHNEMANN: Reine Arzneimittellehre, 2. Aufl., Bd. 6, ferner die Encyclopaedien von ALLEN und HUGHES. Bei ALLEN finden sich eine weitere Prüfung durch LEMBKE sowie eine Prüfung von SCHRÉTER an einer weiblichen Person. Diese Beobachtungen von SCHRÉTER sind mit Vorsicht zu gebrauchen wegen der phantasievollen Ausdrucksweise. Da es aber offenbar die einzige weibliche Prüfperson ist, werden die Symptome, soweit sie die weiblichen Genitalien betreffen, hier aufgenommen.
Eine bewährte Indikation scheint die Verwendung bei ,,Karies der langen Knochen" zu sein; woher diese stammt, konnte ich nicht feststellen, jedenfalls war sie HAHNEMANN noch nicht bekannt und läßt sich auch nicht aus der AMP erschließen. Dasselbe gilt für das Symptom ,,heftiges Verlangen nach Kaffee".

Arzneimittelbild

Leitsymptome: *Überempfindlichkeit und Reizbarkeit der Sinne.*
⊙ *Heftiges Verlangen nach Kaffee.*
Rheumatische Beschwerden mit Knacken in den Gelenken und ständigem Bedürfnis, die Gelenke zu strecken. Die Muskeln und Gelenke längs der Wirbelsäule sind besonders befallen.
⊙ *Eiterung der langen Knochen.*

Geist und Gemüt: Er erschrickt leicht und fährt zusammen. Mißmut und Verdrießlichkeit. Geringe Beleidigungen erfüllen ihn mit Bitterkeit. Kleinmut. Größte Lebhaftigkeit des Geistes. Gesteigerte Auffassungskraft, lebhafte Tätigkeit der Phantasie. Kann sich aber nicht auf einen bestimmten Gegenstand konzentrieren.

Kopf: Kopfschmerzen mit Hitzegefühl, schlimmer beim Bücken. Kopf krampfhaft nach rückwärts gezogen. Kopfschmerzen vergehen, sobald er seine Stirn auf den Tisch legt, kehren jedoch zurück, sobald er sich aufrichtet. Benommenheit des Kopfes. Schlaf sehr unruhig, mit verworrenen, schreckhaften Träumen.

Augen: Röte der Augen mit Brennen, Gefühl wie Sand in den Augen. Erweiterung oder Verengerung der Pupillen. Er sieht viel weiter als gewöhnlich (bei einem Kurzsichtigen).

Herz: Heftiges Herzklopfen, mit einem schmerzhaften Gefühl, als würde das Herz zusammengezogen, beim Liegen auf der linken Seite, beim Sitzen und Vorbeugen.

Ohren: Gehör viel schärfer als gewöhnlich. Klingen in den Ohren.

Verdauungsorgane: Ziehende Empfindung in den Gesichtsmuskeln.
Krampfartiger Schmerz in der Kaumuskulatur, besser beim Öffnen und Schließen des Mundes. Trismus.
Zäher, fader und übelriechender Schleim im Mund. Große Trockenheit des Mundes, ohne Durst oder auch heftiger Durst. Bitteres Aufstoßen. ⊙ Heftiges Verlangen, Kaffee zu trinken.
Rumpeln und krampfartiges Zusammenziehen im Bauch.
Vordrängendes Gefühl im Mastdarm; viel Drängen zum Stuhl. Durchfälliger Stuhl mit viel Schleim. Beim Stuhlgang Schaudern mit Gänsehaut.

Geschlechtsorgane: Männer: Jucken an der Spitze der Eichel. Pollutionen.
Frauen: Gefühl von Herabdrängen der Gebärmutter in der Scheide. Milchiger Ausfluß vor der Periode. Im Schlafe gegen Morgen hatte sie eine Pollution (Orgasmus? der Verf.), nachher war sie verstimmt. Die Periode erscheint 2 Wochen zu spät.

Rheumatische Steifigkeit. Spannungs- und Krampfzustände der Muskeln.

Bewegungsorgane: Pressende, stechende, ziehende, krampfende Schmerzen in allen Muskeln. Gelenke wie steif oder wie verrenkt – Knacken in den Gelenken. Rheumatische Schmerzen in Muskeln und Gelenken. Die Muskeln und Gelenke längs des Rückgrats sind besonders von Schmerzen befallen. Ständiger Drang, die Gelenke zu strecken. Starrkrampfähnlicher Zustand mit stärkster Streckung der Glieder und Opisthotonus; Wiederholung solcher Anfälle durch Geräusch und Berührung. ⊙ Karies und schmerzhafte Geschwüre, welche die langen Knochen befallen und sie durchfressen bis ins Knochenmark.

Wärmeregulierung: Kalte Hände und Füße. Kältegefühl im Rücken; Frieren im Bett gegen Morgen. Vermehrtes Wärmegefühl und Schweiße.

Dosierung

D 6 bis D 12.

Vergleichsmittel

Starrkrampfähnliche Zustände, ausgelöst durch Geräusch oder Berührung: *Nux vomica* bzw. *Strychninum.*
Knocheneiterung: *Silicea, Calcium* und *Acidum fluoricum, Calcium phosphoricum, Phosphorus, Aurum metallicum.*

Anhalonium Lewinii

(Peyotl)

Herkunft des Mittels

Anhalonium Lewinii, Peyotl (Fam. nat. Cactaceae), ist in Mexiko heimisch. Aus dieser Kaktee wird von den Eingeborenen ein berauschendes Getränk mit narkotischer Wirkung hergestellt, welches zur Erzeugung ekstatischer Zustände bei Tempeltänzen, religiösen Zeremonien, Gelagen usw. diente und auch heute noch als Genußgift angewendet wird. Es enthält mehrere Alkaloide, von denen das Mezkalin das bedeutsamste ist. Weitere Alkaloid-Inhaltsstoffe sind das Anhalonidin, Anhalonin und Lophophorin, sowie Pellotin und Anhalamin. – Lophophora oder Anhalonium Willamsii steht dem Anhalonium Lewinii botanisch und in der Wirkung außerordentlich nahe, obwohl die Alkaloide nicht ganz übereinstimmen. Möglicherweise handelt es sich nur um eine Standortvarietät von Anhalonium Lewinii. Zur Tinktur wird die frische Kaktuspflanze verarbeitet. Da dem Mezkalin die Fähigkeit zugeschrieben wird, die Inhalte des unbewußten Traumlebens und auch des übrigen Unterbewußtseins in das Licht des Bewußtseins zu heben, wird es in okkulten Kreisen auch heute noch zu diesem Zweck gebraucht.
Nach UNGER ist an der Wirkung von Anhalonium auch das darin enthaltene Bor und dessen Verbindungen beteiligt.

Wirkung

Wirkung des Getränks: Zunächst Schwindel, Übelkeit und Lichtscheu mit nervöser Übererregbarkeit, auch Euphorie. Nach etwa 2 Stunden machen diese Beschwerden einer verdrossenen Abgeschlagenheit und Müdigkeit Platz. Unmittelbar tritt dann der

Rauschzustand ein, der nach RECO (Magische Gifte) folgendermaßen beschrieben wird: „Man sieht alles plötzlich wie an einem frischen Morgen, in prachtvollen Farben, kristallklar und unwahrscheinlich farbig. Schließt man die Augen, so drehen sich bunte Feuerräder, fließen Ströme farbigen Lichts wie bunte Kaskaden. Funken, klar wie Edelsteine vom reinsten Wasser, scheinen herumzuspringen und in der Luft zu schweben. Mitunter hört man eine Musik, so schön, wie Musik nur im Traum sein kann. Bald treten Visionen greifbarer Art auf. Die Versuchsperson spinnt die Erscheinungen und Gestalten, die sie zu sehen vermeint, zu langen Träumen, meist angenehmen Inhalts, zusammen. Nur selten treten schreckhafte und unangenehme Empfindungen auf oder gar Angstgefühle."

Erschwerung des Sprechens, teils infolge Lähmung der Zunge, teils infolge Langsamkeit der Gedanken.

Die Bewegungen sind mangelhaft koordiniert. Höchste Muskelschwäche; mag sich nicht bewegen; der ganze Körper ist erschlafft; unfähig, ohne Hilfe zu gehen oder aufzusitzen.

Die geistige und körperliche Kraft scheint mächtig gesteigert zu sein. Unter dem Einfluß von Peyotl überwindet der mexikanische Indianer die steilsten Höhen der Sierra und erträgt Hunger und Durst 5 Tage lang. Teilweise entspricht diesem Kraftgefühl jedoch nicht eine wirkliche Leistungsfähigkeit. Die Gedanken fließen schnell und mühelos. Ein eigentlicher Katzenjammer scheint zu fehlen.

Weiter wird angegeben: Verlust der zeitlichen Orientierung, Gedankenabreißen und Gedankenschwäche. Neben der Euphorie auch Mißtrauen und Gereiztheit, Empfindung seelischer Minderwertigkeit oder träge Zufriedenheit. Das Gefühl der Verdoppelung der Persönlichkeit – körperlich und seelisch – wird häufig angetroffen.

Die Herztätigkeit ist verlangsamt, Schmerzen am Herzen; krampfartige Symptome ähnlich denen des verwandten *Cactus* fehlen jedoch.

Die Atmung ist sehr erschwert, Gefühl von Atemnot, oberflächliche Atmung.

Andauernde Übelkeit, die zum Liegen zwingt und dadurch sich mildert, ebenso wie das Gefühl von Elendigkeit.

Die Halluzinationen verschlimmern sich bei geschlossenen Augen, während sie durch Öffnen derselben zerstreut werden. Die Pupillen sind stark erweitert. Gegenstände werden manchmal als zu klein wahrgenommen, meist aber als zu hell, die Schatten verstärkt, Flackern des Lichts wird gesteigert empfunden.

Neuerdings wurde von Herbert UNGER eine planmäßige Arzneimittelprüfung am Gesunden vorgenommen und veröffentlicht. Es waren 6 Personen, 1 Mann und 5 Frauen, die sich dieser über 1 Jahr hinziehenden Versuchsreihe (mit Pausen von 1 bis 2 Monaten) unterzogen haben. Verwendet wurden D 30, D 12, D 6 und D 3. Er gibt folgende Übersicht über seine Versuchsergebnisse:

1. Zunächst eine vegetative Reaktionssymptomatik (= v. RS.), dann aber eine die gesamte Symptomatik beherrschende zerebrale Reaktionssymptomatik (= c. RS.) mit spezifischen Funktionsstörungen des gesamten optischen Systems, die auch das Gedächtnis für alle optischen Funktionen in der Sehrinde erfaßt.

2. Bei zunehmend massiver Dosierung (D 6, D 3) tritt die v. RS. immer mehr in den Vordergrund in Form von sensorischen Funktionsstörungen aller Äste des Nervus trigeminus, besonders aber des Ramus ophthalmicus im Sinne eines sympathikotonischen oculo-pupillären Erregungssyndroms, unter allmählicher Verdrängung der c. RS. Da in allen 3 Trigeminusästen Bahnen zu den Schweißdrüsen und Blutgefäßen verlaufen, kommt es zu Sekretionsstörungen der Nasenschleimhaut und Tränendrüsen (via N. petrosus superfic. major des N. facialis), der Speicheldrüse (via Chorda tympani) sowie auch zu Geschmacksstörungen des vorderen Drittels der Zunge (zentripetale Geschmacksfasern des N. trigeminus), zu sensiblen Reizerscheinungen von seiten des Kaumuskels sowie zu Verfeinerung der Hörfähigkeit (Rad. parasympath. n. petrosi superfic. minoris, N. auriculotemporalis, N. trigeminus I). Die Erregungsausbreitung befällt in überwiegendem Maße den Ramus ophthalmicus des N. trigeminus.
3. Die v. RS. ist ein Gemisch von sympathikotonischer und parasympathikotonischer Reaktionsform. Mit zunehmender Vergiftung treten bei tieferer Potenz Pulsverlangsamung, Extrasystolen, Kreislaufstörungen auf mit dem Gefühl „existentieller Angst". Dieses essentielle Syndrom charakterisiert sich beim beginnenden Erlebnis der Bewußtseinsspaltung und nicht beeinflußbaren Sehstörungen durch völlige Abgeschiedenheit, Einsamkeit, Verlassenheit und drohenden Verlust jeder Verbindung mit der Außenwelt. Es hat nicht peripheren, sondern vielmehr thalamischen Charakter.
4. Das vorwiegend in den oberen Trigeminusast projizierte Kopfschmerzsyndrom ist pulsierender, kongestiver Natur mit ausgesprochener Tiefenlokalisation, in die Tiefe der Augenhöhle und der vorderen Schädelgrube, von innen nach außen; es hat den Charakter erregender Akuität. Ähnlich dem Hornerschen Symptomenkomplex herrscht Seitenprojektion vor, und zwar mit Vorliebe die linke Kopfseite.
5. Die bei der c. RS. im Vordergrund stehenden Störungen des optischen Systems von den brechenden Medien bis zum sensorischen Gehirnrindenfeld äußern sich besonders in Veränderung des perspektivischen Sehens, des Bewegungssehens, der Formen und Gestalt und Verdopplung der Gegenstände, in Steigerung der Farbempfindung und Produktion von Visionen, so daß es zuletzt zu einer ganz real wahrgenommenen Auflösung des Raumes und damit einer Veränderung des subjektiven Zeiterlebens kommt.
6. Auch in feinsten Dosen kann eine Spaltung des Bewußtseins erfolgen im Sinne eines Nebeneinandererlebens von mehreren Bewußtseinsstufen und eines gleichzeitigen Nacheinanders von Bewußtseinsphasen: Auf der einen Seite Verlust der Subjekt-Objektschranke im Sinne völliger Verschmelzung des Ichs mit der Umwelt, auf der andern Seite Trennung des personalen Ichs von der Umwelt zu einem reflexiven Selbst hin mit völliger Loslösung von der Außenwelt, Verrückung und Entrückung; hinsichtlich des subjektiven Zeitbegriffes das Erlebnis des Zeitraffers

oder der Zeitlupe, so daß Weltraumvisionen sowie mikroskopische Aufhellung der Vergangenheit entstehen.

7. Peyotl ist daher ein Mittel zur Aufhellung versunkener Bewußtseinsinhalte, zur Steigerung des gesamten optischen Gedächtnisses und der Erinnerungsfähigkeit.
8. Es bewirkt eine Veränderung des Denkablaufes in Richtung einer Auflösung von Denken und Wollen, so daß bei der erhaltenen selbstkritischen Bewußtseinsklarheit und bei der gleichzeitigen Bereicherung an optischen Wahrnehmungen ein vom Willen nicht mehr bewegtes Denken entsteht, ein Schauen mit Versunkenheit und Apathie.
9. Die Gefühlslage bewegte sich vom manischen über das selbstironisch-anästhetische zuletzt beim depressiven Stadium!
10. Auch in hohen Potenzen bewirkt Peyotl eine tiefgreifende und lang anhaltende Erschütterung der existentiellen Persönlichkeit. Es ist daher ein ausgesprochen zerebrales Umstimmungsmittel, das je nach Dosis, Konstitution und Situation erregend oder hemmend, aktivierend oder passivierend, umweltbemächtigend und leistungssteigernd oder umweltfliehend und versenkend, extra- oder introvertierend wirkt.
11. Es erzeugt eine allmähliche Verschiebung der natürlichen Schlaf-Wach-Rhythmik im Sinne völliger Inversion.
12. Peyotl verursacht Störungen der Akkommodation.
13. Peyotl hat eine dämpfende Wirkung auf die Libido.
14. Modalitäten: Besserung aller Funktionen bei Dunkelheit und ruhigem Liegen; Verschlimmerung bei Licht, Sonnenlicht, besonders mittags, und bei Bewegung.
15. Gegengift ist *Bernsteinsäure*. Nach DELAY beseitigt *Bernsteinsäuredinitril* (0,1–0,2 i.v.), nach BARRETT *Natriumsuccinat* (3–5 ccm einer Lösung, die 3 g bernsteinsaures Natrium in 10,0 ccm enthält), langsam i. v. injiziert, den Vergiftungszustand.
16. Unter Peyotl-Wirkung kommt es zu einer nachweisbaren, längere Zeit anhaltenden subjektiven Besserung „nerval gelenkter rheumatischer Syndrome“.

Verwendung

Da im Mezcalinrausch in einigen Fällen homosexuelle Gefühle beobachtet wurden, hat ORLOWSKI Anhalonium in der Therapie Homosexueller versucht und mehrfach bei längerem Einnehmen von D 2 eine Normalisierung des Geschlechtslebens erreichen können (ORLOWSKI: Dtsch. Zschr. Homöop. 1929: 297).

GISEVIUS hat im Selbstversuch mit D 30 eine auffallende Steigerung der körperlichen und seelischen Kräfte wahrgenommen. Er sieht in Peyotl ein Mittel gegen Angstzustände verschiedener Art, Psychosen mit Angst, bei Suizidversuchen, bei ovariell bedingten Psychosen, bei neurotischen Einzelkindern („die Kinder blühen auf“). „Nicht nur der Augenausdruck und die Form des Gesichts; oft die Haartracht, der Ton der Stimme ändert sich; alles wird in solchen Fällen weicher, ausgeglichener. Die Menschen werden hübscher. Die Spannung verschwindet.“ Er gebraucht D 30 und

200 in Pausen, öfters auch neben anderen nach der Ähnlichkeit gewählten Mitteln. Im letzteren Fall handhabte er Peyotl gewissermaßen als ein Reaktions- oder Konstitutionsmittel für psychische Störungen (GISEVIUS: Dtsch. Zschr. Homöop. 1931: 240). Gegen Gehirnerschöpfung, Delirium, Migräne, Hysterie, Schlaflosigkeit, Halluzinationen in D 4 bis D 12. GISEVIUS empfiehlt D 30 zur psychischen Tonisierung und für neurotische Einzelkinder – täglich oder jeden 3. Tag eine Gabe am Morgen. H. UNGER gibt folgende therapeutische Indikationen an:

1. Schizothyme Zustände und schizophrene Schübe. Zustände von Spaltung der Persönlichkeit, besonders mit optischen Halluzinationen und Illusionen.
2. Erschöpfungszustände und vegetative Ataxie mit Verlust des Antriebes, Willensstörungen. Apathie bei erhaltener Denkkraft.
3. Zeitsinnstörungen mit Gedächtnisschwäche und Gedächtnisverlust.
4. Einschlafstörungen infolge optischer Übererregbarkeit, optischer Illusionen und Halluzinationen. Tiefenschlafstörungen infolge Umkehr der Schlaf-Wach-Rhythmik.
5. Sehstörungen, welche mit Störungen des stereoskopischen Sehens, des Kontrastfarbensehens verbunden sind. Sehstörungen bei Astigmatismus, Myopie, Amaurose nach einseitiger Enukleation, ferner bei Gesichtsfelddefekten (Hypophysentumoren).
6. Phantomgliedschmerzen.
7. Sehstörungen bei Elektroschweißern, nach operierten Hypophysentumoren, nach Überanstrengung infolge Gebrauchs von Fernsehgeräten.
8. Trigeminusneuralgien, besonders des oberen Astes.
9. Kongestive Kopfschmerzen, die durch Störungen des optischen Systems verursacht sind und in die vordere Schädelgrube lokalisiert werden.
10. Psychosyndrome, die Gestalt- und Zeitzerfall aufweisen.

Literatur

UNGER, H.: Peyotl, ein Arzneimittelexperiment und seine Deutung (Dtsch. homöop. Mschr. 1958, 6: 257–290)
UNGER, H.: Das Arzneibild des Peyotl (Allg. homöop. Ztg. 203 [1958]: 523, 571)
GISEVIUS: Dtschr. Zschr. Homöop. 1931: 240
ORLOWSKI: Dtsch. Zschr. Homöop. 1929: 297
LEESER: B I Pflanzliche Arzneistoffe Seite 536. Heidelberg 1973. Karl F. Haug Verlag

Arzneimittelbild

Im folgenden soll das Arzneimittelbild, wie es von H. UNGER auf Grund der von ihm vorgenommenen Arzneimittelprüfung aufgestellt wurde, wiedergegeben werden. UNGER schreibt dazu:

„Im Hinblick auf die geringe organotrope und vorwiegend neural-vegetative Gesamtwirkung von Peyotl ergab sich schon anläßlich der Symptomordnung der Prüfungsprotokolle die Notwendigkeit, eine nur didaktischen Zwecken dienende lokalistische Betrachtungsweise zu verlassen. Denn Peyotl ist ein ausgesprochen neurotropes Arzneimittel, welches das gesamte optische System und das Trigeminusgebiet angreift, und zwar in allen seinen funktionellen Zusammenhängen mit dem Groß- und Zwischenhirn und besonders mit der vegetativen Umschaltezentrale des Sehhügels. Gerade wegen dieser umfangreichen nervalen Gesamtwirkung verdient Peyotl die Charakteristik eines zerebralen Umstimmungsmittels, vielleicht auch eines ‚psychischen Antipsorikums' (GISEVIUS). Die lokalistische Symptomordnung würde alle diese Peyotl-eigenen Wirkungszusammenhänge zerreißen und seinen zerebralen Reaktionscharakter verwischen, ja sogar unsichtbar machen. Die Bedeutung von Arzneisymptomen kann daher nur in der Beziehung auf diesen einheitlichen Funktionszusammenhang richtig gesehen werden; nur so kann aus dem Material der Symptomenregister ein immer klareres und biologisch richtiges Bild der Arzneiwirkungen erarbeitet werden."

Alle diese Tatsachen erzwangen hier eine andere, neuropathophysiologische Darstellungsform des Arzneimittels Peyotl.

I. Vegetatives Nervensystem:

Herz und Kreislauf: Pulsbeschleunigung, -verlangsamung, Herzunregelmäßigkeit. Herzbeschleunigung, Klopfen und Herzpalpitation. Brustkorbbeklemmung besonders links. Herzstechen und Herzangst (Angina pectoris vasomot.). Gefühl der Herzbeengung und des Herzstillstandes. Rötung der Haut, gesteigerte örtliche Durchblutung. Pulsierendes Druckgefühl in der Gesichtshaut, im und hinter dem Auge (Bereich des N. trig.). Wärme- und Hitzegefühl in der Kopfhaut. Schmerzgefühl in den Haaren. Erhöhter Kopfinnendruck nur in der vorderen Schädelhöhle. Hämmern, Klopfen und Hitzegefühl im ganzen Körper, Stromgefühl in den Beinen. – Blässe der Schleimhaut ebenfalls im Bereich des N. trig.; Pelzigkeits-, Taubheitsgefühl der Haut und Schleimhäute, Trockenheit der Augenlider und der Lederhaut, Kälte- und Schweregefühl der Zunge und der Lippen.

Atmung: Beklemmungsgefühl. Drang zum Tiefatmen.

Magen-Darm-Kanal: Brechreiz, Speichelfluß und Hungergefühl trotz reichlicher Nahrungsaufnahme, Erbrechen. Ekel, Widerwille gegen Nahrungsaufnahme, Übelkeit.

Stoffwechsel: Gefühl akuter Energiesteigerung. Inneres Hitzegefühl. Anstieg der Körperwärme. Allgemeines Kältegefühl und Frösteln in der Haut. Schwellung der Schilddrüse mit Druckgefühl und Klopfen. Schweißausbrüche an Händen und Füßen. Kalter Angstschweiß. Schmerzen der Haare.

Harn- und Geschlechtssystem: Harndrang. Herabgesetzte und erloschene Libido.

Augen: Pupillenerweiterung. Glanzauge. Etwas Exophthalmus. Trockenheit und Brennen der Augäpfel, besonders der Augenlider und Lederhaut, aber auch in der Tiefe der Sehnervenpapille, am Sehnerv bis zur Sehnervenkreuzung. Genaue Lokalisierbarkeit dieser Schmerzempfindung.

Rechts-Links-Projektion: Vorwiegend Befallensein der linken Gesichtshälfte.

Schlaf-Wach-Rhythmik: Stufenweise Verschiebung bis zur völligen Umkehr: Zunehmende Verschattung des Tagesbewußtseins und wachsende Aufhellung der nächtlichen Unbewußtheit in allen Übergängen; bei Tage: Ermüdung, Zerschlagenheit, Dösigkeit, Versunkensein, Dämmerzustände bis zur Benommenheit, Absencen; aber auch Bewußtseinserhöhung mit erleichtertem Gedankenfluß und sorgloser, aber auch gereizter Stimmung; bei Nacht: ausgesprochen langanhaltende Einschlafstörung durch Nachbilder, Gedankenunruhe und überstürzende Gedankenfülle, Träume von visionärem Charakter. Erweiterung des Bewußtseins durch Trugwahrnehmungen (Illusionen), Halluzinationen von optischem Charakter mit sinnhafter Deutlichkeit.

II. Schmerz-System:

Schmerzcharakter: Ganz plötzlich auftretend, von erregender Akuität, klopfend und pochend, zermürbend, vorwiegend in der linken Gesichtshälfte, besonders in der Tiefe der Augenhöhlen, des Augapfels bis in die vordere Schädelgrube und genau bis zur Sehnervenkreuzung, bis in die Siebbeinzellen, Stirn- und Keilbeinhöhle, aber auch teilweise bis zur Oberkiefer- und Nasenhöhle, bis zum harten Gaumen und bis zum vorderen Anteil der Ohrmuschel.

Modalitäten: Von der Tiefe nach außen in die Haut strahlend. Besserung des Schmerzes im Liegen und besonders bei Dunkelheit, nachts. Verschlimmerung bei Sonnenlicht, besonders mittags, und bei Bewegung.

Schmerzausbreitung: Allein im Bereich des N. trig., vorwiegend des N. ophthalm., aber auch des N. maxill. und gelegentlich auch des N. mandibul.: Schmerzausbreitung bis zur Scheitelgegend, zur Stirn-, Nasen- und Wangengegend, seitlich bis zur vorderen Ohrmuschel und manchmal bis zur li. Halsseite.
N. ophthalmicus: Schmerzprojektion auf die Haut des Oberlides, des Nasenrückens bis fast zur Nasenspitze und bis herauf zum Scheitel mit fast genauer Abgrenzung bis zur Kronennaht (N. frontal., N. nasociliaris), manchmal Überspringen der Schmerzprojektion auf die Hautsegmente von C_3 und C_4 (zwiebelschalenförmiges Schmerzsegment bei Reizung des bulbären Trigeminuskerns). Hitze- und Schmerzempfindung besonders in der Tiefe der Augenhöhle, der Nasen- und Stirnhöhle, der Siebbeinzellen, des Augapfels, als Ausdruck einer Mitbeteiligung der Wurzeln im verlängerten Mark nucleäre Trigeminusreizung). Extreme Trockenheit des Augapfels (N. lacrimalis zugleich mit Verbindung zum N. zygomaticus des N. maxill.). Pupillenerweiterung (Reizung des Ganglion ciliare mit seiner sensiblen Wurzel aus dem N. nasociliaris und seiner sympathischen Wurzel, welche – aus dem Plexus der Art. ophthalmica kommend – an den ersten Trigeminusast angeschlossen ist). Unerträglicher Druck in der vorderen Schädelgrube (via N. duralis meningic. von V_1, V_2 und V_3), der genau bis zur Sehnervenkreuzung lokalisiert werden kann. Tiefenschmerz von innen nach außen dringend.

N. maxillaris: Pelzigkeitsgefühl und Taubheitsgefühl der Oberlippen (N. infraorbitalis), Trockenheitsgefühl in der Oberkieferhöhle. Sandgefühl im unteren Augenlied. Lähmigkeitsgefühl am harten Gaumen (Nn. palatini).

N. mandibularis: Weh- und Lähmigkeitsgefühl, Schweregefühl im Kaumuskel (N. masticatorius mit dem sensiblen N. buccalis) mit Reizzuständen der Wangenschleimhaut. Druckgefühl im äußeren Gehörgang, in der vorderen Ohrmuschel und in der Haut der Schläfengegend (N. auriculotemporalis). Störungen der Speichelabsonderung (sekretorische Fasern aus dem Gangl. oticum). Pelzigkeits- und Schweregefühl in der vorderen Zunge bis zur Zungenmitte (N. lingualis und sublingualis, letzterer mit sekretorischen Fasern nach Aufnahme der Chorda tympani über das Gangl. oticum). Pelzigkeitsgefühl der Unterlippe (N. mentalis).

III. Sinnesleistungen:

Geschmackssinn: Pelzigkeitsgefühl der Zunge, besonders vorn, der Lippen, Taubheitsgefühl, fader Geschmack. Oft Verschmelzung von Geschmacksempfindungen mit Seherscheinungen.

Gehörsinn: Verfeinerung der Gehörsempfindung; Spaltung der Tonempfindung, Geräuschüberempfindlichkeit mit Schmerzauslösung.

Gesichtssinn: Helligkeitsschwankungen: grelle Helligkeit wie direktes Sonnenlicht; Flimmern, Sehen von Funken, Sternschnuppen, Ringen, Blitzen, Kometen, Fäden, schwarzen Punkten und Gebilden; Scheibenwischersehen, Nebelsehen: die ganze Umgebung ist in Nebel getaucht. Steigerung der Sehfähigkeit, besonders in weiter Entfernung, vor allem bei Sonnenlicht, mittags.

Abnorme Steigerung des stereoskopischen Sehens und plastischen Reliefsehens: Auflösung stofflicher Gesamtstruktur und einzelner Bauelemente. Auflösung der Formenwelt. Deformierung der Gegen-

stände, Verzerrung der Perspektive. Verkleinerung und zugleich Vergrößerung der Gegenstände, besonders der Schrift. Verdoppelung der Gegenstände, Vervielfachung. Umformung flächiger Erscheinungen in groteske, komplizierte Gebilde, bizarre Disproportionalität der Gegenstände. Optische Halluzinationen ohne jeden Affekt. Zunehmende Auflösung der Gegenstandswelt, Entfernung vom Raum: alles ist kleiner und feiner.
Rasende Motorisierung aller Gegenstände in exzentrischen Bewegungen und in verschiedensten Richtungen. Scheinbewegungen, einmal aller, dann aber auch nur einzelner Gegenstände.
Steigerung des Farbensehens, bes. der Kontrastfarben, Verfeinerung der Farbnuancen, Vorherrschen von Grün-blau, Zurücktreten von Gelb-rot. Farbenfreudige Besetzung farbloser Gegenstände. Nachbilder von stunden- und tagelanger Dauer. Visionen, zunehmende Lokalisation äußerer Erscheinungen hinter den Augenapparat ins ,,Innere"!

IV. Tiefenschichten und Oberbau der Person:

Lebensgrundstimmung: Einsamkeit, Schwermut, Gedrücktheit, Verlust der Tatbereitschaft, Resignation, Gereiztheit, Mangel an Stimmungsfähigkeit, unvermitteltes schroffes Umkippen der Stimmung, grundlose Sprunghaftigkeit.

Erregungsformen des Lebensgefühles (= Affekte): Zunehmende Erschütterung mit akuten Ausbrüchen von Erregtheit: Aufgeregtheit mit vegetativen Krisen, Unruhe, Todesangst; zuletzt eine akute rauschähnliche, unmotivierte, künstliche Aufgipfelung des Lebensgefühls: Ekstase (Außersichsein) mit dem Erlebnis äußerster Lichtfülle und Sprengung der Person.

Selbstgefühl: Abspaltung von der Umwelt, akute triebhafte Entgleisungen, wie motorische Erregung, Redefluß; Verlust der Anpassungsfähigkeit; Unsicherheit, Gehemmtsein, Zweifelsucht, Grübeln, Flucht aus der Wirklichkeit in die nächtliche

Traumwelt, Verzicht auf äußere Werte, egozentrische Introversion.

Gerichtete Gefühle: Verlust des Daseinshorizontes: Traum, Resignation, Ausweglosigkeit und Hoffnungslosigkeit. Gefühlsverarmung und -lähmung. Ironie, schwindende Erlebnisfähigkeit, Gleichgültigkeit.

Strebungen: Apathie, Verlust des Tätigkeitsdranges, der Selbstbehauptung; wechselnder Schaffensdrang, Abschließen von der Außenwelt, Kontaktscheu und -schwäche. Aufgabe sozialer Bindungen. – Zerfall aller Strebungen, der Einheit von Lebensführung und Daseinsgestaltung. Antriebslosigkeit. Grundhaltung der Indifferenz. Gefühl der Gefühllosigkeit.

Allgemeinsinn: Abnorme Temperaturempfindung: Hitzegefühl, aber vorwiegend Kältegefühl. Absterben erotischer Empfindungen und der Libido. Kältegefühl in den Organen, aber auch im ganzen Körper. Allgemeine Herabsetzung der peripheren Schmerzempfindung. Unfähigkeit der Lagebestimmung der Beine und der Arme. Gefühl neben dem eigenen Körper zu stehen und ihn zu betrachten. Neigung zu Bewegungsverarmung: Automatismen, muskuläre Starre, besonders der Gesichtsmuskulatur. Durchsichtigwerden der Objekte und zugleich des eigenen Körpers: topographische Selbstwahrnehmung des eigenen Körpers und körperliche Analyse.

Mitempfindungen: Geräusche werden farbig empfunden, ebenso Berührungen.

Wollen: Willenshemmung: Entschlußlosigkeit, Unentschiedenheit, abwartendes Verhalten. Auflösung innerer Willenskraft: Widerstandslosigkeit, Haltlosigkeit, Unbeständigkeit, zügellose Hingabe an Illusion, Flucht vor Willensentscheidungen. – Mangel an Initiative, Spannungsbereitschaft. Verzicht auf äußere Bewegung und Gestaltung sowie auf innere Erregung. Abbau des Willens: Passivität.

Denken: Erlahmung der Abstraktionsfähigkeit; Armut an Vorstellungen und an Umweltbeziehungen. Zerstörung der Denkordnung und ihrer Vollzugsformen (Begriffs- und Urteilsbild, Schlußführung) infolge überstürzenden Einbruches optischer Wahrnehmung: Denktaumel, motorisierter Denkablauf. Erschwerte Kombination und Zusammenfassung bei zunehmender Unterscheidungsfähigkeit. – Besetzung abstrakter Vorstellungen mit Bildern („Bewußtseinsillustration"). – Umgestaltung des Denkens zum Schauen und „Hell-sehen". – Aus der Dynamik optischer Illusionen und Halluzinationen: Erlebnis des Zerfalls von Gestalt und Raum. – Auflösung der Beziehungen von Denken und Wollen bei gespannter Aufmerksamkeit, Urteilskraft und erhaltener Umweltorientierung.

V. Bewußtseinslage:

Beziehungslosigkeit und Selbstentfremdung. Verlust des Wirkungsfeldes; Hemmung der Psychomotorik, Spaltung und Auflösung der Person in Richtung völliger Introvertierung.
Zwei gegensätzliche Erlebnis- und Verhaltungsarten: Entfernung des vitalen Ich mit seinen Wahrnehmungen und Antrieben von Bewußtseinsakten. Zerfall der Außenprojektion zugunsten einer reflexiven Selbstbeobachtung (egozentrische Mystik). Verschmelzung des reflexiven Selbst mit der gesamten Umwelt (kosmische Mystik). Dabei klares Bewußtsein dieses zwiespältigen Daseins, Einsicht in die Dramatik abnormer Sehwahrnehmungen, in die Umformung der Erregung des Lebensgefühles; aber keinerlei Willensmöglichkeit einer Beeinflussung dieser nebeneinander erlebten Zustände; sachliche Beobachtung des „Inneren", genaue Kontrolle ohne jeden Willensvollzug.
Wissen von sich, ohne wollen zu können. Bewußtsein existentieller Grenzsituation und Erlebnis existentieller Erschütterung.

VI. Zeitsinn:

Auflösung des physiologischen Zeitmaßes und Zerfall

des Zeitbewußtseinsstromes in Richtung von Zeitdehnung (Zeitlupen-Erlebnis) und von Zeitverkürzung (Zeitraffer-Erlebnis). Völliger Stillstand der Zeit, Zusammenfall von Augenblick und Ewigkeit. Steigerung rückwärtsbezogenen Schauens im Sinne einer biographischen Katamnesis sowie Steigerung zukunftgerichteten Schauens im Sinne von „Hell-sehen".

Gegenwartsbezogene Vorgänge: Erhaltung des Orientierungsbewußtseins im Umfeld, daher keine Störung der Raumorientierung. Dagegen Störung der Orientierung in der eigenen Person: „Man weiß nicht mehr, wer man ist!" – Verwischung der Orientierung in der aktuellen Situation: Mangelndes Zurechtfinden, kleine Situationsverkennungen. Entstellung der Ich-Beziehungen: Identifikation mit fremden Subjekten und fremden Gegenständen. Depersonalisation: Herauslösung subjektiver Ereignisse aus der Ich-Zugehörigkeit. Das Erlebnis wird „freischwebend". Ich-Verlust: Bewußtheit ohne Ich. Störungen der Auffassung von der einfachen Perzeption bis zur höchsten Integration. Das Aufgefaßte wird an unbewußte Komplexe gebunden und mit Affekten besetzt.

Zukunftsbezogene Vorgänge: Ideenflüchtigkeit, Zerfahrenheit, Stereotypie. Intrapsychische Hemmung mit erschwertem, verzögertem, ja ausbleibendem Vollzug eines psychomotorischen Aktes. Sperrung: plötzliches Innehalten eines im Gang befindlichen Vorstellungs- und Handlungsablaufes. Psychisches Poltersyndrom: sich überstürzendes Sprechen, Monotonie der Sprachmelodie. Verschlucken von Silben und Worten. Wortfindungsschwäche und -störung.

Vergangenheitsbezogene Vorgänge: Allgemeine Steigerung der Erinnerungsfähigkeit (Hypermnesie) ohne jede Lenk- und Beeinflußbarkeit, dagegen mit Störungen des aktuellen „Frischgedächtnisses". Dissoziationsamnesien. Gedächtnisillusionen, -halluzinationen.

Dosierung

Je mehr das psychische Gebiet ins Auge gefaßt wird, je mehr wird man hohe Potenzen wählen. Die neurovegetativen Störungen wird man zweckmäßigerweise mit mittleren und hohen Potenzen, die organotropen Zustände mit mittleren bis herab etwa zu D 4 angehen.

Vergleichsmittel

Phantastische Ideen, Illusionen: *Cannabis indica, Opium, Veratrum album.*
Trigeminusneuralgie links: *Aconitum, Spigelia.*
Sonnenlicht verschlimmert: *Belladonna, Agaricus, Glonoinum.*
Rauschartige Ekstase: *Agaricus, Belladonna, Cannabis indica, Coffea, Opium, Stramonium.*
Störung des Zeitsinns: *Nux moschata, Lachesis, Cannabis indica.*
Gegenstände erscheinen zu groß: *Cannabis indica, Hyoscyamus.*

Anthracinum

Herkunft des Mittels

Ein alkoholischer Extrakt aus der Milz milzbrandkranker Schafe.

Anwendung

Diese Nosode wurde schon zu HAHNEMANNS Zeiten von dem Tierarzt LUX eingeführt. Die wichtigste Indikation sind **fortgesetzte Furunkel und Karbunkel,** auch Akne, besonders wenn dabei **fürchterliches Brennen** beobachtet wird. Die Nosode wird in solchen Fällen auch gegeben, wenn keine Rotzinfektion angenommen wird. „Milzfieber" bei Tieren und bösartige Blattern bei Menschen. Bösartiges Erysipel und gangränöses Erysipel, Zellulitis. Steinharte Schwellung in der Gegend des Unterkiefers und der Submandibulardrüsen. Gangränöse Geschwüre von höchst üblem Geruch; schmerzhaft geschwollene Drüsen; Verhärtung des Zellgewebes; schwarze oder blaue Blasen; Folgezustände von Furunkeln und Karbunkeln.
Ein Teil der Symptome ist von rotzkranken Menschen entnommen.

Dosierung

Es werden besonders Hochpotenzen in einzelnen, etwa wöchentlich zu wiederholenden Gaben empfohlen, beginnend etwa mit D 12, ansteigend auf D 30 und D 200.

Vergleichsmittel

Pyrogenium, Lachesis, Arsenicum, Carbo vegetabilis.

Antimonium crudum

Herkunft des Mittels

Antimonium crudum, Grauspießglanzerz, ist die in der Natur am häufigsten vorkommende Antimon-Verbindung; sie hat die Zusammensetzung Sb_2S_3. Von den beiden Komponenten Antimon und Schwefel scheint dem Antimon der überwiegende Einfluß zuzukommen. Das metallische Antimon steht in der Stickstoffgruppe des periodischen Systems zwischen Arsen und Antimon, mit welchen beiden es in seiner physiologischen Wirkung viele Vergleichspunkte besitzt.

Geschichtliches

Antimonium wurde von PARACELSUS als ein Heilmittel gegen viele Krankheiten zu Anfang des 16. Jahrhunderts eingeführt. Im 16. und 17. Jahrhundert wurde es als Panacee gegen viele Krankheiten, besonders gegen Syphilis, Lepra, Krebs und Pest, verwendet. Mit der Einführung von *Antimonium tartaricum* wurde dieses zu Ende des 17. Jahrhunderts in mehr als hundert Rezepten gebraucht, hauptsächlich gegen Pest und andere infektiöse Fieber. Doch wurde seine Anwendung von den Galenikern wegen seiner Gefährlichkeit heftig bekämpft. Da es unterschiedslos und in starken Dosen verwendet wurde, waren zweifellos viele Todesfälle die Folge, so daß es wieder weitgehend aufgegeben wurde. Erst während der letzten Jahrzehnte kam es wieder in Gebrauch bei Trypanosomiasis, Leishmaniosis, Helminthiasis und Bilharziosis.
In der exanthematischen Therapie wurden Antimon-Präparate als „Pockensalbe" zur Ableitung auf der Haut des behaarten Kopfes gebraucht. Dabei kam es zu einer Follikulitis und einem pockenähnlichen Ausschlag, gelegentlich auch zu einer Gangrän der Kopfschwarte mit Periostitis und tiefen Geschwüren, ähnlich der Nekrose erzeugenden Wirkung von lokal angewendetem *Arsen*.

Toxikologie

Übersicht über die Vergiftungserscheinungen und die Arzneimittelprüfung am Gesunden mit Antimon-Präparaten:
An den Verdauungsorganen: Zusammenlaufen von Speichel im Munde; pappig-schleimig belegte Zunge, besonders weißer Zungenbelag! Drücken im Magen, Verlust des Appetits, große Übelkeit und Erbrechen. Unterleib gespannt und bei Berührung empfindlich. Durchfällige Stühle, Wechsel von Durchfall mit Verstopfung. Anschwellung der Leber bei Schwund des Glykogens (letzteres bei Tierversuchen).
An den Schleimhäuten der Atmungsorgane: Erschwerung der Atmung, vermehrte Sekretion von schwerlöslichem, aber reichlichem Schleim, im Tierversuch auch Bronchitis und Pneumonie. Präkordialangst, Dyspnoe, Zyanose.
Am Kreislauf: Senkung des Blutdrucks durch Lähmung der Blutgefäße, vor allem der Bauchgefäße. An der Haut erscheint kalter Schweiß, besonders beim Erbrechen als Folge der Kreislaufschwäche, Schwäche und Verlangsamung der Herztätigkeit. Es kann zum Kollaps mit Exitus kommen. Leukopenie und Eosinophilie.
Am Hautorgan: auch bei oraler Verabreichung kommt es zu Pustelausschlägen, Rhagaden an der Haut-Schleimhautgrenze, variolaähnlichen Exanthemen, juckenden Exanthemen. Kennzeichnend sind eine schwielenartige und schmerzhafte Verdickung der Haut, besonders an den Fußsohlen, ähnlich der Hyperkeratose des *Arsens*.
An den Bewegungsorganen: Spannen und Reißen in den Gliedern, Steifigkeit und Schwäche.
Am Nervensystem: üble, mürrische Laune, Reizbarkeit.

Klinische Anwendung

Bei den Erkrankungen der Verdauungsorgane wird durchweg Antimonium crudum der Vorzug gegeben, während bei Bronchitis, Pneumonie und Pharyngitis *Antimonium tartaricum* gewählt wird. Führend sind der weiße Zungenbelag, die Unverträglichkeit von saurem Wein und anderen sauren Speisen, die Übelkeit mit Erbrechen, die sich durch Erbrechen nicht bessert, der Wechsel von Durchfall mit Verstopfung und die abweisende und mürrische psychische Verfassung. Kinder mögen sich nicht berühren, ja nicht einmal ansehen lassen. Nicht selten gibt die Sommerhitze Veranlassung zu den Magenverstimmungen.

Bei Hepatitis epidemica mit Erbrechen und Übelkeit und dem entsprechenden weißen Zungenbelag sollte es nicht vergessen werden. Bei 3 Fällen, die unter der Diagnose Salvarsanikterus seit Monaten in einem Kriegslazarett des 2. Weltkriegs lagen, konnte ich mit D 6 einen schnellen Umschwung erzielen.

Bei Arthritis urica, die zusammen mit einer Bronchitis oder Gastritis steht, konnte ich eine überzeugende Wirkung beobachten. Es handelte sich um einen pensionierten Offizier, bei dem dann die Behandlung aus äußeren Gründen unterbrochen werden mußte. Er hat sich dann in einem Anfall von Depression erschossen. Ob diese Todesart wohl auch mit seiner Antimon-Bedürftigkeit zusammengehangen hat, wie man nach dem Drang zum Selbstmord durch Erschießen schließen könnte, wie es sich bei der Arzneimittelprüfung ergeben hat, das kann man nur vermuten.

Die Symptome an den Schleimhäuten und die Beziehungen zur Leber lagen einer Verwandtschaft zu *Mercurius* recht nahe; diese wird bei *Aethiops mineralis* und *Aethiops mercurialis* therapeutisch ausgenützt. Eine tiefe Beziehung zum Stoffwechsel läßt sich sowohl an der beobachteten Abmagerung als auch am Fettwerden unter dem Einfluß von Antimon-Präparaten erkennen. Hier tritt wiederum die Arsen-Ähnlichkeit hervor.

Typus

Ein Antimonium-crudum-Typus wird besonders bei Kindern herausgestellt. Diese sind meist fett und wohlgenährt und neigen zu Verdauungsstörungen durch saure Früchte und durch Essig. Die Zunge ist weiß belegt. Nach Erbrechen sind sie nicht erleichtert, sondern völlig erschöpft und mit kaltem Schweiß bedeckt. Die Hautausschläge haben impetigoähnliches Aussehen. Kaltes Baden, besonders in der Sommerhitze, spielt in der Anamnese eine Rolle. Sie sind äußerst mürrisch und übelgelaunt und mögen sich nicht berühren, ja nicht einmal ansehen lassen.

Literatur

Die Arzneimittelprüfung wurde von HARTLAUB und CASPARI durchgeführt und findet sich in der Arzneimittellehre von HARTLAUB und TRINKS. HAHNEMANN hat das Arzneimittelbild in die 2. Auflage der „Chronischen Krankheiten" übernommen und es durch eine Anzahl eigener Symptome sowie durch Angaben aus der Literatur über verschiedenartige Antimon-Präparate ergänzt. Die Arzneimittelprüfung ist meines Erachtens nicht erschöpfend durchgeführt, doch ist das Arzneimittelbild durch reiche klinische Erfahrung gesichert und abgerundet.

Arzneimittelbild

Leitsymptome und Modalitäten: *Charakter störrisch und übelgelaunt, mag nicht reden. ⊙ Kinder wollen sich nicht berühren, ja nicht einmal ansehen lassen.*
Verschlimmerung durch Temperaturextreme, durch Erhitzung in der Sonne und durch Wärme, sowie durch Kälte, zum Beispiel kaltes Baden oder ⊙ Eisessen. (Dadurch entstehen Magen- und Darmkatarrhe, Kehlkopf- und Luftröhrenkatarrh, Nasenbluten, Rheuma).
Gefühl im Magen wie überladen. Häufiges Erbrechen, ⊙ das jedoch nicht erleichtert.
*Zunge dick weiß belegt, wie angestrichen.**
Verschlimmerung nach dem Essen, speziell durch saures Essen und Trinken, durch Wein und Zuvielessen.
Fußsohlen schwielig verdickt und schmerzhaft beim Auftreten. Schmerzhafte Hühneraugen. Verschlimmerung durch kaltes Waschen und Baden, ⊙ und Abneigung dagegen.
Besserung durch Ruhe, Liegen und in frischer Luft.

Allgemeines: Enorme Schwellung des Körpers; wassüchtige Anschwellung. Fettwerden. Abmagerung und Erschöpfung.
Große Müdigkeit, will stets liegen, besonders bei heißem Wetter. Befindet sich in der Sommerhitze und warmer Luft schlecht.

Gemüt: Verstimmt und traurig; Niedergeschlagenheit. Ängstliche Betrachtungen über sich selbst, sein jetziges und künftiges Schicksal.
Üble Laune den ganzen Tag; mürrisch, will mit niemand reden. Verdrießlich und ärgerlich ohne Ursache.
⊙ Kinder sind störrisch und übellaunig, wollen sich nicht berühren und nicht ansehen lassen.
⊙ Menschenscheu und kontaktarm, verliert die Zuneigung zu seinen Nächsten. (Beobachtung des Verf.).
Sehr zum Erschrecken geneigt bei geringem Geräusch. Entschiedene Neigung, sich zu erschießen, nicht zu einer anderen Art des Selbstmords; es nötigte ihn, aus dem Bett zu steigen, weil er den Gedanken gar nicht loswerden konnte.

* Dieses Symptom ist sicher sehr bezeichnend und oft ein wichtiger Hinweis auf Antimonium crudum. Doch ist das Vorhandensein dieses Zungenbelags kein unbedingtes Erfordernis. Es gibt überhaupt kein einzelnes Symptom bei irgendeiner Arznei, an dessen Vorhandensein die Wirkung einer Arznei gebunden wäre.

Anhaltender Zustand schwärmerischer Liebe und ekstatischer Sehnsucht nach einem idealen, weiblichen Wesen, das seine Phantasie ganz erfüllte, nach einigen Tagen, unter anscheinender Verminderung des Geschlechtstriebs, verschwindend.

Schlaf: Große Schläfrigkeit am Tage und früh nach dem Erwachen. Nachts unruhiger Schlaf. Ängstliche, gräßliche oder verdrießliche Träume, voll Zank mit Anverwandten. Wollüstige Träume.

Kopf: Kopfschmerz, als wolle es die Stirn zersprengen. Schwindel wie trunken, Kopfschwäche, Kopfschmerzen mit Magenstörungen und Übelkeit.
Heftiger Kopfschmerz nach Baden im Fluß, ⊙ nach Sonnenbestrahlung.

Bindehaut- und Hornhautkatarrh. Skrofulöse Ophthalmie.

Augen: Röte und Entzündung der Lider und der Bindehaut.

Chronische Nasenkatarrhe skrofulöser Kinder. Bronchitis, Kehlkopfkatarrh. Rhinopharyngitis. Keuchhusten. Chron. Nasennebenhöhlenkatarrhe.

Atmungsorgane: Wunde, aufgesprungene Nasenlöcher, Fließ- oder Stockschnupfen mit dickem, gelbem Schleim oder Krusten, Nasenbluten. ⊙ Ziehende Schmerzen in den Stirnhöhlen.*
Im Halse viel zäher Schleim, Pflockgefühl im Hals. Verlust der Stimme.
Trockener und erschütternder Husten mit Kitzeln in der Luftröhre und zähem oder dünnem Schleimauswurf.

Herz: Druck und Schwere auf der Brust, Herzklopfen, verlangsamter und schwacher Puls, Herzschwäche (bei Vergiftungen).

Magenverstimmung auf saure oder sonst ungeeignete Speisen. **Magenkatarrhe**, Cholera nostras.
Icterus catarrhalis mit Erbrechen, Milzschwellung, Leberschwellung.
Magenverstimmung durch Zwiebelessen.

Verdauungsorgane: Zunge dick weiß belegt, wie angestrichen. Pappiger Geschmack. Wunde Mundwinkel.
Appetit vermindert oder ganz aufgehoben. Gefühl von Hunger in der Magengrube, aber ohne Appetit, nicht besser nach dem Essen. ⊙ Gefräßiger Appetit. Starkes Hungergefühl, früh beim Erwachen, ohne Appetit, durch Essen nicht beseitigt; dabei unangenehme Leerheitsempfindung in der Herzgrube und Mangel an Wärme im Körper.

* Beobachtung des Verfassers.

Kratzen am Gaumen mit vielem Schleimauswurf durch Räuspern. Heftiger Durst mit Trockenheit der Lippen. Speichelfluß. Übler Geruch aus dem Munde. Weiß belegte Zunge wie angestrichen. Das Zahnfleisch klafft von den Zähnen ab und blutet leicht. Aufstoßen von Flüssigkeit mit dem Geschmack des Gegessenen, Übelkeit und Erbrechen, ständiges Würgen mit Erbrechen der Speisen, später von Schleim und Galle, begleitet von Ausbruch kalten Schweißes.

Hepatitis epidemica, Neosalvarsanikterus, Hämorrhoiden mit Schleimabsonderung.

⊙ Nach dem Erbrechen nicht erleichtert, sondern elender. Magen wie überladen, viel Aufstoßen, fühlt sich nach dem Essen schlimmer, kein Durst.

Magenbeschwerden nach Wein, ⊙ sauren Früchten, Essig, jedoch Verlangen nach Saurem. Leerheitsgefühl in den Eingeweiden. Starkes Auftreiben des Unterleibs, vorzüglich nach dem Essen.

Nach dem Essen Laßheit, zittrige Mattigkeit und Schwere in allen Gliedern, wie aus dem Unterleib, mit Zittern der Hände beim Schreiben und späterem Abgang vieler stinkender Blähungen bei aufgetriebenem Bauche.

Leberschwellung, Stühle wäßrig oder schleimig, auch mit harten Klumpen, ⊙ mit großer Erschöpfung. Auf Essiggenuß sehr dünner Stuhl. ⊙ Durchfälle abwechselnd mit Verstopfung. Schleimabsonderung aus dem After; Schmerzen im After beim Stuhlgang. Abgang von Blut aus dem Mastdarm.

Geschlechtsorgane: Männer: Verliebte Phantasie. Wollüstige Träume nachts, mit Pollution. Rückgang des Geschlechtstriebes. Geilheit mit Erektionen, Schwund der Hoden (Vergiftung durch Antimon-Dämpfe).

Frauen: Pressen in der Gebärmutter. Ausfluß wäßrig, der an den Schenkeln herab Jucken verursacht.

Hepatorenales Syndrom.

Harnorgane: Öfteres und reichliches Harnlassen.

Gicht mit Verdauungsstörung oder Bronchialkatarrh oder im Wechsel mit diesen. Myalgie, Lumbago.

Glieder: Schmerzen an den Fingern. Rheumatoide Schmerzen der Glieder. Steifheit und Schwäche.

Haut: Blasenartige Ausschläge, Eiterbläs-

Störungen des Nagelwachstums, Schmerzhafte Schwielen auf der Fußsohle, Klavus.
Impetigo contagiosa.
Varizellen. Erythema nodosum.

chen, nessel- und frieselartige Ausschläge mit heftigem Jucken.
⊙ Hornartige Verdickung auf der Fußsohle, Fußsohlenschmerzen beim Auftreten; Hühnerauge wird schmerzhaft.
Haut sehr empfindlich gegen kaltes Wasser. ⊙ Warzen an den Fingern, einzeln oder zahlreich, meist flach. ⊙ Hautjucken nach dem Waschen und Baden.

Wärmeregulierung: Viel Frost, stets kalte Füße. Schauder über den ganzen Körper. Arger Schüttelfrost, mit starkem Durst nach Bier.
Durch die geringste Bewegung, vorzüglich in der Sonnenhitze, wird er ganz heiß und klagt über außerordentliche Hitze in der Kehle. Nachts im Bett wird er ganz heiß und zerfließt in Schweiß.

Dosierung

D 4 bis D 6, bis D 12 in akuten Fällen etwa 2stündlich, in chronischen 2mal täglich. Hochpotenzen in chronischen Fällen in seltenen Gaben.

Weitere Antimonpräparate

Zur Anwendung beim skrofulösen Typ hat sich ganz besonders **Aethiops antimonialis**, Spießglanzmohr (Hydrargyrum stibiato-sulfuratum), ein Gemenge von Quecksilbersulfid und Antimonsulfid bewährt. A. Stiegele schreibt ihm eine spezifische Heilwirkung bei der **Colitis mucosa** zu. Derselbe hat auch gute Heilerfolge bei Eiterfisteln der Bauchdecken nach Blinddarmentzündung gesehen. Mastdarmfisteln. Bei **skrofulöser Ophthalmie**, bei der es sich einen bleibenden Platz erobert hat, sowie bei den obenerwähnten Erkrankungen wird es meist in D 3, mit einem Spielraum zwischen D 2 und D 6 verordnet.
Antimonium sulfuratum aurantiacum, Sb_2S_5, rotes Schwefelantimon oder Gold-Schwefel. D 3 bis D 6 wird beim **Emphysem** und bei veralteten **Bronchitiden** mit Erfolg gebraucht. Vorzügliches Lösungsmittel bei zähem Schleim.
Antimonium tartaricum: siehe dort.
Antimonium arsenicosum: siehe bei *Arsen*.

Vergleichsmittel

Appetitlosigkeit, Magendruck und Völle nach dem Essen mit reichlichem Aufstoßen: *Magnesium carbonicum, Sulfur, China, Carbo vegetabilis.*
Verschlimmerung durch kaltes Baden, feuchte Kälte (Rheuma, Durchfall): Dulcamara.

Verschlimmerung durch Vielessen, durch Durcheinanderessen: *Nux vomica, Pulsatilla.*
Kinder wollen sich nicht ansehen und nicht berühren lassen: *Chamomilla, Dulcamara.*
Ärgerlich, wenn er antworten soll: *Nux vomica, Acidum phosphoricum, Phosphorus, Platinum, Natrium muriaticum, Pulsatilla, Sulfur, Zincum.*
Lumbago: *Antimonium tartaricum, Rhus toxicodendron, Nux vomica, Acidum formicicum, Aranea ixobola.*
Weiß belegte Zunge: *Mandragora* (aber besser durch Essen).
Erbrechen bessert nicht: *Ipecacuanha* (jedoch klare Zunge).
Verschlimmerung durch Hitze: *Chamomilla, Pulsatilla, Jodum, Secale, Apis, Lachesis.*
Arthritis urica: *Sulfur, Antimonium tartaricum*. Auf Antimonium crudum folgt häufig: *Lycopodium*, hat gleichfalls die ärgerliche Reizbarkeit.

Beispiele

Magenbeschwerden und unwirsches Wesen

„Herr Doktor", sagt mir ein 66jähriger Patient in der Sprechstunde, „seit Sie mir vor 3 Jahren *Antimonium crudum* verordnet haben, hat sich meine ganze Wesensart weitgehend verändert. Sie haben es mir verordnet wegen meiner Magenbeschwerden, die in starkem Druckgefühl im Magen nach dem Essen mit einer unüberwindlichen Müdigkeit und Schläfrigkeit, verbunden mit viel Aufstoßen und Blähsucht, bestanden haben. Sie haben damals geäußert, dadurch würde wohl auch ein Teil meiner nervösen Beschwerden gebessert werden. Daß dies in so hohem Maße der Fall sein würde, habe ich nicht für möglich gehalten. Früher bin ich meiner Umgebung und auch ebenso mir selbst zur Last gefallen durch mein unwirsches Wesen, ich war fast immer ärgerlich und verdrossen und mied Geselligkeit. Ich hatte keine Lust zu sprechen, und ärgerte mich, wenn ich von jemand gefragt wurde, da es mich verdroß, antworten zu müssen. Dadurch litt der Kontakt mit meiner Familie und allen Menschen, mit denen ich beruflich zu tun hatte. Es lag wie eine Zone von Unnahbarkeit um mich. Das hat sich weitgehend gebessert, seit ich gegen meine Magenbeschwerden *Antimonium crudum* nehme. Und ich bedaure nur, daß ich es nicht schon Jahrzehnte früher kennengelernt habe. Denn sowohl die Verdauungsbeschwerden wie die Verstimmung des Gemüts habe ich schon seit meiner Kindheit mit mir geschleppt, und ich war dadurch schon meinen Eltern zur Last gefallen, die viel Geduld mit mir haben mußten wegen meines verdrossenen Wesens."
„Leider", so fügte der Patient noch einschränkend hinzu, „hat es mir nicht auf die Dauer geholfen. Dazu ist das Magenübel wohl schon zu alt. Jedoch immer, wenn die Beschwerden sich wieder melden, diese Verflechtung von seelischer Verstimmung und Magenbeschwerden, greife ich wieder zu *Antimon,* und es hat mir seither immer rasch wieder geholfen. Meine Umgebung bestätigt es mir öfter, daß ich seither viel umgänglicher und aufgeschlossener geworden sei."
Aus dem ärztlichen Befund ist noch hinzuzufügen, daß es sich um einen asthenischen, grazilen Patienten mit fehlender Magensäure und weitgehendem Mangel aller Verdauungsfermente gehandelt hat. Die Gemütsverstimmung ging so weit, daß seine Verdrossenheit sich bis zum Lebensüberdruß steigerte. Er sah selbst die Krankhaftigkeit dieses Zustandes ein und erkannte wohl, daß es nicht an seinen äußeren Verhältnissen, sondern an ihm selbst liege. Doch konnte er nicht über seinen Schatten springen und sich aus seiner Verstimmung hochreißen. Für ihn bedeutete *Antimonium crudum* eine Erlösung.
Soweit der Bericht des Patienten.
Wenn ich mich an die übliche Charakterisierung von *Antimonium crudum* „Appetitlosigkeit mit weißbelegter Zunge, wie angestrichen" gehalten hätte, wäre ich nie auf dieses Mittel gekommen. Denn der Patient hatte nie eine weißbelegte Zunge und litt auch nur selten an Appetitlosigkeit. Vielmehr jedoch bestand ein gieriger Hunger mit zittriger Schwäche, wenn er ihn nicht gleich befriedigen konnte. Nach dem Essen aber trat ein starkes Druckgefühl im Magen mit Aufstoßen und Blähungsabgang und unbedingtem Bedürfnis, zu liegen und zu schlafen, auf. Der gierige Hunger als Gegenpol zur Appetitlosigkeit gehört ebenso zum Antimon-Bild und darf nicht unterschlagen werden (Beobachtung des Verfassers).

Gastritis

MÜNCH berichtet in seinem Aufsatz ,,Das Arzneimittelbild des Antimonium crudum" (Dtsch. homöop. Mschr. 1959: 363) über folgenden Fall:
21jähriger Kaufmann.
Familien-Anamnese: Vater litt früher einmal an zuviel Magensäure.
Eigene Anamnese: Als Kind Masern und Keuchhusten, war immer magengesund, konnte alles essen; vertrug auch kalte Speisen gut. Blieb im September 1934 bei einer Schwimmprüfung etwa 1 Stunde ununterbrochen in 16 bis 18° C kaltem Wasser. 8 Tage später begann ein einige Tage dauernder Durchfall in Verbindung mit starken Blähungen und Kollergeräuschen in den Därmen. Geschmack im Munde fade. Fleisch und Wurst und schwere Speisen wurden nicht gut vertragen. Die Stimmung war in dieser Zeit sehr gereizt. Weihnachten 1934 kam Patient in meine Sprechstunde. Neben obigen Beschwerden hatte er eine stark weiß belegte Zunge. Auf Tropfen hin besserten sich die Beschwerden für einige Zeit. Nach Auftreten eines Rückfalls suchte er einen nichthomöopathischen Kollegen auf, der durch Magenausheberung eine Hyperazidität feststellte und Verdacht auf ein Ulkus schöpfte. Auf eine Behandlung mit *Gastrosil, Belladonna* und Neutralisationsmitteln trat keine Besserung ein. Eine daraufhin angefertigte Röntgenaufnahme gab keinen Anhaltspunkt für Ulkus. Ende September 1935 kam Patient wieder in meine Sprechstunde. Da er eine weiß belegte Zunge hatte mit Anzeichen einer Gastritis und auf Grund der klassischen Anamnese (längeres Baden in kaltem Wasser), verordnete ich in diesem Falle *Antimonium crudum D 4.* Schon nach wenigen Tagen trat bedeutende Besserung der Beschwerden ein. Ich konnte den Patienten selber nur wenige Tage beobachten, da er zum Arbeitsdienst eingezogen wurde. Es gelang mir noch vorher, ihn in der medizinischen Universitäts-Poliklinik bei Prof. GÄNSLEN untersuchen zu lassen, der mir folgenden Status zusandte: Asthenischer Patient in gutem Allgemeinzustand; Hautfarbe blaß; Durchblutung ausreichend: Lunge o. B. Zirkulation: Puls: regelmäßig, 68 pm., RR 120/60 mg Hg. Herz o. B. Digest: Zunge: feucht, weiß belegt, Gebiß o. B. Abdomen: weich; kein Druckschmerz. Leber, Milz: o. B. Extremitäten: o. B. ZNS o. B., Senkung normal, 1/5 mm nach WESTERGREN. Bei der Magenuntersuchung wurden normazide Säurewerte festgestellt (P. F. 16/60). Stuhlunters.: auf okkultes Blut neg., Hb. 100 %. Diagnose: Magen-Darm-Katarrh.
Mitte Mai 1936 teilte mir der Patient folgendes mit: ,,Ich bin am 1. Oktober v. J. in den Arbeitsdienst eingetreten und habe in den ersten 4 Wochen die von Ihnen verordnete Arznei genommen mit dem Erfolge, daß die mich fast ein ganzes Jahr quälenden Magenschmerzen fast gänzlich verschwunden sind und eine erhebliche Gewichtszunahme erfolgt ist. Zu dieser raschen Gesundung mag vielleicht der dauernde Aufenthalt in der frischen Luft beigetragen haben, aber ausschlaggebend kann das nicht gewesen sein; denn seit meiner Kommandierung zur Arbeitsgauleitung arbeite ich fast ausschließlich in geschlossenen Räumen (Büro), ohne daß sich die früheren Beschwerden bemerkbar gemacht haben. Selbst längeres Schwimmen und kaltes Duschen, worauf sich früher Durchfall einstellte, taten mir nichts mehr. Ich bin glücklich, daß es mir wieder so gut geht" usw.

Morbus Darier

Aus einer Hautklinik bekam STIEGELE einen Fall von Morbus Darier in Behandlung. Er war dort zuletzt mit Röntgenstrahlen behandelt, aber als unheilbar entlassen worden. Von der Kopfhaut bis zu den Füßen war er übersät von diesen hornartig-warzigen Gebilden, die zum Teil eitrig zerfielen. Der Gestank war so unerträglich, daß der Kranke in ein Einzelzimmer gebracht werden mußte. Auf *Antimon* D 3, 3mal täglich 1 Tablette, trat nach einigen Wochen eine leichte Besserung ein, die sich durch eine Schrumpfung und Trocknung der eiternden Exkreszenzen und vor allem durch das Verschwinden des unerträglichen Hautfoetors bemerkbar machte. Bei der Fortführung der Behandlung mit dieser Verreibungsstufe traten dann, entgegen der guten Verträglichkeit in anderen Antimon-Fällen, nephrotische Erscheinungen mit leichten Ödemen auf, die nach Absetzen von *Antimon* rasch wieder verschwanden. Die weitere Abheilung kam aber ins Stokken, und auch der Foetor stellte sich wieder ein. Nun wurde der Versuch mit D 6 weitergeführt. Der Hautgestank verschwand wieder, und die Abheilung der einzelnen Stellen kam wieder in Gang, so daß jetzt das Gesicht nahezu frei von Hauterscheinungen ist. Brust und Rücken zeigen weiteren langsamen Rückgang der keratotischen Stellen und das Erscheinen gesunder Hautinseln. Die erste Wirkung von *Antimon* zeigte sich im Verschwinden der Keratosen an den Fußsohlen, die mit ihrer hornartigen Form das Gehen fast unmöglich gemacht hatten.
Soweit eine Epikrise über den noch in Beobachtung stehenden und körperlich sehr geschwächten Fall gegeben werden darf, kann gesagt werden, daß auch hier eine spezifische organotrope Beziehung des *Spießglan-*

zes zur Haut festgestellt werden konnte. Im Gedanken an eine zu hoffende Nachprüfung bei reichlichen, kasuistischen Möglichkeiten dürfte die Mitteilung des noch unfertigen Falles gerechtfertigt sein. (MÜNCH: Das Arzneimittelbild „Antimonium crudum" [Dtsch. homöop. Mschr. 1959: 361].)

Antimonium tartaricum

(Tartarus emeticus oder stibiatus)

Herkunft des Mittels

Antimonium tartaricum, Brechweinstein, ist ein Doppelsalz der Weinsäure, Kaliumantimonyltartrat mit der chemischen Formel COOK-CHOH-CHOH-COO (SbO). Wurde früher häufig als Brechmittel und zur Erzeugung pustulöser Ausschläge (Pockensalbe) gebraucht. Wegen seiner Giftigkeit ist Vorsicht geboten (Kreislaufkollaps).

Hauptrichtung

Die beiden Komponenten Sb und K vereinigen sich in ihrer Wirkung zu einem wirkungsvollen Heilmittel bei **schleimreichen Bronchialkatarrhen, Bronchiolitis, Bronchopneumonie, Pleuropneumonie usw., im Zusammenhang mit toxischer Kreislaufschädigung und Herzversagen.** Besonders wird es bei der Behandlung von Kindern und alten Leuten geschätzt. Die Zeit für den Einsatz des Mittels ist die Phase der einsetzenden Lösung der Hepatisation, wenn die Lungen nicht in der Lage sind, das Sekret herauszubefördern und der Kreislauf darniederliegt. Auch bei Bronchialkatarrhen ist der richtige Zeitpunkt gegeben, wenn nach Überwindung des initialen Fiebers ein Stillstand in der Heilung eintritt und der Fall sich hinzuschleppen und in ein subakutes oder chronisches Stadium eintreten will (*Sulfur*). Bei veralteten Nasennebenhöhlenkatarrhen hat es sich mir ebenfalls bewährt. Auch ist es im katarrhalischen Stadium des Keuchhustens angezeigt.

Die entzündlichen Erscheinungen am Magen und Darm sind häufige Begleiterscheinungen der Erkrankungen der Atemwege. Falls diese im Vordergrund stehen, wird jedoch meist die Schwefel-Verbindung des Antimons, *Antimonium crudum* (Sb_2S_3), gewählt, während der Akzent des Antimonium tartaricum auf den Symptomen der Atmungsorgane mit Kreislaufschwäche liegt. Im übrigen besteht eine enge Verwandtschaft zwischen beiden Mitteln.

Weiter findet es oft Verwendung bei Beziehungen zur Haut in Form von pustulösen, pockenähnlichen Ausschlägen, zum Beispiel bei den Windpocken und Erythema nodosum.

Bei rheumatischen und gichtischen Erkrankungen ist der Brechweinstein wohl zu beachten. Bei Lumbago und bei Schmerzen im Gebiet der Articulatio sacroiliaca habe ich oft Erfolg gehabt. Bei der rheumatischen Arthritis sind *Antimonium crudum* und *tartaricum* immer in die Wahl zu ziehen. Sie folgen gut auf eine einleitende Behandlung mit Sulfur.

Von den psychischen Symptomen sind besonders charakteristisch die widersetzliche und ablehnende Haltung anderen gegenüber: „Kinder wollen sich nicht ansehen und berühren lassen". Ferner ist von Bedeutung die Somnolenz im Zusammenhang des toxisch-infektiösen Zustandes und der Kreislaufschwäche.

Literatur

ALLEN: Encyclopedia, Bd. I u. X, führt die häufigen Prüfungen an mit zusammen 972 Symptomen
HUGHES: Cyclopaedia, Bd. I u. IV
HARTLAUB u. TRINKS: Reine Arzneimittellehre 2, S. 209
HAHNEMANN: Arch. homöop. Heilk. 3, 2: 146
HERING: Arch. homöop. Heilk. 13, 2: 183
–: Allg. homöop. Ztg. 46, 5
ACKERMANN: Allg. homöop. Ztg. 48, 18
BUCHNER: Hygea 18: 274
EULENBERG: Hygea 22: 322
LERSCH: Hygea 20: 289
GIACOMINI: N. Arch. homöop. Heilk. I, 1: 107
HENCKE: Allg. homöop. Ztg. 88: 5, 13, 21, 27, 36, 43, 52
NOEBELING: N. Zschr. homöop. Klin. 14: 80
MEYERHÖFER: Hellers Arch. Phys. u. path. Chem. 3 [1846]: 111
SOMMER: N. Arch. homöop. Heilk. I [1844], 2: 107
STAPF: Arch. homöop. Heilk. 3 [1824], 2: 146
BOECKER: Beiträge zur Heilk. 1849.
VOISIN: Materia Medica des homöop. Praktikers Seite 141. Heidelberg 1969. Karl F. Haug Verlag.

Arzneimittelbild

Leitsymptome: *Große Erschöpfung und schneller Kräfteverfall, Herz- und Kreislaufschwäche, Facies hippocratica. Schläfrigkeit bei zittriger Schwäche und heftige Schweiße.*
Darniederliegende Reaktion infolge Kreislaufschwäche mit Schleimrasseln in der Luftröhre. Der Schleim erscheint locker, kann aber aus Schwäche doch nicht heraufgebracht werden.
Übelkeit und Erbrechen, welches sehr erschöpft, aber dann doch erleichtert. Erschöpfende Durchfälle.
Kinder sind sehr widersetzlich, lassen sich nicht anfassen und nicht ansehen.
Verschlimmerung des Hustens morgens, durch Niederliegen (Kalikomponente), Besserung durch Aufsitzen.
Verschlimmerung durch Wärme (Antimon-Komponente).
Besserung der Brustbeschwerden durch Auswurf, der Magenbeschwerden durch Erbrechen (Ipecacuanha und Antimonium crudum: Erbrechen bessert nicht).
⊙ Bei Kindern und alten Leuten besonders bewährt.

Geist und Gemüt: Ängstlich und mutlos. Die Angst wächst mit der Übelkeit. Will nicht allein bleiben. Ruhelos, Delirium und Stupor. Das Kind will sich nicht berühren lassen, weint und schreit, will ständig herumgetragen sein.

Kopf: Drückende Kopfschmerzen. Große Schläfrigkeit und Schlummersucht. Ruheloser Schlaf; er ist kaum eingeschlafen, als er wie durch elektrische Schläge hochschreckt. Gesicht sehr bleich und livid, eingefallene Gesichtszüge.

Schnupfen und Nasennebenhöhlenkatarrhe, subakut und chronisch.
Bronchitis, akut und chronisch. Bronchiolitis und Pneumonie mit Versagen des Kreislaufs und Sauerstoffmangel.
Pleuropneumonie.
Lungenemphysem.
Bronchopneumonie. Altersbronchitis. Restbronchitis nach Keuchhusten.

Atmungsorgane: Flüssiger Schnupfen oder Schnupfen mit reichlichem Schleim, Nase verstopft. Wundheit der Nasenlöcher. Nasenbluten. Geruch und Geschmack aufgehoben.
Scharfer Schmerz und Rauheit im Hals, kann nicht schlucken; muß husten, obwohl er keine Kraft hat zu husten. Der Schleim rasselt auf der Brust, dabei Atembeklemmung. ⊙ Der Schleim kann infolge Schwäche nicht herausgehustet werden, dabei kalter Schweiß und bläulich-livide Gesichtsfarbe. Auswurf reichlich, weißlich, ⊙ mundvolle Expektoration. Schleim leicht auszuhusten, rascher, kurzer Atem. Er erscheint zu ersticken, er kann keine Luft bekommen und muß aufsitzen die ganze Nacht. Durch Sitzen und Auswurf kommt Erleichterung zustande.

Kreislaufschwäche bei katarrhalischen und pneumonischen Lungenerkrankungen.

Herz und Kreislauf: Rasches und heftiges Herzklopfen, hörbar. Puls rasch, schwach, zitternd und unregelmäßig, kaum fühlbar. Große Schwäche und Schlaffheit, muß die Arme sinken lassen. Kollaps, der ganze Körper bricht in kalten, klebrigen Schweiß aus.

Gastritis, Brechdurchfall.

Cholera (NASH), Ruhr.

Verdauungsorgane: Zunge dick weiß oder gelb belegt, oder rot und trocken. Wunde Mundschleimhäute. Schmerz beim Bewegen der Zunge. Speichelfluß. Bitterer oder saurer Geschmack. Durst auf kaltes Wasser nach Bier, großes Verlangen nach Saurem, aber Durchfall auf Saures. Oder Durst fehlt.
⊙ Zahnschmerzen rheumatisch (KENT).
Übelkeit mit Angst, Erbrechen bis zur Erschöpfung mit folgenden unwillkürlichen wäßrigen Stühlen, aber Besserung der Magenbeschwerden durch Erbrechen. Druckgefühl im Magen wie mit Steinen angefüllt, obwohl er nichts gegessen hatte und der Bauch nicht hart war, schlimmer beim Bücken. Erwachen nachts um 1 Uhr an heftigen Krämpfen und Grimmen

im Leib mit eisiger Kälte am ganzen Rumpf, Kopf und Armen, mit Ausbruch von reichlichem kaltem Schweiß. Brennen, Jucken und Schmerzen im After, besonders beim Stuhl. Hämorrhoiden treten hervor mit Abgang von Blut und Schleim.

Hämorrhoiden.

Leichte Durchfälle. Stühle von üblem Geruch. Schwierige harte Stühle. Leibschneiden und heftiges Drücken im Leib. Gefühl, als sei der Magen überladen. Leberschwellung.

Harnorgane: Reichlicher Harndrang mit Brennen beim Harnlassen. Die letzten Tropfen sind blutig und schmerzen in der Blase. – Harn dunkel, trüb und übelriechend.

Geschlechtsorgane: Geschlechtliches Verlangen zuerst gesteigert, dann herabgesetzt.
Leukorrhö. Regel 6 Tage verspätet und nur 2 Tage lang.

Lumbago. Arthralgie, akut und chronisch.

Stamm und Glieder: Schmerzen in Lenden- und Kreuzgegend. Rheumatoide Schmerzen der Glieder.

Impetigo contagiosa. Varizellen.

Haut: Ausschlag von Bläschen und Pusteln, die sich mit Eiter füllen und pockenartiges Aussehen besitzen. Dann trocknen sie ein und bilden Krusten.

Wärmeregulation und Schweiße: Frösteln mit Zittern über den ganzen Körper. Reichlicher Schweißausbruch. Kalte Schweiße am ganzen Leib.

Dosierung

Meist habe ich D 6 bis D 12 mit gutem Erfolg benützt. Bei **Pneumonie** und **Bronchiolitis** mit Versagen des Kreislaufs kann man bis zu D 3 heruntergehen.

Vergleichsmittel

Bronchialkatarrhe, Bronchiolitis, Bronchopneumonie und Kreislaufversagen: *Carbo vegetabilis, Antimonium arsenicosum, Ammonium carbonicum, Lachesis.*
Husten mit Rasseln auf der Brust: *Ipecacuanha, Phosphorus.*
Husten mit reichlichem Auswurf: *Stannum, Hepar sulfuris, Sulfur* und *Sulfur jodatum, Pulsatilla, Antimonium sulfuratum aurantiacum.*
Pustulöse Ausschläge: *Mercurius, Cinnabaris, Antimonium crudum, Cicuta, Mezereum, Rhus toxicodendron.*

Apatit

Herkunft des Mittels

Apatit enthält Kalk, Phosphor, Sauerstoff und Fluor im Mengenverhältnis 10:6:24:2, besitzt die chemische Formel $Ca_{10}P_6O_{24}F_2$. In dieser Kristallform kommt der *Phosphor* im Mineralreich und auch vorwiegend im tierischen und menschlichen Organismus vor.

Anwendung

Eine Arzneimittelprüfung besteht nicht. Die Indikationen ergeben sich aus den einzelnen Bestandteilen. Häufig wird Apatit mit den Indikationen von *Calcium phosphoricum* verordnet. Besonders in der anthroposophischen Medizin verwendet.

Dosierung

D 3, D 6, D 12 und höhere Potenzen.

Apis mellifica

Herkunft des Mittels

Die Tinktur wird aus dem ganzen Körper der Honigbiene, **Apis mellifica** (Fam. nat. Hymenopterae) hergestellt, indem lebende Bienen (Arbeiterinnen) durch Zusatz der doppelten Gewichtsmenge von 60% Alkohol getötet und mit diesem zerrieben werden. Für *Apisinum* oder *Apium virus* wird nur der Inhalt der Giftblase verwendet. Die Indikationen für *Apisinum* unterscheiden sich nicht von denen von *Apis*.

Toxikologie

Das Bienengift unterscheidet sich nicht wesentlich von dem Gift anderer Hymenopteren, der Wespe und der Hornisse, von welchen letztere, *Vespa crabro*, ebenfalls in der Homöopathie angewendet wird.
Die frisch ausgeschlüpfte Biene ist nahezu ungiftig, das Maximum der Giftwirkung ist nach etwa 14 Tagen erreicht; später atrophiert die Giftdrüse. Das produzierte Gift wird in der Giftblase aufbewahrt. Im Frühjahr ist die Giftwirkung am größten.
Die chemische Natur des Bienengiftes ist noch nicht genügend aufgeklärt. Nach dem chemisch-physikalischen Verhalten dürfte es sich um einen eiweißähnlichen Körper handeln, der einen hohen Gehalt an Tryptophan aufweist. In seinen hämolytischen Eigenschaften steht es den Saponinen nahe, ohne daß ein solches festzustellen ist. Wesentlich sind noch der Gehalt an Histamin. Ameisensäure ist im reinen Tiergift nicht enthalten.

In der Giftwirkung unterscheidet man folgende charakteristische Eigenschaften:

1. Die zellgewebsschädigende Wirkung. Hierunter ist die lokale Reizwirkung beim Stich oder bei Anwendung stärkerer Konzentrationen von Bienengift zu verstehen. Es kommt zu einer hochgradigen Hyperämie der Haut und ödematöser Schwellung mit enormer Erweiterung der Kapillaren und der kleinen Venen, weniger der kleinen Arterien. An der Stichstelle kann sich eine Nekrose ausbilden, während die Erzeugung einer Eiterung nicht typisch für das Bienengift ist.

2. Die hämolytische Wirkung. Diese läßt sich sowohl im Tierversuch wie im Reagenzglas feststellen. Sie beruht auf der saponinähnlichen Wirkung. Bei Pferden wurde ein Milztumor infolge von Methämoglobinurie gefunden (PETRI: Anatomie und Histologie der Vergiftungen). Auch eine Myeloblastenleukämie mit Gingivostomatitis und hämorrhagischer Diathese wurde in einem Fall von durch massenhafte Stiche hervorgerufener Vergiftung beobachtet (PARISIUS und HEIMBERGER). Weiter wird eine Leukopenie und Eosinophilie sowie eine Aufhebung der Blutgerinnung gefunden.

3. Die blutdrucksenkende und darmerregende Wirkung. Diese wird auf Histamin zurückgeführt. Bienengift enthält Histamin und macht dieses auch aus den Geweben frei.

4. Die neurotoxische Wirkung, welche sich bei hohen Bienengift-Konzentrationen in Krämpfen und Lähmungserscheinungen äußert und welche im Tierversuch zu Atemlähmung führt. Gelegentlich werden auch periphere Neuritiden berichtet.
Auf Grund der hämolytischen Wirkung ist eine Ähnlichkeit zu den Schlangengiften (Crotalotoxin) aufgefallen; dieser Eindruck vertieft sich noch bei Betrachtung der physiologischen Wirkung des Bienengiftes (s. u.).
Auch eine Verwandtschaft zum Cantharidengift wird angenommen, welche ebenfalls den alten Homöopathen schon aufgefallen war (vgl. Haut und Niere).
Die Empfindlichkeit gegen Bienengift ist außerordentlich verschieden. Der Stich von 500 Bienen gilt für den Menschen als tödlich, doch sind auch genügend Fälle bekannt, wo ein einziger Stich innerhalb weniger Minuten zum Tode führte. Bei diesen Personen dürfte es sich um eine Idiosynkrasie auf erblicher Basis gehandelt haben. Die Wirkung ist dann einer allergenartigen zu vergleichen. Doch wird auch eine erworbene Überempfindlichkeit im Sinne eines anaphylaktischen Schocks, welcher bei der Eiweißähnlichkeit des Bienengiftes sich wohl ausbilden kann, angenommen. Als Gegenmittel wird besonders auf die intravenöse und intramuskuläre Injektion von *Calcium* hingewiesen. Neuerdings hat sich *Cortison*, innerlich und äußerlich (als Salbe) angewendet, als erfolgreich durchgesetzt. Daneben sind noch wegen der schlechten Atmung und dem darniederliegenden Blutdruck Analeptika angezeigt. Als das gegebene homöopathische Antidot ist jedoch Apis anzusehen; auch dürften intravenöse Injektionen höherer Verdünnungen von Apis (D 12 und höher) zu empfehlen sein.

Hauptrichtungen

Kennzeichnend für Apis und *Apisin* ist eine **exsudative Entzündung** mit umschriebener oder auch generalisierter **Ödembildung** auf der Haut und den Schleimhäuten (zum Beispiel im Mund, Rachen, Kehlkopf). Die befallenen Teile der Haut oder Schleimhaut haben ein blaßrötliches Aussehen; die Haut nimmt mitunter eine wachsartige Farbe an. Sie sind ödematös geschwollen, wobei sich diese Schwellung oft scharf gegen die Umgebung absetzt. Dabei wird ein stichartiger Schmerz und ein heftiges Brennen empfunden. Das Verlangen nach Abkühlung durch kalte Umschläge und die Unerträglichkeit gegen Berührung ist jedem von einer Biene Gestochenen wohl bekannt.

Dementsprechend verschlimmern sich die Symptome durch äußere Wärme, auch strahlende Wärme, weshalb auch die Folgen von Sonnenstich unter die Heilwirkung von Apis fallen. Bei der arzneilichen Verordnung kommt diesen Modalitäten gegenüber anderen Mitteln wie *Rhus toxicodendron* und *Belladonna* unterscheidende Bedeutung zu. Mitunter wird ein Scharlach vorgetäuscht, wenn auch die Haut etwas blasser und rauher als gewöhnlich bei Scharlach aussieht.

Entgegen früheren Angaben im homöopathischen Schrifttum muß bemerkt werden, daß kardiale Ödeme für eine Therapie mit Apis nicht in Frage kommen.

Die therapeutischen Anzeigen auf der äußeren Haut umfassen Nesselsucht und das Erysipel, ferner Zellgewebsentzündung vorwiegend seröser Natur und auch Furunkel. Trotz der Sulfonamid-Behandlung ist die auf Steigerung der körpereigenen Abwehrkräfte abzielende homöopathische Therapie des Erysipels sehr zu beachten. Beim Scharlach mit rauhem Exanthem ist Apis das Hauptmittel.

Von großem therapeutischem Wert ist die organotrope Beziehung zum Rachenring und der Schleimhaut des Kehlkopfes. Bei der Angina tonsillaris und bei der Diphtherie entfaltet Apis seine heilsamen Kräfte, je mehr die ödematöse Schwellung in den Vordergrund tritt. Die Uvula hängt in solchen Fällen nicht selten wie ein Sack von glasartig-transparentem Aussehen gegen den Zungengrund herab. Bei der Diphtherie, besonders wenn diese mit Trachealstenose verbunden war, gehörte Apis vor der Serumtherapie zu den Hauptmitteln; es genoß viel Vertrauen und wurde oft im Wechsel mit *Mercurius cyanatus* oder *bijodatus* gegeben. Diese Therapie dürfte sich auch neben der Serumtherapie empfehlen. Auch der Scharlach mit dem Tonsillenprozeß, dem Erythem wie der Nierenbeteiligung wird vom Bienengift erfaßt.

Zu den oberen Luftwegen von der Nase über den Kehlkopf bis herab zur Bifurkation besteht eine enge organotrope Beziehung. Ein Nasenkatarrh mit stark verschwollenen Schleimhäuten und wäßriger Sekretion, die sich in der Wärme (*Jodum*) und nach dem Schlaf besonders lästig bemerkbar macht, ein krampfartiger harter Husten mit einem von der Gegend der Suprasternalgrube oder dem Kehlkopf ausgehendem Hustenreiz bei einer Grippe oder einem Erkältungskatarrh legen die Wahl von Apis nahe. Beim Quinckeschen Ödem steht Apis in erster Linie. Bei Mittelohrkatarrhen mit oder ohne Zusammenhang entzündlicher Vorgänge im Rachenraum kann Apis notwendig werden. In der Augenheilkunde wird Apis bei Blepharitis, Konjunktivitis und Keratitis, wenn mehr seröse Exsudation als Eiterung vorhanden ist, gebraucht.

Exsudative Vorgänge auf den serösen Häuten mit Ausbildung eines wäßrigen Ergusses bilden eine Empfehlung für Apis. Es sind die Hirnhäute, die Pleura, der Herzbeutel, das Bauchfell und die Synovia der Gelenke, wo eine Verordnung in Frage kommt. Der für Apis beobachtete „cri encephalique" bildet einen weiteren Hinweis. Bei seröser Meningitis wird deshalb Apis erwähnt, müßte aber jedenfalls noch durch weitere Erfahrungen gestützt werden. Erfolge bei tuberkulöser Meningitis sind ausgeblieben (STIEGELE). Dagegen werden Erfolge bei Hydrozephalus der Kinder berichtet. Im ganzen scheint die Beziehung zu den serösen Häuten nicht derselbe Rang wie zu der Haut und den Schleimhäuten zuzukommen.

Bei der glomerulären Nephritis ist es nicht nur das Hautödem, sondern auch die organotrope Beziehung zur Niere und zu den Harnwegen, weshalb Apis eines der ersten Mittel bei diesen Krankheitsprozessen geworden ist. Es besteht ein fast ununterbrochener Harndrang mit Brennen und Wundheitsgefühl in der Harnröhre; die Menge des ausgeschiedenen Harns steigt beträchtlich an. Eine Verringerung der Harnmenge oder eine Nierensperre wurde im absichtlichen oder unabsichtlichen Arzneiversuch nicht berichtet. Auch Eiweiß, Zellelemente und Zylinder sind nicht als Vergiftungserscheinungen genannt. Trotzdem gehört die diffuse glomeruläre Nephritis zu den zuverlässigen Indikationen.
Bei Fieberzuständen kann eine Durstlosigkeit trotz Trockenheit der Schleimhäute hinweisend sein. Doch scheint dieses Symptom mangelnden Durstes gegenüber den schon genannten Modalitäten zurückzutreten.
Die durch Canthariden-Mißbrauch hervorgerufene Nierenschädigung soll nach KENT durch Apis günstig beeinflußt werden. Auch ein drohender Abort, durch Canthariden hervorgerufen, soll damit aufgehalten werden können. Diese alte Erfahrung, welche auf der Ähnlichkeit des Arzneibildes zwischen den beiden Mitteln (Haut, Nieren) beruht, erlangt durch die Kenntnis der chemischen Verwandtschaft der beiden Stoffe eine Unterstreichung.
Kardiale Ödeme können nicht als Anzeige für Apis gelten, was im Gegensatz zu älteren Werken hervorgehoben werden soll. Die obenerwähnten Veränderungen an den Kapillaren lassen erkennen, daß die Ödeme als Folge entzündlicher Veränderungen an diesen zu betrachten und nicht mit Stauungszuständen bei kardialer Insuffizienz zu vergleichen sind.
Gegenüber der allbekannten Heilwirkung bei **rheumatischen Erkrankungen** fällt es auf, daß die Vergiftungen und Arzneimittelprüfung wenig Symptome enthalten, die mit diesen Erkrankungen zu vergleichen sind. Zu erwähnen ist hier das nicht gerade häufige Vorkommen einer Neuritis nach Bienenstichen. Soll man nun sagen, daß Apis gar kein homöopathisches Heilmittel bei diesen Erkrankungen sei, vielmehr als unspezifische Reiztherapie anzusehen sei? Demgegenüber muß man immerhin festhalten, daß Apis doch ganz elektiv auf rheumatische Prozesse einwirkt und nicht erst auf dem Umweg einer allgemeinen Erschütterung des Gesamtorganismus und dementsprechend auch in potenzierter Form zur Heilung führt. Oder sind es die Beziehungen zu den serösen Häuten der Gelenke oder ähnlich geartetem Gewebe in den Muskeln, welche hier zur Geltung kommen? Bei akutem Gelenkrheumatismus mit ödematöser Schwellung und Abneigung gegen Wärme wird man jedenfalls eine homöopathische Beziehung feststellen können.
Das endokrine System wird durch Apis mehr beeinflußt, als man aus den dürftigen Angaben der Arzneimittelsymptome annehmen könnte. Daß Aborte nach Bienenstichen auftreten, läßt jedenfalls eine erhebliche Schwächung der Geschlechtsdrüsen erkennen. Amenorrhö junger Mädchen kann manchmal damit beseitigt werden. Bei Ovarialzysten hat man nicht selten Erfolg mit Apis, beziehungsweise *Apisin*, natürlich um so eher, je weniger der Prozeß veraltet ist, gesehen. Oophoritis stellt gleichfalls

eine Indikation dar, wobei nicht eine eitrige, sondern seröse Entzündung in Frage kommt. Hier wird von jeher eine verstärkte Beziehung zum rechten Ovar hervorgehoben.
Daß auch die Schilddrüse in den Wirkungskreis des Bienengiftes fällt, habe ich wiederholt beobachten können. Knotige Kröpfe mit zystischer Entartung, auch mit thyreotoxischen Symptomen, bessern sich nicht selten. Das Gefühl der Spannung in der Wärme und eine dadurch vermehrte Anschwellung oder ein Zusammenhang mit Vorgängen des Geschlechtslebens (Amenorrhö, Impotenz) kann die Wahl nahelegen. Auch hier fällt die Ähnlichkeit mit den Schlangengiften auf.
Besonderer Wert kommt, nach R. VOGT*, Apis zu bei Trägern der Insektenallergie. „Unter Insektenallergie, genauer müßte es eigentlich heißen Affinität zu den Insekten, soll die Eigenschaft verstanden werden, im Gegensatz zu anderen Menschen vorzugsweise von Insekten, also in unseren Breiten von Mücken, Flöhen, Fliegen oder Wanzen, gestochen zu werden. Diese Eigenschaft ist längst bekannt und im Volksmund mit dem Begriff des süßen Bluts belegt." VOGT sieht es als absoluten Beweis an, daß bei Vorhandensein dieser Insektenallergie der allergische Status anzutreffen ist. VOGT betrachtet es als eine Indikation für Apis, wenn in der Anamnese die Insektenallergie erhoben werden kann.
Zwei Gruppen von Krankheiten sind es, die VOGT vorzugsweise mit Apis behandelte. Bei Hautkrankheiten mit den klinischen Erscheinungen wie Ekzemen, dem dyshidrotischen Ekzem, urtikariellen Erscheinungen, Ödemen und Dermatitiden sah er in 60 Fällen durch Apis den besten Erfolg. Ebenso war der Erfolg überzeugend bei Krankheiten aus dem rheumatischen Formenkreis, wie zum Beispiel bei akutem und chronischem Gelenkrheumatismus, der Bursitis calcarea, Neuralgien des Gesichts und Nakkens, der Arme und beim Lumbago- und Ischiassyndrom, wenn er durch Befragen die Insektenallergie feststellen konnte. Dieses Führungssymptom fand er zuverlässiger als etwa die Besserung durch Abkühlung oder andere Modalitäten des Apis-Bildes.
Diese Allergiker erkranken nach VOGT in akuten Fällen schnell und heftig, genesen aber auch auffallend rasch wieder. Trotz vielfach dramatischer Fieberabläufe erscheinen die Patienten nicht schwer krank zu sein. Die Blutsenkung zeigt im Verhältnis zu der Krankheit auffallend niedrige Werte.
Die Wirkung auf **Schleimbeutelhygrome** untersuchte P. MÖSSINGER an 18 Patienten, die teils aus seiner eigenen Praxis, teils aus einer Umfrage unter Kollegen des Deutschen Zentralvereins homöopathischer Ärzte stammten. Die Auswertung erfolgte nach der Sequenzanalyse von A. WALD. Unter 19 Fällen ergab sich eine Heilung bei 17 Fällen, ein Mißerfolg bei 2 Fällen. Die Zeitdauer der Heilung betrug zwischen 2 und 24 Wochen. Daraus läßt sich die Folgerung ziehen, daß mehr als 80% der Fälle unter der Behandlung mit Apis verschwinden, ab und zu werden bloß 50–80% der Fälle darauf ansprechen; daß man weniger als 50% Erfolge erhält, ist nicht zu erwarten; die Sicherheit, daß diese Aussagen richtig sind, beträgt 99%. P. MÖSSINGER, Behandlung des Schleimhauthygroms mit Apis, AHZ Bd. 218 (1973) S. 50.

* VOGT: Über die allergische Konstitution (Dtsch. homöop. Mschr. 5 [1954]: 222).

Literatur

Die aus amerikanischer Quelle stammenden Prüfungen (Central New York State Homoeopathic Society) zusammen mit Beobachtungen über Bienenstiche finden sich in HERINGS „Amerikanische Arzneiprüfungen", wiedergegeben in ALLENS „Encyclopedia", Bd. I u. X. Eine neuere Prüfung vom Jahre 1897 stammt von SICK (Zeitschrift des Berliner Vereins homöopathischer Ärzte, Bd. 17, S. 509). SICK ließ bei 10 Prüfern D 30 absteigend auf D 6 und D 3 nehmen. Weitere Abhandlungen über Apis:

GOULLON: Monographie. Leipzig 1880

WOLF, C. W.: Homöopathische Erfahrungen, Heft 1, Das Bienengift. 1858

BAMBERG: Allg. homöop. Ztg. 46: 87; 118: 67

KÖHLER und MENGE: Arzt und Patient 1950: 260

LEESER: C Tierstoffe Seite 84. Ulm/Donau 1961. Karl F. Haug Verlag.

Arzneimittelbild

Leitsymptome: *Ödematöse und erysipelartige, umschriebene Anschwellungen der Haut und des Unterhautzellgewebes von rötlicher oder wachsartiger Farbe, mit stechenden Schmerzen und brennender Hitze, mit Verlangen nach Abkühlung und Unerträglichkeit von Berührung und Druck (wie bei Bienenstichen).*
Ödematöse Entzündungen der Schleimhäute (besonders Rachenring, Bindehaut, Darm, Blase). Doch kann Apis auch helfen, wenn die Entzündung keinen ödematösen Charakter hat, jedoch andere Modalitäten zutreffen (zum Beispiel Unverträglichkeit von Wärme).

⊙ *Exsudative Prozesse der serösen Häute (Meningen, Pleura, Perikard, Peritonaeum, Synovia der Gelenke und dergleichen),*

Schmerzempfindung bei jeder Berührung und bei Druck am ganzen Körper und besonders an den befallenen Teilen.
Der Charakter der Schmerzen ist brennend und stechend.

Harnsekretion vermindert. Bei Feststellung der Insektenallergie in der Anamnese besonders indiziert.

Modalitäten: *In erster Linie steht die Neigung zur Bildung von Ödemen und erysipelartigen Anschwellungen der Haut sowie zu exsudativen Prozessen an deren inneren Höhlen (Meningen, Pleura, Perikard, Perotinaeum, Synovia der Gelenke). Bestimmend für die Wahl von Apis ist ferner die Unverträglichkeit von Wärme in jeder Form sowie die Besserung durch Abkühlung.*

Geschlossener Raum, besonders wenn überheizt, ist völlig unerträglich.

Von geringerer Bedeutung haben zu gelten die Durstlosigkeit im Fieber und auch außerhalb desselben, und die Verschlimmerung nach Schlaf.

Die meist angeführte Beziehung zur rechten Körperseite kann sich nicht auf die Protokolle der Arzneimittelprüfungen stützen. Vermutlich verdankt diese Angabe ihre Entstehung dem Umstand, daß bei einschlägiger Erkrankung der Mandeln und der Ova-

rien Lachesis gewählt wird, wenn es sich um die linke Seite handelt. Die übrigbleibenden rechtsseitigen Fälle fielen dann Apis zu.

Die Verschlimmerung am Nachmittag zwischen 3 und 5 Uhr erscheint mir auch fraglich zu sein. Wohl ist ein fieberartiger Zustand um diese Zeit vermerkt, aber insgesamt sind an anderen Tageszeiten nicht weniger Symptome angegeben. Wahrscheinlich bedeutet die Festlegung von Apis auf diese Zeit eine unnötige Einengung der Gesamtwirkung.

Dem plötzlichen bedrohlichen Einsetzen der Erscheinungen, ähnlich allergischen Prozessen, dürfte größere Bedeutung zukommen und ist bei Vergiftungen oft genug beobachtet worden, ist jedoch keine notwendige Voraussetzung für die Wirkung.

Allgemeines: Nervöse Ruhelosigkeit. Große Erschöpfung am ganzen Körper mit Zittrigkeit; plötzlich einsetzende, kollapsartige Schwäche mit Schaudern und Frösteln, später mit Hitze. Die ganze Oberfläche der Haut ist sehr empfindlich gegen Berührung.

Geist und Gemüt: Traurig und ängstlich, meint, sterben zu müssen, sehnt sich nach dem Tode. Ärgerlich, man kann ihm nichts recht machen. Heftig und gewalttätig. Nervöse Ruhelosigkeit. Kann nicht klar denken und sich nicht konzentrieren. Verwirrung der Gedanken. Verlust des Bewußtseins.
Große Schläfrigkeit und Schlummersucht. Ängstliches Aufschrecken aus dem Schlaf. Ruheloser Schlaf mit unaufhörlichen Träumen. Träumt, er mache große Reisen in großen Sprüngen durch die Luft, wie ein Vogel.

Basilarmeningitis 1. Stadium. Hydrozephaloid.

Kopf: Drückende, klopfende, bohrende Kopfschmerzen mit Schwindel. Blutandrang zum Kopf, Gefühl, als sei der Kopf zu groß. Kopfschmerzen bessern sich durch Druck mit beiden Händen. ⊙ Bohrt den Kopf in die Kissen und schreit auf, Kopfrollen.

Konjunktivitis, Keratitis, Hordeolum, Ulcus corneae. Iritis.

Augen: Augenlider geschwollen, sie brennen und stechen. Bindehaut hellrot und geschwollen, Chemosis. Tränenfluß und Schleimabsonderung. Sehvermögen geschwächt.

Rhinitis, Pharyngitis, Glottisödem. Laryngitis, Bronchitis, Pleuritis mit Exsudat. Perikarditis.

Atmungsorgane: Völlige Verstopfung der Nase infolge Schwellung der Schleimhaut. Häufiges Niesen. Nase teils tropfend, teils mit Trockenheitsgefühl. Beschleunigte, ängstliche Atmung. Atemnot, es scheint ihm unmöglich, Atem zu holen. Trockener, krampfartiger Husten in heftigen Anfällen, von Kitzel im Kehlkopf und der Fossa suprasternalis ausgehend, besser, sobald sich etwas Schleim löst, schlimmer durch Liegen und durch Schlaf. Gefühl von Zusammenschnüren im Hals mit ängstlicher, beschleunigter und mühsamer Atmung.

Angina, Scharlachangina, **Diphtherie** mit Stenose. **Quinckesches Ödem.**

Verdauungsorgane: Mund und Zunge feurigrot und trocken, wund und sehr empfindlich mit Bläschen auf der Zunge; papulöse Erhebungen auf der Zunge. ⊙ Charakteristische Zunge: trocken mit dunklem Belag und Spitze mit rotem Dreieck. Starke Schwellung der Zunge und des Zäpfchens (die Zunge ist von den Wirkungen des Bienengifts in bevorzugter Weise befallen, auch in Fällen, wo das Bienengift nicht mit der Zunge in Berührung kam, zum Beispiel Stichen). Zahnschmerzen beim Kauen.

Gefühl von Zusammenschnüren und Erstikken oder wie ein Pflock im Hals, kann nicht schlucken. Ödematöse Schwellung aller Schleimhäute des Mundes und des Rachens. Mandeln feurig rot, wie gefirnißt. ⊙ Zäpfchen ödematös geschwollen, transparent und glasig aussehend. Halsdrüsen geschwollen. Kein Durst, trotz Trockenheit des Halses, mit Hitzegefühl, oder brennender Durst.

Gastritis, Gastroenteritis, Ruhr, Typhus, Cholera infantum. Peritonitis.

Bittergeschmack im Mund. Gefühl von Wundheit und Brennen im Magen und Bauch. Erbrechen und Durchfall. Gelbliche, grünlich-schleimige Stühle, schlimmer jeden Morgen. Stuhl tritt unwillkürlich aus bei jeder Körperbewegung, wie wenn der After ständig offen stünde (bei einer asziteskranken 40jährigen Frau mit D 6 hervorgerufen).

Zysto-Pyelitis, **Nephritis** (hämatogene diffuse Glomerulonephritis), Scharlachnephritis.

Harnorgane: Sehr häufiger Drang, Brennen und Wundheitsgefühl beim Harnlassen, wie verbrüht. Harnmenge stark vermehrt oder vermindert.

Ovariitis, Ovarialzysten, Amenorrhö junger Mädchen mit nervösen Symptomen. Hypomenorrhö.

Geschlechtsorgane: Frauen: Herabdrängen, als ob die Regel eintreten wollte. Schmerz im Eierstock während der Regel. Ziehen und Wundheitsgefühl in den Eierstöcken. Regel tritt 1 Woche zu früh ein. Fehlgeburten 2. oder 3. Monat.

Urtikaria, Scharlach, **Erysipel**, Lymphangitis, Zellgewebsentzündung. Furunkel.

Quinckesches Ödem.

Haut: Blaßrote, ödematöse, abgegrenzte Schwellung, später blaurot, blasenbildend, heftig stechend, brennend und juckend, sehr empfindlich gegen Berührung. Hautaffektionen ähnlich Nesselsucht und Erysipel oder Scharlach. Verlangen nach Abkühlung. Taubheit des Gefühls in den Fingern und anderen Teilen. Bildung von Furunkeln, zum Teil in Verbindung mit pemphigusähnlichen Blasen in der Umgebung der Furunkel, aber auch am übrigen Körper (Sick).

Entzündlicher Hydrops der Gelenke, Gicht, Rheumatismus der Muskeln, Gelenke besonders subakut und chronisch. Neuritis einschl. Ischias.

Schleimbeutelhygrome z. B. am Olecranon, Patella.

Glieder, Muskeln, Nerven und Gelenke: Entzündliche Schwellung der Gelenke. Rheumatismusartige Schmerzen in allen Teilen. Doch stehen solche Symptome in Anbetracht der großen Bedeutung, die die Bienengift-Therapie für rheumatische Leiden erlangt hat, verhältnismäßig wenig im Vordergrund.

Wärmeregulation und Schweiße: Frieren, dann Hitze und Schweiß, ohne Durst.

Dosierung

Meist D 3 bis D 6. Bei guter Übereinstimmung mit dem Krankheitsbild auch Hochpotenzen. Von *Apisinum* wird meist D 4 bis D 6 verwendet. Als subkutane Injektion hat sich gegen Rheuma und Ischias D 3, bei chronischen Fällen 1- bis 2mal wöchentlich, eingebürgert.

Vergleichsmittel

Mit den Schlangengiften verbindet Apis die mangelhafte Gefäßregulation bei äußerer Wärme, wodurch eine allgemeine Verschlimmerung eintritt. Bei *Lachesis* und Apis haben wir auch die Verschlimmerung durch Schlaf. Die septische Tendenz ist bei *Lachesis* und *Crotalus* bedeutend stärker, während sich Apis durch größere Neigung zu Ödemen bei geringer Neigung zu Eiterung auszeichnet. In der engen organotropen Beziehung zu dem Rachenring vereinigen sich das Bienengift und *Lachesis*. Während die bevorzugte Richtung auf die linke Körperseite für *Lachesis* zutrifft, haben wir keinen Grund, dasselbe bei Apis in bezug auf die rechte Körperseite anzunehmen. Apis wirkt, wie auch *Crotalus*, deutlich auf beide Körperseiten gleich. Die Wirkung auf die Keimdrüsen ist bei Apis und bei *Lachesis* deutlich.
Bei **Blasenkatarrhen** sind zu vergleichen *Cantharis* und *Terebinthina*; bei **Darmkatarrhen** wegen des unwillkürlichen Abgangs *Aloe* und wegen der Morgenverschlimmerung *Rumex*.

Beim **Erysipel** ist die Unterscheidung durch die bei *Rhus toxicodendron* stärker hervortretende Blasenbildung und Verschlimmerung durch Nässe und Kälte bei letzterem zu treffen. Die Rötung bei *Belladonna* ist dunkler, auch sind die Kongestionen zum Kopf stärker, während die Schwellung nicht in dem Maße wie bei Apis auftritt. Wenn eine klare Unterscheidung zwischen Apis und *Belladonna* bei Anginen, Scharlach, Erysipel, Phlegmone, meningealen Reizzuständen nicht getroffen werden kann, werden zuweilen beide im Wechsel gegeben. Auch wird Apis zusammen mit einem Mercursalz gegeben bei Angina und Diphtherie.

Beim **Scharlach** ist die Wirkung an einem großen Krankengut von Conrad WESSELHÖFT dem Jüngeren in Boston bei den mit rauhem Exanthem verlaufenden Formen bestätigt worden (Allg. homöop. Ztg. 192, Nr. 4 und 1929, Nr. 4).

Apis wird als Antidot betrachtet gegen den Mißbrauch und die schädlichen Folgen von Canthariden-Anwendung (Nierenentzündung).

Bei **Nephritis** kommt ein Vergleich mit *Arsenicum album* in Frage, da bei diesem ebenfalls Ödeme entstehen, die auf entzündliche bzw. degenerative Vorgänge an den Kapillaren zurückgehen. Die große Kälteempfindlichkeit des Arsen-Patienten wird die Entscheidung treffen müssen, auch sind es vorzugsweise chronische Fälle, für die *Arsen* herangezogen wird. Siehe auch *Calcium arsenicosum*.

Durstlosigkeit bei Fieber: *Pulsatilla*.

Unverträglichkeit äußerer Wärme: *Jodum, Hedera helix*.

Die Röte der entzündeten Schleimhäute und der äußeren Haut ist bei Apis heller als bei *Belladonna*, äußere Wärme wird bei Apis nicht ertragen, der Schmerz ist stechend und brennend, bei *Belladonna* klopfend.

Beispiele

Allergisches Ekzem

Eine 58jährige Patientin kommt zu mir mit einem nässenden Ekzem im Gesicht und an den Armen, im geringeren Grade am übrigen Körper. Das Gesicht war hochrot und unförmig geschwollen. Der Kopf hatte eine kugelige Gestalt angenommen. Es handelte sich offenbar um eine allergische Reaktion der ganzen Haut auf Grund eines Ulcus cruris.

Vor meiner Behandlung war sie 5 Wochen in einer Hautklinik behandelt worden, bekam dort besonders *Cortisonsalben*, ebenso innerlich *Cortison*. Nach der Klinik wurde sie von einem Hautarzt weiterbehandelt. Der Erfolg war sehr unbefriedigend, so daß sie in dem beschriebenen Zustand zu mir kam. Sie erhielt von mir eine einzige Kalkspritze und dann nur Apis D 6, 3stündlich 5 Tropfen. Der Erfolg war durchschlagend; nach 4 Tagen war sie so gründlich abgeschwollen, daß ich sie kaum mehr erkannte. Nach 14 Tagen war sie soweit hergestellt, daß nur noch das Unterschenkelgeschwür behandelt werden mußte.

Die Anzeige für Apis bestand in diesem Falle in der enormen Schwellung und dem Bedürfnis nach Abkühlung. [*Eigene Beobachtung des Verfassers.*]

Allergisches Ekzem, chronisch

Eine 55jährige Patientin litt seit langen Jahren an einem juckenden und nach Kratzen nässenden Ekzem an beiden Ellenbeugen (kein Bläschenekzem), das mal schwächer, mal stärker auftrat, aber immer vorhanden war. Langwierige Behandlung von verschiedenen Seiten war erfolglos geblieben. Auf Befragen bejahte sie, daß sie sehr leicht von Mücken, Fliegen und Flöhen gestochen würde, daß diese Insekten mit besonderer Vorliebe den Weg zu ihr fänden und sie meistens mit großen Hautschwellungen auf diese Stiche reagiere.

Auf diese Symptome hin verordnete ich Apis D 4, 3mal 5 Tropfen. Unter dieser Verordnung, ohne Anwendung äußerer Mittel, heilte das Ekzem in kurzer Zeit ab. Während der 3jährigen Nachbeobachtung kein Rückfall.
(VOGT: Über die allergische Konstitution [Dtsch. homöop. Mschr. 1954, 222].)

Akuter Gelenkrheumatismus

Eine Bäuerin war wegen eines akuten, hoch fieberhaften Gelenkrheumatismus vergeblich mit *Salicyl* und *Pyramidon* behandelt worden. Trotz des Fiebers lenkte sie ihren Haushalt vom Bett aus, ein Zeichen, daß die Vitalität ungebrochen war und die Krankheit mehr außen ablief. Die allergische Formung zeigte sich auch an den brennend heißen, geschwollenen Gelenken, die in sprunghaftem Wechsel befallen wurden. Kalte Umschläge linderten in diesem akuten Zustand sehr. Die Patientin war hochgradige Insektenallergikerin. Der Erfolg der oralen Apis-Verordnung, vom Nachmittag an stündlich 5 Tropfen, zeigte sich schnell. Abends begannen bereits Fieber und Schmerzen zu sinken, nach 5 Tagen war die Patientin im wesentlichen genesen (VOGT).

Apocynum cannabinum

Anwendung

Apocynum cannabium (Fam. nat. Apocynaceae), Indianerhanf, in Nordamerika heimisch. Es enthält digitalisähnliche Körper. Der Hauptwirkstoff ist das stark bitter schmeckende Herzglykosid Cymarin. Es wurde in der Homöopathie mit gutem Erfolg als **Diuretikum**, in erster Linie bei **Herzleiden**, aber auch **bei renalen und hepatogenen Ödemen** verwendet. Nach einer neuen Arzneiprüfung von SCHOELER (Karlsruhe) hat sich die Wasserretention durch Ödembildung an den Beinen und die Herzbeeinflussung subjektiv und objektiv (elektrokardiographisch) bestätigen lassen. Die Verordnung gegen Ödeme muß als eine homöopathische bezeichnet werden.

Arzneimittelprüfung

Nach SCHOELER ist das Arzneimittelbild das folgende:
„Kardiale Insuffizienzzustände mit allgemeiner Müdigkeit, Abgeschlagenheit und Kopfschmerzen. Herzschmerzen mit Druck in der Brust, besonders in der Sternalgegend. Ödeme bzw. allgemeine Wasserrentention mit entsprechender Oligurie und Pollakisurie. Pulsunregelmäßigkeiten bis zu Arrhythmie mit Periodenbildung, zum Beispiel Pulsus bigeminus oder trigeminus. Allorrhythmien, Puls weich, kaum fühlbar, diffuse Magen- und Darmbeschwerden. Unerträgliche Gliederschmerzen und Schwere in den Beinen, mit Besserung bei Hochlagerung und in der Ruhe. Da die Symptomenkomplexe mehrerer Prüfer den stenokardischen Zuständen sehr ähnlich sind, sollte man das Mittel klinisch bei Angina pectoris und verwandten Zuständen versuchen."
„Es hat sich einwandfrei ergeben, daß Apocynum cannabinum im Gegensatz zu den Strophanthinkörpern von der Magen-Darm-Schleimhaut gut resorbiert wird und peroral eine gute diuretische Wirkung gepaart mit einer strophanthinähnlichen Herzmuskelkräftigung entfaltet.

Folgende Hauptindikationen gelten als gesichert:
1. Dekompensierte Hypertension (mit Ödemen),
2. Herzmuskelinsuffizienz mit Ödemen,
3. Rechtsinsuffizienz mit Stauung im Kleinen Kreislauf,
4. Myokardgeschädigte Altersherzen,
5. Kreislaufstützung bei fieberhaften Infektionskrankheiten."

Wichtig ist die Feststellung, daß Apocynum nicht kumuliert, es kann unbedenklich vor oder nach *Strophanthin* eingesetzt werden.

Apocynum wurde in früherer Zeit, als der Gebrauch der *Digitalis* infolge der falschen Einstellung HAHNEMANNs verfemt war, sehr häufig bei Herzdekompensation verordnet, meist zusammen mit *Crataegus.* Es verdient aber auch heute noch unsere Beachtung.

Klinische Bemerkungen

Die Verwendung bei **Myokardschaden** und feuchter **Herzinsuffizienz** hat sich durchaus bewährt und ist manchmal zweifellos der *Digitalis* vorzuziehen. Sehr beachtenswert erscheinen auch die Durchfälle mit hellen Stühlen und Insuffizienz des Afters, die zu einem Versuch bei entsprechenden Fällen auffordern, desgleichen die Sphinkterschwäche in der Blase, die sich beide sehr deutlich bei der Prüfung ausgeprägt haben. Ich glaube, es gibt kein Mittel, bei dem diese Sphinkterschwäche so deutlich, ja geradezu aufdringlich, hervortritt.

Literatur

SCHOELER, H.: Allg. homöop. Ztg. 185 [1937], 4: 217.
HALE, E. M.: Neue amerikanische Heilmittel, S. 41. Leipzig 1873. Verlag Dr. W. Schwabe.
SCHWABE, W.: Homöogramme.

Bei den amerikanischen Prüfungen* (s. ALLEN: Materia medica, Supplementband) ergab sich folgendes

Arzneimittelbild

Durchfälle mit Unsicherheit des Afters.

Verdauungsorgane: Übelkeit bald nach dem Einnehmen. Durchfälle mit großer Elendigkeit und Erschöpfung. Der Appetit ist trotzdem vermehrt und heißhungrig, kann ständig essen. Stühle dünn, wässerig, hell oder zitronengelb, mit großer Gewalt entleert. Durchfall sofort nach dem Essen. Der Schließmuskel des Afters erscheint erschlafft, ausgesprochenes Unsicherheitsgefühl, so daß das Klosett kaum erreicht werden kann. Beim Abgang von Blähungen geht

* Diese Prüfer haben leider nicht die gleiche Arzneizubereitung gebraucht; doch stimmen die Prüfungen so gut überein, daß ich diesen Fehler nicht so hoch werten möchte.

Stuhl mit ab. Gefühl, als ob der After offenstünde nach dem Stuhl. Viel Tenesmus. Kann nicht angeben beim Stuhl, wann er fertig ist, da der Drang anhält. Druckgefühl und Herabdrängen im After, Brennen und Pflockgefühl mit Hämorrhoiden, welche sich entzünden.

Sphinkterschwäche der Blase.

Harnorgane: Der Schließmuskel scheint erschlafft zu sein; er kann nicht sagen, wann er mit Harnlassen fertig ist, da immer noch Drang vorhanden ist und der Harn nachtröpfelt. Nach dem Harnlassen Schmerz im Blasenhals und Gefühl, als ob der Sphinkter sich vergeblich bemühte, die Harnröhre zu schließen. Brennen beim Harnlassen. Viel Drang. Harnmenge vermehrt, desgleichen Vermehrung der Harnstoffausscheidung.

Feuchte Herzinsuffizienz.
Myokardschaden.

Herz: Herztätigkeit verlangsamt, aussetzend, Puls dickrot. Nach 1 bis 4 Schlägen fällt ein Schlag aus. Gefühl von Schwäche und Schmerz in der Herzgegend. Zusammenschnürender Schmerz am Herzen. Schmerzen in der Gegend des linken Schulterblattes. Herzklopfen.
Pulsunregelmäßigkeiten bis zur Arrhythmie mit Periodenbildung, zum Beispiel Pulsus bigeminus oder trigeminus. Allorrhythmien.
Puls weich, kaum fühlbar.
Mehrere Prüfer haben stenokardische Zustände bekommen.

Haut: Reichliche Schweiße. Papulöse Eruption auf der Haut. Ödem der Beine (SCHOELER).

Allgemeines: Rasch auftretender und ebenso rasch wieder vergehender Schwindel. Rheumatoide Schmerzen, Schwere in den Beinen mit Besserung durch Hochlagern.

Dosierung

Die Symptome an Herz und Kreislauf wurden von SCHOELER in der Arzneimittelprüfung von 15 Tropfen der Tinktur mehrmals täglich erhalten. Die heilsame Dosis bei derartigen Fällen beträgt im allgemeinen mehrmals täglich 5 bis 15 Tropfen, die bei ausgesprochener Insuffizienz und wenn sich gute Verträglichkeit erkennen läßt, auch noch weiter gesteigert werden kann. Die toxische und therapeutische Dosis bei diesen Zuständen liegen also sehr nahe beisammen, ja können sich weithin decken. – Bei den anderen noch nicht bewährten Anzeigen wäre etwa D 3 bis D 6 zu verwenden. Ein wertvolles Präparat ist Apocynum S. V. Schwabe, das durch Entzug von magen-darm-reizenden Stoffen an Verträglichkeit gewonnen hat. Dieses ist auf 500 MSE (etwa 600 FD) eingestellt.

Vergleichsmittel

Feuchte Herzinsuffizienz: *Digitalis, Scilla, Strophanthus, Convallaria.*
Insuffizienz des Afterschließmuskels mit Durchfall: *Aloe.*

Aralia racemosa

Herkunft des Mittels

Die amerikanische Narde (Fam. nat. Araliaceae) wächst in Nordamerika. Sie enthält 2 unbekannte Saponine, ätherisches Öl und Harz, Diterpensäuren, Oxalsäure, Gerbstoffe u. a.

Wirkung

Ihre **Wirkung** richtet sich auf **allergische Katarrhe der Nase und der Bronchien.** Auch soll sie eine Wirkung entfalten bei unterdrückter Regel und bei übelriechendem Ausfluß.
Der Prüfer, dem wir die Prüfung verdanken, war Asthmatiker, er bekam auf 10 Tropfen der Tinktur einen vollausgebildeten Asthmaanfall. Daß es sich nicht um einen der üblichen Anfälle gehandelt hat, sondern daß dieser durch Aralia, allerdings auf disponierter Basis, hervorgerufen worden ist, mußte also erst am Kranken bestätigt werden (vgl. bei HALE: New Remedies). Aralia hat sich als **bewährtes Asthmamittel** eingebürgert.
Fernerhin wird Aralia auch gegen **Herzasthma** mit gutem Erfolg verwendet; diese nicht allergische Indikation hat sich unter anderem am Robert-Bosch-Krankenhaus, Stuttgart, bewährt (mündliche Mitteilung von UNSELD).

Literatur

HALE: New Remedies, Bd. Sympt. und Bd. Therapeut. 1880.
LEESER: B II Pflanzliche Arzneistoffe Seite 319. Heidelberg 1971. Karl F. Haug Verlag.

Arzneimittelbild

Leitsymptome: *Anfall von Bronchialasthma gleich nach dem ersten Einschlafen oder bald nach dem Niederlegen. Muß sich aufsetzen, Hinlegen ruft Erstickungsgefühl hervor.*

Atmungsorgane: Ich hatte nicht lange gelegen, als mich folgende Erscheinungen überfielen: trockene keuchende Atmung, Gefühl drohender Erstickung und rasch anwachsender Kurzatmigkeit. Lautes musikalisches Pfeifen, besonders bei der Einatmung. Konnte mich unmöglich niederlegen! Ich hatte das Gefühl, daß ich ersticken würde, wenn ich nicht aufsitze. Als der Anfall auf dem Höhepunkt angekommen war, begann sich scharfer Schleim zu lösen. ⊙ Dr. ÖHME, der an einem sehr langwierigen Schnupfen gelitten hatte mit einer bis zum Unglaublichen gesteigerten Empfindlichkeit gegen jede Temperaturveränderung, besonders aber gegen Kälte, berichtet, diesen Schnupfen mit täglich mehrmals einigen Tropfen der Tinktur in 5 bis 6 Tagen geheilt zu haben. (Deutsche Ausgabe von HALE, Leipzig 1873.)

Dosierung

D 2 bis D 4 bis zur Tinktur.

Aranea diadema

Herkunft des Mittels

Aranea diadema (Fam. nat. Aranea), die Kreuzspinne, in Europa heimisch. Die Tinktur wird aus dem ganzen Tier hergestellt. Die Kreuzspinne enthält das Chelicerengift, womit sie Beutetiere lähmt; dieses ist in dem vorderen Extremitätenpaar enthalten und wird im wesentlichen als Neurotoxin betrachtet. Des weiteren findet sich jedoch im Fruchtkörper der weiblichen Tiere eine außerordentlich starke giftige Substanz, Arachnolysin, welche hämolytische Eigenschaften besitzt. Ferner enthalten die Speicheldrüsen der Kreuzspinne bedeutsame Gifte und Fermente. Das proteolytische Ferment des Speichels wird, wie das Arachnolysin, nur im weiblichen Körper vor der Eiablage gefunden. Man muß also mit einer außerordentlichen Ungleichheit der Ausgangssubstanz rechnen, je nachdem man weibliche oder männliche Tiere verwendet. Aus welchem Geschlecht die Prüfungssubstanz hergestellt wurde, mit welcher die alte Prüfung gewonnen wurde, ist unbekannt. Wenn man von Spinnengift spricht, meint man in erster Linie das Gift, mit welcher die Spinne ihre Beute fängt; dieses ist das Chelicerengift. Man kann der Ungleichheit der Herstellung am besten dadurch aus dem Wege gehen, daß man dieses Chelicerengift isoliert und für sich allein prüft. In dieser Weise wurde vom Verfasser mit der Prüfung der *Aranea ixobola,* einer mit Aranea diadema verwandten Kreuzspinne, verfahren (s. dort).

Arzneimittelprüfung

Die alte Prüfung von Aranea diadema durch V. GRAUVOGL stützt sich nur auf 2 Prüfer. V. GRAUVOGL hat Aranea mit seiner hydrogenoiden Konstitution in Verbindung gebracht. Diese soll unter vermehrtem Wassergehalt der Gewebe und Wasserüberladung des Blutes leiden und daher sich in feuchter Umgebung und bei Kost mit wasserreichen Nahrungsmitteln verschlimmern. Neben *Thuja* und *Natrium sulfuricum* rechnete er Aranea zu den Hauptmitteln dieser Konstitution. Nun ist zwar ein hervorstechendes Kältegefühl allen Spinnengiften durch eine Störung der zentralen Wärmeregulation eigentümlich; aber für den Wasserreichtum des Gewebes findet man keinen Anhaltspunkt im Arzneibild. Die Konstitutionstypeneinteilung v. GRAUVOGLs entbehrt für die Praxis nicht einer gewissen Bedeutung. Doch ist es unbegründet, Aranea zur hydrogenoiden Konstitution zu rechnen. Vielmehr weisen die Störungen der Wärmeregulation auf die zentralnervöse Steuerung hin.

Eine neue Arzneimittelprüfung von Aranea diadema wurde von Hedwig KAESKE-ECCIUS in der Dtsch. homöop. Mschr. 1958, S. 161, veröffentlicht. Geprüft wurde über eine Dauer von 4 Monaten D 12, D 6, D 30, D 4, D 2 aus einer Tinktur aus dem gesamten Tier, an einer weiblichen Person (der Autorin). Auffallenderweise ergab sich dabei eine Polyglobulie bis 14,5 Mill. ohne Anstieg des Hämoglobins und eine Leukozytose bis 14100 bei D 6. Dieser Anstieg der Leukozyten entfiel fast gleichmäßig auf alle Formelelemente des weißen Blutbildes. Bei Fortsetzung der Prüfung mit D 4 und D 2 fällt die Erythrozytenzahl auf 6,8 Mill. ab, die Leukozyten steigen auf 16200. Es ist berechtigter Zweifel angebracht an der Richtigkeit dieses unmöglich scheinenden Anstiegs der Erythrozyten; bei der Prüfung des Verfassers mit *Aranea ixobola* wurden keine ins Gewicht fallenden Veränderungen des roten Blutbildes gefunden, ebenso bei einer Nachprüfung von Aranea diadema durch WECKENMANN an 4 Prüfern. Die übrige Symptomatik dieser Prüfung, welche mit entschiedenem Heroismus und über einen langen Zeitraum durchgeführt wurde, erscheint jedoch wertvoll. Sie liegt im Wirkungsbereich dessen, was wir über die Spinnengifte wissen. Die aus dieser Prüfung stammenden Symptome erhielten die Bezeichnung (K). Ein weiterer Nachteil dieser Arzneiprüfung ist darin zu sehen, daß die Prüferin den Prüfstoff gekannt hat.

Literatur

GROSS: Allg. homöop. Ztg. 55: 64
OZANAM: Allg. homöop. Ztg. 1: 122
v. GRAUVOGL: Lehrbuch der Homöopathie
ALLEN: Encyclopedia, Bd. I u. X
HUGHES: Cyclopaedia, Bd. 1
KAESKE-ECCIUS: Dtsch. homöop. Mschr. 1958: 161
WECKENMANN: Dtsch. homöop. Mschr. 1959: 221
VOISIN: Materia Medica des homöop. Praktikers Seite 156. Heidelberg 1969. Karl F. Haug Verlag.

Arzneimittelbild

Leitsymptome und Modalitäten: *Periodische Wiederkehr von neuralgischen Schmerzen mit Kälteschauern täglich zur selben Stunde oder mit längeren Pausen. Vergrößerungsgefühl der befallenen Teile und Gefühl von Ameisenlaufen.*

Besserung durch Bewegung in der frischen Luft.
Besserung durch Rauchen.
Verschlimmerung der Kopfschmerzen, Benommenheit durch geistige Anstrengung.
Verschlimmerung durch Kälte.

Allgemeines: Ohnmachtsanfall mit Schwindel und Übelkeit, Zittern und kaltem Schweiß (K).
Verlangen nach Milch, danach große Erleichterung (K).

Geist und Gemüt: Heiterkeit wechselt mit Schwermut (K).
Große innere Unruhe, Reizbarkeit, Todesfurcht (K).
Unruhiges Umherwandern; Aufsitzen bis spät in die Nacht (K).
Unverträglichkeit des geschlossenen Raumes (K).
Personen und Gegenstände erscheinen wie unwirklich (K).
Sprache wird wie aus weiter Ferne wahrgenommen (K).
Angstträume, schreckhaftes Erwachen (K).

Kopf: Kopfweh und Benommenheit des Kopfes beides gebessert durch Tabakrauchen.
Kopfweh den ganzen Tag, hört an der frischen Luft auf.
Gesicht brennend heiß.

Hypertonie, Hypotonie bei Zerebralsklerose.

Blutandrang zum Kopf (K). Schwindel, auch beim Liegen (K).

Periodisch auftretende Neuralgie.

Ameisenlaufen im Genick (K). Schmerzen im Gebiet des Nervus trigeminus und des Nervus occipitalis (K).
Schmerz im Genick und in der Nasenwurzel (K).

Gesicht: Farbe der Gesichtshaut fahlgelb (K). Nase blaurot, Ohren brennend rot (K). Die Röte zieht im Gebiet der Halsschlagadern langsam abwärts (K).

Sinnesorgane: Stechende und drückende Schmerzen im rechten Ohr und der Ohrspeicheldrüse; zieht nachher in das linke Ohr. Ohrensausen (K).
Doppeltsehen. Weiß wird als giftgelb wahrgenommen (K).

Atmungsorgane: Schnupfen, Blutung aus den Lungen.

Schleimhäute: Hals schmerzhaft, gerötet und geschwollen (K).
Stechende und brennende Schmerzen im Hals (K).
Reizhusten, Heiserkeit (K).

Verdauungsorgane: Kälte und Schmerzgefühl in den unteren Schneidezähnen, besonders bei Luftzug; wiederholt sich am anderen Tag zur gleichen Stunde.
Plötzliche heftige Schmerzen im Ober- und Unterkiefer, unmittelbar nach dem Niederliegen, nachts.
Bitterer Geschmack, besser durch Rauchen. Durst.
Schwere- und Völlegefühl im Gedärm wie ein Stein, Bauchgrimmen; wiederholt sich am nächsten Tag zur gleichen Stunde. Lanzinierende Schmerzen von der Gallenblasen- zur Blinddarmgegend (K).
Übelkeit (K). Heftige Magenschmerzen, als wenn der Magen platzt (K). Hartes, knallendes Aufstoßen, geschmacklos oder von faulig widrigem Geschmack (K).
Heftige Brechdurchfälle, Schwindel, Ohnmachtsanfälle (K).
Bauch aufgetrieben, schmerzhaft, druckempfindlich, als wenn er platzen will (K).
Dünner flüssiger Stuhl mit Bauchschmerzen, die sich durch Reiben bessern.
Stuhl lehmfarben oder gelb, widrig stinkend (K).
Durchfall wechselnd mit Verstopfung (K).

Harnorgane: Albuminurie, Polyurie (K). Harn stark gelb, enthält Urochrom und Guanidin (K). Intensiver Ammoniakgeruch (K). Im Zentrifugat zahlreiche Kristalle, Oxalate, Urate, Phosphate (K).

Weibliche Geschlechtsorgane: Periode tritt 8 Tage zu früh ein, zu stark und zu lang.
Regelblut riecht stark nach Ammoniak (K). Kreuzschmerzen, Verschlimmerung bei Aufhören der Regel (K).

Glieder: Dumpfe, grabende Knochenschmerzen in den Gliedern, im rechten Ober- und Unterarm, in der rechten Tibia, im rechten Fersenbein. Schmerzen im rechten Knie und der rechten Hüfte (K).

Stechende Schmerzen in der Nasenwurzel und im Genick (K).
Krampfbereitschaft, alle Glieder wie verkrampft (K). Lidkrampf, Wadenkrämpfe (K).

Parkinson, Parkinsonismus

Zucken und Zittern in den Muskeln des Oberarms. Zuckungen einzelner Muskelgruppen (K).

Neuralgien, Parästhesien, Arthritiden, Arthrosen.

Eingeschlafensein und Ameisenlaufen im Ring- und Zeigefinger beider Hände.
Stechende Schmerzen in allen Gelenken (K). Lähmende Schmerzen in den Armen (K). Ameisenlaufen von der Schulter bis zu den Fingerspitzen (K). Die Schmerzen der Arme setzen sich besonders im Gebiet der rechten Schulter fest (K). Lähmende Schmerzen des ganzen linken Beines; das Bein wurde gefühllos; es schien, als ob es gar nicht vorhanden wäre (K). Ruheloser Schlaf, mit häufigem Erwachen, dabei immer das Gefühl, als seien Hände und Unterarm stark geschwollen, als seien sie noch einmal so dick und so groß als sonst.

Haut: Farbe der Gesichtshaut fahlgelb (K). Kleine Risse, Schrunden und Rhagaden (K). Schlechte Heilung kleiner Wunden (K). Bläschen, die sofort aufplatzen und eintrocknen; Entstehung von Abszessen (K).

Kreislaufschwäche, Hypotonie.

Wärmeregulation: Schüttelfrost, kalter Schweiß, Herzklopfen, Atemnot, Kopf und Füße kalt, Rücken eiskalt (K).

Dosierung

D 3 bis zu Hochpotenzen.

Vergleichsmittel

In allen Teilen *Aranea ixobola* sehr ähnlich.
Periodisch auftretende Neuralgien: *Cedron, Arsenicum album, China.*
Gefühlslosigkeit, Taubheitsgefühl: *Agaricus, Rhus toxicodendron, Gnaphalium.*
Vergrößerungsgefühl: *Argentum nitricum, Baptisia, Apis, Bovista, Gelsemium, Paris.*
Blaurote Nase: *Lachesis, Carbo vegetabilis.*

Aranea ixobola

Herkunft des Mittels

Die Unsicherheit der Quellen, aus denen unsere Kenntnis der in der Homöopathie verwendeten Spinnengifte schöpft, sowie die Tatsache, daß der Körper der Spinnen außer dem in den Klauen (Cheliceren) befindlichen Gift, das beim Biß der Spinnen zur Wirksamkeit kommt, noch ein anderes Gift (Arachnolysin) enthält, veranlaßte den Verfasser, nach einem Spinnengift Ausschau zu halten, das in einwandfreier Form und rein erhältlich ist. – Dieses sollte also nur das Chelicerengift und nicht das im Körper der weiblichen, befruchteten Spinnen vor der Eiablage, also nur in einem Teil der Tiere befindlichen Arachnolysin, dem hämoloytische Eigenschaften zukommen sollen, enthalten. Es wurde das von POOCH aus der Aranea ixobola gewonnene Chelicerengift verwendet, das dieser mittels eines bestimmten Verfahrens den lebendigen Spinnen entnimmt.
Die **Aranea ixobola** ist eine in Amerika und Europa heimische Kreuzspinne von schwarzer Farbe, sie übertrifft die *Aranea diadema* an Größe. Sie geht nachts auf Beutesuche aus und wird besonders gerne in über Gewässer führenden Holzbrücken angetroffen.
Dieses Chelicerengift besitzt den Vorteil, daß ihm infolge seiner Freiheit von Fermenten eine gute Haltbarkeit zukommt. Die Ausführungsgänge dieser Giftdrüsen, welche im Zephalothorax liegen, befinden sich nicht in den Mundwerkzeugen, sondern in den Spitzen der Klauen, die als modifizierte Antennen anzusehen sind. Es wird also nicht mit dem Sekret der Speicheldrüsen vermischt, welches das Chelicerengift durch Verdauung gefährden könnte.

Arzneimittelprüfung

Die AMP wurde vom Verfasser während des Jahres 1952 am Robert-Bosch-Krankenhaus (Direktor Dr. Dr. LEESER) in Stuttgart mit insgesamt 32 Prüfern, die sämtlich Ärzte waren, einschließlich der 7 Frauen, vorgenommen. 21 dieser Prüfer nahmen die Prüfung mit Injektionen einer Lösung von 1:1000000 des Chelicerengiftes vor, 11 Prüfer wurden der Prüfung mit oralen Gaben einer Verreibung von D 12 und D 6 unterworfen.
Von den 21 Prüfern, welche die Prüfung mit Injektionen vornahmen, erhielten alle eine Serie von täglich bis 2täglich wiederholten subkutanen Injektionen von mindestens 5, höchstens 13 Injektionen, durchschnittlich 9,4 Injektionen, jedesmal 1 ccm der Lösung 1:1000000 in physiologischer Kochsalzlösung.
Von diesen 21 Prüfern wurden 15 nach 3 bis 5 Wochen mit einer weiteren Serie von Injektionen derselben Stärke geprüft. Die Zahl dieser ebenfalls täglich bis 2täglich wiederholten Injektionen betrug im Durchschnitt 6,6.
Weitere 4 dieser Prüfer erhielten bei der 2. Serie nur physiologische Kochsalzlösung. Diese Prüfer gaben bei dieser Scheinprüfung keine Symptome an.
Die Zahl der Prüfer mit oralen Gaben betrug 11. Diese erhielten sämtlich zuerst D 12, durchschnittlich 19,5 Tage lang. Anschließend folgte eine 2- bis 3wöchige Nachbeobachtung, bei der die meisten Prüfer Scheinarzneien (45 % Alkohol) erhielten.
Nunmehr wurde mit der 2. Gruppe eine nochmalige Prüfung vorgenommen, bei der 7 Prüfer D 6 und 2 Prüfer nochmals D 12 bekamen. 2 Prüfer mußten von dieser zweiten Prüfung ausgenommen werden. Die Dauer dieser zweiten Prüfung betrug im Durchschnitt 9,2 Tage. Daraufhin wurde eine nochmalige Nachbeobachtung angeschlossen.

Übersicht über das Ergebnis der Prüfung

In der psychischen Sphäre dieses in erster Linie auf das Nervenleben wirkenden Giftes ist das Gefühl großer Unruhe und innerer Hast vorzustellen, von dem die Prüfer beherrscht werden. „Kann nichts schnell genug tun, die Zeit vergeht zu langsam." „Unruhe, die durch autogenes Training nicht beherrscht werden kann." Diese Unrast geht schließlich in Gefühl von „innerem Zittern" über oder „wie wenn er unter elektrischem Strom stünde." Die Konzentrationsfähigkeit und geistige Sammlung war deutlich herabgesetzt. Es zeigen sich Zeichen von Zerstreutheit, ein Prüfer läßt seine Brieftasche liegen. Geistige Arbeit ermüdete sehr, wobei Aufenthalt an der frischen Luft, wozu ein großes Bedürfnis bestand, besserte.

Die Unruhe erinnerte an die Nervosität, wie man sie bei Zigarettenrauchern beobachtet, die sie dann durch die nächste Zigarette zu stillen versuchen. Diese Aranea-Unruhe fand bei den Prüfern ihre pharmakologische Entsprechung im Tabakrauchen. Es kommt zu einem auf mehr als das Doppelte gesteigerten Zigarettenkonsum, den 2 der Prüfer berichten. Wir begegnen dieser Empfindlichkeit gegen Tabak, teils im Sinne einer Verschlimmerung, teils einer Besserung auch bei *Aranea diadema, Theridion, Tarantula cubensis,* also bei insgesamt 4 Spinnengiften, deren Wirkungsbild in den verschiedensten geographischen Gebieten, von verschiedenen Beobachtern und zu verschiedenen Zeiten aufgestellt wurde, ein Zeichen nicht nur, daß eine enge Verwandtschaft dieser Gifte vorliegt, sondern es spricht auch für die Richtigkeit der Beobachtungen, wenn von nah verwandten Giften eine derart ins Detail gehende Ähnlichkeit der Wirkung berichtet wird.

Bei einem Teil der Prüfer war die Stimmung zuerst wie berauscht, es wurde ein Leichtigkeitsgefühl und Wohlgefühl mit Rededrang und Witzelsucht wie nach Wein angegeben. Später schlug diese Stimmung in **Depression und gereiztes Wesen** um, melancholische und lebensmüde Gemütsverfassung trat auf.

Es werden **Kopfschmerzen mit Benommenheit** angegeben, die sich verschlimmern durch Alkohol und durch Bücken. Geistige Arbeit steigert diese Kopfschmerzen, während Aufenthalt in der frischen Luft und eine Zigarette Erleichterung bringen. Die Kopfschmerzen haben ihren Sitz besonders in der rechten Stirn oder über dem rechten Scheitelbein und lassen einen Zusammenhang mit dem Leber-Gallensystem erkennen. Bei einem der Prüfer wurden die Kopfschmerzen durch eine Harnflut von $1^1/_2$ l beendet. Es zeigen sich also deutliche Anklänge an das Bild der Migräne.

Bei der großen Unruhe und Unrast der Aranea-Prüfer liegt es nahe, daß der Schlaf lebhaft gestört ist. Das Einschlafen tritt wegen Ideenflucht und Gedankenzudrang verspätet ein, es erfolgt häufiges Erwachen, und der Schlaf ist am Morgen zu früh beendet. Schreckliche und beängstigende Träume von einer ungewöhnlich lebhaften Plastizität quälen den Schläfer.

Einen Schwerpunkt der Wirkung stellen jedoch die Verdauungsorgane dar, insbesondere die Leber und die Gallenblase. Im Mund und Rachen begegnen wir einer auffallenden Trockenheit mit starkem Durst. Im Magen wird gleich nach dem Essen ein lebhaftes Druckgefühl, wie ein Stein, gefolgt von krampfartigen Schmerzen in der Gallenblase, und starker Meteorismus wahrgenommen. Druck mit der Faust und Reiben bessern, während die Kleider unangenehm empfunden werden. Zusammenkrümmen, also auch sitzende Haltung, steigern die Schmerzen, während Ausstrecken und Rückwärtsbeugen deutlich bessern. Fette Speisen und Alkohol vermehren die Beschwerden. Meist schließen sich die Schmerzen unmittelbar an das Essen an, es findet sich aber vereinzelt auch eine Besserung durch Essen. Übelkeit und Bauchschmerzen werden auch besser beim Aufstehen und beim Gehen. Der Stuhl hat eine gelbliche bis hellgraue Farbe, stinkt aashaft und ist mehrfach durchfällig. Ein Prüfer bemerkt einen Sklerenikterus und vermehrte Urobilinogenausscheidung.

Man kann hier also deutlich auf einen spastischen Zustand des Magen-Darm-Kanals und der Gallenblase schließen, hervorgerufen durch eine parasympathische Reizung, wofür auch die Besserung durch Rückwärtsbeugen spricht. Ob man aber eine spezielle Affinität zu den Gallenwegen und zur Leber bei diesen sehr stark hervortretenden Symptomen ablehnen darf und diese Symptome nur dem erhöhten Tonus der Gallenwege zuschreiben soll, erscheint mir doch sehr fraglich. Es finden sich ja alle Symptome, die man bei einem die Cholerese hemmenden Arzneistoff erwarten kann, wie hellgelber bis grauer Stuhl, Unverträglichkeit von fetten Speisen und Alkohol, Veränderung des Stuhls infolge Mangel an Galle, wie übler aashafter Geruch des Stuhls, trommelartige Auftreibung des Leibs infolge schlechter Fermentation usw. Dazu kommt von seiten eines Prüfers bereits eine Heilwirkung: Heißhunger auf Süßigkeiten, während sie vor der Prüfung Druckgefühl wie von einem Stein hervorgerufen haben.

An den Bewegungsorganen erwarten wir spastische Erscheinungen; besonders auch im Hinblick auf die stark hervortretenden Spasmen am Verdauungsapparat und auf die bei den anderen Spinnengiften, besonders bei *Tarantula hispanica* und *Latrodectus*, beobachteten Muskelkrämpfe. Derartige Tonussteigerungen und Hyperreflexie der Muskulatur werden von den Prüfern jedoch nur vereinzelt berichtet, zum Beispiel gibt ein Prüfer Muskelzuckungen der Muskulatur im Unterbauch, ein anderer verstärkten Tremor der Hände an. Ein Bewegungsdrang, wie er vereinzelt berichtet wird, weist ebenfalls auf die Hyperreflexie der Muskulatur, wie sie bei anderen Spinnengiften (am stärksten bei *Tarantula hispanica*) bekannt ist, hin. Im übrigen unterscheiden sich die hierher gehörenden Symptome der 18 in dieser Hinsicht ansprechenden Prüfer nicht wesentlich von den Symptomen irgendeines anderen Rheumamittels. Es sind hier 2 Prüfer hervorzuheben, deren Myalgie mit einem eindeutigen Muskelspann verbunden ist, nämlich eine plötzlich auftretende Nackensteifigkeit eines Prüfers und eine ebenso plötzliche Lumbago eines anderen, wodurch mehrtägige Arbeitsunfähigkeit hervorgerufen wurde. Aber es ist meines Erachtens nicht angängig, die am Bewegungsapparat bei Aranea aufgetretenen Schmerzen, die zum großen Teil eindeutig in die Gelenke zu lokalisieren sind, auf den spastischen Charakter des Spinnengiftes zurückzuführen und den rheumatischen Charakter abzulehnen.

Bei einem Prüfer melden sich, ähnlich wie bei *Aranea diadema,* Beschwerden, die an Brachialgia paraesthetica erinnern, „Gefühl, als ob die rechte Hand viel schwerer wäre als die linke, auch als ob die rechte Hand viel größer und ungelenker wäre als die linke".

Wenn auch einzelne Prüfer Steigerung der Beschwerden am Bewegungsapparat durch Bewegung angeben, so bringt bei anderen Bewegung, beziehungsweise fortgesetzte Bewegung, Besserung. Da an anderen Organsystemen, zum Beispiel am Kopf, Herz und sogar am Magen, Besserung durch Bewegung herausgestellt werden mußten, ist diese Modalität für die Bewegungsorgane wahrscheinlich doch bemerkenswerter.

Entsprechend den anderen Spinnengiften gehört auch ein Frieren und Frösteln zum Charakter von Aranea ixobola. Frostigkeit auch im warmen Zimmer. Infolge der Kopfkongestionen, die verschiedentlich ausgelöst wurden, kommt es leicht zu Stirnschweißen, zum Beispiel beim Essen der warmen Suppe. Auch Steigerung des Achselschweißes und Schweiß am ganzen Körper wird vermerkt. Diese Gegenbewegung gegen die Frostigkeit ist bei jedem Arzneireiz unausbleiblich und ändert an der zu Frostigkeit hinneigenden Grundtendenz nichts.

Am Herzen und Kreislauf findet sich neben einer Beschleunigung der Aktion eine Andeutung des Angina-pectoris-Syndroms, das bei anderen Spinnen, besonders bei *Latrodectus,* in Erscheinung tritt, wenn auch in vermindertem Maße. Die Spasmen der Spinnengifte an der willkürlichen und unwillkürlichen Muskulatur wiederholen sich am Gefäßsystem. Es werden Herzklopfen mit Beengung, Herzklopfen, das sich in die Karotiden und den Oberbauch erstreckt, erwähnt. Dagegen scheint die Besserung durch Bohnenkaffee auf einen erniedrigten Blutdruck hinzuweisen. Auch bei einem von mir angestellten Versuch an einer Patientin mit einer Injektion eines $1/2$ ccm der Lösung 1:1000 trat ein kollapsähnlicher Zustand mit nachfolgender Besserung eines chronischen Migräneleidens ein. Hier darf auch eine entsprechende Beobachtung herangezogen werden, die bei der Prüfung mit *Aranea diadema* durch KAESKE-ECCIUS gemacht wurde. Es hat sich eine kapillare Stase ergeben, die sich an den Ohren in einer dunklen Röte und an der Nase an einer blauroten Färbung gezeigt hat.

Man kann also auch am Kreislauf die ambivalente Wirkung mit einer Tendenz nach beiden Richtungen, sowohl Spasmus wie Atonie der Gefäße, besonders der Arterien und der Arteriolen, erkennen. Die schon beschriebenen Kopfschmerzen sind im wesentlich kongestiver Art; sie werden in erster Linie durch die Blutzirkulation beeinflußt. Sie steigern sich dementsprechend durch Bücken und durch geistige Beschäftigung und bessern sich durch Aufenthalt an der frischen Luft.

Der parasympathische Charakter des Mittels, der sich in der durch das ganze Mittel hindurchziehenden Neigung zu Spasmen zu erkennen gibt, offenbart sich auch im Blutbild. Es wurde im weißen Blutbild ein Anstieg der Leukozyten neben einem relativen wie absoluten Abfall der Lymphozyten festgestellt, der allerdings nur in 1 oder 2 Fällen deutlich genug war. Im roten Blutbild ließ sich keine Veränderung erkennen.

Die Schleimhäute der Atmungsorgane sind gleichfalls an der Wirkung beteiligt. Es stellt sich ein wäßriger Schnupfen ein. Das Gefühl von Trockenheit wird, wie im

Mund, auch im Gebiet der Nase und des Rachens bemerkt. Kratzen im Hals, harter schmerzhafter Husten mit Schmerzen im Brustkorb.
Die Störungen der Wärmeregulation zeigen sich im Frieren und Frösteln, trotz Aufenthalt im warmen Zimmer, wie vor dem Ausbruch einer „Erkältung"; kalte Füße. Die Gegenphase mit Hitzegefühlen zeigt sich besonders im Zusammenhang mit den Kopfkongestionen: Hitzewallungen mit Stirnschweiß und Kopfschmerzen; häufig Stirnschweiß, besonders beim Essen einer warmen Suppe; beträchtlicher Nachtschweiß gegen Morgen; vermehrter Achselschweiß; fiebriges Gefühl; Temperaturanstieg auf 37,8°.
Zu allen rheumatischen Prozessen an den Gelenken, den Muskeln und den peripheren Nerven besteht eine betonte Affinität. Dabei besteht eine betonte Kälteempfindlichkeit, Verschlimmerung in Ruhe und Besserung durch mäßige Bewegung. Aber auch ohne diese Modalitäten habe ich bei Arthrosen und Arthritiden, bei Neuritiden und Neuralgien, bei Spondylosen aller Art – also allein schon bei Vorliegen dieser pathotropen Prozesse – oft vorzügliche Erfolge erzielt. Gerade bei chronischen Prozessen sollte man an diese Möglichkeit denken. Ich gebrauche dann subkutane Injektionen wöchentlich 1–2mal von D 12, absteigend auf D 8.
Hinsichtlich der *Modalitäten* ist zu bemerken, daß eine deutliche Verschlimmerung des Gesamtbefindens und der psychischen Symptome am Morgen zu erkennen ist, mit einer Erleichterung am Abend.

Eine weitere durchgreifende Besserung wird beobachtet bei Aufenthalt und Bewegung an der frischen Luft. Dies zeigt sich besonders bei Herzbeschwerden und Verdauungsbeschwerden, weniger eindeutig bei den Bewegungsorganen. Demgegenüber steht eine Verschlimmerung im warmen Zimmer, bei feuchtwarmer Witterung, bei Föhn.

Die Kopfschmerzen verschlimmern sich durch geistige Arbeit, durch Bücken, durch Erschütterung, durch langes Autofahren, durch Alkohol, durch leeren Magen, durch feuchtwarme Witterung. Sie bessern sich durch frische Luft, durch Essen, durch Rauchen einer Zigarette, mit Abgang einer Harnflut.

Magen- und Lebersymptome verschlimmern sich durch fette Speisen, durch blähende Gemüse und Obst, durch Alkohol, durch sitzende Haltung, durch Zusammenkrümmen, durch Liegen auf der rechten Seite, durch Kleiderdruck. Sie bessern sich durch Ausstrecken des Rumpfes und Rückwärtsbeugen, durch Bewegung, durch Aufstoßen, durch Abgang von Blähungen und von Stuhl, durch Wärme und durch festen Druck (mit der Faust) und teilweise auch durch Zusammenkrümmen, Reiben bessert die Bauchbeschwerden, ebenso die Herzbeschwerden.

Lokale Wärme bessert bei dem frostigen Charakter des Mittels, mit Ausnahme des Kopfes, obwohl ein warmes Zimmer und feuchtwarme Witterung nicht angenehm empfunden werden.
Periodische Wiederholung der Beschwerden wie bei *Aranea diadema* ist bei Aranea ixobola nicht aufgefallen.

Literatur

MEZGER, Julius: Aranea ixobola, AMP des Chelicerengiftes der Aranea ixobola (Beiheft zur Dtsch. homöop. Mschr. Hippokrates-Verlag, Stuttgart).
POOCH, Gerhard: Die Kreuzspinne Aranea ixobola und ihre Verwertung in der Pharmacie (Pharmaz. Ztg. 1953, 17: 406)
LEESER, Otto: Lehrbuch der Homöopathie, Arzneimittellehre C: Tierstoffe, S. 133

Arzneimittelbild

Leitsymptome: *Kältegefühl vorherrschend, allgemein und an einzelnen Teilen. Große innere Unruhe. Süchtiges Verlangen nach Zigaretten.*
Tremor, Gefühl von innerem Zittern, Bedürfnis nach Bewegung.
Spastische Erscheinungen an der unwillkürlichen Muskulatur (arterielle Kongestionen; am Magen-Darm-Kanal) sowie der willkürlichen Muskulatur (Tremor, Zuckungen, Krämpfe).
Besserung durch Bewegung (an den Verdauungsorganen und Herz).
Besserung durch fortgesetzte Bewegung (Glieder).
Besserung durch frische Luft.
Besserung durch Zurückbeugen und Ausstrecken (Bauchorgane).
Besserung durch Aufstoßen, Abgang von Winden und Stuhl.
Besserung durch Zigarettenrauchen, durch Bohnenkaffee.
Verschlimmerung durch Ruhe.
Verschlimmerung durch Kälte.
Verschlimmerung durch Alkohol.
Verschlimmerung am Morgen.

Allgemeines: Kraftvolles Gefühl in den Gliedern. Später bleierne Müdigkeit und körperliche und geistige Abgeschlagenheit, die über den ganzen Tag anhält. Süchtiges Verlangen nach Zigaretten mit großer innerer Unruhe. Gefühl von innerem Zittern oder als ob er unter elektrischem Strom stünde.
Gewichtszunahme.

Geist und Gemüt: Nach ausgesprochenem Wohlgefühl und euphorischer Stimmungslage, „so als ob ich Wein getrunken hätte“, Rededrang und Witzelsucht, wird die Stimmung melancholisch und lebensmüde. Gereiztheit, muß mich zusammennehmen, um nicht unhöflich und schnippisch zu sein. Unfähigkeit zu geistiger Konzentration, Zerstreutheit, läßt die Brieftasche liegen. Geistige Arbeit ermüdet sehr, Antriebslosigkeit, muß mich zu jeder Tätigkeit aufraffen. Benommenheit, Unwirklich-

keitsgefühl, besonders an feuchtwarmen Tagen. Starke Beeinträchtigung der Konzentrationsfähigkeit mit einem Bedürfnis nach Bewegung, Besserung an der frischen Luft.
Innere Unruhe und Hast, kann nichts schnell genug tun; Zeit vergeht zu langsam. Große innere Unruhe und Rastlosigkeit; ein Versuch, durch autogenes Training Herr über die Unruhe zu werden, schlägt völlig fehl. Große innere Unruhe mit süchtigem Verlangen nach Zigaretten.

Schlaf: Einschlafen durch Ruhelosigkeit, Gedankenzudrang und Ideenflucht erschwert. Schlaf durch schreckliche und beunruhigende Träume gestört. Träumt von Gewalttätigkeiten gegen Kameraden; oder daß seine Frau gestorben sei. Träume von nie erlebter Plastizität. Liegt in der Nacht oft mehrere Stunden wach.

Hypertonie. Kopfneuralgie. Arteriosklerotischer Schwindel und Kopfschmerzen.

Kopf: Dumpfe oder stechende Kopfschmerzen, vor allem rechts, mit Benommenheit und heißem Kopf wie nach Alkohol; Verschlimmerung derselben durch Alkohol und durch Bücken, besser durch eine Zigarette und in der frischen Luft. Kopfschmerzen nach geistiger Arbeit. Nach einer Harnflut von $1^1/_2$ l hellgelbem Harn hören die Kopfschmerzen völlig auf. Schwindelgefühl mit Hitzegefühl.

Ohren: Oberflächlicher Schlaf wegen Geräuschempfindlichkeit.

Nase, Rachen und Luftröhre: Wäßriger Schnupfen. Überempfindlichkeit gegen Gerüche und Geruchstäuschung.
Kratzen im Hals mit Schluckbeschwerden, wie vor einer Halsentzündung; besser durch heißes Trinken. Muß dauernd räuspern, wenig zäher, grauweißer Auswurf. Dauernder Hustenreiz mit Wundheitsgefühl in der Luftröhre, jeder Atemzug tut weh. Starkes Trokkenheitsgefühl im Rachen mit sehr starkem Durst nach kalten Getränken.

Herz und Kreislauf: Heftiges Herzklopfen mit Engegefühl; Herzklopfen, das sich bis in die Karotiden und

den Oberbauch erstreckt, schlimmer beim Liegen und in Ruhe, besser bei Bewegung und nach Bohnenkaffee. Druck und Stechen in der Herzgegend. Ansteigen der Pulsfrequenz von 70 auf 90.
Kollapsartiger Zustand.
Hitzegefühl im Kopf mit Schwindel (siehe unter Kopf).

Verdauungsorgane: Trockenheitsgefühl im Mund und im Rachen. Teilweise wird diese Trokkenheit nur in einem Teil des Mundes festgestellt, zum Beispiel im hinteren Teil der Zunge oder im oberen Teil der Mundhöhle. Auftreten von Aphthen, Lippenrhagade. Zahnfleischbluten verstärkt.
Pappiger Mundgeschmack. Weißer Zungenbelag. Übelkeit mit Brechreiz, besser durch Spazierengehen. Erbrechen nach Alkohol. Das Mittagessen wird nach 4 Stunden erbrochen. Gleich nach dem Essen auftretende Übelkeit mit Völle und Druckgefühl in der Lebergegend und seltenen Stichen in der Gallenblasengegend. Essen liegt wie ein Stein im Magen, gefolgt von krampfartigen Schmerzen in der Gallenblasengegend. Bedürfnis, die Gegend unterhalb des rechten Rippenbogens zu reiben. Druck mit der Faust bessert. Verschlimmerung nach fetten Speisen (Schweinefett) und Alkohol. Heißhunger auf Süßigkeiten, die gut vertragen werden, während sie vor der Prüfung Druckgefühl wie von einem Stein hervorgerufen haben.
Gallenblasenschmerzen heftigster Art, besonders beim Liegen auf der rechten Seite, beim Zusammenkrümmen, beim Druck der Kleider, beim Sitzen und beim Bücken, bei Erschütterung des Körpers und bei Bewegung des rechten Arms; besser beim Aufstehen vom Sitzen und bei Bewegung, beim ausgestreckten Liegen und beim Zurückbeugen, nach Abgang von Blähungen und durch Stuhlabgang.
Magenbeschwerden und Leberdruck besser durch Essen.
Starke Flatulenz, Bauch wie eine Trommel, Öffnen der Kleider und Bewegung bessern, ebenso Sichausstrekken.
Stuhl teilweise verstopft, meist jedoch durchfällig, von

heller, gelblicher Farbe und aashaftem Geruch. Sklerenikterus. Explosionsartig entleerter Stuhl, nachher Gefühl des Nichtfertigseins.

Geschlechtsorgane: Männer: Verminderung der Libido bei eiskalten Geschlechtsteilen. Steigerung der Libido bei mangelhafter Erektion.
Frauen: Periode setzt etwa 1 Woche zu früh ein, nach vorausgehendem blutigem Fluor.

Neuralgie, Myalgie, Lumbago, Arthritis, **Arthrosis**.

Muskulatur, Glieder, periphere Nerven: Schmerzen rheumatischer Art in zahlreichen Gelenken der Arme, der Beine, der Schultern. Rheumatische Schmerzen in den Schultern, jeweils nach Sitzen mit dem Rücken gegen das Fenster oder die Außenwand, später in den Hüftgelenken.
Nackensteifigkeit, plötzlich auftretend, über die Mm. trapezii nach den Schultern ausstrahlend. Heftiger Hexenschuß im Kreuz, so daß ich einige Tage nicht arbeitsfähig war.
Ischialgische Schmerzen links bei längerem Stehen, gemildet bei Bewegung des Beines.
Schwere in den Gliedern, vor allem in den Armen; Gefühl, als ob die rechte Hand viel schwerer wäre als die linke, auch als ob die rechte Hand viel größer und ungelenker wäre als die linke. Taubheitsgefühl im linken Unterarm und der linken Hand.
Zuckungen in der Bauchmuskulatur.
Verstärkter Tremor der Hände.

Haut: Rhagaden an den Lippen. Schrunden an den Fingern. Auftreten von akneformen Effloreszenzen mit Bevorzugung der Haargrenzen. Abschuppen der Haut an beiden Händen, wie nach Scharlach, auch an der Nase, hier mehr seborrhoisch. Allgemeines Hautjucken, schlimmer durch Kratzen und durch Druck. Flohstichartige Hauterytheme.

Wärmeregulation: Vorherrschende Frostigkeit. Frostigkeit, wie vor Ausbruch einer Erkältung, ohne katarrhalische Erscheinungen, trotz Aufenthalt im warmen Zimmer; kalte Füße, die auch in Bewegung nicht warm werden wollen.

2 Stunden nach der Injektion des Prüfstoffes strömendes Wärmegefühl im linken Arm und linken Bein, Wärmegefühl um den Mund. Der rechte Arm wird wärmer als der linke wahrgenommen.
Schweißausbruch am ganzen Körper, besonders auf der Stirne, beim Essen der warmen Suppe. Hitzewallungen mit Kopfschmerzen und Stirnschweißen. Schweiße nachts, an denen er erwacht.

Dosierung

Da es sich um den reinen Giftstoff handelt, sollten Potenzen unter D 8 vermieden werden. Ich habe mich meist der D 10 bis D 30 bedient.
Bei Arthritiden und Arthrosen empfehlen sich intrakutane oder subkutane Injektionen von D 8 bis D 12 in physiologischer Kochsalzlösung, wöchentlich 1- bis 2mal wiederholt. Bei Neuralgien und bei Migräne auch intravenöse Injektionen D 8 bis D 30.

Beispiele

Arthrose am linken Knie

Frau M. D., 62 Jahre. Seit 6 bis 7 Jahren Arthrose am linken Knie. Dieses ist geschwollen. Umfang $1\frac{1}{2}$ cm mehr als das rechte Knie. – Seit 7 Monaten häufige Kopfschmerzen, nachdem sie mit dem Kopf auf den Steinboden aufgeschlagen war und eine Gehirnerschütterung erlitten hatte. Sie bekommt wöchentlich eine intrakutane Injektion in 2 Quaddeln, außen und innen am kranken Kniegelenk, von Aranea ixobola D 8. Nach 5 Injektionen schmerzfrei. Zur Nachbehandlung *Hedera* D 12, da nach Ruhe noch eine Steifigkeit der Gelenke vorhanden war. Gegen die traumatisch bedingten Kopfschmerzen erhielt sie gleichzeitig *Hypericum*, 2mal täglich 5 Tropfen, worauf nach 2 Wochen das Kopfweh beseitigt war. Ein Rückfall der Arthrosebeschwerden trat erst nach 3 Jahren ein. Es war inzwischen eine perniziöse Anämie aufgetreten, wodurch eine Therapie mit Leberpräparaten erforderlich wurde.

Hypertonie

Eine 61jährige Patientin wird schon mehrere Jahre wegen Hypertonie von mir behandelt. Sie klagt über lebhafte Kopfschmerzen. Der Blutdruck schwankte zwischen RR 260/140 und RR 225/130. Von allen versuchten Mitteln half ihr weitaus am besten Aranea ixobola D 10. Die Schmerzen waren am schlimmsten nachts um 2 Uhr. Sie stand dann auf und kühlte ihr heißes Gesicht und die Arme unter dem Wasserhahn. Bei heißem Wetter, bei Gewitter, in überfüllten Räumen steigerten sich die Schmerzen, während sie an der frischen Luft immer besser wurden. Solange sie Aranea einnahm, ging es ihr immer gut, wenn auch der Blutdruck nicht wesentlich herunterging. Wenn sie einige Wochen lang aussetzte, begannen die Schmerzen wieder langsam einzusetzen. Nach 5 Jahren halfen ihr die Tropfen nicht mehr; sie erhielt dann *Strontium carbonicum* D 12, wodurch ebenfalls die Schmerzen behoben wurden, ohne daß der Blutdruck wesentlich beeinflußt wurde.
Es konnte mit Aranea also eine Beruhigung des Kreislaufs und Beseitigung der kongestiven Kopfschmerzen erreicht werden, ohne daß eine entscheidende Besserung des Blutdrucks erfolgte. Diese Erfahrung hat sich mir seither häufig wieder bestätigt. Daher pflege ich, falls eine Senkung des Blutdrucks notwendig erscheint, die Verordnung durch ein blutdrucksenkendes Mittel wie *Rauwolfia* oder ähnliches zu ergänzen.

[*Beobachtung des Verfassers*]

Arctium Lappa

Wirkung

Diese Klette (Fam. Compositae) wurde seit den ältesten Zeiten angewendet gegen Sterilität, Uterusprolaps, milchigen Urin und Geschwüre an den Gelenken. Die Prüfungen, die in umfangreichem Maße von Dr. JEANES und Dr. S. A. JONES (Homoeop. Rec. 1893) vorgenommen wurden, bestätigen diese Angaben. Eine große Anzahl von Symptomen wurde an der Haut und an den Schleimhäuten in Form von Ausschlägen und Ausscheidungen festgestellt. Akne und Ekzem, besonders auf der Kopfhaut. Sie soll sich bei der Behandlung des Uterusvorfalles bewährt haben. In den Klettearten, welche früher offizinell gewesen sind, wird ätherisches Öl, reichlich Inulin (in der Wurzel) und Gerbstoff, in den Samen ein Glykosid Arctiin sowie fettes Öl (Oleum Bardanae e semine) gefunden. Die neuerdings ermittelte choleretische Wirkung dürfte auf das ätherische Öl, oder das Glykosid, zurückzuführen sein. Zur Tinktur wird die frische Wurzel verwendet.

Literatur

„Dictionary of Materia Medica" von J. H. CLARKE, welchem ich die folgende Bearbeitung zugrunde gelegt habe. Vermutlich sind darin auch klinische Angaben enthalten.

Arzneimittelbild

Kopf: Ekzem der Kopfhaut.

Augen: Gefühl, als ob das Auge zu klein und zusammengezogen wäre. Gerstenkörner.

Gesicht: Hartnäckige Akne. Ausgebreitete Bläscheneruption, mit großem Stechen und Ziehen und Jucken. Herpesausschlag an den Nasenflügeln.

Atmungsorgane: Kitzel im Kehlkopf mit locker klingendem Husten, aber ohne Auswurf. Scharfer stechender und schneidender Schmerz unter dem Brustbein, sich durch die Brust ziehend. Kurzatmigkeit bei Anstrengung.

Herz: Schmerz in der Herzgegend mit dem Gefühl, als bewege sich etwas unter dem Brustbein. Außerordentlich rascher Puls mit häufigen Intermissionen.

Verdauungsorgane: Blähungsdyspepsie, Aufstoßen von geruchlosem Gas.
Häufige gelbe Stühle am Vormittag, mit Übelkeit. Durchfall wechselnd mit rheumatischen Symptomen.

Harnorgane: Milchig-phosphatischer Harn.

Geschlechtsorgane: Männer: Verlust des geschlechtlichen Verlangens. Schneidender und quetschender Schmerz in der ganzen Länge der Harnröhre. Schründen beim Harnlassen.

Gebärmuttersenkung.

Frauen: Herabdrängendes Gefühl im Uterus. Leukorrhö.

Bewegungsorgane: Schmerzen im Rücken am 8. Rükkenwirbel. Wundheitsgefühl in den Muskeln. Dumpfe Schmerzen, alle schlimmer bei Bewegung, mit konzentriertem Harn, müde und schläfrig. Rheumatische Schmerzen, völlig vergehend beim Einsetzen eines Durchfalls.

Nässende, krustöse Ekzeme.

Haut: Feuchte, übelriechende Ausschläge, grauweiße Krusten, speziell wenn die Lymphdrüsen geschwollen sind. Alte Geschwüre an den Gelenken. Eiterung der Axillardrüsen. ⊙ Übelriechender Achselschweiß.

Dosierung

Empfehlenswert D 3 bis D 12.

Vergleichsmittel

Unter den Compositen am meisten Ähnlichkeit mit *Bellis.*
Rheumatische Schmerzen mit konzentriertem Harn: *Berberis, Acidum benzoicum.*
Descensus uteri: *Sepia, Lilium tigrinum, Fraxinus americana, Bellis.*
Phosphaturie: *Calcium phosphoricum, Acidum phosphoricum.*

Argentum metallicum

Arzneimittelprüfungen und Toxikologie

Silber bildet mit *Kupfer* und *Aurum* eine Nebengruppe des periodischen Systems. Es steht chemisch und pharmakologisch dem *Kupfer* am nächsten. Silber löst sich in Wasser etwa im Verhältnis 1 : 100000. Selbst in einer Verdünnung, die etwa der 6. und 7. Dezimalpotenz entspricht, werden Bakterien in ihrer Vermehrung gehemmt bzw. getötet.

Vor HAHNEMANN war die arzneiliche Anwendung des metallischen Silbers unbekannt, da die Herstellung kolloidaler Lösungen erst durch den Verreibungsprozeß HAHNEMANNS entwickelt wurde.
Beim Gebrauch von Silbernitrat wurden langdauernde Vergiftungserscheinungen beobachtet, unter denen LEWIN Speichelfluß, Gastritis, Albuminurie, Abgeschlagenheit, Benommenheit, Gedächtnisschwäche, Ohrensausen, Schwerhörigkeit, Sehschwäche und Krampf der Augenmuskeln hervorhebt. Bisweilen bilden sich Kachexie, Abmagerung und Wassersucht. Von anderer Seite wird das Entstehen einer Silbervergiftung bestritten. Als akute Vergiftungserscheinungen werden von LEWIN weiterhin schwere Magen-Darm-Symptome, Schwindel, Krämpfe, Bewußtlosigkeit, Empfindungslosigkeit am Körper, Beeinträchtigung der Herztätigkeit, Pupillenerweiterung mit ausbleibender Lichtreaktion genannt. In den Geweben schlagen sich unlösbare Silbersalze nieder (Argyrie).

In der modernen Medizin wurden kolloidale Lösungen von Silber (*Collargol*) gegen die verschiedenartigsten Infektionskrankheiten, besonders aber gegen Sepsis, verwendet. Man nimmt an, daß es sich dabei um eine katalytische Anregung der Abwehraktionen des Organismus und wahrscheinlich nicht um eine direkte Vernichtung der Bakterien handelt. SCHADE weist auf die Oxydationsbeschleunigung, welche als Folge der Anwesenheit von Schwermetallen beobachtet wird, hin. Gegen diese Oxydationsbeschleunigung sind alle Toxine sehr empfindlich. Nach dieser Ansicht wäre also die antitoxische Wirkung des Silbers keine spezifische Silber-Wirkung, sondern käme allen Schwermetallen zu.
In der Arzneimittelprüfung wurden keine Symptome gefunden, die auf eine Beziehung zu septischen Prozessen hinweisen würden.
LEESER führt an, daß *Silberhydrosol,* das mit Gelatine stabilisiert sein muß, den Stickstoffumsatz, und zwar hauptsächlich den Nukleinstoffwechsel, erhöht, indem eine bedeutende Steigerung der Harnsäureausscheidung durch den Harn erfolgt. So wird es verständlich, daß nach sehr langer Silber-Zufuhr Abmagerung und Kachexie entstehen, wie auch bei andern chronischen Metallvergiftungen.

Das metallische Silber wurde von HAHNEMANN mit seinen Schülern geprüft. Dazu kommen noch einige einzelne Prüfer in späterer Zeit. Infolge der verhältnismäßig kleinen Prüferzahl kann man das Arzneimittelbild als weniger vollständig als das von *Argentum nitricum* betrachten. Weibliche Personen scheinen gefehlt zu haben. Das Arzneimittelbild von *Argentum nitricum* schließt dasjenige von Argentum metallicum in sich ein. Man kann nicht sagen, daß das wesentlich ärmere Bild von Argentum metallicum gegenüber dem salpetersauren Salz einen eigenen Charakter besäße.
Das Arzneimittelbild läßt eine deutliche Beziehung zum Zentralnervensystem erkennen. Die Schleimhäute der Atemwege sind gereizt, die Verdauungsorgane sind in bezug auf Sekretion und Peristaltik betroffen.
An den Bewegungsorganen zeigen sich Zeichen rheumatischer und neuralgischer Veränderungen. Daß Silber ein Mittel für Knochen- und Knorpelerkrankungen

sei, wird von amerikanischer Seite angegeben. Argentum metallicum wird jedoch auch heute noch bei Fisteleiterungen genannt. An den Hoden werden Schmerzen wie gequetscht angegeben.

Literatur

HAHNEMANN: Reine Arzneimittellehre
ALLEN: Encyclopedia, Bd. I
HUGHES: Cyclopaedia, Bd. I
HERING: Archiv für die homöopathische Heilk., Bd. 15, S. 186
HERING: Neues Archiv für die homöopathische Heilk., Bd. 3, S. 96
HUBER: Zschr. Homöop. 2 (1845): 158
LEESER: Mineralische Arzneistoffe Seite 711. Heidelberg 1968. Karl F. Haug Verlag

Arzneimittelbild

Geist und Gemüt: Größere Heiterkeit des Gemüts und Aufgelegtheit zu sprechen, den ganzen Tag über. Gerät über eine Kleinigkeit in langes Weinen. Mißmutig.
Ängstliche Träume, beim Aufwachen war er noch so ängstlich, daß er glaubte, es sei ihm wirklich so begegnet.

Zerebrale Erschöpfung. Kopfschmerzen, Migräne. Geistige Überanstrengung.

Kopf: Es wird ihm jählings düselig und wie ein Nebel vor den Augen. Schwindelanfälle mit Unbesinnlichkeit. Wie dumm und hohl im Kopf. Kopfschmerzen hauptsächlich drückender Art, besonders in der Stirne und den Schläfenpartien, auch halbseitig. Linksseitiger Kopfschmerz wie in der Gehirnsubstanz, langsam einsetzend und allmählich ansteigend; auf dem Höhepunkt, wie wenn an einem Nerven gerissen würde; dies dauerte 25 bis 30 Sekunden und endete plötzlich im Augenblick der größten Heftigkeit.

Rachen- und Kehlkopfkatarrh. Heiserkeit bei Rednern und Sängern.

Atmungsorgane: Fließender Schnupfen, die Nase ist stets voller Schleim.
Rauheit und Wundheitsgefühl im oberen Teil des Kehlkopfes beim Husten, nicht beim Schlucken. Gefühl, als ob ein kleines Stück der Frucht, die er gegessen hat, im Kehlkopf stecken geblieben wäre, ohne Besserung durch Husten. Am Tage Anfälle von kurzem röchelndem Husten mit weißem, dickem, leicht sich ablösendem Schleim, wie gekochte Stärke. Beim Lachen, Bücken und Treppensteigen kommt Schleim in die Luftröhre, der durch einen einzigen Hu-

stenstoß ausgeworfen wird. Durch Lachen wird Husten erregt. Stechende Schmerzen in verschiedenen Teilen der Brust.

Verdauungsorgane: Trockenheit im Mund. Trockenheitsgefühl der Zunge, obwohl sie feucht ist. Ansammlung von zähem Speichel erschwert ihm das Reden.

Gastritis.

Das Schlingen ist wie durch innere Verschwellung des Halses erschwert; er muß jeden Bissen mit Gewalt durch den Schlund drücken. Zäher, grauer, gallertartiger Schleim im Rachen, der sich durch Raksen ganz leicht auswerfen läßt, morgens früh. Gefühl von Wundheit und Rauheit im Halse. Schmerzen in den Submaxillar- und Parotisdrüsen.

Appetit ganz vergangen, es ekelt ihn vor den Speisen, wenn er nur daran denkt. Ungeheurer, durch Essen nicht zu tilgender Hunger, den ganzen Tag. Gefühl von Hunger, vormittags, mit Übelkeit wie von Leere im Magen.

Enteritis.

Ausdehnung und Völle des Bauches mit einem Gefühl von Hunger. Lautes Rumpeln im Bauch, wie das Quaken von Fröschen, Kneipen, Schneiden, Ziehen.

Gefühl, als ob sich durch den After ein lebender Wurm zwängen würde.

Mehrmals dünner Stuhl am Tage. Stuhl trocken und wie sandig.

Urethritis.

Harnorgane: Öfterer Harndrang und reichlicher Urinabgang mehrere Stunden lang.

Geschlechtsorgane: Häufige Pollutionen in der Nacht. Schmerz in den Hoden, wie gequetscht. Ziehen längs der Samenstränge bis in die Hoden.

Neuralgien.

Bewegungsorgane: In allen Muskeln und Gelenken bohrende, ziehende, reißende und spannende Schmerzen. Zerschlagenheitsschmerz. Lähmungsgefühl und lähmungsartige Schwäche in den Gliedern, wie nach einer Anstrengung.

Wärmeregulierung: Frieren und Frösteln bei Tag oder bei Nacht. Hitzegefühl mit Schweiß. Hektisches Fieber von 11 bis 12 oder 13 Uhr.

Dosierung

D 6 bis zu hohen Potenzen.

Beispiel

Orchitis unbestimmter Natur mit eiternder Hautfistel

P. M., 33 Jahre, kam zu uns am 26. 5. 1956 wegen einer Hodenerkrankung.
Seit einiger Zeit fühlte er sich müde, und am 30. 4. 1956 empfand er ziemlich heftige Schmerzen am linken Hoden. Sehr beunruhigt, konsultiert er seinen Arzt, der an Genitaltuberkulose glaubt. Man verschreibt ihm antibiotische Mittel und eine Salbe, aber trotzdem bleibt der Hoden dick und empfindlich. Bald stellt sich eine Eiterung ein, und durch eine Fistel in der Haut entleert sich ein eitriger, weißer, dicker, geruchloser Ausfluß. Er soll anfangs 5 kg abgenommen, dann aber wieder 3 kg aufgeholt haben. Fühlt sich müde, hat keinen Appetit, ist niedergeschlagen und befürchtet Krebs. Er konsultierte uns, da ihn sein Arzt an einen Chirurgen verwiesen hat. Dieser rät ihm, sich sofort in eine Klinik zu begeben, um sich operieren zu lassen. Der Patient weigert sich, und zwar nicht ohne Grund, denn er ist Krankenkassenkontrolleur.
In seiner Vorgeschichte ist zu bemerken, daß ihm in seinem 11. Lebensjahr der Blinddarm entfernt wurde und daß er im letzten Winter Bronchitis hatte. Er hat einen Bruder und eine Schwester, die beide gesund sind. Seine Mutter ist mit 52 Jahren an einem Darmkrebs, sein Vater an einem Kehlkopfkrebs gestorben. Er selbst ist starker Raucher. Daraus erklärt sich seine Furcht vor Krebs.
Die klinische Untersuchung ergibt, daß es sich um einen mageren Mann handelt, verbittert und mit einem übelriechendem Atem. Er beklagt sich über Halsschmerzen und empfindet oft das Bedürfnis, sich zu räuspern. Der Appetit ist mäßig, die Zunge gelbbräunlich, die Leber dick und druckempfindlich. Herz und Lunge sind normal. Blutdruck 140/90 mm Hg.
Behandlung: *Argentum metallicum* D 6; jeden Tag i. m.
Er kommt nach 1 Monat wieder. Erfreulicherweise hat sich die Fistel geschlossen und der Ausfluß vollständig aufgehört, und das Allgemeinbefinden des Patienten hat sich offensichtlich gebessert.
Eine Behandlung mit *Selen* C 5 und *Acidum fluor.* C 5 läßt die erreichten Resultate sich festigen.
Zusammenfassend: Der 33jährige Patient zeigt eine Orchitis unbestimmter Natur mit eiternder Hautfistel. Heilung in 1 Monat mit *Argentum* D 6 i. m.
Verfasser: O. A. JULIAN, Pathologische und klinische Untersuchung des Argentum metallicum (Zschr. klass. Homöop. V [1961]-4: 170).

Argentum nitricum

Wirkung

Der Hauptangriffspunkt des **salpetersauren Silbers** ist auf das gesamte Nervensystem, das zentrale wie das vegetative, gerichtet. Alle geistigen Funktionen befinden sich in einem Zustand von Depression und Schwäche: Schwindel, Gedächtnisschwäche, Unfähigkeit zu denken und Zittern. Eine nervöse Unruhe und Angst vor dem, was ihm bevorsteht, beherrscht den Prüfer. Dieser Zustand hat Argentum nitricum einen großen Ruf eingebracht bei jeder Art von Erwartungsangst, zum Beispiel bei Prüfungskandidaten, bei Schauspielern und Rednern vor dem Auftreten, wenn diese von Herzklopfen oder nervösen Durchfällen überfallen werden. HAHNEMANN hat als klinisches Symptom beobachtet: Ängstlichkeit, die zum Geschwindgehen zwingt. Geistige Anspannung und Anstrengung verschlimmern stets die Beschwerden. Benommenheit des Kopfes und Schwindel sind eine häufige Erscheinung im Argentum-nitricum-Fall.

Die Affinität zum Zentralnervensystem ließ sich auch im Tierversuch feststellen. Bei Verwendung von Silberpräparaten, die durch die Eiweißsubstanz des Blutes nicht gefällt werden, trat eine vorübergehende Parese der hinteren Extremitäten auf. Die Vorderhornzellen des Rückenmarks schrumpften, Blutungen intra- und extradural. Auftreten von Vakuolen im Plasma der Ganglienzellen und perivaskuläre Infiltrate wurden gefunden. Gegen **Tabes** hat das salpetersaure Silber lange Zeit eine wichtige Rolle gespielt, wobei man jedoch geltend machen muß, daß durch die Salzsäure des Magens und den Eiweißgehalt der Nahrung höchstens Spuren von Silber zur Resorption kommen konnten. In der Homöopathie ist es auch gegen Multiple Sklerose gelegentlich in „ähnlich" gelagerten Fällen zur Verwendung gekommen. Bei Tierversuchen wurde eine krampfhafte Atmung, ja Zwerchfellähmung mit Atemstillstand hervorgerufen infolge Lähmung des Atemzentrums. Dies hat dazu geführt, Argentum nitricum immer wieder bei Lähmungen aller Art zu versuchen, sowohl bei postdiphtherischen Lähmungen wie bei organischen Krankheiten des Nervensystems. Bei freiwilligen und unfreiwilligen Prüfungen haben sich epilepsieähnliche Zustände ergeben, auf Grund derer man bei therapeutischem Einsatz zu einer günstigen Beurteilung gekommen ist. Bei jugendlichen Epileptikern konnte ich selbst verschiedene Male völliges und dauerndes Ausbleiben der Anfälle erreichen, führend waren Schwindelanfälle, aber auch ohne daß aus der Art der Anfälle eine Abgrenzung gegenüber anderen Mitteln vorzunehmen ist, kann es hilfreich sein.

In zweiter Linie steht der starke Einfluß auf sämtliche **Schleimhäute des Körpers,** worin das salpetersaure Salz das metallische Silber deutlich überragt. Typisch ist hierbei ein Gefühl wie von scharfen Splittern in diesen Schleimhäuten, die Absonderung hat dickschleimigen Charakter, und sie ist oft blutig. Geschwüre am Magen, auch Karzinome am Kehlkopf, Magen und Uterus unterliegen nicht selten dem Einfluß des Argentum nitricum, letztere jedoch nur in palliativer Hinsicht.
Der übergeordnete Einfluß der zentral-nervösen Zentren verbindet sich mit den lokalen Symptomen und gibt diesen zum Teil erst ihr besonders und charakteristisches Gepräge. So macht sich geistige Anstrengung, Erwartungsangst und die gedankliche Beschäftigung mit den Beschwerden nachteilig bemerkbar. Besonders zeigt sich dies an den Herzbeschwerden wie an den Magendarmsymptomen.

Am Magen-Darm-Kanal unterliegen dem salpetersauren Silber einerseits nervös gesteuerte Durchfälle, die beispielsweise vor dem Antritt einer Reise oder vor einem öffentlichen Auftreten, also in Erwartung eines Ereignisses, einzutreten pflegen, während wir für ähnliche Folgen nach einem aufregenden Ereignis *Gelsemium* zu verordnen pflegen. Andererseits haben wir im Silber eines unserer wertvollsten Arzneimittel für geschwürige Veränderungen am Magen und Zwölffingerdarm vor uns. Zu den charakteristischen Beschwerden von seiten dieser Erkrankungen gehören Schmerzen, die nach allen Seiten, zum Beispiel nach oben oder nach hinten, ausstrahlen können, weiterhin viel Aufstoßen, das mitunter mit lautem Knall hervorstößt, dazu auch reichliche Blähungen. Auch der Leerschmerz ist für Argentum ni-

tricum kein fremdes Symptom. Zu beachten ist ferner die Unverträglichkeit von Süßigkeiten, obwohl ein großes Verlangen danach besteht; ein sehr oft bewährtes Symptom. Die Besserung durch Druck wirkt sich hier so aus, daß der Kranke sich auf den Bauch legt und womöglich noch die Fäuste unterschiebt.
An den Atmungsorganen kann Argentum nitricum für chronische Retronasalkatarrhe, für Nasennebenhöhlenkatarrhe und für Kehlkopfkatarrhe bei Rednern und Sängern in Frage kommen. Darüber hinaus wird auch eine palliative Wirkung bei Kehlkopfkrebs angegeben; auch bei Kehlkopftuberkulose ist es offenbar nicht ohne Wirkung. Bei Bronchialasthma soll es bei starkem Verlangen nach frischer Luft und Besserung durch Umhergehen in die Wahl kommen.

An den **Harnorganen** hat sich ein Splitterschmerz in der Harnröhre und ein Brennen mit einem Gefühl der Schwellung derselben ergeben. Der Urin war teilweise übelriechend und blaß, später auch konzentriert und setzt einen hellroten Niederschlag ab. Die Neigung zu Katarrhen der Schleimhäute mit Neigung zu Geschwürbildung, die sich überall zu erkennen gibt, hat zur therapeutischen Verwendung bei **Endometritis** mit **Zervixerosionen** und wundmachendem Ausfluß geführt. Nach Untersuchung und nach Koitus erfolgt eine Blutung aus den ulzerierten Schleimhäuten.
Allgemein wird ein stärkeres Hervortreten der Symptome auf der linken Körperseite angegeben. Diese Seitenbeziehung geht jedoch nicht deutlich aus der Arzneimittelprüfung hervor. Durch den starken Einfluß auf die nervöse Herzregulation wird diese Betonung jedoch verständlich, soweit die Beschwerden unmittelbar oder auch mittelbar mit dem Herzen zusammenhängen. Da man sich nun gewöhnt hat, linksseitige Argentum-Fälle mit Argentum nitricum zu behandeln, wählte man für rechtsseitige Fälle meist *Argentum metallicum.* Daraus ist offenbar die Ansicht entsprungen, *Argentum metallicum* eine Rechtsbetonung zuzuschreiben, was meines Erachtens nicht zutrifft.
Die nervösen Sensationen führen an verschiedenen Körperteilen zu der Empfindung, als ob dieselben vergrößert seien, besonders am Kopf und Gesicht wurde dies beobachtet. Diese Modalität ist oft schon zu einem Hinweis auf die Wahl von Argentum nitricum geworden.

Die Besserung durch Druck und Festbinden weisen auf eine Beteiligung des Kapillarsystems hin. Aufenthalt im Freien unter mäßiger Bewegung bessert durch Anregung die Funktion der Kapillaren. Auch das Herzklopfen wird dadurch beruhigt, während die gedankliche Beschäftigung mit den Herzbeschwerden verschlimmert. Nervöse Herzbeschwerden mit Angst, die unter dem Einfluß psychischer Einwirkung stehen, mit Magenbeschwerden verbunden sind (Blähsucht usw.) und sich bei Linksliegen (Druck) bessern, sind oft Gegenstand erfolgreicher Behandlung mit Argentum nitricum.
Eine auffallende Ähnlichkeit besteht zu *Conium maculatum* in bezug auf die Nerven- und Schleimhautsymptome, ja auch auf den Stoffwechsel (siehe unter *Conium).*
Enge Beziehungen zum endokrinen System sind nicht gesichert. Doch ist die Vermu-

tung nicht von der Hand zu weisen, daß bei dem gesteigerten Verbrennungsprozeß die Schilddrüse und noch mehr die Hypophyse (vielleicht auf dem Wege über das Zwischenhirn) beteiligt sein könnte. Ganz allgemein besitzen die Edelmetalle eine Beziehung zu Hypophyse und Zwischenhirn („Neurophyse").
Die bakteriostatische Kraft von *Argentum nitricum* wird heute noch in der anthroposophischen Medizin genützt.

Typus

Der Typus des Argentum-nitricum-Patienten ist gekennzeichnet durch nervöse Überreizung, die einhergeht mit Schwindel, Mangel an Konzentration und Gedächtnisschwäche. Er leidet unter ängstlichen Vorstellungen und fürchtet, daß seine Bemühungen mißlingen werden. Wenn Menschen vor einer anzutretenden Reise, vor einem Examen, vor einem öffentlichen Auftreten sich in Angst hineinsteigern und dabei unter Zittern, Herzklopfen und unter Durchfall leiden, so ist an Argentum nitricum zu denken.
Geistig überanstrengte Menschen, die durch ihre Pflicht sich gehetzt fühlen, über Unzuverlässigkeit des Gedächtnisses, Kopfschmerzen und Herzklopfen klagen.
Die Kopfschmerzen sind häufig mit dem Gefühl der Vergrößerung des Kopfes verbunden, sie bessern sich durch Druck und kräftiges Binden und besonders auch durch Aufenthalt an der frischen Luft. Sie stehen oft in Zusammenhang mit Entzündung der Nasennebenhöhlen. Im Hals tritt beim Schlucken die Empfindung eines Splitters auf. An den Verdauungsorganen sticht die Blähsucht mit viel Aufstoßen und lautem Rumpeln im Bauch hervor. Es besteht ein großes Verlangen nach Zucker, der aber die Magen- und Darmbeschwerden verschlimmert. Auch im Bauch bessert äußerer Druck die Beschwerden. Die Magenschmerzen strahlen nach oben, hinten oder unten aus. Die Herzbeschwerden sind nervöser Natur, sie sind stark abhängig von seelischer Erregung, besonders von Angst. Merkwürdigerweise bessern sie sich bei linker Seitenlage.
Wie die übrigen Schleimhäute, so sind auch die Schleimhäute der Geschlechtsorgane betroffen. Es wird ein wundmachender, scharfer Fluor bei Frauen beobachtet. Bei genitaler Untersuchung oder Koitus tritt Blutabgang auf, ein Hinweis auf den ulzerösen Zustand der Schleimhäute. In der Harnröhre begegnen wir wieder dem Splittergefühl, das schon im Hals erwähnt wurde.
Bei der grauen und erdfahlen Gesichtsfarbe und der fortschreitenden Abmagerung ergibt sich das Gesamtbild nervöser und somatischer Entkräftung, die in Beziehung steht zu chronischer Entzündung der Schleimhäute in den Atmungsorganen, dem Verdauungskanal oder den Harn- und Geschlechtsorganen.

Arzneimittelbild

Leitsymptome: *Nervöse Symptome, wie Schwindel, Schwinden der Gedanken, Gedächtnisschwäche, Unbesinnlichkeit, Zittern der Glieder, Schwäche mit hastigem Wesen.*

Unter den Gemütssymptomen steht das angstvolle Wesen im Vordergrund.
Gefühl des Vergrößertseins an verschiedenen Körperteilen, wie Kopf, Bauch, ⊙ Ovarium.
Herzklopfen mit Unruhe und Angst. ⊙ Kann nicht rechts liegen, besser bei Linksliegen (da Druck bessert).
Erdfahles, gealtertes Aussehen.
Schleimhautabsonderung reichlich, dickeitrig, auch blutig.
Splitterschmerzen in den entzündeten Schleimhäuten.
Magenschmerzen mit sehr reichlichem Aufstoßen und ⊙ Schmerzen, die nach allen Seiten ausstrahlen.
Sehr reichliche Blähungen, Meteorismus. Lautes Rumpeln und Kollern im Bauch.
Verlangen nach Süßigkeiten, die aber Beschwerden machen.
Verschlimmerung durch geistige Anstrengung.
Verschlimmerung durch Angst vor bevorstehenden Ereignissen (zum Beispiel Durchfall), infolge von Aufregungen, ⊙ besonders durch Schreck.
Verschlimmerung nachts und morgens.
Verschlimmerung durch Wärme, Besserung durch Abkühlung, Kaltwaschen. Verschlimmerung durch Drandenken (Herzbeschwerden).
Besserung durch Druck zum Beispiel Kopfweh, Magenschmerzen und Herzbeschwerden.
Besserung im Freien, ⊙ durch linke Seitenlage (Herzklopfen).

Allgemeines: Fortschreitende Abmagerung. Gesicht erdfahl und alt aussehend, auch bläulich-zyanotisch. Fühlt sich so geschwächt, daß sie kaum durch das Zimmer gehen kann, dabei über starke Steifigkeit in den Waden klagend.
Schwäche und Zittern wie nach einer großen Anstrengung.

Lampenfieber.

Geist- und Gemüt: Ängstlich und reizbar, begleitet von großer nervöser Unruhe, Schwäche und Zittrigkeit morgens nach dem Aufstehen. ⊙ Angst, die zum Schnellgehen veranlaßt. Er unternimmt nichts, aus Angst, es könnte mißlingen. Angst, als ob etwas Schlimmes eintreten könnte. ⊙ Die Zeit vergeht zu langsam, ⊙ fühlt sich gehetzt, möchte schon mit seiner Arbeit fertig sein, wenn er sie beginnt. Hypochondrische Schweigsamkeit. Trübsinn, Apathie mit zittriger Schwäche.
Schwäche des Gedächtnisses, unfähig, zusammenhängend zu denken, verspricht sich. Findet es ungemein schwer, einen Gedanken aufzufassen.

Schlaf: Schlaflosigkeit; unruhiger, traumreicher Schlaf, muß sich immer herumwerfen. Schlafsucht.

Nervöse Erschöpfung. Tabes, Arteriosklerose. Paralysis progressiva. „Hochhausschwindel".

Epilepsie.

Kopf: Schwindel mit Benommenheit des Kopfes und mit Schwinden der Gedanken. Zittern und Taumeln, verspricht sich leicht und stottert. Schwindel, als würde sie im Kreis gedreht. Unsicherer Gang im Dunkeln. Schwindel beim Abwärtssehen. ⊙ Schwanken beim Gehen; kann trotz aller Mühe die Richtung nicht halten, ohne Schwindelgefühl (eigene Beobachtung). Anfall von völligem Verlust des Bewußtseins mit absoluter Empfindungslosigkeit, konvulsivischen Bewegungen der oberen Glieder und des Gesichts, Trismus, Augäpfel starr nach oben gerichtet, Pupillen erweitert und unempfindlich.

Migräne. Kopf- und Gesichtsneuralgie.

Schmerzen in allen Teilen des Kopfes. Bohren und Klopfen in der linken Eminentia frontalis. Rasende Schmerzen in der rechten Stirnseite und in der rechten Gehirnhälfte, plötzlich kommend und wieder verschwindend, häufig wiederkehrend.
Kopfschmerz mit dem Gefühl der Ausdehnung, mit Hitzegefühl und mit Schwindel, besser durch Festbinden, schlimmer durch geistige Anstrengung, durch scharfe Gerüche. ⊙ Anfälle von Kopfschmerzen, die mit der Sonne steigen und fallen.

Bindehaut- und Hornhautentzündung, auch Tripper und Trachom.

Augen: Augenbindehaut stark gerötet, Winkel dunkelrot, Caruncula geschwollen. Kalt waschen bessert. Absonderung mild, gelbeitrig. Graue Punkte und schlangenartige Figuren bewegen sich vor den Augen.

Gesicht: Elend und verfallen aussehend, graue Gesichtsfarbe.

Nervöser Magen- und Darmkatarrh, Gastritis, Magengeschwür. Magenkrebs.

Verdauungsorgane: Zahnfleisch blutet leicht und schmerzt bei Kälte. Zungenspitze rot und schmerzhaft, Papillen herausragend. Im Schlund Gefühl eines Splitters.
Heftiges Verlangen nach Zucker, ⊙ der ihm aber nicht gut bekommt. Auftreibung und Blähsucht wie zum Platzen; reichliches Aufstoßen und Blähsucht mit Angstgefühl begleitet die meisten Verdauungsstörungen. Ebenso ist der Zwang zum

Gähnen bemerkenswert. Magenschmerzen, drückend und brennend, ⊙ nach allen Seiten ausstrahlend. Bauch stark aufgetrieben, mit Abgang von vielen Blähungen. Magenschmerzen mit großem Hunger, die sich durch Essen beheben. ⊙ Besserung der Magenschmerzen durch Druck, der Kranke legt sich daher auf den Bauch mit untergeschobenen Fäusten.

Darmkatarrh mit nervösen Symptomen.

Durchfall grün, schleimig, scharf, wäßrig, mit vielen übelriechenden Blähungen, nach Süßigkeiten. ⊙ Durchfall bei allen Aufregungen oder in der Erwartung bevorstehender Ereignisse, Lampenfieber.

Chron. Rhinitis. Chron. Rachen- und **Kehlkopfkatarrh** bei Rednern und Sängern. Kehlkopftuberkulose.

Atmungsorgane: Schleimig-eitriger Schnupfen, Nase verstopft, besonders im warmen Raum. Nasenbluten. Chronische Heiserkeit mit Kitzelhusten. Zäpfchen und Gaumen dunkelrot. Husten mit dickem zähem Auswurf. Atemnot.

Nervöse Herzbeschwerden.

Herz: Herzklopfen schlimmer bei Anstrengung und seelischer Erregung. Unregelmäßiges Herzklopfen, besser bei Umherbewegen, besser in freier Luft. Die Unregelmäßigkeit der Herztätigkeit wird schlimmer beim Drandenken. ⊙ Herzklopfen bei rechter Seitenlage, besser bei Linksliegen (Druck).

Blasenkatarrh. Nierensteinkolik Gonorrhö, Urethritis.

Harnorgane: ⊙ Akute Schmerzen längs der Harnleiter und in der Nierengegend.
Brennen in der Harnröhre, während und nach dem Harnlassen. Gefühl eines Splitters, Brennen und Gefühl der Schwellung der Harnröhre.

Geschlechtsorgane: Männer: Geschwüre an der Vorhaut. Vergrößerung und Härte des Hodens. Heftige Schmerzen in den Samensträngen. Das geschlechtliche Verlangen bleibt aus, die Geschlechtsorgane sind geschrumpft.
Frauen: Menses verstärkt. Gebärmutterblutungen. Beim Verkehr Schmerzen, nach demselben Blutung. ⊙ Vergrößerungsgefühl des Eierstocks. ⊙ Ausfluß scharf, blutig, fleischwasserähnlich.

Neuralgie, Neuritis. Lähmung z. B. nach Diphtherie. Tabische Krisen.

Stamm und Glieder: Taubheitsgefühl und rheumatoide Schmerzen in den Gliedern, im Rücken und der Lendengegend.
Zittern der Glieder.
Äußerste Schwäche und Schweregefühl in den Unterschenkeln wie nach einem langen Marsch, so daß man kaum gehen kann. Steifigkeit der Unterschenkel, nächtliche Wadenkrämpfe.
Choreaartige, krampfhafte Bewegungen der Arme und Beine.
Lähmungen der Glieder. ⊙ Lanzinierende Schmerzen.

Dosierung

Niedrige Potenzen sind nicht haltbar und müssen jeweils frisch hergestellt werden. Die flüssigen Potenzen werden bis D 6 mit Aqua destillata hergestellt und werden in braunem Glas abgegeben. Für Schleimhautprozesse wird meist D 3 bis D 12 verwandt, für Nervenleiden mittlere Potenzen. Die leichte Zersetzlichkeit und Ausfällbarkeit der niederen Potenzen muß man natürlich auch auf den Schleimhäuten des Mundes (NaCl) annehmen. Es ist daher besser, man wählt Verdünnungen von D 8 an aufwärts, deren Heilkraft auch bei organischen Leiden, wie Karzinom und Magengeschwür, ebenso zuverlässig ist wie die zersetzlichen tiefen Potenzen. Hohe Potenzen haben sich mir gleichfalls gut bewährt.

Vergleichsmittel

Schwindel mit Eingenommenheit des Kopfes und Schwindel: *Conium.*
Zeit vergeht zu langsam: *Alumina, Ambra, Medorrhinum.*
Hastigkeit: *Acidum sulfuricum, Alumina, Ambra, Apis, Lachesis, Lilium tigrinum, Medorrhinum, Natrium muriaticum, Jodum, Hedera helix.*
Vergrößerungsgefühl: *Apis, Aranea diadema* und *ixobola, Baptisia, Bovista, Gelsemium, Glonoinum, Nux moschata, Opium, Paris.*
Kopfschmerzen steigend und fallend mit der Sonne: *Gelsemium, Glonoinum, Kalmia, Natrium muriaticum, Staphisagria, Spigelia, Stannum.*
Linksseitigkeit: *Cedron, Cimicifuga, Lachesis, Spigelia, Thuja, Theridion, Calcium fluoratum, Hedera, Bromum.*
Splitterschmerz: *Hepar sulfuris.*
Verlangen nach Zucker mit Verschlimmerung dadurch: *Magnesium carbonicum* und *muriaticum, Lycopodium, Sulfur.*
Magenschmerzen besser durch Essen: *Graphites, Hedera, Ignatia, Jodum, Bromum, Anacardium.*
Herzklopfen schlimmer durch Aufregung, durch Angst: *Aconitum, Ambra, Arsenicum album, Coffea, Gelsemium, Jodum, Phosphorus, Tabacum, Veratrum album, Hedera.*

Herzbeschwerden schlimmer durch Drandenken: *Acidum oxalicum, Ambra, Calcium phosphoricum.*
Herzklopfen besser durch Umhergehen: *Gelsemium, Mandragora.*
Lähmungen: *Causticum, Aranea ixobola, Zincum.*
Im Gegensatz zu Argentum nitricum hat *Spigelia:* Kann nur auf der rechten Seite liegen.
Lampenfieber, Examensangst: *Strophantus* (Herzklopfen).

Beispiel

Pseudoangina

A. Stiegele schreibt (Homöop. Arzneimittellehre S. 275):
Die psychoneurotrope Beziehung des Höllensteins zum Schreckmotiv läßt sich immer wieder nachweisen. Besonders eindrucksvoll war sie mit einer Art Pseudoangina, wie ich das Vorkommnis nennen möchte, die mir seit Jahrzehnten immer wieder begegnet. Den ersten Fall erlebte ich als junger Arzt.
Eine Frau in mittleren Jahren – immer handelte es sich um solche – ließ mich einmal nachts zu einer schweren Herzschwäche rufen, sie zitterte am ganzen Körper, warf sich unruhig hin und her, klagte über Herzklopfen und Bangigkeit, großes Angstgefühl. Nach einigen Stunden war der Anfall abgelaufen. Einige Wochen später wurde ich wieder zu einem nächtlichen Anfall gerufen, die mir bald nosologisch harmlos erschienen, aber doch durch ihre stete Wiederkehr für Kranke und Arzt sehr belästigend waren. Therapeutisch war ich ziemlich ratlos und konnte nur im Falle des Falles beruhigend die Anfälle wesentlich abkürzen, aber die Wiederkehr nicht verhindern, durch keines der angewandten homöopathischen Mittel. Was mich schließlich auf die richtige therapeutische Spur führte, war das heftige Zittern, so daß das ganze Bett wackelte; die Kranke selbst und die Umgebung bezeichneten es als „Schüttelfrost", wovon keine Rede sein konnte. Ich gab nun der Patientin für die Zeit des freien Intervalls Argentum nitricum D 6. Die Anfälle kamen nicht wieder.
Der Veterinär Dr. Wolter empfiehlt *Argentum nitricum* bei Pferderennen. Die Pferde erhalten ½stündlich D 15, 15 Tropfen.

Aristolochia clematitis

Herkunft des Mittels

Aristolochia clematitis, Osterluzei (Fam. nat. Aristolochiaceae), ist im südlichen Europa heimisch, wächst jedoch auch in Süddeutschland in sonnigen Weinbergen, wo sie vermöge ihrer unter dem Boden fortwachsenden Rhizome den Charakter eines Unkrautes annimmt. Möglicherweise ist sie aus mittelalterlichen Arzneigärten der Klöster verwildert, denn sie wurde, wie der Name sagt, schon im Altertum als Heilpflanze bei der Geburt und im Wochenbett gebraucht, dann aber wieder völlig vergessen. Sie gilt als giftig und ruft nach Lewin Nierenschädigungen an den Harnkanälchen und Blutharnen hervor. Der Tod der Tiere erfolgt durch Atemstillstand. Das wirksame Prinzip sind mehrere Aristolochiasäuren, die sämtlich Hydroxy- und Methoxyderivate der 3,4-Methylendioxy-10-nitro-phenanthren-carbonsäure sind (Pailer et al.). In Südamerika werden mehrere Aristolochia-Arten als Heilmittel gegen Schlangenbiß gebraucht und genießen großen Ruf, wie Rüber berichtet. Verwendet wird die frische blühende Pflanze ohne Wurzel Ø.
Nach Gessner/Orz. (Die Gift- u. Arzneipflanzen v. Mitteleuropa. Heidelberg 1974) führt die Aristolochiasäure zu Menorrhagien und bei Schwangeren zu Abort, ferner zu einer schweren tubulären Nierenentzündung und Leberverfettung; auch besitzt sie zentrale Wirkung. Sie wurde als ausgesprochenes Kapillargift bezeichnet und ist eine Nitroverbindung. Zur Eigentümlichkeit der Nitroverbindungen gehört die Querschnittserweiterung der Kapillaren, auf welcher zum großen Teil die Heilwirkung beruhen dürfte. Wegen der Wirkung auf den Darm kann sie mit dem ebenfalls Stickstoff enthaltenden *Colchicin* verglichen werden. Auch bei parenteraler Zufuhr wurde die Darmwirkung festgestellt.

Arzneimittelprüfungen und Toxikologie

Verwendet wurde zur Arzneimittelprüfung des Verfassers das ganze Kraut einschließlich des Rhizoms im Frühjahr vor der Blüte. Der Prüfung wurden 18 Personen unterworfen, darunter 13 Frauen. Es kamen D 5, D 2 und bei einzelnen Prüfern noch die D 12 und die Tinktur zur Anwendung. Die Dauer der Prüfung erstreckte sich über 12 Wochen, ungerechnet die anschließende Nachbeobachtung.
Nach neueren Untersuchungen durch W. PILARCZYK: Planta med. 6 [1958]: 258 und 7 [1959]: 73 wurde außerdem Allantoin, Cholin und eine antibiotische Substanz festgestellt. Allantoin bewirkt eine starke Anregung des Regenerationsgewebes mit maximaler Vermehrung der Strombahnen. Es findet sich in *Symphytum officinale* in wirkungsvollen Mengen. *Cholin,* das in allen Teilen der Pflanze vorkommt, hat bei äußerlicher Anwendung eine durchblutungsfördernde und entzündungswidrige Wirkung auf die äußere Hautbedeckung.
Bei der von PILARCYK als antibiotisch bezeichneten Substanz dürfte es sich um die von MÖSE (Planta medica 11 (1963): 3 isolierte Aristolochiasäure handeln, welche nach diesem Autor eine Steigerung der Phagozythoseaktivität fast auf das Doppelte erzeugt. Es handelt sich also nicht um einen direkten Angriff auf den bakteriellen Erreger im Sinne eines Antibiotikums, sondern um eine Stimulierung des Mesenchyms, welche sich in der genannten Steigerung der Leistung der Phagozythen (granulierte Leukozyten) feststellen läßt. Nach MÖSE liegt nicht eine unspezifische Reiztherapie, sondern eine ganz spezifisch auf die Leukozyten gerichtete Wirkung mit der Folge einer Steigerung der Phagozythose vor. Von ORZECHOWSKI wurde bei Tierversuchen die Steigerung der Phagozythose durch die Aristolochiasäure bei Infektionen mit Staphylococcus aureus und Mischinfektionen bestätigt. Interessant ist, daß nach MÖSE die Aristolochiasäure die Schädigung der Phagozythosenaktivität infolge von Chloramphenicol auszugleichen vermag.
Ob die Stimulierung des weiblichen Hormonsystems durch die Aristolochiasäure bedingt ist, ist bis jetzt nicht beobachtet worden.

Hauptrichtung

Nach der Arzneimittelprüfung am Gesunden, wie sie nach den Regeln der Homöopathie vom Verfasser* vorgenommen wurde, liegt die **Hauptrichtung** in einer intensiven Beeinflussung der Nieren und Harnwege mit ausgesprochenem Harndrang und häufigem Harnen. Parallel dieser Reizung der Harnwege geht, wie man dies auch bei anderen harntreibenden Drogen beobachtet, eine starke Anregung der ovariellen Funktion, welche sich bei dem einen Teil der Prüferinnen durch emmenagoge Wirkung, beim anderen Teil in einer Abschwächung der Regel zu erkennen gibt. Ob diese Beeinflussung der Eierstöcke direkt oder auf dem Wege über die Hypophyse erfolgt, ist noch nicht entschieden. Da aber ein ausgesprochenes Schwächegefühl und ein heftiges, durch äußere Wärme kaum zu beeinflussendes Frieren, zugleich mit einem

* MEZGER, Dtsch. Zschr. Homöop. 1939: 333 – Hippokrates 1943: 403

Heißhunger, mit den genannten Regelstörungen verbunden ist, liegt die Vermutung nahe, daß es sich hier um einen durch eine Hypophysenstörung bedingten hypoglykämischen Zustand handeln könnte und daß also die Regelstörungen ebenfalls einer Reizung der Hypophyse ihre Entstehung verdanken. Diese **Organotropie zu den weiblichen Geschlechtsorganen** hat ihre klinische Bestätigung bei sekundärer Amenorrhö, bei Oligomenorrhö und Hypomenorrhö, bei verspäteter Menarche, bei den Störungen der Wechseljahre, bei klimakterischen Arthropathien, bei Beschwerden der Schwangerschaft und zur Erzielung eines normalen Verlaufs der Geburt gefunden. Man kann sehr wohl die Hormonbehandlung des weiblichen Organismus in nicht wenigen Fällen durch Aristolochia-Verordnung ersetzen, und es hat sich die Behandlung mit Aristolochia wegen ihrer Einfachheit der Hormonbehandlung manchmal überlegen gezeigt, selbst in solchen Fällen, wo man nur mit sehr hohen Hormondosen zum Erfolg kommen konnte. Wenn sich bei jungen Mädchen die Menarche einige Jahre verspätet, kenne ich kein geeigneteres Mittel als die Aristolochia. Wenn Frauen auf der Höhe der Geschlechtsreife nach Geburten oder dergleichen ihre Regel verlieren, befriedigt die Verwendung dieser Heilpflanze sehr. Sie ist auch angezeigt bei Flucht und Lageramenorrhö. Bei klimakterischen Frauen wird durch ihren Gebrauch das Ausbleiben der Regel oft um Jahre hinausgezogen. Sie ist also bei verfrühtem Eintritt der Wechseljahre zu empfehlen.

Bei Fällen von sekundärer Amenorrhö wird dann nicht nur der monatliche Zyklus wiederhergestellt, sondern es tritt leicht eine Empfängnis ein. Verschiedene Male sah ich eine mehrjährige Sterilität damit weichen.

Bei Tieren können in der Behandlung der Sterilität sehr gute Erfahrungen berichtet werden. Beim Nichtrindern, der Anaphrodisia der Jungrinder, kam es bei 81 % meist schon nach 7 Tagen zum Eintritt der Brunst und bei einem großen Teil derselben zur Empfängnis durch Aristolochia D 1. Bei älteren Tieren war eine Vorbehandlung mit *Pulsatilla* oder *Sepia* erforderlich, um die Brunst herbeizuführen. Die Ovulation (und die Empfängnis) ergab sich dann aber mit anschließender Behandlung mit Aristolochia D 4. Zuerst also Herstellung der Reaktionsbereitschaft mit einem Typenmittel (*Pulsatilla* oder *Sepia*), dann Herbeiführung der Ovulation mit Aristolochia (WOLTER: Allg. homöop. Ztg. 1954, 8: 237).

Eine wertvolle Indikation für die Aristolochia ist in der Behandlung von **klimakterisch bedingten Arthropathien** der Kniegelenke zu sehen. Neben *Sepia* ist hier die Osterluzei wohl zu beachten. Man kann neben dem innerlichen Gebrauch auch noch die Salbe anwenden.

Während der Schwangerschaft ist die Verwendung bei Krampfadern bewährt. Zur Vorbereitung eines guten Geburtsverlaufes kann man bei der Dynamik des Mittels und den geschilderten hormonalen Beziehungen gute Wirkung erwarten. Sie kann in gleicher Weise wie *Pulsatilla* angewendet werden.

Bei Gelenkentzündung der Finger und des Handgelenkes mit Sehnenscheidenentzündung der Hohlhand, die sich nach der **Gonorrhö** bei einem 40jährigen Sportlehrer ausgebildet hatte, und der dadurch von dauernder Berufsunfähigkeit ernstlich bedroht war, konnte ich mit der Aristolochia-Salbe einen vollen Erfolg erzielen, nachdem die vorausgegangene Behandlung mit Ameisensäure-Injektionen erfolglos geblieben war. Die Hände wurden wieder völlig beweglich und schmerzfrei. – Bei einer gonorrhoischen Arthritis des Kniegelenks mit bereits eingetretener Versteifung konnte ebenfalls mit dieser Salbe wieder eine teilweise Beweglichkeit erzielt werden.

Bei **Magen-Darm-Katarrhen** scheint Aristolochia eine gute Verwendungsfähigkeit zu besitzen. Dabei liegt eine verstärkte Affinität zum Kolon vor. Beim Durchfall wird viel Tenesmus beobachtet, der auch nach Absetzen des Stuhls nicht aufhört und ein Gefühl hinterläßt, als ob der Darm nicht leer sei und noch etwas nachkomme, was auch meistens der Fall ist. Ähnlichkeit zu *Mercur* ist nicht zu verkennen. Mehrere gute Ergebnisse stehen mir hier zur Verfügung. Eine klare Affinität zu Dickdarm und Mastdarm fällt in die Augen (vergleiche auch *Colchicum*).

An den männlichen Geschlechtsorganen hat die Aristolochia bisher Hilfe gebracht bei chronischer Nebenhodenentzündung und bei Prostatitis; führend war hierbei eine Empfindlichkeit in diesen Organen gegen Kälteeinflüsse. Eine gewisse Affinität zu gonorrhoischen Erkrankungen scheint vorzuliegen. Diese zeigte sich mir nicht nur bei den entsprechenden Erkrankungen der Geschlechtsorgane, sondern auch bei gonorrhoischer Kniegelenksentzündung und bei Sehnenscheidenentzündung der Hohlhand auf dieser Grundlage. Bei chronischer Prostatitis, Entzündung der Samenbläschen und der Nebenhoden, sei es auf spezifischer oder unspezifischer Grundlage, gehört die Aristolochia zu den wertvollsten Heilmitteln.

Von seiten der Harnorgane konnte die eitrige Zystitis und Pyelitis geheilt werden, wobei nicht selten eine deutliche Erstverschlimmerung in die Augen sprang. Besonders habe ich aber die Osterluzei schätzen gelernt bei Reizblasen und Restzystitis, wie sie bei unseren Soldaten als Kältefolgen im Rußlandfeldzug entstanden und ihre Träger durch den fortwährenden Harndrang und die nächtliche Schlafunterbrechung außerordentlich belästigen konnten. Hier möchte ich der Aristolochia vor anderen Mitteln den Vorzug geben. Soldaten, die bei Nacht $^1/_4$- bis $^1/_2$stündlich urinieren mußten, waren nach kurzer Zeit nur wenige Male dazu genötigt. Von diesen Reizblasen ist nur ein kleiner Schritt zur Enuresis, bei welcher sie tatsächlich auch in sonst resistenten Fällen öfters ihre Hilfe nicht versagt hat, besonders wenn eine Abhängigkeit von Kälte zu beobachten ist (vergleiche *Cantharis, Capsicum, Dulcamara*).

Bei der Prüfung haben einzelne Prüfer die schlechte Heilung kleiner unbedeutender Hautwunden beobachtet. Diese Beobachtung zusammen mit der in den alten Kräuterbüchern übermittelten Tradition als Wundheilmittel gab mir Veranlassung, diesen Faden weiter zu verfolgen. Dabei machte ich zunächst an mir selber und mir nahestehenden Personen die Wahrnehmung, daß Blasen an den Händen, wie sie durch strenge Handarbeit, zum Beispiel Umgraben im Garten, entstehen, oft über Nacht zur Resorption kamen und auf ein einmaliges Einreiben mit 10proz. Aristolochia-Salbe spurlos verschwanden, wenn diese frühzeitig zur Anwendung kam. Wunde Haut infolge Reitens wird durch nichts so schnell geheilt wie durch diese Salbe. Ein junger Artillerieoffizier, der wegen ungewöhnlich empfindlicher Haut sich ständig wund ritt, konnte bei Gebrauch dieser Salbe am nächsten Morgen immer unbehindert das Pferd besteigen. Er hatte dafür gesorgt, daß ihm während des Krieges diese Salbe nie ausging.

Ein überlegenes Mittel haben wir in dieser Salbe gegen infizierte Marschblasen, wenn diese zuvor sorgfältig mit der Schere abgetragen wurden; dabei erholt sich die schon im Zerfall scheinende Haut sehr rasch und die schon vorhandenen Geschwüre epithelisieren sich schnell. Neben diesen bei Soldaten in weitem Umfang gesammelten Erfahrungen sei ein Satz aus MATTHIOLUS aus dem Jahre 1586 erwähnt, der sich folgendermaßen ausspricht: „Die Roßärzte und Schmiede wissen diese Wurtzel wol zu brauchen, wenn die Pferde verwundet oder vom Sattel gedruckt sind, streuen sie diss Pulver ein, ist sehr gutt."

Offenbar sind es gerade diese Wunden durch Schürfen, Druck und Quetschung, überhaupt mechanische Überbeanspruchung der Haut, die sehr günstig auf Aristolochia ansprechen. Je mehr die sekundäre Infektion dabei in den Vordergrund tritt, um so eher sollen an Stelle der Salbe die Umschläge mit der verdünnten Tinktur oder dem verdünnten Extrakt treten.

Eine neuere Beobachtung, die ich voll bestätigen kann, sei von DIEHL und MOSER angeführt (Münch. med. Wschr. 1934, 13): „Chronische Geschwüre und Eiterungen an Händen und Füßen heilen in wenigen Tagen, wenn man die kranken Stellen täglich im Dekokt der Osterluzei badet. Ekzeme, Unterschenkelgeschwüre, Hautentzündungen (Dermatitiden), Wundsein (Intertrigo) und Hautjucken (Pruritus) sind ebenfalls dankbare Gebiete der Osterluzeibehandlung." Auch E. MEYER (Pflanzliche Therapie, 2. Aufl., I. Bd. Saulgau 1952. Karl F. Haug Verlag) empfiehlt aus eigener Erfahrung die Behandlung von Unterschenkelgeschwüren mit Ekzemen in der Umgebung mit einem Teeaufguß der Osterluzei in Form von Bädern und Umschlägen. Es kommt hierbei nicht zuletzt auf den richtigen Gebrauch der Aristolochia an. Bei Entzündungen, bei Phlegmonen, bei Geschwüren mit entzündetem Hofe ist die Anwendung als Tinktur, Extrakt oder Dekokt in stärkerer Verdünnung der Salbe weit überlegen. Man nimmt etwa 1 bis 2 Eßlöffel Extrakt auf $\frac{1}{2}$ l Wasser und macht damit Umschläge. Bei zahlreichen Zellgewebsentzündungen, wie sie in der Sprechstunde des praktischen Arztes vorkommen, hat sich mir diese Anwendung außerordentlich bewährt. Dagegen ist das Anwendungsgebiet der Aristolochia-Salbe bei allen Geschwüren zu sehen, gleichviel ob es sich um Überhäutung oder die Anregung der Granulationen handelt. Bei Unterschenkelgeschwüren ziehe ich jedoch ebenfalls Umschläge vor, solange der Kranke liegt. Nur während des Herumgehens ist die Salbe zweckmäßiger. Solange jedoch die Umgebung der Geschwüre ekzematös oder entzündlich gerötet ist, sind feuchte Umschläge unentbehrlich. Die Anwendungsform der feuchten Kammer mit Aristolochia-Lösungen ist bei Unterschenkelgeschwüren bewährt.

Bei frischen Wunden beugt die Aristolochia einer Infektion vor und regt die Heilung stark an. Seit einer Reihe von Jahren habe ich dies in der Sprechstunde ausprobiert, und ich wurde eigentlich nie enttäuscht. Schmerzhafte Quetschungen und Zerreißungen oder auch Verbrennungen verlieren nach kurzer Zeit ihren Schmerz, und eine rasche Heilung setzt ein. Die äußere Anwendung von Sulfonamiden habe ich völlig aufgegeben, nachdem ich diese schöne Wirkung gesehen und nachdem die Patienten die rasche Erleichterung angegeben haben. Um zu erproben, wie weit die Heilkraft der Aristolochia reicht, habe ich seit mehreren Jahren immer zuerst, wenn eine Salbe angezeigt war, die Aristolochia-Salbe verwendet und war mir dabei bewußt, daß ich auf eine Begrenzung der Heilwirkung stoßen müsse. Doch ich muß gestehen, es waren nur ganz vereinzelte Fälle, wo die Aristolochia nicht angebracht war und nicht befriedigt hätte.

Wie mir scheinen will, ist die Aristolochia nicht eines unter den mancherlei bewährten Wundkräutern, sondern kann eine führende Stelle beanspruchen, die sie vielleicht nur noch mit der *Arnica* teilen muß.

Bei Verbrennungen der Haut, alsbald aufgebracht, beugt die Aristolochia-Salbe der Entstehung von Brandblasen vor. Diese Wirkung ist sehr zuverlässig. Wenn bereits Blasen entstanden sind, heilt diese Salbe in kürzester Zeit unter Resorption des Serums. Auch Sonnenbrand wird damit verhütet, oder, wenn schon aufgetreten, schnell geheilt.

Nicht übergangen werden darf die Aristolochia in ihrer Beziehung zum venösen System. Als Ausfluß der durch Aristolochia bedingten venösen Stauung ist die Besserung der in der Prüfung beobachteten Gliederschmerzen durch Bewegung zu betrachten. Es wurden bei der Prüfung ferner beobachtet: Anschwellung der Unterschenkel und Spannen in schon vorhandenen Krampfadern vor der Regel mit Besserung dieser Schwellung bei Eintritt der Regel. Umgekehrt verlor eine ältere Prüferin, die an nicht unbedeutender Schwellung der Unterschenkel litt, diese durch die Prüfung (Heilwirkung). Diese heilsame Wirkung bei Krampfadern konnte einige Male, wenn auch nicht regelmäßig, bestätigt werden, besonders wenn die Patienten in den Wechseljahren standen, aber auch bei alten Frauen und bei Männern. Wenn es sich um Krampfadergeschwüre handelt, sollte die Aristolochia in die Wahl gezogen werden. Dabei sind Umschläge mit der stark verdünnten Tinktur oder Extrakt zu empfehlen.

An der Haut wurden in der Arzneimittelprüfung Pickel und Bläschen erzeugt, ferner ein heftig juckendes und brennendes Ekzem, zum Beispiel am Hals, an den Unterarmen, auf dem Haarkopf (mit Krustenbildung) sowie an den Schamlippen. Die klinische Bestätigung dieser Prüfungssymptome hat sich mir bei chronischen Ekzemen während der Wechseljahre und bei ovarieller Insuffizienz ergeben. Tiefe Verdünnungen sind wegen der Gefahr erheblicher Verschlimmerung hier zu meiden. Diese Indikationsstellung wurde von dermatologischer Seite durch Fonrobert laut mündlicher Mitteilung bestätigt. Bei der Akne junger Mädchen hat sich die Aristolochia sehr häufig bewährt; die hormonelle Situation wird damit sehr gut erfaßt; nur selten versagt sie, selbst in schweren Fällen.

Daß die Aristolochia auch bei nicht hormonal bedingten Ekzemen und Dermatitiden, wo Umschläge angebracht sind, von bester Wirkung sein kann, hat mir unter anderem ein schweres Ekzem der Hände bei einem Bäcker gezeigt. Derselbe hatte schon mehrere Monate seinem Beruf nicht nachkommen können und hatte die üblichen Behandlungen bei Fachärzten bereits hinter sich ohne befriedigendes Ergebnis. Der nässende Charakter legte die Anwendung von Borwasserumschlägen nahe. Da er auch diese schon gebraucht hatte, verwendeten wir ein Dekokt der Aristolochia als Handbäder und als Umschläge. Damit ging das Ekzem im Laufe einiger Wochen zurück. Zwischendurch versuchte ich immer wieder auf adstringierende Salben überzugehen, doch wurde damit bereits nach 2 bis 3 Tagen ein Rückfall ausgelöst. Es blieb gar nichts anderes übrig, als bis zur völligen Ausheilung bei den Aristolochia-Umschlägen zu bleiben. Die Heilung zog sich noch einige Zeit hinaus, da der Patient wieder mit seiner Arbeit eingesetzt hatte, führte aber doch zur völligen Ausheilung. Ein Gewerbeekzem war durch die Hautteste des Facharztes ausgeschlossen worden.

Solche Erfahrungen, wo die fetthaltige Salbenform nicht ertragen wurde, hat zum Gebrauch einer fettfreien Salbe geführt (Stolochal fettfrei), womit die heilsame Wirkung bei fettempfindlichen Patienten voll zur Wirkung kam. Diese Anwendungsform hat sich auch bei Krampfaderbeinen mit und ohne Thrombosen oft bewährt.

Es hat sich eine tiefgehende Ähnlichkeit zur *Pulsatilla* ergeben, die sich nicht nur auf die Affinität zu den weiblichen Geschlechtsorganen und die Harnwege erstreckt, sondern auch noch besonders auf die Leitsymptome bezieht. Wir finden bei beiden Mitteln eine Besserung durch eintretende Absonderungen, Besserung durch Bewegung, besonders in der kühlen Luft, während andererseits lokale Wärme an den erkrankten Organen bessert. Aristolochia ist wie *Pulsatilla* unter die kalten Mittel zu zählen, sie leiden unter kalten Gliedern und allgemeiner Frostigkeit. Die Wirkung bei sekundärer Amenorrhö, Oligomenorrhö und Hypomenorrhö übertrifft jedoch diejenige der *Pulsatilla* um ein Beträchtliches. Die seelische Depression ist nicht wie bei *Pulsatilla* gutmütig und für Zuspruch leicht zugänglich, sondern hat eine mehr verdrossene und ärgerliche Art. Eine Unterscheidung beider Mittel gründet sich auf die psychische Verfassung und auf die Verschlimmerung morgens zwischen 3 und 4 Uhr und in den anschließenden Morgenstunden, bei *Pulsatilla* am Abend und in der Nacht.

Nach einer Mitteilung von WACHTER (Paderborn) hat sich die äußerliche Anwendung von Aristolochia als Salbe in der Praxis des Facharztes für Hals-Nasen-Ohren sehr bewährt. Sie wurde in der Nachbehandlung nach Radikaloperationen des Mittelohres und nach nasalen Eingriffen verwendet. Dabei wurde eine Neigung zu schneller Epithelisierung ohne gesteigerte Granulationsbildung und ohne Vermehrung der Sekretion festgestellt. Bei 3 Radikaloperationshöhlen, bei denen die sonst bewährte Behandlung mit Argentum-nitricum-Salbe völlig versagt hatte, wurde eine restlose Epithelisierung durch tägliche Einbringung von Aristolochia-Salbe erzielt.

Ein Novum ist die bei **Nasenpolyposis** von demselben Autor beobachtete Wirkung. Es genügte die Ausräumung der gröbsten Wucherungen, worauf unter der Nachbehandlung mit Aristolochia-Salbe die restlichen Tumormassen sich zurückbildeten unter Nachlassen der Sekretion, Wiederherstellung der Durchgängigkeit und Rückkehr des jahrelang vermißten Geruchsvermögens. Ein durch die Nasensekretion etwa unterhaltenes Asthma verschwand. Auch in einem Falle, wo die Radikalausräumung der

Siebbein- und Kieferhöhlen wegen der Rezidive vorgenommen worden und trotzdem das Rezidiv eingetreten war, wurde dieser Erfolg erzielt.
Nach eigenen Beobachtungen scheint die Ausheilung einer **akuten Mittelohreiterung** durch Ausspülungen mit einer Lösung von Extractum oder Tinctura Aristolochiae 1:50 eine wesentliche Beschleunigung zu erfahren.

Nach Versuchen der Firma Madaus im Jahre 1981, allerdings nicht mit der Aristolochiatinktur, sondern mit der isolierten Aristolochiasäure, entwickelten von 18 Ratten, die 3 Monate lang mit 1 mg Aristolochiasäure pro kg Körpergewicht behandelt worden waren, 16 Geschwülste, die zunächst in den meisten Fällen gutartig waren. Nach weiteren 3 behandlungsfreien Monaten waren diese jedoch in mehreren Fällen bösartig entartet. Ratten, denen 10 mg der Substanz gegeben wurden, bekamen nach einiger Zeit alle Krebs. Durch eine Verfügung des Bundesgesundheitsamts ist vorläufig Aristolochia nur ab D 11 erlaubt.
Die Bedeutung und die Wirkungstiefe der Aristolochia wird dadurch unterstrichen. In der Arzneimittelprüfung sind Magensymptome zum Vorschein gekommen. Diesen sollte vermehrte Aufmerksamkeit auch im therapeutischen Sektor geschenkt werden.

Literatur

JUMMEL, F.: Über die Wirksamkeit der Aristolochiasäure bei chronisch entzündlichen Gewebeprozessen (Therap. Gegenw. 8 [1964]: 1020)
MEZGER, J.: Eine Arzneimittelprüfung mit Aristolochia clematitis (Dtsch. Zschr. Homöop. 1939: 333)
MEZGER, J.: Hippokrates 1943: 403
MÖSE, J. R.: Planta Medica 11 [1963]: 72
MÖSE, J. R.: Langenbecks Arch. u. Dtsch. Chir. 304 [1963]
MÖSE, J. R.: Arzneim.-Forsch. 16 [1966]: 118
MÖSE, J. R. u. LUKAS, G.: Arzneim.-Forsch. 11 [1961]: 33
MOSER, H.: Langenbecks Arch. u. Dtsch. Zschr. Chir. 304 [1963]
ORZECHOWSKI: Eine alte Droge im neuen Gewand (Zschr. Therap. 1964: 229)
ORZECHOWSKI: Die Bedeutung der parenteralen Verdauung und der phagozytierenden Blutzellen für die Abheilung von Entzündung und Verletzung (Med. u. Ernährung 1964: 247)

Arzneimittelbild

Leitsymptome: *Starke organotrope Beziehung zu den weiblichen Geschlechtsorganen, ferner zu den Harnwegen und Nieren, zum venösen System und zur Haut.*
Die Regelblutung tritt sehr verspätet ein oder setzt ganz aus; sie ist dabei sehr schwach und kurzdauernd.
Verschlimmerung aller Beschwerden vor und nach der Regel, dagegen Besserung aller Beschwerden während der Regel. Auch andere Absonderungen, wie der Eintritt eines Schnupfens und eines Ausflusses, haben eine Besserung des gesamten Befindens zur Folge.
Besserung durch lokale Wärme und Verschlimmerung durch Kälte wird bei Gesichtsschmerz, Zahnschmerz und Husten beobachtet und darf wohl auf alle Organe übertragen werden. Nur der mit Kongestionen zum Kopf verbundene Kopfschmerz und auch der Schnupfen bessern sich an der frischen Luft.
Die meisten Beschwerden sind mit Frieren, Frösteln und allgemeiner Frostigkeit verbunden, die Glieder sind kalt, es besteht Neigung zu abgestorbenen Fingern und Frostbeulen.
Bewegung bringt eine Besserung der Gliederschmerzen infolge einer Behebung der Blutstauung.

Besserung durch Eintritt einer Sekretion (zum Beispiel Schnupfen oder Regelblutung) bzw. Verschlimmerung durch Ausbleiben einer Sekretion.
Die Verschlimmerungszeit ist auf die Zeit von 2 bis 4 Uhr anzusetzen (Schlaf um diese Zeit unterbrochen, Hustenanfall). Desgleichen ist das Befinden morgens nach dem Aufstehen schlechter (Kopfweh und Schnupfen).

Allgemeines: Große Müdigkeit und Zerschlagenheit. Umgekehrt auch viel frischer, spannkräftiger und leistungsfähiger als gewöhnlich. Gewichtszunahme. Große Elendigkeit mit Schwindel und Frieren, daß sie selbst durch äußere Wärme kaum warm werden kann; Hungergefühl und Heißhunger, muß essen trotz der Übelkeit.

Geist und Gemüt: Wochenlang gedrückte Stimmung mit Neigung zu weinen; Angstgefühl, so daß sie nicht unter die Leute will. Nachdem eine kurze Regelblutung aufgetreten war, besserte sich die depressive Stimmung (Prüferin hatte die Regelblutung infolge supravaginaler Myomoperation mit Erhaltung des Kollum und Beseitigung eines Ovars verloren gehabt). Während sie sonst viel mehr zu gedrückter Stimmung, vor allem auch vor der Regel neigt, fällt ihr während der Prüfung die gute Stimmung, besonders auch vor der Regel auf (Heilwirkung).
Nach der Prüfung ist sie monatelang gedrückt und mutlos.

Schlaf: Schlaf meist schlecht und unruhig, besonders auch vor der Regel. Mehrere Prüfer erwachen um 2 oder 3 Uhr nachts und können erst um 4 oder 5 Uhr wieder einschlafen.

Kopf: Vielerlei Kopfschmerzen, besser an der frischen Luft und durch kühle Umschläge, schlimmer durch Bücken und nach der Regel. Die Kopfschmerzen bessern sich mehrfach durch Ingangkommen eines Schnupfens.

Augen: Kratzendes Gefühl, mit Brennen und Tränenfluß, sich steigernd beim Lesen und bei hellem Licht.

Ohren: Ohrensausen mit Kopfschmerzen und Schmerzen in den Ohren.

Nasennebenhöhlenkatarrh.

Nase: Schnupfen mit verstopfter Nase und Kopfschmerzen, besser in der kühlen Luft. Rasendes Kopfweh, das sich bei Einsetzen von Schnupfen bessert. Wäßriger, sehr reichlicher Schnupfen mit viel Niesen, immer morgens um 8 bis 9 Uhr.

Verdauungsorgane: Mund und Zähne: Risse an den Mundwinkeln, Herpes an den Lippen. Zahnschmerzen mit Schwellung der Wurzelpartie, schlimmer durch kalte Speisen und besser durch Wärme.

Rachen und Gaumenmandeln: Trockener Hals mit Schmerz in der Gegend der Gaumenmandeln beim Schlucken. Gelblicher Belag auf den Mandeln mit Fieber. – Heiserkeit.

Magen und Darm: Riesenappetit oder verminderter Appetit. Wenn sie nicht ißt, wird ihr elend. Übelkeit mit Schwindel, daß sie sich niederlegen muß; es wird ihr schwarz vor den Augen, wenn sie sich aufrichten will. Heftige Übelkeit mit viel Frieren, daß sie kaum mit Bettflasche warm wird. Saures und bitteres Erbrechen, Erbrechen nach Sauerkraut. Milch, welche sonst nicht vertragen wurde und Durchfall hervorrief, bekommt jetzt gut (Heilwirkung).

Gastritis.

⊙ Milchgenuß ruft Durchfall hervor.

Erfolgloser Stuhldrang. Durchfall mit plötzlichem Drang, daß sie kaum das Klosett erreicht. ⊙ Infektiöser Durchfall mit viel Tenesmus, mit Abgang von klarem Schleim ohne Stuhl, der Tenesmus ist so stark, daß der After vorfällt; der Drang läßt auch nach der Entleerung des Schleims nicht nach. ⊙ Chronischer Darmkatarrh mit ständigem Drängen und Schieben im Mastdarm, auch nach der Stuhlentleerung bald wiederkehrend. Durchfall nach jeder Mahlzeit.

Enteritis.
Kolitis.

Stuhl träg, mit vielen Blähungen. – Die gewohnheitsmäßige Obstipation regelt sich während der Prüfung. Blutende Hämorrhoiden.

Die Affektionen des Magens und Darms sind von lebhaften Schmerzen, öfters auch von heftigem Frieren begleitet.

Enuresis.
Reizblase durch Kälteeinflüsse, Zystitis, Pyelitis.

Harnorgane: Schmerzen in der Gegend der Harnblase mit häufigem Harndrang. Leichte Schmerzen in der Harnröhre beim Wasserlassen. Auf-

fallend häufiger Drang zum Harnlassen, muß oft 2mal in 1 Stunde austreten.
Besonders auch nachts tritt der Harndrang häufig ein. Plötzliche Schmerzen in der Nierengegend. Das Harnträufeln, woran der Prüfer infolge einer Kriegsverletzung der Blase leidet, bessert sich. – Harn gibt bei einigen Prüfern leichte Eiweißreaktion. Weißliches Sediment im Harn.

Bewährt bei Entzündung der Prostata, der Samenbläschen, der Nebenhoden, mit Verschlimmerung durch Kälteeinflüsse.

Männliche Geschlechtsorgane: Keine Prüfungssymptome.

Dysmenorrhö.
Depression vor der Periode.

Weibliche Geschlechtsorgane: Regelkrämpfe, Bauchschmerzen vor der Regel. Eine Prüferin, die sonst mit Dysmenorrhö schwersten Grades behaftet war, wurde von diesen Krämpfen befreit (intersexueller Typus). – Die infolge Klimakteriums mit langen Pausen eintretende Regel wird bei einer Prüferin wieder pünktlich. – Eine Prüferin, bei der wegen Myoms die Amputatio uteri mit Entfernung eines Ovars unter Erhaltung des Kollum ausgeführt war, bekommt eine kurzdauernde Regelblutung, wodurch eine während der Prüfung eingetretene wochenlange Gemütsverstimmung sich behob (die Prüferin hatte ihre Regel seit der Operation verloren). – Bei einer 69jährigen Prüferin tritt ein blutiger Ausfluß auf; mit dem Eintritt dieser Absonderung bessern sich die bei der Prüfung eingetretenen Leibschmerzen, Gliederschmerzen und Heiserkeit. Dieselbe Prüferin beklagt sich auch über libidinösen Juckreiz und nässendes Ekzem an der Vulva.

Pruritus vulvae.

Im allgemeinen ist die Regel verstärkt, mit großen Blutklumpen, seltener schwächer und kürzer als gewöhnlich. (Nach meinen Erfahrungen ist die letztere Wirkung allein ausnützbar für den therapeutischen Similebezug, während vorhandene Menorrhagien durch Aristolochia sich meist verstärken.)
⊙ Periode verstärkt oder ganz aussetzend.

Sekundäre Amenorrhö, Laktationsamenorrhö, Flucht- und Lageramenorrhö, Hypomenorrhö, verspätete Menarche.
Stockende Lochien. Sterilität.
Wehenschwäche.
Zur Erzielung eines leichten Geburtsverlaufs.

Fluor.

Fluor schleimig, auch bräunlich, vor der Regel. Vor und nach der Regel Verschlimmerung des Allgemeinbefindens, der Gemütsverfassung, des Kopfwehs, der Gliederschmerzen, der geschwollenen Beine; mit Eintritt der Periode durchgreifende Besserung dieser Fernsymptome. Die Schmerzen im Unterleib sind während der Periode teils gebessert, teils auch verschlimmert.

Mastodynie.

Schmerz und Härtegefühl in der linken Brust. Vor der Regel sind die Füße bis zu den Knöcheln geschwollen.

Klimakterische Arthropathien. Ostoporose (lokal als Salbe) nach KABISCH.

Glieder, Muskeln und Gelenke: Stechende und reißende Schmerzen in allen Gelenken, besser durch Eintritt der Regel oder durch den Eintritt eines starken schleimig-blutigen Ausflusses. Bewegung bessert die Gliederschmerzen, während Ruhe verschlimmert. Herunterhängenlassen der Arme bessert. Schmerzen in der Muskulatur der Oberarme. Nähen und Stricken verschlimmern die Schmerzen in den Armen (da durch diese ungelockerten Bewegungen die Blutzirkulation nicht gebessert wird). Die Muskulatur der Oberarme schmerzt bei Druck. Die Beine sind schwer wie Bleiklötze und die Füße vor der Periode bis zu den Knöcheln geschwollen. Auch die Hände sind gedunsen und von bläulicher Farbe. Mit Eintritt der Regel geht die Schwere und Schwellung der Beine zurück.

Varizen, Thrombophlebitis.

Spannen in den Krampfadern vor der Regel. Eine Prüferin, die seit etwa 30 Jahren an Schwellungen der Unterschenkel wegen hochgradiger Krampfadern leidet, verliert diese Schwellungen für dauernd.

Frostschäden, Frostbeulen auch geschwürige. Akne vulgaris. **Ekzeme,** bes. im Klimakterium und der Präklimax. **Akne** junger Mädchen, allergische Ekzeme.

Haut: Pickel und Bläschen im Gesicht und an verschiedenen Körperstellen. Ausgedehntes Ekzem am Hals, juckend und brennend. Ekzem an den Unterarmen, besonders an deren Innenseiten. Krustiges Ekzem in den Kopfhaaren, an den Schamlippen mit heftigem Jucken.

Zyanose der Unterschenkel bei jungen Mädchen. Brandwunden.

Kleine Verletzungen an den Fingern heilen schlecht. Rötung und Schwellung am Daumen und kleinen Finger der linken Hand, besonders unter dem Nagel des Daumens. Erysipelartiger Ausschlag am ganzen Rumpf, weniger an Armen und Beinen.
Hände und Unterschenkel sind von bläulicher Farbe.

Wärmeregulation: Frösteln durch den ganzen Körper, Nachtschweiße. Frieren bei der Regel. Fieber bei Angina lacunaris.

Dosierung

Bei der Prüfung hat sich die D 5 als sehr wirksam gezeigt. Im allgemeinen wird man sich daher an die mittlere Verdünnung halten können. Bei Amenorrhö und Hypomenorrhö kann man, wenn man mit diesen nicht zum Erfolg kommt, die tieferen Verdünnungen D 3 und D 2, etwa 2mal täglich, wählen. Bei Reizblasen ist, entsprechend der Gereiztheit des Organs, D 6 bis D 12 vorzuziehen. Bei klimakterischen Hautausschlägen empfiehlt es sich ebenfalls, die tiefen Potenzen zu vermeiden, wenn man nicht sehr unangenehme Erstverschlimmerungen in Kauf nehmen will. Bei sekundärer Amenorrhö kann man ausnahmsweise, wenn man mit D 2 nicht genügend Erfolg hat, auch die Tinktur, 2mal täglich 3 bis 5 Tropfen, verordnen. In solchen Fällen von ovarieller Insuffizienz muß man sich bis zum Eintritt des Erfolgs einige Wochen bis zu 2 Monaten Zeit lassen. In manchen Fällen kann die Regel schon am andern Tag eintreten.

Bei äußerlichem Gebrauch kann man die Tinktur oder den billigeren, nur 15 % Alkohol enthaltenden Extrakt, mit Wasser 1 : 50 verdünnt, auch eine dünne Teeabkochung, verwenden.

Wenn eine vorangegangene Geburt wegen schlechter Wehen schwer verlief, gibt man 2 Monate vor der nächsten Geburt bis zu dem Eintritt D 6 morgens und abends.

Ad usum externum: Stolochal fetthaltig* und Stolochal fettfrei*.

Laut Erlaß des BGA seit 1981 vorläufig nur ab D 11 erlaubt (siehe Seite 226, 3. Absatz).

Vergleichsmittel

Bei aussetzender Periode (sekundäre Amenorrhö, Klimakterium): *Pulsatilla.*

Bei klimakterischer Arthropathie, besonders der Knie: *Sepia.*

Bei Varizen: *Acidum fluoricum, Aesculus, Pulsatilla, Hamamelis.*

Bei Mastodynie: *Phytolacca, Conium, Asterias.*

Bei Reizblase: *Pulsatilla, Dulcamara, Tuberculinum, Petroselinum, Senecio aureus.*

Folgen der Erfrierung, Frostbeulen: *Agaricus, Abrotanum.*

Wundbehandlung: *Arnica, Hamamelis, Calendula, Echinacea.*

Brandwunden: *Arsen* und *Cantharis* (oral).

Zur Geburtserleichterung: *Pulsatilla, Cimicifuga, Caulophyllum.*

Beispiele

Mastodynie

Frau L. P., 34 Jahre, wurde vor $3^1/_2$ Jahren von ihrem 1. Kind entbunden. 6 Wochen vor der Geburt hat ein stärkerer Fluor eingesetzt, der auch nach der Geburt nicht besser wurde. Der Frauenarzt führte den Fluor auf eine Zervixerosion zurück und führte eine Ätzung durch. Dadurch hörte der Fluor auf, statt dessen stellte sich eine sehr starke Mastodynie ein. Nach 4 bis 5 Monaten zeigte sich auch der Fluor wieder und wurde dann abermals durch Ätzungen unterdrückt. Die schmerzhaften Spannungen in den Brüsten hörten auch nach der Periode nur für etwa 3 Tage auf, um dann langsam ansteigend einen erheblichen Grad zu erreichen, vor der Periode wurden sie nahezu unerträglich, so daß sie zu Schmerzmitteln griff.

Der Zusammenhang der Mastodynie mit dem durch Ätzungen unterdrückten Ausfluß war in diesem Fall sehr leicht zu erkennen. Infolge der durch ärztlichen Eingriff erzwungenen Stockung des Fluors und der organotropen Beziehung zum weiblichen Genitale, insbesonders auch zu den Mammae, erhielt sie von mir

* Hersteller: Chem. pharmazeutische Fabrik Carl Müller, Göppingen.

Aristolochia D 6, 2mal täglich 5 Tropfen. Der Erfolg stellte sich sofort schon in den ersten Tagen des Einnehmens ein, und nach 2 Wochen ging es ihr so gut, daß sie glaubte, die Arznei entbehren zu können. In den folgenden Wochen nahm sie vor der Periode einige Male die wohltuenden Tropfen. Der Fluor zeigte sich wieder in mäßigem Grade und verschwand unter der gleichen Therapie. (Eigene Beobachtung.)

Mehrere Patientinnen, die an sekundärer Amenorrhö im Anschluß an eine Schwangerschaft litten und zuvor mit Hormonen behandelt worden waren, wurden bezüglich ihrer Perioden mit *Aristolochia* D 3 oder D 2 sofort wieder reguliert. Auch trat alsbald die gewünschte Schwangerschaft ein, und zwar gleich nach der ersten Periode. [*Der Verfasser*]

Frau E. B. Menarche mit 13 Jahren. Regel trat mit 26 bis 32 Tagen ein, dauerte 5 bis 6 Tage lang. Heirat Anfang der 20er Jahre. Geburt des 1. Kindes am 14. Februar 1936. Stilltätigkeit befriedigend, insgesamt hat sie $11^1/_2$ Monate gestillt. Nach dem Abstillen trat die Regel nicht ein, weshalb sie nach weiteren 7 Monaten, im August 1937, ärztliche Hilfe aufsuchte. Die Gebärmutter sei damals äußerst klein befunden worden. Progynon-Dragées ohne Erfolg. Der Arzt (Universitätsprofessor) ging deshalb zu einer Serie von Progynon-B-oleosum-forte-Injektionen über; darauf trat die Regel nach 10 Tagen zum ersten Male wieder ein. Da sie spontan aber nicht wiederkehrte, wurde 2 Monate später nochmals eine Injektionskur mit *Progynon B-oleosum* normalstark gegeben, ebenso ein viertes und fünftes Mal, worauf die Regel jeweils einmal sich einstellte. Anschließend Progynon-Dragées ohne Erfolg. Hierauf hat sie die Behandlung aufgegeben.
Nachdem nun die Regel $1^1/_2$ Jahre nach dem Abstillen nicht mehr spontan eingetreten war, bekam sie von mir im September 1938 *Aristolochia clematitis* D 2, 2mal täglich 5 Tropfen. Genau nach 8 Wochen trat hierauf die erste Regel ein, nach 32 Tagen die nächste und nach 33 Tagen die folgende. Nach der 4. Regel erfolgte eine Empfängnis, die aber leider im 3. Schwangerschaftsmonat mit einer Fehlgeburt endete.
Wir waren uns darüber einig, daß wir nun zunächst zusehen wollten, ob sich die Regel von allein einstellt. Da dies aber 8 Wochen nach der Fehlgeburt nicht erfolgt war, erhielt sie wieder *Aristolochia*, diesmal D 6, um möglichst eine abortive Wirkung durch eine niedere Verdünnung zu verhindern. Darauf stellte sich die Regel pünktlich mit 28 bis 32 Tagen ein, und nach 3 Monaten konnte die Patientin die sehnlichst erwünschte 2. Schwangerschaft feststellen. Zum Schutz gegen eine weitere Fehlgeburt wurde nun das sehr bewährte *Kalium carbonicum* (sie erhielt D 12, 2mal täglich 5 Tropfen) während der ersten 4 Schwangerschaftsmonate gegeben. Die Schwangerschaft verlief völlig normal, ebenso die Geburt.

Arnica

Herkunft des Mittels

Arnica montana, Berg-Wohlverleih (Fam. nat. Compositae), wächst in den europäischen Hoch- und Mittelgebirgen. Die homöopathische Tinktur wird aus dem getrockneten Wurzelstock hergestellt.

Inhaltsstoffe

Als wesentliche Wirkstoffe der Arnicawurzel, welche zur Herstellung der homöopathischen Tinktur verwendet wird, sind zu nennen: in erster Linie ätherisches Öl mit antiphlogistischer Wirkung. Es wird in der Wurzel in größerer Menge als in der Blüte angetroffen; ferner Carbon- und Phenolsäuren (Cymarin), ein Sterin Sistenol, Kohlenhydrate, u.a. Inulin; ferner wenig Gerbstoff, Asche mit reichlich Mangan.
Das Arnicaflavon der Blüte bewirkt beim Meerschweinchen eine auf peripherer Gefäßerweiterung beruhende Blutdrucksenkung, in hohen Dosen Bradykardie und Kreislauflähmung. Dazu kommt ein Pressorstoff mit blutdrucksteigendem Effekt. Cholin dagegen, das ebenfalls in der Blüte gefunden wird, ist blutdrucksenkend, kommt aber nur parenteral zur Geltung.
Die granulationsfördernde Wirkung von Arnica dürfte dem Xanthophyllin in erster

Linie zukommen, das nur in der Blüte enthalten ist. Zu äußerlicher Behandlung von Wunden ist also die Tinctura Arnica ad usum externum zu verwenden.
Das Xanthophyllin der Arnicablüte ist dem Azulen verwandt.
Ein toxischer Herzstoff führt beim Blutdruckversuch in parenteraler Anwendung zum Herzstillstand.

Toxikologie

Französische Forscher (nach Leclerc: Précis de Phytothérapie) fanden in der Arnica teils eine den Strychnosarten vergleichbare krampfauslösende Wirkung mit Erhöhung der Reflexerregbarkeit und krampfhaften Erscheinungen, teils auch einen gegenteiligen Effekt mit Gefühllosigkeit und Lähmung, die nicht von der Muskulatur, sondern von einer Lähmung des Rückenmarks bewirkt wird. (Möglicherweise löst sich dieser Widerspruch durch die Biphasigkeit auf.) Durch diese Beziehung zum Nervensystem wird auch die Beseitigung von Spasmen an den Kreislauforganen (Hypertonie und Angina pectoris) erklärt. Meist wird nicht beachtet, daß Arnica nicht ungiftig ist, wobei allerdings zu ergänzen ist, daß die persönliche Empfindlichkeit sehr verschieden stark ist. Es ist nicht selten, daß durch Umschläge mit einer zuwenig verdünnten Arnicalösung starke Erytheme, selbst Dermatitis mit Blasenbildung entstehen können. Auch Nekrosen wurden schon bei äußerer Anwendung beobachtet und bei innerlichem Gebrauch sogar Todesfälle.
Wesentliche Bedeutung kommt dem Arnicaflavon zu. Dieses ruft in starken Gaben im Tierversuch eine Gefäßerweiterung und dadurch eine Blutdrucksenkung hervor. Hohe Dosen bewirken Bradykardie und schließlich Kreislauflähmung. Bei geringerer Gabe zeigt Flavon eine Steigerung der Hubhöhe und Steigerung des Schlagvolumens des Herzens bei gleichbleibender oder mäßig ansteigender Frequenz. Diese Erscheinung wird am normalen wie am toxisch geschädigten oder auch am ermüdeten Herzen beobachtet. Auf welche Weise diese Herzwirkung auftritt, ist noch nicht festgestellt, jedenfalls ist sie nicht digitalisähnlich. Möglicherweise spielt eine Steigerung der Koronardurchblutung eine Rolle. – Während starke Gaben eine Gefäßerweiterung hervorrufen, entsteht durch kleine Gaben eine Verengerung der Blutgefäße und eine Verminderung der Durchlässigkeit der Gefäßwandungen.
Weiter wurde an Warmblütergefäßen, darunter auch an Nierengefäßen, nach anfänglicher Verengerung eine anhaltende Erweiterung der Gefäße festgestellt. Dadurch kann eine gesteigerte Diurese hervorgerufen werden.
Die ätherischen Öle der Arnica – sie sind in der Blüte weniger reichlich vertreten als in der Wurzel – zeigen eine experimentell bestätigte antiphlogistische Wirkung.
In der Asche werden gefunden: Kalium chloratum, Kaliumsulfat, Calciumsulfat, Eisenoxyd, Magnesiumoxyd und eine schwefelhaltige Verbindung (im Wurzelöl).
Es ist über die Möglichkeit diskutiert worden, daß die toxische Wirkung der Arnikatinktur von der Schaufelfliege, Phytomyxa arnicae, welche ihre Larven in die Blütenköpfchen der Arnicablüten legt, von diesem Insekt und dessen Larven ausgehen könnte. Dieser Faktor scheidet jedoch aus, soweit die verwendete Tinktur aus dem Wurzelstock, wie es die homöopathische Pharmakopö vorschreibt, hergestellt wird.

Hauptrichtung

Die Anwendung als Wundheilmittel war schon vor HAHNEMANN bekannt; sie wird zum Beispiel von TABERNAEMONTANUS erwähnt. Daß sie als altes Volksmittel zu gelten hat, geht aus der Bezeichnung „Fallkraut" hervor. Bei HUFELAND wird sie außerdem als Heilmittel gegen Folgen von Überanstrengungen empfohlen.

Arnica ist das wichtigste Wundheilmittel des homöopathischen Heilschatzes. Sie hat starken Einfluß auf das Blut und besonders die Blutgefäße, indem sie Erschlaffung des venösen Systems mit Ekchymosen und Blutaustritten hervorbringt. Der Kopf ist in den arteriellen und venösen Gefäßen kongestioniert, der Blutdruck steigt bei intravenöser Injektion an. So kommt es, daß sie sowohl bei **Arteriosklerose mit Hypertonie** und bei Koronarsklerose wie bei **Krampfadern** und **Venenentzündung** als ein wertvolles Heilmittel gilt. In der Arzneimittelprüfung ist die Beziehung zur Wundheilung zu erkennen an dem subjektiven Gefühl „wie zerschlagen" und an der Entzündlichkeit der Haut.

Bei Zerebralsklerose mit Schwindel, Benommenheit und Schwinden des Gedächtnisses wird Arnica, lange Zeit täglich fortgegeben, sehr geschätzt. Der rote Hochdruck gibt besonders gut das Arnica-Bild wieder (vergleiche *Sulfur*).

Als Resorptionsmittel bei **Blutergüssen** ist sie das erste Mittel. Bei **Muskel-** und **Gelenkrheumatismus** wird sie auf die Symptome „Gefühl wie zerschlagen" und „das Bett erscheint zu hart; muß sich fortgesetzt bewegen" und Verschlimmerung durch jede Anstrengung mit Erfolg verwendet.

Auch bei Infektionskrankheiten mit großer Schwäche, Unruhe und Angst, heißem Kopf und kalten Gliedern hat sie sich einen Ruf erworben (Scharlach, Masern, Erysipel, Typhus, Malaria). Die obengenannten Symptome sowie Petechien und Ekchymosen, unfreiwillige Stuhl- und Harnentleerung infolge Stupors müssen hier führend sein.

Als Vorbeugungsmittel gegen Entzündungen nach Operationen, Verletzungen und im Wochenbett findet sie häufige Verwendung. Ihre Wirkung erstreckt sich auch auf bereits eingetretene Wundinfektion mit drohender Sepsis. Der Wundschmerz nach Verletzungen, Operationen, Zahnextraktionen usw. wird, wie ich mich am eigenen Körper überzeugen konnte, herabgesetzt.

Als ein zuverlässiges Mittel gegen Trunksucht wurde Arnica D 3 oder D 4 von KIRN (Pforzheim) empfohlen.

Arnica ruft Kongestionen zum Kopf und die oberen Körperpartien hervor, dabei sind die unteren Teile kalt. Als **Arnica-Typus** wird von G. SCHIMERT sen. der „muskulöse, blutreiche, zur Hypertonie geneigte Arbeitsmensch, mit gut entwickeltem Arterien- und Venensystem, strotzend gefüllten Hautkapillaren, Neigung zu Kongestionen" verstanden. Auch Plethora vera und Polyzythämie gehören zum Bereich der Möglichkeiten dieses Arnica-Menschen (Hippokrates 1947: 306). Er ist der Ansicht, daß die Wirkung an das Vorhandensein dieses Arbeits- und Krafttypus gebunden sei, Arnica also beim Astheniker wirkungslos bleibe. Doch sind die eigenartigen, charakteristischen Symptome im Sinne des § 153 des Organon ebenso wahlentscheidend.

Arzneimittelbild

Leitsymptome: *Gefühl am ganzen Körper wie zerschlagen, wie nach einer körperlichen Überanstrengung. Große Schwäche und Erschöpfung.*
⊙ *Bett erscheint zu hart, muß sich fortgesetzt bewegen.*
Blutandrang zum Kopf mit kalten Gliedern infolge venöser Stauung.
Blutungen überall.
⊙ *Folgen von allen Verletzungen mit Blutung.*
⊙ *Folgen von Überanstrengung und Übermüdung.*
⊙ *Fürchtet sich vor Berührung schon bei Annäherung eines anderen. Überempfindlichkeit gegen Schmerzen.*
Verschlimmerung durch Berührung und Bewegung.
Besserung durch Liegen und durch Ruhe.

Stärkungsmittel nach schwächenden Krankheiten.

Allgemeines: Gefühl am ganzen Körper wie zerschlagen. Große Schwäche und Schlappheit. Schmerzhafte Überempfindlichkeit am ganzen Körper; fürchtet sich vor jeder Berührung. ⊙ Das Bett erscheint zu hart, muß sich deshalb immer bewegen, obwohl die Bewegung schmerzt.
⊙ Blaue Mäler bei geringfügigem Stoß.

Geist und Gemüt: Höchste Erregbarkeit des Gemüts in angenehmem wie unangenehmem Sinn. Gleichgültig gegen alles; gedrückt, hoffnungslos, ängstlich, schreckhaft. Angst vor der Gegenwart wie vor der Zukunft. Spricht kein Wort. Eigensinnig und zu streiten geneigt, nichts kann ihm recht gemacht werden. ⊙ Verhält sich ablehnend gegenüber dem Arzt (*Thallium*). Geistesabwesend und benommen. ⊙ Gibt in der Benommenheit richtige Antworten, fällt aber sofort in die Benommenheit zurück. Kann keine geistige Arbeit durchführen. Verlust des Gedächtnisses.
Schlummersucht; unruhiger, traumreicher Schlaf.

Zerebralsklerose, Hypertonie, Apoplexie.
Geistige Überbeanspruchung.

Kopf: Benommenheit des Kopfes und Schwindel beim Bewegen des Kopfes. Kopfweh schlimmer durch Husten und Bücken. Hitze in Kopf und Gesicht innerlich und äußerlich. Drückende Kopfschmerzen beim Gehen, Treppensteigen, Denken, Lesen. Kongestioniertes Gesicht, auffallend gerötet.

Ohren: Geräusche in den Ohren.

Husten mit blutigem Auswurf. Keuchhusten mit Schreien vor dem Anfall.

Atmungsorgane: Häufiges Nasenbluten, Schnupfen. Husten mit Gefühl, als wären die Rippen zerbrochen. Husten mit Reiz tief unten in der Trachea. Husten bei Kindern nach Weinen und Wimmern. Schreien bei Kindern unter Unwillen und Umherwerfen erregt Husten. Blutiger Auswurf.

Angina pectoris, Myodegeneratio, Myokarditis. Überanstrengung des Herzens. Varizen.

Arteriosklerotischer Hochdruck.

Herz- und Kreislauf: Puls beschleunigt, Herzklopfen, Stechen und Drücken am Herzen. Gefühl, als würde das Herz zusammengequetscht. Unerträgliche Präkordialangst, Gefühl, als wollte das Herz aufhören zu schlagen, Beklemmungsgefühl am Herzen.
Die Wirkung auf das Blut und die Blutgefäße zeigt sich in einer Neigung zu blutigen Sekreten sowie in einer Erregung der Blutzirkulation mit Pulsieren in den Gefäßen und Kongestion zum Kopf mit Nasenbluten., zu Petechien.

Dyspepsie, Diarrhö, Typhus.

Verdauungsorgane: Übler Geruch aus dem Mund. Aufstoßen wie faule Eier. Bitteres Aufstoßen. Krampfhafte Magenschmerzen; Gefühl, als würde der Magen gegen die Wirbelsäule gepreßt. Auftreibung des Leibes. Übelriechende Blähungen. Kolikartiges Leibschneiden. Unwillkürlicher Stuhl nachts im Schlaf. Durchfall mit schleimigen, eitrigen, blutigen Stühlen. Stühle mit Abgang von bloßem Schleim.

Geschlechtsorgane: Emmenagoge Wirkung und bei starken Gaben – auch Abort.

Rheumatismus der Muskeln und Gelenke. **Varizen**. Schleimbeutelentzündung. Gicht.

Glieder: Schmerzvolle Empfindlichkeit aller Gelenke bei der geringsten Bewegung. Muskeln und Gelenke wie zerschlagen. ⊙ Bett erscheint zu hart. ⊙ Angst vor Berührung und Annäherung. – Venen an den Händen erweitert.

Erysipel. Furunkulose mit geringer Eiterbildung und bläulichem Aussehen.

Haut: Bei äußerer Anwendung rot, heiß, geschwollen, wie Erysipel mit dunkler Rötung. Bildung von Bläschen, nässender Dermatitis, Pusteln mit Fieber. Haut sehr empfindlich gegen Berührung.

⊙ Zahlreiche kleine Furunkel, sehr schmerzhaft; ein Furunkel bildet sich nach dem anderen. ⊙ Neigung zu Blutungen unter die Haut bei dem geringsten Stoß (Fragilität der Gefäße).

Typhöse Fieber, Neigung zu Sepsis.

Wärmeregulation: Frösteln über den ganzen Körper mit kalten Händen und Hitze im Kopf mit Röte des Gesichts. Gerötetes Gesicht mit kalter Nase, kalten Händen und Füßen.

Dosierung

Meist D 2 bis D 6 und höher. Bei chronischen Krankheiten muß die Potenz ab und zu gewechselt werden, zum Beispiel bei Schleimbeutelentzündung, bei Arteriosklerose und Herzleiden. Bei äußerer Anwendung nimmt man 1 bis 2 Kaffeelöffel der Tinktur auf $^{1}/_{2}$ l Wasser. Manche Einreibungen gegen Rheuma enthalten Arnica. Es ist zu beachten, daß es einzelne Menschen gibt, die diese äußere Behandlung nicht vertragen und mit einem nässenden Ekzem oder urtikariellen Erscheinungen reagieren.
Bei Schmerzen, die auf eine alte Verletzung zurückgehen, werden Injektionen von Hochpotenzen in mehrwöchentlichen Abständen empfohlen. – Bei Angina pectoris wird empfohlen, Arnica D 30 in heißem Wasser kumulativ zu geben, wobei unter Ausbruch von Schweiß der Anfall vergehe (STAUFFER).
Zu äußerlichem Gebrauch kann auch die allopathische, nach dem DAB hergestellte Tinktur (1 Teil Arnicablüten auf 10 Teile 70%igen Alkohol) verwendet werden – 1 Kaffeelöffel auf $^{1}/_{2}$ l Wasser.

Vergleichsmittel

Zerschlagenheitsgefühl mit Ekchymosen: *Bellis, Eupatorium, Hamamelis, Erigeron, Lachesis, Acidum sulfuricum.*
Wundbehandlung: *Calendula* (frische Wunden und Quetschungen); *Aristolochia* (frische und entzündete Wunden); *Echinacea* (vor allem septische Zustände); *Bellis, Hamamelis* (Entzündungen mit Blutung); *Staphisagria (Stichwunden); Symphytum* (Knochenverletzungen); *Hypericum* (Nervenverletzungen); *Ledum* (Blutergüsse, Quetschungen).
Zerebralsklerose: *Opium, Barium, Strontium, Bellis, Aurum.*
Koronarsklerose mit Angina pectoris: *Bellis, Aurum, Glonoinum, Arsenicum album, Cactus, Latrodectus, Tabacum.*
Schmerzhafte Verletzung der Nerven: *Hypericum.*
„Roter Hochdruck“: *Sulfur, Aurum, Strontium.*
Apoplektischer Insult: *Opium,* ferner *Aconit, Belladonna, Hyoscyamus* (meist blasses Gesicht), *Asterias.*
Aktive Hyperämie: *Aconit* und *Belladonna.*

Arsenicum album

Herkunft des Mittels

Arsenige Säure, As_2O_3. Arsen wird unter die lebensnotwendigen Spurenelemente gerechnet. Die große Verwandtschaft des Arsens zum *Phosphor* kommt nicht nur im chemischen, sondern auch im physiologischen Sinne zum Ausdruck. Man darf annehmen, daß das Arsen seine Wirkung im Organismus an eben den Stellen ausübt, wo es als Spurenelement wirksam ist, und dort, wo der verwandte *Phosphor* (in seiner unoxydierten bzw. unvollständig oxydierten Form) seine Rolle in physiologischer Weise entfaltet. Es wirkt demgemäß auf alle Körperzellen.

Toxikologie

Das Bild der akuten Arsen-Vergiftung ist weithin mit der Cholera zu vergleichen: Speichelfluß, Erbrechen von Galle oder blutigem Schleim, heftiger Durchfall von reiswasserähnlichem oder blutigem Wasser; dabei heftigste Leibschmerzen und starker Tenesmus, heftiger Durst mit Trockenheit des Mundes. Das Gesicht ist verfallen, mit tiefen Rändern um die Augen, zyanotische Gesichtsfarbe; Nasenspitze, Hände und Füße werden totenkalt. An den Händen und Beinen treten Muskelkrämpfe auf. Dabei wird der Kranke von einer schweren Präkordialangst gequält mit brennenden, vernichtenden Schmerzen in der Herzgrube. Der Puls wird klein, fadenförmig und beschleunigt, schließlich Kollaps.

Bei der langsam verlaufenden Arsen-Vergiftung beobachten wir folgende Erscheinungen: Haut trocken, abschuppend, Erytheme. Haare, Nägel und Zähne können ausfallen. Gesichtshaut grau und fahl, manchmal ikterisch, auch bronzefarbig, mitunter dunkel pigmentierte Stellen (Arsen-Melanose), Hyperkeratose. Starke Schweiße und leichtes Blauwerden der Glieder infolge vasomotorischer Störungen. Auch Gangrän wurde beobachtet. An den Sinnesorganen ergeben sich folgende Veränderungen durch Affizierung der Sinnesnerven: an den Augen: Überempfindlichkeit gegen Licht, Flimmern vor den Augen, Herabsetzung bis zum Verlust der Sehkraft. – Geruch: übler Geruch vor der Nase. Geruch nach Pech und Schwefel. – Gehör: Überempfindlichkeit gegen Geräusche. Klingen und Läuten in den Ohren. Verminderung des Gehörs.

Soweit Geschwüre auf den Schleimhäuten auftreten, sind diese im allgemeinen nicht auf Ätzwirkung zurückzuführen, sondern diese kommen durch Gefäßinfarkte mit folgender Nekrose und Blutaustritt zustande. Sie werden an den Verdauungsschleimhäuten und bei parenteraler Zufuhr gefunden.

Hauptrichtung

Blut: So unbestritten die günstige Einwirkung des Arsens bei Anämien ist, so besteht doch noch keine Klarheit über den Vorgang, da im Experiment teils eine Vermehrung, teils eine Verminderung der roten Blutkörperchen hervorgerufen wird. Dieses unterschiedliche Verhalten dürfte eine Frage der zur Verwendung gelangten Dosis sein. Auch auf die individuelle, sehr verschieden starke Reaktion gegenüber Arsen kommt es an.

Stoffwechsel: Man sieht den günstigen Einfluß des Arsens in mäßigen Mengen in einer Verstärkung der Assimilation, einer Senkung des Grundumsatzes und damit in einer Vermehrung des Stoffansatzes. Bei toxischen Gaben wird der Eiweißstoffwechsel gesteigert mit Vermehrung der Stickstoffausscheidung im Harn. In der Leber schwindet der Glykogengehalt rasch. Diese Steigerung der Oxydation führt zur Verwendung beim Morbus Basedow, wo Arsen zu unseren erfolgreichsten Mitteln gehört. Von allen Organen besitzt die Schilddrüse den reichsten Gehalt an Arsen. Aus dem verstärkten Eiweißabbau geht auch die Verwendung als Fiebermittel hervor. Bei lokaler Anwendung führt das Arsen über die Schädigung der Kapillaren zum Gewebstod.

Verdauungsorgane: Völliger Verlust des Appetits, schlechter Mundgeschmack, unaussprechlicher Durst, Magendrücken, Verstopfung oder blutige Durchfälle. Die therapeutischen Spiegelbilder finden wir in Gastritis, Enteritis, Cholera, Ulcus ventriculi et duodeni.

Atmungsorgane: Katarrhalische Reizung mit Schnupfen, Kehlkopfkatarrh, Bronchialkatarrh; Bronchialasthma mit Todesangst, Erstickungsnot und Höhepunkt der Atemnot nachts von 0 bis 3 Uhr sind eine besonders wertvolle Indikation. Diese Entzündung der Schleimhäute erstreckt sich auch auf das Auge und das Ohr.

Nervensystem: Depression, Ruhelosigkeit und große Angst, Kopfschmerzen, Schwindel, Gedächtnisstörungen gehören zu den häufig beobachteten Erscheinungen. Ebenso wie das zentrale Nervensystem werden auch die peripheren Nerven unmittelbar angegriffen. Neuralgien, Arsen-Neuritis, Lähmungen, Kontrakturen, Koordinationsstörungen kommen zur Beobachtung. Die Sehnenreflexe sind dabei erloschen, und die Muskeln können Entartungsreaktionen zeigen. Die Rückbildung der Lähmung kann sehr lange Zeit erfordern. Therapeutisch werden dementsprechend mit Arsen angegangen: **Neurasthenie, Neuritiden, vegetative Dystonie.**

Den Vorgängen an sämtlichen Organen liegen, neben einer unmittelbaren Einwirkung auf alle Zellen, zum großen Teil die Vorgänge am **Gefäßsystem** zugrunde. Die Kapillaren erweitern sich lähmungsartig; dies führt zu einer Stauung besonders in dem Gefäßsystem des Splanchnikus, wo infolge eines Versackens des Blutes in den Kapillaren dieses Gebietes ein Kreislaufkollaps hervorgerufen werden kann. Die Durchlässigkeit der Kapillaren steigt an, es kommt eine starke Sekretion der Schleimhäute und Ödembildung zustande. Im weiteren Verlauf dieser Gefäßwandschädigung bilden sich Verengerung des Volumens, Thrombenbildung und Degeneration der Kapillaren, wodurch die Ernährung des Gewebes leidet. Neben der Erschlaffung der Gefäße zeigen sich Gefäßkrämpfe, welche im Gebiet des Herzens und der Lunge zu den für Arsen typischen anginösen Zuständen führen, weshalb Arsen als eines unserer wertvollsten Mittel für Angina pectoris und Bronchialasthma gilt. Auch mit Spasmen verbundene Entzündungs- und Degenerationsprozesse fallen unter das Wirkungsgebiet von Arsen. – Die Veränderungen an den Kapillaren geben auch die Grundlage für eine Fragilität derselben mit Neigung zu blutigen Sekretionen der Schleimhäute und zu Blutungen. Die Gefäßwandschädigung mit Lumeneinschränkung und Thrombose im Zusammenhang mit den Angstzuständen und Kollapserscheinen rücken Arsen in die vorderste Reihe der Behandlung des Herzinfarktes. Im pathologisch-anatomischen Bild herrscht das Bild der fettigen Zelldegeneration in allen vergifteten Organen. Das Herz steht unter besonderem Einfluß des Arsens. Am Herzen wird eine Schädigung der Muskulatur wie auch des reizbildenden und -leitenden Apparates angenommen.

Im **Blut** wird in beiden Schulen eine Vermehrung der roten Blutkörperchen ausgenützt. Ein anämischer Zustand spricht für die Wahl von Arsen oder eines eisenhaltigen Mittels, z. B. *Ferrum arsenicosum* oder *Chininum arsenicosum.*

Umfang der therapeutischen Wirkung. Arsen wirkt auf sämtliche Zellen des Organismus. Es schließt nicht nur die schwersten Entzündungen des Gewebes, wie zum Beispiel bei Tuberkulose, und die akuten und chronischen Katarrhe aller Schleimhäute, ferner Zerstörungen des Blutes, wie bei perniziöser Anämie, Geschwüre mit lokalem Gewebstod, sondern auch septisch-infektiöse Zustände des Gesamtorganismus in seinen Heilbereich ein. Auch gelegentliche Heilungen von Krebs fehlen nicht als Krönung grobpathologischer und destruktiver Prozesse.

Zu dieser Therapie bei groben Gewebsveränderungen treten vegetativ-nervös gesteuerte und funktionelle Bilder, die sich der Gefäßnerven bedienen, wie **Angina pectoris, Bronchialasthma, allergische Katarrhe**, an die sich der schwere Gefäßkollaps anreiht. In der Mitte stehen trophisch-neurotische Effekte mit Gangrän und Geschwüren.

Grundzüge: Der Arsen-Patient ist lebhaft, beweglich und unruhig. Er ist in beständiger Bewegung und ist durch Unruhe und Angst umhergetrieben. Diese Patienten machen sich immer Beschäftigung wegen ihrer Angst, wollen nicht gerne allein sein und sind anlehnungsbedürftig. Dies tritt besonders deutlich bei Kindern in Erscheinung, die in Angst leben, wenn sie allein sind im Zimmer und bei Nacht. Sie schmiegen sich an die Erwachsenen an und finden bei ihnen Beruhigung. Gewöhnlich sind sie von blasser Gesichtsfarbe, von zartem Körperbau und feinem Haar, dabei geistig sehr agil, ja unruhig. Gegen alle äußeren Eindrücke sind sie sehr sensibel und hochempfindlich. Der Appetit ist meist schlecht, dabei besteht aber lebhafter Durst. Bei Erwachsenen findet man nicht selten ein Anklingen an den Hyperthyreoidismus. In ihrer Kleidung und in ihrer Arbeit sind sie sorgfältig und gewissenhaft bis zur Ängstlichkeit.

Arsen ist ein Hauptmittel der oxygenoiden Konstitution.

Von den **Leitsymptomen** sind hervorstechend das Gefühl der Angst und Ruhelosigkeit bis zur Todesangst. Im Hinblick auf die Tageszeit liegt der Schwerpunkt der Wirkung: die Stunden nach Mitternacht etwa von 0 bis 3 Uhr. Brennen in den befallenen Teilen ist charakteristisch, die Schmerzen haben brennenden Charakter, trotzdem aber Besserung durch Wärme; diese Empfindung des Brennens kann mitunter das Bedürfnis nach Wärme, das sonst durchgehend gilt, aufheben, zum Beispiel bei den heftigen Ekzemen mit schwerem Juckreiz, die zur Verzweiflung treiben können, hilft Arsen auch, wenn Bedürfnis nach Abkühlung vorhanden ist. Ebenso ist bei den Kopfschmerzen, die durch Kongestion zum Kopf zustande kommen, eine Besserung durch Abkühlung vorhanden. Von großer Bedeutung ist die rasche Abmagerung infolge Konsumption des Gewebes (gesteigerte Verbrennung) oder durch Verlust von Körpersäften jeder Art (Blutungen, Durchfall, Stilltätigkeit usw.), Schmerzen und Fieberanfälle neigen zu periodischem Auftreten.

Arzneimittelbild

Leitsymptome: *Rasches Sinken der Kräfte mit Abmagerung und Gewichtsverlust. (Die fortschreitende Entkräftung und der Gewichtsverlust sind bei Arsen neben Jod am stärksten von allen Arzneien ausgebildet.)*
Spasmen der Gefäße mit Angina pectoris sowie völlige Erlahmung der Gefäße: Kollaps, Spasmen der Bronchien.
Großes Angstgefühl mit Ruhelosigkeit, seelisch und körperlich (besonders bei Nacht).
Angst mit Selbstmordgedanken.
Große Unruhe mit Bewegungsdrang, mit Linderung durch Bewegung und durch Reiben.
Sekrete scharf und wundmachend, aashaft und faulig stinkend.
Neigung zu Blutungen mit blutigen Sekretionen.
Der Charakter der Schmerzen ist brennend. Brennen in den inneren Organen und der Haut, trotzdem aber Besserung durch Wärme.
Unstillbarer Durst auf kleine Mengen kalten Wassers.
Appetitlosigkeit mit Ekel vor dem Essen, schon beim Geruch der Speisen.
Periodizität der Beschwerden: Wiederkehr der Beschwerden täglich, jeden zweiten, dritten Tag oder in längeren Abständen.
⊙ *Bösartiger Verlauf akuter Krankheiten, zum Beispiel Cholera, Typhus, Diphtherie, Scharlach mit raschem Verfall der Kräfte.*
Verlangen nach Wärme und Besserung dadurch (WASSILY). *Durch trockene Wärme. Kongestive Kopfschmerzen werden besser im Kühlen, ebenso hat sich Arsen gegen die heftig brennenden Ekzeme, die den Patienten beinahe zur Verzweiflung bringen und zum Selbstmord treiben, die ebenfalls besser durch Kälte werden, bewährt als Ausnahme dieser Modalität. Das Brenngefühl setzt sich hier gegenüber dem Wärmebedürfnis durch. Andererseits reagieren aber Hautausschläge mit Besserung durch Wärme sehr günstig auf Arsen.*
Verschlimmerung nachts, besonders nach Mitternacht (0 bis 3 Uhr).

Kachexie.

Allgemeines: Schwäche, Kraftlosigkeit und fortschreitende Abmagerung, begleitet von großer Ruhelosigkeit und Angst. Ruhelosigkeit trotz Erschöpfung.

Kann auf keiner Stelle Ruhe finden, verändert ständig seine Lage, wirft sich im Bett hin und her.
Anschwellung des ganzen Körpers – fortschreitende Abmagerung.
Schmerzen sind unerträglich und machen ihn wie wahnsinnig.
Wiederkehr der Schmerzen und Beschwerden zur selben Stunde, in regelmäßigen Zeitabständen, je älter das Leiden ist, um so länger sind die Zwischenräume der Anfälle. Neigung zu Blutungen und zu blutigen Sekretionen.
Geist und Gemüt: Große Angst und Rastlosigkeit. Todesangst; er glaubt, er müsse sterben und niemand könne ihm helfen. Angst, sterben zu müssen, wenn allein gelassen oder im Bett. Größte Angst, sieht Gespenster Tag und Nacht. Angst vor Dieben und Einbrechern, er springt vor Angst aus dem Bett und versteckt sich im Kleiderschrank. Die Angst und Ruhelosigkeit sind unbeschreiblich: „Töte mich", schrie er, „oder nimm mir meine Schmerzen." Nach Mitternacht kommt ihn oft das Verlangen an, sich selbst ums Leben zu bringen, indem er sein Herz durchsticht. Selbstmordversuch.
Läßt sich durch jede Sorge übermäßig beeindrucken, ist dann niedergeschlagen, traurig und weinerlich. Religiöse Schwermut und Zurückgezogenheit. Glaubt, nicht genug getan oder seine Pflicht nicht getan zu haben, und macht sich die bittersten Vorwürfe darüber.
Sehr ärgerlich und empfindlich. Ärgert sich über Kleinigkeiten und kann nicht aufhören, über die Fehler anderer zu reden. Sehr ärgerlich und mit nichts zufrieden, tadelt alles; es ist ihr alles zu stark und zu angreifend, jedes Sprechen, jedes Geräusch, jedes Licht. Große Schreckhaftigkeit.
Mag nicht antworten; wird böse, wenn man sie fragt.
⊙ Pedantische Pünktlichkeit, da er sich über alles ärgert, was nicht in Ordnung ist, zum Beispiel in seinem Zimmer, an seiner Kleidung.
Große Gleichgültigkeit und Teilnahmslosigkeit; es ist ihm gleichgültig, ob er mit dem Leben davonkommt oder nicht.

Gedächtnis geschwächt. Verstandesschwäche.
Lebhafter Gedankenzudrang; er ist zu schwach, die wechselnden Gedanken von sich zu halten, um sich auf einen einzigen zu konzentrieren.
Von Zeit zu Zeit wiederkehrendes Phantasieren. Verlust des Bewußtseins mit kaltem Schweiß.

Schlaf: Große Neigung, zu schlafen bei Tag und Nacht. Schläfrigkeit mit unruhigen und ängstigenden Träumen. Schlaflosigkeit. Erwacht um Mitternacht oder um 3 Uhr und wirft sich ständig hin und her. Träume voller Angst und Schrecken. Auffahren aus dem Schlaf; Zusammenzucken während des Einschlafens. Nach dem Erwachen übelgelaunt und mißmutig.

Kopfneuralgien, Migräne.
Neuritis.

Kopf: Kopfschmerzen mit Hitze, schlimmer durch Wärme, besser im Freien und durch kaltes Wasser, durch Reiben und durch Aufrichten. Kopfschmerzen, schlimmer durch Licht und Geräusch. ⊙ Neuralgische Kopfschmerzen, diese besser durch Wärme.

Konjunktivitis, Keratitis, Chorioiditis, Retinitis, Optikusatrophie, Ziliarneuralgie.
Katarakt.

Augen: Entzündung mit Brennen des äußeren Auges, scharfe, wundmachende Tränen, Augenlider ödematös.
Ausgesprochene Lichtscheu. Flimmern vor den Augen. Herabsetzung der Sehkraft bis zum Verlust derselben.

Gehör: Überempfindlichkeit gegen Geräusche. Klingen und Läuten in den Ohren. Verminderung des Gehörs.

Gesicht: Blaß, gelblich, kachektisch. Gedunsenes, aufgeschwollenes Gesicht oder eingesunkene Augen, verfallenes Gesicht mit dem Ausdruck von Angst. Facies hippokratica. Gesicht mit kaltem Schweiß bedeckt, Lippen bläulich.

Schnupfen, Kehlkopfkatarrh, Bronchitis, **Bronchialasthma, Pneumonie, Lungengangrän, Tuberkulose.**
Adams-Stokes-Atmung, Cheyne-Stokes-Atmung.

Atmungsorgane: Nase: übler Geruch vor der Nase; Geruch nach Pech und Schwefel.
Scharfer, flüssiger Schnupfen, brennend und wundmachend, schlimmer im Freien. Verstopfung der Nase.
Rauhe heisere Stimme. Kitzelhusten im Kehlkopf.

Nächtliche Hustenanfälle zum Ersticken und mit zusammenschnürendem Gefühl. Husten abends, sobald er sich niederlegt, oder nach Mitternacht; ist genötigt aufzusitzen. Häufige Kurzatmigkeit mit Angstgefühl, treibt ihn aus dem Bett um Mitternacht. Trockener Husten ohne Auswurf, oder dicker, teils gelber oder grüner, teils schaumiger Auswurf von bitterem oder salzigem Geschmack.
Obwohl immer frostig und wärmebedürftig, hat er großes Bedürfnis nach frischer Luft; es wird ihm bang bei geschlossenem Fenster.

Angina pectoris, Herzinfarkt, **Myodegeneratio**, Myokarditis, Endokarditis, Perikarditis. Gefäßspasmen, Endarteritis.

Herz und Kreislauf: Puls beschleunigt, schwach und unregelmäßig. Heftiges Herzklopfen mit Zittern und Schwäche. Krampf am Herzen, schlimmer bei der geringsten Bewegung. Bangigkeit beim Schnellgehen und große Schwäche, die ihn zum Niederlegen zwingt.

Aphthen, **Gastritis**, akut und chron., **Gastroenteritis**, **Ulcus ventriculi**, **Carcinoma ventriculi**.

Verdauungsorgane: Mund sehr trocken mit heftigem, unstillbarem Durst, trinkt große Mengen Wasser; oder heftiger Durst, trinkt viel, aber nur wenig auf einmal. Brennen und Wundheit der Schleimhäute des Mundes. Zunge belegt oder feuerrot, glatt und trocken. ⊙ Landkartenzunge.

Angina und Diphtherie septischer Natur mit nekrotischem, stinkendem Belag und Ödem.

Hals brennend heiß und trocken, Gefühl des Zusammenschnürens und der Schwellung, kann nur unter großen Schmerzen schlucken. Globusgefühl.

Akuter u. chronischer Darmkatarrh, Cholera nostras und echte Cholera, Dysenterie, Typhus, Pädatrophie. **Hepatitis, Ikterus.** Peritonitis. Aztetonämisches Erbrechen.

Verlust des Appetits, Ekel vor dem Essen. Heftiges Erbrechen unaufhörlich, solange noch etwas im Magen ist; selbst Wasser wird alsbald erbrochen. ⊙ Erbrechen beim Geruch der Speisen; kann weder den Anblick noch den Geruch der Speisen ertragen.
Bitterer Geschmack des Erbrochenen. Erbrechen von Speisen, Schleim, Galle und Blut. Erbrechen bringt keine Besserung. Heftige brennende Magenschmerzen mit Angstgefühl in der Magengrube. ⊙ Üble Folgen von Eisgenuß, Essig, wäßrigen Früchten, Gurken.
Jeder Druck oder Berührung der Magengegend und des Bauches sind schmerzhaft. Selbst die Atmung ruft Leibschmerzen hervor. Leib aufgetrieben mit Rumpeln

im Bauch. Brennende Schmerzen im Bauch, auch krampfartige und schneidende Schmerzen mit unerträglicher Angst. Durchfälle mit häufigen, kleinen übelriechenden Stühlen, oder dunkle eitrige, wundmachende Stühle, brennend am After wie Feuer. Blutabgang. Nach dem Stuhl völlige Erschöpfung.

Hämorrhoiden.

Nephritis, Schrumpfniere mit Ödemen.

Harnorgane: Brennen in der Harnröhre beim Harnlassen. Unwillkürlicher Abgang. Eiweiß, Blut und Zylinder im Harn.

Fluor, Carcinoma colli et uteri.

Geschlechtsorgane: Menses zu früh und zu stark mit Erschöpfung. Sehr starker übelriechender und wundmachender Ausfluß. Sehr gesteigerter Geschlechtstrieb.

Neuralgien und Neuritiden. Ulcus cruris varicosum.

Stamm und Glieder: Äußerste Schwäche und Erschöpfung, die ihn zwingt niederzuliegen, Zittern und Ruhelosigkeit, muß sich immer bewegen. Taubheit und Gefühllosigkeit der Glieder, neuralgische brennende Schmerzen, schlimmer durch Kälte und nachts. Rheumatoide Schmerzen mit Ziehen, Steifigkeit und Muskelkrämpfen, Konvulsionen. Zittern der Glieder. Lähmungen der Glieder. Ödeme der Füße.

Ekzeme, trocken oder nässend. Herpes simplex und Herpes zoster, Urtikaria, Erysipelas, Pruritus, **Furunkel und Karbunkel.** Erythema nodosum. Phlegmonen mit septischer Tendenz. **Lupus und Karzinom.** Haarausfall. Lichen ruber und L. scrofulosorum. Psoriasis. Gangraena senilis und diabetica.

Haut: Jucken und heftiges Brennen, schlimmer durch Kratzen und bei Nacht. Heftiges Brennen, das in unerträgliche Angst hineinsteigert und sich durch Kratzen verschlimmert. Jukken nötigt zu Kaltwasserumschlägen. ⊙ Jukken, das sich durch Wärmeanwendung bessert, ist kein Prüfungssymptom, wird aber als bewährtes Symptom im Schrifttum geführt. Ödem der Haut. Hautaffektionen, wie Nesselsucht, Scharlach, Pocken, Papeln, Pusteln, Furunkel, nässende Ausschläge. Petechien und Ekchymosen. Herpes am Mund und anderen Stellen. Trockene abschälende Haut. Schmerzhaft brennende Geschwüre mit übelriechendem Eiter. (Gängrän, Krebs.)

Septische Fieber, Fieber bei Infektionskrankheiten mit bösartigem Verlauf, Wechselfieber.

Wärmeregulation: Kältegefühl über dem ganzen Körper, Frösteln an der freien Luft, innerliches Frieren.

Brennende Hitze, Hitzegefühl mit Angst, am schlimmsten nachts mit großem Durst, mit höchster Ruhelosigkeit. Fieberanfälle jeden zweiten Tag zur gleichen Zeit, oder alle 14 Tage auftretend. ⊙ Typhusartige Fieberzustände. Reichliche übelriechende Schweiße mit großer Erschöpfung. – Kalte Schweiße am ganzen Körper, klebrig.

Dosierung

D 4 bis D 12 und Hochpotenzen. Je mehr man eine Einwirkung auf stark verändertes pathologisches Gewebe ins Auge faßt, um so mehr wird man die niederen Verdünnungen wählen; ebenso bei Blutkrankheiten, Schwächezuständen und Abmagerung. Bei funktionellen Störungen, wie Asthma bronchiale und cardiale, hält man sich besser an höhere und hohe Verdünnungen; ebenso bei trophisch-nervösen Störungen.

Arsenicum jodatum

Herkunft des Mittels

Arsenicum jodatum, AsJ_3, ist als Verreibung schlecht haltbar. Es wird daher besser als Dilutio verwendet. Die Kenntnis des Mittels leitet sich daher aus den Arzneibildern von *Arsenicum album* und *Jod* ab. Es besteht zwar auch eine AMP mit einigen Gaben von D 1 und D 2, diese muß aber als ungenügend bezeichnet werden.
(Siehe Allens Encyclopedia, Bd. 1 und Hale, New Remedies, 4. Aufl. 18/5, S. 372).

Klinische Indikationen

In Arsenicum jodatum vereinigt sich der oxygenoide, hyperthyreotische Charakter der beiden Komponente *Arsenik* und *Jod.*

Die Psyche ist beherrscht von Angst und Unruhe. Auch motorisch ist Ruhelosigkeit und Hastigkeit vorhanden.
Körperlicher Abbau und Schwächezustand; Gewichtsverlust.
Alle **Schleimhäute** sind gereizt und entzündet: Wundheit der Nase mit wässeriger scharfer Absonderung und Brennen. Wird empfohlen bei akutem und **chronischem Schnupfen** und bei **Heuschnupfen**, auch bei **Nasennebenhöhlenkatarrhen.** Als erfolgreiches Mittel gegen Enuresis der Kinder wird es von v. Hartungen (Dtsch. homöop. Mschr. 1956, 6) genannt; er gibt D 4 und D 5 und hat nach 3 bis 4 Wochen meist den Erfolg eintreten sehen.
Chronische Diarrhö mit Darmgeschwüren. **Darmtuberkulose.**
Lungentuberkulose im 1. und 2. Stadium. Galt früher als das Hauptmittel. **Pleuritis**

exsudativa, wertvolles **Resorptionsmittel. Chronische Bronchitis** bei abgemagerten Patienten. Auswurf gelb bis gelbgrün, scharf.
Lymphknoten verhärtet, chronisch entzündet, **Lymphdrüsentuberkulose.**
Hyperthyreotische Strumen mit Abmagerung, Angst oder Erregung mit Durchfall. Herzmuskelschwäche mit kardialer Dyspnoe. Altersherz bei entkräfteten Greisen.

Modalitäten: *Abmagerung und Unruhe, Angst, Schärfe der Sekretionen. Verschlimmerung durch Kälte, es kann aber auch die Jodverschlimmerung durch Wärme durchschlagen.*

Dosierung

D 4 bis D 12 üblich, bei Hyperthyreose nicht unter D 12. Besser in Dilutionen. Als Verreibung schlecht haltbar.

Weitere Arsenpräparate

Cuprum arsenicosum, $CuHAsO_3$. D 4 bis D 6 bei **Gastroenteritis** mit starken Koliken, bei urämischen und eklamptischen Krämpfen, bei **Schrumpfniere** mit Neigung zu Urämie und **Hydrops** nicht selten hilfreich. Basedow. **Kalium arsenicosum** (Solutio Fowleri) D 4 bis D 6 bei chronischen Erkrankungen des Herzmuskels, bei chronischer **Nephritis** mit Ödemen, bei **Ekzemen** mit Abschuppung, bei Bronchialasthma. Die beiden Komponenten dieses Mittels vereinigen ihre Wirkung bei Erkrankungen des Herzens und der Atmungsorgane; es kommt in Frage bei allen Indikationen von Arsenicum album, wenn diese mit Spasmen verbunden sind. Die Verschlimmerungszeit liegt zwischen 1 und 3 Uhr. Betonte Empfindlichkeit gegen Kälte, reichlich Schweiße.
Calcium arsenicosum, $Ca_3(AsO_3)_2$. Die Wirkung soll nachhaltiger als bei Arsenicum album sein, bei **Mesenterialdrüsenschwellung, malignen Drüsentumoren,** bei **chronischer Nephritis,** bei **Myokardschwäche.**
Ferrum arsenicosum, D 4 bis D 6. Bei **Anämie,** als Kräftigungsmittel bei Appetitlosigkeit der Kinder und Schwächlichkeit ausgezeichnet bewährt nach vielfacher eigener Beobachtung.
Antimonium arsenicosum ist ein Gemenge von Antimonpentoxyd, Sb_2O_5, mit Arsentrioxyd, As_2O_3. D 3 bis D 6: **Chronische Bronchitis, Bronchiolitis** der Kinder, **Herzmuskelentartung.** Bei **Bronchialasthma** als Krampf- und Lösungsmittel bei nächtlicher Verschlimmerung ein wichtiges Mittel. Bei **Bronchiolitis** der Kinder weist STAUFFER auf die günstigen Ergebnisse bei lebensbedrohenden Fällen hin, wenn *Antimonium tartaricum* versagt.
Chininum arsenicosum, D 4 bis D 12. Hyperthyreose. Schwächezustände nach Blutverlust, Anämie.

Vergleichsmittel

Rasche Abmagerung und Entkräftung: *Jodum* und jodhaltige Substanzen. *Natrium muriaticum.*
Todesangst: *Aconitum.*
Nervöse Erregtheit: *Phosphorus* (Verschlimmerungszeit vor Mitternacht). *Jodum* (Verschlimmerung morgens).
Großer Durst: *Bryonia* (trinkt viel und selten), *Arsenicum* (wenig und oft).
Choleraartige Durchfälle: *Veratrum album, Tabacum, Camphora.*
Angst beim Alleinsein: *Phosphorus, Calcium phosphoricum, Stramonium* (verlangt nach Licht und Gesellschaft).
Ekel beim Geruch der Speisen: *Colchicum, Cocculus, Sepia.*
Juckend-brennende Hautausschläge: *Rhus toxicodendron, Magnesium carbonicum, Sulfur, Psorinum.*
Kann nicht ruhig halten: Magnesiumsalze, *Ferrum, Jodum, Pulsatilla, Rhus toxicodendron, Zincum, Tarantula hispanica, Theridion.*
Entkräftung, Anämie, Säfteverluste: *China, Chininum arsenicosum.*
Gefühl des Brennens, fauler Geruch der Sekretionen: *Carbo vegetabilis.*
Scharfe, wundmachende Sekretionen: *Kreosotum, Jodum.*
Septische Tendenz: *Lachesis, Pyrogenium, Chininum arsenicosum.*
Nierenentzündung: *Phosphorus, Acidum nitricum, Calcium arsenicosum, Terebinthina.*
Herzbeklemmung, Herzkrampf: *Cactus, Aurum, Lachesis.*

Antidote bei Arsenvergiftung: *Phosphorus, Arsenicum* in Hochpotenzen, jedoch nur in einzelnen Gaben, wegen der Mobilisation des abgelagerten Arsens. *Sulfur, Hepar sulfuris* und *Sulfur jodatum* wirken reinigend auf das Mesenchym bei Arsen-Vergiftung, analog den Metallvergiftungen. Als weitere Gegenmittel sind alle verwandten Mittel zu betrachten.
Periodisch auftretende Beschwerden: *China, Natrium muriaticum, Cedron.*
Selbstmordgedanken: *Aurum, Jodum, Kalium bromatum, Natrium sulfuricum, Antimonium crudum, Nux vomica, Psorinum.*
Azetonämisches Erbrechen: *Ignatia, Ipecacuanha, Kreosot, Nux vomica, Veratrum album.*

Beispiel

Trigeminusneuralgie

Es handelt sich um eine schwere Trigeminusneuralgie bei einer älteren Frau. Sie mußte, um ihre Schmerzen einigermaßen aushalten zu können, von ihren Ärzten ständig unter *Morphin* gehalten werden, auch eine frühere homöopathische Behandlung war ohne Erfolg geblieben. Als ich mir bei meinem Besuche von ihrer Tochter die Geschichte ihrer Erkrankung erzählen ließ (sie selbst war infolge ihrer Erkrankung dazu nicht imstande), beobachtete ich unterdessen die große motorische Unruhe der Frau. Trotz ihrer großen Hinfälligkeit wollte sie unaufhörlich ihre Lage wechseln, vom Sofa mußte sie ins Bett geschleppt werden, vom Bett wollte sie alsbald wieder auf den Stuhl usw. Ich hatte genug gesehen. Gerade diese seltsame Verklammerung von psychischer Unruhe mit motorischer Schwäche, dieser ohnmächtige regulative Versuch, dem Schmerz

durch die Bewegung zu entfliehen, ist typisch für *Arsenik.* (Von „hyperkinetischen Zuständen“ berichten die Arzneimittelprüfungen und LEWIN in seinen „Nebenwirkungen“.) Die Kranke erhielt *Arsenik* D 15 und war in kurzer Zeit dauernd geheilt.
STIEGELE: Klinische Homöopathie 1941, S. 304.

Es gibt ja merkwürdige Patienten, wie derjenige, der mir einmal eine 37 kleingeschriebene Seiten umfassende Symptomenaufzählung überreichte. Obwohl ich mich selten aufrege, so wurde ich ob der Zumutung, ein solch umfangreiches Elaborat zu lesen, fuchsteufelswild. Sehr zu Unrecht, wie ich mir später sagte, aber ich hatte offenbar einen schlechten Tag. Ich schnauzte ihn an „Was ihm denn einfalle, ob er glaube, daß ich pro Tag nur einen einzigen Patienten behandeln könne? Er sei ein Egoist in Reinkultur, der nur an sich denke und weder auf den Arzt noch die anderen Kranken die geringste Rücksicht nehme. So könne ich nicht behandeln, punktum!“
Er entschuldigte sich und bat, ihm doch wenigstens ein Mittel zu geben, da er nun extra 100 km gefahren sei, um meinen Rat einzuholen. Ohne sein Elaborat auch nur anzusehen, gab ich ihm *Arsenic. alb.* 200 (egozentrisch, peinlich genau in Kleinigkeiten, peinlich genau in Kleidung), worauf ich nach 4 Wochen einen Brief erhielt, daß er mir herzlich danke, denn das Mittel habe Wunder gewirkt, es sei das erste Mal, daß ein homöopathisches Mittel bei ihm einen derartigen Umschlag zur Besserung herbeigeführt habe. Er bäte mich inständig, ihn doch einmal als Patient anzunehmen (A. VOEGELI, Die Rolle des Simillimum in der täglichen Praxis. Zschr. Klass. Hom. [1975] 3:108).

Arum triphyllum

Herkunft des Mittels

Arisaema atrorubens = Arum triphyllum (Fam. nat. Araceae), heimisch in Nord- und Südamerika (Verwendung findet der Wurzelstock), ist botanisch und in der Wirkung nahe verwandt mit unserem einheimischen Arum maculatum. Beide Arten sind giftig. Der wichtigste Wirkstoff ist das Aroin, das chemisch noch nicht erforscht ist.

Hauptrichtung

Es wird eine heftige Entzündung und Schwellung der Schleimhäute der Nase, des Rachens und Kehlkopfes sowie des Magens und Darms beobachtet. Schwere Reizung des zentralen Nervensystems mit Krämpfen und folgender Lähmung, die mit dem Tode endigen können. Auf der Haut bilden sich bei äußerer Einwirkung oder Einnehmen von Arum Erytheme, die mit Masern und Scharlach vergleichbar sind, und bläschenartige Ekzeme. O. SCHLEGEL, der durch einen leichten Biß auf ein Blatt von Arum maculatum eine unfreiwillige Prüfung vorgenommen hat, beobachtete ein Erythem und Herausspritzen des Speichels aus der Caruncula sublingualis, sobald die Zungenspitze hochgehoben wurde (mündliche Mitteilung). Wahrscheinlich kann Arum maculatum das Arum triphyllum voll ersetzen, ist aber nur fragmentarisch geprüft. Als Hauptwirkstoff ist das chemisch noch nicht erforschte Aroin anzusehen. Ein sehr wertvolles Mittel bei katarrhalischer Heiserkeit.

Literatur

ALLEN: Encyclopedia, Bd. I
HUGHES: Cyclopaedia, Bd. I
HALE: New Remedies, 2. Aufl.

Arzneimittelbild

Leitsymptome: *Heftiges Brennen und Stechen der entzündeten Schleimhäute. Heiserkeit und Wundheit des Kehlkopfes. Ständiges Zupfen an den entzündeten Nasenflügeln und Lippen.*

Kopf: Kopf gerötet, mit Delirien, schläfriger Benommenheit und Unruhe. Augen gereizt.

Rhinitis, Stomatitis, Nasenrachenkatarrhe, Angina, Entzündung des Mundbodens, der Speicheldrüsen, Mumps, Scharlach, Masern.

Nase, Mund und Rachen: Nase verstopft und verschwollen. Brennen und Stechen der geschwollenen und blutenden Schleimhäute des Mundes und Zahnfleisches. Zunge und Zungenboden (Glandula sublingualis) stark angeschwollen, so daß Schlucken unmöglich ist. ⊙ Bohrt in den Nasenlöchern und zupft beständig an den Nasenflügeln und an den Lippen, bis sie bluten; Mundwinkel wund und aufgesprungen. ⊙ Zunge wund, wie rohes Fleisch, mit erhabenen Papillen; Himbeerzunge.

Kehlkopfkatarrh, Aphonie der Sänger (auch als Gurgelmittel), nach Erkältung und Überbeanspruchung der Stimme.

Starke Schleimbildung im Nasenrachenraum, zum Teil mit harten Krusten sich abstoßend, Rachen und Schlund geschwollen und schmerzhaft beim Schlucken. Heiserkeit mit Rauheit im Kehlkopf, krampfhaftem Husten und reichlichem, schleimigem Auswurf, ⊙ mit blutgestreiftem Auswurf. ⊙ Greift beim Husten nach dem Hals vor Schmerz. ⊙ Heiserkeit bei Ermüdung der Stimme, die Stimme versagt beim Singen und beim Versuch, laut zu sprechen.

Darm und Magen: Würgen, Brennen, Erbrechen von Schleim und Blut, Krämpfe. Darmkatarrh mit Kolik.

Harnorgane: Harnabsonderung vermehrt, riecht brenzlig, nach verbranntem Horn.

Haut: Scharlach- oder masernähnliches Exanthem.

Dosierung

D 2 bis D 6.

Vergleichsmittel

Schnupfen und Kehlkopfkatarrh mit wundmachender Sekretion: *Arsenicum, Jodum.* Ständiges Reiben und Bohren in der Nase: *China.*
Heiserkeit bei Kehlkopfkatarrh: *Belladonna, Ammonium carbonicum* und *muriaticum, Argentum nitricum, Jodum, Spongia, Phosphorus, Selenium.*

Asa foetida

Herkunft des Mittels

Ferula asa foetida, der Stinkasant (Fam. nat. Umbelliferae), wächst in Persien. Das verwendete Gummiharz aus mehreren Ferula-Arten stellt ein Gemisch von Harz, Gummi, Ferulasäure und ätherischem Öl dar und enthält unter anderem Vanillin. Das ätherische Öl (5–6 %) ist der Träger des durchdringenden knoblauchartigen Geruchs und ist der wichtigste Bestandteil der Asa foetida; es enthält Schwefel, womit der üble Geruch der Droge seine Erklärung findet. – Botanisch verwandt ist *Sumbulus moschatus*, dessen Arzneiwirkung ebenfalls auf einem stark aromatisch riechenden Harz beruht.

Hauptrichtung

Die Wirkung des Gummiharzes dieser Pflanze hat 2 therapeutische Bereiche. Der eine umfaßt Flatulenz und Spasmen des Magens und Oesophagus mit umgekehrter Peristaltik und ständigem Aufstoßen und Ohnmachtsneigung, stellt damit die Beziehung des Mittels mit spasmophiler Tendenz her. Nach STIEGELE (Allg. homöop. Ztg. 9–10 : 143) ist typisch und an erste Stelle zu setzen der ungewöhnlich starke Meteorismus, der dem Stinkasant eigen ist. In der Prüfung ist diese Gasspannung und Gassperre schon angedeutet: Trotz weidlichen Aufstoßens und Abgangs von Blähungen läßt die Auftreibung des Leibes nicht nach. Als charakteristisch ist das Globusgefühl anzusehen. Der ,,Globus ist eine Form des Spasmus, wie er einer Reihe klinischer Syndrome und dementsprechend auch einer Reihe von homöopathischen Arzneien angehört (*Ignatia, Staphisagria* usw.). Einige dieser Fälle konnte ich beobachten; der oder die Kranke betritt, meist aus fachärztlicher Behandlung verabschiedet, das Sprechzimmer mit laut knallenden Rülpsern, die sich unaufhörlich wiederholen. Stationäre Kranke mit diesem explosiven Aufstoßen hatte ich für den Anfang der Behandlung in Einzelzimmer legen müssen.“ Es handelt sich dabei um Menschen, die durch die gestörte Peristaltik des Ösophagus und Magens zu Aerophagen geworden sind. Neben diesen nervösen Symptomen wurde es als heilsam gefunden bei tiefen Geschwüren, Karies der Knochen, besonders bei syphilitischen Knochenaffektionen mit großer Schmerzhaftigkeit und üblem Geruch der Absonderungen. ,,Der stinkende Geruch war für mich eine gute Führungslinie bei Infektionen mit Coli. So konnte ich einen langwierigen Leberabszeß dieser Genese, der allen fremden und eigenen Behandlungsversuchen widerstanden hatte, mit Asa foetida D 2 zu rascher Ausheilung bringen. In weiterer Verfolgung dieses Fingerzeigs hatte ich gute Erfolge bei

Ozaena und den übelriechenden Höhleneiterungen des Schädels (Keilbein und Siebbein)" (STIEGELE). G. SCHIMERT sen. berichtet von einer älteren Patientin mit mehreren Ulcera cruris, die sich durch große Schmerzhaftigkeit auszeichneten. Im Schienbein bestanden heftige bohrende Schmerzen. Asa foetida D 4 brachte eine durchgreifende Besserung. Es war auffallend, daß während dieser Behandlung sich die infolge einer Paradentose gelockerten Zähne wieder befestigten und eine Verdauungsschwäche mit Blähbauch sich behob. Die Patientin konnte nun mit Genuß Milch trinken, die sie vorher nicht ertrug (mündliche Mitteilung).

Eine umfassende Arbeit widmete H. UNGER* der Asa foetida an Hand von 29 Krankheitsfällen. Bei sämtlichen Patienten war eine Erkrankung der übrigen Beckenorgane (außer dem meteoristischen Syndrom mit umgekehrter Peristaltik) vorhanden. Von 11 männlichen Patienten weisen 6 Linksmeteorismus mit folgender organotroper Beziehung auf: 2 Fälle Reizsymptome am Rektum und Sigma infolge Prostatahypertrophie mit Blasenentleerungsstörung; 2 Proktitis mucosa mit Hämorrhoiden und Kolonmeteorismus; 2 weitere haben anamnestisch eine chronische Kolitis nach Ruhr mit meteoristischen Reizzuständen am Colon transversum und descendens, und 2 andere lassen deutliche Beziehungen von Harnleiterspasmen bei Urolithiasis links und Kolonmeteorismus erkennen; von den letzten 3 männlichen Patienten neigen 2 zu Meteorismus infolge Anazidität und der letzte zu Colitis spastica mit Bronchialasthma.

Von den 18 weiblichen Patienten befinden sich 11 in der Klimax und klagen über unregelmäßige Menarche mit Hypomenorrhö; bei 3 Frauen im Alter von 15–30 Jahren steht eine Dysmenorrhö mit akutem meteoristischem Syndrom im Vordergrund; bei 2 Patienten Auftreten des meteoristischen Syndroms nach Röntgenkastration, bei 2 weiteren nach Totalexstirpation des Uterus und der Adnexe und bei 1 Frau nach Operation des Ovarialzystoms. Bei 2 Frauen zeigte die Vorgeschichte die Entstehung des meteoristischen Syndroms in Zusammenhang mit Nierensteinkoliken links und bei den letzten 3 infolge Anazidität.

Die Analyse des subjektiven Syndroms läßt deutlich einen vorwiegend in den linken Unterbauch lokalisierten Meteorismus erkennen in Verbindung mit Proktitis, Prostatahypertrophie, klimakterieller Menostase, dann Dysmenorrhö und Harnleiterspasmen infolge Urolithiasis links. Bei 14 Kranken hat die menstruelle bzw. schon die prämenstruelle Phase den Charakter einer Stase mit anfallsartigem Meteorismus des linken Kolons; sie setzt nach den Schilderungen der Patienten im Sigma ein, verbreitet sich nach oben bis zur Milzflexur, um dann in Form rückläufiger Peristaltik explosives Rülpsen aus dem Magen zu verursachen.

Die kombinierte Röntgenuntersuchung (Kontrasteinlauf und folgende perorale Breigabe, im Liegen und Stehen) ergab bei 13 Patienten eine nichtfixierte Transversum-Koloptose als Ausdruck allgemeiner konstitutioneller Eingeweidesenkung mit Verringerung der Peristaltik; bei 7 Patienten ein Makrosigma ohne Fixierung, mit geringer Motilität, starkem Brei- und Gasgehalt; dann bei 3 Patienten funk-

* AHZ 203 (1958): 224

tionelle Doppelflintenbildung des Colon transversum und descendens (nach PAYR) mit starkem Meteorismus in der Milzflexur und verzögertem Breiablauf.
Hinsichtlich der Stuhlverhältnisse klagten 3 Frauen über jahrelange Obstipation mit Dysmenorrhö, dagegen 11 über spastische Stuhlverhaltung und Durchfälle nur während der Menstruation.
Bezüglich der Beckenverhältnisse wiesen 7 Frauen eine Retro-versio-flexio mobilis und fixata, Parametropathie spastica, besonders links, auf; 1 Frau hatte ein Ovarialzystom links; bei 4 Frauen bestand künstlich hervorgerufene Klimax infolge Uterusexstirpation und Röntgenkastration.
2 Patienten hatten Prostatahypertrophie mit pelvinen Reizsymptomen; dann 2 eine Thrombophlebitis haemorrhoidalis mit Analfissuren und Fisteln, Sphinkterkrampf und Harnleiterspasmen links infolge Urolithiasis (nach UNGER).
Die Beziehung zu **Knocheneiterungen** ist nur aus klinischer Erfahrung bekannt. Asa foetida wurde in früheren Zeiten häufig bei Knochenprozessen vor allem syphilitischer Art verwendet. Die Wunden zeichneten sich durch ungewöhnliche Schmerzempfindlichkeit bei Berührung und beim Verbandwechsel aus. Auch sollen sie eine bläuliche Farbe besitzen. Im Hinblick auf die Zyanose wird Asa neben *Carbo vegetabilis* und *Lachesis* gestellt.
Die **Venosität** ist ein Hauptzug des Mittels, obwohl sich diese nicht aus der AMP ergeben hat. KENT schreibt Asa eine plethorische Verfassung, gedunsenes, fleckiges Gesicht zu. Die Patienten sagen: „Wenn ich krank bin, hat niemand Mitleid mit mir, weil ich so gut aussehe.“ Sie sind fett, schlaff und rot. Bei mageren Personen braucht man selten an dieses Mittel zu denken; sie scheinen von Asa-foetida-Leiden frei zu sein; aber bei fetten, schlaffen Personen, die außerordentlich nervös, sehr empfindlich gegen Schmerz und hysterisch sind, ist dieses Mittel angebracht. Rot in freier Luft, rot bei Erregung. Mit anderen Worten: Wir haben eine venöse Konstitution vor uns, die sehr zu Hysterie neigt; fast ohne besondere Ursache werden die Patienten ohnmächtig, im engen Zimmer, vor Aufregung, bei Ungelegenheiten irgendwelcher Art; zuweilen stellen sich Krämpfe ein, aber häufiger Ohnmachten. Nach KENT ist es in die Reihe der Mittel mit venöser Konstitution wie *Aurum*, *Carbo vegetabilis* und *animalis* und *Pulsatilla* zu stellen.
Man wird annehmen können, daß die Neigung zu kariösen Knochenprozessen, zu periostitischen und ostitischen Vorgängen ebenfalls ihren Weg über die gestörte Blutzirkulation nimmt und dort zu Zyanose, zu übergroßer Schmerzempfindlichkeit und zu einer Neigung zu Nekrosen führt. Die Erkrankungen des Beckens mit dem meteoristischen Syndrom sind nach H. UNGER oft mit Beckenstase verbunden, welche auf das Venensystem der Beine übergreift und dort zur Bildung von Varizen, Phlebitis, Thrombosen, Stauungsdermatosen und Ulzerationen führt.
In neuerer Zeit hat P. MÖSSINGER Asa foetida beim Colon irritabile in den Blickpunkt gerückt. Einer Anregung der Erfahrungsheillehre RADEMACHERS folgend hat er Asa meist in Kombination mit *Nux vomica* gegeben (Asa foetida D 3 āā Nux vomica D 4, 3–4mal täglich 5 Tropfen).

Literatur

Das erste Arzneimittelbild wurde von E. G. FRANZ im Archiv f. d. Homöop. Heilk., Bd. 1, H. 3, S. 187 veröffentlicht [1822]. 1825 erschien in den „Materialien zu einer neuen Arzneimittellehre" eine weitere Prüfung von JÖRG. Eine Prüfung an sich selbst erschien 1868 von dem Rigaer Arzt LEMBKE in der N. Zschr. f. Homöop. Klin., Bd. 13, s. 129.
HARTLAUB und TRINKS: Reine Arzneimittellehre, Bd. 2
ALLEN: Encyclopedia, Bd. I und Band X
HUGHES: Cyclopaedia, Bd. i

Arzneimittelbild

Leitsymptome: *Meteoristische Auftreibung des Leibs (besonders linksseitig) mit Umkehrung der Peristaltik und ständigem, lautem Aufstoßen von Luft. Globus hystericus.*
Neigung zu ohnmachtartiger Schwäche.
Entzündliche und eitrige Knochenprozesse mit höchster Schmerzempfindlichkeit bei Berührung.
Übler Geruch der Absonderungen (Atmung, Harn, Schweiß, Blähungen, Eiter von Knochengeschwüren).
Venöse Stase im ganzen Organismus mit gerötetem, vollem Aussehen.
Verschlimmerung bei Berührung (Geschwüre).
Verschlimmerung durch Sitzen und Stehen.
Besserung durch Druck, durch Bewegung.
Besserung des gesamten Befindens durch Stuhlgang.

Allgemeines: Alle Beschwerden: Brustbeklemmung, rasche Atmung, Herzklopfen, Auftreibung des Leibs, Magenschmerzen, auch alle rheumatischen Schmerzen wichen nach teils festen, teils klebrigen, dunkelbraunen oder schwarzbraunen Stühlen von scharfem Asantgeruch.

⊙ Gedunsenes, gerötetes, volles Aussehen; venöse Konstitution.

⊙ Außerordentliche Schmerzempfindlichkeit bei ulzerösen Prozessen der Haut und Knochen, aber auch ganz allgemein bei allen Beschwerden.

Geist und Gemüt: Sehr reizbar und ängstlich; diese Empfindung scheint vom Bauch aufzusteigen. Anfälle von Mutlosigkeit. Anfälle von Schwäche mit Angst, sterben zu müssen; mit dem Wunsch nach Selbstmord.

Kopf: Drückende Kopfschmerzen von innen nach außen. Plötzlicher Schmerz in der rechten oder linken Schläfe oder Stirne, wie von einem eingetriebenen Pflock.

Orbitalneuralgie, Iritis, Ulcus corneae.

Augen: Periodisches Brennen der Augen und Zusammenpressen der Lider. Brennende, klopfende und bohrende Schmerzen im Augapfel.

Übelriechende Ohreiterung, Mastoiditis.

Ohren: Schmerzen im Gehörgang und im Ohr. Schlechtes Gehör.

Gesicht: Blutandrang zum Kopf mit Hitzegefühl im Gesicht.

Ozaena, Karies des Nasenbeins (syphilit.), Bronchitis foetida.

Atmungsorgane: Schnupfen, krampfhafte Enge auf der Brust, wie wenn die Lungen nicht voll ausgedehnt werden könnten.

Globus hystericus. Blähsucht. Aerophagie.

Colon irritabile (MÖSSINGER).

Verdauungsorgane: Vom Magen steigt es auf wie ein Ball oder großer Körper in den Hals. Gefühl, als sei die Peristaltik umgekehrt, gerichtet vom Magen und Gedärm nach oben, mit viel krampfartigen Bewegungen in der Speiseröhre. Aufblähung von Magen und Gedärm, besonders auf der linken Seite. Schmerzen und Kneipen im Bauch mit Blähsucht; trotz reichlichen Blähungsabgangs. Rumpeln und Kollern im Bauch. Viel Aufstoßen von Luft, ⊙ fortgesetztes knallendes Rülpsen. Gefühl im Darm, als ob dort etwas hinausgepreßt werden sollte. Wäßriger oder schaumiger Stuhl, mit heftigem Pressen auf das Rektum. Reichlicher, dicker, klebriger, sehr übelriechender Stuhl. Verstopfung mit fast ständigem, vergeblichem Drang. Alle Symptome gebessert nach einem braunschwarzen, sehr dicken, klebrigen und sehr übelriechenden Stuhl.

Gastrokardialer Symptomenkomplex.

Herz- und Blutzirkulation: Schwächeanfälle, mit Angst, als ob er sterben müßte, mit schnellem, raschem Puls; Herz wie geschwollen, wodurch eine tiefe Atmung verhindert wird. Herzklopfen mit Schwäche und Blutwallung zum Kopf, bei der geringsten Aufregung. Schwäche besonders beim Essen, besser durch Aufstoßen. Bei Nacht Herzklopfen und Erstickungsgefühl, als ob das Herz bersten wolle. Gefühl, als ob das Herz zusammengeschnürt würde, so daß es nicht schlagen kann.

Harnorgane: Harn von scharfem, stechendem Geruch.

Milchsekretion bei Hysterischen.

Geschlechtsorgane: Schwellung der Brüste mit Milchabsonderung. Heftige wehenartige Schmerzen in der Uterusgegend, intermittierend. Periode tritt 10 Tage zu früh ein. Schwellung der Hoden und der weiblichen Genitalien (bei äußerlichen Pflasterauflagen) Nymphomanie. Schwäche ist verstärkt nach einem Samenverlust.

Knochenentzündung und -eiterung. Syphilit. Knochengeschwüre. **Ulcus varicosum.** Stinkende Eiterungen.

Knochen: ⊙ Karies in den Knochen mit schießenden oder klopfenden Schmerzen; die Umgebung ist so schmerzhaft, daß die leiseste Berührung und Verbandwechsel heftige Schmerzen verursachen; unerträgliche Schmerzen bei Nacht. ⊙ Eiter dünn und stinkend. ⊙ Geschwüre mit bläulichen Rändern und großer Empfindlichkeit gegen Berührung.

Dosierung

Unger bezeichnet D 2 bis D 6 als optimale Wirkungsdosis. Rademacher hat bei Blähsucht eine Mischung von *Nux vomica* und *Asa foetida* in Tinktur gegeben. Bei einer schweren eitrigen Bronchitis, die sich an eine schwere Grippepneumonie anschloß und auf keines der sonst üblichen homöopathischen Mittel ansprach, habe ich mit D 3 einen raschen Umschwung mit folgender Heilung gesehen. Die Wahl fiel auf Asa foetida wegen des stinkenden Auswurfs.

Vergleichsmittel

Meteorismus des Magens mit explosivem Aufstoßen: *Argentum nitricum.*
Nervöse Herzbeschwerden, besser durch Aufstoßen und Darmentleerung: *Agaricus, Carbo vegetabilis.*
Gerötetes Aussehen: *Aurum, Sulfur, Carbo vegetabilis, Pulsatilla, Arnica.*
Knochen- und Periostentzündung: *Aurum, Mercur, Acidum fluoricum, Angustura.*
Schmerzüberempfindliche Geschwüre: *Hepar.*
Fötide Bronchitis: *Sulfur, Sulfur jodatum, Pix liqu., Capsicum.*
Überempfindlichkeit gegen Schmerzen: *Chamomilla, Coffea.*

Asarum europaeum

Herkunft des Mittels

Asarum europaeum, die Haselwurz, gehört in die Familie der Aristolochiaceen. Der pharmakologisch verwendete Teil der Pflanze ist das Rhizom, das von alters her als Emeticum gebraucht wurde. Die Hauptwirkstoffe sind nach SCHINDLER ätherisches Öl (Oleum Asari), dessen wichtigster Bestandteil Asaron (Asarumkampfer ist, ferner sind 4-Propenyl- 1,2,5-Trimethoxybenzol, Bornylacetat, Methyleugenol, Asarylaldehyd, Terpene und Sesquiterpene, dazu ein durch Emulsion spaltbares Glykosid vorhanden. Die auffallende narkotische Wirkung, die sich sowohl bei der HAHNEMANNschen Prüfung wie auch bei der neuen von J. MEZGER vorgenommenen Prüfung ergeben hat, ist auch außerhalb der Homöopathie bekannt; nach ORIENT ist sie dem Asaron zu verdanken. Wegen der erbrechenerregenden Wirkung wurde sie mit Emetin und Ipecacuanha verglichen.

Klinische Anwendung

Zustand geistiger Erschöpfung mit Versagen der intellektuellen Funktionen, wie Verlust der geistigen Aufnahmefähigkeit, der Konzentrationsfähigkeit, des Gedächtnisses, gestörtem Schlaf oder Schlafsucht, Gefühl von Berauschung und Levitation, kongestiven Kopfschmerzen. Depressionszustände im Zusammenhang mit geistiger Erschöpfung. Zustände von Atembeklemmung, Herzangst, aussetzende Herzaktion, Herzklopfen, besonders beim Liegen auf der Seite, während Umhergehen bessert. Verschlimmerung bei Föhn und vor Wetterumschlag.
Magen-Darm-Erkrankungen mit Entzündung der Mundschleimhäute und der Zunge mit Gefühl von Kälte oder von Brennen. Brot schmeckt bitter. Gastritis mit Übelkeit und Erbrechen, Abneigung gegen Fleisch und gekochte Speisen, Verlangen nach Saurem, nach Obst und Frischgemüse, Dyskinesie der Gallenblase, Gallenkolik mit Ausstrahlen gegen das rechte Schulterblatt und acholischem Stuhl.
Darmkolik, Durchfall mit Tenesmus.
Häufigem Harndrang, Nierenkolik.
Parästhesie wie partielle Kältegefühle, Gefühl des Einschlafens einzelner Glieder, Ameisenlaufen, Stiche in den Fingerspitzen wie mit Nadeln.
Ichialgie ziehend, bohrend, im Sitzen, besser im Gehen, vergehend beim Liegen.
Klinische Bestätigung liegt bis jetzt vor bei neurozirkulatorischer Dystonie, bei Pseudoangina pectoris, bei geistiger Erschöpfung, bei Ischialgie.

Toxikologie

Nach GESSNER: „Die Gifte und Arzneipflanzen Mitteleuropas" führt Oleum Asari tierexperimentell zu Hyperämie aller Organe und zu entzündlichen Veränderungen, vor allem an Nieren und Uterus. Auch am Herzmuskel und der Vena cava, jedoch auch an den Kapillargefäßen wird die Kontraktion gefördert.
Als Vergiftungserscheinungen wurden nach oraler Zufuhr beobachtet Brennen im Mund und im Schlund, Übelkeit, heftiges Erbrechen, starke Magenschmerzen, akute Gastroenteritis mit starken Diarrhöen, Uterusblutungen (vorzeitiges Einsetzen der Menses, bei Schwangerschaft nicht selten Aufhören der Kindsbewegungen und Abort mit toter Frucht); dabei stärkste Schädigung des Allgemeinbefindens (ausgesprochene Prostration); ferner Nierenschädigung nach voraufgegangener Vermehrung der Diurese und ständigem Harndrang. Auf der Haut erysipelartige Rötungen der Haut und Schwellungen – bei oralen Gaben. In letalen Fällen Tod im Kollaps durch zentrale Atemlähmung.

Die außerordentliche Ähnlichkeit dieser toxikologischen Befunde mit der botanisch sehr nahe verwandten *Aristolochia clematitis* springt in die Augen.
In der Homöopathie wurde Asarum im Hinblick auf die starke Erregung des Nervensystems verwendet, doch dürfte die organpathologische Beziehung zum weiblichen Sexualsystem ebenfalls sehr bedeutsam sein.

Arzneimittelprüfung

Die von J. MEZGER im Jahre 1950 veranstaltete Neuprüfung an 18 Personen verfolgte hauptsächlich den Zweck, die Nachprüfbarkeit der Methode der Arzneimittelprüfung zu beweisen. Die auffallenden Symptome im Sinne einer Levitation und Berauschung, die schon von HAHNEMANN erhoben wurden, stellten einen sehr geeigneten Test auf Wiederholbarkeit dar. HAHNEMANN stellt bei zwei Prüfern solche Symptome fest: ,,Leichtigkeit in allen Gliedern, er weiß gar nicht, daß er einen Körper hat" (FRANZ) und er glaubt, beim Gehen in der Luft zu schweben, wie ,,ein vollendeter Geist" (RÜCKERT). In der Prüfung von J. MEZGER zeigen drei Prüfer entsprechende Symptome: ,,Gefühl von Schwerelosigkeit im Körper, besonders bei Bewegungen", ,,Gefühl des Losgelöstwerdens, wie im Beginn eines Chloräthylrausches, dabei Euphorie." Diese Prüfung wurde an 18 Personen, leider nur mit 1 Prüferin im geschlechtsreifen Alter, vorgenommen. Alle Prüfer erhielten D 6, 2 Prüfer außerdem D 2, und 11 Prüfer D 1. Die Dauer der Prüfstoffeinnahme lag zwischen 13 und 46 Tagen, im Durchschnitt 33 Tage.
Auch die übrige Symptomatik läßt weitgehende Übereinstimmung mit der HAHNEMANNschen Prüfung erkennen.

Literatur

ALLEN: Encyclopedia of pure materia medica. Philadelphia 1874 (1, 582).
GESSNER: Die Gift- und Arzneipflanzen Mitteleuropas. Heidelberg 1953.
HAHNEMANN: Reine Arzneimittellehre. Dresden 1825. 3. Teil, 2. verm. Aufl., S. 225.
LEESER: Lehrbuch d. Homöopathie, B/I: Pflanzl. Arzneistoffe. Heidelberg 1973 (S. 734).
MEZGER: Allg. Hom. Ztg. Bd. 215 (1970): 97 u. 160.
SCHINDLER: Inhaltsstoffe und Prüfungsmethoden homöopathisch verwendeter Heilpflanzen. Aulendorf, Editio Cantor 1951 (S. 30).

Arzneimittelbild

Besondere Symptome und Modalitäten.
Depressive Stimmungslage, z. T. von Euphorie gefolgt. Verminderung der geistigen Aufnahmefähigkeit bis zum Verlust derselben. Auffallende Abnahme der Merkfähigkeit. Kongestive Kopfschmerzen mit Schwindel und Übelkeit, besser durch Erbrechen. Gefühl von Berauschung und Schwerelosigkeit; Gefühl, als ob man in der Luft schwebe.
Spasmen der glatten Muskulatur der Hohlorgane (Singultus, kolikartiges Erbrechen, Darmkolik, Tenesmen im Mastdarm, Nierenkolik.

Zusammenziehendes, krampfartiges Gefühl in einzelnen Muskelpartien, Muskelfibrillieren.
Partielle Kältegefühle in der Haut und im Mund.
Bewegung im Freien bessert die Kopfsymptome und die geistigen Symptome, ebenso Abwaschen des Gesichts mit kaltem Wasser.
Liegen auf der Seite bessert Herzstiche.
Ischialgie im Sitzen, besser durch Liegen, am besten durch Gehen.
Brot schmeckt bitter.
Verschlimmerung durch geistige Anstrengung.
⊙ *Wetterfühligkeit: Verschlimmerung des gesamten Befindens vor Eintritt einer Schlechtwetterperiode und bei Föhn.*

Allgemeines: Starke Müdigkeit und Abgeschlagenheit; wenn ich im Freien spazierengehe, verschwindet die Müdigkeit; komme ich ins Zimmer zurück, möchte ich mich am liebsten hinlegen und schlafen.
Drang nach frischer Luft, schlimmer im geschlossenen Raum.

Geist und Gemüt: Trostlosigkeit mit Tränen, Weinerlichkeit und Traurigkeit. Melancholische Verdrießlichkeit. Unlustgefühle, fühlt sich besser nach spazierengehen. Euphorie, am Schluß der Prüfung oder nach vorangegangener depressiver Phase. Große Lustigkeit, mit der bisweilen Stille, ja selbst Trübsinn auf einige Augenblicke abwechselt.

Geistige Erschöpfung

Nachts Beklemmung, Verlangen nach Licht. Unfähigkeit zu geistiger Arbeit, es geht ihm nichts vonstatten; die Geisteskräfte fehlen (vor jedem Erbrechen, nachher etwas leichter); überhaupt fehlt ihm der Verstand die ganze Arzneikrankheit durch. Sooft er nachdenken will, erhöhen sich die Kopfbeschwerden und die Brechübelkeit merklich. Auffallende Abnahme der Merkfähigkeit, kann neuen Merkstoff nicht aufnehmen. Unfähigkeit zu geistiger Arbeit, kann sich nicht konzentrieren. Gedanken schweifen ab zu unangenehmen und fehlerhaften Handlungen der Vergangenheit.
Auffallend gutes Namensgedächtnis.
Zittern der Beine, als ob der Boden nachgäbe. Gefühl der Schwerelosigkeit im ganzen Körper, besonders bei Bewegungen. Gefühl des Losgelöstwerdens wie im

Beginn eines Chloräthylrausches, dabei Euphorie. Leichtigkeit in allen Gliedern, er weiß nicht, daß er einen Körper hat. Er glaubt, beim Gehen in der Luft zu schweben wie ein vollendeter Geist.
Schreckhaftigkeit bei plötzlichem Hundegebell oder Autohupen. Überempfindlichkeit aller Sinne; wenn er nur daran denkt (und das muß er unaufhörlich), daß jemand mit der Fingerspitze oder dem Fingernagel kratzen könnte, so durchschauert ihn ein höchst widriges Gefühl. Gedanken so überspannt, daß sie ganz verschwinden.
Schwindel wie von einem gelinden Rausch, beim Aufstehen vom Sitzen und Umhergehen. Drehschwindel bei Augenbewegungen, beim Aufwärtssehen, beim Fahren im Zug. Das ganze Zimmer dreht sich (im Sitzen), schlimmer beim Aufstehen, besser beim Augenschließen und Hinlegen mit tiefem Kopf. Kopfschwere, als wäre etwas Wackelndes drin.

Schlaf: Sehr große Tagesschläfrigkeit und Müdigkeit. Spätes Einschlafen nach geistiger Anstrengung. Viele unangenehme Träume. Unerquicklicher Schlaf.

Kopf: Kopfschmerzen an verschiedenen Teilen des Kopfes, meist jedoch in der Stirne, über den Augen, klopfend, stechend, besser durch Gehen im Freien, durch Druck, in kalter Luft, schlimmer von Sonne, bei Gewitter, von Vornüberbeugen.
Schmerzen in allen Teilen des Kopfes, drückend, ziehend, herauspressend, von außen nach innen, oder von innen nach außen, oder von oben nach unten. Die Stirnpartie ist am häufigsten befallen. Der Schlag der Arterien wird im Hinterkopf und in der Stirn gefühlt. Beim Waschen des Gesichts mit kaltem Wasser verschwinden Schwindel, Kopfweh, Brennen auf der Zunge und im Mund.

Augen: Augenbrennen, schlimmer morgens, Konjunktiven injiziert, Tränenabsonderung scharf, dann gelbliches Sekret. Schmerzhaftes Trockenheitsgefühl in den Augen.
Zucken des unteren Lids des rechten Auges und des linken oberen Lids. Flackern des oberen Lids. Ver-

dunklung der Augen. Gestörte Akkomodation, Lesen erschwert. Farbige Ringe um Lichtquellen. Pulsmäßiger Schmerz im Innern des rechten Auges.

Gehör: Dumpfes Brausen im linken Ohr wie Sturmwind von weitem, im rechten helles Singen. Vor beiden Ohren Gefühl, als wären sie verstopft. Nahe Stimmen scheinen von großer Entfernung zu kommen.

Pseudoangina pectoris
Neurozirkulatorische Dystonie

Herz: Herzstiche, schlimmer beim Liegen auf der linken oder rechten Seite, von körperlicher Anstrengung. Unangenehme Herzsensationen in der Herzgegend in Form gehäufter Stiche, beim Einschlafen unregelmäßige Herzschläge als wolle das Herz aussetzen, mit Angstgefühl.
Stiche in der Herzgegend wie das Ticken einer Uhr; zwei Prüfer, welche an Herzbeschwerden litten (einer davon an Koronarinsuffizienz) haben nach der Prüfung den Eindruck, weniger Herzbeschwerden zu haben und eine bessere Herzleistung zu besitzen. Herzangst mit Beklemmung und Druckgefühl auf der Brust.

Atmungsorgane: Starker Schnupfen, etwa 6 Tage anhaltend mit dicker, gelber Absonderung, mit Stirnkopfschmerzen, Halsschmerzen, Kratzen, Heiserkeit, kurzes Nasenbluten, Gefühl, als ob der Atem und der Speichel heiß wären. Kurzer Atem, es schnürt ihm den Hals zu und erregt Hüsteln. Lufthunger, als ob die Brust nicht ausreiche. Trockener Reizhusten.

Verdauungsorgane: Speichelfluß, Speichel im Mund wird brennend und heiß gefunden, teils zäh, teils süßlich fad. Brennen und Trockenheit im Mund. Kältegefühl auf der Zunge, pelzig, nicht besser von warmen Getränken. Zähne überempfindlich gegen warme und besonders gegen kalte Speisen, auch beim Luftzug während des Sprechens. Zustand einer Stomatitis; Zahnfleisch wund, sehr druckschmerzhaft, geschwollen.
Übler, fauliger Mundgeruch, fauler oder bitterer Geschmack, Speichelfluß, Zahnfleischpapillen eitrig belegt und blutend, Lymphknoten am Unterkiefer geschwollen und druckschmerzhaft.
Durst auf kaltes Wasser, dadurch Linderung der Beschwerden. Zunge bräunlich und weißlich belegt,

Temperatur bis 38 Grad. Trockenheit im Hals mit Stechen, Kratzen. Schleim im Hals so trocken, daß er nicht ausgeräuspert werden kann. Schlingen ist erschwert wie durch Halsdrüsengeschwulst. Zungengrundfollikel geschwollen. Mandeln zerklüftet, Schleimstraße im Rachen, Rachenring gerötet.
Appetitlos, dennoch hungrig. Abneigung gegen gekochte Speisen und Fleisch. Appetit auf Frischgemüse und Obst, auf Saures.
Singultus, der öfters wiederkehrt, 48 Stunden hintereinander, mit $^1/_2$- bis 1stündigen Pausen, sehr quälend, zeitweise so stark, daß ich keine Rezepte schreiben kann.
Schmerzen und Druck im Magen, Sodbrennen, Brechreiz, heftiges Erbrechen. Erbrechen von bitterem oder sauerem Mageninhalt, fühlt sich sterbenselend.
Magenschmerzen bessern sich durch warme Milch.
Nach dem Essen Aufstoßen wie von faulen Eiern, welches erleichtert.
Vollheit im Unterleib, trotzdem Appetit und Hunger. Blähungen im Unterleib, die nicht abgehen wollen. Flatulenz, ohne Erleichterung durch abgehende Winde. Auffallend wenig Winde. Kolikartige Leibschmerzen, schneidend aus der Lebergegend zum rechten Schulterblatt ziehend, mit starker Übelkeit und Völlegefühl. Leber druckschmerzhaft; umschriebener Druckschmerz in der Mitte, mehr dem rechten Rippenbogen zu, besser von Gegendruck. Subikterische Skleren.
Leibschneiden, Darmsteifungen, besser durch Zusammenkrümmen und Gegendruck.
Stuhl in kleinen, sehr harten Stücken.
Durchfall, zähschleimiger, gleichsam harziger Stuhl. Stuhl weißgrau und aschfarben, obenauf Blutschleim. Gefühl nach dem Stuhlgang, daß nicht alles abgegangen sei. Durchfall mit unerträglichem Tenesmus. Vergeblicher Stuhldrang, Zurückschlüpfen des Stuhls. Gefühl, als ob der After offen stünde.

Harnorgane: Vermehrter Harndrang, Nachtröpfeln des Harns. Brennen vor und nach dem Harnlassen. Ein wilder, empfindlicher Schmerz im linken Schoß, wel-

cher schnell durch die Harnröhre in die Eichel fuhr. Kolikanfall um 3 Uhr nachts mit unerträglichen Schmerzen in der linken Nierengegend und mitten im Bauch, mit kaltem Schweiß, Angst, Eiskälte an Händen und Füßen. Noch 2 Tage danach Ziehen und Wärmebedürfnis in der linken Nierengegend; Succussio renalis positiv, Schmerzhaftigkeit der Nierenlager bei Erschütterung 3 Tage lang.
Im Harnsediment große Oxalatkristalle.

Männliche Geschlechtsorgane: Juckreiz und allgemeine Reizbarkeit der Genitalien.

Weibliche Geschlechtsorgane: Emmenagoge und abortive Wirkung (Toxikologie).
Periode 3 Tage zu früh und verstärkt.

Wärmeregulation: Ununterbrochener Frost, Gänsehaut, Bläue des Gesichts. Kältegefühl an Händen und Füßen. Kältegefühl an kleinen umschriebenen Stellen. Frost den ganzen Tag, besser bei lebhaftem Gehen, durch starkes Reden. Abends Schüttelfrost und ungeheure Mattigkeit ohne Durst. Abends starke Hitzewallung im Bett. Pulsierende Wallungen zum Kopf.
Heftiger Nachtschweiß ohne Geruch, stärker an Kopf und Oberkörper.

Haut: Quaddelähnliche, zehnpfennigstückgroße Hautrötungen mit starkem Juckreiz, besonders abends im Bett, durch Kratzen gebessert. Erysipelartige Schwellung der Haut bei äußerlicher und innerlicher Anwendung. Stecknadelkopfgroße Papeln und Pusteln an Hand- und Fingerrücken mit stärkstem Juckreiz, nach 12 Tagen squamöse Abschilferung.
Akneknötchen im Gesicht vermehrt.

Glieder: Schmerzen in verschiedenen Gelenken: Hüftgelenk, Schultergelenk, Ellbogen, Handgelenk, Finger. Art der Schmerzen: wie verrenkt, ziehend, reißend, brennend, stechend, wie zerschlagen, krampfartig.
Stiche wie mit Nadeln in den Fingerspitzen, Ameisenlaufen in den Fingern und Zehen. Der linke Unterschenkel ist wie eingeschlafen und wie in großer Kälte gefühllos und wie abgestorben.

Ischialgie

Plötzliches Auftreten von ziehend-bohrenden Schmerzen in der linken Gesäßhälfte, hinunter bis zur Wade und äußerem Fußknöchel, die Schmerzen treten beim Sitzen ein, verschwinden beim Gehen, auch Liegen und Wärme bessert, wenn auch weniger eklatant, Dauer 11 Wochen, durch Ammoium muriaticum D 3 schnell beseitigt. Schmerz stechend in der Brust beim Einatmen. Schmerz in beiden Lungen, als würden sie mit einem scharfen Draht zusammengeschnürt.

Dosierung

D 4 bis D 12 und Hochpotenzen.

Vergleichsmittel

Gefühl, als schwebe man in der Luft: *Cannabis indica, Valeriana.*
Emmenagoge Wirkung: *Pulsatilla, Aristolochia.*

Asclepias tuberosa

Herkunft des Mittels

Unter dem Namen Pleuresy-root in Nordamerika heimische Asclepiadacee. Verwendet wird der frische Wurzelstock. Sie ist aus der Volksmedizin der südlichen Staaten Nordamerikas übernommen, wo sie gegen Rippenfellentzündung angewandt wird. Dort wird sie als kräftiges Diaphoreticum bei Katarrhen, Pneumonie, Phthisis, Diarrhoe, Dysenterie, Rheumatismus, Gastralgien und zum Hervorbringen der Hauteruptionen bei exanthematischen Fiebern gebraucht (POTTER: Materia medica, S. 169. 1898, nach MADAUS: Biologische Heilmittel. 1938).
Die Blätter enthalten das Glykosid Asclepiadin, welches nach neueren Untersuchungen ein Gemisch mehrerer Glykoside (Glukofrugosid und Frugosid) und des Aglykon Coroglaucigenins darstellt. Ferner wurden in Wurzel östrogen- und uterusreizende Stoffe festgestellt.

Hauptrichtung

Ihre Hauptwirkung entfaltet sie an den Atmungs- und Verdauungsorganen, den Wandungen der Brust und besonders auf dem Rippenfell; sie hat in dieser Hinsicht viel Ähnlichkeit mit *Bryonia.* Klinische Bewährung bei Pleuritis sicca und exsudativa.

Literatur

Bei HALE: New Remedies, 2. Aufl., findet sich die Prüfung an einer Person, auf den sich das Arzneimittelbild stützt. HUGHES' ,,Cyclopaedia" gibt diese Prüfung ebenfalls wieder. ALLEN: ,,Encyclopedia" führt noch einen 2. Prüfer an , der aber an einer bronchitischen und gastritischen Affektion litt und darum nicht verläßlich ist.

Arzneimittelbild

Leitsymptome: *Schmerzen in den Muskeln und Gelenken sowie auf der Brust, schlimmer bei Bewegung* ⊙ und bei feuchtkaltem Wetter.

Geist und Gemüt: Schreckhafte und ängstliche Stimmung.
Unruhiger Schlaf mit schrecklichen Träumen.

Kopf: Dumpfer Kopfschmerz, schlimmer durch Bewegung und Husten, besser durch Liegen.

Bronchitis, Pleuritis sicca und exsudativa. Pneumonie mit Begleitpleuritis.

Atmungsorgane: Trockener Husten mit Gefühl wie zusammengeschnürt im Kehlkopf. Scharfe schießende oder schneidende Schmerzen hinter dem Sternum oder in der Gegend der Brustwarzen, schlimmer beim Tiefatmen oder Bewegen der Arme, beim Singen oder Lautsprechen. Scharfe Schmerzen wie bei Rippenfellentzündung auf der rechten oder linken Brust, besser beim Vorwärtsbeugen und Verschlimmerung bei Bewegung. Die Zwischenrippenräume neben dem Brustbein sind druckempfindlich. Atemnot wie bei Asthma.

Magendarmkatarrh.

Verdauungsorgane: Gastritische und enteritische Erscheinungen. Dünne, übelriechende Stühle.

Interkostalneuralgie.

Muskeln und periphere Nerven: Scharfe Schmerzen in allen Gelenken, durchschießende Schmerzen in verschiedenen Teilen.

Dosierung

Ø und D 1.

Vergleichsmittel

Bei pleuritischen Prozessen: *Arsenicum, Bryonia, Kalium carbonicum, Sulfur, Ranunculus bulbosus.*

Asterias rubens

Herkunft des Mittels

Der **Seestern** (Asterias rubens, Fam. Klasse der Asterioideae) ist an den Ufern der Nordsee häufig anzutreffen. Die von HIPPOKRATES angeführte Art ist wahrscheinlich der im Mittelmeer gewöhnliche Seestern.

Diese Art wurde gegen schmerzhafte Uterusleiden genannt und später auch gegen Uteruskarzinom erwähnt. Gegen Epilepsie kam er im Altertum ebenfalls zur Verwendung.

Arzneimittelprüfung

Eine AMP wurde von PETROZ an 7 Personen (4 Männer und 3 Frauen) durchgeführt. Über die verwendeten Dosen und die Dauer seiner Prüfung ist nichts bekannt.
Der Verfasser prüfte 1936 mit 30 Personen (16 Männer und 14 Frauen). Keiner der Prüfer kannte den Prüfstoff. Der Verfasser stellte selbst die Ursubstanz her und zwar in zwei Verfahren. Beim ersten Verfahren wurde das frische Tier, beim zweiten Verfahren das luftgetrocknete Tier verwendet. Beide Präparate wirkten gleich. Die Dauer der Prüfung lag zwischen 2 und 3 Monaten. Es wurden die Potenzen D 6 bis D 1, in einem Fall D 30 geprüft.

Literatur

ALLEN: Enzyclopedia of Pure Materia Medica, Vol. I, 602 bis 607, New York/Philadelphia 1875.
LEESER: Lehrbuch der Hom., Bd. C: Tierstoffe, 39–40, Ulm 1961, Karl F. Haug Verlag.
Lehrbuch der Homöopathie, Bd. A: Mineralische Arzneistoffe, 812, Ulm 1968, Karl F. Haug Verlag.
MEZGER, J.: Eine Arzneimittelprüfung mit Asterias rubens, AHZ 1976/4, 134–138 und AHZ 1977/3, 114.
PETROZ: Provings, Journ. de la Soc Gall. 1 (1851), 225.

Hauptrichtung

Der Seestern bietet uns das Bild einer Kongestion zum Kopf an, das bei fast allen Prüfern zum Vorschein kam. Die meisten Prüfer melden Kopfschmerz am ganzen Kopf oder einem Teil des Kopfes, an der Stirn, an den Schläfen, am Mittelhirn, am Hinterkopf und von dort nach vorne ziehen. Mehrfach ist der Kopfschmerz verbunden mit Schwindel, der sich beim Bücken und allen schnellen Kopfbewegungen äußert. Benommenheit und Abnahme der geistigen Aufnahmefähigkeit sind damit verbunden. Alles, was die Erwärmung des Kopfes steigert, z. B. Sonnenbestrahlung, steigert die Kopfbeschwerden. Aufenthalt an frischer Luft bessert. Mehrfach fällt dabei die Rötung des Gesichts und der Backen auf, auch Nasenbluten zeigt sich. Öfters sind diese Beschwerden mit Übelkeit des Magens verbunden.

Inhaltsstoffe

Die Inhaltsstoffe von Asterias sind uns nicht bekannt, auch keine toxischen Wirkungen. Wegen der Kongestionen zum Kopf und der Hitzegefühle kann man bei dem Meerestier die Möglichkeit eines Jodgehalts diskutieren. Auch an Cadmium, welches sich im Organismus von Meerestieren, z. B. in Asterias rubens, befindet, ist zu denken. Wegen der Beziehung zum weiblichen Genitale könnte ein hormonähnlicher Stoff angenommen werden.

Anwendung

Die therapeutischen Beobachtungen des Verfassers erstrecken sich auf zerebralsklerotische Zustände, arteriosklerotische Hypertonie, esentielle Hypertonie, drohende Apoplexie, Schmerzen und Entzündung alter Narben und alter Geschwüre.

Bewährt ist Asterias bei Akne und anderen Hautaffektionen, auch allergischer Art. Ebenso hat es sich bewährt bei Mastopathie, wobei die Beschränkung auf die linke Brust keine Berechtigung hat. Früheren Empfehlungen bei Brustkrebs steht der Verfasser zurückhaltend gegenüber. Klimakterische Hitzewallungen und Bronchialasthma wurden günstig beeinflußt.

Arzneimittelbild

Leitsymptome: *Kongestion zum Kopf mit Kopfschmerzen und Nasenbluten. Schwindel bei schnellen Bewegungen mit Benommenheit. Beengung beim Ausatmen (Bronchialasthma)*
Alte Narben schmerzen wieder.
⊙ *Anschwellung und Auftreibung der Brüste (links?).*

Allgemeines: Der Schlaf ist unruhig und öfter gestört, mit quälenden Träumen. Ein Prüfer träumte von großen Seen. Auf geistigem Gebiet besteht eine Beeinträchtigung der Denkfunktion, eine Neigung zu gedrückter Stimmung, auch Angstgefühl in der Nacht, auch die Gegenbewegung zu diesem depressiven Einfluß, nämlich Euphorie mit beschleunigtem Denkvorgang.

Besonders bemerkenswert ist, daß alte Narben wieder schmerzen, z. B. nach tuberkulöser Spondylitis, nach Nierensteinoperation, nach einer Kriegsverletzung der Arteria temporalis. Bei einem Prüfer bildet sich ein Hygrom am rechten äußeren Knöchel mit heftigen Bewegungsschmerzen genau dort, wo er früher einen Huftritt erhalten hatte.

Man erinnert sich an die unerhörte Regenerationsfähigkeit des Seesterns, die sich darin äußert, daß sich aus einem abgetrennten Arm wieder ein ganzes Tier bilden kann. So hat der Verfasser Asterias in der Kinderpraxis bei Spätentwicklern verabreicht; oder er hat versucht, dem Wachstum retinierter Zähne einen neuen Impuls zu geben.

Kopf: Die Bindehäute und die Schleimhäute des Nasen-Rachen-Raums zeigen sich entzündet und sind katarrhalisch gereizt. Das Sehen ist durch den Bindehautkatarrh beeinträchtigt. In der Nase kommt es zu Schnupfen, der dünnflüssig ist. Es kommt aber auch zu zäher, stinkender Verschleimung. Ein Prüfer erwähnt eine Veränderung der Geruchswahrnehmung, er nimmt den Geruch von Baldrian wahr.

Im Mund wird Brennen auf der Zunge, Rötung der Papillen und Splittergefühl am Zäpfchen beobachtet. Das Zahnfleisch ist entzündet. Brennen im Schlund, Schluckbeschwerden.

Essentielle und arteriosklerotische Hypertonie

Herz: Beschwerden sind vorhanden in Form erhöhter Herztätigkeit und Herzklopfen, doch treten sie in Anbetracht der zahlreichen Kongestionen zum Kopf nicht häufig auf.

Atmungsorgane: Die Bronchien sind mehrfach gereizt. Die Wirkung erstreckt sich vom Kehlkopf und Rachen bis tief in die Bronchien, in Verbindung mit dem Husten wird Übelkeit und Brechreiz vermerkt.
Bemerkenswert ist das Auftreten eines Bronchialasthmas bei einem Prüfer. Er beobachtet Blähung des Brustkorbs, ist beim Radfahren am Ausatmen behindert, fühlt sich beim Ausatmen beengt, besonders morgens 2 Stunden lang nach dem Aufstehen. Es kommt zu einer voll ausgebildeten Asthmabronchitis mit Pfeifen, Giemen und Girren in den Bronchien.

Bronchialasthma

Bei einer Prüferin, die unter Bronchialasthma leidet, verstärken sich die Asthmaanfälle wesentlich. Die Modalitäten, unter denen sich das Asthma auslöst, sind alle Bewegungen des Zwerchfells wie Essen, Lachen, Weinen, Husten, Laufen, ferner die geringste Auskühlung.

Magen: Auf dem Magen liegt eine deutliche Zielrichtung. Drückende krampfhafte Magenbeschwerden mit Übelkeit und Schwindel werden beobachtet, Elendigkeit.
Trockener Mund, vermehrtes Durstgefühl, Neigung zu Sodbrennen. Süßmost, Apfelmost, alles Saure wird nicht vertragen.
Im Bauch Schmerzen mit vielen Blähungen. Übelriechende Winde. Häufige Stuhlentleerungen bis zum Durchfall mit Erbrechen. Andererseits Stuhlträgheit; Stuhldrang vermehrt mit geringem Erfolg. Stuhlgang mühsam und großknotig.

Harnorgane: Häufiges Harnlassen, andererseits Harnabgang sehr gering. In der Nacht heftige Nierenschmerzen bei häufigem Wasserlassen. Schmerz in der Eichel bei völlig leerer Blase.

Geschlechtsorgane: Männer: Libido vermehrt. Erotische Träume. Paradox mutet es an, daß Stechen in den Brustwarzen eines Mannes zuerst rechts, dann rechts und links berichtet wird.

Mastopathie

Frauen: Bei Frauen wird ebenfalls große Empfindlichkeit in den Brüsten schon bei leichtem Kleiderdruck und Spannen vor den Menses angegeben. Von PETROZ wird bei einer weiblichen Prüferin hochgradige Nymphomanie berichtet. Gefühl von Abwärtsdrängen in der Gebärmutter, am Gehen hindernd.

Bewegungsorgane: In allen Muskeln am Stamm (Brust und Rücken) werden häufig rheumatische Zustände, ebenso wie in den Gliedern, angegeben. Gefühl von Verkürzung am linken Bein.

Akne

Haut: An der Haut finden sich rosarote Anschwellungen (Ekzem), quaddelähnliche, nässende Eruptionen, Bläschenausschläge (Herpes), Aknepusteln, Pickelbildungen, Furunkel. Hautjucken wird mehrfach allgemein und an verschiedenen Stellen angegeben.

Klimakterische Hitzewallungen

Wärmeregulation: Die Wärmeregulierung ist durch die Kongestionen am Kopf beherrscht. Abneigung gegen alles, was die Körperwärme erhöht, z. B. Erschlaffung unter dem Einfluß von Hitze, besonders im Bett, großes Verlangen kalt zu baden, kaltes Wasser zu trinken und sich innerlich und äußerlich abzukühlen (PETROZ).

Dosierung

Meist wird die D 6 und D 12 empfohlen.

Vergleichsmittel

Zerebrale Affektionen: *Arnica, Opium, Glonoinum, Strontium.*
Sexuelle Leiden: *Sepia, Murex.*

Aurum

Herkunft des Mittels

Gold wird als ein regelmäßiger Bestandteil des Körpers gefunden. Nach Ragnar BERG kommt Aurum in „abbauwürdiger Menge" im Gehirn vor, doch ist über eine physiologische Rolle des Goldes nichts bekannt. Der Gehalt an Gold beträgt 0,7–2,0, im Gehirn 0,5–0,8, in der Aorta 0,1–0,8 mcg/g, in allen anderen Organen weniger (unter 0,1).

Pharmakologie

PARACELSUS kannte den Gebrauch des Goldes gegen Syphilis und Lepra. Zur Zeit HAHNEMANNS kam die Verwendung von Gold bei Syphilis durch CHRÉTIEN wieder in Mode.

Im Altertum wurde Gold in Pulverform gegen Melancholie und Herzleiden gebraucht, also bei Indikationen, die auch in der Homöopathie wieder aufgegriffen wurden und Hauptanwendungsgebiete darstellen.

In der Neuzeit wurde Gold zuerst wieder in der Tuberkulosetherapie angewendet, in der Absicht, damit die Tuberkelbazillen töten zu können. Des weiteren wurde davon bei chronisch-infektiösen Arthritiden, Lupus erythematodes, Psoriasis, Lepra und bei Syphilis Gebrauch gemacht. Man nimmt eine Aktivierung des retikulo-endothelialen Systems in seiner natürlichen Abwehrreaktion durch Gold an (wie auch durch andere metallische Katalysatoren, zum Beispiel *Ferrum*, *Cuprum*).

Hauptrichtung

1. Zentralnervensystem: Das Gemütsleben ist im Sinne einer Depression und Melancholie verändert. Dabei fällt der heftige, teilweise sogar gewalttätige Charakter dieser Verstimmung auf; Zornesausbrüche und Neigung zu Selbstmord, Sehnsucht nach dem Tode, bis zur Selbstentleibung steigende Angst sind in den Bereich einbezogen. Nach einer primären Phase des gehobenen Lebensgefühls treten depressive Symptome auf. Dazu tritt eine krankhafte Hast in der Beschäftigung; Unruhe und Gedächtnisschwäche. – Teilweise sind die Veränderungen der Psyche wohl auf die Beeinflussung des zerebralen Gefäßsystems durch Gold zurückzuführen. Psychische Erregungen (Schreck, Ärger, Verdruß) steigern die Beschwerden.

2. Das Gefäßsystem, und zwar in seinem arteriellen Teil, ist ein besonderer Angriffspunkt des Goldes. Es werden beobachtet:

Eine starke Kongestion zum Kopf mit Völlegefühl und Ohrensausen, Wallungen und viel Kältegefühl in den übrigen Teilen des Körpers; heftiges Herzklopfen, Herzbangigkeit und unregelmäßige Herztätigkeit. Infolge dieser Erscheinungen ist Gold ein bewährtes Mittel bei Hypertonie (s. Typus), bei Herzkrankheiten, vor allem sklerotischer Art, Angina pectoris, und bei allgemeiner Arteriosklerose geworden.

Entzündliche Reizung und Gefäßkongestion charakterisieren die Veränderungen der 3. Sinnesorgane. Es gehören in den Bereich einmal die skrofulösen Augenerkrankungen, wobei es mit dem *Quecksilber* zu vergleichen ist, dem gegenüber Gold einen betont chronischen Charakter besitzt, und dann vor allem Affektionen des inneren Auges, wie Iritis, Chorioretinitis, Glaukom, Ablatio retinae, dann luetische Augenerkrankungen wie Keratitis interstitialis, Iritis usf.

An den Ohren können sowohl die kongestiven Beschwerden, wie Ohrensausen, als

auch entzündliche Erkrankungen mit Beteiligung der Gehörnerven und der Knochen zur Wahl von Aurum führen. Überempfindlichkeit gegen Lärm, während Musik beruhigt.
An der Nase ist es Ozaena und Karies der Nasenknorpel und -knochen, sowie Rötung und Schwellung des Naseneingangs und der Nasenspitze, welche die Anzeige abgeben können. Ursache dieser entzündlichen Vorgänge ist nicht selten angeborene oder erworbene Lues. Überempfindlichkeit gegen Gerüche.
4. Schleimhäute, Knochen, Drüsenorgane, Geschlechtsorgane. Die Wirkung auf die Knochen ist mit obigem schon berührt, sie ist näher präzisiert durch nächtliche Schmerzen. Bei Gaumenlues und Periostitis hat sich der Wert des Goldes bewiesen. Bedeutung hat Gold bei chronischem Gelenkrheumatismus, bei Arthrosen und Osteochondrosen. Diese Verwendung geht aus der Goldtherapie der offiziellen Schule des Gelenkrheumatismus hervor. Dr. AMANN in Aarau, Schweiz, hat hier Aurum metallicum C 30 intravenös und subkutan verwendet, die Injektion ist nicht öfter als alle 3 Monate, höchstens alle 2 Monate zu wiederholen. Von der ausgezeichneten Wirkung habe ich mich selbst in vielen Fällen überzeugt. Die Affinität zu den Geschlechtsorganen zeigt sich bei Männern an Hodenschmerzen, „wie gequetscht", und in einer Erregung des Geschlechtstriebs; bei Frauen an einem dicken Fluor und entzündlicher Schwellung der Labien, die Menses verspäten sich, sind aber verstärkt. Erkrankungen wie Myom, Karzinom und Ovarialtumoren gehören zum klinischen Wirkungskreis; Metritis mit Schwellung und Prolaps sowie Myome werden oft damit bekämpft. Bei Männern sind es einerseits tuberkulöse und andere chronische Entzündungen und Verhärtungen der Hoden, andererseits die Prostatahypertrophie, welche Gold empfehlen. Kryptorchismus bei Knaben wird ebenfalls genannt.
Gegen Leberverhärtung und Leberzirrhose findet Gold immer wieder Erwähnung. Die Verwendung gegen Entzündungen, besonders solche luetischer Art, legen einen Vergleich mit *Quecksilber* sehr nahe, neben welchem Gold im periodischen System steht. Bei Gold ist der chronische Charakter der Entzündung jedoch betont.
5. Haut: Die injizierten Gold-Präparate der Schule rufen mitunter sehr heftige Hautaffektionen hervor, wie Erythema und masern- und scharlachartige Exantheme mit Fieber, teilweise Keratosen. Da diese Präparate meist Schwefel-Verbindungen sind, muß dem *Schwefel* ein gewisser Anteil an diesen Hauterscheinungen zugeschrieben werden. Sie können einen Hinweis bilden für den homöopathischen Einsatz des Goldes bei Lupus erythematodes, Psoriasis, Erythema nodosum, Lues II, Lepra, chronischen Ekzemen usw. Diese Nebenerscheinungen bei der Goldtherapie finden sich jedoch auch bei schwefelfreien Präparaten, bei mir auch bei Aurum metallicum D 12 subkutan beobachtet.
6. Lymphatisches System: Es sei an den Volksbrauch erinnert, skrofulöse Kinder goldene Ohrringe tragen zu lassen. Chronische Lymphdrüsenentzündungen kommen für Aurum in Frage.
7. Knochen und Gelenke: Als ein sehr tiefwirkendes Mittel habe ich Aurum schätzen gelernt bei degenerativen Knochen- und Gelenkerkrankungen wie

Arthrosen und Spondylarthrosen, und zwar rein auf Grund der organotropen Beziehung zum Knochensystem, ohne nähere Ähnlichkeitsbeziehung. Ich habe es angewendet als subkutane Injektion in die Haut über den Gelenken, etwa wöchentlich 1 ccm der D 12. Bei sehr vielen Kranken, denen wegen der starken arthrotischen Veränderungen jede Aussicht auf eine Besserung abgesprochen war, konnte ich damit Beschwerdefreiheit erzielen. Die Anregung zu dieser Behandlung habe ich von AMMANN (Aarau) übernommen. Man müßte eigentlich erwarten, daß analog der allopathischen Behandlung mit Goldpräparaten mit schädlichen Nebenwirkungen zu rechnen wäre. Ich konnte aber, obwohl ich mein Augenmerk auf diese Möglichkeit richtete, nur in einem Fall (bei Hunderten von Patienten) eine Dermatose beobachten, die auch nach Absetzen dieser Behandlung spontan verschwand.
Wenn ein Stillstand in der Besserung mit Gold eintrat, hat sich die Zwischenschaltung von Injektionen von *Strontium carbonicum* D 12 sehr erfolgreich erwiesen, besonders (aber nicht nur), wenn sich bei der Röntgenuntersuchung eine Osteoporose erkennen ließ.

Typus

Siehe VOISIN Seite 212. Materia medica des homöopathischen Praktikers.

Literatur

HAHNEMANN: Reine Arzneimittellehre, 4. Bd.
–: Die Chronischen Krankheiten, 2. Bd.: Blattgold; Aurum muriaticum (HAHNEMANN) ebendort.
MOLIN: Österr. Zschr. 1847: Aurum muriaticum
–: Bull. Soc. Méd., Paris: Aurum sulfuratum mit 4. Dez.-Pot.
BUCHNER: Bull. Soc. Méd., Paris: Aurum muriaticum, 3. Dez.-Pot.
EBERLE: Bull. Soc. Méd. Paris: Aurum muriaticum, 3 Prüfer
LEMBKE: N. Zschr. homöop. Klin. XI: Aurum metallicum (Hoch-Potenz)
–: N. Zschr. homöop. Klin. XI: Aurum muriaticum natronatum 2. u. 3. C-Potenz
BURNETT: Gold as a Remedy in Disease. 1879: Aurum muriaticum natronatum
HERING: Metcalfs Hom. Provings, S. 215 (niedere Goldverreibung)
ROBINSON: Brit. J. Homöop. 25: 321: Aurum metallicum
ASSMANN: Prüfung Gau Sachsen-Anhalt: Aurum colloidale D. XXX, D. XV, D. VI, 8 Prüfer
Weitere Literatur: ALLEN: Encyclopedia, Bd. II
HUGHES: Cyclopaedia, Bd. I
VOISIN: Materia medica des homöop. Praktikers Seite 207. Heidelberg 1969. Karl F. Haug Verlag.
LEESER: Mineralische Arzneistoffe Seite 749. Heidelberg 1968. Karl F. Haug Verlag.

Arzneimittelbild

Leitsymptome: *Alle Phasen depressiver Verstimmung, wie Angst, Verzweiflung und Mutlosigkeit bis zur Selbstmordneigung, mangelndes Selbstvertrauen und Entschlußlosigkeit mit selbstquälerischen Vorwürfen, großer innerer Hast und Unruhe, ärgerlicher Gereiztheit.*
Verschlimmerung nachts und frühmorgens in der Ruhe.
Verschlimmerung durch geistige Anstrengung, durch Kälte.
Die Kopfkongestion und Wallungen bessern sich durch Abkühlung und Bewegung im Freien. Kongestioniertes Aussehen des Patienten.

⊙ *Musik soll beruhigen.*
Besserung der Gliederschmerzen durch Bewegung.
⊙ *Folgen von Kummer, Schreck, enttäuschter Liebe, Widerspruch, unterdrücktem Verdruß, Ärger.*

Allgemeines: Selbst bei unfreundlichstem Wetter befindet er sich wohl in der frischen Luft. Überaus große Empfindlichkeit im ganzen Körper und Empfänglichkeit für jeden Schmerz. Alle seine Empfindungen sind fein und scharf.

Melancholie, Depressionen, Zerebralsklerose.

Geist und Gemüt: Stimmung erregt, gut gelaunt, arbeitsfreudig. – Glaubt nicht in die Welt zu passen und sehnt sich nach dem Tode, an den er mit inniger Wonne denkt. Große, bis zur Selbstentleibung steigende Angst. Lebensüberdruß. Neigung zu Selbstmord. Er sitzt still verschlossen und melancholisch in einem Winkel. Ärgerlich und auffahrend. Der geringste Widerspruch bringt ihn in den heftigsten Zorn. Verzweifelte Melancholie; er meint es kann ihm nichts glücken. Ständiger Drang zu Tätigkeit, körperlich und geistig; kann nichts schnell genug tun. Gedächtnis zu Anfang schärfer, später auffallende Gedächtnisschwäche.

Schlaf: Tagesschläfrigkeit, nachts unruhiger oder ausbleibender Schlaf. Schreckhafte Träume, Fallträume. Ab 3 oder 4 Uhr morgens kann er nicht mehr ordentlich schlafen.

Periostitis der Schädelknochen, bes. infolge Lues, kongestive Kopfschmerzen.
Zerebralsklerose.
Roter Hochdruck.

Kopf: Blutandrang zum Kopf mit Völle und Kopfschmerzen und Schwindel, schlimmer durch geistige Anstrengung und durch Bükken, bei Nacht besser durch Kaltabwaschen und im Freien. Kopfschmerzen bohrend und reißend. Schmerz in den Schädelknochen. Knochenbeulen auf den Schädelknochen, mit bohrenden Schmerzen.

Gesicht: Rot und gedunsen, getüpfelt mit rot und bläulichen Stippchen, oder mit großen, roten Blüten.

Skrofulöse und luetische Augenerkrankungen: Iritis, Chorioretinitis, Keratitis interstit., Glaukom, Ablatio retinae.
Gefäßspasmen.

Augen: Tränen der Augen, Brennen mit Sandgefühl, Pupillen erweitert. Doppeltsehen. Völlige Verdunkelung der oberen Hälfte des Gesichtsfeldes. Druck und Spannung in den Augen mit schlechtem Sehen.

Ohren: Ohrgeräusche, Brausen in den Ohren und Schwerhörigkeit. Überempfindlichkeit gegen Geräusche. Verminderung des Gehörs.

Rosacea, Rhinophyma, Kupfernase, Ozaena, Karies der Nasenknochen und -knorpel.

Nase: Rötung und Schwellung der Naseneingänge und der Nasenspitze; rote, knotige Nase. Nase verstopft mit Krusten wie von Geschwüren. Schmerzen im Nasenbein und im angrenzenden Teil des Oberkiefers. Überempfindlichkeit des Geruchs. Vorübergehender Branntweingeruch in der Nase mit Brustbeklemmung.

Hypertonie, essentielle und arteriosklerotische.
Nephrosklerose.
Koronarsklerose,
Myodegeneratio,
Angina pectoris.
Aneurysma der Aorta.
Aortitis luetica.

Herz und Kreislauf: Hitzegefühl und Blutandrang zum Kopf mit Wallungen, Toben und Brausen im Kopf, Rauschen in den Ohren. Heftiges Herzklopfen und außerordentliche Bangigkeit, Beklemmung am Herzen, zu tiefem Atemholen zwingend, welches erleichtert. Gefühl, als ob das Herz 2 oder 3 Sekunden aufhörte zu schlagen und dann plötzlich einen starken Schlag täte (Aurum muriaticum). Unregelmäßiger Herzschlag mit Angstgefühl und Kurzatmigkeit. Verlangsamung des Pulses, der meist unregelmäßig wird, zeitweise einen Schlag aussetzt (Aurum colloidale D 6). Blutdruck deutlich herabgesetzt mit Pulsverlangsamung.

Atmungsorgane: Heiserkeit und erschwerte Atmung. Gefühl starker Engbrüstigkeit beim Gehen. Häufiger starker und schmerzhafter Husten, teils trocken und zäh, teils leicht auszuwerfen.

Verdauungsorgane: Übler eitriger Geruch aus dem Mund. Speichelfluß. Bitterer Mundgeschmack.

Zahnschmerzen, Lockerheit der Zähne, Zahnfleisch rot und geschwollen, leicht blutend, Eiterbläschen am Zahnfleisch, auf den Lippen Blüten mit Brennen und Jucken.

Geschmack fade, bitter, faul, dabei heftiger Durst. Speichelfluß mit süßlichem Speichel, übler Geruch aus dem Mund.

Im Rachen Ansammlung von viel Schleim, Wundheit mit Stechen im Hals.

Übelkeit, Brechneigung, Abneigung gegen Essen, kann nur Brot und Semmel essen, Widerwillen gegen Fleischspeisen. Während des Essens vergeht die Bangigkeit des Gemüts. Muß hastig essen. Nach dem Essen hält der Hunger noch an. Könnte bald wieder essen.

Viel Durst und Verlangen nach Kaffee und kalten alkoholischen Getränken.

Leberzirrhose.

Schlucksen und Brennen im Magen mit heißem Aufstoßen.

Im Leib Auftreibung. Blähungen setzen sich fest und verursachen Kneipen, Druck und Bangigkeit, selbst kolikartige Leibschmerzen. Kollern und Schwere im Unterleib mit Vollheitsgefühl im Unterleib. Schmerzen im linken und rechten Hypochondrium.

Stühle weich bis durchfällig, Nachtdurchfall mit Brennen im Mastdarm. Auch durchfällige, grünliche oder graugelbe Stühle. Verstopfung mit harten knolligen Stühlen.

After brennend und stechend, schmerzhaft geschwollen. Hämorrhoiden mit Blutung während des Stuhls.

Harnorgane: Ständiger Trieb zu harnen, dabei Schmerzen. Harn anfangs vermindert. Harn rot, heiß, von streng ammoniakalischem Geruch; später erheblich vermehrt.

Hodentuberkulose.

Männliche Geschlechtsorgane: Drückende und spannende Schmerzen im Hoden wie nach Quetschung. Geschlechtstrieb gesteigert, Pollutionen. Erotische Träume.

Chron. Metritis, Schwellung des Uterus und Prolaps. Myome.

Weibliche Geschlechtsorgane: Dickweißer Ausfluß. Hitze und Stechen in der Vulva, Röte und Schwellung der Labien. – Menses verspätet und verstärkt.

Gelenkrheuma, Periostitis (luetica).
Arthrosis deformans, (Dupuytrensche) Kontraktur.
Spondylosis, Spondylarthrosis.
Primär-chronische Polyarthritis,
Spondylarthritis ancyclopoetica.
Neutritis.

Glieder: Rheumatische Schmerzen in allen Gliedern, Muskeln und Gelenken, besonders morgens nach der Ruhe.

Die Besserung durch Bewegung überwiegt gegenüber Besserung in der Ruhe. Betroffen sind die großen ebenso wie die kleinen Gelenke, zum Beispiel Finger und Handwurzelknochen, die Wirbelgelenke.

Lupus erythematodes, Lepra Psoriasis, Erythema nodosum,

Haut: Papeln, Bläschen und Pusteln, besonders am Kopf und Gesicht mit Hitzegefühl und Jucken. Ery-

Lues II.
Chron. Ekzeme.

thema; scharlach- und masernartige Exantheme mit Fieber; Keratosen, schuppend, infiltrierte Ekzeme (bei Injektion von Gold-Schwefel-Verbindungen).

Wärmeregulation: Sehr empfindlich gegen Kälte am ganzen Körper. Kalte Hände und Füße bei warmem Gesicht. Heftige Wallung im Blut, als koche es in den Adern. Hitze im Kopf mit kalten Händen und Füßen.

Dosierung

D 6 bis D 12. Bei funktionellen Störungen wird man die höheren, bei organischen Veränderungen die tieferen Potenzen bevorzugen. Von D 8 ab Verdünnungen.
Bei Knochen- und Gelenkerkrankungen D 12–D30 in 1–4wöchentlichen Abständen, auch subkutan.

Präparate

Aurum colloidale (von Aurum metallicum). Vom theoretischen Gesichtspunkt muß man es gegenüber der Verreibung als das bessere Präparat bezeichnen, da die disperse Verteilung besser gesichert ist. Doch konnte ich in der Wirkung keinen Unterschied gegenüber einer guten Verreibung feststellen.
Aurum jodatum, AuJ_3, D 3 bis D 6. Verreibungen empfohlen. Präparat bei Arteriosklerosis, bei Aortitis luetica, luetischen Haut- und Drüsenaffektionen, Tuberkulose der Haut, der Lymphknoten und drüsiger Organe, bei chronischer Metritis, bei Ozaena.
Dieses Präparat ist außerordentlich zersetzlich, der Zerfall beginnt schon unmittelbar nach der chemischen Herstellung, wobei sich *Jod* verflüchtigt. Bis es zum Einsatz kommt, dürfte der Zerfall vollständig sein. Man wird also diese Verbindung wohl oder übel streichen müssen.
Aurum muriaticum, D 4 bis D 12, besitzt den Vorteil der Löslichkeit. $AuCl_3HCL + 4H_2O \cdot HCl \cdot AuCl_3 + 4H_2O$.
Aurum muriaticum natronatum, $NaCl \cdot AuCl_3$. D 4 bis D 12. Wird gerne bei Krankheiten der weiblichen Genitalien gewählt, aber auch bei allen anderen Goldindikationen. Leberzirrhose.
Aurum sulfuratum, Au_2S_3 in D 4 bis D 12. Die genannten Goldsalze werden besonders auf Grund der organotropen Beziehungen, auch wenn das volle Goldarzneibild nicht vorliegt, gewählt.
Die drei letzteren Goldsalze werden, soweit sie in Dilution verordnet werden, bis zur D 6 in Aqua destillata abgegeben.

Vergleichsmittel

Roter Hochdruck: *Arnica, Sulfur, Asterias.*
Angina pectoris: *Cactus, Arnica, Latrodectus, Lachesis, Glonoinum.*

Knochenfisteln, Knochenhautentzündung, auch luetische: *Acidum fluoricum, Phosphorus, Mercurius, Silicea, Angustura, Asa foetida, Kalium jodatum, Syphilinum.*
Aortitis: *Barium.*
Ozaena: *Argentum nitricum, Kalium bichromicum, Asa foetida, Mercuris, Syphilinum, Magnesium fluoratum.*
Zornesausbrüche: *Nux vomica, Lycopodium, Acidum nitricum, Anacardium, Staphisagria.*
Orchitis: *Clematis, Rhododendron, Spongia.*
Zerebralsklerose: *Arnica, Barium, Strontium, Opium, Phosphorus, Plumbum.*
Arthrosen, Spondylosen: *Strontium.*

Avena sativa

Herkunft des Mittels

Avena sativa, Hafer, Fam. nat. Gramineae.

Auf welchen Inhaltsstoffen die Wirkung beruht, ist noch nicht genügend geklärt. Die Essenz aus der frischen blühenden Pflanze des Hafers wird mit Erfolg verordnet gegen:

Anwendung

1. Nervöse Erschöpfung als Nerventonikum, nach sexuellen Exzessen und Onanie, gegen Pollution. Es wird ihm eine spezifische Wirkung zugeschrieben, wenn als Folge von sexueller Überreizung der Männer nervöse Erschöpfung, allgemeine Schwäche, nervöses Herzklopfen, Schlaflosigkeit und mangelhafte Konzentration der Gedanken und dergleichen sich einstellt. Nervöser Zusammenbruch mit Schlaflosigkeit und Verlust des Appetits infolge von Sorgen. Eine Patientin von mir, die durch Steuerzahlungen in große Sorgen geriet, erhielt zur Beruhigung und Kräftigung ihrer verzweifelten Nerven von mir Avena. Sie verlangte die Wiederholung dieser Tropfen immer wieder, indem sie die „Finanzamtstropfen" sich erbat.
2. Als Kräftigungsmittel nach erschöpfenden Krankheiten, gegen Appetitlosigkeit, nervöses Herzklopfen und unruhigen Schlaf.
3. Bei Morphiumsucht als Gegenmittel der bei der Entwöhnung auftretenden Unruhe. Mit dem einsetzenden Entzug werden 4mal täglich 15 Tropfen in 1 Weinglas mit heißem Wasser gegeben.

Nach SCHILSKY, der Avena mit Erfolg bei Geschäftsleuten verordnet hat, deren Geschäft plötzlich durch den Krieg zerschlagen oder denen plötzlich das notwendige Hilfspersonal entzogen wurde und die deshalb vor Sorgen nicht mehr hinaussehen konnten, ist das Charakteristische

1. die Schlaflosigkeit,
2. die Eßunlust,
3. die seelische Erschöpfung.

Bei solchen erschöpften und überlasteten Patienten habe es sich als sehr zuverlässig bewährt.

Literatur

ANSCHUTZ: New, Old and Forgotten Remedies.

Dosierung

Meist wird die Tinktur mehrmals täglich zu 5 bis 10 bis 15 Tropfen verordnet, auch Verdünnungen bis zu D 3 bei Appetitlosigkeit nach fieberhaften Infekten sind empfohlen. Die Erfolge bei Schlaflosigkeit sind ungleich, oft aber befriedigend, besonders wenn die obigen Symptome vorhanden sind. In heißem Wasser genommen, soll die Wirkung prompter eintreten. Bei Schlaflosigkeit gibt man etwa 3 Stunden und unmittelbar vor dem Schlafengehen 10 bis 15 bis 20 Tropfen.
Eine Überdosierung soll sich in einem Schmerz an der Gehirnbasis zeigen.
Bei Einschlafstörungen kann eine Mischung von Avena sativa, *Valeriana, Passiflora,* allenfalls auch *Humulus Lupulus,* sämtliche Tinktur, gebraucht werden.

Badiaga

Herkunft des Mittels

Spongilla fluviatilis, der Süßwasserschwamm oder Badiaga nach seinem russischen Namen, gehört zum Tierreich; zur Familie der Cochonteraten. Er wird in Rußland als Volksmittel benützt bei verhärteten Leistendrüsen, bei Bubonen, Hämorrhoiden. Die schwammartige und getrocknete Gerüstsubstanz wird ohne Röstung verrieben.

Pharmakologie

Die Wirkung beruht wie bei *Spongia tosta* in erster Linie auf dem Jod-Gehalt; auch Kieselsäure kommt in Frage.

Literatur

Die Prüfung wurde von 2 Prüfern vorgenommen. Der überwiegende Teil der Symptome stammt von L. BEDFORD, der mit C 30 geprüft hat (siehe ALLEN: Encyclopedia, Bd. II).
VOISIN: Materia medica des homöop. Praktikers Seite 215. Heidelberg 1969. Karl F. Haug Verlag.

Arzneimittelbild

Leitsymptome: *Die Wirkung ist weitgehend durch den Jod-Gehalt bestimmt. Wundheitsgefühl in der ganzen Haut und allen Muskeln, wie zerschlagen, schlimmer bei Berührung durch die Kleidung und bei Bewegung.*
Empfindlichkeit gegen Kälte und kalte Luft.

Geist und Gemüt: Klarheit des Denkens und mehr geneigt zu geistiger Tätigkeit als vorher. Bei der geringsten Erregung der Gedanken heftiges Herzklopfen.

Gesicht: Bleich, erdgrau.

Skrofulöse Ophthalmie.

Augen: Wundheitsgefühl in den Augäpfeln. Kopfschmerzen, sich auf beide Augäpfel erstreckend, schlimmer durch jede Bewegung der Augen. ⊙ Skrofulöse Entzündung der Augen mit Verhärtung der Meibomschen Drüsen.

Ohren: Ganz leichte Stöße in den Ohren wie von entfernten Kanonenschüssen.

Schnupfen, Bronchitis. Keuchhusten.

Atmungsorgane: Atem heiß und fiebrig. Niesen und Schnupfen, flüssig oder schleimig. Heftiger Schnupfen, besonders aus dem linken Nasenloch, teilweise mit Verstopfung der Nase. Husten krampfartig und schleimig, beim Husten fliegt der Schleim gewaltsam aus dem Mund. Pleuritische Schmerzen, schlimmer durch Tiefatmen und Bewegung. Mund und Atem heiß und fieberig, mit Durst auf große Mengen Wasser.

Drüsenschwellungen, Bubonen, Hodenschwellung.

Verdauungsorgane: Hunger bei geringem Durstgefühl, Ausräuspern von zähen blutigen und festen Schleimklumpen aus dem Hals. Mandeln geschwollen mit Wundheitsgefühl, besonders beim Schlucken. ⊙ Volksmittel bei verhärteten Inguinaldrüsen. ⊙ Syphilitische Bubonen in der Leiste, steinhart und zackig mit nächtlichen Schmerzen; ⊙ Bubonen mit schießenden Schmerzen, ehe die Eiterung beginnt, verschwinden, oder wenn Fluktuation schon vorhanden ist, werden resorbiert durch die Tinktur.

Basedow.

Herz: Heftiges, zitterndes fibrierendes Herzklopfen, selbst in völliger Ruhe, bei der geringsten Gemütsbewegung, selbst bei erhebenden Gedanken. Anfälle von Herzklopfen bei rechter Seitenlage, von der Brust in den Nacken pulsierend.

Frostbeulen.

Glieder: Rheumatische Schmerzen. ⊙ Volksmittel bei Frostbeulen, bei Geschwüren an Beinen oder Hufen der Pferde.

Heftige Schmerzen an verschiedenen Teilen des Körpers mit heftigen Stichen in der Seite, schlimmer bei der geringsten Bewegung.

Haut: Wundheitsgefühl der Haut, Jucken der Haut und Hautausschläge.

Dosierung

D 1 bis D 6, bei Basedow noch höher und in einzelnen Gaben mit langen Abständen.

Vergleichsmittel

Spongia, Jodum, Mercurius bijodatus, Hedera und andere Jod-Präparate.

Baptisia

Herkunft des Mittels

Baptisia tinctoria, der wilde Indigo (Fam. nat. Leguminosae), ist in Nordamerika heimisch. Verwendet wird die frische Wurzel samt Wurzelrinde. Sie enthält die Flavonglykoside Baptisin und Baptin, die beide abführend wirken. Ferner ist das Alkaloid Cytisin darin enthalten, wie in *Cytisus Laburnum* (Goldregen), und zwar in einer Menge, die diejenige von Cytisus übertrifft. Cysticin wirkt ähnlich wie Nikotin, man kann einen Vergleich zum Arzneibild von Tabacum ziehen. Jedoch werden durch Cysticin die sympathischen Synapsen stärker erregt und durch höhere Dosen weniger gelähmt als bei Nikotin.

Hauptrichtung

Sie wird in ihrer Heimat gegen typhöse Fieber, Scharlach und Dysenterie angewandt. Daher stammen die nicht aus der Arzneiprüfung hervorgegangenen klinischen Symptome, wie Stupor und das Gefühl, als ob der Körper in mehrere Stücke geteilt wäre. Infektionskrankheiten mit typhösem Verlauf und septische Zustände sind auch heute in der Homöopathie die Hauptanzeige. Das Versagen der zerebralen Steuerung führt zu unwillkürlichem Abgang von Harn und Stuhl.
Baptisia genießt Vertrauen bei typhösen und gastrischen Fiebern mit Stupor und Delirien, der Patient ist wie betrunken und läßt Harn und Stuhl unter sich gehen. die Muskulatur und die Haut schmerzen bei Druck und beim Daraufliegen. Alle Sekretionen sind übelriechend und eitrig. Bei Anginen und anderen mit Entzündung des Rachenrings einhergehenden Krankheitszuständen kann neben der erwähnten Beteiligung des Zentralnervensystems die Unfähigkeit, Festes zu schlucken, hinweisen.
Celis hat, so berichtet Hochstetter, bei Typhus abdominalis jahrzehntelang mit Erfolg Baptisia, Bryonia und Veratrum viride angewendet (XXVIII. Intern. Kongreß, Wien 1973, Kongreßbericht, S. 218).

Bezüglich der Resistenzerhöhung gegenüber Infektionskrankheiten ist das Ergebnis von Hochestetter und Juliet an 11 Prüfpersonen wertvoll, welche mit D 2 und D 3 innerhalb von 1–4 Wochen deutlichen Leukozythenanstieg, Eosinophilie und in 4 Fällen positive Widalreaktion erzielt haben (Hochstetter, K. und Juliet, E.: D. hom. Mschr. 7 [1956] 193).

Literatur

Allen: Encyclopedia, Bd. III
Hughes: Cyclopaedia, Bd. I
Hale: New Remedies, 2. Aufl.
Hale: Allg. homöop. Ztg. 78: 38, 47
Die AMP stützt sich auf 12 Prüfer und kann nicht als vollständig bezeichnet werden. Sie ist durch wertvolle klinische Symptome ergänzt.
Leeser: B II Pflanzliche Arzneistoffe Seite 42. Heidelberg 1971. Karl F. Haug Verlag.

Arzneimittelbild

Leitsymptome: *Gefühl wie zerschlagen, zittrig und schwach. Die Teile, mit denen er aufliegt, tun ihm weh (vgl. Arnica), muß sich immer bewegen.*
Gesicht heiß und rot, wie trunken. Delirium, ⊙ *glaubt doppelt zu sein oder in mehrere Stücke geteilt zu sein; Betäubung.* ⊙ *Läßt infolgedessen Harn und Stuhl unter sich gehen* (nach Stiegele bewährtes Symptom).
Verschlimmerung durch Bewegung.
⊙ *Alle Absonderungen sind übelriechend.*

Allgemeines: Gefühl allgemeiner Erschöpfung und Zerschlagenheit, zittrig, unfähig zu jeder körperlichen und geistigen Tätigkeit. Jeder Druck schmerzt; die Teile, auf denen man kurze Zeit liegt, schmerzen wie wund, muß daher immer wieder die Lage ändern.

Geist und Gemüt: Kann seine Gedanken nicht zügeln. Verlust der Fähigkeit, zu denken oder sich zu erinnern. Fällt in Schlaf, während man mit ihm spricht; beginnendes Delirium;
⊙ Stupor und Betäubung. ⊙ Meint, er sei doppelt oder zerbrochen, wirft sich im Bett umher, um die Stücke zusammenzusammeln. – Erwacht mit Alpdrücken, angstvolle Träume.

Enzephalitis.

Kopf: Dumpfes, schweres, drückendes Kopfweh mit Schwindel. Gefühl, als wäre der Kopf zu groß und zu schwer. Heftige Schmerzen an der Gehirnbasis, mit Lahmheit und Steifigkeit der Halsmuskeln. Rotes, erhitztes Gesicht; ⊙ Gesicht dunkelrot, wie betrunken.

Augen: Gerötet und entzündet, Augenlieder halb gelähmt, kann die Augen kaum offenhalten.

Bösartige Grippe.

Atmungsorgane: Schnupfen, dumpfer Druck an der Nasenwurzel. Heiserkeit. Husten. Erwacht mit großer Atemnot, die Lungen sind wie eng und zusammengeschnürt. Gefühl, als ob er nur Rauch einatmen würde.

Herz: Herztätigkeit kraftvoller und schneller. Puls voll und beschleunigt, nachher langsam und schwach.

Ösophagospasmus, Typhus, Dysenterie, Scharlach, Pyämie und Sepsis.

Verdauungsorgane: Zunge zuerst weiß, dann in der Mitte gelbbraun belegt, an den Rändern mit geröteten Papillen, geschwollen. Geschwüre im Mund; viel Speichel, bitterer Geschmack. Zunge geschwollen und schmerzhaft. Reichlicher Fluß von bittersüßem Speichel, gefolgt von Trockenheit, Lippen kleben zusammen. Unerträglich fauler Geruch des Atems.
Mandeln und weicher Gaumen gerötet, mit Zwang zu schlucken und Engegefühl. Zusammenschnürendes Gefühl im Hals, ⊙ kann nichts Festes, sondern nur Flüssiges schlucken, ⊙ Festes macht Würgen.

Hepatitis. Puerperalfieber.

Brennen, Drücken und Krampfen im Magen. Dumpfe Schmerzen in der Lebergegend und der Gallenblase gegen die Wirbelsäule ausstrahlend, sehr heftig beim Gehen. Rumpeln und Auftreibung des Leibes. Bauchmuskeln wie wund, wie nach heftigem Husten. Durchfall mit dunklen Stühlen und viel Schleim, ⊙ sehr übelriechend, mit Blut und Eiter.

Stamm und Glieder: Rheumatoide Schmerzen. Fühlt sich schwach und zittrig, wie nach einer schweren Krankheit, wie zerbrochen. Die Teile, auf denen er liegt, tun ihm weh, muß sich immerfort bewegen.

Gastrisches und biliöses Fieber, typhöses Fieber, Scharlach.

Wärmeregulation: Starkes Hitzegefühl, besonders am Kopf, mit Wallungen bei Nacht.

Dosierung

D 2 bis D 6.

Vergleichsmittel

Typhöse und septische Fieberzustände: *Rhus toxicodendron, Pyrogenium, Lachesis, Echinacea.*
Teile, auf denen er liegt, tun weh: *Arnica.*
Fieber mit Betäubung und Kopfkongestion: *Gelsemium.*
Entzündung der Mundschleimhaut und des Rachenrings mit Foetor: *Mercurius, Phytolacca, Apis, Belladonna, Mandragora.*
Schlucken von festen Speisen (umgekehrt wie Baptisia) geht leichter: *Ignatia, Lachesis.*

Barium carbonicum

Herkunft des Mittels

Barium steht im periodischen System und chemisch dem *Kalk* sehr nah; das Verständnis einer arzneilichen Wirkung erschließt sich uns am besten vom Arzneimittelbild des Kalkes aus. Barium scheint zum Aufbau des menschlichen Körpers nach seitherigen Feststellungen in meßbaren Mengen nicht erforderlich zu sein, dementsprechend wird es als Fremdstoff, ja sogar giftig empfunden. Zwischen *Kalk* und Barium liegt *Strontium*, mit dem ebenfalls eine nahe Verwandtschaft besteht.

Hauptrichtung

Vom Tierexperiment ist uns die elektive Beziehung zum Herzen und Gefäßsystem bekannt. Am Säugetierherzen bewirken kleine Dosen $BaCl_2$ Beschleunigung und Verstärkung der Hubhöhen, bei stärkerer Konzentration Verlangsamung der Herztätigkeit. Die Reizbarkeit des Ventrikels wird durch Ba in höherem Maße als durch Ca gesteigert, während die Reizleitung durch Ba schon in sehr kleinen Dosen verschlechtert wird. An den Gefäßen wird eine stark konstriktorische Wirkung mit drahtartigen Arterien, selbst mit perlschnurartigen Einschnürungen festgestellt. Der Blutdruck steigt an. Die Wirkung erfolgt unmittelbar auf die Gefäßmuskulatur und wird durch Ausschaltung der Gefäßnerven nicht aufgehoben. Wir haben also einen deutlichen Hinweis auf die arzneiliche Anwendung bei Arteriosklerose, Aneurysma und Herzleiden.
Im Hinblick auf die homöopathische Verwendung sind die Experimente von G. Schimert jr. von Bedeutung. Er hat bei Tierversuchen (Hunden und Kaninchen) gefunden, daß Bariumchlorid in größeren Dosen, von 0,5 mg aufwärts, eine deutliche Verminderung der Zerebraldurchblutung bedingt. Es eignet sich vorzüglich zur Erzeugung eines zerebralen Angiospasmus. Jedoch in kleineren Dosen, 0,1–0,01 mg, trat in mehreren Fällen bei vorher gedrosselten Arterien eine deutliche Steigerung der Durchblutung ein (Dtsch. med. Wschr. 1940: 813).
Derselbe Autor hat bei der Prüfung der Koronardurchblutung mit der Reinschen Stromuhr festgestellt, daß beim Hunde große Dosen (20–200 mg Ba Cl_2) nach einer vorübergehenden Steigerung der Koronardurchblutung zu einer nachhaltigen Drosse-

lung führen, während gleichzeitig der Blutdruck sich erheblich senkt. Kleine Dosen (um 1 mg) führen zu einer Steigerung der Koronardurchblutung, ebenso kleinste Dosen von 0,01–0,1 mg. – Hat vorher eine Verminderung der Koronardurchblutung durch Hypophysenhinterlappenpräparate stattgefunden, so lösen kleine und kleinste Dosen eine Steigerung der Koronardurchblutung bei sinkendem Blutdruck aus. Hier wird im Gegensatz zur Wirkung durch große Dosen eine Verminderung des Widerstands im Koronargefäßgebiet angenommen. Aus diesen Versuchen wird ein Licht geworfen auf die therapeutische Verwendung in der Homöopathie, einmal bei zerebralsklerotischen Kreislaufstörungen mit Kopfschmerz, Schwindel und dergleichen, dann auf den Gebrauch bei Angina pectoris und Reizleitungsstörungen.

Die Nebenwirkungen bei arzneilichem Gebrauch und bei Vergiftungen bestehen nach LEWIN in Schwindel, Ohnmacht, Muskelschwäche, „Barytfieber" mit Hitze- und Frostgefühl; Speichelfluß mit Anschwellung der Speicheldrüsen und des Gaumens, Lockerwerden der Zähne und üblem Mundgeruch, wie bei Quecksilber-Vergiftung; Reizung der Schleimhäute des Auges, der Atemwege; Vermehrung der Nierensekretion; Erschwerung des Schluckens, Übelkeit, Erbrechen, Darmkolik und Durchfall bis zur Ausbildung einer Gastroenteritis; Pollutionen und Minderung der Geschlechtstätigkeit. Die Nachwirkungen mit diesen Reizerscheinungen dauern nach Absetzen des Gebrauchs noch wochenlang, können sich sogar noch steigern. LEWIN nimmt eine kumulative Wirkung bei der langsamen Ausscheidung durch Harn und Kot an.

Typus und klinischer Gebrauch

Kinder, die körperlich und geistig sich schlecht entwickeln und schwerfällig sind, spät sprechen und laufen lernen und unaufmerksam sind, viel Furcht und Angst haben und unter Schüchternheit leiden. Sie sind ständig erkältet, bekommen häufig Anginen und neigen zu Drüsenschwellungen.

Ein Kümmerwuchs mit Zurückbleiben des gesamten Wachstums oder auch einzelner Organsysteme hat sich als Indikation für Barium carbonicum bewährt. Man darf aus diesen klinischen Erfahrungen auf einen starken Einfluß auf das endokrine System (Hypophyse mit Zwischenhirn) schließen. Die verzögerte körperliche Entwicklung ist begleitet von einem ebensolchen geistigen Zurückbleiben gegenüber den Altersgenossen. Es sind scheue, schüchterne und ängstliche Kinder, die in allen geistigen Leistungen versagen, sowohl auf intellektuellem wie psychischem Gebiet. – Kinder mit ausgeprägten Defekten der innersekretorischen Drüsen, wie Hypothyreotismus oder Hypogenitalismus, fallen nicht unter den Wirkungsbereich von Barium und müssen einer Hormonbehandlung zugeführt werden.

Ganz allgemein weist die starke Beziehung zum Drüsensystem auf lymphatische Typen mit chronischen Drüsenschwellungen von meist derber und harter Konsistenz hin. Diese Menschen, meist sind es Kinder, haben eine sehr große Empfindlichkeit gegen alle Kälteeinflüsse. Die Entzündungsprozesse nehmen einen trägen, sich lange hinschleppenden Verlauf und gleichen einer **torpiden Skrofulose** (im Gegensatz zu

Mercurius). Auch andere Drüsen, wie die Schilddrüse, die Parotis, die Prostata, unterliegen dem Einfluß von Barium.
Der geschilderte Typus mit Beeinträchtigung des körperlichen und geistigen Wachstums soll jedoch nicht den Blick dafür nehmen, daß Barium auch bei Fehlen dieser Konstitution, allein durch die Beziehung zum Lymph- und Drüsensystem, oft ein unentbehrliches Heilmittel darstellt. Das Arzneimittelbild steht über dem Typus, besonders wenn dieser, wie es hier der Fall ist, ex usu in morbis und nicht durch die Arzneimittelprüfung gewonnen wurde.
Es muß hier darauf hingewiesen werden, daß dieser Typus von prägnantem Charakter von den auffallend wenigen Symptomen der Geistes- und Gemütsfunktionen, die bei der Prüfung zum Vorschein gekommen sind, nicht gestützt ist. Auch die körperliche Unterentwicklung kann, wie es verständlich ist, sich nicht auf die Arzneimittelprüfung berufen. Doch soll dies nichts gegen den in der Praxis bewährten Typus sagen.
Neben diesem für das kindliche Leben geltenden Typus besitzen wir in Barium ein ausgesprochenes Altersmittel durch die Beziehung zum Gefäßsystem. Es ist ein Hauptmittel für die **Arteriosklerose** mit hohem Blutdruck, für das Altersherz mit Myodegeneratio, Reizleitungsstörungen (einschließlich Herzblock), **Altersbradykardie;** ebenso für die **zerebrale Sklerose** mit Gedächtnisschwäche und anderen Folgen derselben. Die Heilbeziehung zu diesen Alterskrankheiten dürfte jedoch nicht nur ihren Weg über die Arteriosklerose des Gefäßsystems, sondern auch über die Rückbildungsvorgänge der gesamten Drüsen, wie sie dem Alter eigentümlich sind, nehmen. Der Kümmerwuchs, beziehungsweise die ungleichmäßige Entwicklung in der Kindheit, findet also im Alter ihr Spiegelbild in einer dysharmonischen Rückbildung*. Der geistige Abbau zeigt sich in Schwindel, Gedächtnisschwäche und Kopfschmerzen.
Die Verwendung beim Prostataadenom findet ihre Erklärung darin, daß mit diesem Krankheitsprozeß meist eine Prostatitis verbunden ist.
Die deutliche Affinität zu den Gefäßen und Gefäßwandungen, die wir aus dem Tierexperiment kennen, hat zum erfolgreichen Heilversuch nicht nur bei der Gefäßsklerose, sondern auch beim **Aneurysma** auf entzündlicher Basis geführt (Koronarsklerose, Aortensklerose, Aortenaneurysma).
Ein sehr beachtenswertes Mittel ist Barium bei der **akuten fieberhaften Angina.** Stark geschwollene Tonsillen schwellen unter Rückgang der Temperatur rasch ab. Es ist dann darauf zurückzugreifen, wenn das zunächst liegende *Mercur* nicht befriedigt. Man kann damit schlagartige Wirkung beobachten, so daß wir also unsere oben entwickelte Vorstellung des Bariums, als für torpide und chronische Zustände passend, auch auf akute Prozesse des Lymphsystems ausdehnen dürfen.

* Guten Erfolgen kritischer Beobachter stehen auch Mißerfolge gegenüber. In meinem Beobachtungskreis habe ich bei Zerebralsklerose von dem verwandten *Strontium* häufig bessere Ergebnisse gesehen. Es ist angezeigt bei kongestioniertem Kopf und Gesicht, aber trotzdem schlimmer durch Abkühlung.

Literatur

HAHNEMANN: Chronische Krankheiten, 1. u. 2. Aufl.
ALLEN: Encyclopedia, Bd. II u. X
HUGHES: Cyclopaedia, Bd. I
HERING: Homöop. Vjschr. 10: 95
HERING: Allg. homöop. Ztg. 8: 296
LEESER: Mineralische Arzneistoffe Seite 206. Heidelberg 1968. Karl F. Haug Verlag.
VOISIN: Materia medica des homöop. Praktikers Seite 220. Heidelberg 1969. Karl F. Haug Verlag.

Arzneimittelbild

Leitsymptome: *Schwellung aller Lymphdrüsen und Katarrh der Schleimhäute; rezidivierende Anginen. ⊙ Lymphatismus, Mittel für den geistig und körperlich zurückgebliebenen Typus, aber auch für andere Lymphatiker.*
⊙ Arteriosklerose; zerebrale Sklerose, Myodegeneratio cordis, Hypertonie. Verschlimmerung von naßkaltem Wetter, Luftzug; große Erkältlichkeit.

Schlechte geistige und körperliche Entwicklung der Kinder. Zerebrale Sklerose. Folgen von Schlaganfällen. Schlaflosigkeit der Alten. Arteriosklerotischer Kopfschmerz.

Geist und Gemüt: Traurig und ängstlich, niedergeschlagen, will nicht sprechen (*Barium aceticum*). Höchst aufgebracht und zornig über Kleinigkeiten. Fürchtet, sterben zu müssen. ⊙ Kinder wollen nicht spielen; sie sind menschenscheu, ängstlich und schüchtern. ⊙ Nörglerisch und tadelsüchtig.
⊙ Kinder sind unaufmerksam beim Lernen. Weiß nicht, was sie will, große Unentschlossenheit; sie will eine Tasse Kaffee, dann wieder nicht.
Sehr vergeßlich, das Wort im Mund entfällt ihm; mitten im Reden fehlt ihm oft das bekannteste Wort.
Tagsüber schläfrig, nachts schlaflos.

Skrofulöse Augenleiden.

Kopf: Drückende Kopfschmerzen; Schwindel, alles dreht sich um ihn. Gefühl, als ob das Gehirn lokker wäre und bei Bewegung hin und her fiele.

Mittelohrentzündung bei Skrofulösen.

Ohren: Schwerhörigkeit, starke Ohrgeräusche. Krachen in den Ohren beim Schlucken und Schneuzen. Widerhallen beim Schneuzen.

Gesicht: Bleich. Gefühl, als ob das ganze Gesicht geschwollen wäre.

Chronischer Schnupfen.

Hilusdrüsentuberkulose.

Atmungsorgane: Nase trocken oder dicker gelber Schleim aus der Nase. Häufiges Nasenbluten. Trockener Kitzelhusten. Gefühl im Kehlkopf, als ob man nur Rauch eingeatmet hätte; Heiserkeit. Husten mit schleimigem Auswurf.

Myodegeneratio cordis.
Reizleitungsstörungen
Herzblock.
Arteriosklerotische Hypertonie.
Aneurysma der Aorta.

Herz- und Kreislauf: Heftiges, langdauerndes Herzklopfen, das durch Drandenken erneuert wird. Herzklopfen durch Linksliegen. Bradykardie. Erhöhter Blutdruck.

Akute Tonsillitis.
Rezidivierende Angina.
Chron. Tonsillitis.
Adenoide Wucherungen.

Struma fibrosa.

Verhärtung und Verengung der Kardia. Magenschwäche alter Leute. Mesenterialdrüsenschwellung.

Verdauungsorgane: Bluten des Zahnfleisches. Gaumen und Wangenschleimhaut mit Bläschen bedeckt. Fauler Geschmack. Speichel läuft im Schlaf aus dem Mund. Gaumen und Mandeln geschwollen und entzündet, mit eitrigem Belag, kann den Mund nicht öffnen. Pflockgefühl im Hals. Hals schmerzhaft beim Schlucken, schlimmer bei leerem Schlucken. Schwellung der submandibulären Drüsen, der Hals- und Nackendrüsen. Erstickungsgefahr, als ob die Schilddrüse nach innen gedrückt würde. Heftiger Schmerz, als müßten die Speisen ihren Weg beim Eintritt in den Magen über eine ,,wunde Stelle" erzwingen (*Barium aceticum*). Hunger, aber kein Appetit. Schwäche im Magen, besser durch Essen. Kälte- und Leeregefühl im Magen Gefühl, als ob der Magen herunterhinge. Magendruck wie von einem Stein, besser durch Aufstoßen. Empfindlichkeit in der Magengrube, bei jedem harten Auftreten schmerzhaft. Auftreibung des Leibes. Leibschneiden, durchfällige Stühle, Hämorrhoiden.

Harnorgane: Häufiges Harnlassen, beim Harnlassen treten Hämorrhoiden heraus.

Prostataadenom.

Geschlechtsorgane: Männer: Trieb verstärkt, Pollutionen – Trieb herabgesetzt.
Frauen: Trieb erhöht. Regel scharf, zu früh.

Lipome.

Haut: Pickel an den verschiedensten Partien der Haut. – Jucken hier und dort, auf Kratzen folgt ein heftiger Schmerz. ⊙ Fettgeschwülste, besonders im Nacken. Neigung zu Schweißen. Übelriechender Fußschweiß.

Dosierung

D 6 bis D 12 und Hochpotenzen. Wirkung ist langsam. Braucht in chronischen Fällen höchstens 1mal täglich, aber längere Zeit, gegeben zu werden. Flüssig erst ab D 8. Der volle kolloidale Zustand wird erst ab D 6 erreicht.

Präparate

Außer Barium carbonicum wird noch **Barium muriaticum**, das den Vorzug der flüssigen Darstellung besitzt, verwandt.

Barium aceticum, wie Barium carbonicum.

Barium jodatum D 3 bis D 6. Wird sowohl bei **Skrofulose, exsudativer Diathese** wie bei **Arteriosklerose** häufig verordnet. Sehr wertvolles Mittel bei **Tonsillitis acuta und chronica.**

Vergleichsmittel

Lymphatismus: *Calcium carbonicum, Calcium fluoratum, Acidum fluoricum, Jodum, Sulfur, Natrium muriaticum.*
Chronische Tonsillitis: *Calcium jodatum, Calcium fluoratum, Acidum fluoricum, Magnesium fluoratum, Calcium phosphoricum, Silicea.*
Arterosklerose, Zerebralsklerose: *Aurum, Plumbum, Arnica, Strontium, Bellis, Radium bromatum, Conium, Arnica.*
Aortensklerose: *Aurum.*
Geistig zurückgebliebene Kinder: *Calcium carbonicum, Agaricus.*

Beispiel

Koronar- und Zerebralsklerose

Der 68jährige Rentner A. H. kam am 15.7.1958 in die Poliklinik zu mir in Behandlung. Er war bisher bei zwei Ärzten am Rande der Großstadt in Behandlung gewesen, hatte lange Zeit *Embran* und ein Tonikum erhalten und andere Arzneien, deren Namen er nicht mehr wußte, ohne daß diese viel genützt hätten. Einer der Ärzte habe ihn sogar aufgegeben, mit ihm sei doch nichts anzufangen.
Herr H., der früher Eisenbahner war, dort laufend ärztliche Untersuchungen erlebt hatte, beobachtete sich genau und schilderte seinen Zustand und seine Beschwerden fast lehrbuchmäßig. Er käme zu mir, weil er ängstlich, unentschlossen und unsicher geworden sei. Er habe einen Druck auf der Brust und werde immer schwindelig beim Gehen, beim Aufrichten und beim Nach-hinten-Sehen. Das Gehirn und die Gedanken setzten aus. Beim Steigen habe er leichte Atemnot.
Die anschließende Untersuchung des hageren Mannes ergab einen leichten Herzmuskelschaden mit mäßigen, prätibialen Ödemen, einen Blutdruck von 130/80 mm Hg. Urin- und Blutuntersuchungen waren ohne krankhaften Befund. Im EKG waren lediglich eine Niederspannung und geringe atrio- und intraventrikuläre Reizleitungsstörungen nachweisbar. Wir mußten nach den geschilderten Beschwerden eine Koronarsklerose und eine Zerebralsklerose als Zeichen eines Altersabbaues annehmen.
Wegen der beginnenden Dekompensationserscheinungen des Altersherzens verordneten wir *Crataegutt* und wegen der zerebralen Durchblutungsstörungen *Barium jodatum* D 4, das sich uns bei ähnlichen Fällen früher wiederholt bewährt hatte. Daß *Barium* auf das Herz, das Gefäßsystem und das Gehirn besonders im Greisenalter wirkt, brauche ich in diesem Kreise nicht zu betonen.
Nach 14 Tagen, am 29.7.1958, kam der Patient wieder. Er war froh und beglückt. Er könne wieder nach oben, an den Himmel gucken, ohne schwindelig zu werden, und fühle sich frischer. Wir setzten die bisherigen Tropfen, *Crataegutt* und *Barium jodatum,* fort, und zwar schrieb ich ihm von beiden Arzneien je 2 Flaschen auf, denn beide Mittel soll man längere Zeit geben.
Ende September 1958 stellte sich Herr H. wieder vor. Die innere Unsicherheit sei weg, ebenso der unangenehme Druck auf der Brust. Er fühle sich frischer und leistungsfähiger. Die Kontrolle des Blutdruckes ergab eine Besserung mit 150/80 mm Hg. Wir ließen dieselbe Verordnung bestehen. Mitte Oktober 1958 sah ich den Patienten wieder. Strahlend und rüstig betrat er das Sprechzimmer. Er sei nicht mehr benommen und

nicht mehr ,,mattscheibig", er habe sogar eigenhändig auf einer Leiter seine 12 Meter hohen Obstbäume abgeerntet. In Anbetracht der vorjährigen reichlichen Kernobsternte also ein voller Therapieerfolg.
Wir ließen die Arzneien jetzt weg und sahen Herrn H. am 12. Dezember 1958 wieder. Er sei wie betrunken, schwindelig und müsse sich öfters setzen, waren seine Klagen. Nun gaben wir ihm *Crataegutt* und *Barium carbonicum* D 4. Kurz vor Weihnachten 1958 kam der Patient schnell noch einmal vorbei, nur um mir zu sagen, daß es ihm wieder besser gehe.
Diese Besserung hielt auch am 27. Januar 1959 an, weswegen wir die beiden letzten Arzneimittel weiterhin verordneten.
Beim letzten Besuch am 13. März 1959 teilte mir Herr H. als Beweis seiner vollsten Zufriedenheit mit den homöopathischen Arzneien mit, daß er selber wieder Fahrrad und sogar als Sozius auf dem Motorrad fahre.
STORCH: Einige poliklinische Erfahrungen (Dtsch. homöop. Mschr. 10 [1959]: 306)

Belladonna

Herkunft des Mittels

Atropa Belladonna, Die Tollkirsche (Fam. nat. Solanaceae). Verwendet wird die frische Pflanze ohne Wurzel bei beginnender Blüte. Sie ist botanisch und in der Zusammensetzung ihrer Alkaloide verwandt mit *Hyoscyamus* und *Stramonium.* Weitere Solanaceen, die in der Homöopathie gebräuchlich sind, haben wir in *Hyoscyamus, Stramonium, Mandragora, Capsicum, Dulcamara, Tabacum.* Das Arzneimittelbild von Belladonna zeigt mit dem der 3 ersten dieser Reihe vielverwandte Züge.

Pharmakologie

Bestimmend für die Wirkung sind die Alkaloide, und zwar die Tropanalkaloide Hyoscyamin, Scopolamin, Atropamin, Belladonnin und Scopin.
In der lebenden Pflanze wird kein Atropin gefunden, sondern dieses bildet sich bei der Verarbeitung von l-Hyoscyamin. Atropin ist die optisch inaktive, razemische Verbindung, die aus zwei optisch aktiven Hyoscyaminen zusammengesetzt ist. Das eine, das die Ebene des polarisierten Lichts nach links dreht, das l-Hyoscyamin oder Scopolamin, ist das in den Pflanzen vorkommende Alkaloid, während das reine d-Hyoscyamin nur aus künstlicher Herstellung bekannt ist. l-Hyoscyamin geht jedoch leicht in Atropin über. Da Atropin am besten pharmakologisch studiert ist und der Belladonna zweifellos auch vorwiegend ihren Charakter verleiht, kann man bei der Betrachtung der Belladonna-Wirkung von dem Atropin-Bild ausgehen. Manche wesentlichen Züge der Belladonna kennen wir aus den beabsichtigten und unbeabsichtigten Wirkungen beim allopathischen Gebrauch des Atropins.
Atropin verhält sich antagonistisch zu *Acetylcholin, Pilocarpin* und *Physostigmin.* Die Erweiterung der Pupille des Auges beruht darauf, daß unter Atropin-Einwirkung das bei den vagotonischen Reizen des Nervus oculomotorius freigemachte *Acetylcholin* auf den Sphincter iridis unwirksam bleibt. *Acetylcholin* wird durch Vagusreizung freigemacht und bewirkt normalerweise die Muskelkontraktion. Unter Atropin-Wirkung bleibt dieser normalerweise ausgelöste Effekt aus. Man bezeichnet daher diese Wirkung des Atropins als anticholinergisch. Es entsteht auf diese Weise ein Übergewicht des sympathisch-innervierten M. dilatator pupillae. Auf dem gleichen Vorgang

beruht es, daß durch Atropin die Akkommodation des Auges aufgehoben wird infolge Lähmung der Oculomotoriusäste des M. ciliaris. Dadurch ist das Auge auf die Ferne eingestellt, alle nahen Gegenstände erscheinen undeutlich und unscharf, oft auch zu klein (Mikropsie). Durch die weit geöffnete Pupille entsteht ein Gefühl der Blendung. Der intraokulare Druck wird erhöht wie beim Glaukom. Diese Wirkung wird wahrscheinlich durch Verengerung des Schlemmschen Kanals und die dadurch bedingte Erschwerung des Abflusses des Kammerwassers hervorgerufen. Auch andere Mydriatica rufen diesen Effekt hervor.

Am Herzen wird der N. vagus gedrosselt und die Pulsfrequenz dadurch gesteigert. Dieser Steigerung der Pulsfrequenz geht eine kurze Pulsverlangsamung voraus.

An den Lungen entsteht durch die Lähmung des Vagus eine Erweiterung der Bronchien, die bei Bronchialasthma durch das *Hyoscyamin* in der Folia Stramonii ausgenützt wird.

Am Darm kann man durch andere Gifte erzeugte Spasmen lösen. Auch andere Organe mit glatter Muskulatur erschlaffen nach großen Atropin-Gaben. Bei Vergiftungen und bei Arzneimittelprüfungen werden jedoch auch deutlich Spasmen an allen diesen Hohlorganen hervorgerufen. Die therapeutische Verwendung gegen Spasmen kann sich daher auch auf das Ähnlichkeitsprinzip stützen.

Drüsensystem: Alle sekretorischen Drüsen sowie alle Schleimhäute schränken unter Atropin-Einfluß ihre Funktion ein oder stellen sie ganz ein. Die Schweißabsonderung setzt aus, in Mund, Rachen und Kehlkopf entsteht ein lästiges Trockenheitsgefühl. Ähnliches beobachtet man in der Nase, den Bronchien und am Magen. Die Harnsekretion wird weniger stark beeinflußt. Durchweg wird als Gegenspiel der Trockenheit auch eine Steigerung der Sekretion, eine katarrhalische Reizung und eine Vermehrung der Drüsenfunktionen festgestellt. Ganz allgemein kann man aus der Beobachtung der Vergiftungen am Menschen sagen, daß der Lähmung der Funktion immer eine Erregung vorausgeht. Besonders deutlich wird dies am Zentralnervensystem, wo man zuerst eine gesteigerte Lebhaftigkeit mit Ideenflucht, Redseligkeit und Bewegungsdrang, Delirien teils heiterer Natur, teils in Gewalttätigkeit und Raserei ausartend, ferner Halluzinationen des Gesichts- und Gehörsinnes beobachtet.

Der Lähmung der glatten und quergestreiften Muskulatur geht eine Erregung voraus; es kommt so zur Erregung der Blutzirkulation und zur Erzeugung von Kolikschmerzen usf.

Manchmal tritt eine Temperatursteigerung ein, welche wohl nur teilweise durch Hemmung der Schweißsekretion, sondern auch durch Erregung zentraler Nervenzentren zu erklären ist. Allmählich machen diese Erregungssymptome einer Apathie und Schlafsucht Platz.

Der Rachenring mit seinem lymphatischen Gewebe gibt der Belladonna Gelegenheit, ihre typischen toxikologischen Erscheinungen hervorzurufen. Trockenheit im Halse, krampfhaftes Zusammenschnüren mit Schluckreiz; besonders beim Versuch zu

schlucken macht sich dieser Krampf bemerkbar, so daß Flüssigkeiten durch die Nase herausgeschleudert werden; heftiges Stechen beim Schlucken in den Mandeln mit dem Gefühl der Anschwellung.
An der Haut tritt außer der Hemmung der Schweißsekretion eine scharlachartige Rötung durch Erweiterung der Kapillaren auf. Es ist interessant, daß Vögel die Tollkirschen gut vertragen, ja sie sind sogar in der Fortpflanzung der Tollkirsche eingeschaltet, indem sie die Samen fressen und durch ihren Kot weiterverbreiten. Auch Kaninchen können ohne Schaden mit Belladonnablättern gefüttert werden, während sie auf intravenöse Gaben wie andere Tiere reagieren. Man nimmt eine Entgiftung des Alkaloids in der Leber der Kaninchen an.

Klinische Verwendung

In der Homöopathie wird im allgemeinen der Volldroge aus der Belladonnapflanze der Vorzug gegeben. Das Alkaloid Atropin wird jedoch auch gebraucht, besonders wenn man die Beziehung zum Nervensystem bei der Lösung von Spasmen, zum Beispiel bei Krämpfen an Magen, Gallenblase, Nierenkolik oder bei Spasmen an den Gefäßen, wie bei Migräne, bei Asthma ins Auge faßt. Bei der Behandlung von Entzündungen wird dagegen selten Atropin verordnet.

Klinisches: Das klinische Bild, bei dem wir von Belladonna Gebrauch machen, ist beherrscht durch die Erregung des Blutgefäßsystems mit sichtbarem und spürbarem Pulsieren der Arterien und durch Kongestion des Blutes zu Kopf und Gehirn, aber auch zu anderen erkrankten Teilen. Dabei ist neben dem klopfenden Schmerz mit Rötung des betroffenen Körperteils ein Gefühl von Hitze und Brennen vorhanden. Solche Zustände treten auf bei akuter Entzündung, wenn diese sich eben zu lokalisieren beginnt, seien es nun infektiöse Entzündungen, wie Meningitis, Angina, eine Entzündung am Zahn, eine Phlegmone oder ein akuter Katarrh an irgendeiner Schleimhaut, seien es seröse Entzündungen wie bei Sonnenstich.
Die Vorgänge an den Gefäßen und den Nerven können auch ohne Entzündung verlaufen, wie etwa bei Epilepsie, Migräne, hyperthyreotischen Zuständen, Neuralgien. Das Anwendungsgebiet ist sehr groß und wird in der großen Zahl der Fälle umrissen durch die genannten akuten Entzündungen, wenn der Prozeß sich an den Schleimhäuten, den Drüsen oder dem Zellgewebe zu lokalisieren beginnt, wobei am Ort der entzündlichen Lokalisation brennend trockene Hitze und klopfender, pulsierender Schmerz mit hellroter bis dunkelroter Färbung der kranken Teile auftritt, während im Aconit-Stadium des Fiebers eine eigentliche Lokalisation noch nicht zu erkennen ist. Bei Phlegmone ist die Zeit für Belladonna zu Anfang, bei dem klopfenden Schmerz und der lebhaften Röte mit Hitze, ehe die Eiterung einsetzt, welche dann *Mercurius* oder *Hepar sulfuris* erfordert.
Das Belladonna-Fieber setzt plötzlich ein, meist in der Nacht, und ist mit großer Erregung des Zentralnervensystems, ja mit Gehirnreizung verbunden. Dieser Reizzu-

stand des Gehirns wird nicht nur durch eine Hyperämie, sondern auch durch direkte toxische Beeinflussung des Gehirns hervorgerufen. Das plötzliche Kommen und Gehen der Schmerzen und bei Koliken im Bauch eine Besserung durch Ausstrecken beziehungsweise Rückwärtsbeugen des Rumpfes ist für Belladonna besonders typisch. Belladonna kommt nur im hyperämischen Stadium oder im allerersten Stadium der Entzündung in Frage. Wenn ödematöse Schwellung und seröses Exsudat eintreten, so ist statt Belladonna *Apis* einzusetzen; bei stechenden Schmerzen in der Brust oder den Gelenken, die an jede Bewegung gebunden sind, *Bryonia;* bei eitriger Angina oder bei drohender Eiterung im Zellgewebe *Mercurius,* bei schweren toxischen oder septischen Zuständen *Lachesis* oder *Crotalus;* bei bereits vorhandener Eiterung *Hepar sulfuris.*
Wenn wir bei spastischen Krämpfen Belladonna verwenden, so tun wir dies im Hinblick darauf, daß Belladonna tatsächlich Krämpfe hervorruft. Dies ist uns, die wir gewohnt sind, biphasische Wirkungen der Arzneien aufzusuchen, nichts Unerwartetes. Man beobachtet bei Vergiftungen, beispielsweise am Hals, krampfartiges Zusammenschnüren, am Magen krampfartiges Erbrechen und Würgen, Singultus, krampfartige Schmerzen im Leib wie Kolik. An der Muskulatur gehen der Erschlaffung und Lähmung ein starker Bewegungsdrang, ja Rauflust, schließlich auch Konvulsionen voraus. Doch sind wir gewohnt, bei der Verwendung von Belladonna bei spastischen Zuständen darauf zu achten, ob der Kranke auch im übrigen funktionspathologischen Verhalten die Züge des Belladonna-Bildes aufweist. Ist dies der Fall, so können wir mit weitaus geringeren Gaben auskommen, als dies in der Allopathie üblich ist, um eine Entspannung zu erreichen.
Belladonna verlangt nicht unbedingt Verminderung der Sekretion auf Haut und Schleimhäuten, sondern sie ruft, wie wir aus der Toxikologie wissen, auch Speichelfluß ebenso wie reichliche heiße Schweiße hervor. Man kann sich daher bei der therapeutischen Anwendung, zum Beispiel bei Magenleiden, mit dem Simile auf Hypersekretion des Magens, also Hyperazidität, wie auch auf eine Hypazidität beziehen. Maßgebend können dann sein anfallsweise auftretende krampfartige Schmerzen, Verschlimmerung in der Nacht, die nervöse Überempfindlichkeit.
Bei **Neuralgien** und **Neuritiden** verwenden wir Belladonna, wenn die plötzlich einsetzenden und ebenso verschwindenden Schmerzen, die Verschlimmerung in der Nacht und die Auslösung durch Sinnesreize vorhanden sind. Sie können beispielsweise durch Berührung, durch ein Geräusch, durch eine Erschütterung (etwa des Bettes) oder durch einen Lichtreiz hervorgerufen werden. Belladonna kommt auch bei chronischen Fällen, zum Beispiel bei Migräne, Neuralgien usw., in Betracht. Man glaubt eine Bevorzugung der rechten Körperseite annehmen zu können, wenngleich diese aus der toxikologischen Beobachtung nicht hervorgeht.

STIEGELE beschreibt die abdominellen Schmerzen von Belladonna folgendermaßen: Der Colocynthis-Prüfling hat das Bestreben, seinen Spasmus durch Zusammenkrümmen des Körpers, durch entsprechendes Anziehen der Beine, durch gleichsinnig wirkendes Andrücken des Bauches gegen einen festen Widerstand zu entspannen, außerdem ist der Colocynthis-Spasmus meist mit einem normalen oder stark durchfälligen Stuhl verbunden, während der an Belladonna-Krampf Leidende meist verstopft ist; sein Bauch ist aufgetrieben und heiß. Der Querdarm tritt dabei wie ein Kissen heraus, der Kranke ist überempfindlich gegen jeden Druck im Gegensatz zum Colocynthis-Spastiker. Er weicht nach hinten aus, verschafft sich Erleichterung seiner Schmerzen durch Hintenüberbeugen des Körpers, ähnlich *Dioscorea* und *Bismutum subnitricum**. Bei *Cuprum* und *Secale cornutum* finden wir die Spasmen nicht so ausgesprochen auf den Bauchraum lokalisiert, sie beginnen vielmehr in den Zehen und Waden und springen auf den muskulären Anteil des Darmrohres über, verbunden mit choleraartigen Stühlen. (Allg. homöop. Ztg. 1936:23.)

Grundzüge

Kopf und Gesicht sind infolge starken Blutandrangs gerötet, die Pupillen erweitert, die heftige arterielle Blutbewegung zeigt sich auch an dem erregten sichtbaren Pulsieren der Karotiden längs des Halses. Die Sinnesorgane sind überempfindlich gegen Licht und Geräusch. Die Reizung des Gehirns zeigt sich in großer Unruhe, die sich bis zu Delirien und Tobsucht steigern kann. Der Kranke fährt mit schreckhaften Schreien aus dem Schlaf auf. Das Gefühl der Trockenheit in Mund und Hals mit großem Durst fehlt selten. Meist sind es reizbare und sensible Personen mit leicht erregbarer Blutzirkulation, vornehmlich Kinder und Frauen.

Es hat sich gezeigt, daß solche Zustände besonders leicht bei kräftigen und vollblütigen Menschen, in erster Linie Kindern mit hellen Farben und lebhaftem Geist, auftreten, und man hat dies als den Belladonna-Typ bezeichnet. Doch scheue man sich nicht, auch bei anderen Typen Belladonna zu verordnen, wenn nur die Leitsymptome des Arzneimittelbildes übereinstimmen. Diese besitzen immer den Vorrang vor den darauf aufgebauten gedanklichen Konstruktionen. Zur weiteren Charakterisierung des Belladonna-Bildes ist hinzuzufügen, daß die Schmerzen plötzlich und heftig kommen und ebenso plötzlich wieder verschwinden. Sie haben also kolikartigen, anfallsweisen Charakter und bessern sich nicht selten durch Rückswärtsbeugen des Rumpfes. Der Beziehung der Belladonna zum Vagus entspricht die Zunahme der Beschwerden abends und nachts. Eine große Anfälligkeit besteht gegen Einflüsse von Kälte und Zugwind.

Sinnesreize, wie Licht und Geräusche, steigern die Symptome, auch Erschütterung, zum Beispiel beim Gehen, oder selbst Erschütterung oder Knarren des Bettes werden gefürchtet.

Literatur

HAHNEMANN: Reine Arzneimittellehre
ALLEN: Encyclopedia, Bd. II u. X
HUGHES: Cyclopaedia, Bd. II
BELLOWS: A Proving of Belladonna. 1906. Monographie
ZABARI: Zschr. Ver. homöop. Ärzte Österr. 1857, Bd. 1
Die Zusammenstellung bei ALLEN umfaßt 2544 Symptome aus Prüfungen und Vergiftungen.
Eine sehr kritisch durchgeführte Prüfung mit fachärztlicher Kontrolle. The test proving of the O. O. a. L. Society – a Reproving of Belladonna, Boston 1900.

Arzneimittelbild

Leitsymptome: *Äußerste Heftigkeit aller Erscheinungen. Starker Blutandrang zum Kopf mit hochrotem Gesicht und klopfenden Karotiden, dabei Hände und Füße kalt.*

* Am entschiedensten ergab die vom Verfasser vorgenommene Arzneimittelprüfung von *Mandragora* die Besserung durch Rückwärtsbeugen.

Gehirnkongestion mit klopfenden Kopfschmerzen, mit wilden Delirien und großer Unruhe und Erregung der Gehirnnerven und Gehirnreizung.

Überempfindlichkeit gegen alle Sinnesreize, wie Licht, Geräusche, Geschmack, besonders auch gegen Berührung und gegen Erschütterung. Überempfindlichkeit gegen Schmerzen. Pupillen erweitert.

Heftige Erregung der Blutzirkulation, besonders des arteriellen Systems, mit heftiger Kongestion zum Kopf, zum Rachenring, auch anderen Organen und Körperteilen, mit pulsierenden Gefäßen, mit heißer, roter, scharlachähnlicher Haut, mit Frostgefühl und großem Durst, mit dampfenden Schweißen, die keine Erleichterung bringen. Hitze, Röte, Brennen und klopfende Schmerzen in den entzündeten Teilen.

Beeinflussung aller Drüsensekretionen mit Herabsetzung der Absonderung und Trockenheit und Hitzegefühl. Auch Gegenphase mit Steigerung der Absonderung (Speichelfluß, reichliche Schweiße).

Hals trocken, rot, mit Gefühl wie zusammengeschnürt und mit ständigem Schluckreiz.

Blutungen durch Kongestion, hellrot, mit großer arterieller Erregung, sie werden als heiß empfunden.

Krämpfe und krampfartige Schmerzen an allen Hohlorganen, besonders am Hals, Magen und Darm, Gallenblase, Harnblase und Uterus.

Schmerzen und andere Beschwerden treten plötzlich und periodisch auf. ⊙ Sie beginnen plötzlich und brechen ebenso ab, um später wiederzukommen.

Kolikschmerzen bessern sich durch Ausstrecken und Rückwärtsbeugen des Rumpfes; aber auch umgekehrt.

Verschlimmerung durch Kälte, durch Zugwind und Entblößung. (Apis verlangt nach Abkühlung.)

Verschlimmerung durch Sinneseindrücke, wie Licht, Geräusche, Berührung und Erschütterung, Verschlimmerung durch Aufregung.

⊙ Verschlimmerung durch direkte Sonnenhitze.

Verschlimmerung der Kopfbeschwerden durch Niederlegen und Bücken, durch jede Bewegung.

Verschlimmerung abends und nachts.

⊙ Die rechte Körperseite wird stärker ergriffen (hat nur für chronische Fälle wie Neuritiden Bedeutung).

Geist und Gemüt: Überempfindlichkeit aller Sinne: Das Sehvermögen, Geschmack und Gehör sind schärfer, die Gedanken lebhafter. Hirnkongestion mit begleitender Hirnreizung: Wilde Delirien mit Sinnestäuschungen und Wahnideen, sieht schreckliche Ungeheuer und Geister; Tobsucht, beißt und schlägt wild um sich; will aus dem Bett springen oder unbekleidet entfliehen, kann kaum von mehreren Per-

sonen gehalten werden. Ist voller Angst in den Delirien, oder auch heiter und lustig, springt ausgelassen umher. Die Übererregtheit des Gehirns mit einer Überfülle von Bildern und Ideen kann in eine völlige Verwirrung des Verstands und einen völligen Verlust des Bewußtseins übergehen mit Lethargie und Koma. Nach einer Mahlzeit hört das Delirium auf.
Überempfindlichkeit der Haut, bloße Berührung ruft Schmerz hervor.
Aber auch Gefühllosigkeit der Haut, Taubheit bei Berührung mehrere Tage lang; kann die Stelle, wo er berührt wurde, ohne Kontrolle durch die Augen nicht angeben (*Mandragora*). Stupor, Verlust des Bewußtseins mit Umsichschlagen. Verwirrung der Gedanken wie betrunken.

Schlaf sehr unruhig, mit schweren Träumen, schreit auf im Schlaf, wirft sich hin und her. Plötzliches Auffahren aus dem Schlaf mit einem heftigen Schreck, nachdem man eben erst eingeschlafen war, oder Auffahren, als ob man tief herabgefallen wäre. Krämpfe im Schlaf, Kopfrollen und Zähneknirschen. Schläfrig, kann aber nicht einschlafen. Der Kopf ist rückwärts gezogen und tief in die Kissen gebohrt.

Beginnende Menigitis, Hitzschlag, Epilepsie, Zahnkrämpfe, Neuralgien, Migräne.

Kopf: Schwindel, schlimmer bei jeder Bewegung, mit Schwanken wie betrunken.
Kopfschmerz, mit Pulsieren im Kopf, besonders in der Stirne und Vorderkopf mit Vergrößerungsgefühl und Völle im Kopf, heißem, rotem Gesicht, klopfenden Karotiden und Schwindel, schlimmer durch Bewegung, durch Erschütterung, zum Beispiel des Bettes, oder beim Auftreten. Kongestive Kopfschmerzen wie zum Bersten, trotzdem nicht besser durch frische Luft und Abkühlung. ⊙ Neuralgische Kopfschmerzen, besser durch Wärme. Rückwärtsbeugen und Druck bessert. Der Kopf wird nach rückwärts gezogen und tief in die Kissen gebohrt. Kopfschmerzen schlimmer beim Aufstehen, durch Niederlegen und Bücken, durch Licht und Geräusch, durch Besonnung. Aber auch Besserung der Kopfschmerzen durch Niederlegen.

⊙ Besserung der Kopfschmerzen in halbaufgerichteter Lage. Frische Luft und Zugwind verschlimmern die Kopfschmerzen trotz vorhandenem Blutandrang. Seltener sind Kopfschmerz mit Besserung durch Abkühlung.

Akute Entzündungen des Auges, Iritis.

Augen: Pupillen weit und unbeweglich bei Licht, starrer Blick, Bindehaut gerötet, heftige Kongestion zum Auge mit dem Gefühl wie vorgetrieben und geschwollen, als träten sie aus ihren Höhlen und seien geschwollen. Augen trocken, mit Hitzegefühl, hochrote Bindehaut, klopfende Schmerzen.

Entzündungen aller Teile des Ohres.

Ohren: Gehör überempfindlich, Schmerzen in den Ohren. Ohrensausen.

Trigeminusneuralgie. Erysipel.

Gesicht: Heiß, dunkelrot, geschwollen. Zucken und Krämpfe in den Gesichtsmuskeln, plötzliche Schmerzen im Gesicht, ⊙ besonders auf der rechten Seite. Klopfende Karotiden.

Nasenkatarrh.

Atmungsorgane: Trockene Nase, häufiges, trokkenes Niesen mit Kitzel in der Nase. Flüssiger Schnupfen mit Niesanfällen. Große Überempfindlichkeit gegen Gerüche, besonders Tabak ist unerträglich. Geruch wie von faulen Eiern vor der Nase, Verlust des Geruchsinns selbst bei strengsten Gerüchen.

Kehlkopf- und Bronchialkatarrh, Keuchhusten, Stimmritzenkrampf, Bronchialasthma.

Kehlkopf und Speiseröhre trocken, Schlucken erschwert, Schlundkrampf. Heiserkeit, steter Hustenreiz in der Luftröhre, wie von einem Fremdkörper oder Staub, Hustenanfälle trocken, krampfartig hohl. Husten bellend, Kind weint vor dem Husten. Beschleunigte Atmung.

Basedow.

Herz und Kreislauf: Heftiges Herzklopfen mit Angst und schnellem, kräftigem Puls oder schnelleres Herzklopfen, aber schwacher Puls. Pulsieren im Kopf und durch den ganzen Körper. Sichtbares, heftiges Pulsieren der Karotiden.

Stomatitis. Angina lacunaris. Scharlachangina. Zahnwurzelentzündung, Pulpitis.

Verdauungsorgane: Zunge trocken, rot, geschwollen, mit hervortretenden Papillen, Erdbeerzunge. Trockenheit im Mund mit erschwertem Sprechen und Schlucken. Großer Durst auf kaltes Wasser, Zahnschmerzen, schlimmer durch kalte Getränke und im Freien, mit Schwellung des Zahnfleisches.

Rachenkatarrh.

Ständiger Schluckreiz, trotz der Schluckschmerzen, Rachen unangenehm trocken, rot, Mandeln entzündet und geschwollen, Gefühl im Hals wie zusammengeschnürt, das sich erneuert bei jedem Versuch zu schlucken.

Akuter Magen- und Darmkatarrh, Gallenkolik, Gastritis, Ulcus ventriculi et duodeni, sowohl bei Hypersekretion mit Hyperazidität als auch bei Hypazidität.

Appendizitis zu Beginn, Peritonitis.

Erbrechen mit krampfhaftem Würgen bei kaltem Schweiß. Abneigung gegen Milch. Erbrechen von Milch, krampfartige Schmerzen im Magen und Oberbauch. Magengegend und Darm aufgetrieben, sehr schmerzhaft bei Berührung und bei Erschütterung. Krampfartige und pulsierende Schmerzen in der Lebergegend mit Anschwellung der Leber. Colon transversum wie ein Kissen aufgetrieben, krampfartige Schmerzen im Bauch, im allgemeinen besser durch Zusammenkrümmen, aber auch besser durch Rückwärtsbeugen.* ⊙ Die Schmerzen treten plötzlich ein, brechen plötzlich ab und kommen nach einer Pause wieder.

Durchfälle häufig, grün, auch blutig. Verstopfung infolge Krampf mit erfolglosem Drang.

Nierenkolik, Blasenkatarrh, Enuresis.

Harnorgane: Ständiger Harndrang und -zwang mit reichlichem, hellem Harn. Brennen in der Harnröhre während des Harnlassens.

Scharlach, auch als Prophylakticum. Masern, Erysipel, Phlegmone, Drüsenentzündungen, Furunkel.

Haut: Heiß, hellrot oder rotgefleckte Haut, scharlachartig (glatter, roter Ausschlag), dunkelrote Flecken, Papeln und Pusteln, Herpes.

Wärmeregulation und Schweiße: Heißer Schweiß ohne Erleichterung, dampft vor Schweiß. Frostigkeit herrscht auch im Fieber vor.

Menorrhagie, Amenorrhö, Dysmenorrhö, Krampfwehen, Vaginismus, akute Entzündungen.

Geschlechtsorgane: Regel zu früh, stark, übelriechend, ⊙ heiß und hellrot durch Uteruskongestion, ⊙ Regel unterdrückt mit Blutandrang zum Kopf

* Die Besserung durch Rückwärtsbeugen hat sich bei den umfangreichen Arzneimittelprüfungen und Vergiftungsfällen nur je einmal bei Kopfschmerzen und bei Bauchschmerzen feststellen lassen. Dagegen wurde mehrfach eine Besserung der Bauchschmerzen durch Zusammenkrümmen beobachtet. Trotzdem hat sich die Besserung durch Rückwärtsbeugen als kennzeichnend erwiesen und häufig therapeutisch bewährt (vgl. auch die verwandte *Mandragora*). Wenn in einem Krankheitsfall Besserung durch Zusammenkrümmen vorhanden ist, so kann dies nach dem Gesagten keine Gegenindikation für die Wahl von Belladonna sein.

und kalten Füßen. Drängen nach unten, wie wenn die Teile zur Scheide heraus wollten, Krämpfe im Unterleib.

Neuralgien und Neuritiden in allen Nerven.

Lumbago, Tortikollis.

Stamm und Glieder: Krämpfe in den Muskeln; lähmungsartige Schwäche, schießende Schmerzen durch alle Glieder, blitzartig, periodisch, plötzlich auftretend und die Stelle wechselnd. Gelenke geschwollen und gerötet. Rücken schmerzt wie gebrochen. Verschlimmerung durch Kälte, Berührung, Luftzug. Ist immer in Bewegung oder wirft sich hin und her. Große Ruhelosigkeit, kann keinen Augenblick stillhalten, Zuckungen der Muskeln, Sehnenhüpfen, Zittern der Glieder.

Dosierung

Bei akuten Fällen halte man sich an die D 3 bis D 6; auch hohe Verdünnungen werden gebraucht und sind zum Beispiel bei Epilepsie vorzuziehen.
Arzneigehalt der Essenz 1/2. Bei richtiger Höhe des Mittels ist die Besserung alsbald nach dem Einnehmen zu erwarten.
Atropinum sulfuricum kann statt Belladonna gewählt werden, wenn man die vagotrope Beziehung besonders ins Auge faßt, also zum Beispiel bei allen Krämpfen der glatten Muskulatur, wie Gallenkolik, Magenkrampf, Krämpfe an Glottis, Blase, Uterus, sowie bei Behandlung des Asthmas, des Magengeschwürs, der Nierensteinkolik usf. Die Indikation verschiebt sich im Vergleich zu Belladonna mehr zum nervösen und antispastischen Sektor auf Kosten des entzündlichen. (D 3) D 4 bis D 6.

Vergleichsmittel

Trockenheit der Schleimhäute: *Mandragora, Bryonia.*
Besserung durch Rückwärtsbeugen: *Mandragora* (Kopf, Magen, Gallenblase), *Bismutum nitricum* (Magenschmerz), *Dioscorea* (Kolik).
Verschlimmerung durch Besonnung: *Aconitum, Glonoinum, Apis, Lachesis, Gelsemium, Opium.*
Delirien: *Hyoscyamus, Stramonium.*
Zusammenschnürungsgefühl im Hals: *Lachesis.*
Schmerzhafte Überempfindlichkeit bei Berührung: *Hepar sulfuris, Apis.*
Akute Entzündung der Haut und der Schleimhäute: *Apis* (Verlangen nach Abkühlung, Neigung zu Ödembildung), *Bryonia* (Verschlimmerung des Hustens in warmer Luft, langsamer Beginn, stechende Schmerzen, Druck, Verlangen nach viel kaltem Wasser).
Kopfschmerzen bei Bewegung: *Gelsemium, Glonoinum, Lachesis, Apis, Nux vomica, Silicea, Spigelia.*

Klopfende Karotiden: *Atropinum sulfuricum, Melilotus.*
Im Vergleich zu *Hyoscyamus* und *Stramonium* ist hervorzuheben, daß Belladonna neben der Exaltation des Zentralnervensystems mit allerlei Delirien und hochgradiger Reizempfindlichkeit sich auszeichnet durch die fieberhafte Erregung des Gefäßsystems mit höchster Kongestion zum Kopf, brennender Hitze am Kopf und kalten Gliedern. Bei *Hyoscyamus* ist der fieberhafte Erethismus und die Kopfkongestion deutlich um eine Stufe geringer, während die toxische Erregung des Gehirns noch gesteigert ist. Dies prägt sich besonders aus in großer Geschwätzigkeit, großen Angstzuständen, besonders auch in Argwohn und Eifersucht und Schamlosigkeit in Worten und Gesten. Die Erregung geht leicht in einem komatösen Zustand mit murmelnden Delirien über. Bei *Stramonium* geht die Fieberneigung noch weiter zurück, während die psychische Gereiztheit noch höhere Grade annimmt. Die Reizempfindlichkeit steigt in einem solchen Maße, daß spiegelndes Wasser oder grelles Licht Krämpfe und Husten hervorrufen können. Die Delirien und Phantasien können allen möglichen Inhalt annehmen, unter anderem Verzweiflung um das Seelenheil, Einbildung, aus mehreren Stücken zu bestehen. Auch hier begegnen wir obszönem Verhalten. Dunkelheit und Alleinsein ruft Angstzustände hervor und wird daher nicht ertragen.

Beispiele

Trigeminusneuralgie

WOHLGEMUTH beschreibt in seiner Arbeit „Zur Homöopathie der Trigeminusneuralgie" (Deutsch. homöop. Mschr. 1960: 78):
In zwei meiner Fälle war die Plötzlichkeit des Anfalls der Haupthinweis auf das Mittel. Im ersten Fall erlebte ich einen Anfall bei meinem Hausbesuch. Bei der Inspektion der Mundhöhle, die am Tage vorher ohne Zwischenfall verlaufen war, schrie die Frau plötzlich auf, fuhr mit der Hand an die rechte Wange, die Tochter sprang herbei, um die Mutter zu stützen und zu beruhigen, so war der Anfall seit Jahren eingefahren, nur daß er in der letzten Zeit immer häufiger erschienen war. Die Entscheidung für die Mittelwahl gab in diesem Fall das Auftreten eines roten Fleckes, der am Austrittspunkt des rechten Nervus infraorbitalis entstand und sich rasch bis zur Talergröße entwickelte; dann klang der Anfall ebenso schnell wie gekommen auch wieder ab. Die Rechtsseitigkeit, die Plötzlichkeit des Eintritts und Aufhörens und die kongestiven Erscheinungen an der Wange leiteten die Wahl auf Belladonna, welches den nächsten Anfall, kaum daß die Mutter die Tropfen auf der Zunge hatte, mit Blitzesschnelle aufhören ließ. Später prägte HUNEKE für ähnliche Erlebnisse mit seiner Injektionsmethode den Namen Sekundenphänomen. Beobachtungen dieser Art haben homöopathische Ärzte bei richtiger Mittelwahl zu allen Zeiten schon gemacht.

Angina

Einer meiner Söhne hatte in seiner Kindheit eine Neigung zu Anginen. Er war körperlich und geistig sehr beweglich, von schlankem Körperbau, helle Haare und Augen. Die Fieberanfälle begannen immer damit, daß er mitten im Schlaf mit allen Anzeichen höchster Angst auffuhr, ununterbrochen nach seiner Mutter schrie, ohne zu erwachen, die Augen glasig, Pupillen erweitert, Gesicht hochrot und heiß. Er bekam dann ein kaltes Fußbad und Belladonna, wobei er sich schnell beruhigte. Das Fieber war dann jedesmal bis zum anderen Morgen gebrochen, und die Angina verlief schnell und komplikationslos. [*Der Verfasser*]

Zahnschmerzen

Belladonna gehört als häufig gebrauchtes Polychrest in jede Hausapotheke, damit es jederzeit, auch bei Nacht, griffbereit ist. Oft habe ich es bei mir selbst oder den Hausgenossen bei Zahnschmerzen hilfreich gefunden. In meiner Anfängerzeit war ich sehr verwundert, als ich Belladonna einmal in der Nacht gegen einen plötzlich aufgetretenen Zahnschmerz infolge Periodontitis einnahm. Die Schmerzen waren von der Art, daß sie in Intervallen plötzlich einsetzten und nach etwa 10 Minuten wieder aufhörten, um dann nach einiger Zeit zurückzukehren. Ich nahm Belladonna ein, darauf war der nächste Anfall stärker als die vorausgehenden, aber es blieb der letzte. [*Der Verfasser*]

Gallensteinkolik

Ich war noch Student, als ich einmal nachts von der Universität nach Hause kam und meine Mutter an einer heftigen Gallenkolik vorfand. So viel wußte ich von der Medizin, daß hier Belladonna am Platze war. Ich fand nun tatsächlich in der Laienhausapotheke meines Vaters Belladonnakügelchen D 6 vor. Da wir sehr weit von der nächsten Apotheke entfernt wohnten, gab ich ihr mit denkbar schlechtem Gewissen diese nach meinem damaligen Wissen völlig unwirksame Potenz. Ich war nun nicht wenig verwundert, daß nach dieser Gabe der nächste Schmerzanfall – auch diese Kolik verlief in Intervallschmerzen – der letzte war und wir uns alle zur Ruhe begeben konnten. Einige Jahre später mußte meine Mutter wegen infizierter Steingalle operiert werden. [*Der Verfasser*]

Bellis perennis

Herkunft des Mittels

Bellis perrennis, das Gänseblümchen oder Maßliebchen (Fam. nat. Compositae), ist in Europa und Asien heimisch, in Nordamerika und Neuseeland eingebürgert. Die Tinktur wird aus der ganzen Pflanze mit Wurzel hergestellt.

Inhaltsstoffe

Die Bellisblüten enthalten nach GESSNER-ORZECHOWSKIS (Die Gift- und Arzneipflanzen in Mitteleuropa, 1974) Saponin, daneben etwas ätherisches Öl, Gerbstoff, Bitterstoff und Schleim und „ist als Saponinpflanze zu werten". Offenbar sind es aber in erster Linie die ätherischen Öle, welche Bellis, ähnlich wie den bereits genannten Kompositen, Wundheilkräfte verleihen. Neuerdings wurde in den Blüten wie in vielen Kompositen das Apigenin-7 Glukosid Cosmosiin nachgewiesen.
Toxische Beobachtungen liegen nicht vor.

Pharmakologie

In die Homöopathie wurde Bellis von BURNETT eingeführt, der sich offenbar die in der Volksmedizin überkommenen Indikationen zu eigen machte. Sie wurde von alters her als Wundheilmittel gebraucht und war in England als wound-wort und bruise-wort bekannt. Sie ist in dieser Hinsicht anderen Körbchenblütlern, der *Calendula, Millefolium, Chamomilla* und besonders der *Arnica* und *Arctium Lappa,* an die Seite zu stellen. Gegen die Folgen von Überanstrengungen und Verrenkungen, gegen Blutergüsse und Quetschungen, gegen Erysipel und gegen Tumoren, welche durch Verletzungen entstanden sind, wurde Bellis von BURNETT empfohlen. Weiter waren Lungenblutungen, Gebärmutterblutungen, besonders nach Anstrengungen, und Gebärmutteranschoppungen eine Anzeige. Gegen die Bauchdeckenschmerzen in der Schwangerschaft und gegen Varizen fand es Eingang in der homöopathischen Therapie. Auch Furunkel und eitrige Hautprozesse konnten erfolgreich damit angegangen werden. Hugo SCHULZ nennt noch die Verwendung als Expektorans, den Gebrauch bei Masti-

tis, Gelbsucht und anderen Leberleiden, bei Hämoptoe und Hämaturie. BURNETT hat Bellis mit Erfolg verwendet gegen Magenbeschwerden als Folge kalter Getränke und gegen die Folgen von Nässe und Kälte auf die Haut, desgleichen gegen Rheuma und Gicht, verursacht oder verschlimmert durch Kälte und Nässe.
In äußerer Verwendung in der Form von Umschlägen mit der unverdünnten Tinktur wurde Bellis gebraucht bei Naevus vasculosus, bei welchem SCHOELER Erfolge gesehen hat (AHZ 1939: 233). Dieser stellt Bellis hier neben das hier ebenfalls bewährte *Abrotanum.* Leberflecken, Warzen und Keloide sollen nach alten Angaben damit gewichen sein. In den alten Kräuterbüchern zu Anfang des 17. Jahrhunderts von L. FUCHS, MATTHIOLUS und TABERNAEMONTANUS wird Bellis außerdem als Heilmittel bei Wunden und gegen Knochenbrüche, besonders gegen gebrochene Rippen und die „zerbrochene Hirnschale", empfohlen.

Die erste Arzneimittelprüfung wurde von Dr. THOMAS im Jahre 1856 an sich selbst mit der Tinktur vorgenommen, dabei ergaben sich Gliederschmerzen und Furunkelbildung. Eine weitere Prüfung mit der Tinktur an 6 Prüfern über 23 Tage stammt von Dr. HINSDALE aus dem Jahre 1915. Dabei ergaben sich Hautjucken, Furunkel, gelbe übelriechende und schmerzlose Durchfälle, Gliederschmerzen rheumatischen Charakters, schlimmer morgens und nach Bewegung, und Gefühl, als ob die Gebärmutter gequetscht würde, während der Periode. Auch diese Arzneimittelprüfung wurde mit der Tinktur angestellt, da vermutet wurde, daß „Bellis keine sehr aktive Arznei sei und daß Symptome nur durch große Gaben der Tinktur zu erhalten seien". Eine Prüfung weit größeren Umfangs und ein entsprechend umfangreicheres Ergebnis wurde von E. HAEHL in Gemeinschaft mit dem Verfasser im Jahre 1937 an 21 Prüfern vorgenommen. Dabei kamen die D 6, D 2 und die Tinktur hinereinander unter Einschaltung entsprechender Pausen zur Verwendung. Die Dauer der Prüfung, ungerechnet die eingelegten Pausen, und die Nachbeobachtung betrug 6–10 Wochen, zog sich also 3–4 Monate hin. Dabei ergab sich eine überraschende Bestätigung der Mehrzahl der altüberlieferten Indikationen. Das Gefühl der Zerschlagenheit war zu erwarten bei einem Mittel, das gegen Wunden und Quetschungen wirksam ist; auch Blutungen stellten sich ein als Zeichen der Fragilität der Gefäße. Alle Schleimhäute wurden gereizt sowohl an den Atmungs- als auch an den Verdauungsorganen, die Mandeln und der ganze Rachenring waren entzündet, lebhafte Schmerzen in allen Muskeln und Gelenken, desgleichen auch in den peripheren Nerven. Magenschmerzen traten auf mit Besserung durch Zusammenkrümmen und Druck, besser auch durch Essen. Eine Beteiligung der Leber und der Gallenblase zeigte sich an Schmerzen in der Lebergegend, Erbrechen galleartiger Massen und durch Empfindlichkeit gegen fetten Kuchen. 2 Prüfer zeigten alle Erscheinungen einer Blinddarmentzündung, mit Ausnahme der Linksverschiebung des Blutbildes, welche bei einem der beiden Prüfer kontrolliert wurde.

An den weiblichen Geschlechtsorganen trat nach einer Anstrengung eine Menorrhagie mit dunklem Blutabgang auf. Bei 3 Prüferinnen stellte sich das Gefühl des Herabdrängens in der Gebärmutter, als ob alles unten hinausbrechen wollte, ein. Dazu wurde ein wundmachender, zum Teil zähflüssiger Fluor bemerkt. Hier soll auch die gebräuchliche Verwendung bei Schmerzen der Bauchdecken schwangerer Frauen erwähnt werden.

An der Haut meldeten sich alle Zeichen einer Entzündung der Haut mit Jucken und Brennen, übergehend in Erytheme, Quaddeln, Nesseln, Bläschen, Herpes labialis und nasalis, nässendes Ekzem und Bildung von Furunkeln und Karbunkeln.

Die häufig auftretenden Muskel- und Gelenkschmerzen wurden in der überwiegenden Mehrzahl durch Bewegung schlechter. Trotzdem waren die Prüfer von einem Drang nach Bewegung, besonders in frischer Luft, beherrscht. Ein besonders bemerkenswerter Fall bekam in der Nacht, am schlimmsten zwischen 2 und 4 Uhr, heftige Schmerzen im rechten Deltamuskel, die sich eindeutig durch Bewegung und durch Massieren besserten. Da die Besserung durch Bewegung auch bei den Blähungsbeschwerden und bei den Herzbeschwerden sichtbar wurde, dürfte diese Modalität für das Gesamtbild und die Gliederschmerzen von Bedeutung sein. Mit *Rhus toxicodendron* verbindet Bellis also eine Ähnlichkeit im Hinblick auf die Besserung durch Massieren und durch Bewegung als auch noch durch das Gefühl von Überanstrengung. Bei *Rhus* wissen wir, daß es ein Kapillargift Urushiol, (Toxidendrol) enthält und daß vermutlich dieses Gefühl der Überanstrengung und die Besserung durch Massieren und durch fortgesetzte Bewegung auf einer Überwindung der in den Kapillaren vorhandenen Stase beruht. Es ist naheliegend, auch für Bellis einen entsprechenden Vorgang anzunehmen. Die Neigung zu Blutungen und die erfolgreiche Verwendung bei Hämangiomen richten ebenfalls unsere Aufmerksamkeit auf das Kapillarsystem als einen Hauptangriffspunkt von Bellis.

Bellis ist in der Praxis noch nicht genügend erprobt, doch möchte ich mich nach den Beobachtungen bei der Arzneimittelprüfung der Ansicht, daß Bellis kein sehr aktives Arzneimittel sei, nicht anschließen. Bei der Arzneimittelprüfung hat sich schon bei der D 6 der größte Teil der Symptome gezeigt. Auch ließ die Heftigkeit der Beschwerden nichts zu wünschen übrig. Wenn man die früheren mit der Tinktur angestellten Prüfungen mit der von HAEHL und dem Verfasser vorgenommenen Prüfung, bei welcher in der Hauptsache die Potenzen verwendet wurden, vergleicht, so muß, was die Stärke der Wirkung und die Breitenwirkung betrifft, den Potenzen der Vorzug gegeben werden. Bemerkenswert in dieser Prüfung ist außerdem die Einbeziehung des Rachenrings und des Lebergallenblasensystems in das Arzneimittelbild sowie die weitere Ausgestaltung der Modalitäten.

Literatur

HINSDALE: AHZ 1914 und in ANSCHUTZ: New, Old and Forgotten Remedies
ALLEN: Encyclopedia, Bd. II
HUGHES: Cyclopaedia, Bd. I
HAEHL, E.: Hippokrates 1940: 1158
MEZGER, J.: Dtsch. Zschr. Homöop. 1941, 5

Arzneimittelbild

nach der von E. Haehl in Gemeinschaft mit dem Verfasser durchgeführten Arzneimittelprüfung an 21 Prüfern. Einige Symptome, die aus der Hinsdaleschen Prüfung ergänzt werden, sind mit (H) bezeichnet.

Leitsymptome: *Abgeschlagenheits- und Wundheitsgefühl im ganzen Körper.*
Blutandrang zum Kopf mit Schwindel und Kopfschmerzen.
Bewegungsdrang mit Besserung bei Bewegung bei den Herzbeschwerden und Blähungsbeschwerden.
Bei den rheumatoiden Symptomen Besserung bei fortgesetzter Bewegung. Besserung durch Massage beziehungsweise Reiben.
Magenschmerzen bessern sich durch Essen.
Venöse Stase.
⊙ *Folgen von Verletzungen und Überanstrengungen.*
Verschlimmerung in der Nacht, zwischen 2 und 5 Uhr und morgens beim Erwachen.
Verschlimmerung durch Kälte und Besserung durch Wärme, jedoch bei den Kopfschmerzen umgekehrt.
Neigung zu Blutungen, besonders nach Anstrengung.
Starkes Abwärtsdrängen in der Gebärmutter, verbunden mit Kreuzschmerzen.

Allgemeines: Abgeschlagenheit und Müdigkeit. Innere Unruhe, Drang nach Bewegung, besonders in frischer Luft, welche erleichtert. Morgens wie gerädert.

Gemütssymptome: Auffallende Gereiztheit, so daß es auch der Umgebung auffällt, bei 5 Prüfern. Gedrücktheit ohne erkennbaren Grund bei zwei.

Geist: Denken erschwert, schlechter Schlaf, aufregende, ärgerliche Träume. Schlaflos zwischen 3 bis 5 Uhr.

Zerebralsklerose und allgemeine Arteriosklerose.

Kopf: Schwer, benommen, besonders beim Erwachen. Blutandrang, Hitze, Wallungen zum Kopf mit Schwindel und Kopfschmerz, besser im Freien, schlimmer bei raschem Bewegen und beim Bücken. Migräneartiger Kopfschmerz, besser durch Druck. Schmerz über den Augen, mit wäßrigem Schnupfen. Ziehende Schmerzen im Kopf und im Trigeminusgebiet, in die Zähne ausstrahlend. (Kopfschmerzen sind bei 8 Prüfern aufgetreten.)

Schleimhäute: Sämtliche Schleimhäute des Magen- und Darmkanals und der Atemwege erwiesen sich in subjektiver und objektiver Weise gereizt, besonders die der Nase. Bemerkenswert ist das Entstehen eines Polypen auf der Mundschleimhaut.

Nasen- und Rachenkatarrhe.

Nase: Wäßriger Fließschnupfen mit wundmachender Absonderung bei 8 Prüfern, auch mit Herpes am Naseneingang. 2mal Nasenbluten, 1mal Blut beim Schneuzen. Verlust des Geruchs und Geschmacks.

Entzündungen des äußeren Auges.

Augen: Die Augenbindehäute erwiesen sich im Zusammenhang mit den katarrhalischen Erscheinungen der Nase ebenfalls mehrfach gereizt.

Stomatitis, Schleimhautpolypen.

Mund: Bei 4 Prüfern Empfindlichkeit und Schmerzen an der Zunge oder der Schleimhaut des Mundes mit Geschwürchen. Herpes labialis, wunde Mundwinkel. Schmerzen am Zahnfleisch. Verlangen nach kaltem Wasser wegen des Gefühls von Brennen. Zunge schmerzhaft und brennend, Spitze und Ränder wund und rot. Bei einem Prüfer bildet sich ein 5 mm langer Polyp an der Wangenschleimhaut. Bei einer Prüfung an mir selbst mit D 6 (nicht eingerechnet in der Zahl der Prüfer) ergab sich eine schmerzhafte Empfindlichkeit der Zunge mit Schwellung derselben, so daß ich beim Essen und Sprechen behindert war und die Zunge beim Essen öfters zwischen die Zahnreihen geriet, wobei ich mich mehrmals auf die Zunge biß, was ungewöhnlichen Schmerz verursachte.

Zahnschmerzen.

Zähne: Zahnschmerzen bei 5 Prüfern. Gefühl, als seien die Zähne zu lang; die Zahnschmerzen werden besser durch Wärme.

Angina.

Rachen, Gaumen und Gaumenmandeln: Bei 8 Prüfern Schluckbeschwerden und Schmerzen in den Gaumenbögen und den Mandeln; Kratzen im Hals, bei 3 Prüfern mit Fiebererscheinungen und lebhaftem Frösteln verbunden.

Kehlkopf- und Luftröhrenkatarrh, Hämoptoe.

Luftröhre: Rauheit und Heiserkeit im Hals und Kehlkopf, Husten und Verschleimung bei 6 Prüfern. Beim Husten Stechen auf der Brust und im Rücken.

Myokarditis (?), Koronarsklerose. Angina pectoris (?), Gastrokardialer Symptomenkomplex.

Herz: Bei 1 Prüfer Unregelmäßigkeit des Herzens mit Schwächegefühl am Herzen (früher bestand bei diesem Prüfer eine Hyperthyreose). Diese Herzirregularität ist bei einer Fußwanderung völlig geschwunden. Bei 2 weiteren Prüfern Herzklopfen beziehungsweise Schmerzen am Herzen.

Ein weiterer Prüfer, der über heftige rheumatoide Schmerzen im rechten Deltoideus zu klagen hat, erwacht nachts des öfteren an diesen Schmerzen, wozu sich nun Beklemmungsgefühl am Herzen und Angst gesellt, die ihn veranlaßt, vom Bett aufzustehen und herumzugehen. Diese Angst und Unruhe wiederholen sich einige Tage später zusammen mit dem Schmerzanfall im Musculus deltoideus (s. Glieder).
Es gelangten häufige Extrasystolen bei 1 Prüfer zur Beobachtung, der 12 Jahre zuvor an einer Myokarditis erkrankt war und dieselben ab und zu in geringem Maße schon vor der Prüfung bemerkte.
Diese bei offenbar nicht ganz gesunden Prüfern beobachteten Herzsymptome lassen es möglich erscheinen, daß eine Affinität zum Herzen besteht.

Magen: Bei 12 Prüfern gastritische Beschwerden, wie Erbrechen, Übelkeit, Magendruck, Aufstoßen, Erbrechen nach dem Genuß von Äpfeln, saures Aufstoßen. Schmerzen bessern sich durch Essen, durch Druck und Zusammenkrümmen. Auffallendes Hungergefühl, so daß sogar nachts gegessen werden muß. Seltener ist der Verlust des Appetits, Verlangen nach appetitreizender Nahrung wie Essig, Zwiebeln, Wurst. Großer Durst mit Verlangen nach kaltem Wasser.
Stechen in der Lebergegend. Empfindlichkeit gegen Kleiderdruck im Oberbauch. Druck und Völle im Oberbauch nach fettem Kuchen. Erbrechen gallartiger Massen.

Darmkatarrh, Blinddarmentzündung, Bauchdeckenschmerz bei Schwangeren. Leberstörungen und Gallenblasenentzündung.

Darm: Bei 5 Prüfern Durchfall, nur einmal Verstopfung. Durchfall besonders bei Tage, starke Gasbildung. Kollern und Rumpeln im Leib mit Besserung durch Bewegung. Stuhldrang plötzlich, erreicht kaum das Klosett. Gelbliche, faul riechende, schmerzlose Durchfälle, schlimmer bei Nacht (H). Ein ärztlicher Prüfer bekommt mit D 6 alle Erscheinungen einer Blinddarmreizung, jedoch ohne Leukozytose, so daß er die Prüfung abbricht.
70 Tage später setzt er die Prüfung mit D 2 fort und bekommt am 12. Tag wiederum dieselben Beschwerden (ohne Fieber und ohne Linksverschiebung des Blutbil-

des). 1 Prüfer bekam schon am Morgen des 2. Tages, als er mit D 6 begonnen hatte, eine Blinddarmentzündung, die nach Hinzuziehung des Hausarztes operiert wurde. Bei der Affizierung des lymphatischen Systems des Halses läßt sich eine Reizung des ähnlichen Gewebes in der Appendix erklären.

Senkungsbeschwerden der weiblichen Genitalien. Fluor albus.

Weibliche Geschlechtsorgane: Eine Ärztin erwähnt eine heftige Menorrhagie mit klumpigem Blutabgang nach einer körperlichen Anstrengung. Periodenblut ganz schwarz.

Bei 3 Prüferinnen findet sich die Beobachtung starken Herabdrängens in der Gebäurmuttergegend, „als ob alles unten hinausbrechen wollte", verbunden mit Kreuzschmerzen. (Vgl. die Komposite *Arctium Lappa.*) Dieses Herabdrängen besitzt nicht den passiven Charakter einer Erschlaffung, sondern krampfhaften, wehenartigen Charakter.

Während der Periode Gefühl des Uterus wie gequetscht, Schmerz an der Vorderseite der Oberschenkel, Schwindel und Benommenheit, schlimmer beim Aufrichten, besser vom Niederliegen (H).

Bei 3 Prüferinnen wird ein Fluor mit wundmachendem, auch zähem Sekret erwähnt. 1 Prüferin nennt Krämpfe bei der Periode, an denen sie sonst nicht leidet. Da nur 7 der prüfenden Frauen sich im zeugungsfähigen Alter befinden, ist diese Ausbeute an Erscheinungen als hoch zu bezeichnen und die Organbeziehung gesichert. Kreuzschmerzen begleiten meist die Beschwerden.

Furunkel und Karbunkel, Herpes, papulöse, vesikulöse Exantheme, nässendes Ekzem.

Haut: Neben den Magensymptomen wird die größte Zahl von Erscheinungen an der Haut beobachtet. 14 Prüfer zeigen hier Beobachtungen an, von welchen 13 objektive Veränderungen aufweisen, 1 weiterer nur das auch bei den anderen genannte Jucken angibt. Die Veränderungen lassen alle Phasen von Entzündung vom Erythem mit fleckiger Rötung oder wie Schnakenstiche, Quaddelbildung, Nesseln, Bläschenbildung, Herpers labialis und nasalis, nässendem Ekzem bis zu Furunkeln erkennen. Einmal wird die Haut als trocken, schrundig und rissig mit Rhagaden an den Fingerspitzen bezeichnet.

Bei 3 Prüfern bilden sich richtige Furunkel, bei einem vierten ein Karbunkel an der Nase, der zunächst sehr bösartig aussah, sich aber dann nach 4 Tagen von selbst entleerte (bei einem ärztlichen Prüfer).
Jucken, Brennen und Beißen wird dabei regelmäßig genannt. Hautjucken, schlimmer in der Bettwärme und nach warmem Bad, besser von Kälte (H).

Muskel- und Gelenkrheumatismus.
Verletzungen und Knochenbrüche, Verstauchungen und Verrenkungen, Hämatome.
Blutende und eitrige Wunden.
Myalgisch-arthralgisch-neuralgische Zustände.
Rippenprellungen und Rippenfrakturen mit Bluterguß und Schmerzen.

Muskeln, Gelenke, periphere Nerven: Rheumatoide Symptome an Muskeln, Gelenken und Nerven bei 9 Prüfern. In den verschiedensten Gebieten entwickeln sich Muskelschmerzen, die sich besonders bei Bewegung bemerkbar machen. In der Muskulatur des Brustkorbs, auf der Brust und im Rücken werden Schmerzen beim Atmen, oft stichartig, bemerkt. Auch in den Gliedern werden in Muskeln und Nerven myalgische und neuralgische, ebenso arthralgische Beschwerden hervorgerufen. im Gebiet des Trigeminus ziehende Schmerzen, in den Beinen wird mehrmals Wadenkrampf verzeichnet. Besonders häufig wird das Kreuz als schmerzhaft erwähnt. Schmerzen im Humero-Radialgelenk, die sich durch Bewegung und Wärme bessern.
Wundheit in beiden Ellbogengelenken, wie von einem Keulenschlag (H). Tiefsitzendes Wundheitsgefühl nach Anstrengung in beiden Knien und Fußknöcheln.
Schmerzen im rechten Deltamuskel, die besonders morgens beim Erwachen sich bemerkbar machen oder ihn nachts zwischen 2 und 4 Uhr aus dem Schlaf wekken; diese bessern sich bei Bewegung und Massieren und haben ihren Sitz in den Ansatzstellen des Muskels. Sie steigern sich schließlich derart im Lauf der mehr als 6wöchigen Prüfung, daß jede Erschütterung, zum Beispiel Auftreten, schmerzt und nun auch jede Bewegung vermieden werden muß; der Arm wird in der Schlinge getragen oder beim Sitzen und Liegen auf ein Kissen gebettet. Wärme bessert die Schmerzen, es wird warme Kleidung verlangt trotz der warmen Jahreszeit.
Eine ungewöhnliche Müdigkeit, so daß das Gehen schwerfällt, oder bleierne Müdigkeit wird zweimal hervorgehoben und scheint zur Grundstimmung des Mittels zu gehören.

Fiebererscheinungen: Die Kopfschmerzen sind nicht selten mit Hitzegefühl verbunden. Bei den Halsschmerzen wird mehrmals über Frösteln geklagt, auch sonst ist Frieren erwähnt. Bei den Affektionen der Halsorgane ist dreimal erhöhte Temperatur festgestellt worden.

Blutungen sind einige male bezüglich der Nase genannt und einmal bezüglich der Gebärmutter. Es dürfte daher berechtigt sein, Bellis eine hämorrhagische Tendenz zuzuschreiben. Eine Nebenwirkung beim therapeutischen Gebrauch von Bellis bei einer offenbar sehr sensiblen Patientin hat mir dies ebenfalls bestätigt. Eine Frau erhielt von mir zur Behandlung einer akuten Bronchitis Bellis D 6. Die Bronchitis sei darauf in wenigen Tagen beseitigt gewesen, doch seien bald starke Kopfschmerzen aufgetreten, die sich jedesmal nach dem Auftreten von reichlichem und gußweisem Nasenbluten für einige Stunden gebessert hätten. Das Nasenbluten war der sonst gesunden Frau fremd, der Sitz der Kopfschmerzen war in Stirne und Hinterkopf.

Kopfschmerzen, besser durch Nasenbluten.

Dosierung

Im Gebrauch ist D 2 bis D 6. Auch höhere Potenzen sind ratsam. Äußerlich werden Umschläge mit einer Lösung von etwa 2 Kaffeelöffeln der Tinktur in $^1/_2$ l Wasser oder Aufpinseln der Tinktur (bei Naevus vasculosus) verwendet.

Vergleichsmittel

Verwandt mit *Arnica* bei Folgen von Verletzungen. Blutungsneigung, Folgen von Überanstrengung, Arteriosklerose, Furunkulose.
Zu vergleichen mit *Arctium Lappa:* Gefühl des Herabdrängens in der Gebärmutter, ebenso *Sepia, Lilium tigrinum, Fraxinus americana, Murex, Helonias dioica;* mit *Rhus toxicodendron, Pulsatilla, Jodum:* Besserung durch fortgesetzte Bewegung und durch Reiben;
mit *Abrotanum, Ferrum phosphoricum* und *Acidum* und *Calcium fluoricum* bei Hämangiom;
mit *Melilotus, Glonoinum, Ferrum phosphoricum, Psorinum* bei Kopfschmerzen, die sich mit Eintritt von Nasenbluten bessern.

Beispiele

Allgemeine Erschöpfung mit Petechien

Eine 67jährige pensionierte Studienrätin tritt in meine Behandlung wegen großer Müdigkeit. Sie müsse sich zu jeder Arbeit zwingen. Am ganzen Körper habe sie bei geringer Berührung ein Schmerzgefühl, bei gering-

stem Stoß bekomme sie blaue, blutunterlaufene Flecken. In der Herzgegegend besonders habe sie Schmerzen, die Rippen über dem Herzen sind besonders stark schmerzempfindlich. Diese „Herzschmerzen" ziehen sich bis in die Halsgegend, wo sie sich bis zu einem Umschnürungsgefühl steigern können. Im übrigen Körper habe sie herumziehende Schmerzen, die in den Muskeln und Gelenken ihren Sitz haben.
Aus dem Befund ist zu bemerken, daß der Blutdruck normal ist, am Herzen sind keine Anzeichen einer organischen Veränderung vorhanden. Die rechte Mamma ist vor etwa 8 Jahren wegen Karzinoms abgesetzt worden.
Auf meine Fragen ergänzte sie noch, daß sie jede kräftige Berührung sehr schmerzhaft empfinde. Ein kräftiger Händedruck bereite ihr solche Schmerzen, daß sie laut hinausschreien könne, sie müsse sich sehr zusammennehmen, um dies nicht zu tun.
Verordnung: Bellis D 6. Nach 3 Wochen sind alle Schmerzen, die schon eine Reihe von Jahren bestanden haben, fast völlig beseitigt. Die Müdigkeit hat sich gelegt. Sie kann jetzt wieder mühelos arbeiten, „sie fühle sich wohler, als sie sich seit je denken kann", erklärt sie begeistert. [*Eigene Beobachtung des Verf.*]

Furunkulose

Eine Heilung bei sehr langwieriger Furunkulose bei einem Manne, der mehrfach deshalb krank geschrieben werden mußte, glaubt BERNDT auf die Verwendung von Bellis D 3 zurückführen zu können. Nach dem Einsatz von Bellis blieb jede weitere Furunkelbildung schlagartig aus. Die Wahl fiel auf Bellis, nachdem sich ein Furunkel auf der Nase gebildet hatte. [*Nach mündlicher Mitteilung*]

Berberis aquifolium

(Mahonia)

Herkunft des Mittels

Berberis aquifolium, der Mahonienstrauch (Fam. nat. Berberidaceae), ist beheimatet in den pazifischen Teilen von Nordamerika und in Europa häufig als Zierstrauch angebaut. Die Tinktur wird aus der getrockneten Rinde hergestellt.

Pharmakologie

Berberis aquifolium wurde von A. STIEGELE für die Therapie der Psoriasis hervorgehoben. Die Zahl der Psoriasisfälle, welche auf die Mahonie ansprechen, scheint aber, soweit ich mich unterrichten konnte, nicht groß zu sein.
Als Wirkstoffe wurden festgestellt das Alkaloid Berberin, die tertiären Basen Oxyacanthin und Berberamin sowie eine phenolische Base.
Nach Untersuchungen von G. MADAUS sollen erhebliche Mengen von ausfällbarem Eiweiß festgestellt sein, die eine hohe Toxizität besitzen.

Literatur

Eine Arzneimittelprüfung an 6 weiblichen Prüfern, die mit D 30, D 12, D 6 und D 3 vorgenommen und auf die Dauer von 9 Monaten ausgedehnt wurde, verdanken wir UNGER (Allg. homöop. Ztg. 1957: 412). Dabei haben sich schon mit D 30 starke Wirkungen erzielen lassen.
STIEGELE: Klinische Homöopathie, 5. Aufl., S. 295. Hippokrates-Verlag.
KÖRFGEN, G. und ZIMMERMANN, W.: Biologische Behandlung der Hautkrankheiten Seite 137. Heidelberg 1968. Karl. F. Haug Verlag.

Arzneimittelbild

Kopf: Krampfartige Kopfschmerzen in der rechten oder linken Stirnseite, bis zum Hinterkopf ausstrahlend, keilförmige Ausbreitung von vorn nach hinten. Gefühl, als ob die Haare zu Berge stünden oder als ob das Auge aus der Höhle fallen wolle.

Verdauungsorgane: Übler Mundgeruch, Bläschen am Zungenrand.

Cholelithiasis, Hepatopathie.

Luftaufstoßen, Brechreiz, Erbrechen, Appetitlosigkeit, Ekel und Widerwille gegen Speisen, Darmtätigkeit beschleunigt. Druckgefühl in Magen, Leber- und Blasengegend, besser durch Aufstehen.

Nephrolithiasis?

Harnorgane: Abgang von häufigen, aber kleinen Mengen von Harn. Schmerzen in der Gegend beider Nieren, schlimmer beim Sitzen, dabei häufiges Harnlassen und brennende Schmerzen in der Blase.

Psoriaris, Ekzeme?

Haut: Hautjucken zunächst an einzelnen Stellen, dann sich auf den ganzen Körper ausbreitend. Bildung von Bläschen, Quaddeln, Papeln und Pusteln. Steigerung des Juckreizes mit Ausbreitung auf die ganze Haut am Abend. Waschen mit kaltem Wasser bessert. Verschlimmerung am Abend und nachts.

Bewegungsorgane: Rheumatische Schmerzen in den Hand- und Fingergelenken mit leichter Schwellung der Interphalangealgelenke. Wirbelsäule und Kreuzbein sehr schmerzhaft. Verschlimmerung besonders bei nächtlicher Ruhe, aber auch bei Bewegung.

Dosierung

STIEGELE hat die Tinktur 3mal täglich 5 Tropfen bei der Psoriasis über lange Zeit angewendet. Bei Nachlassen der Wirkung hat er *Thuja*, *Sulfur* oder *Arsen* als Zwischenmittel gebraucht, um später wieder auf Berberis zurückzukehren. Wenn Berberis auf Grund der feineren Symptome obiger Prüfung angewandt wird, empfehlen sich mittlere und höhere Potenzen.

Vergleichsmittel

Bei Psoriasis: *Sulfur, Arsenicum album, Sepia, Thuja, Psorinum, Tuberculinum, Syphilinum.*

Berberis vulgaris

Herkunft des Mittels

Berberis vulgaris, der Sauerdorn oder Berberitze (Fam. nat. Berberidaceae), ist eine kalkliebende Pflanze. Die Tinktur wird aus der Rinde der Wurzel gewonnen. Den wesentlichen Bestandteil haben wir in einer Reihe von Alkaloiden, von denen Berberin das wichtigste ist. Berberin ist identisch mit dem in *Chelidonium* vorkommenden Chelidoxanthin.

Hauptrichtung

Die Bedeutung von Berberis beruht auf der starken Beziehung zur harnsauren Diathese. Es besteht eine schlechte Stoffwechselfunktion der Leber und dadurch eine Harnsäureüberladung des Blutes und eine Überlastung der Nieren mit diesen Ausscheidungsprodukten. Berberis wird gegen Leberstörungen, Gallensteinleiden, Nierensteinleiden und mit derartigen Nierenleiden im Zusammenhang stehenden Rheumatismen verwendet. Wenn bei Rheumatismus der Harnsäurespiegel des Blutes erhöht ist, wird dies als eine Anzeige für Berberis angesehen.

Die rheumatischen Sensationen können in allen Muskeln und Gelenken auftreten; eine bevorzugte Stelle ist aber die Lendengegend und das Kreuz. Ein wertvoller Hinweis auf Berberis ist in solchen Fällen der rote Satz im Urin.

Daneben sind Stauungserscheinungen im venösen System zu erkennen mit Vortreten von Krampfadern und Neigung zu Hämorrhoiden und Entzündung um den After. Die Beschwerden an den verschiedenen Teilen sind schlimmer im Stehen oder beim Hängenlassen der Glieder.

Pharmakologie

Die Pharmakologie hat von Berberis außerdem eine Erregung des Atemzentrums (bei starken Gaben eine Lähmung) festgestellt. Das Vasomotorenzentrum wird erregt, Zunahme der Herzfrequenz, des Schlagvolumens und der Koronardurchblutung, Steigerung des Blutumlaufs. Bei größeren Gaben wird der Tonus des Vasomotorenzentrums herabgesetzt und die Blutgefäße der Peripherie erweitert, auch der Herzmuskel erschlafft. Diese Beziehung zum Gefäßsystem kehrt in der Arzneimittelprüfung in einer Verschlimmerung vieler Beschwerden beim Stehen und beim Hängenlassen der Glieder wieder.

Wirkung

Wichtiger als die diuretische Wirkung von Berberis ist die vermehrte Ausscheidung der harnpflichtigen Substanzen, welche man Berberis zuschreibt im Sinne einer Beseitigung der harnsauren Diathese. Als Harnsäurebelastung im Sinne der harnsauren Diathese wird von W. Zimmermann wie folgt beschrieben: „Die harnsaure Diathese ist eine Form des Spätlymphatismus, wobei die Störung der Rückverwertung der bei der Reutilation freiwerdenden Nukleinsäuren liegt. Dabei besteht ein Überangebot an

solchen ‚harnsauren' Stoffen, die die Leber und Niere als Ausscheidungsorgan belasten. Dies liegt um so näher, als ein Teil der anfallenden Harnsäure nicht ausschließlich aus der Nahrung, also exogen, zu verstehen ist, sondern aus den zerfallenen Lymphozythen, also endogen, entsteht. Die harnsaure Diathese ist allerdings nicht allein durch die im Blut vermehrt nachweisbare Harnsäure erklärt (die Begriffsbildung ist älter als der chemische Nachweis der Harnsäure im Blut). Vielmehr gehört der gesamte Bereich der säuernden Elemente hierher, die im Harn zur Ausscheidung gelangen und die auch mit der Xanthoproteinreaktion erfaßt werden können. In der Klinik haben bestimmte Stoffwechselanomalien zu dieser Diathese Beziehung. Es sind dies Gicht, Uratsteine, Diabetes mellitus, chronische Infekte (Osteomyelitis).
In einer großen Anzahl von erhöhten Harnsäurewerten finden wir eine Normalisierung unter der Einwirkung von Berberis vulgaris meist in D 3 und D 4 schon nach wenigen Tagen. Man kann sogar folgern, wenn eine solche Wirkung nicht schon in den ersten Tagen der Behandlung nachweisbar ist, so wird Berberis nicht mehr erfolgreich sein. Dies gilt auch insbesondere für die Behandlung von Uratsteinen ..." (in O. LEESER, Lehrbuch der Hom. B/I, S. 701).
Zu einem Indikationsgebiet von Berberis rechnet ZIMMERMANN auch das hepatorenale Syndrom, oder wie es heute besser formuliert wird, das extrarenale Syndrom. Hierher gehören infektiöse, septische und toxische Schädigungen mit erhöhtem Eiweißzerfall (Verbrennungs-, Strahlenschädigung, Insolationen usw. Ferner Pilz- und andere Nahrungsmittelvergiftungen, Vergiftungen mit Chemikalien, Leberschädigungen bei Cholangitis, Cholelithiasis, Leberzirrhosis und Leberkarzinom). Zum Prototyp des extrarenalen oder hepatorenalen Syndroms wurde die Leptospirose. Zur Symptomatik des hepatorenalen Syndroms gehören Leberfunktionsstörungen und eine Niereninsuffizienz, die durch Oligurie oder Hyposthenurie, allenfalls mit Reststickstofferhöhungen, erfaßbar ist.
Die Hauterkrankungen, die mit Berberis erfaßbar sind, sind an die obigen Stoffwechselstörungen gebunden. Man findet sie im Zusammenhang mit der harnsauren Diathese. In Frage kommt (nach ZIMMERMANN) die Akne simplex mit entsprechenden Erscheinungen von seiten der Leber und Niere, die Erscheinungen beginnen nicht selten mit Papeln, die von einem dunklen Pigment umgeben sind und nach Abheilung eine Pigmentierung hinterlassen. Diese Charakterisierung trifft auch zu bei Lichen planus, der ebenfalls eine Pigmentierung hinterläßt, bei Purpura rheumatica und bei Urtikaria, soweit sie mit einer Pigmentierung einhergeht.

Literatur

ALLEN: Encyclopedia, Bd. I
HUGHES: Cyclopaedia, Bd. I
LEESER: B I Pflanzliche Arzneistoffe Seite 694. Heidelberg 1973. Karl F. Haug Verlag.

Arzneimittelbild

Leitsymptome: *Nieren- und Rückenschmerzen mit Zerschlagenheit und lähmiger Schwäche. Schmerzen in der Lebergegend. Schmerzen scheinen von der Niere auszustrahlen. Schmerzen in den Harnleitern und der Harnröhre.*

Harn satzig, gelb oder rot, wechselnd in der Beschaffenheit.
Rascher Wechsel der Symptome, zum Beispiel von Durst zu Durstlosigkeit, von Hunger zu Appetitlosigkeit, von dicksatzigem Harn zu wasserhellem.
Allgemeine Schwäche und Abspannung, körperlich und geistig.
Verschlimmerung durch Bewegung ⊙ und durch Fahren im Wagen.
Verschlimmerung durch Stehen und Hängenlassen der Glieder.

Geist und Gemüt: Gedrückt und abgespannt, gleichgültig.

Kopf: Völle- und Vergrößerungsgefühl.

Gesicht: Augen eingefallen, bleiche, graue Gesichtsfarbe mit Ringen um die Augen; faltige Wangen.

Verdauungsorgane: Trockener, klebriger Mund, schmerzhafte Blase auf der Zunge, wie verbrüht. Schlechter und bitterer Mundgeschmack. Gaumen und Rachen entzündet, Mandeln gerötet. Kältegefühl im Magen, Übelkeit, Magendruck. Lebhafter Durst und Durstlosigkeit, Appetitlosigkeit und Heißhunger. Stechende, brennende, drückende Schmerzen in der Gallenblasen- und Lebergegend, gegen die Nabelgegend ziehend, und im ganzen Bauch, schlimmer durch Druck.

Gallenkolik, Gallenblasenentzündung, Gelbsucht.

Verstopfung oder Durchfall. Brennen und Stechen im After, Wundheit um den After.

Afterfistel, Hämorrhoiden.

In der Leistengegend treten Varizen hervor.

Harnorgane: Stechende oder grabende Schmerzen, von der Nierengegend nach allen Richtungen ausstrahlend, besonders längs der Harnleiter. Nierengegend steif und schmerzhaft. Schmerzen längs der Harnleiter oder längs der Harnröhre laufend, mit viel Drang und Harnzwang. Brennen und Schneiden in der Harnröhre, besonders beim und nach dem Harnlassen; in die Hoden ausstrahlend.

Nierensteinleiden mit Kolik und Blutungen, Nierenbeckenentzündung, Nierenentzündung.

Harn wechselnd im Aussehen; bald hell, bald konzentriert mit gelbem, rotem oder schleimigem Satz.

Geschlechtsorgane: Männer: Schmerzen in Hoden und Samensträngen. Frauen: Statt der Regel Abgang von wäßrigem Blut oder grauem Schleim. Brennen und Wundheit in der Scheide.

Samenstrangneuralgien.

Lendenrheumatismus, Gelenkrheumatismus.

Stamm und Glieder: Schmerzen in allen Gliedern, Muskeln und Gelenken, besonders aber in der Nierengegend und im Rücken, in den Lenden, ausstrahlend nach allen Seiten. Gefühl wie lahm und steif mit außergewöhnlicher Mattigkeit. Häufiger Wechsel der Schmerzen nach Art und Charakter. Schmerzen unter den Fingernägeln. Schmerzen in den Fersen wie geschwürig, schlimmer durch Gehen. Die Schmerzen steigern sich einerseits in der Bewegung, andererseits beim Stehen oder Hängenlassen der Glieder (venöse Stauung). Anschwellung der Venen an den Beinen.

Acne simplex.
Urtikaria.
Lichen planus.
Purpura rheumatica.

Haut: Juckend, brennend und stechend. Gefühl wie Aufsprudeln unter der Haut (⨀ besonders in der Nierengegend) oder wie mit kaltem Wasser angespritzt oder wie von einem Insekt gestochen und dergleichen. Bläschen und Quaddeln.
Die Haut wird klebrig und schält sich ab. Kleine rote Stellen bilden sich am Vorderhaupt.
Kleine dunkelrote Stellen, petechienartig an verschiedenen Stellen der Haut. Einzelne dunkelrote Stellen, empfindlich bei Druck, von einem roten Hof umgeben, mit kleinen eiterhaltigen Spitzen, zuletzt in braune leberfleckenähnliche Stellen übergehend. Am Handballen oberflächliche kleine Warzen, nach einiger Zeit wieder verschwindend.

Dosierung

Meist werden D 2 bis D 6 gebraucht, auch die Tinktur wird von manchen angewendet.

Vergleichsmittel

Harnsaure Diathese: *Lycopodium, Antimonium crudum, Acidum benzoicum, Sulfur, Sepia, Sarsaparilla, Silicea.*
Nephrolithiasis: *Acidum benzoicum, Lycopodium, Equisetum, Silicea, Calculi renales.*
Cholelithiasis: *Chelidonium, China, Lycopodium, Hydrastis, Calculi biliares, Carduus marianus, Mandragora e radice.*

Beryllium metallicum

Herkunft des Mittels

Beryllium (Be) ist das zu der Gruppe der Erdalkalien gehörende Element mit dem niedrigsten Atomgewicht dieser Gruppe (9,02). Es findet sich in Granit, Glimmerschiefer und Pegmatitgängen. Eine Anzahl von Edelsteinen sind Beryllverbindungen, zum Beispiel Beryll ($Be_3Al_2SiO_{18}$), Smaragd, Aquamarin, Heliodor und andere.

Wirkung

Eine Verwandtschaft bezüglich seiner Wirkungen auf den menschlichen Körper besteht zu *Aluminium,* doch ist es giftiger als dieses. Die Arzneimittelprüfung durch TEMPLETON hat „wenig oder keine Symptome ergeben, die nicht schon von den Vergiftungen bekannt waren“. Eine Ähnlichkeit der Symptomatologie besteht zweifellos zum nächsthöheren Element der Erdalkaligruppe *Magnesium.* Die Halssymptome, schreibt TEMPLETON, sind in den Modalitäten ähnlich denen von *Lachesis,* die Verdauungssymptome denen von *Lycopodium;* das glasige, streptokokkenartige Aussehen des Rachens und Gaumens war besonders eigenartig und sollte als eine Führung beim Verschreiben betrachtet werden. Beachtenswert findet TEMPLETON das Mittel bei Influenzafällen, ähnlich *Rhus,* bei Übelkeit beim Fahren und beim Sehen oder Geruch von Speisen; die Mehrzahl der Kopfsymptome haben Ähnlichkeit mit *Bryonia.* Therapeutische Erfahrungen liegen bis jetzt nicht vor.

Toxikologie

Nach oraler Zufuhr wird es als unlösliches Phosphat in der Darmwand niedergeschlagen. Aus diesem Grund wirkt es nicht toxisch. Bei Inhalation wird es schwach absorbiert in der Lunge, indem es eine Fremdkörperreaktion mit Bildung von Granulomen erzeugt. In der Leber ruft es herdförmige Nekrose, in der Niere Schädigung der Tubulusepithelien, ferner Knochentumoren, Verformung der Knorpel, Schädigung der Milz, des hämatopoetischen Systems und der weißen Blutzellen und allgemeine embryologische Mißbildungen hervor. In der Haut wird lokale Reizung mit Bildung von Granulomen und Geschwüren erzeugt. Der Phosphor-Stoffwechsel wird gestört durch eine Störung der Phosphataseaktivität. – Die Ausscheidung erfolgt durch die Niere und den Darm, sie zieht sich über viele Jahre hin.

Literatur

TEMPLETON, W. L.: Brit. homoeop. J. 43 [1953]: 84 (7 Prüfer mit D 3, D 6, D 7, D 12 und C 30).
STEPHENSON, J.: Materia medica.

Arzneimittelbild

Kopf: Kopfschmerz besser an der frischen Luft, beim Liegen auf der schmerzhaften Seite; Husten, Erschütterung und Hitze verschlimmern. Kopfschmerz von rechts nach links ziehend, berstend, pulsierend.

Nase: Scharfer Schnupfen, wäßrig. Nase verstopft, besser an der frischen Luft, schlechter im warmen Raum.

Gesicht: Gesicht rissig, Lippen brennend, trocken, aufgesprungen. Geschwüre an der Innenseite der Unterlippe.

Mund: Roter und trockener Gaumen, von glasigem Aussehen. Geschwür an der Zungenspitze.

Hals: Rotes, glasiges Aussehen. Schmerzen, besser beim Trinken von kalten, schlechter beim Trinken von warmen Getränken, besser beim Essen. Schmerz, brennend, schneidend, kratzend. Drang, ständig zu schlucken.

Atmungsorgane: Mühsame Atmung, schlimmer bei Bewegung. Heiserkeit der Stimme. Husten trocken, schmerzhaft, schneidend, schlimmer durch Rückwärtsbeugen, durch kalte Luft, durch Tabakrauch. Gefühl, daß er nicht tief genug husten kann, Schmerz unter dem Sternum. Auswurf süß schmeckend.
Umschnürungsgefühl beim Atmen.
Herzklopfen mit schwerer Atmung, mit Schwächegefühl. Auswurf blutgefleckt.

Verdauungsorgane: Magen wie zu voll, Appetit vermehrt oder vermindert. Abneigung gegen Süßigkeiten, Übelkeit besser durch Essen, beim Anblick oder beim Geruch von Speisen, besser beim Liegen, schlimmer beim Fahren.
Auftreibung des Bauches.

Harnorgane: Porphyrine vermehrt.

Glieder und Muskulatur: Rückenschmerzen, schlimmer durch Vorwärtsbeugen des Kopfes, beim Sitzen, Niederliegen, besser bei Bewegung. Kälte der Glieder, Schwäche der Glieder.

Haut: Knötchen und Pusteln mit Jucken und Brennen. Schwellung und Geschwüre.

Wärmeregulation: Fieberschauder, schlimmer durch die geringste Bewegung.

Dosierung

Es empfiehlt sich, von D 6 an aufwärts zu verordnen.

Vergleichsmittel

Magnesiumsalze, Lycopodium, Lachesis, Bryonia.

Bismutum subnitricum

Herkunft des Mittels

Bismutum subnitricum, $BiONO_3H_2O$. Dieses Präparat ist chemisch nicht rein, sondern mit $(BiO)OH$ und $Bi(OH)_3$ vermengt.

Toxikologie

Vergiftungserscheinungen beim Menschen kommen vor bei Verwendung löslicher Wismuthpräparate.
Sie rufen Mattigkeit, Appetitlosigkeit, anhaltendes Erbrechen, Übelkeit, Brechreiz, Schwindel, Brennen im Rachen und Durst hervor. Weitere Symptome erinnern an das Vergiftungsbild von *Quecksilber:* gangräneszierende Stomatitis mit diphterieähnlichen Geschwüren, Lockerung der Zähne, Bildung eines schwarzen Saumes am Zahnhals, starker Speichelfluß, die Speicheldrüsen schwellen auf.
Es entstehen weiter: Singultus, Eckchymosen in den Schleimhäuten des Verdauungskanals vom Mund bis zum After und ulzeröse Veränderungen im Magen und Dickdarm, Darmkatarrh, Anschwellung des Unterleibs, Nierenentzündung mit Anurie, Albuminurie, Zylindrurie.
Die Leber weist Hyperämie und Verfettung und hämorrhagische Entzündung auf. Das Leberglykogen schwindet, auch an den Nieren werden parenchymatöse Veränderungen beobachtet.
Am Herzen entsteht geringe Muskelverfettung.
Auch das Zentralnervensystem kann befallen sein mit Neuritis, Trismus, Delirien und Krämpfen.
An der Haut werden Schwellungen des Gesichts, der Lippen und Hände beobachtet.
Wismuth lagert sich entlang den Lymphgefäßen an den Verdauungsorganen ab.

Wirkung

Chemisch und in seiner physiologischen Wirkung steht es dem gruppenverwandten *Arsen* und *Antimon* sehr nahe. Seine Wirkung ist noch mehr auf die Verdauungsorgane eingeengt als bei *Antimon*. Eine weitere Ähnlichkeit besteht zum *Quecksilber* (Stomatitis, diphterieähnliche Schleimhautgeschwüre, Dickdarmentzündung, Nephrose).

Im Zentrum der therapeutischen Anwendung steht in erster Linie der Magen mit Gastritis und ulcus ventriculi et duodeni, seltener Darmkatarrhe.

Prüfung

Die Arzneimittelprüfung am Gesunden muß als sehr unvollkommen bezeichnet werden. Sie gründet sich auf das Ergebnis der Schüler von HAHNEMANN (HERMANN, HARTMANN und LANGHAMMER), sowie auf die AMP von Wibmer an 9 Personen. Nach Tierversuchen, die von E. HAEHL am Stuttgarter Homöopathischen Krankenhaus auf Veranlassung von A. STIEGELE unternommen wurden, konnte bezüglich der Wirkung auf den Verdauungstrakt ein Unterschied zwischen Bismutum subnitricum und *Bismutum colloidale* nicht festgestellt werden. Die Arzneiwirkung scheint also von Wismut und nicht von dem Säureanteil auszugehen.

Literatur

HAHNEMANN: Reine Arzneimittellehre, Bd. 6. HAHNEMANN nennt sein Präparat Bismuth. oxyd., doch muß es sich nach seiner Herstellungsvorschrift um Bismutum subnitricum handeln (s. HUGHES).
ALLEN: Encyclopedia, Bd. II
HUGHES: Cyclopaedia, Bd. I (unter Bismuthum oxyd. und Bismuthum subnitricum)
WIBMER: Wirkung der Arzneien und Gifte I., Seite 415. München 1831

Arzneimittelbild

Leitsymptome: ⊙ *Magenkrampf, besser durch Hintenüberbeugen. Erbrechen sofort nach dem Essen und Trinken. Durst auf kaltes Wasser,* ⊙ *das vorübergehend lindert.*

Geist und Gemüt: Gemütsstimmung ängstlich und verzagt, mißmutig und reizbar. Schlaf nachts schlecht, tagsüber sehr schläfrig. Erwachen mit Schreck. Ängstliche Träume. ⊙ Kinder wollen nicht allein sein.

Neuralgien und Lähmungen der Gesichtsnerven.

Kopf: Schmerzen im Gesicht und an verschiedenen Stellen des Kopfes, Lähmung und Zuckungen der Gesichtsnerven, Zahnschmerzen besser durch Kälte.

Nervöse Gastralgie. **Gastritis** akut und chronisch.

Ulcus ventriculi et duodeni.

Verdauungsorgane: Zunge rein (*Ipecacuanha*) oder weiß belegt, Geschmack bitter oder fad. Speichelfluß, Zahnfleisch geschwollen, schmerzhaft. Eitrige Mandelentzündung mit Geschwüren des Zahnfleisches, des Gaumens, Lockerung der Zähne. Heftiges Brennen im Magen, häufiges, leeres Aufstoßen; Gefühl einer schweren Last. Großes Verlangen nach kalten Getränken. Druck und Übelkeit nach dem Essen; Gefühl, als müßte er erbrechen, besonders nach dem Essen; galliges Erbrechen.

⊙ Magenkrampf mit Druck zwischen den Schulterblättern und zum Rücken, muß sich nach hinten beugen, wodurch Besserung eintritt (*Mandragora*).

Darmkatarrhe, besonders akute.

Große Erschöpfung bis zur Ohnmacht nach dem Erbrechen, dabei leichenblasses Gesicht. Leibschneiden mit heftigen stinkenden Durchfällen, auch schmerzlose Durchfälle. Leib durch Blähungen stark aufgetrieben, mit Rumpeln im Bauch, und nervöser Unruhe.

Dosierung

D 2 bis D 6.

Vergleichsmittel

Besserung durch Rückwärtsbeugen: *Mandragora, Belladonna, Dioscorea.*
Erbrechen nach dem Essen: *Antimonium crudum, Ipecacuanha, Arsenicum.*
Darmkatarrh, choleraartig: *Veratrum album* (Kollaps mit kaltem Schweiß), – (*Bismutum* ohne kalten Schweiß).

Blatta

Klinische Anwendung

Blatta orientalis, die Küchenschabe (Fam. nat. Orthoptera), wurde in Indien gegen Bronchialasthma häufig erfolgreich verwendet, nachdem ein Asthmapatient beim Trinken von Tee, in den zufälligerweise eine Schabe gefallen war, eine große Erleichterung seines Anfalls festgestellt hatte. Im Asthmaanfall wird es in tiefen Potenzen, D 1 bis D 3, nach Abklingen des Anfalls in D 3 gegeben. Es soll besser bei korpulenten Patienten wirken, die eine Verschlimmerung bei Regenwetter haben (*Natrium sulfuricum*). Eine weitere Verwendung ist die gegen Wassersucht, bei welcher es vielfach als Volksmittel (in Rußland bis in die Gegenwart) gebraucht wird.
Die wirksamen Bestandteile sind nicht bekannt. Es ist jedoch bemerkenswert, daß die Mehrzahl der in der Homöopathie verwendeten Insekten durch eine Beziehung zu den Harnwegen hervorragen, zum Beispiel *Coccus cacti, Cantharis, Apis,* ebenso *Doryphora, Coccinella.* Blatta americana ist in der Homöopathie gegen Hydrops verschiedener Herkunft verwendet worden. Von dieser amerikanischen Species wurde eine rudimentäre Prüfung vorgenommen, bei welcher sich eine Reizung der Harnröhre ergeben hat.

Literatur

RAY: Homoeop. Recorder 1890: 254; 1891: 193
ANSCHUTZ: New, Old and Forgotten Remedies, S. 77

Boldo

Hauptwirkung

Peumus boldus Molina, Monimiaceae, ein in Chile wachsender Strauch, von dem die Blätter verwendet werden. Die Hauptwirkung erstreckt sich auf die Verdauung und auf die Leber. Es wird in seiner Heimat bei Gallensteinen, Leberaffektionen und als Tonikum gebraucht; daneben ist noch die Verwendung bei Blasenkatarrh, bei Gonorrhö und bei Prostatitis, bei Gicht und Rheumatismus interessant. Bei einem Ehepaar, das mehrere Monate therapeutische Dosen von Boldo eingenommen hatte, traten schwere seelische Verstimmung, Farben- und Tonhalluzinationen, bei der Frau auch partielle motorische Aphasie auf; rasche Heilung nach Aussetzen des Mittels (POPOW: Münch. med. Wschr. 1934, 28).
Hauptwirkstoffe sind ein ätherisches Öl, Glykoside, Flavone und das Alkaloid Boldin. Boldin, ein 3,7-Dioxy-4,6-Dimethoxyaporphin, ist ein wirksames Choleretикum, das den Gallenfluß um das Fünffache steigern kann. Es ist ferner ein Cholekineticum, welches rhythmische Kontraktionen der glatten Muskulatur der Gallenwege hervorruft. Die Diurese und die Harnstoffausscheidung wird gefördert. Bei toxischen Gaben werden Lähmungen des Atemzentrums, der Medulla oblongata und der vasomotorischen Zentren beobachtet. Die Darmperistaltik kann im Sinne einer Herabsetzung derselben beeinflußt werden.
Entsprechend diesen Erfahrungen und pharmazeutischen Forschungen ist Boldo zu empfehlen bei:
Störungen der Gallenabsonderung und Gallensekretion, Bei Gallensteinen, einschließlich Kolikanfällen, Cholezystopathien, bei Hepatopathien, beim hepatorenalen Syndrom, bei Dyspepsie, bei hepatogener Gastritis.
Dabei bemerkenswerte Beeinflussung der Sinnesorgane (Reizung des Gesichtssinnes und des Gehörs) und psychische Alteration.

Literatur

Konstitutionelle Medizin und Neuraltherapie, 1955/56, Bd. 5. Lfg. 4: H.-G. DENNEMARK

Dosierung

D 2 und D 3.

Vergleichsmittel

Bei Cholezystopathien: *Chelidonium, Berberis, Carduus marianus, Mandragora, Podophyllum, China, Lycopodium.*

Borax

Herkunft des Mittels

Borax hat die Zusammensetzung $Na_2B_4O_7 + 10\ H_2O$.

Pharmakologie

Man hat festgestellt, daß Bor zu den Spurenelementen oder, wie sie der Botaniker BOAS nennt, Hochleistungselementen gehört. Bei Mangel an Bor im Boden entsteht die Herz- oder Trockenfäule der Zuckerrüben. Es entwickeln sich die innersten, jüngsten Herzblätter nicht weiter, sondern werden verkrümmt und spröde, sterben unter Schwarzfärbung ab. Im Umkreis des erkrankten Blattschopfes entwickeln sich neue Blattknospen, treiben aus, erkranken und sterben ebenfalls ab. Auf dem oberen dicken Teil der Rübe erscheinen vertiefte, braungraue Flecken, die als Trockenfäule in das Wurzelfleisch eindringen. – Bei der Kohlrübe (Bodenkohlrabi) entsteht die „Glasigkeit“ des Rübenfleisches. In Kanada hat man bei Bor-Mangel die „Dürrfleckigkeit“ auf der Schale des Apfels und ein verkorktes Kernhaus gefunden. Bei vielen Pflanzen kann man eine Steigerung des Ertrages durch geringen Bor-Zusatz erzielen. Beim Kohl, Buschbohne, Rettich, Zuckerrübe, Löwenzahn, Gartenmohn, als den am meisten Bor enthaltenden Pflanzen, hat man auf 1 kg Trockensubstanz einen Bor-Gehalt zwischen 37,1 und 94,7 mg festgestellt. Durch Kalkung des Bodens steigern sich die Mangelsymptome der Pflanzen. Die Menge des erforderlichen Bors ist recht gering. So konnte ein Höchstertrag von Rotklee mit einer Bor-Gabe erzielt werden, wenn die Bor-Gabe in einem Verhältnis zur Bodenmasse wie 1:57 Millionen steht.

Das charakteristische Symptom für Bor-Mangel ist das Erkranken und Absterben des Vegetationspunktes, und zwar sowohl an den Trieb- als auch an den Wurzelspitzen. In vielen Fällen kommen Pflanzen, denen es an Bor fehlt, nur zu einem mangelhaften Fruchtansatz. Die Narben mancher Blütenpflanzen haben einen besonders hohen Bor-Gehalt und ebenfalls das Narbensekret, in dem der Pollenschlauch aus dem Pollenkorn auskeimt. In einer Zuckerlösung, welche kein Bor enthält, platzen nun die Pollenschläuche, da sie zu viel Wasser aufnehmen. Bei Zusatz von etwas Bor jedoch keimem die Pollen ganz normal. Es wäre denkbar, daß bei Bor-Mangel auch die Narbenflüssigkeit zuwenig Bor enthält und daß eine Befruchtung dadurch unmöglich gemacht wird, weil in dieser borarmen Flüssigkeit eben die Pollenschläuche platzen. Im Hinblick auf den später zu besprechenden Einfluß von Bor auf den Wasserstoffwechsel (Trockenheit der Schleimhäute und Anregung der Diurese) ist diese Tatsache nicht uninteressant. (Entnommen aus BRONSART: Biologisches Düngen. Stuttgart, Frankhsche Verlagsbuchhandlung.)

Die Pflanzen verhalten sich jedoch zu Bor sehr verschieden. Bei den Angiospermen wird Bor als ein lebenswichtiges Element angesehen. Dagegen ruft schon eine Konzentration von Bor 1:1000000 bei den Coniferen eine Schädigung des Gewebes in den Nadeln hervor.

Bei dieser großen Bedeutung für das Pflanzenwachstum sowie auch der reichlichen Verwendung in der Dermatologie und der Wundbehandlung ist es auffallend, daß Bor und seine Verbindungen in der Homöopathie bisher sehr wenig Verwendung gefunden hat.

Bor wird auch für den menschlichen und tierischen Organismus in geringen Mengen als lebensnotwendig angesehen. Bei reichlicher Zufuhr von Bor wirkt es toxisch und kann zu tödlichen Vergiftungen führen. Durch Borsalbenbehandlung oder Verwendung von Borsäureumschläge können Vergiftungserscheinungen auftreten, wobei zu beachten ist, daß durch die verletzte Haut und offene Wunden Bor leichter resorbiert wird. Auf Grund der toxischen Beobachtungen und der AMP ergeben sich folgende

Hauptwirkungen

Das Zentralnervensystem ist sehr wesentlich betroffen. Zum guten Teil dürfte es sich um Spiegelungen der Störungen in den inneren Organen handeln, die sich durch Vermittlung des vegetativen Nervensystems im Zentralnervensystem zur Geltung bringen. Man muß jedoch auch mit der Möglichkeit rechnen, daß das Zentralnervensystem selbst angegriffen wird. Die Erscheinungen sind Gereiztheit und ärgerlicher, verdrossener Zustand oder Ängstlichkeit. Damit ist eine Schwäche, die über das Maß der sonstigen Angegriffenheit hinausgeht, mit Zittern der Glieder sowie Übelkeit verbunden. Die Gedanken sind benommen. Geistige Betätigung verstärkt diese zittrige Schwäche und Übelkeit, die Gedanken gehorchen nicht mehr dem Willen. Hervorzuheben ist noch eine auffallende Überempfindlichkeit gegenüber unerwarteten Geräuschen, wie einem fernen Knall, oder gegenüber Husten und Räuspern. – Vielfache Schlafstörungen scheinen ebenfalls mit einer Erregung im vegatativen System in Verbindung zu stehen.

Eine besondere Affinität ist gegenüber der Haut sowie den Schleimhäuten aller Organe zu beobachten. Was die Haut betrifft, so ist bei den Prüfern die schlechte Heilung geringfügiger Verletzungen und eine Neigung zu Eiterung aufgefallen. Es sind im Gesicht und an anderen Körperteilen Entzündungen aufgetreten, wie **Rotlauf, Erysipel, Herpes, Aknepusteln**, auch psoriasisähnliche **Dermatosen** und **Seborrhö**. An den Füßen sind Schmerzen in den Zehenballen und Fersen sowie Entzündungen, die Frostbeulen ähnlich sind, aufgetreten. Bei der *Borsäure,* welche sich nur unwesentlich von Borax unterscheidet, hat man des weiteren eine Trockenheit der Haut, besonders am Kopf, welche zu heftigem Kratzen zwingt, beobachtet. – Die Haarenden haben sich bei einem Kind deutlich verfilzt, wie bei dem Weichselzopf. Trockenheit und Juckreiz scheinen also als führende Symptome gelten zu können.

Wenn wir bei den Schleimhäuten am Auge beginnen, so ist auch hier bei den Entzündungen des äußeren Auges, die durch Borax hervorgerufen werden, ein Jucken hervorzuheben, das zum Reiben der Augen nötigt. Die Wimpern wenden sich nach innen und reizen die Bindehaut. – In der Nase ist die Bildung trockener Krusten hervorzuheben. Diese lassen sich schwer ablösen und rufen beim Entfernen Bluten hervor. Auch im Rachen und den Bronchien ist der Schleim schwerlöslich und zäh. Aus den Bronchien wird ein trockener Husten berichtet mit zähem, schwer zu lösendem Schleim von schimmeligem Geruch.

Der Magen- und Darmkanal ist vom Munde bis zum After affiziert. Im Munde sind es die **Aphthen,** die als besonders typisch zu betrachten sind. Die Kapillaren der Mundschleimhaut werden, wie ich selbst wahrnehmen konnte, sichtbar und zeigen kleine Blutaustritte unter der Schleimhaut. Die Magen- und Darmbeschwerden bedürfen einer neuen Durchsicht auf ihre Charakterisierung, um eine erfolgreiche Verordnung zu ermöglichen. Denn praktische Erfahrungen haben mich belehrt, daß Borax für chronische Gastritiden ein wertvolles Mittel darstellt. Die auch sonst beobachtete Schwäche tritt auch bei den Magenbeschwerden nach dem Essen in Erscheinung, verbunden mit Abspannung und Schläfrigkeit. Auf Essen wird alsbald eine Völle und Auftreibung angegeben, die Stimmung ist beeinträchtigt. Der Genuß von Äpfeln und Birnen bereitet Unbehagen. Im Bauch ist viel Kollern zu hören, der Abgang von Stuhl bringt merkliche Entlastung des Gesamtbefindens einschließlich der gereizten Gemütsverfassung hervor. Der Stuhl ist zuerst durchfällig, in der Nachwirkung verstopft, schafkotartig. Mit dem Stuhl geht Schleim ab, auch ohne Stuhl tritt Schleim aus. Hämorrhoiden mit Schleim- und Blutabgang sind angegeben. Die Allgemeinverschlimmerung durch Kälte darf auch für den Verdauungskanal herangezogen werden, zum Beispiel beim Genuß von kalten Getränken oder dem Einfluß äußerer Kälte auf

den Magen und Darm. Die Gemütsverstimmung, welche für Borax typisch ist, tritt als Begleiterscheinung deutlich hervor.
Die Verwendung der Borsäure zu Abmagerungskuren ist vermutlich durch die Einwirkung auf die Verdauungsorgane zu erklären. Es wird eine Verringerung der Nahrungsverwertung mit verstärkter Stickstoffausscheidung durch die Fäzes festgestellt, sowie vermehrter Fett- und Wasserverlust (bei Gaben von 3 g Borsäure täglich). An den Schleimhäuten der Atemwege können wir an der Nase neben flüssigem Schnupfen die Bildung von Borken, die sich schwer ablösen lassen und beim Ablösen Bluten der Nase hervorrufen, beobachten. Auch im Rachen und der Luftröhre ist der Schleim oft schwerlöslich und zäh. Einmal wird von einem schimmeligen Geschmack und Geruch des Schleimes gesprochen.
Eine besondere Beachtung verdienen wohl die Symptome von seiten der Harnröhre und Blase. Auf der einen Seite wird ein krampfhafter Harndrang, ohne Abgang von Harn, auf der anderen Seite ein sehr eiliger Drang, daß der Harn kaum aufgehalten werden kann, berichtet. Bei Borsäure-Vergiftungen tritt diese Inkontinenz der Blase, im übrigen auch des Stuhls, voll in Erscheinung. Daneben wird ein Schmerz vor dem Harnlassen und ein sehr häufiges Harnlassen bei einem Säugling, der immer vor dem Harnlassen schrie, angegeben. Diese Erscheinung zusammen mit einem stinkenden Harn, welcher sich ebenfalls findet, kann sowohl zur Verwendung bei Nierengrieß und Nierensteinen (s. *Magnesium borocitricum*) als auch bei Blasen- und Nierenbekkeninfektionen mit Entzündung der Schleimhäute Veranlassung geben. Ein so guter Beobachter wie RADEMACHER schreibt dem *Tartarus boraxatus,* dem weinsteinsauren Bor, eine stark entwässernde Wirkung durch seinen Einfluß auf die Nieren zu. In neuerer Zeit hat JANERT bei Koliinfektionen der Harnwege bei Prostatahypertrophie (All. homöop. Ztg. 1934: 279) die *Borsäure* verwendet in D 3 und D 4, wenn Begleiterscheinungen gastroenteritischer Art, ferner Hauterscheinungen mit Trockenheit und lästigem Juckreiz am Kopfe bei ständigem exaltiertem Kratzen des Kopfes und Ekzema seborrhoicum zur Beobachtung kamen. Letztere hält er für ein ,,Leitsymptom allerersten Ranges". Damit hat er monatelang bestehenden Koliharn steril werden sehen mit bleibendem Erfolg.
Unser Interesse verdienen nun noch die Symptome von seiten der Geschlechtsorgane. Hier wird eine Steigerung der Libido, und zwar auch bei Frauen, andererseits eine Schwächung des Geschlechtstriebs mit verspätetem oder zu frühem Samenerguß und mit Pollutionen berichtet. Frauen sollen unter dem Gebrauch von Borax leichter konzipieren, wie SCHRETER, der Mitarbeiter HAHNEMANNS, auf den sich der größte Teil der Prüfung stützt, angibt. Dies scheint nach der Ansicht SCHRETERS nicht nur durch die erfolgreiche Bekämpfung eines Fluors mit Borax, sondern auch ohne einen solchen der Fall gewesen zu sein (bei 5 Frauen). Die Regel ist zu früh und verstärkt, aber auch stark verspätet. Ein Weißfluß von dem Aussehen wie Kleister oder dem Weißen des Eies kann eintreten, wobei das Gefühl angegeben wird, als flöße warmes Wasser herab. An den Brüsten stillender Frauen tritt ein Schmerz auf nach dem Austrinken der Brust oder wenn das Kind an der anderen Brust trinkt. Die Milch ist ver-

mehrt, so daß sie von allein abfließt, auch scheint sie in der Beschaffenheit verändert zu sein, da sie schnell käsig wird.
An den Muskeln und Gliedern kommen viele Schmerzen in der Muskulatur des Rumpfes zur Beobachtung, zum Beispiel Schmerzen beim Husten, Niesen, selbst beim Gähnen. Die Zwischenrippenmuskulatur kann sehr schmerzhaft werden. Auch der Rücken und das Kreuz sind der Sitz vieler lebhafter Schmerzen. Sie sind häufig Begleiterscheinung von Beschwerden der inneren Organe, zum Beispiel Magen-Darm, Nieren, Genitale.
In der Symptomensammlung HAHNEMANNS findet sich das Symptom „wenn man das Kind in den Armen wiegt, macht es beim Herabbewegen ein sehr ängstliches Gesicht". Diese Bemerkung wurde als eine besonders auffallende Erscheinung und aus diesem Grund als Leitsymptom herausgestellt. Man wird darin ein bestimmt geartetes Schwindelgefühl erkennen und es als solches registrieren. Durch dieses Symptom hebt sich Borax von der Vielzahl verwandter Mittel ab.

Literatur

HAHNEMANN: Chronische Krankheiten, Bd. 2, S. 281
FISCHER: Zschr. Ver. homöop. Ärzte Österr. 1857, Bd. 2: 217
Enzyklopädien von ALLEN und von HUGHES
VOISIN: Materia medica des homöop. Praktikers Seite 245. Heidelberg 1969. Karl F. Haug Verlag.

Arzneimittelbild

Leitsymptome: *Stimmung übellaunig und verdrießlich oder ängstlich.*
Geistige Beschäftigung ruft zittrige Schwäche und Benommenheit der Gedanken hervor.
Überempfindlichkeit gegen plötzliche Geräusche.
Unheilsamkeit der Haut, kleine Verletzungen eitern leicht; Neigung zu allerlei Ausschlägen, vorwiegend solche trockener Art mit heftigem Jucken.
Katarrhalischer Zustand sämtlicher Schleimhäute mit Neigung zu zähen oder krustigen Absonderungen. Magenbeschwerden gleich nach dem Essen mit Blähungsauftreibung und Übelkeit.
Entzündlicher Zustand der Harnwege mit viel Drang und Neigung zu unwillkürlichem Harnabgang – stinkender Urin. Kinder schreien vor dem Harnlassen (vgl. Lycopodium).
Die Erscheinungen an den inneren Organen sind oft mit Kreuz- und Rückenweh verbunden.
Zittrige Schwäche und Übelkeit begleiten häufig die Beschwerden. Neigung zu Kollaps.
Furcht bei abwärtsgerichteter Bewegung. ⊙ *Kinder wollen sich nicht ins Bett legen lassen, sondern auf den Arm genommen werden.*
Besserung vieler Beschwerden durch Bewegung im Freien (venöse Stauungen).
Sehr empfindlich gegen plötzliche Geräusche.
Besserung nach Stuhlgang (läßt auf Spasmen schließen).

Der Schwerpunkt der Beschwerden liegt in den Morgenstunden.
Verschlimmerung bei naßkaltem Wetter, durch Kälte.
Verschlimmerung durch Weingenuß.

Bei Übelkeit im Lift und bei Luftkrankheit zu versuchen (Einnehmen vor Beginn des Fluges).

Geist und Gemüt: Ängstlichkeit, mit Schwäche und Zittern in den Füßen. Schwindel mit Verlust des Bewußtseins. Wenn man das Kind in den Armen wiegt, macht es beim Herabbewegen ein sehr ängstliches Gesicht. Nach einem anstrengenden Gespräch Unruhe im Körper, Übelkeit und Betäubung mit Schwindel. Während des Nachdenkens bei der Arbeit Zittern am ganzen Körper, besonders in den Händen, mit Übelkeit und Schwäche in den Knien.
Schreckhaft bei einem unerwarteten Geräusch, über einen weit entfernten Schuß fährt der Prüfer und die Prüferin zusammen. Der Säugling erschrickt über Räuspern und Niesen.
Sehr verdrießlich, heftig und übelnehmend, er schimpft und flucht über Kleinigkeiten. Die Gedanken verloren sich einige Male. Mangel an klaren Ideen und Geistesgegenwart, so daß er nichts Geistiges arbeiten konnte; nach Gehen im Freien wurde es besser.
Einschlafen sehr erschwert und frühes Erwachen. Schlaf unruhig wegen Wallungen, Aufregung und Magendarmbeschwerden. – Große Schläfrigkeit.

Kopf: Kongestive Kopfschmerzen oder Reißen, Stechen im Kopf. Weh im ganzen Kopf mit Übelkeit, Neigung zu Erbrechen und Zittern am ganzen Körper. Wallungen zum Kopf begleiten viele Störungen.
Wie bei einem Weichselzopfe verwickeln sich die Haare des Kindes an den Spitzen und kleben dort zusammen, so daß man sie nicht auseinanderbringen kann; schneidet man diese Büschel ab, so verwickeln sie sich doch wieder aufs neue, 10 Wochen lang.
Gesichtsfarbe des Säuglings elend, blaß und erdfahl.

Bindehautkatarrh, Lidrandentzündung, Iritis (?).

Augen: Entzündung des Auges mit Gefühl wie Sand. die Wimpern kehren sich in das Auge hinein und entzünden es. Jucken in den Augen, muß sich die Augen reiben. Drücken, Reißen und Stechen im Augapfel.

Ohren: Stechen in den Ohren beim kalten Waschen.

Allerlei Ohrgeräusche. Entzündung des äußeren Gehörganges und des Mittelohres.
Sehr empfindlich gegen plötzliche Geräusche.

Trockene Rhinitis mit Krustenbildung (auch bei Säuglingen bewährt).

Atmungsorgane: Geschwür im linken Nasenloch mit Geschwulst der Nasenspitze. Viel trockene Krusten in der Nase, die nach Entfernung sich immer wieder erneuern. Blutiger Schleim und Bluten der Nase. Fließschnupfen mit Niesen. Abgang viel grünen Schleims aus der Nase. Rauher Hals in der Frühe. Trockener Kitzelhusten. Auch Husten mit Schleimauswurf und Blutstreifen im Schleime. Schimmeliger Geruch und Geschmack des Schleims. Beim Husten Stechen in der Brust, muß sich die Brust halten, wodurch die Schmerzen erträglicher werden. Stechen in der Brust beim Tiefatmen, Gähnen, Husten.

Aphthen, Stomatitis.

Verdauungsorgane: Herpes um den Mund. Reißen in den hohlen Zähnen beim Trinken von kaltem Wasser und bei nasser Witterung. Entzündung und Geschwulst des Zahnfleisches. Der Mund des Säuglings ist sehr heiß, die Gaumenschleimhaut wie verbrannt und zusammengeschrumpft.
Schwämmchen auf der Zunge und der Schleimhaut des Mundes, vermehrte Salivation. Kleine Blutaustritte unter der Schleimhaut des Mundes und Sichtbarwerden der Kapillaren.
Verlust des Geschmacks oder fader oder bitterer Geschmack.

Rachenkatarrh.

Zäher Schleim im Halse, der nur mit Mühe ausgeräuspert werden kann. Blutgestreifter Schleim wird ausgeräuspert.

Gastroenteritis, Ernährungsstörungen der Säuglinge.

Appetit ist vermindert. Während des Essens Übelkeit. Nach jedem Essen stark aufgebläht und unbehaglich, unwohl und verdrießlich; beim Gehen im Freien etwas erleichtert. Nach dem Genuß von Äpfeln und Birnen Vollheit im Magen mit Unbehagen. Nach dem Essen Schlucksen (Singultus). Übelkeit zum Erbrechen. Schmerz in der Magengegend gegen den Rücken ziehend. Viel Kollern im Leib mit Blähungen. Zuerst ist Weichleibigkeit, darauf ein paar Tage kein Stuhl, später hart und einmal täglich. Weicher schleimiger Stuhl, mit Mattigkeit und Schwäche. Harter Stuhl wie Schafslorbeeren. Schleimabgang mit dem Stuhl und auch nach demselben. Hämorrhoiden mit Blut- und Schleimabgang.

Zystopyelitis, Kolizystitis bei Prostatahyperthropie.

Harnorgane: Harndrang, ohne daß sie einen Tropfen lassen konnte. Sehr heftiger, eiliger Drang, daß er den Urin fast nicht aufhalten konnte. Der Säugling harnt beinahe alle 10 oder 12 Minuten. Weint oft und schreit, ehe der Harn kommt. Scharfer, auffallender Geruch des Harns. Längs der Harnröhre schründender Schmerz, besonders beim Befühlen. Schmerz in der Harnröhre nach dem Harnlassen.

Dysmenorrhoea membranacea, Fluor albus, Sterilität infolge Fluors. Stockende Lochien, Stillschmerzen, Wundheit der Warzen, Galaktorrhö (3- bis 4proz. Umschläge).

Geschlechtsorgane: Männer: Libido vermehrt oder vermindert, Pollutionen. Ejakulation beim Koitus verspätet oder zu früh.
Frauen: Libidinöse Träume. Regel ist zu früh und verstärkt oder auch stark verzögert, erst nach 54 Tagen eintretend. Weißfluß wie Eiweiß oder Kleister, mit einer Empfindung, als flösse warmes Wasser herab. Leichte Empfängnis während des Borax-Einnehmens. Zusammenziehender Schmerz in der rechten Brust, wenn das Kind an der linken trinkt. Schmerzen in der leeren Brust nach dem Trinken. Die Milch in den Brüsten vermehrt sich, es fließt sehr viel Milch aus der Brust, so daß das Bett naß wird. Die aus den Brüsten fließende Milch wird käsig und gerinnt.

Muskulatur, Glieder und periphere Nerven: Schmerzen in den Brustmuskeln, besonders beim Husten, Gähnen und Niesen. Schmerzen im Rücken, den Lenden, im Kreuz, den Achseln. Viele Beschwerden in den Organen der Brust und des Bauches sind von Schmerzen im Rücken und Kreuz begleitet. Schmerzen in den Gliedern treten weniger hervor.

Ekzem der Kopfhaut und des Körpers und andere Hautaffektionen. Erysipel. Seborrhö.

Haut: Unheilsame leicht eiternde Haut. Kleine Wunden heilen schlecht. Gesicht wie mit Spinnweben überzogen. Rotlauf im Gesicht. Rote Ausschlagblüten im Gesicht. Herpes um den Mund. Erysipel. Trockenheit der Haut, besonders am Kopf, welches zu heftigem Kratzen zwingt (*Acidum boricum*). Psoriasisähnliche Ausschläge. Die Haarenden verfilzen sich. Neigung alter Wunden und Geschwüre zu Eiterung. Entwicklung einer Rotlaufentzündung am Fuß und Unterschenkel, Schmerzen an Fußsohlen, Zehenballen und Fersen beim Auftreten. Stechen in Hühneraugen bei schlechtem Wetter. Entzündung und Jucken am Ballen der kleinen Zehe wie nach Erfrierung. Bei einem Säugling verfilzen sich die Spitzen der Kopfhaare wie bei Plica polonica.

Dosierung

Im allgemeinen wird die D 3 bis D 6 angezeigt sein.

Vergleichsmittel

Schmerz in der Harnröhre vor dem Harnlassen: *Lycopodium.*
Übelriechender Harn: *Acidum benzoicum, Acidum nitricum, Chimaphila, Lycopodium, Sepia, Sulfur.*

Beispiel

Kind läßt sich nicht hinlegen

Eine Patientin berichtet mir: Ihre Kusine in der Kreisstadt hätte ein 11monatiges Kind, und das sei nun schon seit 6 Monaten hoffnungslos krank. Sooft die Mutter es hinzulegen versuchte, verlangte es schreiend, zappelnd und ängstlich, auf den Arm der Mutter zurückgenommen zu werden. Es könne einfach nicht liegen. Kinderklinik mit Spritzen, Kinderärzte mit Luminal- und anderen ,,-etten", Praktiker und auch ,,homöopathische" Heilbeflissene – alle hätten sich versucht, leider ohne jeglichen Erfolg. Dem Kind scheine es nicht besonders schlecht zu gehen dabei. Es sehe recht wohl aus und gedeihe ganz gut. Aber die Mutter! – Die sei zum Schatten ihrer selbst geworden. Alle meinten, sie würde bald die Schwindsucht bekommen! – Man stelle sich vor: Eine Mutter, 6 Monate lang, tags und nachts im Sessel mit einem Neugeborenen auf dem Arm. Wer nähme einer Mutter wohl so etwas ab?
Der Zufall wollte, daß ich gerade in der Nacht zuvor einige Borax-Kapitel durchgearbeitet hatte: ,,Furcht vor abwärtsgehender Bewegung", ,,läßt sich nicht hinlegen", ,,ängstlich und unruhig beim Liegen", ,,will wieder hoch". Das hat übrigens schon der arzneimittelprüfende HAHNEMANN an seinem eigenen 3jährigen Kinde beobachtet, als es unter Borax-Wirkung stand. Wie gut doch: Semper aliquid haeret!
Unter der Bedingung, daß mein Name verschwiegen werde, verordnete ich meiner Patientin Borax D 6 mit der Weisung, das Medikament der Mutter auszuhändigen und davon dem Kinde 2mal täglich 5 Tropfen einzugeben, jedoch bei Verschlimmerung ebenso wie bei Besserung aufzuhören.
Etwa 1 Woche später auf der Dorfstraße: ,,Herr Doktor, nein, so etwas. Gleich am Nachmittag habe ich der Mutter das Fläschchen überreicht. Schon am selben Abend nach dem ersten Einnehmen hat sich das Kind zu aller Überraschung für 1 Stunde ins Bettchen legen lassen, dann aber wollte es wieder hoch. Noch eine Nacht im Sessel, am nächsten Tage 2mal 5 Tropfen. Das Kind schläft durch in seinem Bett! Die Mutter schläft ebenfalls durch, allerdings noch voller Mißtrauen im Sessel."
In jener Nacht aber zum letzten Male im Sessel, bis heute.
Am darauffolgenden Tage war weitere 2 Male eingegeben worden. Danach erinnerte man sich der Empfehlung, bei Besserung aufzuhören.
3 volle Jahre hatte die dörfliche Klatschsucht tatsächlich geschwiegen. Nach Ablauf dieser Frist erschien bei mir ein Schmiedemeister, um sich ,,so verspätet" zu bedanken. Erst gestern habe er erfahren, wer der Verordnende jener Tropfen gewesen sei. Seinem Kind und seiner Frau ginge es seitdem unentwegt gut, keine nennenswerte Erkrankung in der Zwischenzeit.
BERNDT: Landpraxis, Kasuistisches Mosaik (Klass. Homöop. III [1959]: 25).

Bothrops lanceolatus

Herkunft des Mittels

Bothrops lanceolatus, die Gelbe Viper (Fam. nat. Viperidae), lebt auf der Insel Martinique.

Hauptrichtung

Von Dr. OZANAM sind 15 Beobachtungen der Bißwirkung veröffentlicht worden. Dabei hat sich ergeben, daß die Blutgerinnung sehr stark behindert wird. Flüssiges schwarzes Blut tritt aus allen Körperöffnungen aus; die Haut ist von blutig-seröser Flüssigkeit durchsetzt.

Im Vordergrund der sehr akut einsetzenden Wirkung steht ein sofort einsetzendes, rapid sich verbreitendes Ödem, das von heftigen Schmerzen begleitet ist. Das Unterhautzellgewebe ist serös-blutig infiltriert mit Ekchymosen und Blutungen, auch aus den Schleimhäuten. Totale Erschöpfung und Zusammenbruch kann folgen. Die Symptome, welche in der Homöopathie die Aufmerksamkeit erregt haben, sind das Auftreten zentral ausgelöster Lähmungen, z. B. Lähmung eines Armes oder eines Beines, plötzlich eintretende Blindheit oder Lähmung der Zunge. Infolge der stark hervortretenden Tendenz und der weniger deutlichen neurotoxischen Wirkung des Bothropsgiftes werden diese Lähmungen, wie LEESER vermutet, durch thrombotischen oder embolische Vorgänge und nicht durch die bei Bothrops weniger starken neurotoxischen Einflüsse hervorgerufen.

Lokal erfolgt heftiges Ödem. Nekrose und Gangrän mit Abstoßung von Gewebsteilen bis auf die Knochen.

Die Anwendung, die besonders gegen Lähmungen nach Apoplexie erfolgt, verfügt, soweit ich es übersehe, über keine überzeugenden Erfolgsberichte.

Literatur

ALLEN: Encyclopedia. Dem dort angegebenen Symptomenbild ist der toxikologische Bericht von Dr. OZANAM zugrunde gelegt. Eine Arzneimittelprüfung wurde nicht vorgenommen.

LEESER: Lehrbuch der Hom. C. Tierstoffe, S. 208

Arzneimittelbild

Leitsymptome: *Schwärzliche Blutungen aus Wunden, aus den Körperöffnungen oder ins Gewebe.*

Lähmungen der Glieder oder der Gehirnnerven.

Eiterung mit folgender Nekrose.

Amaurosis?

Augen: Blindheit, oft unmittelbar nach dem Biß. Kann kaum den Weg erkennen, besonders wenn die Sonne am Himmel steht.

Aphasia?

Atmungsorgane: Alle Erscheinungen von Lungenkongestion; Atembeengung und blutiger Auswurf. Puls und Atmung werden langsam – häufiger und straffer Puls.
Unfähigkeit zu artikulieren (ohne eine Zungenaffektion).

Verdauungsorgane: Erbrechen, gefolgt von nervösem Zittern. Heftige Schmerzen im Bauch, welche sich gegen das Epigastrium ausdehnen. Erschöpfender Durchfall.

Harnorgane: Hämaturie.

Lähmungen nach Apoplexie?

Bewegungsorgane: Lähmung an einem Arm oder an einem Bein. Hemiplegie. Nach einem Biß in den kleinen Finger der einen Hand beginnt die Lähmung an den Fingern der anderen Hand und breitet sich über die ganze Seite aus.

Gangränös-septische Zustände?

Haut: Rasches Anschwellen des gebissenen Gliedes bis zum 3fachen Umfang; das Glied ist weich und schlaff, wie emphysematös. Enorme blutige Infiltration der Haut wie nach einer Quetschung. Innerhalb von 3 Tagen setzt Eiterung ein, es bildet sich eine Gangrän aus, das Zellgewebe stößt sich ab, die Sehnen, Knochen und Gelenke liegen bloß; das Glied ist wie bei lebendem Leib seziert.

Hämorrhagie infolge aufgehobener Gerinnungsfähigkeit des Blutes?

Blut: Völlig flüssiges Blut fließt stoßweise bei der geringsten Bewegung aus. Das Blut ist schwarz oder rostfarben. Blutige schwärzliche seröse Durchtränkung der Haut und des Unterhautzellgewebes. Knötchenartige Infiltrate unter der Haut. Hartnäckige Geschwüre.

Wärmeregulierung: Leichtes Schaudern, gefolgt von sehr reichlichem kaltem Schweiß.

Dosierung

D 8 bis zu hohen Potenzen.

Vergleichsmittel

Lähmungen nach Apoplexie: *Lachesis, Arnica, Causticum, Opium.*

Bovista

Herkunft des Mittels

Die Tinktur wird aus den Sporen des Riesenbovists Lycoperdon Bovista oder Calvatia giganthea (Fam. nat. Lycoperdacea) hergestellt. Die Wirkstoffe sind ungenügend erforscht. Die jungen Pilze gelten als eßbar.

Hauptrichtung

Wird in der Homöopathie gegen Blutungen aus dem Uterus und auch aus der Nase, seltener gegen Hautaffektionen verwendet. Durch Tierversuche wurde festgestellt, daß Bovista Haut- und Kapillargifte enthält. Es wurden bei subkutaner Injektion mit verschiedenen Bovistarten Blutungen in Haut und Muskulatur, an der Zunge, in der Magen- und Darmschleimhaut gefunden. Der Magen- und Darminhalt enthielt Blut. Die Leber war erweicht, die Niere war sehr blutreich. – MADAUS berichtet, daß bei täglicher Verfütterung von Bovista an Ratten eine eindeutige Dickenzunahme des Uterus festzustellen war, während eine Längenzunahme ausblieb und auch keine Zunahme der Paarungsneigung beobachtet wurde (MADAUS: Biologische Heilmittel). – Die Inhaltsstoffe sind noch nicht genügend untersucht.

Literatur

HARTLAUB und TRINKS: Arzneimittellehre
PETROZ: J. Soc. gall. Med. homeop. 4
ALLEN: Encyclopedia, Bd. 2
HUGHES: Cyclop., Bd. I

Arzneimittelbild

Leitsymptome: *Hämorrhagien, besonders Menorrhagie, dunkel klumpig, schwarz. Vergrößerungsgefühl, besonders bei Kopfschmerzen. Gefühl von Kälte im Magen. Verschlechterung nachts und morgens.*

Geist und Gemüt: Niedergedrückte, depressive Stimmung. Ängstlich, schreckhaft; leicht gekränkt. – Unfähig, die Gedanken zu sammeln, macht Fehler beim Schreiben, läßt Silben aus.

Kopf: Wie zu groß, drückender, berstender Kopfschmerz; jeder Herzschlag wird gefühlt, schlimmer beim Bücken, schlimmer an der frischen Luft, besser im Zimmer. – Schwindel mit Benommenheit, besonders nach dem Erwachen.

Atmungsorgane: Nasenbluten. Schnupfen mit verstopfter Nase. Trockener Husten.

Brust, Herz und Kreislauf: Beklemmung in der Brust, kann keine enge Kleidung ertragen. Stechen in allen Teilen der Brust. Herzklopfen mit Hitze zum Kopf. Herzklopfen mit Blutandrang zum Kopf, Hitze und Durst. Herzklopfen mit Zittern im ganzen Körper. –

Verdauungsorgane: Die Mundwinkel sind wund. Das Zahnfleisch blutet beim Saugen daran. Viel Luftaufstoßen, hartnäckiger Schluckauf. Leergefühl im Magen, wie beim Fasten, auch nach dem Essen. Auffallender Durst auf kaltes Wasser oder Milch – oder Verlust des Durstes.
Ein Kältegefühl im Magen, wie wenn ein Klumpen Eis drin läge*. Fauler Geschmack aus dem Magen. Leib stark aufgetrieben, mit Besserung durch Zusammenkrümmen, mit viel Rumpeln und heftigen Kolikschmerzen, welche sich nach Abgang von Winden bessern. Durchfall, schlimmer morgens.

Harnwege: Harnabgang tropfenweise, mit violettem Sediment, Harn gelbgrün.

Fluor, Menorrhagie, Myomblutung, Intermenstruelle Blutung.

Weibliche Geschlechtsorgane: Wollüstiges Gefühl in den Geschlechtsorganen. Regel stark verfrüht. Regelblutung verstärkt, schlimmer nachts und morgens, mit schmerzhaftem Drängen nach unten und große Schwere im Kreuz. ⊙ Regelblut schwärzlich, klumpig. Das Regelblut macht wund. Blutspuren zwischen den Perioden. – Scharfer Ausfluß von gelbgrüner Farbe, so scharf, daß die Geschlechtsorgane und die Schenkel wund werden. Dicker, zähschleimiger Ausfluß beim Gehen. – Durchfall schlimmer vor und während der Periode.

Urtikaria, besonders Kälteurtikaria? (nach RÖMER).

Haut: Nesselartiges juckendes Exanthem; Papeln, Bläschen, Pusteln mit Jucken. Die Finger bekommen tiefe Eindrücke beim Arbeiten mit Messer und Schere.

Wärmeregulierung: Kältegefühl auch bei warmer Kleidung oder neben dem Ofen. Kälte im Bett, kann auch bei Nacht nicht warm werden. Kalte Hände und Füße. Kälte mit Durst. – Hitzewallungen mit Durst. Fieber wechselnd mit Frieren.

* MÖSSINGER hat dieses Gefühl bei chronischer Gastritis bewährt gefunden (D 2). Es wurde in seinen Fällen auch auf der äußeren Haut über dem Magen ein objektiv kalter Hautbezirk festgestellt. AHZ 200 (1955): 72.

Dosierung

Empfehlenswerte Potenzen D 3 bis hohe Potenzen.

Vergleichsmittel

Menorrhagie schlimmer nachts und morgens mit dunklen Uterusblutungen: *Magnesium carbonicum, Ammonium carbonicum, Ammonium muriaticum.*
Menorrhagie mit schwärzlichem, strähnigem Blut: *Crocus (fadenziehende Klumpen), Ustilago.*
Hautausschläge schlimmer durch Wärme: *Acidum fluoricum.*

Bromum

Nur ein verhältnismäßig geringer Teil der gesamten Bromsubstanz der Erde ist an lebende Organismen gebunden. Meerespflanzen enthalten etwa 1000mal mehr Brom als Süßwasserpflanzen. Besonders Fucus und Laminaria reichern Brom an, ebenso die Purpurschnecke. Von Süßwasserpflanzen zeichnet sich Equisetum durch erhöhten Bromgehalt aus.

Physiologie

Brom gehört zu den lebensnotwendigen Spurenelementen. Seine besondere Beziehung zur Hypophyse, besonders deren Vorderlappen, ist schon aus dem verhältnismäßig reichen Gehalt derselben an Brom ersichtlich. Während die meisten Gewebe, einschließlich des Blutes, im Mittel 1–2 mg% Brom enthalten, werden in der Nebenniere 1–5 mg% und in der Hypophyse 12–30 mg% Brom gefunden. In den Wechseljahren ist der Brom-Gehalt des Blutes erniedrigt, desgleichen beim manisch-depressiven Irresein und bei manchen Fällen von Schizophrenie. Es besteht weitgehend ein Wechselverhältnis zu den anderen Halogenen, welches darauf beruht, daß Brom für die anderen Halogene eintreten und ebenso von diesen aus seinen Bindungen ausgetrieben werden kann. So ist es ja bekannt, daß bei der Brom-Therapie der Epilepsie eine kochsalzarme Kost eingehalten werden muß, wenn Brom zur Wirkung kommen soll. Auch aus dem Magensaft wird *Chlor* durch Brom vertrieben, während Bromsalze scheinbar auf den Jod-Gehalt der Schilddrüse erfolglos bleiben. Den Vorderlappen der Hypophyse sieht man als eine Zentrale und als Regulationszentrum des Brom-Stoffwechsels an, ähnlich wie die Schilddrüse für das *Jod.* Während des Schlafes sinkt der Bromgehalt der Hypophyse von 15–20 mgr auf 6–8 mgr, dagegen steigt der Bromgehalt des Kleingehirns erheblich an. Es wird eine Steuerung des Wechsels von Wachsein und Schlaf durch die Hypophyse vermerkt.

Pharmakodynamik

In bezug auf das Nervensystem ist am bekanntesten die Hemmung der Gehirnzentren, welche vom Großhirn ausgeht und lähmungsartigen Charakter annehmen kann. Es handelt sich um eine Depression aller intellektuellen Funktionen mit Verminderung des Gedächtnisses und der geistigen Aufnahmefähigkeit, Herabsetzung der geistigen Klarheit. Die reflektorische Erregbarkeit ist vermindert, die Sprache verlangsamt bis ataktisch, auch andere Bewegungen nehmen einen ataktischen Verlauf. Libido und Potenz sind herabgesetzt. Diese Herabminderung der Erregbarkeit wird zur Behandlung der Epilepsie sowie auch bei krankhafter Erregung des Sexualtriebs ausgenützt. „Brom bildet bezüglich des narkotischen Effekts den Höhepunkt der Halogenreihe" (LEESER).

In der psychiatrischen Praxis sind Vergiftungserscheinungen durch chronischen Bromgebrauch keine Seltenheit.

Daß aber Brom neben der hemmenden Wirkung auf die Großhirnzentren auch eine erregende besitzt, wird, worauf LEESER hinweist, in der Homöopathie zu wenig beachtet. Die therapeutisch-sedative Wirkung des Broms kann deshalb nach dem homöopathischen Prinzip verstanden werden. Geeignete Fälle von Epilepsie können daher nach der Ähnlichkeitsregel mit Brom angegangen werden. Besonders deutlich trat diese erregende Funktion bei einem Selbstversuch (SCHABELITZ) mit *Natrium bromatum* unter salzloser Kost ein. Es wurde eine euphorische Stimmung mit Unternehmungslust beobachtet, verbunden mit Rauflust, Redseligkeit, Hemmungs- und Kritiklosigkeit, Vergeßlichkeit. Das Bild rundete sich zu einem submanischen Zustand mit genußreichen Licht- und Farbenerscheinungen, Gehörstäuschungen, Sprech- und Sprachstörungen, Schreibkrampf, dazu Konvergenzstörung, Ohrensausen, Flimmerskotom, Gleichgewichtsstörungen, Verlieren und Verlegen von Gegenständen, Nachlässigkeit in der Kleidung. Schon nach den ersten 5 g trat eine Art Rauschzustand mit einiger Benommenheit und unsicherem Gang auf. Am 20. Tag wird eine auffallende motorische Unruhe festgestellt. Nach dem Absetzen der Brom-Zufuhr und Wiederbeginn der Kochsalz-Zufuhr wechselte die Stimmung mit einem Schlage in Depression mit Wahnideen und Minderwertigkeitsgefühl. Der Bezug auf den geschilderten submanischen Zustand eröffnet für die Simileanwendung ein fruchtbares Gebiet der Therapie. Zu beachten ist, daß in diesem Selbstversuch (SCHABELITZ) die Pulsfrequenz von 66 auf 110 in der Minute stieg, ja sogar plötzliche Pulssteigerungen bis 130 bei völliger Ruhelage auftraten. Dieser Zustand konnte stundenlang anhalten und von Arrhythmien und Anfällen von Herzangst begleitet sein. Das fahle Aussehen war durch Kongestion zum Kopf unterbrochen.

Neben dem Zentralnervensystem sind die Beziehungen des Broms zur Haut und den Schleimhäuten von Bedeutung. An der Haut drängt sich die Ähnlichkeit zum Jodismus stark auf. Bei längerem Brom-Gebrauch beobachten wir in erster Linie die der Jod-Akne entsprechende **Brom-Akne.** Die Umgebung der Akneknötchen ist in größerem Umfang derb verhärtet. Brom wird vorzüglich in der Haut gespeichert und bewirkt die typischen Veränderungen derselben. Seborrhö wird öfters gefunden, ferner pustulöse Prozesse. Selten wird das Bromoderma tuberosum, eine produktive Entzündung mit nachfolgender Eiterung und Bildung jauchender Geschwüre, gebildet. Bromoderma nodosum und Urtikaria sowie psoriatische Erscheinungen gehören zu den Seltenheiten. Von den verschiedenen Brom-Präparaten wird in der Homöopathie gegen die **Hautausschläge** meist *Kalium bromatum* gewählt.

Die Schleimhäute reagieren katarrhalisch. Befallen sind besonders die Bindehäute und die oberen Luftwege. Die Sekrete sind mehr klebrig, schleimig, stinkend. Die Gegend der Stirnhöhle wird als schmerzhaft angegeben. Katarrhe des Larynx, der Bronchien und eine Neigung zu Pneumonien sind entsprechend dem *Jod* vorhanden. Der Kehlkopf mit den übrigen oberen Luftwegen kann als ein Brennpunkt der Brom-Wirkung angesehen werden.

Am Verdauungskanal wird eine übelriechende Entzündung der Rachenschleimhaut und eine Stomatitis hervorgerufen; Anginen zeigen sich sowie Steigerung des Appetits; Speichelfluß gehört zu den gewöhnlichen Erscheinungen. Ein Gefühl von Leere im Magen, das sich durch Essen bessert, muß im Hinblick auf die Jod-Verwandtschaft aus der Zahl der weniger prägnanten Symptome herausgehoben werden. Nicht ohne Bedeutung sind Beschwerden in den Lymphdrüsen, die sich bei der Prüfung gezeigt haben. Die Drüsen an den Seiten des Halses und in den Leisten sind vergrößert und teilweise schmerzhaft; ähnlich die Speicheldrüse, welche durch Speichelfluß eine erhöhte Tätigkeit anzeigt. – Indolente, verhältnismäßig harte Drüsenanschwellungen gelten therapeutisch als Anwendungsgebiet von Brom.

Außer dem Großhirn ist ein Hauptwirkungsgebiet des Broms der Hypophysenvorderlappen. Bei der Zusammenschaltung der Hypophyse mit dem Zwischenhirn wird für Brom die Verbindung des endokrinen Systems mit dem Zentralnervensystem geschlossen und eine breite und tiefe Basis hergestellt.

Die Schilddrüse wird in den Versuchen am Gesunden nicht hervorgehoben, doch wird Brom als erfolgreich bei Kropfkuren erwähnt. Da nicht selten eine Abmagerung bei längerem Gebrauch von Brom-Präparaten berichtet wird, welche wir wahrscheinlich in Zusammenhang mit Schilddrüse und Hypophyse bringen müssen, und da auch Tachykardien zum Brom-Bild gehören, dürfte ein therapeutischer Versuch bei Basedowtypen in geeigneten Fällen aussichtsreich sein.

Ähnlich wie bei *Jod* beobachtet man auch bei Brom Schmerzen und Schwellung der Hoden und Ovarien mit folgender Atrophie und Verhärtung. Die Geschlechtstätigkeit geht von anfänglicher Erregung in Impotenz über. Auch die Brüste schwellen an und schmerzen. Die therapeutische Verwendung bei übermäßig erregtem Triebleben ist eine gebräuchliche Verwendung (zum Beispiel *Camphora monobromata*).

Typus

Nach der homöopathischen Tradition wird der Brom-Patient als blond und fett beschrieben und damit eine Abgrenzung gegenüber dem dunkelhaarigen Jod-Typus, der bei Skrofulose und Lymphatismus, Erkrankungen der Luftwege, Drüsenschwellungen, Basedow usw. mit Brom konkurriert, gezogen. Es erscheint mir jedoch recht fraglich, ob dieser Angabe, welche Brom-Patienten eine helle Komplexion und Jod-Patienten eine dunkle Komplexion zuweist, eine klinische Bedeutung zukommt. Stark hervorgehoben wird die Unerträglichkeit von Wärme und von Besonnung, so daß Brom besonders bei Erkrankungen in der warmen Jahreszeit (Diphtherie, Laryngitis, Asthma) und bei Erkältungen nach vorausgegangener Überhitzung in überwärmten Räumen empfohlen wird. Die Mandeln neigen zu Anginen und zu Hypertrophie, die zugehörigen Lymphknoten sind chronisch verhärtet. Brom besitzt eine starke organotrope Beziehung zu den Tonsillen, desgleichen zum Kehlkopf und überhaupt zu den oberen Luftwegen. Der Kehlkopf ist beim Husten wie zugeschnürt, die Stimme heiser, es tritt ein kruppartiger Husten mit ständigem Kitzel im Hals auf. Es besteht eine Überempfindlichkeit gegen Staub, der zu Hustenanfällen reizt. Ein Schluck kaltes Wasser bessert oft. Akne auf der Haut wird meistens angetroffen.

Literatur

1. HERING: Neues Archiv für Homöopathische Heilk., Bd. 2, S. 109. 1846
2. HEIMERDINGER: in Dissertation Tübingen 1837
3. FOURNET: Schmidt's Jahrbuch Bd. 22, S. 144
4. LEMBKE: Allg. homöop. Ztg. 37: 114; 44: 369; 49: 186

Nr. 2 und 3 sind auch in 1. verwertet. Sämtliche angegebenen Prüfungen sind in den Enzyklopädien von ALLEN und HUGHES enthalten.

5. S. SCHABELITZ zit. nach LEESER: Zschr. für die gesamte Neurologie und Psychiatrie vom 28. 1. 1915

Arzneimittelbild

Leitsymptome: *Rauschartiger hypomanischer Zustand mit Benommenheit und Unsicherheit der Bewegungen.*

Vergeßlichkeit. Depression aller geistigen Funktionen mit Störung des Gedächtnisses, herabgesetzter Aufnahmefähigkeit und Herabsetzung der reflektorischen Erregbarkeit.

Katarrhalische Zustände, besonders an den oberen Luftwegen. Organotrope Beziehung zu Kehlkopf, Luftröhre und Rachenorganen.

Hautaffektionen, besonders Akne und Seborrhö.

Drüsenaffektionen an Lymphdrüsen, Speicheldrüsen, Hypophyse, Schilddrüse, Keimdrüsen.

Übler Geruch aller Sekrete.

Besserung durch Bewegung.

Besserung des Magens durch Essen (wie bei Jod und Fluor.)

Verschlimmerung durch Wärme, durch Überhitzung (wie alle Halogene).

Verschlimmerung im Zimmer.

⊙ *Andererseits auch eine Unverträglichkeit gegen Kälte mit leichter Erkältungsneigung.*

⊙ *Besserung an der See.*

⊙ *Linksseitigkeit betont (CLARKE). (Vgl. Fluor- und Jodpräparate.)*

Allgemeines: Bemerkenswerte Abmagerung, Zittern der Glieder.

Geist und Gemüt: Rauschzustand mit Benommenheit, vermehrte Unternehmungslust, euphorische Stimmung; dabei Nachlässigkeit, Vergeßlichkeit, Witzelsucht, Rededrang, Rauflust, Hemmungs- und Kritiklosigkeit. Submanischer Zustand mit genußreichen Licht- und Farbenerscheinungen, Gehörtäuschungen, Ohrensausen, Flimmerskotom, Gleichgewichtsstörungen, Verlieren und Verlegen von Gegenständen, Nachlässigkeit in der Kleidung.
Ataxie der Glieder und der Zunge, beim Sprechen erschwerte Artikulation. Große Unruhe mit ungeschickten Bewegungen, so daß Aufrechterhalten auf den Beinen kaum möglich ist.
Wahnideen im Sinne eines Beziehungswahns auf der Grundlage eines starken Minderwertigkeitsgefühls.
Herabgesetzte Sensibilität.

Zerebralsklerose.

Später: Herabsetzung aller intellektuellen Funktionen. Erschwerte Auffassung, Gedächtnis gegen jüngst zurückliegende Dinge geschwächt. Gleichgültigkeit gegen alles, was ihn sonst interessiert, Stumpfsinnigkeit. Abneigung gegen geistige und körperliche Betätigung. Müdigkeit und Betäubung. Unfähigkeit zu jeder Konzentration. Vergißt einzelne Worte oder verwechselt Worte. Läßt Silben aus beim Schreiben.

Kopf: Kopfschmerzen durch Hitze und Besonnung. Schwindel mit Neigung, rückwärts zu fallen. Schwindel beim Gehen über Flüsse oder Wasser. Schwindel mit Nasenbluten. Kopfweh nach Milchtrinken, besser beim Liegen auf der rechten Seite mit den Armen unter dem Kopf.

Augen: Katarrh der Augenbindehäute, Rötung und Injektion der Blutgefäße.

Ohren: Ohrensausen. Stiche in den Ohren.

Gesicht: Blaß und grau.

Kehlkopfkatarrh mit Reizhusten. Keuchhusten, Luftröhrenkatarrh mit Reizhusten.

Atmungsorgane: Häufiges Schneuzen mit reichlicher Schleimabsonderung, teils mit wäßrigem, blutstreifigem Sekret, teils ist die Nase trocken und verkrustet.

Bronchialasthma.
Diphtherie.

Flüssiger Schnupfen mit Wundheit der Nasenlöcher und verstopfter Nase. Neigung zu Nasenbluten. Nasenbluten mit Besserung der Atembeschwerden. Drückender Schmerz in den Stirnbeinen, in den Stirnhöhlen.

Heiserkeit mit Kratzen und Rauheit im Kehlkopf. Hält den Mund offen wegen Hitzegefühl in Hals und Lungen. ⊙ Kältegefühl in der Luftröhre beim Einatmen. Gefühl von Zusammenschnüren im Kehlkopf. Trockener, krampfartiger Husten mit Anfällen von Erstickungsnot, plötzlich beim Schlucken eintretend, mit Heiserkeit und Brennen über dem Brustbein. Husten schlimmer im warmen Zimmer.

⊙ Husten beim Einatmen von Staub.

Gefühl, als bekäme er nicht genügend Luft und müßte durch Bewegung des Brustkorbs Luft einziehen. Jedesmal, wenn er Speichel schluckt, ein Stich im hinteren Teil des Larynx mit einem Gefühl von Verkrampfung. Beim Schlucken Auftreten von Hustenanfällen mit dem Gefühl, als müßte er ersticken, Atem sehr kurz, er muß nach Atem ringen.

⊙ Ein Schluck kaltes Wasser bessert den Husten.

⊙ Membranbildung, von der Luftröhre sich nach oben ausbreitend.

⊙ Bronchialasthma bei Seeleuten, besser auf See, schlimmer an Land.

Herz: Herztätigkeit verlangsamt, auch bedeutend beschleunigt in plötzlichen Anfällen. Arryhthmien und Anfälle von Herzangst. Pulsfrequenz ansteigend von 66 auf 110, auch in völliger Ruhelage, stundenlang anhaltend.

Struma, besonders bei Hyperthyreose und Unverträglichkeit von Jod.

Verdauungsorgane: Rachen und Rachenmandeln dunkelrot und geschwollen. Brennen und Kratzen im Hals. Schmerzen beim Schlucken. Reichlicher Speichelfluß. Schwellung der Speicheldrüsen und der Lymphdrüsen am Hals.

⊙ Schwellung der Schilddrüse.

Übelkeit, Brechreiz, Leeregefühl im Magen, gebessert durch Essen. Magenkrampf, besser durch Essen. Leibschmerzen, meist schlechter durch Druck. Blähsucht.

Verlangen nach sauren Speisen, die jedoch Durchfall erzeugen.
Stuhl dünn und beschleunigt. Schmerzhafte, blande Hämorrhoiden.

Entzündung und Schwellung der Lymphknoten, Skrofulose.

Drüsensystem: Schwellung und Schmerzen in den Lymphknoten, den Brüsten, Speicheldrüsen und Hoden.

Harnorgane: Häufiger Harndrang. Nachtröpfeln nach dem Harnlassen. Brennen in der Harnröhre. Harn dunkel und trübe, mit rotem oder weißem Sediment.

Geschlechtsorgane: Erregung des Geschlechtstriebs oder Impotenz.
Lauter Abgang von Blähungen aus der Scheide.
Schwellung der Hoden mit Schmerzen. Anschwellung der Brüste.

Bewegungsorgane: Rheumatoide Schmerzen. Zittern der Glieder.

Haut: Aknepusteln der Haut, hart und indolent mit verhärteter Umgebung. Eiterpusteln, Seborrhö.

Wärmeregulierung: Empfindlichkeit gegen kalte Luft. Frösteln über den ganzen Körper. Aber auch innerliches Brennen und Hitzegefühl; bei mäßiger Handarbeit bricht ein klebriger Schweiß aus. Hitze am Kopf bei kaltem Körper. Handschweiße.

Dosierung

Meist gebraucht werden D 3 bis D 6. Der etwas besseren Haltbarkeit wegen werden oft Bromsalze gewählt.

Weitere Präparate

Ammonium bromatum: D 2 bis D 3. Trockener, krampfartiger Kitzelhusten, vom Kehlkopf und der Luftröhre ausgehend, schlimmer nachts (besonders um 3 Uhr durch Ammonium-Anteil), durch Niederliegen, Heiserkeit. Wird bei katarrhalischen Erkrankungen der oberen Luftwege dem elementaren Brom wegen besserer Haltbarkeit vorgezogen.

Kalium bromatum: Tritt oft an Stelle des elementaren Broms bei Brom-Indikationen des Zentralnervensystems und hat gute Empfehlungen bei Akne und Psoriasis. D 6 bis D 30.

Camphora monobromata: D 2, bei übermäßiger Erregung des Geschlechtstriebs mit Schwäche (schmerzhafte Erektionen, Pollutionen) bewährt.

Vergleichsmittel

Kruppartiger Husten: *Belladonna, Hepar sulfuris, Spongia, Ammonium bromatum, Corallium.*
Harte Schwellung der Lymphknoten, der Speicheldrüsen, der Hoden: *Jodum, Conium, Calcium fluoricum, Lapis albus, Acidum fluoricum, Silicea.*
Besserung durch Essen: *Jodum* und Jod-Präparate, *Acidum fluoricum, Calcium fluoricum, Hedera, Anacardium, Mandragora.*
Abmagerung bei gutem Appetit: Alle Halogene einschließlich *Natrium muriaticum.*
Besserung an der See: *Medorrhinum.*
Verschlimmerung durch Wärme, in der warmen Jahreszeit, in warmen überfüllten Räumen: *Jodum, Hedera, Acidum fluoricum, Apis, Lachesis.*

Bryonia

Herkunft des Mittels

Brynonia alba, die ursprünglich von HAHNEMANN geprüft wurde, wird seit langem durch die gleichwertige Art **Bryonia dioica,** die rotbeerige Zaunrübe Fam. Cucurbitaceae, ersetzt. Die knollige Wurzel, welche arzneilich verwendet wird, enthält mehrere Bitterstoffe, die als Cucurbitacine rein dargestellt werden konnten. Weitere Inhaltsstoffe sind Bryoamarid und Bryodulcosid, die Terpene Bryonol- und Bryononsäure und die Sterine Stigmasterol und alpha-Spinasterol, ein Harz mit purgierender Wirkung sowie das Anthrachinon Chrysophansäure. Verwendet wird die frische Wurzel.

Klinische Verwendung

Die Bitterstoffe der Bryonia finden Verwendung als drastische Abführmittel bei Kongestivzuständen der Leber sowie bei chronischen Entzündungszuständen der serösen Membranen. Örtlich rufen diese starke Hautreizung mit Blasenbildung und selbst Nekrose hervor. Innerlich genommen, wird der Magen-Darm-Kanal ebenfalls heftig gereizt unter Erzeugung von Erbrechen, Koliken und blutigen Durchfällen. Nach erfolgter Resorption stellen sich in Tierversuchen Erregungszustände, Konvulsionen mit folgender zentraler Lähmung und Tod durch wahrscheinlich primäre Atemlähmung ein.

Die Wirkung entfaltet sich in erster Linie

1. an den **Schleimhäuten** des ganzen Körpers. Kennzeichnend ist hier besonders ein trockener Katarrh, der sich an den Bronchien als trockener Husten mit Durstgefühl äußert. Die Brust schmerzt bei jeder durch die Hustenstöße hervorgerufenen Bewegung und Erschütterung, so daß der Kranke die Hände gegen die Brust preßt. – Der Darm zeigt neben Durchfällen ebenfalls diese Trockenheit, wodurch Verstopfung bedingt ist. Typisch ist ein Verlangen nach kaltem Wasser, das in großer Menge, aber mit

langen Pausen getrunken wird. Häufiger als die verstopfende Wirkung ist auch in der AMP der laxierende Effekt, der jedoch der homöopathischen Therapie seltener zugrunde gelegt wird. Wichtiges Mittel bei Typhus abdominalis evtl. in Kombination mit Baptisia und Veratrum viride.

2. Von nicht geringer Bedeutung ist die Beziehung zu den **serösen Häuten,** welche teils eine trockene, teils eine exsudative Entzündung aufweisen können. Befallen sind Pleura, Peritonaeum, Synovia der Gelenke, Perikard, auch die Meningen. Typisch ist auch hier die Verschlimmerung durch Bewegung, da dadurch die Oberfläche der Serosa gerieben wird.
Bei der Behandlung der **Lungenentzündung** und der **Rippenfellentzündung** trifft die Beziehung zu den Schleimhäuten und zu der Pleura zusammen. Bei diesen beiden Erkrankungen gebührt der Bryonia im akuten Zustand die führende Rolle. Sowohl die trockene als auch die exsudative Form der Pleuritis gilt als Anzeige für Bryonia. Bei Lungenentzündung ist es sowohl die kruppöse als auch die katarrhalische Pneumonie, welche dem Einfluß von Bryonia unterliegt. Bei der Lungenentzündung wird Bryonia oft im Wechsel mit *Phosphor* gegeben.
Bei **Gallenblasenentzündung** und **Blinddarmentzündung** tritt Bryonia immer dann in Wirksamkeit, wenn diese Organe einschließlich ihres Bauchfellüberzugs von der serösen Entzündung erfaßt sind. Dasselbe gilt auch von der Leber (Zuckergußleber). Bei Leberzirrhose wurden mit der Tinktur Besserungen berichtet.

3. Die **Muskeln,** die **fibrösen Gewebe,** die **Sehnen** und **Gelenkkapseln** stellen ein weiteres bevorzugtes Wirkungsgebiet dar. Auch hier führen die charakteristischen stechenden Schmerzen bei der geringsten Bewegung. Bei akutem Gelenkrheumatismus ist die Zaunrübe eines der wichtigsten Mittel, dem wir ausgezeichnete Heilungen verdanken.
Eine Verschlimmerung am Morgen nach dem Erwachen zieht durch das ganze Mittel. Auch die Verschlimmerung durch Ärger ist von Bedeutung, sie entspricht dem galligen Charakter der Zaunrübe.

Arzneiprüfungen und Toxikologie

Die erste Arzneiprüfung wurde von HAHNEMANN selbst zusammen mit seinen Schülern vorgenommen. Durch diese wurde der Wirkungskreis von Bryonia in allen wesentlichen Teilen umrissen. Wie gewöhnlich bei HAHNEMANN ist es nicht bekannt, welche Dosen er zur Prüfung gebraucht hat. Eine Nachprüfung wurde von der österreichischen Prüfergesellschaft unter ZLATAROVICH, hauptsächlich unter der Verwendung der Tinktur, vorgenommen (Österr. Zschr. Homöop. Bd. 3 [1847]. Neudruck in den „Ausgewählten Prüfungsprotokollen 1926/27"; Homöop. Zentralverlag, Berlin). Neuere Prüfungen von UNSELD (Allg. homöop. Ztg. 196 [1951]: 89) haben die alten Prüfungen bestätigt, während die Nachprüfung durch MARTINI ohne Erfolg blieb (Allg. Zschr. Homöop. 1939: 154). Tierversuche wurden bereits durch die österreichischen Prüfer vorgenommen, wobei sich bei Hunden und Kaninchen eine starke Toxizität ergab. Umfassende Tierversuche wurden von den homöopathischen Ärzten NAST, BOYD und HINSDALE in Nordamerika an 261 Meerschweinchen durchgeführt [DONNER Fr.: Kritische Betrachtungen über Arzneiprüfungen (Allg. homöop. Ztg. 175 [1927]: 151)]. Bei diesen Versuchen durch NAST, BOYD und HINSDALE, die als Wissenschaftler anerkannt sind, wurde eine Bryonia-Tinktur verwendet, bei welcher der Alkohol durch leichtes Erwärmen verdampft worden war. Die genaue Sektion und histologische Untersuchung ergab folgende Befunde:

An den Lungen zeigten sich verschiedene Stadien von aktiver Kongestion, die in Anschoppung und sogar Hepatisation übergingen. In allen Fällen handelte es sich um lobuläre Affektionen, nie um lobäre. Über den befallenen Bezirken entwickelte sich eine sekundäre Pleuritis. In der Hauptursache war die rechte Seite ergriffen.

Am Herzen fanden sich Zeichen von passiver Kongestion und ein leichter Grad von Myokarditis (ähnelnd einer Zenkerschen Nekrose). Perikarditis fand sich nie.

An der Leber passive Kongestion mit trüber Schwellung. Teilweise war die Kapsel verdickt und machte einen der Zuckergußleber ähnlichen Eindruck.

Nieren: Trübe Schwellungen und passive Kongestion wie an den anderen parenchymatösen Organen.

Verdauungskanal: Die Schleimhaut war ohne besonderen Befund, abgesehen von einer trüben Schwellung leichten Grades. Der Hauptbefund bestand in einer Hyperämie, die Muskulatur befand sich in einem ödematösen Zustand von enormem Umfang.

An der vorderen Körperwand bildete sich sehr konstant eine Geschwulstmasse aus, die zuerst gelatinös war und dann aufbrach. Die mikroskopische Untersuchung ergab eine für die Zenkersche Degeneration typische Nekrose der Muskelstruktur, wie man sie bei Infektionskrankheiten, besonders beim Typhus, findet.

Der zweithäufigste Befund war eine Perforation der Magenwand in der Kardianähe durch ein oder zwei Geschwüre und kleine Geschwürsbildungen im Darm. Diese beiden Ergebnisse waren in keiner Weise durch die Art der Verabreichung bedingt.

Das Peritonaeum war in diesem Fall nur sekundär durch stärkere gastrointestinale Schädigungen betroffen. Der Darm war oft zu einem festen Strang kontrahiert.

Um die Beziehungen von Bryonia zur Pleura noch schärfer zu präzisieren, wurden in die rechte Pleurahöhle Kulturen von Bakterien (Staphylococcus albus, Streptococcus haemolyticus und Pneumokokken) unter sterilen Kautelen injiziert, und zwar sowohl Tieren, die während 4 vorhergehenden Tagen täglich 2 ccm von dieser alkoholfreien Bryonia-Lösung subkutan bekommen hatten, als auch nicht vorbehandelten Kontrolltieren. Bei der Sektion zeigten die vorbehandelten Tiere wenig oder gar kein fibrinöses Exsudat in den Bronchien; es zeigten sich kleine pneumonische Bezirke mit beginnender Resolution. Die nicht vorbehandelten Tiere dagegen zeigten eine starke Beteiligung des rechten Lungenparenchyms, deutliche hepatisierte Bezirke, hämorrhagisches Exsudat in die Alveolen mit fibrinösem Exsudat in die Bronchiolen und die kleineren Bronchi. Die Pleura zeigte fibrinöse Exsudation über den pneumonischen Bezirken.

Bryonia verhindert also den Grad der Lungenschädigung und führt die Resolution schneller herbei.

In der Schlußzusammenfassung schreibt NAST u. a.: „Der Modus operandi des Mittels läßt sich am besten mit Infektionskrankheiten vergleichen: Die Temperaturkurve, der Gewichtsverlust, der apathische Zustand der Tiere, die trübe Schwellung der parenchymatösen Organe, Nachlassen der rechten Herzkraft mit konsekutiver passiver Hyperämie, die Zenkersche Degeneration der Muskelstruktur an der vorderen Körperwand, die an Typhus denken läßt. Die Fähigkeit des Blutserums vorbehandelter Tiere, Bakterien zu agglutinieren, und die hemmende Wirkung auf das Bakterienwachstum spricht ebenfalls dafür, die schnelle Herztätigkeit, die Blutdruckerniedrigung, die allgemeine Atonie der glatten und willkürlichen Muskulatur liegt ebenfalls in dieser Richtung. Der Modus operandi der kurativen Wirkung des Mittels scheint in einer erhöhten Widerstandsfähigkeit durch direkte Gewebsreizung zu liegen. Es scheint mir vollkommen sicher zu sein, daß das Mittel sehr wertvoll ist bei Bronchopneumonie mit kleinen sekundären pleuritischen Bezirken. Ebenfalls bei Peritonitis, wenn der pathologische Prozeß die Folge einer primären Schädigung im Magen-Darm-Traktus ist. Ich halte den alteingewurzelten Glauben, daß Bryonia die serösen Häute primär affiziert, für falsch und ohne sichere Basis. Bryonia ist (im Tierversuch) wirkungslos, sowohl pathologisch als auch physiologisch und bakteriologisch – soweit wir beurteilen können –, wenn es in Verdünnungen über der Tinktur gegeben wird."

Bemerkenswert und auffallend ist das negative Ergebnis dieser Tierversuche auf der Pleura, selbst nach Einbringung von Bakterien in die Pleurahöhlen, da die besondere Affinität zu den serösen Häuten bei allen anderen Autoren als gesichert gilt. Die Erzeugung bronchopneumonischer Herde war bei diesen Experimenten wie auch schon bei den Österreichern sehr eindrucksvoll. Die Pleura zeigte jedoch fibrinöse Exsudation nur über den pneumonischen Herden. Auch die Serosa des Peritonaeums war nur dann affiziert, wenn der Darmtrakt durch stärkere Schädigungen betroffen war.

Eine Arzneimittelprüfung auf Grund des doppelten Blindversuches wurde von PIRTKIEN* an 47 Personen mit D 1, D 3, D 4 und D 6 vorgenommen. Dabei konnte als Unterschied der Arzneimittelwirkung von den Beobachtungen bei Plazebo ermittelt werden: „Die Wirkung des Arzneimittels liegt vorzugsweise im Magen-Darm-Kanal im Sinne eines Laxans mit Störungen im Allgemeinbefinden, wobei eine Mitwirkung auf seröse Häute – im Bereich des Kopfes und der Atemwege erscheint sie möglich – mitdiskutiert werden kann." Insbesondere waren es D 1 und D 3, unter deren Gebrauch die Symptomatik nicht sicher erkennbar, um welches Arzneimittel es sich bei der Prüfung gehandelt hatte, da das für Bryonia typische Leitsymptom, nämlich Verschlimmerung durch jede Bewegung, mit dem Auftreten von stechenden Schmerzen, sich statistisch nicht sichern ließ.

Dagegen konnte aus der von mir vorgenommenen Bearbeitung dieser Arzneimittelprüfung, die in der herkömmlichen Weise (nicht unter Zugrundelegung der statisti-

* Eine Arzneimittelprüfung mit Bryonia, aus der I. und II. Abt. des Robert-Bosch-Krankenhauses, Doz. Dr. G. SEYBOLD und Dr. W. A. MÜLLER (Hippokrates 1961,9,10).

schen Auswertung), jedoch unter sehr kritischer Sichtung der Symptomenausbeute, vorgenommen wurde, geschlossen werden, daß der verwendete Prüfstoff zu einer Gruppe von Arzneimitteln mit bevorzugter Wirkungsrichtung auf die Verdauungsorgane mit teils durchfälligen, teils verstopften Stühlen und biliösem Charakter der Verdauungsbeschwerden, mit einer weiteren Organotropie zur Haut und zu den Bewegungsorganen und mit einer Beteiligung des Nervensystems im Sinne einer Ärgerlichkeit, Gereiztheit und Depression gehören müsse. Die Verschlimmerung am frühen Morgen, besonders bei den Verdauungsbeschwerden und den Schlafstörungen, sowie ein Trockenheitsgefühl der Schleimhaut der Nase konnten als Modalitäten noch festgelegt werden. Es war folglich an eine Gruppe von Arzneistoffen zu denken, zu denen außer Bryonia besonders noch *Sulfur, Podophyllum* und *Aloe* gehört. Aus der Arzneimittelprüfung konnte also die Zugehörigkeit zu einer bestimmten Wirkungsgruppe ermittelt werden.

Literatur

HAHNEMANN: Reine Arzneimittellehre. Faksimileausgabe nach der Ausgabe letzter Hand. Karl F. Haug Verlag.

ALLEN: Encyclopedia, Bd. II u. X

HUGHES: Cyclopaedia, Bd. I

ZLATAROWITSCH: Österr. Zschr. Homöop., Bd. 3; Neugedruckt in den ,,Ausgewählten Arznei-Prüfungs-Protokollen" von GISEVIUS u. RABE, Reihe 1, Heft 1 (17 Prüfer, besonders mit Tinktur in reichlichen Gaben, niederen Potenzen, 1 Prüfer mit D 200).

UNSELD: Allg. homöop. Ztg. 196 [1951]: 189

LEMBKE: N. Zschr. homöop. Klin. 4, 5: 75

PIPER: Allg. homöop. Ztg. 13: 371

PRICE: N. Arch. homöop. Heik. 1, 5: 183

WIBMER: Die Wirkungen d. Arzneim. u. Gifte

PIRTKIEN: Hippokrates 1961, 9, 10

–: Eine Arzneimittelprüfung mit Bryonia. Veröffentlichung aus dem Robert-Bosch-Krankenhaus, Stuttgart. Hippokrates-Verlag

MEZGER, J.: Bryonia im doppelten Blindversuch (Allg. homöop. Ztg. 208 [1963]: 36)

Arzneimittelbild

Leitsymptome: *Trockenheit der Schleimhäute, Mangel an Sekret, Durst auf große Mengen kaltes Wasser,* ⊙ *das in Pausen getrunken wird.*

⊙ *Stechende Schmerzen, besonders in allen serösen Häuten (Meningen, Pleura, Perikard, Peritonaeum, Synovia der Gelenke), die geringsten Bewegungen verschlimmern diese Schmerzen, jede Bewegung wird ängstlich vermieden.*

Leber- und Gallenblasenbeschwerden mit großer Ärgerlichkeit.

⊙ *und Verschlimmerung durch Bewegung und durch jede Aufregung. Neben dem stechenden Charakter der Schmerzen mit Verschlimmerung durch Bewegung, von dem sich sämtliche Generationen der homöopathischen Ärzte überzeugt haben, muß jedoch betont werden, daß sich bei den AMP auch reißende, ziehende, brennende, lähmungsartige, spannende Schmerzen oft genug beobachtet wurden, und daß neben der Verschlimmerung durch Bewegung auch Besserung durch Bewegung, selbst das Bedürfnis, sich zu bewegen, eingestellt hat.*

Verschlimmerung morgens.
Verschlimmerung der Gliederschmerzen durch jede Bewegung, durch leichte Berührung.
*Verschlimmerung des Hustens durch Wärme, im warmen Zimmer, (⊙ warme lokale Anwendungen bessern oft).**
Verschlimmerung nach dem Essen.
Verschlimmerung durch Ärger und Aufregung.
Besserung durch Druck, mit Ausnahme der Bauchorgane, und Liegen auf der kranken Seite (infolge Ruhigstellung der kranken Organe).
Besserung des Hustens durch frische Luft.
⊙ *Kaltes Trinken bessert (außer Magenbeschwerden).*
⊙ *Verschlimmerung durch unterdrückte Absonderung (Menses, Lochien, Schnupfen).*
⊙ *Besserung durch Schweiße und Ingangkommen der Absonderungen.*
Besserung durch Gehen an der frischen Luft bei verschiedenen Beschwerden (Müdigkeit, Schwindel u. a.).
Die rechte Körperseite scheint stärker befallen zu sein (durch die Beziehung zur Leber?).

Allgemeines: Allgemeine große Mattigkeit und Zerschlagenheitsgefühl und Kraftlosigkeit, mit Unmöglichkeit zu arbeiten oder die Treppen hochzugehen. Häufig Verschlimmerung am frühen Morgen, besonders bei den Schlafstörungen mit Verdauungsbeschwerden.

Geist und Gemüt: Sehr ärgerlich und reizbar. Widerspruch erregt Unwillen. Unnötige Angst, Sorge über die Zukunft. Gemüt zugleich zornig, ärgerlich und weinerlich.
Irrereden von Geschäften: Er wollte mehrmals aus dem Bett entfliehen. Übergeschäftigkeit und Getriebenheit. Gefühl, mit der Arbeit nicht fertig zu werden, Arbeit wird als zuviel empfunden.

Schlaf: Liegt abends lange schlaflos wach. Träumt die ganze Nacht von Zänkerei und ärgerlichen Dingen, von ängstlicher Besorgung der Tagesgeschäfte. Früh beim Erwachen noch ganz müde; mit Kopfschmerz.

Meningitis.

Kopf: Kopf schwer und wirr. Schwindel, berstender Kopfschmerz, schlimmer bei jeder Bewegung, selbst

* In den Protokollen HAHNEMANNs und der österreichischen Prüfungsgesellschaft findet sich als Verschlimmerung durch Wärme bzw. Besserung durch Kälte ein Hustenreiz beim Eintritt in ein warmes Zimmer, ferner Zahnweh durch Wärme und Trinken von viel kaltem Wasser wegen starken Durstgefühls ohne Belästigung des Magens dadurch. Man hat aber den Eindruck, daß diese Tendenz einer Verschlimmerung durch Wärme und Besserung durch Kälte nicht genügend durchschlagend ist, als daß ihr für das Gesamtbild große Bedeutung zukäme. Jedenfalls kann die Verschlimmerung durch Bewegung ungleich größere Bedeutung beanspruchen.

bei Bewegung der Augen, beginnt schon morgens nach dem Erwachen, beim Bücken schlimmer und auch beim Husten.
Druck und kühle Abwaschung bessern den Kopfschmerz.

Gesicht: Rot, geschwollen und heiß.

Schnupfen, **Grippe, Bronchitis** mit Zersprengungsschmerz beim Husten. **Pneumonie, Pleuritis sicca** und **exsudativa,** Wechselfieber mit Husten.

Perikarditis.

Atmungsorgane: Fließschnupfen mit viel Niesen, mit Besserung an der frischen Luft. Nasenbluten morgens. Trockener, harter, krampfhafter Reizhusten, besonders morgens. ⊙ Stechend-scharfe Schmerzen im Kehlkopf und der Luftröhre beim Husten, Auswurf blutstreifig. Muß sich beim Husten vor Schmerz die Brust halten (*Drosera, Eupatorium, Kalium carbonicum, Senega, Sticta*).
Husten schlimmer beim Betreten eines warmen Zimmers (*Causticum, Cuprum, Hedera, Jodum*). ⊙ Husten besser durch Liegen auf der schmerzhaften Seite. Stechende Schmerzen in der Brustwandung bei Tiefatmen und bei Bewegung. Beengung in der Brust, welche am Atmen hindert und zum Aufsitzen zwingt.
Die Brustmuskeln und das Zwerchfell sind schmerzhaft, so daß das Atmen schwierig ist. Heftige kurze Stiche in der rechten Brust, so daß er den Atem anhalten mußte.
Beim Husten Wundheitsgefühl in der Magengrube.

Verdauungsorgane: Zunge weiß belegt, Mund trocken, viel Verlangen zu trinken, starker Durst auf große Mengen kalten Wassers, das ohne Beschwerden genossen wird. ⊙ Trinken von großen Schlücken kalten Wassers in längeren Pausen. Geschmack bitter und gallig, besser durch Trinken von viel kaltem Wasser.

Zahnschmerzen, Parotitis.

Zahnschmerzen, teils besser, teils schlimmer durch Kauen. Besser durch kalte Speisen und durch Liegen auf der schmerzhaften Seite.
Kratzen und Trockenheit im Hals.

Magen-Darm-Katarrh, Typhus abdominalis. **Appendizitis, Peritonitis,**

Gefühl einer Last und von Fülle im Magen. Stechen und Brennen im Magen. Erbrechen bitter und gallig. Nach dem Essen Magendrücken wie von einem

Cholezystitis,
Gelbsucht durch Ärger,
Leberleiden
mit Kapselschmerz,
Verstopfung.
Leberzirrhose.

Stein, macht ihn verdrießlich. Die Magenbeschwerden treten besonders morgens auf. Druck und Berührung verschlimmern die Bauchbeschwerden, aber auch Besserung durch Zusammenkrümmen. Essen verschlimmert, während äußere Wärme bessert.
Schmerzen im rechten Hypochondrium, schlimmer beim Tiefatmen und bei äußerem Druck, durch jede Bewegung und jede Aufregung. Leib gespannt und aufgetrieben. Besserung der Bauchschmerzen durch Anziehen der Beine gegen den Bauch.

Stuhl trocken und hart, Verstopfung infolge Trokkenheit. Durchfälle morgens, gefolgt von Brennen am After, ⊙ nach Kalttrinken, durch Ärger. Plötzliches, heftig schmerzhaftes Schneiden im Gedärm, das ihn zum Zusammenkrümmen zwingt; gebessert durch reichliche breiige Entleerung. Prolabierter Hämorrhoidalknoten mit heftigen Schmerzen.

Mastitis,
Regel und Lochien
unterdrückt.

Geschlechtsorgane: ⊙ Regel unterdrückt, statt dessen Nasenbluten. Brüste schwer und gespannt. ⊙ Gebärmutter angeschoppt.

Muskelrheumatismus,
akuter Gelenkrheumatismus,
Gicht.
Tendovaginitis.

Glieder, Muskulatur, Gelenke und periphere Nerven: Schwächegefühl, daß die Glieder kaum tragen. Steifigkeit in allen Gliedern. Ziehende, reißende oder spannende Schmerzen in den Muskeln des ganzen Körpers (Hals, Brust und Rücken, Arme und Beine), teils schlimmer durch Bewegung, teils gebessert durch Bewegung. Gelenke blaßrot und geschwollen, mit Schmerzen bei jeder Bewegung und jeder Anstrengung. Schmerzen in Brust, Rücken und Kreuz bei jeder Bewegung und beim Atmen.

Phlegmone,
Masern, Scharlach.

Haut: Haut blaßrot, neigt zu Schwellungen, nesselartige Rötung und Schwellung der Haut. Bläschen, Pusteln, Furunkel.
Kopfhaut überempfindlich bei Berührung.

Wärmeregulierung: Fröste und Schüttelfrost; Schweiß am ganzen Körper, nachts und früh, mit Erleichterung. Saure Schweiße.
Brennende Hitze an den Händen und besonders an den Füßen.

Dosierung

D 2 bis D 6 (bis D 12) in Verdünnungen, auch die D 1 wird verordnet. Auf Grund ungünstiger Erfahrungen haben KÖTSCHAU und ASSMANN gewarnt, unter die D 3 zu gehen. In der Stiegeleschen Klinik wurde bei akutem und chronischem Gelenkrheumatismus gewöhnlich D 1 bis D 2, bei Pneumonie D 2 (im Wechsel mit *Phosphor* D 9) gebraucht, ohne daß dabei Überempfindlichkeitsreaktionen beobachtet wurden. Man muß also offenbar damit rechnen, daß regionär eine verschiedene Empfindlichkeit der Kranken besteht.

Entsprechend der verschiedenen Reizempfindlichkeit der Gewebe und Organe wurde in der Stiegeleschen Klinik die Verdünnung folgendermaßen abgestuft: D 1 bei **Gelenkrheumatismus,** D 2 bei **Bronchitis, Pneumonie** und **Pleuritis,** desgleichen bei **Appendizitis** und **Cholezystitis,** D 3 und D 4 bei **Magen-** und **Darmerkrankungen,** D 15 bei **berstendem Kopfschmerz,** der sich bei jeder Bewegung verschlimmert. Die Tinktur wird von STIEGELE bei ganz **akutem Muskelrheuma** als Stoppmittel verordnet, meist im Wechsel mit *Nux vomica ∅*. Meine eigenen Erfahrungen erstrecken sich meist auf die D 3 bis D 6, die geleistet haben, was ich davon erwartete. Bei Leberzirrhose wird die Tinktur empfohlen (UNSELD).

Vergleichsmittel

Bei Pleura- und Lungenaffektionen folgt auf Bryonia gut *Phosphorus, Kalium carbonicum, Sulfur.*

Bei Pleuraaffektionen: *Asclepias* und *Ranunculus bulbosus* zu vergleichen.

Bei Leberzirrhose: *Aqua Quassiae, Aqua nucis vomicae, Cuprum.*

Komplementär zu Bryonia ist bei Grippe *Ferrum phosphoricum.*

Beispiele

Pleuritis exsudativa

Dr. SCHWARZ* berichtet: Herr F. W., 35 Jahre, aufgenommen am 20. 1. 1906, seit 8 Tagen krank, Beginn mit Schüttelfrost, Stichen in der rechten Seite, hohem Fieber und Durst. Bei der Aufnahme Temperatur 40°. Dämpfung der ganzen rechten Thoraxseite, von der Spina scapulae abwärts, abgeschwächtes Atmen unten, Kompressionsatmen in den oberen Teilen, Stimmfremitus abeschwächt; die Punktion ergibt dünnflüssigen Eiter mit reichlich Streptokokken. Da Puls und Allgemeinbefinden gut sind, wird von einer Operation abgesehen, und Patient erhält Bryonia ∅, stündlich 3 Tropfen in 1 Eßlöffel Wasser und hydropathischen Umschlag.

Temperaturen an den folgenden Tagen:

morgens: 39,8° 39,6° 39,6° 38,6° 37,4° 37,0° 36,8° 37,0° 36,6° 36,6° 37,2° 36,6° 36,6° 36,6°

abends: 40,0° 40,5° 39,8° 38,6° 37,3° 37,6° 37,3° 37,4° 37,2° 37,5° 37,0° 37,0° 36,8° 36,8°

* aus SCHWARZ: Zschr. Berl. Ver. Homöop. Ärzte 1908: 257 (zit. nach STIEGELE, Homöopathische Arzneimittellehre. Hippokrates-Verlag).

Vollständige Resorption des Exsudats, Schmerzfreiheit in 14 Tagen. Eine Untersuchung nach 2 Jahren ergibt normale Verhältnisse über die Lunge. Es folgen in dem Bericht weitere Kurven über seröse Pleuritiden, die noch wesentlich leichter und schneller verlaufen sind.

Appendizitis

SCHWARZ berichtet über 20 Fälle von Appendizitis, teils schwereren, teils leichteren Charakters, die mit Bryonia in tiefer Verdünnung ohne Operation mit Ausnahme eines, der mit Perforation eingeliefert wurde, zur Heilung kamen. (Das führende Symptom ist in solchen Fällen die Schmerzauslösung durch jede Bewegung, wie Bücken, Drehen des Rumpfes, Tiefatmen [*Verf.*].)
Bei der Behandlung der Appendizitis ist auch besonders beachtenswert die therapeutische Eigenschaft der Bryonia, daß nach 48 bis 72 Stunden von selbst Stuhlgang erfolgt, eine Erscheinung, die auch bei der Prüfung des Mittels am Gesunden zu beobachten ist. Diese reaktive Heilwirkung der Bryonia ist so augenfällig, daß eine Schwester des Krankenhauses, ohne von mir darauf aufmerksam gemacht zu sein, diese Art von Stuhlgang, der nachts unbemerkt vom Kranken abgeht, mit dem Namen „Bryonia-Stuhl" belegte.

Polyarthritis rheumatica

Frau E. F., 35 Jahre, Aufnahme am 13. 10. 1907. Seit 4 Monaten Schmerzen im linken Knie, in den Zehengelenken, dann im rechten Knie, später in den Arm- und Handgelenken. Über der Aorta leises systolisches Geräusch. Temperatur 38,0°. Verordnung: *Rhus toxicodendron* D 2.
Die Temperaturen gehen in den nächsten Tagen höher, bis 39,2°. Da auch die Schmerzen zunehmen, erhält die Kranke Bryonia D 2, 3mal täglich 20 Tropfen in Wasser schluckweise. Darauf lytischer Abfall und Nachlassen der Schmerzen in 7 Tagen. Temperatur vom 8. Tage ab normal; nach einigen Schwankungen, die wieder durch stärkere Bryonia-Gaben zurückgingen, erfolgte die Genesung in 6 Wochen.

(A. STIEGELE, Hom. Arzneimittellehre, S. 227).

Chronische Cholangitis

Eine jetzt 50jährige Lehrerin, Witwe, wird von mir seit mehreren Jahren wegen sich öfter wiederholenden Schüben von Gelenkrheumatismus behandelt. Die homöopathische Behandlung war jedesmal zwar erfolgreich, doch erwies sie sich nicht von Dauer. Auch mehrere Badekuren brachten kein besseres Ergebnis. Schließlich ließ sich feststellen, daß eine chronische Cholangitis vorlag, die zu immer wieder aufflammenden Fieberanfällen und Schmerzen führte. Hand in Hand damit ging dann eine Steigerung der Gelenkschmerzen. Mit *Chelidonium* D 6 wurde eine Besserung erzielt, jedoch konnte die Temperatur nicht völlig zur Norm gebracht werden. Eine Krankenhausbehandlung von 4 Wochen Dauer, bei der die Diagnose bestätigt und u. a. eine Aureomycin-Behandlung durchgeführt wurde, erbrachte keinen wesentlichen Fortschritt. Auch eine Kur in Bad Kissingen half nicht weiter. Die Patientin wollte sich nun einer Cholezystektomie unterziehen, da in der Gallenblase bei positivem Cholezystogramm ein Polyp erkennbar wurde. Der Chirurg war bereit, diese auszuführen. Aus äußeren Gründen mußte die Patientin die Vornahme der Operation jedoch verschieben. In dieser Zeit bekam sie nun Bryonia D 6, das durch Schmerzen stechender Art, die beim Bücken oder Drehen des Rumpfes in der Gallenblase auftraten, angezeigt war. Für Bryonia sprach außerdem noch eine Steigerung der Beschwerden am Morgen. Diese Verordnung war von dem Erfolg begleitet, daß die Beschwerden sich bald besserten und sich im Verlauf von 2 Monaten ganz verloren. Die Temperatur wurde normal, über Gelenkschmerzen hat die Patientin kaum mehr zu klagen. Seit dieser Verordnung sind nun 2 Jahre verflossen, das erste seit vielen Jahren, in welchem sie ihren Dienst nicht versäumen mußte. Dieser Fall ist sicher kein Glanzfall, er zeigt jedoch meines Erachtens mit größter Wahrscheinlichkeit eine Wirkung von Bryonia. Ich halte es auch noch nicht für sicher, daß die Patientin als endgültig geheilt zu betrachten ist, aber wie oft können wir von einer Heilung im vollen Sinn des Wortes sprechen?

[*Beoabachtung des Verfassers*]

Bufo

Herkunft des Mittels

Bufo Rana L., Bufo vulgaris oder nach der neueren Benennung Bufo bufo bufo, die gemeine Kröte, ist die einzige Amphibie, die in unserer Arzneimittellehre verwendet wird. Das aus den Rückenhautdrüsen durch elektrische Reizung austretende Sekret wird mit Milchzucker im Verhältnis 1:1000 verrieben, was der 3. Dezimalverreibung entspricht.

Klinische Anwendung

Die Verwendung der Kröte läßt sich in der Medizin bis zu den griechischen, römischen und arabischen Ärzten zurückverfolgen. In China und Japan wird sie bis auf den heutigen Tag gebraucht, insbesondere als Mittel gegen Wassersucht. Dies ist insofern interessant, als nach alten Quellen das Krötengift ödematöse Anschwellung des Körpers bedinge und daß man andererseits Wassersucht durch Aufbinden von Kröten auf die Nierengegend heilen könne. LEESER weist darauf hin, daß ein Bestandteil des Hautdrüsensekretes der Kröten, ein Steroid Bufagenin, sich von einem Bestandteil der *Scilla,* dem Scillariden A, im chemischen Aufbau nur durch eine OH-Gruppe unterscheidet. Letzteres entfaltet seine Wirkung weniger durch seine nur geringe Wirkung auf den Herzmuskel, sondern durch die diuretische Wirkung auf die Nierentubuli. Daß diese Indikation sich im homöopathischen Gebrauch nicht vorfindet, dürfte seinen Grund darin haben, daß diese Wirkung von massiven Dosen abhängig ist.
Eine weitere Verwendung des Drüsensekrets der Kröten ist der Gebrauch gegen Drüsentumoren, unter anderem auch gegen die Bubonenpest, bei welcher sie PARACELSUS sehr empfohlen hat, indem man getrocknete Kröten auf die Geschwüre legen solle. Alt ist auch die Empfehlung gegen Brustkrebs in Form von Pulvern, das man in das Krebsgeschwür zu streuen hatte oder innerlich einnehmen mußte.
Die Wirkung des Krötengiftes auf das Zentralnervensystem führt LEESER auf einen anderen Bestandteil desselben, nämlich das Bufotenin (das N-dimethyl des 5-Hydroxytryptamins oder Serotonin), zurück. Man zählt 5-Hydroxytryptamin heute unter die Hormone wie *Adrenalin, Acetylcholin* und *Histamin,* welche ebenfalls zu den biogenen Aminen gehören. Es stammt von der essentiellen Aminosäure l-Tryptophan ab und besitzt eine wesentliche Rolle im Zentralnervensystem, besonders in den Ganglien des Hirnstamms. Durch den Indolkern ist 5-Hydroxytryptamin auch verwandt mit *Strychnin,* dessen Wirkung, zentrale Krämpfe zu erregen, uns geläufig ist.
Das Hauptgebiet für den homöopathischen Gebrauch ist die Epilepsie. Die Anwendung in diesem Sinn taucht in Frankreich zum erstenmal um 1854 bis 1857 auf, nachdem man bei Tierversuchen nach Injektionen Konvulsionen, unterbrochen von Stupor, mit tödlichem Ausgang beobachtet hatte. Ein anderer Experimentator fand langdauernde Erregung, manchmal mit Krämpfen, stets aber mit Brechwürgen oder richtigem Erbrechen mit nachfolgender Lähmung der Muskeln und insbesondere des Herzens. Der Deutsch-Russe BOJANUS berichtet über 15 Fälle von Epilepsie, von denen 9 geheilt und 6 gebessert wurden mit C 6 2mal täglich (Allg. homöop. Ztg. 68: 5 und „Die homöop. Therapeutik", Kapitel „Die Epilepsie", Stuttgart 1880).

Literatur der Arzneimittelprüfungen

HENKE nahm 1932 die 6. und 3. Potenz und ließ, als er davon keine Wirkung beobachtete, 30 Tropfen der Urtinktur folgen (s. Allg. homöop. Ztg. 61, 2: 9 – Mbl. z. Allg. homöop. Ztg. Sem. I., 2: 18).
B. MURE prüfte Bufo sahytiensis, eine nicht mehr feststellbare Krötenart, veröffentlicht in seiner Pathogenesie brézilienne, mit nur einer Prüfperson ohne Angabe der Dosis und der Häufigkeit derselben.
DESTERNE (J. Soc. gall. méd. homéop., Sept./Okt. 1859 – Mbl. z. Allg. homöop. Ztg. 1860, Sem. I, 1: 6, Sem. II, 2: 14, 3: 25, 5: 50) mehrere Personen männlichen und weiblichen Geschlechts mit D 12 an zwei aufeinanderfolgenden Tagen.
Die Arzneimittelprüfung von HOUAT (Nouvelles données de Mat. med. I, S. 41 – Allg. homöop. Ztg. 74 [1867]: 164, 173, 189) muß als sehr fragwürdig bezeichnet werden, da diesem Autor von seinen Zeitgenossen, zum Beispiel HALE, die erforderlichen Qualitäten als Arzneiprüfer abgesprochen werden. Er hat in seiner Symptomenzusammenstellung sowohl Beobachtungen an Epileptikern (ohne Angabe, ob diese geheilt worden sind oder nicht) als auch frühere Beobachtungen anderer Autoren und außerdem Krankheitsdiagnosen ohne Unterscheidung unter die Prüfungssymptome eingereiht.
Das verwertbare zuverlässige Material ist also gering und stützt sich zum guten Teil auf klinische Angaben. Doch auch diese genügen nicht, die besondere Symptomatik der durch Bufo zugänglichen Epilepsie herauszuschälen. Die Angaben, daß eine Epilepsie, deren Anfälle sich besonders im Anschluß an geschlechtliche Vorgänge („Aura vom Uterus aufsteigend", Anfälle nach Koitus oder infolge Masturbation) entwickeln, auftritt, stützen sich fast ausschließlich auf die oben charakterisierte Prüfung von HOUAT und scheinen so lange zweifelhaft, als nicht eine neue Arzneimittelprüfung oder klinische Fälle eine Bestätigung dieses Zusammenhangs bringen. So lange müssen wir uns damit begnügen, daß Bufo als Heilmittel für eine in ihrer Symptomatik nicht näher zu charakterisierende Epilepsie in Frage kommt. Die Arzneimittelprüfungen haben auch keinen Hinweis auf epilepsieähnliche Zustände erbringen können. Auch in dieser Hinsicht müssen wir uns an die Tierversuche und die klinische Erprobung halten. Über zwei Knaben, denen beim Zertreten einer Kröte das Gift in das Gesicht spritzte, berichtet MARWEG. Sie bekamen am gleichen Tag epileptische Anfälle, die 6 Monate anhielten. Er stellte aus der ganzen Kröte eine Mazeration her, und heilte die Knaben mit der 3. Verdünnung (MARWEG, Prag. Med. Mschr. 10 [1862]: 73).
Eine kritische Sichtung und Zusammenfassung der gesamten Literatur über Bufo gibt O. LEESER in der Allg. homöop. Ztg. 1960: 206 u. 243 und in seinem Lehrbuch der Homöopathie, C. Tierstoffe, S. 160. Eine Zusammenstellung der Prüfungsergebnisse, jedoch ohne kritische Sichtung, enthält die Enzyklopädie von ALLEN.

Arzneimittelbild

Geist und Gemüt: Depression und äußerste Reizbarkeit, reizbare und ungeduldige Stimmung, zornig. Geringe Neigung zur Arbeit.
Benommenheit, der Kopf wiegt sich wie im Walzertakt, danach wie ein Schwinden der Sinne.

Schwäche des Intellekts und des Gedächtnisses.
Epilepsie.
Konvulsionen.

Kopf: Unverständliches Sprechen, mangelhafte Wortbildung. ⊙ Epileptische Anfälle. (Fraglich: Aura steigt von den Geschlechtsorganen auf oder vom Plexus solaris; Anfälle nach Koitus oder Masturbation.)
Kopfschmerzen, teilweise mit Verschlimmerung durch Bewegung und von hellem Licht und Geräusch. Kopfschmerz mit Hitzegefühl im Kopf und Gesicht. Warmes Zimmer ist unangenehm. Kopfschmerz besser durch Nasenbluten.

Panaritium, Lymphangitis.

Bewegungsorgane: Schwäche und Versagen der Beine. Heftiger Krampf in den Beinen, der plötzlich aus dem Schlaf weckt, um 4 bis 5 Uhr.

Haut: Jede unbedeutende Verletzung geht in Verschwärung über mit fressendem Schmerz. Von einer Verletzung des kleinen Fingers ausgehend, höchst schmerzhafte Verschwärung mit ziehend reißenden Schmerzen, längs des ganzen Arms vom Finger aus nach dem Verlauf der Lymphgefäße bis zur Achselhöhle sich erstreckend, in welcher kleinere Drüsenschwellungen sich vorfanden. Bläschenförmige Hautausschläge.

Dosierung

D 6, 2mal täglich und Hochpotenzen in seltenen Gaben.

Vergleichsmittel

Bei Epilepsie: *Artemisia, Argentum nitricum, Cuprum, Zincum, Platinum, Hyoscyamus* und andere.

Cactus

Herkunft des Mittels

Cereus grandiflorus, die Königin der Nacht (Fam. nat. Cactaceae). Die Essenz wird aus den frischen Stengeln und Blüten hergestellt.
Über die spezifischen Inhaltsstoffe konnte noch keine Klarheit geschaffen werden.

Hauptwirkung

Die Hauptwirkung, von der fast allein Gebrauch gemacht wird, ist auf das Herz, speziell auf den Herzmuskel, gerichtet. Cactus ist hier dem stenokardischen Syndrom zuzuordnen. Bei der Prüfung durch RUBINI (Allg. homöop. Ztg. 86: 173) hat sich das typische Symptom ergeben: „Gefühl am Herzen wie zusammengeschnürt; als ob ein eisernes Band die normale Bewegung verhindere." Wie H. RITTER (Allg. homöop. Ztg. 1938: 94; 1934: 281) jedoch ausführt, kann Cactus aber nicht allein den Fällen vorbehalten werden, die das ausgesprochene Gefühl des Zusammenschnürens am Herzen angeben, sondern es fallen auch andere Fälle in den Bereich von Cactus mit Sensationen wie Druck, Spannung, Ziehen, Stechen, Brennen, Bohren usw. Es hat sich gegen derartige **anginoide Beschwerden** hauptsächlich bei fortlaufendem Gebrauch gut bewährt. Mindestens ebenso wichtig ist die Beziehung zu **entzündlichen Erkrankungen des Herzens**, wie Endokarditis, Perikarditis, Myokarditis nach Gelenkrheumatismus und anderen Infektionskrankheiten. Das durch Gifte, z.B. Aconitin, geschädigte Herz, konnte im Tierversuch wiederhergestellt werden (Fr. E. KOCH). Nach RITTER sprechen vasomotorische Fälle von Angina pectoris besser auf Cactus an als koronarsklerotische. Bei **toxischen Störungen des Herzmuskels** nach Infektionskrankheiten und fokalen Intoxikationen gehört Cactus in den engeren Bereich der zu wählenden Mittel. Als Digitalisersatz kann Cactus nicht in Frage kommen. Es ist in seiner Wirkung mit den Nitriten zu vergleichen.

Von MADAUS (Biologische Heilmittel) wird ein Versuch mitgeteilt, der den Wert von Cactus beleuchtet: Isolierte Froschherzen werden 1/2 Stunde in 20% Alkohol gebracht; es tritt fast momentan Herzstillstand ein. Nun wird der Alkohol durch Ringerlösung ersetzt und durch häufiges Wechseln derselben wärend 30 Minuten ausgewaschen. Es gelingt nun, diesen Herzstillstand von 1 Stunde Dauer mit Cactus von einer bestimmten Konzentration zu beseitigen.

Auch spastische Zustände in anderen Gefäßgebieten, wie zum Beispiel Dyspragia arteriosclerotica intestinalis oder Dysmenorrhö (Uterus wie mit der Faust gepackt), werden von Cactus günstig beeinflußt. Bei Angina pectoris wird Cactus fortlaufend gegeben, wobei man dann häufig eine Abnahme und Aufhören der Beschwerden und Anfälle beobachtet.
RITTER hebt als empirische Indikation die Behandlung der paroxysmalen Tachycardie im Intervall hervor; es wird sich in solchen Fällen wohl um nur geringgradige organische Veränderungen handeln.
Obwohl man Cactus eine gewisse tonisierende Wirkung auf das Herz bei nervösen Zuständen und Tropfenherz, auch bei Myokarditis usw. nicht absprechen kann, gehören bereits ausgebildete Dekompensationserscheinungen nicht in seinen Bereich. Bei beginnender Insuffizienz und dem Vorhandensein anginöser Beschwerden kann Cactus aber wohl hilfreich werden. Dies wird auch von STIEGELE (Homöopathische Arzneimittellehre 1949, S. 108) bestätigt. – Eine Nachprüfung wurde 1938 von SCHOELER vorgenommen, bei der sich die Herz- und Gefäßwirkung bestätigt hat; doch konnten durch klinische Untersuchungsmethoden, besonders auch des EKGs, keine sicheren objektiven Abweichungen von der Norm festgestellt werden.

Arzneimittelbild

Leitsymptome: *Wallungen zum Kopf mit lebhafter Röte des Gesichts.*
Verschiedenartige Schmerzempfindungen am Herzen mit Angstgefühl und Atembeengung, mit Druck und Spannungsgefühl in der Herzgegend, Gefühl wie zusammengeschnürt.

Gemüt: Unüberwindliche Gedrücktheit, Todesfurcht, will allein sein. – Ärgerliche Reizbarkeit.

Kopf: Heftiger Blutandrang zum Kopf mit Wallungen und allen Folgen, wie Röte des Gesichts, Nasenbluten, pulsierenden Kopfschmerzen, Ohrensausen, Schlaflosigkeit mit heißem, klopfendem Kopf, Hitzewallungen und Schweiße.

Atmungsorgane: Schnupfen, Nasenbluten, Husten mit viel zähem Schleim. Bluthusten. Atembeengung wie von einem großen Gewicht auf der Brust.

Angina pectoris vasomotorica und arteriosclerotica, Stenokardie; Asthenikerherz, Herzneurose, Basedowherz. **Endokarditis, Myokarditis, akute Perikarditis.**

Herz: In der Herzgegend Ziehen und Unbehagen, anhaltender Spannungsschmerz mit ängstlicher Beengung. Heftiger, scharfer Schmerz und derart schmerzhafte Stiche durch das Herz, daß er laut hinausschreien mußte.

Gefühl am Herzen wie zusammengeschnürt, als ob ein eisernes Band die normale Bewegung verhindere.

Krampfartige Herzschmerzen mit Ausstrahlung gegen den linken Arm. Druckschmerz in der Brust mit Atembeengung. Bewegung des Rumpfes und der Arme verschlimmert; muß stehenbleiben wegen der Herzbeschwerden. Nachts Erwachen an beklemmendem Traum. – Herzklopfen, Tag und Nacht anhaltend, schlimmer beim Gehen, bei Nacht und beim Liegen auf der linken Seite.

⊙ Hämorrhagie an irgendwelchen Organen durch lokale Kongestion und arteriellem Klopfen, z. B. Nasenbluten, Hämaturie, Hämoptoe, Metrorrhagie, Blut schwärzl., schnell gerinnend (nach VOISIN).

Dyspragia arteriosclerotica intestinalis (Angina abdominalis). Dysmenorrhö (Gefühl im Uterus wie mit der Faust gepackt).

Verdauungsorgane: Blähungsbeschwerden, Stuhlträgheit, Leibschneiden, Meteorismus.
Rauhigkeit und Kratzen im Rachen, Stechen beim Schlucken, allgemeine Müdigkeit.

Glieder: Schwere in den Beinen. Schmerzen in den Muskeln und Gelenken.

Dosierung

Ø bis D 3, meist D 2. Wird fortlaufend gegeben zur Vorbeugung bei **Stenokardie** und **Angina pectoris** 3mal täglich, im Anfall in häufigen Gaben. Bei nervösen Störungen und Basedow werden auch höhere Verdünnungen gebraucht. Die tiefen Potenzen und die Tinktur werden gewählt, wenn eine tonisierende Wirkung damit verbunden sein soll.

Vergleichsmittel

Bei krampfartigen Schmerzen am Herzen: *Arnica, Aurum, Glonoinum, Lachesis, Latrodectus mactans, Lilium tigrinum, Naja, Tabacum.*
Bei entzündlichen Herzaffektionen: *Kalmia, Spigelia, Kalium carbonicum, Lachesis, Naja, Phosphorus, Arsenicum.*

Beispiel

Eine 57jährige Patientin klagt seit längerer Zeit über ein anfallsweise auftretendes zusammenschnürendes Gefühl am Halse, das mit Angstgefühl und Beklemmung verbunden war. Das Herz zeigte mit Ausnahme eines systolischen Geräusches an der Spitze keinen besonderen Befund. RR 125/70, Puls 76, regelmäßig. Nach Cactus grandiflorus D 6 ist 4 Wochen später das Herz sehr viel ruhiger, es treten kaum noch anginöse Beschwerden mit Beängstigung auf. Nur gelegentlich macht sich beim Bücken eine Andeutung bemerkbar. Ein restliches Druckgefühl wird durch Crataegus Ø beseitigt. Stenokardische Beschwerden sind auch später noch aufgetreten (H. RITTER, Aktuelle Homöopathie. Hippokrates-Verlag, S. 146).

Cadmium metallicum
(mit Cadmium sulfuricum)

Herkunft des Mittels

Cadmium steht im periodischen System zwischen *Zincum* und *Quecksilber.* Viel auffallender als zu diesen beiden Elementen ist die Verwandtschaft der Wirkung zu dem im Atomgewicht unmittelbar vorausgehenden *Silber;* Cd hat das Atomgewicht 48, Ag 47.

Toxikologie

Im Tierversuch erweist sich *Cadmium sulfuratum* als stark brechenerregend, zum Beispiel bei Katzen 8- bis 9mal stärker als *Zink.* Die Tiere verloren die Eßlust und magerten ab, um schließlich zu verenden. Starkes Niesen und Husten mit Sekretion der Schleimhäute, der oberen Atemwege und der Augen.
Bei Arbeitern, die ständig mit Cadmium in Berührung kamen, wurde eine hohe Frequenz an Zahnkaries beobachtet. Über die Hälfte zeigte eine gelbe Verfärbung der Zähne, bei einem großen Teil trat die typische gelbe Cadmiumierung an den Zähnen auf.
Bei einer Arzneimittelprüfung mit *Cadmium sulfuricum* (Dr. BURDACH im Jahre 1827) mit einer Dosis von $^1/_2$ Gran ergab sich: Speichelfluß, heftiges Würgen mit zähem Schleim, später Erbrechen mit Schmerzen im Magen und in der Nabelgegend. Es wurde Speise und Galle ausgeworfen. Eine weitere Prüfung mit *Cadmium sulfuricum* wurde von PETROZ vorgenommen, beide Prüfungen finden sich in ALLENS Encyclopedia.
Cadmium findet sich in der Natur vergesellschaftet mit *Zink,* von dem es nur schwer getrennt werden kann. Es ist sehr verbreitet in der Lithosphäre, obwohl in geringen Mengen, ebenso im Boden, in manchen Pflanzen wie *Cannabis sativa,* in Algen und in vielen Meeresorganismen, zum Beispiel im Seestern (*Asterias rubens*). Auch im

menschlichen Organismus wurde es festgestellt. Über eine physiologische Rolle als Spurenelement ist jedoch nichts bekannt. Die toxikologische Literatur kann nur mit Zurückhaltung verwertet werden, da das in der Technik gebrauchte Cadmium, zum Beispiel als Farbe (Cadmiumgelb), einen hohen Gehalt an anderen Elementen, besonders an *Blei* und *Arsen*, besitzt. Es ist daher nicht sicher, ob die dem Cadmium zugeschriebenen Heilwirkungen bei Krebs nicht in Wirklichkeit Arsen-Wirkungen sind. *Arsen* und *Blei* werden bei dem in der Technik gebrauchten Cadmium in einer Beimischung, welche einer D 5 bzw. D 4 entspricht, gefunden. Es entsprach daher einem Bedürfnis, mit einem gereinigten Präparat eine Neuprüfung vorzunehmen. Das hierbei verwendete Cadmium enthält bei spektroskopischer Prüfung noch eine geringe Menge *Zincum*, das nicht völlig ausgemerzt werden kann. Die Prüfung wurde von mehreren voneinander unabhängigen Prüfergruppen der ,,Internationalen homöopathischen Liga" 1947 in Angriff genommen und von Dr. W. GUTMAN in New York zusammengefaßt (J. Amer. Inst. Homeop. May 1951). Das folgende Arzneimittelbild ist dieser Prüfung an 38 Personen mit der C 2 und C 3, der D 6 und D 12 von Cadmium metallicum entnommen. Mit der C 30 wurden keine Symptome erzielt.
GUTMAN nennt als Indikationen: Kopfschmerzen, Migräne, nervöse Erschöpfung, Erkältungen, Halsschmerzen, Influenza vom respiratorischen und intestinalen Typus, Gastritis, Gastroenteritis, Geschwür des Magens und Zwölffingerdarms, Seekrankheit, Lumbago und Kreuzschmerzen, Ekzem.

Weitere Literatur

über Cadmium sulfuricum

PETROZ: Pathogenesis
BURDACH: Hufelands Journ., beide bei ALLEN Bd. II

Arzneimittelbild

Besserung durch kühle Anwendungen (Kopfschmerzen).
Besserung durch Essen (Kopf, Hals, Magen).
Besserung durch Vorwärtsbeugen und durch Druck (Bauch).
Besserung, wenn ein Hautausschlag erscheint.
Verschlimmerung durch Bewegung.
Verschlimmerung durch geistige Anstrengung.
Verschlimmerung am Morgen beim Erwachen (allgemein).

Geistiger und körperlicher Schwächezustand nach Grippe.

Allgemeines: Schlappheit, große Müdigkeit und Erschöpfung und Wundheitsgefühl überall; schleppt sich erschöpft hin. Übelkeit bei vielen Beschwerden (Kopf, Magen).

Nervöse Erschöpfung.

Geist und Gemüt: Große Reizbarkeit und Verdrießlichkeit; kann niemanden leiden; ärgerlich, wenn er kritisiert wird; argwöhnisch, was die Leute über ihn denken.

Sehr gleichgültig; mag keinerlei Arbeit tun; schiebt alles auf, unfähig, zu denken und sich zu konzentrieren. Überempfindlichkeit.
Gedächtnis sehr geschwächt.
Bedrücktes Gemüt. Will niemand sehen, will sich nicht unterhalten.
Träume, bei denen er rennen muß, ohne das Ziel zu erreichen, oder Dinge suchen muß, ohne sie zu finden. Sehr schläfrig nach dem Lunch, besser durch kalte Schauder.

Migräne.

Kopf: Drückende, klopfende, stechende Kopfschmerzen, oder wie von einem engen Band. Die Kopfschmerzen kommen und gehen plötzlich, verschlimmern sich bei Schütteln des Kopfes und bei Bewegung, beim Lesen und bei geistiger Anstrengung, am Morgen beim Erwachen, sie sind besser durch kalte Anwendungen und durch Druck, durch Essen und sind oft mit Übelkeit verbunden.

Augen: Empfindlichkeit gegen Licht. Trockenheit, Brennen, Jucken. Brennen und Schmerzen der Oberlider, schlimmer durch Lesen und im warmen Raum.

Ohren: Ohrengeräusche, leichtes Ohrenweh.
Bei *Cadmium sulfuratum* ist neben reißenden Schmerzen in den Ohren angegeben, daß Geräusche im Kopf widerhallen. Bei einer Eigenprüfung des Verfassers hat das Geräusch des Automotors und das vibrierende Geräusch, das beim Autofahren auf einem Steinpflaster entsteht, also beides Schallwellen von niedriger Frequenz, ein heftiges Dröhnen in den Ohren erzeugt (Cadmium sulfuricum).

Grippöser Infekt. Mangelhafte Rekonvaleszenz nach Grippe,

Atmungsorgane: Niesen mit influenzaartigem Zustand. Husten mit Kitzel hinter dem Schildknorpel und Auswurf von zähem, klarem Schleim.
Gefühl von Erweiterung oder Zusammenziehung der Brust (Cadmium sulfuricum).
Entzündung der Nase bis zu Geschwüren und Karies mit kanzerösem Geruch (Cadmium sulfuricum). Abnorme Geruchswahrnehmungen, abwechselnd mit abnormen Gesichtswahrnehmungen (Cadmium sulfuricum).

Gastritis. Gastroenteritis Ulcus ventriculi, Ulcus duodeni, Magenkarzinom (als Palliativ).

Verdauungsorgane: Speichelfluß oder Trockenheit im Mund, bittrer oder saurer Geschmack, mag nicht essen. Zahnschmerzen, besser von Kaltem und vom Druck, Wundheit und Schwellungsgefühl und Gefühl eines Fremdkörpers im Hals, besser von kaltem Wasser. Hals trocken und wund, schlimmer durch Husten. Verlust des Appetits oder sehr hungrig, durch noch so viel Essen nicht zu befriedigen. Übelkeit mit Schmerz im Epigastrium, besser durch Essen und durch Druck und Zusammenkrümmen, schlimmer durch Bewegung und am Morgen beim Erwachen. Viele Gase im Bauch. Dünne Stühle mit viel Drängen, Gefühl eines Fremdkörpers oder eines Gewichts im Rektum. Verstopfung. Hämorrhoiden mit Blutabgang.

Harnorgane: Häufiger Drang zum Wasserlassen.

Lumbago, Koxalgie.

Glieder, Muskulatur, periphere Nerven: Zittern der Glieder, Ruhelosigkeit der oberen Glieder. Zittern der Hände. Schwäche und Gefühl des Versagens. Schmerzen in der Gegend der Schulterblätter, im Rücken, im Kreuz, in den Gliedern. Krampfartige Schmerzen.

Ekzem.

Haut: Gefühl wie verbrannt oder Gefühl von Hitze an kleiner Stelle an den Gliedern. Rötung, trockener Ausschlag, Papeln, Bläschen auf der Haut. Die allgemeine Müdigkeit läßt mit dem Auftreten der Hauteruption (Bläschen auf dem Handrücken) nach.

Wärmeregulierung: Schläfrigkeit, immer besser durch Kälte-Schauder. (*Cadmium sulfuricum:* Gänsehaut nach Trinken; Kältegefühl selbst neben dem Feuer.)

Dosierung

D 6 und höhere Potenzen. Hochpotenzen in einzelnen Gaben.

Vergleichsmittel

Kopfschmerzen, besser durch kühle Anwendungen und Druck: *Argentum nitricum, Asterias.*

Schmerzen, besser durch Essen (Kopf, Magen, Gallenblase): *Anacardium, Ignatia, Mandragora, Jodum, Hedera, Chelidonium.*

Folgen von Grippe: *Sulfur, Chininum.*

Kopfschmerzen, plötzlich kommend und gehend, schlimmer durch Geräusch, Licht und Erschütterung: *Belladonna.*

Beispiele

Migränefälle

W. GUTMAN schreibt: „Eine Frau mit 52 Jahren leidet seit 40 Jahren an schweren Migräneanfällen, die öfters 2 Wochen lang täglich auftreten; die Intervalle zwischen den Anfällen dauern nicht länger als 3 Wochen. Der pulsierende Schmerz sitzt entweder rechts oder links, begleitet von Skotom und Übelkeit, besser durch kalte Anwendungen, durch Druck und durch Essen. Cadmium metallicum C 6, 2 Tabletten täglich, später jeden 2. Tag 6 Wochen lang. Von Beginn der Behandlung ab keine weiteren Anfälle. Die Patientin wird nach 5 Jahren ohne weitere Behandlung frei von Migräneanfällen befunden.
Eine Anzahl ähnlicher Fälle wurde mit Cadmium metallicum C 200 in einzelnen Gaben behandelt und geheilt; darunter waren Fälle von mehrjähriger Dauer."

Physische und geistige Erschöpfung

„Ein anderes Anwendungsfeld für Cadmium liegt vor bei dem Zustand physischer und geistiger Erschöpfung, wie er nach Influenza-Erkrankungen und speziell nach der ‚asiatischen Influenza' für lange Zeit anhält. Diese Anzeige habe ich zuerst an meinem eigenen Körper erprobt. Nach einem Anfall von asiatischer Grippe, welche in 2 Tagen mit dem angezeigten Mittel geheilt wurde, setzte ich meine Arbeit in einem Zustand von geistiger und körperlicher Erschöpfung fort. Es war ein Zustand, in dem das Leben nicht mehr lebenswert schien. Nichts schien zu helfen. Eines Nachts studierte ich die Symptome beim Cadmium in meinen Notizen und nahm eine Gabe C 30, worauf ich am nächsten Morgen mit völligem Wohlbefinden und dem Gefühl der Befreiung eines elenden Zustandes erwachte. Die Wiederherstellung erfolgte unmittelbar und hielt an.
Eine Pflegerin, welche nach einer Influenza vor 2 Jahren an großer Apathie litt, fühlte sich zum erstenmal wie umgewandelt nach Cadmium C 200.
Weitere Fälle machten zuerst nach Cadmium C 200 eine 2tägige Erstverschlimmerung durch; nachher fühlten sie sich wundervoll."
Bei diesen Heilungen, die vor allem durch das Auftreten von Erstverschlimmerungen als gesicherte Arzneiwirkung anzusehen sind, handelt es sich offenbar um die Beseitigung einer Blockierung des retikulo-endothelialen Systems durch das Grippetoxin.

Cainca

(auch Cahinca)

Bot. Name Chiococca racemosa, Fam. Rubiaceae. Die AMP wurde von Dr. KOCH mit 4 Prüfern mit starken Gaben eines Infuses bzw. der Tinktur, und von Dr. LIPPE mit der D 2 durchgeführt.
Inhaltsstoffe: Caincin, ein saponinartiges Glykosid und Chlorogensäure, früher Kaffeegerbsäure genannt.

Literatur

KOCH: A.Z.f. Hom. 2
ALLEN: Encyclopedia Bd. II, S. 332

Arzneimittelbild

Modalitäten: *Als typisch wird das Fehlen von Schweiß hervorgehoben.*

Kopf: Benommenheit, Schwindel bei Treppensteigen. Heftige Kopfschmerzen an allen Teilen des Kopfes.

Augen: Ödeme der Augenlider, Schmerzen in den Augäpfeln, mit vorübergehender Störung des Sehvermögens.

Atmungsorgane: Katarrhe der Nase, des Rachens, Heiserkeit.

Verdauungsorgane: Zunge schleimig belegt, weiß oder dunkel. Übler Mundgeruch. Geschmack verändert, bitter oder süßlich oder wie Schlehen. Teils Trokkenheit im Mund, teils Speichelfluß.
Wundheit im Rachen, zum Verrücktwerden.
Übelkeit, Erbrechen, Auftreibung des Leibs, Leibschneiden, Rumpeln im Bauch. Durchfällige Stühle.

Nephritis, akut und chronisch. Albuminurie. Ödeme.

Harnorgane: Nephritis mit und ohne Ödeme, akut oder chronisch, Albuminurie.
Ständiger Harndrang, mit Brennen im hinteren Teil der Harnröhre und an der Harnröhrenmündung. Unwiderstehlicher Drang zu urinieren. Beträchtliche Steigerung der Harnabsonderung. Harndrang mit Erektion des Penis und Brennschmerz in der Harnröhre. Stechender Harngeruch.

Geschlechtsorgane: (nur an Männern geprüft): Ziehender Schmerz in Hoden und Samensträngen. Heftig gesteigerte Libido. Erotische Träume.

Wärmeregulation: Reichliche Schweißbildung. ⊙ Fehlen von Schweiß.

Dosierung

D 3 bis D 4.

Vergleichsmittel

Bei Nephritis mit Ödemen: *Helleborus niger, Apis*(letzteres bei akuter Nephritis).

Caladium seguinum

Herkunft des Mittels

Dieffenbachia Seguina, Schweigrohr (Fam. nat. Araceae), wächst in Mittel- und Südamerika sowie Ostindien, in Deutschland kultiviert. Verwendet werden Stengel, Blätter und Wurzelstock Ø.

Hauptwirkung

Bei den Eingeborenen als ein Mittel zur Aufhebung der sexuellen Potenz bekannt, mit dem sie auf diese Weise ihren Feinden Schaden zufügen wollten.
Caladium seguinum ist eine gefürchtete Giftpflanze für Tiere und Menschen. Frisch genossen rufen die Sprossen heftige Entzündungserscheinungen an Zunge und Gaumen, Rachen und Luftwegen hervor. Der Kehlkopf ist heftig affiziert mit Schmerzen beim Versuch zu sprechen, daher der Name Schweigrohr. Gesicht wie Scharlach. Die Ähnlichkeit mit anderen Araceen (Asarum triphyllum und Asarum maculatum) fällt in die Augen. In der Homöopathie wird Caladium besonders wegen seiner Beziehung zu den Geschlechtsorganen gebraucht. Die Wirkstoffe sind noch nicht genügend untersucht.

Literatur

ALLEN: Encyclopedia, Bd. II u. X.
HUGHES: Cyclopaedia, Bd. I.
BISHOP: Allg. homöop. Ztg. 48, 19.
SCHRETER: N. Arch. homöop. Heilk. 3, 3: 177.
Die Prüfung stützt sich auf 5 Prüfer und bedarf der Vervollständigung.

Arzneimittelbild

Geschwächte Potenz der Männer.

Geschlechtsorgane: Männer: Gefühl, als seien die Geschlechtsteile vergrößert, wie aufgeblasen. Eichel gerötet, Vorhaut geschwollen, wund und gerötet mit ätzenden Schmerzen, mit Jucken beim Wasserlassen. Erektion des Penis verschwindet plötzlich während des Verkehrs. Erektionen ohne Libido. Erektionen ohne Libido, im Wechsel mit Libido ohne Erektion. Der Penis bleibt schlaff trotz vorhandenen Triebes, selbst bei verliebter Zärtlichkeit. Beim Verkehr bleibt Orgasmus und Samenerguß aus oder Samenerguß zu bald.

Pruritus vulvae et vaginae, auch in der Schwangerschaft. Ferner bei Frigidität und Sterilität.

Frauen: ⊙ Pruritus vulvae et vaginae in der Schwangerschaft.

Von den übrigen Symptomen sind noch zu beachten: Husten mit Zusammenschnüren im Kehlkopf. Gastroenteritische Beschwerden. Bedürfnis nach Tabakrauchen verstärkt. Beim Rauchen einer Zigarre plötzlich eintretender Brechreiz und Stuhldrang.

Dosierung

D 3 bis D 6 bis D 12. Bei gesteigerter sexueller Reizbarkeit sind die höheren Potenzen zu empfehlen, um eine Beruhigung zu erzielen. Bei mangelnder Libido kommen auch die tiefen Potenzen in Betracht.

Vergleichsmittel

Agnus castus, Selenium, Lycopodium, Staphisagria, Phosphorus, Acidum phosphoricum, Platinum.

Calcarea carbonica oder Calcium carbonicum Hahnemanni

Herkunft des Mittels

Verwendet werden die inneren, schneeweißen Teile aus den zerbrochenen Schalen der **Auster**, Ostrea edulis (Fam. nat. Acephala). Es handelt sich dabei nicht um ein chemisch reines Kalkpräparat.

Physiologie des Calciums

Der Kalkbedarf des Menschen ist eine bei verschiedener Nahrung stark wechselnde Größe; er wird in erster Linie durch Milch und Milchprodukte sowie Gemüse gedeckt. Der Kalkverbrauch beträgt bei nicht übermäßig milchreicher Nahrung 0,26 bis 0,8 g, in milchreichen Ländern wie Skandinavien 1,58–4,36 g. Der

Kalkgehalt der Nahrung der Eskimos besteht dagegen nur in Spuren, ohne daß eine Mangelerscheinung festzustellen wäre. Der menschliche Stoffwechsel vermag sich also bei sehr verschiedenen Kalkmengen im Gleichgewicht zu halten. – Vollkornbrot enthält ebenfalls reichliche Mengen Kalk in Form des Phytin, während sich im Weißbrot verhältnismäßig geringe Mengen davon befinden.
Die Bedeutung des Calciums im Organismus ist in der Hauptsache an die Ca^{++}-Ionen geknüpft und liegt in dem antagonistischen Verhältnis einerseits zu K und Na, andererseits zu Mg. Während K und Na die Tendenz besitzen, die Zellkolloide aufzuquellen, setzt Ca diesem Bestreben einen Widerstand entgegen und besitzt die Fähigkeit, die Oberflächen der kolloidalen Gebilde abzugrenzen und zu festigen. „In dieser Formgebung und -erhaltung der Biokolloide, die für ihre Funktion unerläßlich ist, ist die allgemeine Notwendigkeit des Calciums für Lebewesen begründet“ (LEESER). Die pastöse Beschaffenheit des Calcarea-Typs dürfte ihre mangelnde Festigung und straffe Formung gerade dieser verminderten Kalkfunktion verdanken.
Von dieser Funktion ist die Durchlässigkeit der Zellgrenzschichten für Wasser, andere Ionen und auch Gifte abhängig. Damit hängt auch die Verringerung der Durchlässigkeit der Kapillaren zusammen, die therapeutisch bei Urtikaria, Serumexanthemen und Insektenstichen ausgenützt wird.
Ohne den Ca-Widerstand würden die Dauererregungen der Zellen in ihre fermentartigen Untersysteme schnell bis zu einem Endstadium der Unerregbarkeit ablaufen (LEESER). Die Ca-Funktion läßt sich als Einschaltung eines Widerstandes gegen den sonst hemmungslosen Austausch von Kolloid-Elektrolytladungen auffassen. Der physiologische Ca-Widerstand stellt erst das Gefälle her, welches eine Vorbedingung für die Ausnützung der Zellenergien zu geregeltem Ablauf der Lebensvorgänge ist.
Die Vermehrung des Widerstands an den Zellen durch Ca wird als eine Verlangsamung des Stoffwechsels, also eine Verminderung der Dissimilation, zum Ausdruck kommen. Es ist jedoch irreführend, die Ca-Wirkung mit dem Sympathikus zu verknüpfen. Man sieht von Calcium nie jene Sympathikusreizwirkung, die sich im Stoffwechsel als vermehrte Dissimilation kundgibt und die über die dem Sympathikus angeschlossenen Inkretdrüsen (Schilddrüse, Nebennieren) geht.
An den übrigen Organsystemen spielt das Calcium folgende Rolle:
Calcium dämpft die Erregbarkeit der Skelettmuskeln. Diese würden sich ohne Ca in ständiger rhythmischer Erregung befinden. Ebenso wird die Erregbarkeit des Nervensystems herabgesetzt. Eine Überreizung durch Kaliwirkung wird durch Einschaltung der Ca-Ionen vermieden.
Am **Herzen** hat die Calcium-Wirkung mit ihrer Herabsetzung der Pulsfrequenz, Sinusbradykardie bis zur Arrhythmie und Leitungsstörung bis zum Sinus-Vorhofblock, der Senkung des diastolischen Blutdrucks und Vergrößerung des Schlagvolumens auffallende Übereinstimmung mit den Digitalis-Körpern. Hier liegt also eine vagusähnliche Wirkung vor. Die Gerinnungsvorgänge des Blutes sind von der Anwesenheit von Calcium abhängig. Eine Vermehrung des Calciums über das normale Maß vermag jedoch die Gerinnung nicht zu steigern.
99% des Gesamtkalkes befinden sich im **Knochensystem** in einer komplexen CO_3- und PO_4-Verbindung. Es handelt sich hier jedoch nicht um eine anorganische Ablagerung, sondern es besteht eine enge Verbindung zum lebenden Gewebe. Bei Rachitis, die wir heute als D-Avitaminose auffassen, kann das Calcium nicht vom Knorpelgewebe absorbiert, also nicht angelagert werden.
Im Tierversuch kann durch übermäßige Calcium-Zufuhr eine experimentelle Rachitis erzeugt werden. Dies ist im Hinblick auf die therapeutische Verwendung von Kalk im Sinne der Ähnlichkeitsregel interessant, da man ja in der Homöopathie den Kalk gegen Rachitis gebraucht. Mengenmäßig spielen homöopathische Kalkdosen zwar keine Rolle, aber man darf dabei eine Regulierung des Kalk-Stoffwechsels annehmen, um so eher, als man in der homöopathischen Zubereitungsform mit katalysatorischen Kräften des Kalks rechnen kann.
Diese Umkehr der Wirkung sehr großer und kleiner Gaben, die man beim Kalk beobachtet, kennen wir auch vom *Vitamin D*, von dem wir wissen, daß es in hohen Dosen ein rachitisches bzw. osteomalazisches Bild erzeugt infolge Kalk-Mobilisierung aus dem Knochensystem.
Der Kalk-Stoffwechsel wird im wesentlichen durch die Nebenschilddrüse gesteuert, durch deren Funktion sich Kalk im Knochen bindet. Bei Tetanie haben wir einen Mangel an Inkret dieser Drüse. Dabei sinkt nicht nur der Kalkspiegel, sondern man stellt auch eine Entionisation des Blutkalkes fest. Bei der Ostitis fibrosa cystica finden wir eine geschwulstartige Vergrößerung der Epithelkörperchen mit Schwund des Knochenkalks und Anstieg des Blutkalks. Bei der Feststellung des Kalk-Spiegels im Blut kommt es nicht so sehr auf die Höhe des absoluten Kalk-Spiegels als auf die Fraktion desselben an ionisiertem Kalk an.
Daß auch die Ovarien für den Kalk-Stoffwechsel eine Rolle spielen, ergibt sich aus dem Auftreten der Osteomalazie während der Schwangerschaft, der Lactation und der Menopause.

Typus und Klinisches

Da der Austernschalenkalk nicht dem chemisch reinen kohlensauren Kalk entspricht, wie HAHNEMANN angenommen hat, sondern gewisse Beimischungen, wie zum Beispiel *Manganum* enthält, soll hier die volle Bezeichnung Calcium carbonicum Hahnemanni gebraucht werden. Man darf mit LEESER den Grundzug der Störungen im Ca-Haushalt, die wir mit Kalk bekämpfen wollen, in einer Steigerung des Zell- und Gewebewiderstands, die zu einer Verlangsamung des Reaktionsablaufes führen, sehen. Die Ca-Ionen haben die Aufgabe der Einschaltung notwendiger Widerstände an Zellen und Geweben, wodurch das Spannungsgefälle für den Funktionsablauf hergestellt wird. Die Folge davon ist eine Verlangsamung der Stoffwechselvorgänge und damit auch eine Verschleppung der Heilreaktionen, welche die Neigung annehmen, in chronische Krankheitszustände überzugehen. Die Verlangsamung des Stoffwechsels und der Verbrennung bedingt Stoffansatz und Neigung zu Fettsucht und schwerfälligen plumpen Formen. Auch verstehen wir von hier aus das Kältegefühl, das als innere Kälte oder als Kälte einzelner Partien, beispielsweise am Kopf oder den Gliedern, besonders den Füßen, wahrgenommen wird. Es ist ganz allgemein ein torpides und schlaffes Verhalten des Gewebes und seiner Reaktionen vorhanden. Die Leistungsfähigkeit der Muskulatur ist herabgesetzt, der Patient ist auffallend rasch erschöpft und klagt über Müdigkeit. Das Herz ist in diesen Mangel an Spannkraft einbezogen.

Der Kalk besitzt besondere Bedeutung für das kindliche Alter, wo Störungen des Kalkhaushalts zu **Rachitis** und zu **Spasmophilie** führen können. Hier wird der Kalk auch neben der Vitamin-D-Therapie seine Rolle als Aktivator der Kalkvorgänge behaupten. Solche Kinder zeigen eine blasse, schlaffe Haut, auch die Muskeln sind schlaff und wabbelig bei pastösem und plumpem Aussehen, reichliche Schweiße am Kopf von oft saurem Geruch. Verlangsamte Zahnung und Beschwerden beim Zahnen (Dentitio difficilis), Offenbleiben der Fontanellen über die normale Zeit der Verknöcherung, Neigung zu sauer riechenden Durchfällen und zu krampfartigen Zuständen und Gichtern.

Die Rachitis hat fließende Übergänge zum **Lymphatismus.** Die Kinder machen den Eindruck zu guter Ernährung, sie sind pastös und gedunsen, der Bauch ist besonders dick und vorgewölbt und drängt sich aus den knöchernen Begrenzungen der Beckenknochen und der Rippenbogen wie eine umgestülpte Untertasse vor. Eine geringe Widerstandskraft gegen die Einflüsse von Nässe und Kälte tritt deutlich zutage. Es sind besonders blonde Kinder, die den geschilderten Typus zeigen.

Die Erscheinungen der **exsudativen Diathese** und der **Skrofulose** reihen sich hier zwanglos an: Ständig an- und abschwellende Katarrhe der Schleimhäute, chronische Entzündungen und Schwellungen der Lymphdrüsen und der Mandeln, Entzündung des äußeren Auges, Ohrenfluß usw. Die chronisch entzündeten Schleimhäute führen zu hypertrophischer Entzündung und Anschwellung mit

verstopfter Nase, auch polypöse Anschwellung der Nasenschleimhäute bilden sich aus. Vergleiche das gruppenverwandte Magnesium.
An den Verdauungsorganen besteht Neigung zu sauren Durchfällen. Die Kinder haben Verlangen nach Unverdaulichem, wie Kalk, Kohle, Erde. Milch wird schlecht vertragen und wird in sauren Klumpen wieder erbrochen. Eier werden gierig verlangt. Gegen die Säuglingsdystrophie wird der Kalk mit gutem Erfolg verwendet, wenn die Unverträglichkeit von Milch und die sauren Durchfälle zugegen sind. Hier ist der große Konkurrent mit ganz ähnlicher Symptomatik *Magnesium carbonicum* (bei größerer nervöser Reizbarkeit und gelblichem Kolorit).
Wenn diese Kinder auch oft einen wohlgenährten Eindruck mit einem reichlich ausgebildeten vollsaftigen Mesenchym machen, so ist ihr Gewebe doch in gewissem Sinne reizüberempfindlich und antwortet auf geringe Reize von Feuchtigkeit und Kälte mit Schleimhautkatarrhen, mit Entzündung und Schwellung des lymphatischen Apparats. Bei dystrophischen Kindern, wenn bereits eine Abmagerung und Konsumption aufgetreten ist, kann durch die sauren Durchfälle und die Unverträglichkeit von Milch trotzdem der Kalk angezeigt sein. In solchen Fällen steht die Vortreibung des Leibes in einem auffallenden Gegensatz zu den abgemagerten übrigen Teilen des Körpers, den dünnen Armen und Beinen und dem faltigen Hals.
Neben der Abspannung und Schlaffheit finden wir jedoch in der pharmakalogischen Gegenphase Zeichen von Gefäßspasmen, zum Beispiel halbseitigen Kopfschmerz, plötzliches Erblinden, Einschlafen der Glieder sowie Spasmen der glatten Muskulatur (beispielsweise in der Glottis und in den Bauchorganen), die Calcium carbonicum H. geeignet machen als homöopathisches Heilmittel bei **Tetanie** und **Spasmophilie,** bei **Bronchialasthma** und bei **Gallensteinkoliken.** Auch hier berührt sich der Kalk mit dem gruppenverwandten *Magnesium* in seiner Fähigkeit, Spasmen zu erzeugen beziehungsweise zu lösen.
Im Entwicklungsalter begegnen wir dem geschilderten Typus des pastösen, scheinbar wohlgenährten Jünglings oder Mädchens wiederum deutlich. Hier ist die genitale Entwicklungsstörung im Vordergrund. Der Jüngling nimmt ein feminines Aussehen an, und das Mädchen leidet bei scheinbar üppigem Ernährungszustand infolge der Funktionsschwäche der Ovarien an einer zu frühen, zu starken und zu langen Regel. Auch dieser altersbedingte Typus wird als blond und helläugig geschildert. Als Auswirkung der Minderwertigkeit des gesamten Schleimhautsystems finden wir häufig einen milchigen Ausfluß mit lästigem Juckreiz. Die Brüste befinden sich vor der Periode in einem Zustand schmerzhafter Spannung.
In den dem Klimakterium vorausgehenden Jahren und in der Klimax selbst kommt der Kalk gleichfalls bei diesen Regelstörungen in Frage. Meist wird es sich um Frauen von pyknischem Wuchs, der ja viele Berührungspunkte mit dem Calcium-Typ hat, handeln. Bei den **Myomblutungen** gehört der Kalk zur Grundlage der homöopathischen Behandlung in Form des *Calcium stibiato sulfuratum.* Man wird aber auch bei aussetzender Regel in der Menarche und in den Jahren gegen das Klimakterium hin an Calcium carbonicum Hahnemanni denken müssen.

Man wird beim Kalk-Menschen selten einen Mangel an Spannkraft, der im Gegensatz steht zu dem meist überdurchschnittlichen Ernährungszustand und dem rundlichen Aussehen, vermissen. Auf geringe Anstrengungen folgt eine frühzeitige Erschöpfung mit mühsamer Atmung und Ausbruch von kaltem Schweiß am Kopf. Auch bei geistiger Anspannung tritt bald ein Versagen ein mit Mutlosigkeit und Depression. Wenn er sich der Kälte oder Nässe aussetzen muß, treten allerlei Erkältungskrankheiten einschließlich Muskelrheumatismus mit Lumbago ein. Von jeher galt die **Rachitis** als eine dankbare Indikation der homöopathischen Kalk-Therapie. Offenbar vermochten die homöopathischen Kalkpräparate den Kalk-Stoffwechsel besser zu aktivieren als die anderen, in größeren Mengen dem Körper angebotenen Kalksalze. Wenn man heute dem *D-Vitamin* als dem adäquaten Mittel den Vorzug gibt, so bleibt für die Behandlung mit Kalk als Unterstützungsmittel der D-Vitamin-Behandlung noch ein genügendes Feld; denn der Kalk-Typus tritt ja gerade bei den Rachitikern nicht selten am ausgeprägtesten in Erscheinung. Bei **Spasmophilie** ist eine Aktivierung des Kalkstoffwechsels gleichfalls am Platze und auch, wie die Erfahrung zeigt, von Erfolg. Bei Erkrankungen des Verdauungskanals kommt Calcium carbonicum Hahnemanni wiederum bei Kindern im Zusammenhang mit exsudativer Diathese und Lymphatismus in Betracht. Dabei ist die Unverträglichkeit von Milch, die in sauren Klumpen erbrochen wird, und eine Säuerung vom Anfang des Magen-Darm-Kanals bis zum Ende hervorzuheben. Saures Erbrechen, saures Aufstoßen und saure Durchfälle finden sich meist. Der Bauch ist vorgewölbt und ragt wie eine umgekehrte Untertasse zwischen Brustkorb und Becken hervor. Ein Verlangen nach Eiern wird als typisch hervorgehoben. Hier besteht wieder eine große Ähnlichkeit mit dem verwandten *Magnesium.*

Wenn der Gesamttypus Anzeigen des Kalk-Bildes aufweist, ist Calcium carbonicum Hahnemanni auch das Heilmittel für **Hautleiden.** Doch besitzt es lange nicht die Bedeutung wie *Sulfur,* von dem es sich in vieler Hinsicht unterscheidet. *Sulfur* wird im Gegensatz zu Calcium carbonicum Hahnemanni bei mageren Patienten wirksam gefunden. Der Sulfur-Patient leidet mehr unter Brennen als unter Kälte wie der Calcium-Typus. Der Sulfur-Patient beklagt sich über brennende Hitze der Füße bei Nacht, die ihn veranlaßt, die Füße unbedeckt aus dem Bett zu strecken, während wir beim Kalk eine Kälte der Füße trotz Nachtschweißes angegeben finden. Beispielsweise kann Calcium carbonicum Hahnemanni für Milchschorf und Ekzem der exsudativen Diathese angezeigt sein.

In Krankheitszustände, die sich aus dem Lymphatismus und der exsudativen Diathese herausentwickeln, ragt die Wirkung des Kalkes tief hinein. Dies sind die **Tuberkulose** der Drüsen, der Knochen und der Lungen. Hier gehören der Kalk mit seinen Salzen – *Calcium carbonicum, Calcium phosphoricum, Calcium jodatum* –zu unseren wichtigsten Waffen.

Von der **endokrinen** Seite gesehen bestehen Beziehungen zu den Keimdrüsen, im besonderen zu den Ovarien, wie schon hervorgehoben wurde; ferner zu dem Steuerungsorgan des gesamten Kalk-Stoffwechsels, den Epithelkörperchen. Man kann sich

auch des Eindrucks nicht erwehren, daß das Zustandekommen des torpiden, aufgedunsenen Kalk-Typus ohne eine Schwächung der Schilddrüse nicht möglich sein dürfte. Jedenfalls erweisen sich der Kalk und seine Salze in der Kropftherapie als wirksam.
Aus dieser Typenschilderung lassen sich zwanglos die beiden **Hauptmodalitäten** des Calcium-Typus herauslesen. Als diese müssen gelten die Verschlimmerung des Befindens durch jede Anstrengung, sowohl geistige als auch körperliche mit folgender Erschöpfung, und die Verschlimmerung durch kaltes Wasser und durch Kälte, zum Beispiel feuchtes Wetter oder Arbeiten in kaltem Wasser. Das Gefühl von innerer Kälte und von Kälte an einzelnen Teilen, welches für Calcium kennzeichnend ist, findet in der Prüfung seine Stütze.
Kurz zusammengefaßt soll noch einmal der **Calcium-carbonicum-Typus** aufgestellt werden:
Pastöse, gedunsene Menschen mit Neigung zu Fettleibigkeit. Die Störung des Kalkstoffwechsels zeigt sich in einem torpiden Verhalten der Reaktionen, mit Neigung zu verschleppten Zuständen. Calcarea-Kinder sind oft hellhaarig und blauäugig, die Haut blaß mit Neigung zu Schweißen am Kopf. Es bilden sich Zeichen von Rachitis und Lymphatismus aus: Kopf groß, schlechte Verknöcherung der Fontanellen, langsame Zahnung, rachitische Glieder, exsudative Prozesse an den Schleimhäuten, ständige Katarrhe der Nase, Mandeln entzündet und hypertrophisch, Übersäuerung des Magens und saure Durchfälle. Der Leib ist aufgetrieben wie eine umgestülpte Untertasse, die Lymphknoten sind geschwollen. Milch wird in sauren Klumpen erbrochen. Die Haut und das Unterhautzellgewebe sind meist aufgedunsen und pastös, es besteht Neigung zu übermäßigem Fettansatz, dabei fehlt es dem Gewebe am Turgor, es ist schlaff und wabbelig. In fortgeschrittenen Fällen von Pädatrophie magern die Glieder stark ab, der Bauch bleibt in höchstem Maß aufgetrieben. Die Haut neigt zu Schweißen und ist trotzdem oft kalt.
Schwäche der Keimdrüsen, besonders beim weiblichen Geschlecht mit zu starker, zu früher und zu lang anhaltender Periode. Für junge Mädchen mit dieser Regel geeignet oder auch für Frauen im Präklimakterium und Klimakterium. Es sind meist Frauen und Mädchen pyknischen Wuchses mit Neigung zu Fettsucht.
Kälte und Nässe werden schlecht ertragen, der Calcium-carbonicum-Typus hat geradezu eine Scheu davor, weil er seine Schwäche in dieser Hinsicht spürt. Er leidet viel an Kältegefühlen am Kopf, an den Händen; die Füße sind kalt, als steckten sie in nassen Strümpfen. Körperliche Anstrengung führt zu raschem Versagen, es fehlt schon an der genügenden Kraft, den meist schweren Körper ordentlich zu bewegen. Auch die geistige Spannkraft erlahmt frühzeitig und wird durch Mutlosigkeit und nervöse Schwäche abgelöst.
Die Hemmung der Entwicklung, die für Calcarea kennzeichnend ist, greift auch in das geistige und psychische Verhalten ein. Die Schlaffheit und Abspannung hat eine frühzeitige Ermüdung bei geistiger Arbeit zur Folge und ein baldiges Versagen bei jeder Anstrengung. Dem Wollen entspricht nicht das Können. Unlust zu geistiger Arbeit infolge ungenügender Spannkraft und Mangel an Selbstvertrauen sind die Folge.

Schulkinder sind träge und interesselos, man bringt sie mit keinem Mittel an die Arbeit. Besonders sind sie schlecht im Rechnen. Auch das Gedächtnis nimmt an dieser ungenügenden Zuverlässigkeit teil. Im psychischen Verhalten finden wir einen gehemmten und depressiven Zustand mit den üblichen Spielarten von Ärgerlichkeit, Eigensinn, Niedergeschlagenheit und Ängstlichkeit. Der Schlaf ist unruhig und traumreich. Kinder wachen schreiend auf und sehen schreckhafte Fratzen. Sie haben Angst in der Dämmerung, wenn sie allein sind und wenn sie allein im dunklen Zimmer schlafen sollen.

Bei einem großen Teil der angeführten Indikationen kommt ebensosehr wie Calcarea carbonica das außerordentlich ähnliche *Magnesium carbonicum* in Betracht. Die Ähnlichkeit gründet sich auf den sauren Charakter des Erbrochenen und der Durchfälle, die Unverträglichkeit von Milch, die Entzündlichkeit der Schleimhäute und des Lymphsystems, die Verschlimmerung durch Kälte, das Auftreten von sauren Schweißen. Dementsprechend muß *Magnesium* gewählt werden bei allen Arten von Lymphatismus einschließlich Tonsillenhypertrophie, bei Verdauungsstörungen der Säuglinge und Kleinkinder bis zur Pädatrophie und Leberstörungen und bei Rachitis und Tetanie, wenn der Kalk versagt.

STIEGELE, der sein Interesse dem Kalk zugewandt hat, schildert die Psyche des Calcium-carbonicum-Menschen folgendermaßen (Klinische Homöopathie):

„Die Prüfungen ergeben, daß der Calcium-carbonicum-Kranke ein müder Mensch ist: alle geistigen und körperlichen Anstrengungen verschlimmern, dumpfes Eingenommensein des Kopfes, so daß ‚sie (die Prüferinnen) das Gelesene nicht verstehen', das Gesprochene nicht fassen können; bei den rasendsten Kopfschmerzen ist der Kopf eiskalt; kalte Anwendungen in jeder Form verschlimmern seinen Zustand. Es ist klar, daß ein gewisser Mangel an Initiative hieraus erwächst, der Kranke ist mutlos, weinerlich, furchtsam, melancholisch. Bei dieser Art von Kopfschmerz beobachten wir trotz der Kälteempfindungen auf der äußeren Haut einen starken pulsierenden Blutandrang zum Kopf mit Vollheitsgefühl, pulsierendem Schmerz tief im Gehirn; Schmerz, ‚als ob der Kopf platzen und sie rasend werden müßte', also Vasokonstriktion außen, Vasodilatation im Innern des Schädels. Die depressive Stimmung des Kalkkranken hat ihre besondere Prägung in der Furcht, verrückt zu werden, der Angst, daß man die geistige Verwirrung bemerken könnte; er grübelt bei Nacht über kleine und kleinste Sachen, ‚spricht mit sich selber, will allein sein, kann sich nicht zur Arbeit aufschwingen; nach geringster Anstrengung kalter Kopfschweiß'. ‚Sie bildet sich ein, jemand gehe neben ihr'...

Wir erkennen das ‚Mattherzige' dieser Psyche noch mehr, wenn wir erfahren, daß wir dieses Wort nicht nur in dem genannten, übertragenen Sinn zu nehmen, sondern wörtlich zu verstehen haben. Denn unter weiteren Prüfungsergebnissen finden wir: ‚kurzatmig beim Gehen, beim geringsten Steigen, Steigen macht ihm Schwindel und Angstzustände'. ‚Brustbeengung bald nach dem Frühaufstehen, er konnte nicht zwei Schritte gehen, ohne sich wieder setzen zu müssen, Engbrüstigkeit beim Gehen in freier Luft, starkes Herzklopfen, Beängstigung in der Brust, als wäre sie zu eng, er atmet kurz, vorzüglich im Sitzen, und fühlt einen drückenden Schmerz auf der ganzen Brust, besonders beim Einatmen, das Herz schlägt ängstlich und zitternd.' Wenn nun die experimentelle Pharmakologie der Jetztzeit zu der Feststellung kommt, daß die Fähigkeit zu dauernder rhythmischer Reizerzeugung im Herzen an die Gegenwart von Calcium geknüpft sei, so werden wir die ‚Mattherzigkeit' der Kalkkonstitution begreifen können. Hypokalkämie findet sich ja in den meisten Fällen von muskulärer Herzinsuffizienz. ADLER führt die günstige Wirkung des Kalkes bei klimakterischen Beschwerden auf die Beobachtung zurück, daß bei Kastrierten der Kalk-Gehalt des Blutes absinke und dadurch das vegetative Nervensystem übererregbar werde. Der günstige Einfluß des Kalkes auf die Herztätigkeit des Lymphatikers ist empirisch in zahlreichen Beobachtungen erwiesen, die homöopathische Schule bedient sich dabei besonders des *Calcium arsenicosum.*"

Arzneimittelbild

Leitsymptome: *Allgemeine Mattigkeit, Mangel an Spannkraft und Initiative, rasche Ermüdbarkeit bei körperlicher und seelischer Anstrengung. Gedrückter Gemütszustand, sieht alles von der schlimmsten Seite an. Mutlosigkeit.*
Schwellung des lymphatischen Apparates. Chronische Schleimhautkatarrhe mit Hypertrophie der Schleimhäute und ⊙ Polypenbildung.
Ernährungsstörung der Knochen mit Kalkmangel.
⊙ *Partielles Schwitzen (zum Beispiel an Kopf, Händen, Füßen und Brust). Partielles Frieren (zum Beispiel Kälte an Kopf, kalte Hände und kalte Füße,* ⊙ *wie ständig in nassen Strümpfen). Kopfschweiße während des Schlafes, daß das Kissen naß wird.*
Erbrochenes und Stuhl riechen sauer. Saurer Geschmack im Munde und Sodbrennen.
Weiße, tonartige Stühle. Abneigung gegen Milch.
Verlangen nach Eiern.
⊙ *Schweiße riechen sauer.*
Schwäche der Keimdrüsen mit ⊙ *Neigung zu Fettleibigkeit. Regel zu früh, zu lang und* ⊙ *zu stark.*
Fühlt sich besser, wenn verstopft.
Verschlimmerung durch Kälte in jeder Form, ⊙ *durch Nässe und feuchtkalte Witterung.*
Verschlimmerung durch körperliche und geistige Anstrengung.
Für die Wahl von Calcium carbonicum ist der Konstitutionstyp (s. o.) meist bestimmend.

Neurasthenie, **Tetanie**, **Spasmophilie**, Depression. Geistige Erschöpfung.

Allgemeines: Große Kraftlosigkeit nach geringer Anstrengung, mit traurigen Gedanken. Große Empfindlichkeit gegen kalte Luft. Allgemeine Mattigkeit und Abspannung.

Kraniotabes, Hydrozephalus.

Geist und Gemüt: Traurig, sorgenvoll und ängstlich; sieht alles von der schlimmsten Seite an. Meint krank zu werden, meint, sterben zu müssen. Angst,

als ob ihm ein Unglück bevorstünde. Mutlosigkeit und Mangel an Initiative. Sie fürchtet, den Verstand zu verlieren. Ärgerlichkeit ohne Ursache. ⊙ Kinder haben Angst, wenn sie abends in der Dämmerung allein sind oder beim Zubettgehen im dunklen Zimmer. ⊙ Schwindel beim Schließen der Augen.
Die Gedanken schwinden, das Gedächtnis versagt. Verwechselt Worte und wählt einen falschen Ausdruck. Anfall von Bewußtlosigkeit. Unfähig zu geistiger Arbeit und Verschlimmerung dadurch.
⊙ Schulkinder sind faul und interesselos.

Schlaf: Schlaflosigkeit infolge Gedankenzudrangs. Kann wegen ängstlicher oder ärgerlicher Gedanken keinen Schlaf finden. Schreckhafte, angstvolle Träume. Angstvolles Aufschrecken aus dem Schlaf. ⊙ Schlafstörungen bei Vollmond. (Pavor nocturnus).

Entzündung der Lider, Bindehaut, Hornhaut. Katarakte, Skrofulöse Ophthalmie.

Kopf: Kopfschmerzen mit Völle und Wallungen zum Kopf, halbseitiges Kopfweh. Schwindel beim Drehen des Kopfes an der freien Luft. Heißer Kopf nach Anstrengung oder eisige Kälte im und am Kopf.
⊙ Kinder mit großem Kopf und dickem Bauch, die langsam laufen lernen, mit offenen Fontanellen, mit reichlichen sauren Schweißen, besonders bei Nacht das Kopfkissen durchnässend.

Mittelohrkatarrh und Mittelohreiterung.

Augen: Pupillen erweitert. Druck, Brennen und Kratzen wie von einem Fremdkörper in den Augen; Lider rot und geschwollen, Tränen der Augen, nachts verklebt.
Weitsichtigkeit, plötzliches Erblinden für kurze Zeit. Flimmern vor den Augen oder dunkle Punkte.

Skrofulose, Exsudative Diathese. Struma fibrosa. Hypertrophische Nasenkatarrhe, Nasenpolypen. Kehlkopfkatarrhe, chronische Bronchialkatarrhe, Emphysem. **Lungentuberkulose** mit Hämoptoe.

Herzmuskelerkrankung (gewebsaufbauend).

Ohren: Äußeres Ohr entzündet. Nässen hinter dem Ohr. Schmerzen in den Ohren beim Schneuzen. Schwerhörigkeit, Rauschen, Summen oder Krachen in den Ohren. ⊙ Schleimig-eitriger Ohrenfluß.
⊙ Polypen, die zu Blutungen neigen.

Gesicht: Blaß und gedunsen, mit blauen Ringen um die Augen. – Lymphdrüsen am Unterkiefer, am Hals und Nacken hart und geschwollen.

Atmungsorgane: Nasenlöcher wund, äußere Nase geschwollen, Schnupfen mit verstopfter

Nase. Übler Geruch aus der Nase wie von faulen Eiern.

Husten nachts heftig und trocken, tagsüber mit reichlichem Auswurf. Husten durch Essen, durch Einatmen, ⊙ durch kalte Luft. Auswurf gelb-schleimig, blutig, von süßlichem Geschmack. – Die ganze Brust ist schmerzhaft bei Berührung und bei Druck.

Tonsillitis chronica.

Herz: Starkes Herzklopfen mit Angst und großer Unruhe. Bedürfnis, einen tiefen Atemzug zu tun. Atemnot bei geringstem Steigen und geringster Anstrengung. Engbrüstigkeit beim Gehen, starkes Herzklopfen, Beklemmung in der Brust, als wäre sie zu eng, atmet kurz. Drückender Schmerz auf der ganzen Brust, besonders beim Einatmen.

Verdauungsorgane: Zahnschmerzen in kalter Luft oder bei kalten Getränken. Zahnfleisch geschwollen, blutend. Zunge wund und geschwollen, Schlucken dadurch erschwert.

Saure Durchfälle.
Rachitis.
Dystrophie.

Saurer oder bitterer oder salziger oder übler Geschmack im Mund. Rachen entzündet, Mandeln rot und geschwollen, Schmerzen beim Schlucken mit Stechen bis in die Ohren. Lymphdrüsen am Hals und unter dem Kiefer geschwollen und hart. – Gefühl, als blieben die Speisen im Hals stecken, krampfhaftes Zusammenschnüren des Kehlkopfes.

Gieriger Hunger oder appetitlos, will nichts Gekochtes und kein Fleisch. ⊙ Verlangen nach Eis.

⊙ Verlangen nach Unverdaulichem wie Kalk und Kohle. ⊙ Verlangen nach Eiern. Milch bekommt schlecht, macht Übelkeit ⊙ und wird in sauren Klumpen erbrochen. Saurer Geschmack im Munde, saures Aufstoßen, Sodbrennen. Epigastrium aufgetrieben. Magendruck schlimmer vom Essen. Gefühl von Zusammenschnüren und Krampf im Magen. ⊙ Auftreibung der Magengegend wie von einer umgedrehten Untertasse.

Gallensteinkoliken,
Tabes mesaraica.

Enge Kleidung um die Gürtelgegend ist unerträglich. Gefühl wie zugeschnürt. Leib stark aufgetrieben und gespannt. Rumpeln im Bauch und krampfartige Schmerzen. Leistendrüsen geschwollen und schmerzhaft.

Hämorrhoiden.

Hämorrhoiden schmerzhaft, geschwollen, blutend. Brennen und Krampf im Rektum. Stuhl unverdaut, entweder hart oder durchfällig oder zuerst hart, dann dünn. Stuhl völlig weiß, tonartig.
⊙ Stuhl sauer.

Enuresis nocturna, Nierensteinleiden.

Harnorgane: Harn dunkel mit weißlichem Niederschlag. Kann Harn nicht halten, nächtliches Bettnässen, sehr häufiges Harnlassen.

Menorrhagien in den Entwicklungs- u. Wechseljahren. **Aussetzende Regel** bei jungen Mädchen und bei sekundärer Amenorrhö.

Geschlechtsorgane: Männer: Erhöhte Libido, Samenerguß erfolgt zu früh, nachher tagelang sehr schwach und übelgelaunt. Pollutionen.
Frauen: Vermehrter Trieb. Brennen und Jucken der Vulva mit milchigem Ausfluß. Regel zu früh, zu lang, ⊙ zu stark. Wundes Gefühl in den Brüsten. Die lange ausgebliebene Regel erscheint wieder.

Knochen- und Muskelrheuma. Arthrosis deformans. Schlecht heilende **Knochenbrüche.**

Muskulatur und **Glieder:** Sehr rasche Ermüdung beim Gehen. Kann infolge Schwäche nicht einmal gehen. Zucken und Krämpfe in den Muskeln. Unfähigkeit, Treppen zu steigen. Rheumatoide Schmerzen in allen Muskeln, Knochen und Gelenken. Häufiges Einschlafen der Glieder.

Nesselsucht, Milchschorf, Ekzem mit Schorf wie Kreide. Urtikaria, Ekzeme bei exsudativer Diathese.

Haut: Nesselsucht, die an der Luft vergeht. Papeln, Bläschen, Pusteln, Furunkel mit Jucken und Brennen. Nässen hinter den Ohren. Unheilsame Haut, leicht eiternd. Selbst kleine Verletzungen gehen in Eiterung über. Viele kleine Warzen erscheinen hier und dort.

Wärmeregulation und **Schweiße:** Innerliches Frieren, erträgt keinerlei Kälte. Kalte Hände und Füße bei warmem Kopf. Wallungen zum Kopf. Ständiges Schwitzen durch die geringste Anstrengung, Nachtschweiße. Handschweiß bei Anstrengung. Fußschweiß. ⊙ Kalte feuchte Füße, sie fühlen sich an, als wären die Strümpfe feucht. Saure Schweiße. Partielle Schweiße, zum Beispiel am Kopf, an Händen, an Füßen. ⊙ Die Füße werden nachts wegen Hitze aus dem Bett gestreckt.

Dosierung

D 3 bis D 12, Hochpotenzen. Man betrachte den nach homöopathischen Gesichtspunkten gewählten Kalk nicht als Ersatzmittel für fehlenden Kalk, sondern als Anregungs- und Heilmittel für einen fehlerhaften Kalkstoffwechsel. Die niederen Verdünnungen werden mehr auf lokale Gewebsveränderungen gerichtet, wie zum Beispiel Drüsenschwellungen, die hohen Verdünnungen zur Umstimmung der Gesamtkonstitution verordnet.

Vergleichsmittel

Säuglingsdurchfälle mit übelriechenden oder sauren Stühlen. Milch wird nicht ertragen und macht Erbrechen und Durchfall: *Magnesium carbonicum.*
Saure Durchfälle, das ganze Kind riecht sauer: *Magnesium carbonicum, Hepar sulfuris, Rheum.*
Kinder und Jugendliche mit ständig laufender Nase, übelriechenden Durchfällen, Foetor der Haut: *Sulfur, Magnesium carbonicum.*
Zurückgebliebene Kinder: *Barium carbonicum, Agaricus, Calcium phosphoricum, Asterias.*
Empfindlichkeit gegen Kälte, Schweiße, besonders am Kopf: *Silicea, Hepar sulfuris.*
Chronische Anschwellung der Lymphknoten und der Mandeln: *Barium carbonicum* und *jodatum, Magnesium jodatum, Calcium jodatum, Acidum fluoricum, Calcium fluoratum.*
Akute Störungen von Calcarea-Patienten erfordern häufig: *Belladonna,* zum Beispiel katarrhalische Infekte, Angina, Rheuma, Amenorrhö nach Erkältung, Menorrhagie.
Calcium carbonicum ist oft nach *Sulfur* angezeigt.

Calcium causticum

Anwendung

$Ca(OH)_2$, der gelöschte Kalk, ist zwar durch KOCH (Hygea, Bd. 5, S. 270) einer umfangreichen Prüfung unterzogen worden, wird aber so gut wie gar nicht verwendet. Gegenüber *Calcium carbonicum* soll es akutere Wirkung besitzen, hat aber im übrigen keine eigenen Indikationen. Letzteres ist jedoch vorzuziehen, da die Symptomatik und der Typus gründlicher herausgearbeitet sind.

Calcium fluoratum

(Calcium fluoricum, Calcarea fluorica)

Herkunft des Mittels

Als Arzneisubstanz wird der mineralische Flußspat verwendet. Die Flußspatkristalle enthalten Spuren von Kieselsäure.
Calcium fluoratum wurde von SCHÜSSLER eingeführt und bei Erkrankung solcher Gewebe und Organe, die reich an diesem Stoffe sind, angewendet.

Wirkung

Die Hauptrichtung geht auf das Bindegewebe, mit Bevorzugung des elastischen Bindegewebes, auf die Knochen, Sehnen und Bänder. Aus der Kenntnis der beiden Bestandteile *Acidum fluoricum* und *Calcium* wurden zusammen mit den klinischen Beobachtungen in der Homöopathie und der Schüsslerschen Schule schon vor Vornahme einer umfassenden Arzneimittelprüfung folgende klinische Indikationen aufgestellt:

Klinische Indikationen

Die Wirkung ist umrissen durch Minderwertigkeit des Bindegewebes, welches sich zu erkennen gibt in Senkung innerer Organe, Erschlaffung und Erweiterung der Venen, zarter durchscheinender Haut, Schlaffheit und Überstreckbarkeit der Gelenke bei Kindern, vermehrte Abnützung der Gelenke (Arthrosis), chronischen Drüsenschwellungen, harten Kröpfen sowie durch Basedow und basedowifizierte Kröpfe.

Allgemeines: Besitzt tonisierende Wirkung und wurde als Tonikum empfohlen.

Auge: Immer wiederkehrende Gerstenkörner, Chalazion, Katarakt; Keratitis phlyktaenulosa.

Ohr: Chronische Mittelohreiterung, Cholesteatom, Otosklerose.

Innersekretorische Organe: Zu den Nebenschilddrüsen wird eine besondere Affinität angenommen. Nach MAY (Dorf Kreuth) wird Flußspat bei Basedow verwendet, um das verwandte *Jod* zu substituieren und den Jod-Spiegel im Blut zu senken*. Bösartige Kröpfe, Kröpfe mit harten Adenomen (siehe auch die obigen Prüfungssymptome).

Atmungsorgane: Trockene Rhinitis (auch atrophische), verstopfte Nase mit dickem, übelriechendem, klumpigem Katarrh; Nekrose der Nasenknochen; Bronchiektasie, Rippenfell- und Herzbeutelschwarten.

Verdauungsorgane: Ranula, Lockerheit und Karies der Zähne, Nekrose des Unterkiefers. Jucken und Ekzem am After, Analfisteln, Hämorrhoiden.

Geschlechtsorgane: Tumoren an den Hoden, Hydrozele, Ovarialzystome; Verlagerungen und Verwachsungen der Gebärmutter; Myome, Fibrome der Mamma.

Gefäßsystem: Venen erweitert und blau durchscheinend. Varizen, Hämangiom, Aneurysma.

Knochensystem: Arthrosis deformans, chronische rheumatische Knochenaffektionen, Exostosen, lockere, überstreckbare Gelenke der Kinder; Lumbago hartnäckiger Natur, schlimmer durch beginnende, besser durch fortgesetzte Bewegung (wie *Rhus*). Knochenhautentzündung bei Syphilitikern.

Haut: Hautgeschwüre mit erhabenen, harten Rändern; Fisteleiterungen. Narbenkeloid; Schrunden an den Handflächen.

* Wenn diese Beobachtung und chemische Schlußfolgerung für die in der Homöopathie gebräuchlichen und erprobten Dosen auch nicht zutreffen kann, so zeigt sie doch eine regulierende Einwirkung des *Fluors* auf das Fluor-Jod-Verhältnis im Blute an. Man wird den homöopathischen Potenzen eine die Aktivität des *Fluors* katalytisch anregende Wirkung zuschreiben dürfen, wodurch der erhöhte Jod-Spiegel im Blute gesenkt wird.

Bindegewebe: Angezeigt zur Wiederherstellung des Tonus des elastischen Bindegewebes bei gesenkten Organen (Ptosis der Eingeweide) und erschlafften Venen; resorbiert Verwachsungen und Schwarten. Harte Drüsen entzündlicher Art oder Bindegewebstumoren (Lymphknoten, Struma, Fibrome).
Weitere Indikationen, die sich aus der Arzneimittelprüfung ergeben haben:
Entzündung chronischer Natur des ganzen Lymphsystems: Chronische Schleimhautkatarrhe, besonders des Nasenrachenraums einschließlich der Nasennebenhöhlen, der Tonsillen, der gesamten Luftwege, aller Lymphknoten, der Bauchspeicheldrüse.

Um das Arzneimittelbild auf eine sichere Basis zu stellen, wurde vom Verfasser im Jahre 1953 eine Arzneimittelprüfung an 39 Ärzten und Ärztinnen, welche an den Einführungskursen am Robert-Bosch-Krankenhaus in Stuttgart (Direktor Dr. Dr. Leeser) teilnahmen, vorgenommen. Geprüft wurde ausschließlich D 12; von den Prüfern waren 26 männlichen und 13 weiblichen Geschlechts. Die Dauer der Prüfung betrug durchschnittlich 3 Wochen mit einer 4wöchigen Nachbeobachtung; die Prüfer hatten keine Kenntnis von der Natur des Prüfstoffes. Zusammen mit den 4 Prüfern der Amerikaner Murch und Bell aus den Jahren 1864 und 1874 ergab sich folgende Wirkung:

Übersicht über die Arzneimittelprüfung

Am **Zentralnervensystem** zeigt sich eine bemerkenswerte Unternehmungslust, verbunden mit bedeutender Zunahme der Leistungsfähigkeit und Aktivität, die sich zu Unruhe und Hastigkeit steigern kann. Andererseits kommt es auch zu Verlust der Initiative mit Angst vor den Aufgaben des Tages, ja zu einer allgemeinen depressiven Verstimmung. Aus der amerikanischen Prüfung von Bell stammt das Symptom: „Gefühl von Angst um Geldangelegenheiten oder daß er Mangel leiden müßte oder daß er finanziell rückwärts machen würde.“ Bei leerem Magen ist das Gesamtbefinden einschließlich der geistigen Verfassung schlimmer.
Es ergab sich eine Affinität zu der Gesamtheit aller **Halsorgane,** indem nicht nur die Muskeln und Gelenke des Halses und der Halswirbelsäule, die Schleimhäute des Kehlkopfes, sondern auch die Schilddrüse deutlich ansprach. Diese Beziehung zur Schilddrüse war seither auch durch die Prüfung der *Flußsäure* noch nicht gesichert, obwohl sie ja zweifellos dem Fluor-Anteil und nicht dem Kalk zugehört. Die Kälteempfindlichkeit im Hals, die sich bei der sehr unvollständigen amerikanischen Prüfung herausgestellt hat und welche im Hinblick zu *Acidum fluoricum* mit seiner Besserung durch Abkühlung auffallend war, hat sich bei der neuen Prüfung bestätigt; sie muß wohl dem Calcium-Anteil zugeschrieben werden.
Die seither schon bekannte tonisierende Wirkung von Calcium fluoratum und von *Acidum fluoricum* kann nun präziser festgelegt werden. Es konnte ein bedeutender Zuwachs an Kraft, geistiger Frische und Leistungsfähigkeit sowie an Unternehmungslust festgestellt werden, während in der Gegenphase eine Abmagerung trotz

reichlicher Nahrungsaufnahme, ein Verlust der geistigen Konzentration und der Initiative und eine nervöse Unruhe und Hast festgestellt wurden. Man wird diesen Effekt teils auf eine Aktivierung des gesamten Grund- und Bindegewebes, teils auf eine Anregung der Schilddrüsentätigkeit zurückführen dürfen.
Die Neigung der Kalksalze zu reichlichen Schweißen kann auch hier festgestellt werden; sie nehmen hier jedoch einen übelriechenden Charakter an, wie bei *Acidum fluoricum,* ist also durch den Fluor-Anteil wesentlich mitbestimmt.
Bemerkenswert erscheint noch das Hervortreten einer **Pankreasstörung** aus den Symptomen der Verdauungsorgane. Hier sind besonders die fettigglänzenden Stühle, die Unverträglichkeit von Fettgenuß, welche zu Durchfall führt, zu nennen.
Weiterhin muß auch wohl die auffallende Linksbetontheit der Symptome in diesem Zusammenhang mit dem Pankreas gestellt werden. Diese hat sich bei 5 Prüfern ergeben und sich in einer Zerschlagenheit der linken Körperseite, in Gelenkschmerzen, Pelzigkeitsgefühl und Prickeln der linken Körperseite und Schmerzhaftigkeit der linken Tonsille geäußert. Hier sei daran erinnert, daß die Linksbetontheit auch bei *Natrium fluoratum* (Arzneimittelprüfung von GUTMANN), ferner dasselbe bei *Bromum* und bei der jodhaltigen *Hedera* festgestellt worden ist. Es ist wohl denkbar, daß diese Linksbetontheit bei diesen Halogenen ihre Entstehung einer Beziehung zur Bauchspeicheldrüse verdankt.
Wie alle Fluor-Präparate besitzt Calcium fluoratum eine starke Beziehung zum lymphatischen System mit den Schleimhäuten, Lymphknoten und Tonsillen. Es sind vor allem chronische Prozesse, die *Fluor* unterliegen, während die nahe verwandten Jod-Mittel für frischere, aktivere und akutere Zustände in Frage kommen. Die Fluor-Mittel folgen daher zeitlich günstig auf die Jod-Mittel, indem sie deren Wirkung vervollständigen.
Sehr deutlich ließ sich auch die Beziehung zu den Gefäßwandungen der Venen erkennen, indem Anschwellung der Füße bei heißem Wetter, Bedürfnis, die schweren Beine hochzulegen, selbst die Bildung von Venektasien und von Krampfadern berichtet wurde. Die Füße werden nachts aus dem Bett gestreckt wegen eines auftretenden Hitzegefühls, müssen aber wegen eintretender Kühle bald wieder zurückgezogen werden.
Von Bedeutung ist noch die auch bei den anderen Halogenen hervortretende **Besserung durch Essen,** die sich nicht nur auf den Hungerschmerz des Magens bezieht, sondern auch auf die geistigen Funktionen, die Kopfschmerzen, die nervöse Unruhe und Reizbarkeit und die allgemeine Spannkraft, also auf das Gesamtbefinden überhaupt erstreckt.
Die Haut ist wesentlich stärker affiziert, als man dies beim bloßen Kalk erwarten könnte. Es bilden sich Akneknötchen, Pusteln, Furunkel und kleine Hautabszesse, ferner Herpesausschläge, die in flächige Ekzeme von nässendem Charakter übergehen. Dabei wird heftiges Jucken angegeben, welches jedoch auch ohne Ausschläge geklagt werden kann. Die Neigung alter Narben, sich zu entzünden, die wir von *Acidum fluoricum* her kennen, prägt sich wenigstens in einem Juckreiz derartiger Narben aus.

Die schon genannte Überreizung des zentralen Nervensystems dehnt sich auf die Sinnesorgane aus, die sich in einem Zustand **übermäßiger Empfindlichkeit** befinden. Lichteindrücke steigern die Kopfschmerzen, desgleichen Geräusche wie Radiomusik. Der Geruch ist übermäßig fein, während vom Geschmack eine Abstumpfung genannt wird. Die Sensibilität der Haut ist bis zur Schmerzhaftigkeit bei Berührung gesteigert; es werden hyperästhetische, aber auch anästhetische Hautbezirke festgestellt. Die Empfehlung bei Flimmerskotom habe ich bestätigt gefunden.
Außer der Kälteempfindlichkeit ist an weiteren wesentlichen Modalitäten von allgemeiner Bedeutung die **Verschlimmerung morgens zwischen 3 und 5 Uhr,** zu welcher Zeit die nervöse Unruhe zu einer Unterbrechung des Schlafes führt und über Kopfschmerzen, Schwindel und Lustlosigkeit geklagt wird. Auch nach dem Aufstehen am Morgen setzen sich derartige Beschwerden noch fort. Da auch nach dem Mittagsschlaf über Gereiztheit und Verstimmung geklagt wird, kann eine **Verschlimmerung durch Schlaf** aufgestellt werden.
Wie andere Halogene hat auch Calcium fluoratum eine Unverträglichkeit von heißem, schwülem Wetter und von Sonnenbestrahlung (vgl. *Jod, Natrium muriaticum*).
Alle Fluor-Mittel besitzen eine bedeutende Heilkraft bei chronischen Entzündungen jeder Art sowohl der Schleimhäute als auch aller Drüsen, Knochen usw.

Literatur

Der Bericht über 4 amerikanische Prüfer von MURCH und von BELL finden sich bei ALLEN: Encyclopedia und bei HUGHES: Cyclopaedia. Über die Arzneimittelprüfung von J. MEZGER siehe Dtsch. homöop. Mbl. 1954, 7: 313.

Arzneimittelbild

Leitsymptome und Modalitäten: *Gereiztheit, Depression, Angst, Verlust jeder Initiative – große innere Unruhe und Hast, besser durch Essen; Tremor und Muskelzuckungen.*
Unfähigkeit zu geistiger Konzentration.
Schläft zwischen 3 und 5 Uhr nicht.
Abmagerung trotz reichlicher Nahrungsaufnahme.
Schmerzhaftigkeit in der Vena saphena, Schwere und Schwellung der Füße mit Besserung durch Hochlegen.
Streckt nachts wegen Hitzegefühls die Füße aus dem Bett.
Bildung von Venektasien und von Krampfadern.
Die Schilddrüse schwillt an mit dem Gefühl von Beengung und von Pulsieren; muß die Kleider öffnen.
Hautausschläge, besonders um die Körperöffnungen, mit Juckreiz, besser durch Abkühlung.
Neigung zu Schweißen bei der geringsten Anstrengung. Übelriechende Schweiße.
Vorwiegende Linksseitigkeit der Beschwerden, jedoch Rechtsseitigkeit keine Gegenindikation.

Verschlimmerung durch Kälte (mit Ausnahme der Kopfkongestionen, der Hitze in den Beinen und des Juckens der Haut).
Verschlimmerung bei leerem Magen, der Magenschmerzen wie des Allgemeinbefindens.
Verschlimmerung zwischen 3 und 5 Uhr und nach Schlaf.
Verschlimmerung durch heißes Wetter und durch Besonnung.
Verschlimmerung durch Berührung, aber Besserung durch festen Druck (Kopfschmerz, Magenschmerz, Herzbeschwerden).
Verschlimmerung durch Sinneseindrücke und durch körperliche und geistige Anstrengung.
Besserung durch Essen.
Besserung durch Wärme (mit Ausnahme der Kopfkongestionen, der Hitze in den Beinen und des Hautjuckens).

Allgemeines: Abmagerung trotz guten Appetits. Allgemeine Empfindlichkeit gegen Kälte.

Vegetative Dystonie mit hyperthyreotischem Einschlag. Latente Tetanie, Hyperthyreose, Toxisches Adenom der Schilddrüse.

Geist und Gemüt: Steigerung der Konzentration und vermehrte geistige Aufnahmefähigkeit; kann den ganzen Tag intensiv geistig arbeiten, bis um Mitternacht, ohne zu ermüden.
Herabminderung der Konzentrationsfähigkeit und der Arbeitslust. Muß einen Satz mehrmals lesen und versteht ihn dann immer noch nicht.
Verlust jeder Unternehmungslust, jeder Initiative und jeder Arbeitslust.
Auch: Unternehmungslust trotz geistiger Abspannung, und gesteigerte Leistungsfähigkeit trotz erheblicher Schlafstörung.
Gefühl innerer Unruhe und Hast, ängstlich-depressive Stimmung, ja geradezu Angst vor den Aufgaben des Tages.
Gefühl von Angst um Geldangelegenheiten oder daß er Mangel leiden müßte oder daß er finanziell „rückwärts machen" würde. ⨀ Angst, daß das Geld nicht reicht.
⨀ Sehr ungeduldig und dann gereizt gegen andere; seine Arbeit kann ihm nicht schnell genug gehen [*Beobachtung des Verfassers*].
Euphorie mit innerer Gelöstheit und Arbeitslust – Gereiztheit, innere Unruhe und Hast, ängstlich-depressive Stimmung, ja geradezu Angst vor den Aufgaben des Tages.

Durch Essen bessert sich die geistige Konzentrationsfähigkeit.

Schlaf ist häufig zwischen 3 und 5 Uhr (oder auch zwischen 4 und 6 Uhr) morgens unterbrochen, bei lebhaftem Gedankenzudrang. Ein Teil der Prüfer kann nachher wieder einschlafen, der andere Teil nicht. Jedoch auch (seltener) verspätetes Einschlafen.
Bei Erwachen morgens Gefühl des Nichtausgeschlafenseins sowie Kopfschmerzen, Schwindel, Herzklopfen sowie Mattigkeit und Lustlosigkeit.
Der gewohnte Mittagsschlaf kann nicht gefunden werden.
Nach dem Mittagsschlaf erhebliche innere Gereiztheit und „scheußliche“ Stimmung.

Sinnesorgane: Augen sind überempfindlich gegen Licht bei Kopfschmerzen. Das optische Bild des Gelesenen bleibt noch eine Weile vor den Augen stehen. Mouches volantes, infolge übermäßigen Tabakgenusses, werden besser. ⊙ Flimmerskotom (ENSINGER).

Hordeola, rezidivierend.
Cataracta senilis.

Die in den letzten 2 Jahren beobachteten Hordeola (insgesamt 6–8) haben sich nach der Arzneimittelprüfung nicht mehr wiederholt*.
Gehörsinn überempfindlich: das Geräusch eines Radios im Nebenzimmer kann nicht ertragen werden. Kopfschmerzen verschlimmern sich durch Geräusche. Geruchssinn verstärkt. Geruchstäuschungen. Geschmack abgestumpft; alles schmeckt gleich fad.
Sensibilität der Haut überfein mit Schmerzhaftigkeit der Teile, auf denen man liegt, oder Gefühl, als liege man auf Krümeln.
Abstumpfung der Sensibilität mit Pelzigkeit und Kribbeln. Gefühl des Anschwellens an Lippen und Zunge. Ausfall der Sensibilität an einzelnen Stellen.

Kopf: Kopfschmerzen an sämtlichen Teilen des Kopfes, verbunden mit Benommenheit, Drücken, wie zum Zerspringen, oder bohrend, stechend, schneidend, mit Besserung an der frischen Luft, selbst bei Zugluft, durch Kaltwaschen, durch Eintauchen des Kopfes in kaltes Wasser sowie durch Druck.

* Nach einem 6 Jahre später eingegangenen Bericht des Prüfers.

Verschlimmerung der Kopfschmerzen durch Bücken, durch Hitze, durch Besonnung, durch schwüles Wetter, durch Treppensteigen, durch Abwärtsfahren im Fahrstuhl, durch Alkoholgenuß.
In der Minderheit der Fälle Besserung der Kopfschmerzen durch Wärme.
Aufregung und geistige Anspannung, körperliche Anstrengung sowie Licht und Geräusch verschlimmern die Kopfschmerzen.
Kopfschmerzen mit Drehschwindel und Ohrensausen.
Gesicht gerötet oder blaßgraues Aussehen oder Wechsel zwischen Röte und Blässe.
Sämtliche Organe des Halses sind auffallend stark betroffen.

Caput obstipum, Osteochondrose und Arthrosis der Halswirbelsäule. Chron. Rachenkatarrh. Chron. Kehlkopfkatarrh. **Chron. Nasennebenhöhlenentzündung. Chron. Tonsillitis. Einfache und harte knotige Strumen,** Toxisches Adenom. Malignes Adenom. Hyperthyreose.

Äußerer und innerer Hals: Caput obstipum und Schmerzen in der Halswirbelsäule.
Kratzen im Hals mit dem Bedürfnis zu räuspern, Trokkenheit im Hals. Schluckschmerzen, dabei Rötung der hinteren Rachenwand, der Seitenstränge und des Rachenrings. Dickzähe Schleimabsonderung oder Trokkenheit. Heiserkeit. Wundheit und Rauheit im Hals bis hinab zur Bifurkation, dabei Husten mit hellem, wäßrigem Auswurf, schlimmer im Liegen.
Kitzel im Hals mit krampfhaftem Husten und Besserung nach Aushusten von Schleim.
Krampfhafte Konstriktion in der Epiglottis und der Brust mit Prickeln und Brennen im Hals wie bei einer Erkältung und wie wenn die Epiglottis beinah ganz verschlossen wäre, mit Verschlimmerung bei Nacht und durch Kälte.

Mandelpfröpfe.

Spontanes Ablösen von übelriechenden Mandelpfröpfen. Schmerzhafte Anschwellung der Mandeln mit eitrigem Belag.
Beengungsgefühl in der Gegend der Schilddrüse mit Pulsieren. Anschwellung der schon zuvor vorhandenen Struma.
Der Blusenkragen muß offen getragen werden.

Herz und Kreislauf: Beklemmungsgefühl am Herzen mit Angst, als ob das Herz versagen würde. Gefühl von Schwereempfinden am Herzen wie von einem Stein,

schlagartig verschwindend durch Gegendruck mit beiden Fäusten.
Intensives Herzstechen beim Sitzen in gebückter Haltung.
Gefühl von Schwere und eines Zugs nach unten in den Beinen, als ob die Beine in die Erde gezogen würden, mit Schwäche und Zittrigkeit in den Beinen. Bedürfnis, die Beine hochzulegen mit Besserung der Beschwerden. Schmerz entlang der Vena saphena bei Berührung. Die Füße werden nachts aus dem Bett zur Abkühlung gestreckt, sie werden jedoch bald wieder zurückgezogen wegen des Gefühls von Kälte.

Varizen und Venektasien.

Fußsohlen brennend heiß, ebenso die Hände.
Teigige Schwellung der Füße an warmen Tagen. Bildung von reichlichen oberflächlichen Venektasien von blauroter Farbe an den Oberschenkeln. Am Oberschenkel bildet sich eine federkieldicke Krampfader aus.
Kopfkongestion mit Besserung der Kopfbeschwerden durch frische Luft, durch Zugwind und durch Absprudeln mit kaltem Wasser und Verschlimmerung bei schwülem, gewittrigem Wetter und durch Besonnung.

Gastritis.
Hyperthyreotische Verdauungsstörungen.
Gastroptose,
Enteroptose.
Verspäteter Zahndurchbruch der Kinder.

Verdauungsorgane: Schmelzdefekte der Zähne. Zahnschmerzen, schlimmer durch Kälte.
Steigerung des Appetits und des Hungergefühls; Ausbleiben des Sättigungsgefühls, könnte immerfort essen. Abmagerung bei gutem Appetit. Hungerschmerz 2 Stunden nach dem Essen mit Besserung durch Essen. Sehr zornig, wenn er hungrig auf das Essen warten muß; wenn es dann schließlich kommt, wird es ihm zum Ekel.
Verlust des Appetits. Sodbrennen.

Chron. Leberleiden (Hepatitis, Leberzirrhose?).
Pankreatitis.
Pankreasstörungen.

Verlangen nach Salz und gesalzenen Speisen, nach rezenten Speisen. Verlangen nach Süßigkeiten, die schlecht vertragen werden. Abneigung gegen Fleisch und gegen Fett; Durchfall nach Fettgenuß. Abneigung gegen Eier.
Alkohol macht Übelkeit und Kopfweh.
Durch Auflegen der Hand bessern sich die Magen- und Bauchschmerzen, ebenso durch Liegen auf dem Bauch.

Völlegefühl mit Blähbauch, besser nach Abgang von Blähungen.
Stuhl ist hart, schafkotähnlich oder aus großen, harten Knollen bestehend. Auffallend schwarze Knollen im Stuhl.
Durchfälle breiig oder spritzend, fettig glänzend, gleich nach dem Essen. Fette Speisen rufen Durchfall hervor.

Proktitis und Periproktitis. Analfissur.

Am Anus Brennen und Jucken, Stechen und Splitterschmerzen. Nässen und Feuchtigkeit am Anus, Intertrigo. Abgang von hellrotem Blut. Beim Abgang des harten Stuhls Gefühl, als ob der Anus zerrissen würde. Gefühl des Zurückgleitens des harten Stuhls.

Geschlechtsorgane: Männer: Libido erloschen.
Frauen: Periode verstärkt. Periode verspätet und schwächer und wäßriger als sonst.

Fluor (von R. HAEHL empfohlen bei Zervixerosion und Narbenfissuren am Muttermund). Uterusmyom.

Milchiger Ausfluß von milder Beschaffenheit. Außerordentlich starker Fluor von gelblich-milchiger Beschaffenheit. Vor der Periode verstärkte Schmerzen im Genitale. Schmerzen in den Brüsten vor der Periode.

Neuritiden, **Arthrosen.** Osteochondrose und Arthrose der Wirbelsäule.

Bewegungsorgane: Schmerzen in Muskeln und Gelenken mit Verschlimmerung durch Kälte, Zugwind, Wetterwechsel, Besserung durch Wärme, besonders Bettwärme. Durch Bewegung werden die Schmerzen teils verschlimmert, teils gebessert. Schmerzen in der Halswirbelsäule. Caput obstipum. Neuralgische Schmerzen im Nervus trigeminus, im Arm und in den Wurzeln der Ischiasnerven, besser in Ruhe und durch Wärme.
Plötzlich auftretende anästhetische Zone im rechten Nervus ulnaris. Taubheit im linken Ring- und Kleinfinger, schlimmer durch Kälte, etwa 8 Tage lang. Einschlafen des linken Beines.
Muskelzuckungen, Muskelfibrillieren, Tremor. Nächtliche Wadenkrämpfe, besser durch Aufdekken und durch Strecken.

Haut: Entzündungserscheinungen der Haut wie Akne, Pusteln, Papeln, Herpesbläschen. Auch Eiterpusteln, Furunkel und kleine Hautabszesse entstehen (s. auch unter Auge: Gerstenkörner). Herpesausschläge, die in nässenden Hautausschlag übergehen. Deutlich ist die Umgebung der Körperöffnungen als Sitz der Hautaffektionen bevorzugt, z.b. Herpes am Mund und den Lidrändern, Wundheit der Nasenlöcher, nässender Ausschlag hinter den Ohren, Herpes an der Glans penis und am Skotum, Pruritus ani. Akne an der Stirnhaargrenze.

Sonnendermatitis. Hämangiom der Kinder (meiste längere Darreichung erforderlich).

Lästiges Jucken der Haut als Begleiterscheinung der Hautaffektionen oder ohne sichtbare Hautveränderungen mit Verschlimmerung in der Bettwärme und Besserung durch Aufdecken. Kratzen bessert meist, einmal wird das Jucken durch Kratzen verschlimmert.

Neigung zu Schweißen bei der geringsten Anstrengung. Der Schweiß besitzt einen üblen Geruch.

Alte Narben fangen an zu jucken.

Die Haare sind glanzlos und legen sich schlecht, oder sie sind fettig.

Haarausfall, Ausfall der Augenwimpern und der Schamhaare.

Vermehrtes Nagelwachstum. ⊙ Brüchige Nägel.

Wärmeregulation: Empfindlichkeit gegen Kälte und Frösteln mit Frieren und Zittern. Nach der Frühgymnastik mit anschließender kalter Dusche wird das gewohnte Wärmegefühl nicht erzeugt, statt dessen Frösteln und sehr langsame Wiedererwärmung. Frieren zwischen den Schulterblättern. Nachdem an den ersten Tagen der Prüfung ein ausgesprochen warmes Gefühl am ganzen Körper mit Hitzewallungen wahrgenommen wurde, entwickelt sich an den folgenden Tagen eine Empfindlichkeit gegen Kälte.

Dosierung

D 6 bis zu Hochpotenzen. Relativ lang anhaltende Wirkung. Es kommen in der Hauptsache chronische Prozesse in Frage. Als Zwischenmittel in einzelnen Gaben kann es beim Gebrauch von *Silicea* empfohlen werden, wodurch die Wirkung von *Sili-*

cea verstärkt und aufgefrischt wird. Kann bei chronischen Entzündungen lange Zeit fortgegeben werden.

Vergleichsmittel

Siehe unter *Acidum fluoricum.*
Fluor-Mittel folgen gut auf *Jod* und seine Verbindungen.
Komplementär zu Fluorcalcium: *Silicea* und *Pulsatilla.*
Apatit, eine Kalk-Phosphor-Fluor-Sauerstoffverbindung s. S. 177.

Beispiel

Chronische Stirnhöhleneiterung

Ein 72jähriger Mechanikermeister, den ich von Zeit zu Zeit wegen einer chronischen Emphysembronchitis zu behandeln hatte, erkrankte an schwerer linksseitiger Stirnhöhlenentzündung. Er zog sich in der Folge eine außerordentlich heftige Neuritis des l. Ischiasnerven zu, mit der er mehrere Monate lang zu Bett lag. Da man die Stirnhöhleneiterung als Focus der Ischias ansehen mußte, wurde er von seinem damaligen Arzt zur Operation auf eine Halsnasenohrenabteilung eingewiesen, wo er radikal operiert wurde. Dabei wurde ein Trigeminusast verletzt, so daß er eine sich nur sehr langsam zurückbildende Lähmung davontrug. Wider Erwarten ging nach der „Radikaloperation" der Stirnhöhle die Eiterung mit starken Kopfschmerzen weiter. Es kam sogar zu Abszeßbildungen mit Perforation nach außen in der Gegend des inneren Endes der Augenbraue. Trotz des Einsatzes von *Silicea, Hepar sulfuris, Kalium bichromicum* widerholten sich diese Abszeßbildungen mit Perforation nach außen mehrere Jahre lang. Schließlich erhielt er Calcium fluoratum D 12. Von diesem Zeitpunkt blieben die Perforationen aus, es entleerte sich nur eine mäßige Menge von eitrigem Schleim durch die Nase und den Rachen. Wenn das Einnehmen von Calcium fluoratum in der nun beschwerdefreien Zeit vergessen wurde, zeigten sich wieder Kopfschmerzen mit Anschwellung über der Operationsnarbe und drohende Perforation, die dann aber jedesmal mit Calcium fluoratum wieder zurückging. Der Patient kam nun in einen Zustand schwerer Zerebralsklerose mit mehreren Apoplexien und geistiger Demenz. Dies gab mir Gelegenheit, den Zustand des Stirnhöhlenleidens bis zu seinem Ende, das im Alter von 81 Jahren erfolgte, zu verfolgen. Er benötigte fortlaufend oder wenigstens mit nicht zu langen Pausen täglich eine Gabe von Calcium fluoratum, womit es in vollkommener Weise gelang, die chronische Stirnhöhlenentzündung zu beherrschen. Die vorzügliche Leistung des Flußspats bei chronischen Entzündungen und Eiterungen hat sich dabei bewährt. *[Beobachtung des Verfassers]*

Calcium hypophosphorosum

Wirkung

Dem Calciumhypophosphit $Ca(H_2 PO_2)_2$ wird gegenüber dem Calciumphosphat eine verstärktere Phosphor-Wirkung zugeschrieben. Es wurde (nach CLARKE: Dictionary of Mat. Med.) von BARRETT und seinem Freund geprüft; beide nahmen 1 Grain der 2. Dezimalpotenz. Die hauptsächlichsten Symptome waren:
Gemütsdepression.
Dumpfer, schwerer Druck vom ganzen Scheitel zwischen den Stirnbein- und Hinterhauptknochen. Der Schmerz steigerte sich mit zunehmender Depression.
Große Völle und Bangigkeit rund um das Herz, Völle im ganzen Thorax und Kopf.
Die Venen an den oberen Körperteilen und den Armen treten hervor wie eine Peitschenschnur.

Kurzatmigkeit, Verlangen nach frischer Luft.
Schweißausbruch über den ganzen Körper.
Völliger Verlust der Muskelkraft, mag sich nicht bewegen.
Bleiche Hautfarbe.

Klinische Anwendung

Es wird von NASH empfohlen bei Gelenkabszessen. Weitere Empfehlungen bei Pädatrophie mit Durchfällen und Anschwellung der Mesenterialdrüsen. Drüseneiterungen, Knochen- und Gelenktuberkulose, Lungentuberkulose mit Schwäche und Abmagerung und Lungenblutungen. Wird weiter verwendet bei Appetitlosigkeit oder bei gierigem Hunger 2 Stunden nach dem Essen; bei großer Schwäche und Abmagerung.

Vergleichsmittel

Bei Lymphatikern: *Calcium phosphoricum, Calcium fluoratum, Calcium jodatum.*
Appetitlosigkeit: *Calcium phosphoricum, Abrotanum.*

Dosierung

(D 3), D 6 bis zu Hochpotenzen.

Calcium jodatum

Anwendung

Es wird verwendet, wenn man außer dem Kalk die Wirkung des *Jods* zur Geltung bringen will. Es hat sich gut bewährt bei **skrofulöser Entzündung der Drüsen** am Hals und Nacken, bei chronischer **Schwellung der Schleimhäute** in Hals und Nase, bei chronischer **Mandelentzündung** der Kinder, bei langwieriger **Mittelohreiterung,** bei **Struma parenchymatosa** und **fibrosa**, bei **Knochenentzündungen** und **Eiterung.**
Der **Typus** ist nicht der pastöse und träg reagierende des Austernschalenkalks *(Calcium carbonicum Hahnemanni),* sondern es ist mehr für erethische Naturen geeignet.

Dosierung

D 3 bis D 6 in Verreibungen. Haltbarkeit sehr beschränkt.

Calcium phosphoricum

Herkunft des Mittels

99% des im Skelett enthaltenen Kalkes bestehen aus phosphorsaurem Kalk und 1% aus kohlensaurem Kalk. Weiteres Vorkommen in den Zähnen und in den Klauen der Tiere.
Der phosphorsaure Kalk besteht im wesentlichen aus $CaHPO_4$, stammt aus chemischer Synthese, da als Mineral nicht vorkommend.

Typus

Der Konstitutionstyp weicht deutlich ab von dem plumpen und trägen Calcarea-carbonica-Typus. Er entspricht durch die Phosphor-Komponente dem asthenischen, zartgliedrigen Wuchs, selbst dem Hochwuchs. Der Habitus ist weitgehend durch den Einfluß des *Phosphors* geprägt, obwohl er in der oxydierten Phosphatform vorliegt. Das Knochensystem ist schwach, die Gelenke und Knochennähte schmerzen, die Wirbelsäule ist schwach und kann den Kopf kaum tragen. Der Körper ist abgemagert, der Bauch dick, eher schlaff als aufgetrieben. Kinder wachsen zu schnell; Nerven, Muskeln und Knochen sind zu schwach entwickelt. Die körperliche Erschöpfbarkeit ist ebenso ausgesprochen wie bei *Calcarea carbonica,* ebenso die Empfindlichkeit gegen Kälte und Nässe. Die Neigung zu schwitzen, besonders an einzelnen Teilen, ist dieselbe. Alle Lymphdrüsen neigen zu Anschwellung. Der Phosphor-Anteil bildet den torpiden Lymphatismus, wie wir ihn bei *Calcarea carbonica* kennen, zu einer lymphatischen Konstitution mit erethischen Zügen um, die nervöse Beweglichkeit des *Phosporus* bzw. der *Phosphorsäure* durchdringt alle Reaktionen.
Geistig ist gegenüber *Calcarea carbonica* meist eine größere Beweglichkeit und nervöse Unbeständigkeit vorhanden, jedoch mit großer Erschöpfbarkeit der Nerven. Die Kinder leisten deshalb nicht, was man nach ihren Gaben von ihnen erwarten könnte. Es ist das Mittel für die kindliche Neurasthenie bei dem gezeichneten Typus. Der Schulkopfschmerz ist ein charakteristisches Zeichen. Bei den Bauchschmerzen (Nabelkoliken) und der Appetitlosigkeit solcher Kinder steht es an erster Stelle. Häufig entwickelt sich die Calcium-phosphoricum-Konstitution aus einer zuvor vorhandenen Calcarea-carbonica-Konstitution, wenn sich die Kinder aus der Pastosität und Dicklichkeit der ersten Lebensjahre in die Länge strecken und schlank werden. Der Appetit wechselt dann von dem Verlangen nach Eiern zu Gier auf salzige, geräucherte Speisen. Fleisch wird verlangt, das vorher abgelehnt wurde.

Literatur

Die Arzneimittelprüfung wurde von C. Hering mit der 1. und 2. Centesimale und von Cate mit der C 1 (in Gran-Dosen) vorgenommen und umfaßt 8 Personen; sie kann also keinen Anspruch auf Vollständigkeit erheben. Vielfach klinisch bewährt.

Hering: Allg. homöop. Ztg. 97: 102.
Allen: Encyclopedia, Bd. II u. X.
Hughes: Cyclopaedia, Bd. 1.
Benecke: Der phosphorsaure Kalk. London und Göttingen 1850.
Schreter: N. Arch. homöop. Heilk. 3,3: 153, 1846.
Sick: Dtsch. Zschr. Homöop. 1922: 360.
Cate: Transact. Amer. Inst. Homoeop. 1858.

Arzneimittelbild

Leitsymptome: *Abmagerung, rasche körperliche und geistige Erschöpfbarkeit. Knochenmittel: Knochen, Gelenke und Suturen schmerzhaft, ⊙ Wirbelsäule schwach, kann den Kopf kaum tragen. ⊙ Förderung der Kallusbildung bei Knochenbrüchen; ⊙ Neigung zu Rachitis, Knochentuberkulose, Rückgratverkrümmung. Verlangen nach Salzigem, Geräuchertem, Schinken, Speck.*
Besserung durch Essen bei Kopfweh und Magenschmerzen und ⊙ bezüglich des Allgemeinbefindens.
Besserung durch Wärme und die warme Jahreszeit.
⊙ Verschlimmerung der Beschwerden durch Darandenken.
Verschlimmerung und Anfälligkeit durch Kälte, Nässe, Zugwind, Wetterwechsel.
⊙ Verschlimmerung in der Zeit der Schneeschmelze.
Verschlimmerung bei jeder körperlichen und geistigen Anstrengung.

Neurasthenie der Kinder und Heranwachsenden. Geistigzurückgebliebene Kinder.

Geist und Gemüt: Ängstlich und furchtsam, heftig und ungeduldig. Erschrickt beim geringsten Anlaß. Abneigung gegen jede Arbeit. Gedankenschwach und vergeßlich; Gedankenschärfe ist verloren.

Schulkopfschmerz, **Kraniotabes,** Hydrozephalus.

Kopf: Kopfschmerz bei jeder körperlichen Anstrengung, durch Bücken, Bewegung, ⊙ nach jeder geistigen Betätigung. Knochennähte des Schädels schmerzhaft. ⊙ Wirbelsäule schwach, kann kaum den Kopf tragen.
Kopfschmerzen besser durch Essen. Gefühl, als läge Eis auf dem oberen Teil des Hinterkopfes. Kopfschmerzen durch Wetterwechsel.

Chronische Nasenkatarrhe mit Schleimhauthypertrophie. **Kehlkopf- und Lungentuberkulose** im ersten Stadium. **Hilusdrüsentuberkulose.**

Atmungsorgane: Fließender Katarrh im kühlen Raum; Stockschnupfen in der warmen Luft; Nasenbluten; Heiserkeit, Kitzelhusten. Unwillkürliches Seufzen. Atmung verstärkt, kurz und mühsam.

Herz: Scharfer Schmerz in der Herzgegend, beim Tiefatmen verstärkt.

Chron. Tonsillitis. **Appetitlosigkeit** der Kinder. Übelkeit. **Darmkatarrh. Ernährungsstörung** der Säuglinge. Analfistel.

Verdauungsorgane: Bitterer Geschmack, Zunge wund, brennend. Hals rauh und wund, Schmerzen in den Mandeln beim Schlucken. Schwellung der Lymphdrüsen. Appetit fehlt. ⊙ Verlangen nach Salzigem, Geräuchertem, Schinken und Speck, mag keine Milch. Elendigkeitsgefühl und Schmerzen im Magen, besser durch Essen. Übelkeit nach Tabakrauchen und nach Kaffeetrinken. ⊙ Kinder ertragen die Muttermilch nicht oder verweigern die Muttermilch. Kolikartige Leibschmerzen; Stuhl durchfällig, sehr übelriechend, mit Blähungen und viel Schleim; ⊙ grüne, heiße, unverdaute Durchfallstühle bei Kindern; After wund, Hämorrhoiden mit Blut. ⊙ Durchfall nach kalten Getränken (Eis, Fruchtsaft) und beim Zahnen. ⊙ Analfistel, alternierend mit Lungensymptomen.

Geschlechtsorgane: Libido vermehrt oder herabgesetzt. Regel zu früh. Ausfluß wie Eiweiß.

Rachitis, Knochentuberkulose. Schlecht heilende Frakturen. Neigung zu Rückgratverkrümmung. Gelenkrheuma.

Stamm und Glieder: Auf einen leichten Luftzug folgt Rheumatismus im Nacken und Steifheit des Halses. Nach Naßwerden im Regen ziehen fliegende Schmerzen im ganzen Körper umher Schmerzen in allen Gelenken, Symphysen und Knochennähten. ⊙ Wachsschmerzen in den Muskeln.

Haut: Blaßgraue Hautfarbe (Bläschen, Pusteln, Furunkel).

Wärmeregulierung, Schweiße: Friert sehr leicht, kalte Hände und Füße. Partielle Schweiße, Nachtschweiße.

Dosierung

Meist D 6 bis D 12 bis zu Hochpotenzen. Bei nutritiver Absicht auch D 3, zur Umstimmung der Konstitution auch höhere Verdünnungen, einschließlich der Hochpotenzen.

Vergleichsmittel

Bei Lymphatikern des erethischen Typs: *Calcium fluoratum, Calcium jodatum.*
Unverträglichkeit von Milch, auch der Muttermilch: *Calcarea carbonica, Magnesium carbonicum.*
Schlecht heilende Knochenfrakturen: *Symphytum.*
Calcium fluoratum hat Abneigung gegen Fleisch im Gegensatz zu Calcium phosphoricum.
Besserung durch Essen bei Kopf- und Magenschmerzen: *Jodum, Hedera, Calcium fluoratum, Acidum fluoricum, Anacardium, Mandragora, Ignatia.*
Geistig zurückgebliebene Kinder: *Barium, Agaricus, Calcium carbonicum, Zincum metallicum.*

Calcium silicatum

Wirkung

Das folgende Arzneimittelbild wurde nach der Materia medica von BOERICKE aufgestellt, da die Arzneimittelprüfung nicht ermittelt werden konnte. Gegenüber dem *Kalk* und der *Kieselerde* wird die starke Empfindlichkeit gegen Kälte und Nässe und die große Erschöpfung hervorgehoben.

Arzneimittelbild

Allgemeines: Schwache und erschöpfte Naturen. Sehr empfindlich gegen Kälte, besonders gegen feuchte Kälte; hydrogenoide Konstitution. Aber auch schlimmer von Hitze.

Geist und Gemüt: Geistesabwesend, reizbar, unentschlossen, Mangel an Selbstvertrauen; ängstlich.

Kopf: Schwindel. Kälte am Kopf, besonders am Hinterkopf. Katarrh der Nase und des Nasenrachenraums mit dick-gelber Absonderung, auch Krusten.

Chronische Katarrhe der oberen und tiefen Luftwege. Lymphdrüsenentzündung, Knochenentzündung und -eiterung.

Atmungsorgane: Erschwerte Atmung. Katarrhe der Luftwege mit dickem, gelbgrünem Schleim. Husten mit Kälte, Schwäche, Erschöpfung, Überempfindlichkeit und Ängstlichkeit, schlimmer an der kalten Luft. Schmerzen in der Brustwand.

Pädatrophie. Mesenterialtuberkulose.

Verdauungsorgane: Gefühl von Kälte, besonders bei leerem Magen. Gefühl von Senkung in der Magengrube. Großer Durst. Flatulenz und Auftreibung nach dem Essen. Aufstoßen und Erbrechen.

Weibliche Geschlechtsorgane: Uterus schwer, vorgefallen. Leukorrhö, schmerzhafte Menses. Unregelmäßige Menses.

Haut: Jucken und Brennen; kalt und blau; sehr schmerzempfindlich. Pickel, Mitesser, Warzen.

Dosierung

Niedere Potenzen bis zu den höchsten.

Vergleichsmittel

Arsenicum album, Barium, Calcium fluoratum und *phosphoricum, Jodum, Tuberculinum.*

Calcium sulfuricum

Anwendung

Calcium sulfuricum, Gips, $CaSO_4$, ist ein wertvolles Mittel gegen Eiterungen, die bereits einen Abfluß gefunden haben (*Mercur* bei drohenden Eiterungen, *Hepar* bei reifenden Eiterungen und auch zur Zerteilung von Eiterungen [hier in höherer Verdünnung], *Silicea* und *Calcium fluoratum* bei alten Eiterungen und Fisteln), zur Beschleunigung der Reifung von Abszessen. Die Ausscheidungen der Schleimhäute sind dick, klumpig, gelb, schleimig oder eitrig. Es wird verwendet bei **Mittelohreiterungen,** bei alten **eitrigen Nasenkatarrhen,** bei **Mandelabszessen** nach der Eröffnung, gegen **periproktitische Abszesse, Empyeme, Lungentuberkuluse** mit reichlichem, schleimigem und eitrigem Auswurf.

In der Haut hat es sich gegen **Zellgewebsentzündungen, eitrige Ausschläge, Milchschorf, krustige Ekzeme** und gegen **Lupus vulgaris** bewährt.

In neuester Zeit hat P. VOGT seine Aufmerksamkeit dem Gips zugewendet. Er bestätigt die alte Erfahrung, daß Calcium sulfuricum bei Fisteleiterungen indiziert ist, wenn sie nicht zu alt sind. Er berichtet über 8 Fälle von Fisteleiterungen, bei denen er einen überzeugenden Erfolg erzielen konnte. Es seien aus dieser Arbeit 2 Fälle angeführt (VOGT, P.: Calcium sulfuricum [Allg. homöop. Ztg. 208 (1963): 383]).

1. Fall: Eine 72jährige asthenische Frau litt seit Jahren an den Folgen einer Apoplexie mit linksseitigen Lähmungen und war vollends auf Bett und Rollstuhl angewiesen, als sie bei Gehversuchen den linken Oberschenkelhals und den Unterschenkel brach. Die Schenkelhalsfraktur führte zur schmerzhaften Pseudoarthrose und die Unterschenkelfraktur zur Peronaeuslähmung mit Supination des Fußes. Darm- und Blasenentzündung und quälende Schmerzen im linken Bein hatten den Kräftezustand über Gebühr beansprucht, als sie von der Abteilungsschwester des Altersheimes, in dem sie gepflegt wurde, eine Irgapyrin-Injektion in die rechte Gesäßhälfte bekam. Hieraus entwickelte sich eine Fistel. Als die Eiterung nicht aufhören wollte, wurde ich zugezogen und fand bei der elenden und nervösen Patientin eine tiefe Gesäßfistel mit teils seröser, teils eitriger Absonderung, wie man es bei müdem und erschöpftem Gewebe sieht. Dies war an einem Dienstag. Am gleichen Tage begann die Verordnung von 4mal 1 Tablette Calcium sulfuricum D 6. Am Samstag, also am 5. Tage, war die Fistel trocken und eine feine Überhäutung im Gange. In der folgenden Woche Heilung. Trotz der schlechten Abwehrlage hatte der Gips in der Potenzierung 1 : 1 Mill. seine Wirkung entfaltet und die Heilung bewirkt.

2. Fall: Eine pyknische Patientin in mittleren Jahren erkrankte an einer nekrotisierenden Pankreatitis, so daß ein Sequester operativ entfernt werden mußte. Anschließend entwickelte sich ein unstillbares Erbrechen, bedingt durch eine Retroperistaltik der Duodenalschleife, die ja den Pankreaskopf umgibt. Dieser Mechanismus war bei der Röntgenuntersuchung genau zu verfolgen. Die Schleimhaut des Magens und des Duodenums war sehr stark ödematös geschwollen, und sobald der Kontrastbrei in den Zwölffingerdarm eindrang, wurde er mit Vehemenz in den Magen zurückgeworfen. Es hatte sich also das Bild eines Funktionsileus entwickelt. Durch Fortnahme des Drains, der bis zum Duodenum reichte, durch vorsichtiges Magenspülen und durch parenteralen Ersatz des Mineral- und Wasserverlustes und Verordnung von *Natrium sulfuricum* D 6 hörte das Erbrechen Schritt für Schritt auf. Die Patientin erholte sich. Aus der Drainstelle aber entwickelte sich eine eiternde Fistel, die auch dann keine Heilungstendenz zeigte, als der Kräftezustand der Patientin ausgeglichen und der Röntgen-Befund am Magen und Duodenum normal geworden war. In dieser Situation wurde Calcium sulfuricum D 6, 4mal 1 Tablette täglich, eingesetzt mit promptem Erfolg. Ich will noch eine Äußerung der Patientin erwähnen, deren Verwertbarkeit ich allerdings offenlasse. Sie sagte: „Mit dem Einnehmen der Tabletten fühlte ich mich sehr bald besser."

Literatur

ALLEN: Encyclopedia, Bd. II.
HERING-GONANT: Allg. homöop. Ztg. 97: 109, 119.

Dosierung

D 2 bis D 6 in Verreibungen, D 12 in Verdünnung.

Calendula

Wirkung

Calendula officinalis, Ringelblume (Fam. nat. Compositae), genießt als Volksmittel großes Ansehen und wurde wegen ihrer Wirkung auf schlecht heilende, torpide Geschwüre selbst bei Krebs empfohlen, doch liegen für letzteren Gebrauch keinerlei Bestätigungen vor.

Die äußerliche Anwendung der Tinktur, als feuchter Umschlag (1–2 Teelöffel auf $^1/_4$ l Wasser) oder als Salbe, wird gerühmt bei frischen Wunden, wenn durch Rißwunden oder Quetschungen Gewebszerstörungen entstanden sind, um die Granulationsbildung anzuregen, und bei schlecht heilenden alten Geschwüren, wie zum Beispiel beim Ulcus cruris varicosum, oder Geschwüren an Amputationsnarben mit auffallender Schmerzhaftigkeit. Calendula-Verbände beseitigen schnell die Schmerzhaftigkeit von frischen Wunden und alten Geschwüren, ein stinkender Geruch verschwindet.

Die Wirkstoffe sind in erster Linie ätherische Öle und Xanthophylle (gelbe Pflanzenfarbstoffe, mit Carotin verwandt), ferner Bitterstoff, Calendulin, Saponin, Phytosterin und etwas Salicylsäure und Schleimstoffe. Auf einen Synergismus der ätherischen Öle und der Xanthophylle führt GESSNER (Die Gift- und Arzneipflanzen in Mitteleuropa) die wundheilende Fähigkeit zurück.

Bei der Arzneimittelprüfung an sich selbst bemerkte FRANZ, der Schüler HAHNEMANNS, Schwellung und Schmerzhaftigkeit der Lymphdrüsen am Unterkiefer, der Submandibulardrüsen und der Drüsen in den Achselhöhlen. Eine Wunde entzündet sich und wird schmerzhaft; bemerkenswerte Fiebersymptome und rheumatische Beschwerden. Bei einem Säugling, dessen Mutter ihre Brustwarzen mit Calendula behandelte, wurde neben einer auffallenden Reizbarkeit und Nervosität ein Anflug von Gelbsucht festgestellt; der Harn wurde dunkel und übelriechend.

JAHR behandelte 1849 in Paris Pyämie und schwere Schußverletzungen mit gutem Erfolg mit Calendula-Verbänden. Gegen Karbunkel und Abszesse jeder Art fand es in Form von heißen Kompressen Verwendung.

Verwendet wird das frische blühende Kraut.

Literatur

FRANZ: Arch. homöop. Heilk., Bd. 17, S. 179.
ALLEN: Encyclopedia, Bd. II und X.
HUGHES: Cyclopaedia, Bd. IV, Anhang.

Arzneimittelbild

Riß- und Quetschwunden mit Gewebszerstörung. Schlechte Granulationsbildung, torpide Geschwüre.

Allgemeines: Ruhelos bei Nacht, findet in keiner Lage Ruhe. Eine Wunde entzündet sich wieder mit Schmerzen und Brennen.
Verschlimmerung am Morgen (bei mehreren Symptomen).

Geist und Gemüt: Große Gereiztheit, leicht erschreckt. Während des Frostes ängstlich, mürrisch, sorgenvoll.

Kopf: Verworrenheit des Kopfes wie nach einem nächtlichen Gelage. Am Morgen Schwere im Kopf. Schmerz im Hinterkopf oder in der Stirne.

Augen: Lider sehr geschwollen. Das Weiße im Auge ist entzündet. Trockenheit und Beißen in den Lidrändern. Pupillen erweitert.

Gehör: Fährt bei Geräuschen hoch.

Gesicht: Gefühl von Schwellung, von den Lippen zu den Augen und der Stirne sich ausbreitend, mit brennend-stechendem Gefühl.
Zucken der Hände und im Gesicht.

Herz: Puls unregelmäßig und rasch langsamer werdend.

Verdauungsorgane: Bitterer Geschmack im Hals. Auffallender Speichelfluß in Mund und Rachen. Die Submandibulardrüsen sind geschwollen und schmerzhaft bei Berührung, als wollten sie eitern.
Appetit vermindert. Anfälle von Übelkeit. Ein bohrend grabender Schmerz in der Nabelgegend beim Gehen; Stechen in der Mitte der rechten Bauchseite bei Bewegung. Erbrechen von Milch mit Schleim (Säugling).
Ein Stuhl am Morgen, vorher Kneifen und Angstgefühl im Bauch und begleitet von Frösteln. Stuhl weich, mit Schleim überzogen. Gelber Stuhl (bei einem Säugling).

Harnorgane: Ziehen zeitweise in der Harnröhre, während eines Frostes. Häufiges Harnlassen, Harn ist wasserhell, heiß und brennend. Harn dunkel und übelriechend.

Geschlechtsorgane: Pollution.

Bewegungsorgane: Ziehende, drückende Schmerzen in den Gliedern. Gefühl von Schwere und Ermüdung in den Beinen. Die rheumatischen Schmerzen treten nur bei Bewegung auf. Konvulsionen, Zucken der Hände im Gesicht.

Haut: Kleine Bläschen im linken Mundwinkel. Hautjucken. Jucken auf dem Haarkopf. Schwellung und Entzündung der Submandibular- und Achselhöhlendrüsen.
Eine Wunde entzündet sich wieder mit Schmerzen und Brennen. Gelbliche Färbung der Haut (wie die Ringelblume) bei einem Säugling.

Wärmeregulation: Fröstelnd den ganzen Morgen und sehr empfindlich gegen Luft. Kälte der Hände und Füße. Große Hitze am Nachmittag und Abend mit Durst, aber Trinken ruft Schaudern hervor.

Dosierung

Die Dosierung liegt bei innerer Anwendung etwa bei D 2 bis D 6.

Vergleichsmittel

Vergleichsmittel sind die ebenfalls zu den Kompositen gehörenden *Arnica, Bellis, Chamomilla, Erigeron, Millefolium.* Außerdem *Aristolochia* und *Hamamelis*.

Camphora

Herkunft des Mittels

Der Kampfer wird aus dem zerkleinerten Holz von **Cinnamomum camphore** (Fam. nat. Lauraceae) durch Wasserdampfdestillation gewonnen; dieser Baum wächst in Ostindien, Formosa und Japan. Der Kampfer stellt das Ketonderivat eines bicyclischen Terpens dar, $C_{10}H_{16}O$.

Hauptrichtung

Der Hauptangriffspunkt des Kampfers liegt im Zentralnervensystem mit seinen verschiedenen kortikalen und subkortikalen Bahnen und Zentren. Dies gilt besonders für das Vasomotorenzentrum in seiner Auswirkung auf den kollapsbedingenden Zustand. Eine allgemeine Reizbarkeitssteigerung wirkt sich auch an der autonomen Reizbildung des Herzens sowie am Nervus sympathicus aus. Vom Gehirn aus kommt es zu Krampfzuständen epileptiformen Charakters; aber auch an der peripheren Muskulatur zeigen sich Spasmen und klonische Krämpfe. An der glatten Muskulatur der Bronchien, des Magen und Darms, der Gallenblase kommt es zu Spasmen und Koliken, schließlich zu Lähmungen.
Die antiparasitäre Wirkung des Kampfers, die auch heute noch gelegentlich ausgenützt wird zur Vertilgung von Motten, hat HAHNEMANN veranlaßt, Kampfer zur Bekämpfung der Cholera zu empfehlen. Hier hat HAHNEMANN wohl die antimykotische Wirkung im Auge gehabt, denn er hat diese Krankheit als durch Kleinlebewesen erregt betrachtet. Eine choleraähnliche Symptomatik am Darm ist bei der AMP oder der Toxikologie des Kampfers nicht in Erscheinung getreten; man wird den Kampfer also kaum als homöopathisches Mittel ansehen können.
HAHNEMANN hat den Kampfer als antitoxisches Mittel erkannt und ihn deshalb bei vielen Mitteln als Antidot bei Vergiftungen und bei AMP empfohlen. Durch die Akuität seiner Symptomatik durchbricht er die Symptomatik anderer Arzneien, oder läßt deren Einwirkung nicht zur Entfaltung kommen. HAHNEMANN hat das Riechen am Kampfer zum Abbrechen der Wirkung einer AMP benützt.
Kampfer wird im Organismus rasch in gepaarte Glukuronsäure umgesetzt und als solche durch die Nieren ausgeschieden. Dies erklärt die Flüchtigkeit des einverleibten Kampfers.
Kampfer ist das älteste Analeptikum, wird aber heute in der offiziellen Medizin als obsolet betrachtet.
Die Senkung der Körpertemperatur kommt durch die Einwirkung auf das Wärmezentrum im ZNS zustande.

Anwendung

Seine Anwendung erstreckt sich auf den Vasomotorenkollaps als Analeptikum, als krampflösendes Mittel bei allen Arten von Krämpfen, wie Tetanus, Epilepsie, Blasen-, Gallenstein- oder Nierenkolik, als Beruhigungsmittel bei sexueller Erregung, als Mittel gegen Schnupfen und Grippe mit Frösteln (wahrscheinlich durch Einwirkung auf die im ersten Stadium einer Erkältung spastisch verengten Kapillaren). HAHNEMANN hat Kampfer bei seinen Arzneimittelprüfungen zur Beseitigung unangenehmer Folgen der Prüfungen und zum Abbrechen einer Arzneiwirkung verwendet, indem er am Kampfer riechen ließ, da er in ihm das Mittel zur Steigerung der Lebenskräfte gesehen hat.
Ob es richtig ist, daß man den Kampfer bei spastischen Zuständen fast vergessen hat,

erscheint mir zweifelhaft. Jedenfalls habe ich diese Anwendung selbst bei epileptischen Anfällen schätzen gelernt. Die subkutane Anwendung ist hier angezeigt.

Literatur der AMP

HAHNEMANN: Fragmenta de viribus.
HAHNEMANN: Kleine Schriften, Bd. I.
HAHNEMANN: Reine Arzneimittellehre.
ALLEN: Encyclopedia, Bd. II u. X.
HUGHES: Cyclopaedia, Bd. I.
EMMRICH: Arch. homöop. Heilk., Bd. 18, S. 35.
ENDERS: in JÖRG: Materialien zu einer künftigen Arzneimittellehre. Leipzig 1825.
HILLER: Allg. homöop. Ztg. 26: 332; 33: 381.
LEMBKE: N. Zschr. homöop. Klin. 10: 161, 169.
NORTON: Allg. homöop. Ztg. 42, 23.
SCHRETER: N. Arch. homöop. Heilk. 3, 1: 183.
WIBMER: Die Arzneien und Gifte, Bd. 3.
JÖRG: Kritische Hefte 1823, 2.

Arzneimittelbild

Leitsymptome: *Nervöse Erregung; Neigung zu Gehirnkrämpfen und Krämpfen an allen Muskeln und Hohlorganen.*
Vasomotorenkollaps mit eisiger Haut, kaltem Schweiß, Blässe und Zyanose.
⊙ *Deckt sich auf, wenn er nachts auch noch so kalt ist.*
Im Kollaps Übelkeit und Erbrechen, Mund und Atem kalt, verzerrtes Gesicht, ⊙ *Quiekende Stimme.*
Schlimmer durch Kälte, durch Bewegung, bei Nacht; Besserung durch Schweiß.

Epilepsie und ähnliche Gehirnkrämpfe.

Allgemeines: Heftige klonische Krämpfe in Anfällen; Anfälle von Erschöpfung und Schwäche mit völliger Erschlaffung aller Glieder.
Schmerzen vergehen, wenn er daran denkt.

Geist und Gemüt: Große Angst und Ruhelosigkeit. Große Erregung. Ist versucht, sich aus dem Fenster zu stürzen oder jemand umzubringen. Neigung, hinauszuschreien. Angstvolle Visionen und Delirien. Verlust des Bewußtseins mit heftigen Krampfanfällen. Kälte des ganzen Körpers. Schwindel, so daß er schwankt. Drückende Kopfschmerzen, epileptiforme Anfälle.

Gesicht: Blaß – livide, eiskalt. – Verzerrung des Gesichts und Krämpfe der Gesichtsmuskeln; Augen starr oder verdreht, hochgezogene Oberlippe (beim Kollaps), so daß die Zähne sichtbar werden.

Grippe und Schnupfen im ersten Stadium.

Atmungsorgane: Schnupfen mit verstopfter Nase und Kältegefühl; trockener hackender Husten. Kurzatmigkeit zum Ersticken.

Analeptikum bei Vasomotorenkollaps (bei schwerem Scharlach, wenn Ausschlag nicht richtig herauskommt)

Herz- und Kreislauf: Präkordialangst. Puls beschleunigt, aber kaum spürbar. Anfall mit einem furchtbaren Gefühl von Schwäche und Frostschauder. Gefühl innerlicher Kälte. ⊙ Will sich aber trotzdem nicht zugedeckt lassen.

Cholera.
Gallensteinkolik u. dgl.
Magenkrampf.

Verdauungsorgane: Zunge kalt. Großer Durst; Übelkeit und Erbrechen. Kältegefühl im Magen und im Bauch. Brennendes Gefühl im Bauch, kolikartige Schmerzen. ⊙ Durchfälle mit großer Schwäche, kalten Schweißen und Kollaps. (Bei den Arzneimittelprüfungen hat sich kein Durchfall herausgestellt.) Drückendes und drängendes Gefühl längs des Rektums. Das Rektum scheint zusammengekrampft, geschwollen und schmerzhaft. Erschwerte Stuhlentleerung, da das Rektum verkrampft ist. Verstopfung.

Strangurie, Nierenkolik.

Harnorgane: Tenesmus der Blase und Strangurie.

Priapismus, Pollutionen (zweckmäßig *Camphora monobromata* D 2).

Geschlechtsorgane: Männer: Vermehrter Trieb; Pollutionen. Verlust des Geschlechtstriebs.
Frauen: Erregter Geschlechtstrieb.

Tetanus, Muskelkrämpfe.

Stamm und Glieder: Klonische Krämpfe in allen Muskeln. Steifheit bei Bewegung. Rheumatoide Schmerzen. Im Krampf Rückwärtsbeugen des Kopfes und Rumpfes.

Wärmeregulation: Sehr empfindlich gegen Kälte. Die ganze Haut ist kalt und blaß; Gefühl innerlicher und äußerer Kälte, ⊙ will aber trotzdem nicht zugedeckt sein. Schüttelfröste; kalte Hände und kalte Füße. Kalter klebriger Schweiß. Hitze am ganzen Körper und Schweiß. Mit dem Auftreten von Schweiß bessern sich die Symptome.

Dosierung

Ø bis D 3. Muß auf Zucker gegeben werden, da in Wasser nicht löslich. Häufige Wiederholung, da Wirkung nur kurz anhält, eventuell subkutan. Wurde von HAHNEMANN bei **Cholera** alle 5 Minuten wiederholt. Doch beabsichtigte er dabei eine Vernichtung

des Miasmas der Cholera, also im Grund ein allopathisches Vorgehen, jedoch mit einem nach der Ähnlichkeit gewählten Mittel.
Die subkutante Anwendung unterliegt natürlich auch dem homöopathischen Prinzip.

Präparat

Camphor Rubini ist eine Lösung zu gleichen Teilen in Kognak, also ein sehr konzentriertes Präparat.

Vergleichsmittel

Kollaps mit Durchfall und Kälte: *Veratrum album, Carbo vegetabilis, Secale* (will trotz Kälte nicht zugedeckt sein), *Acidum hydrocyanicum, Aconitum.*
Cholera und choleraartige Durchfälle: *Cuprum* und *Cuprum arsenicosum, Veratrum.*
Abortivum bei Grippe mit Frost: *Pyrogenium, Eupatorium.*

Cannabis indica

Herkunft des Mittels

Eine Spielart des gewöhnlichen Hanfes, *Cannabis sativa*, ist der indische Hanf, **Cannabis sativa var. indica** (Fam. nat. Moraceae). Er wird seit mehr als 2000 Jahren als Berauschungsmittel genossen, zum Teil getrunken und gegessen, zum Teil geraucht (Haschisch). Die Wirkung des indischen Hanfes beruht auf dem Zusammenwirken mehrerer Stoffe, von denen der vorwiegend wirksamste Stoff das harzartige Cannabinol ist und verschiedene Tetrahydrocannabinole sowie Cannabidiol. Die homöopathische Tinktur wird aus den getrockneten Krautspitzen gewonnen. Heimat des indischen Hanfs ist Indien und Hinterindien.

Toxikologie

Die Ursache, die zum Gebrauch dieses narkotischen Genußmittels führt, ist das Lustgefühl und die Wonne, die mit seinem Gebrauch verbunden ist. Die Phantasie wird in einem ungewöhnlichen Maße angeregt, alle Sinneseindrücke werden in phantastischer Weise übersteigert. Das Ohr vernimmt bei gewöhnlichen Schalleindrücken ungeahnte Harmonien, und der das Auge treffende Lichtstrahl wird zu Sonnen, die ein Paradies höchster Sinnesgenüsse bescheinen. Es herrscht ein Gefühl der Körperlosigkeit, in dem der Berauschte den größten Täuschungen über Raum und Zeit unterworfen ist. Der Geist ist von einer ungewöhnlichen Erheiterung ergriffen. Alle Tätigkeiten des Geistes und jede Körperbewegung ist von einem Wonnegefühl begleitet. Die Träume des Haschischessers sind stark mit erotischen Vorstellungen durchwoben. Bei Haschischrauchern findet man nicht selten neben einer stürmischen Beredsamkeit und einem unhemmbaren Gedankenfluß einen abnormen Bewegungsdrang, so daß sie im Zimmer umherstürmen. Umgekehrt werden auch Zustände von kataleptischer Starre und Flexibilitas cerea hervorgerufen. – Seltener treten trübe und traurige Vorstellun-

gen auf. Bei allen diesen Empfindungen ist das Bewußtsein vorhanden, und der unter der Wirkung des Giftes Stehende ist sich über seine Veränderung im klaren. – Die Zahl der Menschen, die dem Genuß des indischen Hanfes verfallen sind, wird auf über hundert Millionen geschätzt.
Neben diesem Einfluß auf das Zentralnervensystem kommt noch der Einwirkung auf das Urogenitalsystem eine Bedeutung zu. Hier wird eine Reizung der Niere mit Albuminurie und ein Harnröhrenkatarrh beobachtet, so daß der indische Hanf für die eine Urämie begleitenden nervösen Störungen, wie Kopfschmerzen und dergleichen, Verwendung findet.
Die dem Gebrauch des indischen Hanfes verfallenen gehen dem gleichen geistigen und moralischen Verfall entgegen wie die Opium-Süchtigen. Die Nachwirkungen sind ebenso wie dort ein Zustand von Schwäche und Abgeschlagenheit mit heftigen Kopfschmerzen, die geistigen Fähigkeiten sind herabgesetzt; ferner werden Psychosen maniakalischen oder melancholischen Charakters beobachtet. Als verhängnisvollste Folge der Sucht ist die fortschreitende Lähmung des Willens zu betrachten, sowie allgemeine Gleichgültigkeit und Verwahrlosung. Eine echte Süchtigkeit tritt jedoch nicht auf: es fehlen nach Absetzen die Abstinenz-Symptome.
Häufig werden Cannabis-indica-Drogen angewendet, um psychische Wahrnehmungen über die Schwelle des Bewußtseins zu heben. Auch Künstler gebrauchen Haschisch aus diesem Grund, doch wird ihm eine Anregung der Genialität abgesprochen. „Der Hanf ist kein Neuschöpfer, sondern ein Vergrößerer" (HARTWIG).

Literatur der AMP

HAHNEMANN: R. A. M., 1.
ALLEN: Encyclopedy, Band 2.

Arzneimittelbild

Leitsymptome und Modalitäten: *Die Wirkung geht ganz überwiegend auf das Zentralnervensystem und ruft rauschartige und euphorische Zustände hervor. Sinnestäuschungen, maniakalische Täuschungen über Zeit und Raum.*
Verlangen nach kaltem Wasser, aber Angst, es zu trinken, da sich Spasmen im Schlund einstellen.
Verschlimmerung durch Kaffee, Alkohol, Tabak.
Verschlimmerung durch rechte Seitenlage.
Verschlimmerung am Morgen.
Besserung an der frischen Luft, durch Waschen mit kaltem Wasser, in Ruhe, durch Druck (Magen).
Reizung der Nieren und der Harnwege (wie bei Cannabis sativa).

Geist und Gemüt: Die Sinnesorgane zeigen sich hochgradig überreizt, bei den alltäglichsten Sinneseindrücken entwickeln sich die

Delirium tremens, Psychosen verschiedener Natur.

üppigsten Phantasien. Trotzdem ist das Bewußtsein erhalten mit dem Wissen über die Einwirkung des Giftes. Ungeheurer Bewegungsdrang als auch kataleptische Starre und Flexibilitas cerea. Geistige Erregtheit mit höchster Geschwätzigkeit, mit größter Heiterkeit und unaufhörlichem, unbeherrschtem Gelächter; aber auch Schweigsamkeit und Bedürfnis nach Stille und Ruhe. Rauschartiger Zustand mit den angenehmsten Gefühlen und den lebhaftesten Phantasien.
Auffallende Leichtigkeit, als könne man fliegen.
Lebhafte phantastische Träume teils heiterster Art, teils auch grausiger Natur.
Ungeheure Redelust und heftige Gedankenflucht. Unfähigkeit, die Gedanken zu konzentrieren wegen der großen Zahl der Gedanken, die auf ihn eindringen. Beginnt einen Satz und kann ihn nicht fortsetzen, da er vergessen hat, was er sagen wollte. Kann sich an nichts mehr erinnern, da die Gedanken sich verwirren. Verliert jede Klarheit über die zeitlichen und räumlichen Verhältnisse, meint, Minuten werden zu Jahren und Jahrtausenden, Zimmer und Gänge dehnen sich ins Unendliche aus oder verkleinern sich derart, daß er darin erdrückt wird. Meint, einzelne Teile seines Körpers seien enorm vergrößert. Angst, begleitet von Beklemmungsgefühlen, besser an der frischen Luft. Angst vor Gespenstern; Angst in der Dunkelheit; Angst, der Tod stehe bevor.

Schlaf: Überwältigende Schläfrigkeit. Sehr schläfrig, kann aber keinen Schlaf finden. Spricht im Schlaf. Zähneknirschen im Schlaf. Wollüstige Träume mit reichlichen Samenergüssen.

Migräne.
Urämische Gehirnreizung und Kopfschmerzen.

Kopf: Gefühl, als hebe sich die Schädeldecke oder öffne sich und schließe sich wieder. Heftiger Kopfschmerz.

Nervöses und kardiales Asthma.

Herz: Herzklopfen mit Angst und Atemnot; Tiefatmen nur mit Anstrengung. Puls klein und weich, beschleunigt oder stark verlangsamt.
Herzklopfen nachts, weckt aus dem Schlaf.

Atmungsorgane: Husten mit Kitzel unter dem Brustbein, Gefühl, als müsse er ersticken infolge Alpdrucks.

Blasen- und Harnröhrenentzündung, Nierenentzündung mit Zeichen nervöser Erregung.

Harn- und Geschlechtsorgane: Geschlechtstrieb gesteigert, später herabgesetzt, Satyrismus, heftige schmerzhafte Erektionen.
Brennen der Harnröhre beim Harnlassen, eitriger Ausfluß und Entzündung der Eichel und Vorhaut, schmerzhafter heftiger Harndrang.
Krämpfe in Blase und Harnröhre. Schmerzen in der Nierengegend mit Albuminurie.

Glieder und Muskulatur: Schmerz durch Schultern und Wirbelsäule, kann sich nicht aufrichten. Gefühl von Schauern durch die Glieder. Nach einem kleinen Gang völlig erschöpft. Lähmung der Glieder.

Dosierung

Bei der großen Erregung des Nervensystems kommen in erster Linie höhere und hohe Potenzen in Frage. Bei ungenügender Wirkung, etwa bei Krämpfen und asthmatischen Zuständen, kann auf tiefere Potenzen herabgegangen werden.

Vergleichsmittel

Halluzinationen, phantastische Ideen: *Anhalonium, Veratrum album.*
Rauschartige Ekstase: *Agaricus, Belladonna, Opium, Stramonium, Hyoscyamus.*
Störungen des Zeitsinnes: *Nux moschata, Lachesis, Anhalonium.*
Spasmen im Schlund beim Trinken: *Hyoscyamus.*

Cannabis sativa

Herkunft des Mittels

Die frischen Stengelspitzen und Blüten des blühenden Hanfes, **Cannabis sativa** (Fam. nat. Moraceae), und zwar sowohl der männlichen als auch der weiblichen Pflanzen, werden zur Tinktur verwendet. Narkotische Bestandteile, wie bei *Cannabis indica,* soll der einheimische Hanf nicht enthalten, doch ist die Ähnlichkeit der psychischen Symptome, wenn auch in sehr verringertem Maße, vorhanden.
Die exakt bereitete Tinktur enthält keine Rauschgiftsymptome. Welches die auf die Urogenitalsphäre gerichtete Symptomatik verantwortlichen Stoffe sind, ist nicht bekannt.

Hauptrichtung

Wird fast ausschließlich auf Grund seiner Einwirkung auf die Harnwege und die Geschlechtsorgane verwendet; die überlieferte Anwendung gegen Erkrankung der Atemwege, wie Bronchitis, Pneumonie und Pleuritis, in der Augenheilkunde zur Aufhellung von Hornhautflecken und des Stars durch Abkochung des Samens und des Krautes hat keine Bedeutung erlangt.

Bei der Behandlung der akuten Gonorrhö ist im Auge zu behalten, daß die alten Homöopathen den größten Wert auf absolute Bettruhe gelegt haben. Ohne Berücksichtigung der Lokalbehandlung, der modernen Chemotherapie und antibiotischer Behandlung sollte die akute Gonorrhö nicht behandelt werden. Eigene Versuche bei Behandlung der akuten Gonorrhö vor der antibiotischen Ära konnten mich nicht befriedigen, da der Verlauf sich verschleppte und der Eindruck einer tiefergreifenden Einwirkung kaum erreicht wurde. Bei Zystitis, Pyelitis und Nephritis ist der Gebrauch zu empfehlen. Auf alter Tradition beruht die Verwendung bei Harnsäuregicht.

Literatur der AMP

ALLEN: Encyclopedy, Band 2.

Arzneimittelbild

Geist und Gemüt: Manische Erregung der Nerven, überreizte Phantasie; singt, lacht und tanzt; verzückte Begeisterung, erotische Phantasien und erregter Geschlechtstrieb. – Gehemmtes Denken, Gedächtnisschwäche und Hirnmüdigkeit.

Atmungsorgane: Verschleimung des Rachens und der Luftröhre, Husten, Atembeengung.

Zystitis, Pyelitis, Nephritis.
Akute Gonorrhö.
Hyperurikämie.

Harn- und Geschlechtsorgane: Ziehender Schmerz in der Nierengegend gegen die Leistengegend herab. Brennen und Stechen in der Harnröhre beim Harnlassen und besonders nachher. Die Harnröhre in ihrer ganzen Ausdehnung fühlt sich entzündet an und ist empfindlich bei Berührung. Stechen im vorderen Teil der Harnröhre, auch ohne Harnlassen. Ständiger Harndrang; Harnstrahl geteilt.
Schmerzlose Absonderung von klarem, durchsichtigem Schleim aus der Harnröhre oder wäßrig-schleimige Absonderung. ⊙ Gelber schleimig-eitriger Ausfluß mit schmerzhaften Erektionen. Penis ist geschwollen und schmerzhaft, wie wund oder verbrannt, Eichel dunkelrot. Vorhaut dunkelrot, heiß und entzündet. Drückender oder ziehender Schmerz im Samenstrang und Hoden.
Erregung des Geschlechtstriebes oder Abneigung gegen Beischlaf.

Dosierung

Ø bis D 3 und höher.

Vergleichsmittel

Bei Zystitis und Urethritis: *Cantharis, Copaiva, Mercurius solubilis* und *corrosivus, Terebinthina, Thuja, Coccus cacti, Pulsatilla.*

Cantharis

Toxikologie

Die Ausgangssubstanz ist der getrocknete Käfer **Cantharis** (oder Lytta) **vesicatoria.** Die hauptsächlich wirksame Substanz ist das Stoffwechselprodukt *Cantharidin,* das sich besonders im Blut, aber auch in Drüsen des Käfers findet. Der Käfer gibt das Gift, wenn er angegriffen wird, in Tropfen von Serum ab. Für den Menschen können schon Mengen von 0,01 bis 0,03 g tödlich sein. Doch ist die individuelle Empfindlichkeit sehr verschieden.

Die Verwendung ist bis auf HIPPOKRATES zurückzuverfolgen, besonders als blasenziehendes Mittel zur „Ableitung einer Entzündung nach außen". Teilweise wurde Cantharis auch als Diuretikum gebraucht. Auch der Gebrauch gegen Blasenentzündung und gegen Nachtripper ist schon aus der vorhomöopathischen Zeit bekannt.

Die Toxikologie von Cantharis wurde besonders durch den Gebrauch als Aphrodisiakum und Abortivum bekannt. Das homöopathische Arzneimittelbild stützt sich auch in erster Linie auf diese, wozu die Arzneimittelprüfungen nur noch wenig beigetragen haben. Beim innerlichen Gebrauch entstehen Reizung und Entzündung von leichten bis zu den schwersten Graden, besonders an den Verdauungs- und Harnwegen. Brennende Schmerzen und Tenesmus werden besonders hervorgehoben. Die Symptome von seiten der Verdauungsorgane sind weniger häufig und bieten auch weniger kennzeichnende Beschwerden, welche zur homöopathischen Anwendung führen könnten. Von zentraler Bedeutung sind jedoch die Symptome der Harnwege: Kleinere Mengen befallen in erster Linie die Glomeruli, sie erweitern die Kapillaren, die Harnmenge wird vermehrt, es tritt Eiweiß auf. Bei stärkeren Gaben werden die Tubuli ebenfalls ergriffen; die Diurese leidet dann bis zum Auftreten von Anurie.

Die Reizung der Harnwege greift über auf die Geschlechtsorgane, an denen erhöhtes geschlechtliches Verlangen bis zum Priapismus und Erotomanie auftritt. Die Frage, ob es sich hier nur um eine Folge der Hyperämie und Entzündung der Geschlechtsorgane oder auch noch um eine hormonale Reizung handeln könne, wurde an kastrierten Ratten und Mäusen durch den Allen-Doisy-Test untersucht. Dabei hat sich das Wiedererscheinen einer Brunstphase nach subkutaner Injektion von *Cantharidin* ergeben. Es handelt sich also um einen direkten Einfluß auf die Geschlechtsorgane, der nicht als Folge der Affektion der Harnwege anzusehen ist.

Neuere Beobachtungen an 3 Fällen tödlicher Cantharis-Vergiftung haben frühere Befunde bestätigt, daß eine Reizung des Knochenmarks mit Polyzythämie und Leukozytose und der ganzen Skala der unreifen Blutzellen auftritt. Ähnliche Blutveränderungen kennt man bei anderen die Kapillaren schädigenden Vesikantien wie *Arsen* und *Senfgas* (zit. LEESER: Tierstoffe).

Klinische Anwendung

Die klinische Verwendung erstreckt sich in erster Linie auf Erkrankungen der Harnorgane mit brennenden und schneidenden Schmerzen am Blasenhals und der Harnröhre beim und nach dem Harnlassen, begleitet von Tenesmus und Pollakisurie. In der Nierengegend wird eine Berührungsempfindlichkeit und ein Schmerz angegeben. Zystitis, Pyelonephritis, Nephritis. An den Geschlechtsorganen sind es Brennen und Jucken, dabei krankhaft gesteigertes Geschlechtsverlangen, bei Männern Priapismus, die Cantharis nahelegen. Urethritis, Oophoritis. An der äußeren Haut Entzündung mit Blasenbildung; Erysipelas bullosum, Herpes zoster, Dermatitis herpetiformis.
Der Gebrauch an den Verdauungsorganen kommt in Frage, wenn für Cantharis typische Symptome heftiger Entzündung mit Brennen von Mund bis After, Schmerzen beim Schlucken von Flüssigkeiten im Hals und blutig-schleimige Durchfälle vorhanden sind. Im übrigen ist Cantharis empfohlen worden bei Entzündungen vor allem akuter Art an anderen Organen, wenn dabei als Begleiterscheinung die Reizung der Harnwege beobachtet wird, so zum Beispiel bei Bronchitis, Laryngitis. Nach eigener Erfahrung kann der Gebrauch bei Grippebronchitis, verbunden mit zystitischer Reizung und Auftreten von Albumen im Harn sowie mit Wegspritzen des Harns beim Husten, zu sehr eindrucksvollen Erfolgen führen. Besonders aber sind es die serösen Häute, die einem spezifischen Einfluß der Canthariden unterliegen, wie Meningitis, Pleuritis, Perikarditis, Peritonitis. Für diese Entzündungen kommt Cantharis ebenfalls dann besonders in Frage, wenn die dysurischen Symptome zugegen sind.
Bei schwerer Cantharis-Vergiftung wird eine Hyperämie der Hirnhäute und seröse Exsudation in die Ventrikel und an der Hirnbasis gefunden. Dabei treten Delirien und Konvulsionen auf, sehr exaltiertes, wahnsinniges Verhalten, Schreckhaftigkeit, Angstzustände, Verlust des Bewußtseins, Koma. Das Syndrom, welches als Hinweis auf Tollwut genommen wurde, nämlich Wasserscheu, Hundebellen in der Tobsucht, welche noch dazu erweitert wurde durch die Angabe einer Auslösung der Anfälle durch den Anblick von Flüssigkeiten, stammt aus der Beobachtung eines Epileptikers und hat, wie LEESER mit Recht bemerkt, keine Berechtigung im Arzneimittelbild von Cantharis.
Bei der Entzündung, welche am ganzen Organismus hervorgerufen wird, können Zeichen fieberischer Erregung in Form von Fieberschauern, Frostzuständen, ebenso wie Hitze und Schweißausbrüchen nicht fehlen.
Von LEESER wird die Hypothese aufgestellt, daß *Cantharidin,* das eine ähnliche chemische Struktur aufweist wie die *Ascorbinsäure,* vermöge seiner Fähigkeit, Lipoide zu lö-

sen, die Zellmembranen durchdringe und im Zellinnern die *Ascorbinsäure* außer Funktion setze. Die *Ascorbinsäure* schützt die Zelle vermöge ihrer Redoxfunktion gegen Entzündung und spielt bei der Bildung von Komplement und Antikörpern eine Rolle. Durch die Ausschaltung der *Ascorbinsäure* käme es auf diese Weise zu Entzündungsprozessen.

Literatur

HAHNEMANN: Fragmenta de viribus.
–: Arch. homöop. Heilk. 13, 1.
BÄHR: Zschr. homöop. Klin. 4, 121, 133.
HARTLAUB und TRINKS: RAL, Bd. 1 u. 3.
GIACOMINI: Hygea, 1840, Bd. 13.
ALLEN: Encyclopedia, Bd. II u. Bd. X.
HUGHES: Cyclopaedia, Bd. II.

Arzneimittelbild

Leitsymptome: *Hauptangriffspunkte sind die Harnwege und Nieren. Starker Harndrang und -zwang mit brennenden und schneidenden Schmerzen als Begleiterscheinung wird als Voraussetzung für die Cantharis-Verwendung angesehen.*
Erosionen mit blutigen Sekreten und Blasenbildung auf allen Schleimhäuten und der äußeren Haut mit Brennschmerzen.
Großer Durst mit Abneigung gegen Trinken (wegen Schluckschmerzen).
Verschlimmerung durch Berührung und Bewegung.

Allgemeines: Heftige Krämpfe am ganzen Körper; krampfhaftes Zittern. Große Ruhelosigkeit, muß sich immer bewegen. Wundheitsgefühl überall.

Geist und Gemüt: Große Unruhe und Angst, wütende Delirien mit Halluzinationen. Hochgradige sexuelle Erregung.

Kopf: Blutandrang zum Kopf und Hitze mit Schweiß und Kopfschmerzen drückender und klopfender Art, auch Reißen in allen Teilen des Kopfes.

Augen: Heftiges Brennen mit Tränen. Gegenstände sehen gelb und grün aus.

Gesicht: Bleich, eingefallen und leidend. Erhitzt und geschwollen.

Bronchitis.
Pleuritis mit Exsudat, mit und ohne Harnsymptome (nach JOUSSET).
Perikarditis.

Atmungsorgane: Heiserkeit mit Brennen im Kehlkopf. Trockener, bellender, krampfartiger Husten infolge Kitzels im Hals. Auswurf blutig. Stechende Schmerzen in der Brust.

Verdauungsorgane: Zunge geschwollen, mit Bläschen besetzt, rot an den Seiten. Schleimhaut im ganzen Mund geschwollen, aphthöses Geschwür im Rachen. Heftiges Brennen in Mund, Rachen und Kehle. Großer Durst, aber heftige Schlingbeschwerden beim Schlucken von Flüssigkeiten. Krampfhaftes Zusammenschnüren des Schlundes, schlimmer durch Berührung und beim Schlucken; Übelkeit und Erbrechen von Blut und Schleim; heftige Schmerzen im Magen, brennend.

Diphtherie, Scharlachangina.

Peritonitis.

Leib aufgetrieben, Leibschneiden, Durchfall aus Schleim und Blut bestehend. Unerträgliches Brennen im After.

Ruhrartige Dysenterie.

Harn- und Geschlechtsorgane: Schneidende, zusammenziehende Schmerzen von den Ureteren bis herab zum Penis, Schmerzen und Entzündung der Nieren, mit Empfindlichkeit gegen die leichteste Berührung. Heftige Schmerzen in der Blase mit häufigem Harndrang, unerträglicher Tenesmus. Heftiges Brennen und Schneiden im Blasenhals, herabziehend bis in die Fossa navicularis, besonders vor und nach dem Harnlassen. Sobald sich auch nur die geringste Menge Harn in der Blase angesammelt hat, tritt unwiderstehlicher Drang auf. Der Harn geht tropfenweise ab. Der Harn kann nur mit der größten Mühe gehalten werden oder geht unwillkürlich ab. Auch völlige Harnverhaltung. Abgang von Blut aus der Harnröhre, Abgang von farblosem Schleim.

⊙ Eitriger blutiger Ausfluß. Harnverhaltung.

Akute Zystitis.
Akute Nephritis.

Harn: Eiweißhaltig, schleimig, häufig blutig, mit Zylindern und Epithelien.

Männer: Entzündung der Eichel samt Vorhaut, schmerzhaft bei Berührung; Erektionen und Pollutionen; schmerzhafter Priapismus. Heftig erregter Geschlechtstrieb. Mangelnde Erektion; Libido erloschen.

Akuter Harnröhren- und Blasenkatarrh.
Priapismus.

Frauen: Regel verstärkt, zu bald, scharf. Schleimiger, auch blutiger Ausfluß mit Schwellung und Reizung der Vulva. Abort.

Abortus, Adnexitis.
Oophoritis.

Vesikulöse Ekzeme,. Brandwunden, Herpes, Erysipelas bullosum.

Haut: Rötung, Bläschen, Blasen, Pusteln, Ekzem.

Wärmeregulierung: Frösteln, Fieberschauer. Hitzegefühle und Schweißausbrüche.

Dosierung

D 4 bis D 12. Tiefere Verdünnungen sind wegen der möglichen Reizung im allgemeinen zu vermeiden.
Bei Brandwunden ist eine Salbe, enthaltend D 3 zu 10%, nicht nur schmerzstillend, sondern auch heilsam.

Vergleichsmittel

Bei Blasenerkrankungen: *Terebinthina, Sarsaparilla, Cannabis, Urtica, Coccus cacti, Apis, Chimaphila, Mercurius corrosivus, Acidum nitricum, Helleborus.*
Flüssiges kann nur mit Schmerzen geschluckt werden: *Lachesis, Ignatia, Stramonium, Cina.*
Bläschenekzeme: *Rhus toxicodendron, Apis, Arsenicum, Euphorbium, Mancinella, Mezereum.*

Capsicum

Herkunft des Mittels

Capsicum annuum, der spanische Pfeffer oder Paprika (Fam. nat. Solanaceae), stammt aus Mittelamerika. Verwendet werden zur Tinktur die frischen, reifen Schoten. Der den Arzneicharakter am meisten bestimmende Wirkstoff ist das Capsaicin (Pflanzenalkylamin).

Wirkung

Der Hauptwirkstoff, das *Capsaicin,* „kein eigentliches Alkaloid" (LEESER), ein Säureamid, nämlich eine Verbindung des Vanillylamins der Methylnonensäure. Weitere Wirkstoffe sind der carotinoide Farbstoff Capsanthin, mehrere Vitamine bzw. Provitamine: Vitamin C 100–300 mg/%, daneben Citrin, sowie α und β-Carotin.
Die Wirkung des bekannten Capsicumpflasters beruht darauf, daß primär die Nervenendigungen der Haut erregt werden, wobei eine Wärmeempfindung entsteht, die bei der Arzneimittelprüfung überall an allen Schleimhäuten als „Brennen" wahrgenommen wird. Erst sekundär kommt es zu einer Hyperämisierung der Haut. Diese überträgt sich auf sämtliche metameren Organe, so daß sie durch diesen Hautreiz therapeutisch erfaßt werden.
Die von Capsicum beziehungsweise *Capsaicin* erzeugte Hyperämie hat die Eigenart, daß sie lang anhaltend ist und eine Erschlaffung der Kapillaren hinterläßt. Als Folge dieser Erschlaffung bildet sich ein Verlust der Kälteanpassung, die als Frostigkeit wahrgenommen wird. Die Frostigkeit und Kälteempfindlichkeit ist ein Grundzug des Capsicum-Arzneimittelbildes. Die Haut fühlt sich kalt an, der Patient friert ständig.

Als eine weitere Folge der Erschlaffung des Kapillarsystems beobachtet man eine Röte der Haut, die an den an sich schon stark kapillarisierten Gebieten, also der Gesichtshaut, besonders deutlich in Erscheinung tritt. Nach HAHNEMANN paßt Capsicum weniger für Patienten mit straffer Faser, eine Beobachtung, die mit dem Bild, das wir uns von dem Zustand des Kapillarsystems machen können, gut übereinstimmt.

Capsaicin ruft an allen Schleimhäuten eine Empfindung von Brennen und von Hitze hervor, die wie Pfeffer im Mund empfunden wird. Weiterhin entsteht eine Trockenheit im Mund und den Atmungsorganen (trockener Husten), die an die Gruppe der Tropanalkaloide der Solanaceen erinnert (*Belladonna, Mandragora, Hyoscyamus* usw.). Ein spastischer Zustand besonders der Verdauungsorgane ist ebenfalls zu erwähnen. Das Gefühl des Brennens wird an allen Schleimhäuten des Verdauungskanals vom Mund, Magen und auch am After festgestellt. Capsicum wird entsprechend bei Dyspepsie, Gastritis und anderen Reizzuständen des Magens verordnet, wenn das Gefühl des Brennens mit kolikartiger Spannung im Leib angetroffen wird. Es wird aber auch ein Kältegefühl im Magen berichtet. Besonders kommen Überreizungszustände der Verdauungsorgane in Frage, wie man sie bei Mißbrauch von Tabak und Alkohol sowie starken Gewürzen antrifft.

Auch die Harnblase und die Harnröhre sind von der Reizung durch Capsicum ergriffen. Es entsteht dort ebenfalls ein Brennen entlang der Harnröhre, starker Harndrang mit Spasmen und krampfhafter Erektion (Chorda). Es sind besonders chronische Zustände von Entzündung der Blase und Harnröhre mit Beteiligung des Kapillarsystems, die für eine Behandlung mit Capsicum in Frage kommen. Daß auch tiefgreifende Entzündungen einer Behandlung mit Capsicum weichen können, zeigt die oft bewährte Verordnung beim Ektropium der Harnröhre.

Schleimige, mit Blut gemischte Durchfälle, verbunden mit einem ausgeprägten Tenesmus, gelten als Indikation bei Dysenterie. Hier kann eine besondere Indikation hinweisend sein, die sich bei der Arzneimittelprüfung ergeben hat: Nach jedem Stuhl Durst und nach jedem Trinken Frösteln. Daß es besonders kaltes Trinken sein wird, das zu diesem Frösteln führt, können wir füglich annehmen. Brennende Hämorrhoiden gehören gleichfalls zum Wirkungskreis von Capsicum.

Wie schon entwickelt wurde, besteht eine beträchtliche Empfindlichkeit gegen Kälteeinflüsse, die nicht geringer ist als bei der verwandten *Dulcamara*. Doch fehlt bei Capsicum ein Hinweis auf Verschlimmerung durch Nässe.

Die Gemütsverfassung ist reizbar und ärgerlich, leicht beleidigt; bald launisch und ausgelassen, bald schweigsam und mit sich selbst beschäftigt. Das gerötete Gesicht zusammen mit einem depressiven Gemütszustand war Veranlassung, die Indikation „Heimweh mit roten Backen" aufzustellen, der man wenigstens einen Heiterkeitserfolg nicht absprechen kann. Der Hinweis „Heimweh mit Backenröte" für Capsicum stammt von HAHNEMANN selbst und wird von ihm als Beispiel angeführt, daß man während einer antipsorischen Kur wohl auch vorübergehende Zwischenfälle durch Zwischenschaltung eines anderen Mittels bekämpfen könne, unter anderem „Magenverderbnis, welche Aufstoßen nach dem Genossenen und vorzüglich Übelkeit und

Brecherlichkeit erzeugt (durch hochpotenzierten rohen *Spießglanz*)", ,,Magenerkältung durch Obst (durch Riechen an *Arsenik*)", ,,Ärgernis, welches Zorn, Heftigkeit, Hitze, Ärgerlichkeit erzeugt (durch *Chamille*)" und viele andere Beispiele. Unter diesen wird Capsicum beim Auftreten von Heimweh mit roten Backen genannt, worauf mich W. DRINNEBERG aufmerksam gemacht hat (Chronische Krankheiten, 1. Teil, 2. Auflage, S. 164). Wir finden diese Charakterisierung von Capsicum auffällig, weil von HAHNEMANN ein ursächlicher Zusammenhang von Heimweh und Backenröte angenommen wird. Er sah es als kennzeichnend für Capsicum, wenn ein durch Heimweh seelisch ergriffener Mensch blühend rote Backen hat.

W. ZIMMERMANN hat folgende bestechende Theorie zur Pharmakologie der Capsicum-Wirkung aufgestellt:

Als Hauptangriffspunkt von Capsicum sind die geschmacksempfindenden Nerven im hinteren Drittel der Zunge anzusehen, die der Reizqualität von Capsicum am meisten angepaßt sind. Die Papillae circumvallatae sind im besonderen verantwortlich für die Wahrnehmung der Geschmacksqualität ,,bitter" und ,,scharf". Capsicum wird noch in einer D 6 mit dem Geschmackssinn festgestellt. Die geschmacksempfindenden Nerven sind der Nervus lingualis des Trigeminus, der Nervus glossopharyngicus und auch der Nervus vagus. Hier werden sofort auch die autonomen Ganglien ergriffen. Von dem Nervus glossopharyngicus laufen Verbindungen zum Nervus tympanicus und zum Ganglion oticum. In den Nervenganglien wird die Funktion durch Freisetzung von Acetylcholin gereizt, beziehungsweise bei starkem Reiz ganz aufgehoben. Unter Berücksichtigung der Neuralpathologie von SPERANSKY und der Relationspathologie von RICKER läßt sich nun die durch Capsicum gesetzte Reizung der Ganglien im Bereich der genannten Nerven weiterverfolgen:

Durch Vermittlung der Vasomotoren kommt es zu einer Dystrophie infolge nerval bedingter Kreislaufstörung der Strombahn. Als Folge davon entsteht entzündliche Reizung an Rachen, Tonsillen, Mittelohr und Warzenfortsatz.

Eine Einwirkung auf die glatte Muskulatur des Magen-Darm-Kanals und der Harnblase durch Vermittlung des Nervus vagus ist denkbar (soweit man nicht eine unmittelbare Einwirkung auf diese Organe annehmen will).

Der Lymphatismus des Capsicum-Bildes läßt möglicherweise an eine Störung der Innervation der Epithelkörperchen und der Thymusdrüse, die über den Nervus glossopharyngicus erfolgt, denken.

Die trophischen Einflüsse des vegetativen Nervensystems wirken sich aus in der Hautsymptomatik in Gestalt von pustulösen und vesikulösen Veränderungen.

,,Nicht überall liegen die pharmakognostischen Einblicke so offen wie bei Capsicum. Sie gestatten uns – und das ist fast einmalig, möchte man behaupten –, das Arzneimittelbild, das seit HAHNEMANN bekannt ist, lückenlos zu erklären und zu verstehen", (ZIMMERMANN, W: AHZ, 208 [1963], S. 515).

Die vielfach mit Erfolg durchgeführte Behandlung der Mastoiditis verdient besonders hervorgehoben zu werden, solange nicht bereits eingesetzte Eiterung chirurgisches Eingreifen erforderlich macht.

Literatur

HAHNEMANN: Fragmenta de viribus.
–: Reine Arzneimittellehre, Bd. 6.
ALLEN: Encyclopedia, Bd. II und X.
HUGHES: Cyclopaedia, Bd. II.
HERMEL: Allg. homöop. Ztg. Bd. 45.
HARTLAUB und TRINKS: Reine Arzneimittellehre, Bd. 1.
PRACHT: Mitt. Ges. korr. homöop. Ärzte. 1827: 28.

Arzneimittelbild

Leitsymptome: *Kälte an allen Körperteilen, erträgt keine Kälte und verschlimmert sich dadurch.*
Bewährte Beziehung zu Mittelohrentzündungen mit Mastoiditis.
Brennende Schmerzen sind besonders charakteristisch, sowohl an der Haut als auch an allen Schleimhäuten, schlimmer durch kaltes Wasser.
Dyspepsie mit Sodbrennen.
Stinkender Atem beim Husten.
Schaudern nach jedem Trinken.
Rheumatismus mit Verschlimmerung morgens und nach der Ruhe, Verschlimmerung durch Kälte, Besserung durch Bewegung.

Allgemeines: Kältegefühl am ganzen Körper, kann keine kalte Luft ertragen. Kältegefühl mit Schaudern nach dem Trinken.

Geist und Gemüt: Ängstlich und schreckhaft; leicht beleidigt, mürrisch und verdrießlich. Launisch, bald ausgelassen, bald ärgerlich. Schweigsam, mit sich selbst beschäftigt. Heimweh mit roten Backen.

Neuralgien am Kopf und Gesicht.

Kopf: Berstendes Kopfweh, als wenn die Hirnschale zerspringen wollte, schlimmer durch Husten, durch Bewegung und beim Gehen.

Gesicht: Heiß und gerötet, ⊙ rot, selbst bei Kälte. Schmerzen im Gesicht, durch die Nerven schießend, durch Berührung erregbar.

Mittelohrentzündung, **Mastoiditis.**

Ohren: Schwellung des Felsenbeins, bei Berührung schmerzhaft.
Drückender Schmerz tief in den Ohren, drückender Schmerz im Ohr bei jedem Husten, als wenn dabei ein Geschwür aufgehen wollte.

Bronchitis foetida.

Atmungsorgane: Schnupfen mit verstopfter Nase. Trockener, bellender Husten mit Kitzel in Kehlkopf und Luftröhre. Heiserkeit. Beim Husten wird übelriechende Luft hochgebracht. Beim Husten Stechen in der Brust, im Rücken, in diesem oder jenem Glied. Zusammenschnüren der Brust, wodurch die Atmung behindert wird.

Stomatitis.
Häufige Entzündungen des Rachenrings, auch mit Ohrbeteiligung. Rachenkatarrh, bes. bei Rauchern und Trinkern.

Verdauungsorgane: Fader oder saurer Geschmack im Mund; Brennen im Mund, krampfhaftes Zusammenziehen im Hals, wie entzündet, beim Schlucken, noch mehr beim Nichtschlucken. Übelkeit und Magendrücken, Stechen, besonders aber Magenbrennen bis herauf in den Mund. Kältegefühl im Magen.

Sodbrennen, auch als Begleiterscheinung schwerer Magenleiden; beim Reizmagen der Trinker und Raucher.
Enteritis, Dysenterie, Hämorrhoiden.

Leib aufgetrieben zum Bersten, so daß die Atmung behindert ist. Kolikartige Bauchschmerzen.
Nach jedem Stuhl Durst und nach jedem Trinken Schaudern. Durchfall mit häufigen kleinen Stühlen, bestehend aus Schleim, teilweise mit Blut gemischt, mit Tenesmus.
Brennender Schmerz im After. Hämorrhoiden.

Zystitis mit Chorda.
Ektropium der Harnröhre bei Frauen.

Harnorgane: Häufiges Bedürfnis zum Harnlassen mit vergeblichem Drang. Schmerzen in der Blase, Stechen im vorderen Teil der Harnröhre, vor, während und nach dem Harnlassen.
Schmerzen in der Harnröhre bei Berührung. ⊙ Geringes, rahmiges Sekret wird unter scharfem Drängen und Brennen und krampfhafter Erektion entleert.

Gonorrhö.
Impotenz.

Geschlechtsorgane: Heftige Erektionen. Kälte des Skrotums. Verlust der Sensibilität der Hoden; Erweichen und Schwinden derselben.

Muskel- und Gelenkrheumatismus.

Glieder: Rheumatoide Schmerzen in allen Muskeln und Gelenken, morgens und nach der Ruhe Steifigkeit, die sich durch Bewegung bessert, Rheuma zwischen den Schulterblättern. Kälte verschlimmert die Schmerzen und die Steifigkeit.

Wärmeregulation: Schaudern und Frösteln nach jedem Trinken. Kälte der Füße oder Kältegefühl am ganzen Körper. – Große Hitze und Schweiß ohne Durst, später Kälteschauder mit Zähneklappern, verbunden mit Durst. Hitze der Ohren, glühend heiße Wangen und rote Nasenspitze mit kalten Händen und Füßen. Schweiße überall oder an einzelnen Teilen.

Dosierung

D 3 bis D 6 in Verdünnungen werden meist gebraucht.

Vergleichsmittel

Brennen auf den Schleimhäuten: *Carbo vegetabilis, Phosphorus, Iris* (Magen), *Robinia* (Magen), *Sanguinaria, Graphites, Magnesium carbonicum, Sulfur, Mandragora.*
Bronchitis foetida: *Sulfur, Asa foetida, Carbo vegetabilis, Phellandrium.*
Gliederschmerzen, schlimmer nach der Ruhe, besser bei Bewegung: *Rhus toxicodendron, Pulsatilla, Jodum, Hedera.*

Carbo animalis

Herkunft des Mittels

Carbo animalis wird durch Verkohlung von Rindsleder hergestellt. Die physikalischen und chemischen Unterschiede gegenüber der Holzkohle sind gering, man darf daher erwarten, daß auch eine weitgehende Übereinstimmung der physiologischen Wirkung besteht.

Hauptwirkung

Die Tierkohle stimmt mit der Holzkohle (siehe bei *Carbo vegetabilis*) überein, mit den folgenden Unterschieden: Der Tierkohle wird gegenüber der Holzkohle noch eine verstärkte Wirkung auf die Lymphdrüsen zugeschrieben, die bei der Verwendung bei harter Drüsenschwellung mit drohender Eiterung erkennbar wird. Bei krebsigen Drüsentumoren wird ihr ebenfalls der Vorzug gegeben. Die Auswirkungen am Verdauungskanal stimmen weitgehend überein. Bei Kreislaufschwäche wird nur *Carbo vegetabilis* gebraucht; ob hier tatsächlich Carbo animalis nicht nützlich ist oder ob man hier nur einer Tradition folgt, die sich zufällig an *Carbo vegetabilis* gebunden hat, müßte noch untersucht werden. Nach einer unfreiwilligen, von Frau Dr. Hilde Göbel beobachteten und hier mitverwerteten Arzneimittelprüfung durch Einatmung von Dämpfen beim Verkohlen von Rindsklauen scheint auch die Tierkohle ausgeprägte Kollapszustände mit heftigen Frostgefühlen hervorzurufen (persönliche Mitteilung).

Diese unfreiwillige Prüfung stammt von einem kräftigen und gesunden Manne, der genötigt war, in einen mit dichtem Qualm angefüllten Raum einzudringen, um das Fenster zu öffnen. Verursacht war dieser Qualm durch das Verkohlen von Rindsklauen. Am folgenden Tage erkrankte der sonst gesunde „Prüfer" unerwartet an einem Schüttelfrost und einem von innen kommenden Kältegefühl. Schließlich setzte auch der Puls aus, Arme und Beine wurden kalt und die Atmung sehr erschwert. „Ich fühlte mich sterbenselend. Dabei überkam mich ein absolutes Nichtsgefühl mit kaum zu beschreibender Ermattung. Ich fiel dann in einen todähnlichen Schlaf, der einige Stunden anhielt. Ich erwachte durch einen leichten Schweißausbruch. Die Abgeschlagenheit hielt auch die nächsten Tage an. Am dritten Tag stellte sich ein heftiges Brennen der

Schleimhäute ein und eine starke wasserähnliche Absonderung im rechten Nasengang. Der Reihe nach traten solche brennenden Erscheinungen an Ohr, Auge, in der Rippenfellgegend und in der Nierengegend auf. Ebenso trat dieses Brennen in der Narbe einer $1^1/_2$ Jahre zuvor erlittenen Brühwunde am rechten Bein auf. Im rechten Nasenloch verdickte sich das Sekret zu sehr schmerzhaften Borken. Alle diese Erscheinungen der Schleimhäute und anderer Körperpartien traten nur nachts auf. Die Abgeschlagenheit der Glieder, das Frösteln von innen heraus, das Brennen der Schleimhäute dauerte, langsam abflauend, etwa 3 Wochen lang an." Ein solcher Schwächeanfall wiederholte sich etwa 4 Wochen nach dem ersten mit demselben Gefühl wie zum Sterben und dem inneren Frieren. Dabei war die Hautoberfläche höchst empfindlich; im ganzen Körper wurden blitzartige stechende Schmerzen empfunden. Die Geschmacksempfindungen waren völlig aufgehoben. Nach einem guten Schlaf in der Nacht waren diese Erscheinungen wieder behoben. Es wurden nur noch Schmerzen am Herzen und in der linken Nierengegend angegeben. Solche Anfälle wiederholten sich jedoch noch mehrmals im Abstand von 3 bis 4 Wochen, dauerten aber 3 bis 4 Tage unter einem allgemeinen Apathiegefühl. Auch das Brennen der Schleimhäute und anhaltendes Afterjucken waren sehr lästig. Über dem linken Ligamentum inguinale stellte sich eine taubeneigroße, violett gefärbte Hauteruption ein, die stark juckte, zeitweise auch brannte und nach 8 Tagen einen wasserähnlichen Stoff absonderte. Die Heilung zog sich mehrere Wochen hin; die Hautstelle war immer von dieser bläulichen Farbe.

Diese Prüfung scheint mir wegen der ebenso heftigen wie für Carbo typischen Erscheinungen bemerkenswert genug, um sie hier aufzunehmen. Die Zahl der Prüfer, welche derart ausdrucksvoll reagieren, ist leider sehr gering, und es ist ein glücklicher Zufall, wenn man einen solchen findet. Er kann an Wert eine ganze Gruppe von Prüfern aufwiegen. Von Wichtigkeit erscheint mir hier besonders der periodisch auftretende Kollapszustand. Der Befund der Kreislaufschwäche war seither nur von *Carbo vegetabilis* bekannt und hatte sich nur bei der HAHNEMANNschen Prüfung und der oben mitgeteilten Prüfung gezeigt. – Das periodische Auftreten dieser Störungen dürfte als ein Hinweis auf die zentralnervöse Steuerung derselben gewertet werden. Die Kältegefühle und die Schweiße treten bei der Tierkohle, auch nach HAHNEMANNS Prüfungsbild in der Reinen Arzneimittellehre, eher verstärkt auf als bei *Carbo vegetabilis*.

Bevorzugte Anwendungsgebiete: Magenleiden von der **Dyspepsie** und **Gastritis** bis zum Karzinom, bei welchem es zweifellos oft eine funktionsbessernde Wirkung erkennen läßt. Wegleitend sind Brenngefühl, Fettunverträglichkeit, Tympanie. Auch bei **Enteritis,** bei **Hämorrhoiden** und **Mastdarmkarzinom** bewährt es sich als wertvolle Hilfe. Die Schärfe der Absonderungen mit Brennen und üblem Geruch kennzeichnet den Carbo-Fall.

An den **weiblichen Geschlechtsorganen** gibt ein scharfer Ausfluß mit einer starken, zu frühen und wundmachenden Regel Veranlassung zu der Verordnung der Carbo animalis. Auch bei **Uteruskrebs** darf es nicht vergessen werden, wenn Strahlen- oder chirurgische Behandlung nicht am Platze sind. In den Brüsten (auch in den Ohrspeicheldrüsen) wurden durch tägliche Gaben von 24 Gran Tierkohle schmerzhafte Schwellung und Verhärtung hervorgerufen (RUSTS „Magazin für die gesamte Heilkunde" 1826).

Bei **Drüsentumoren** wird es der Holzkohle vorgezogen. Harte, blaurote Schwellung mit geringer Reaktion und brennender Empfindung gehören zum Anwendungsgebiet der Tierkohle. Auch bei **syphilitischen Bubonen** wurde sie von der älteren Generation homöopathischer Ärzte empfohlen.

Literatur

HAHNEMANN: Reine Arzneimittellehre, 2. Aufl. Bd. 6.
–: Chronische Krankheiten, 2. Aufl.
HARTLAUB und TRINKS nahmen ebenfalls Prüfungen vor, s. im 3. Band ihrer Arzneimittellehre.
ALLEN: Encyclopedia, Bd. II u. X.
HUGHES: Cyclopaedia, Bd. II.
Die mit * bezeichneten Symptome stammen aus der oben angeführten Prüfung.

Arneimittelbild

Leitsymptome: *Die Wirkung auf die Gesamtheit aller Schleimhäute ist ähnlich wie bei Carbo vegetabilis. Wie dort sind ⊙ alle Absonderungen übelriechend,*
⊙ Aufstoßen und Blähungsabgang bessert.
⊙ Neigung zu Geschwürbildung und septischen Prozessen.
Drüsenschwellungen, ⊙ hart und indolent, in Eiterung übergehend, von blaurotem Aussehen und üblem Geruch des Eiters.
Die Beschwerden haben einen auffallend brennenden Charakter.
Verschlimmerung der Verdauungsbeschwerden durch Essen, durch Fettgenuß.
Verschlimmerung durch Kälte.

Allgemeines: Schwäche und Verlust aller Körperkraft, besonders morgens. Kältegefühl über den ganzen Körper, kalte Hände und Füße.
(*Anfälle von ohnmachtsartiger Elendigkeit, wie zum Sterben, mit Schüttelfrost und heftigem, von innen kommendem Kältegefühl, periodisch im Abstand von 3 bis 4 Wochen wiederkehrend; der Puls setzte schließlich aus, die Atmung war sehr erschwert.)
⊙ Bläulich-livides Aussehen.
Anschwellung der Drüsen und Lymphknoten ⊙ mit bösartigem Verlauf, bläuliches Aussehen, eitrig oder hart.

Geist und Gemüt: Will allein sein und vermeidet jede Unterhaltung. Angst und Blutwallungen bei Nacht. Plötzliche Gedankenschwäche.

Kopf: Kopfschmerz, besonders beim Bücken.

Gesicht: Gelbliche Gesichtsfarbe. ⊙ Zyanose des Gesichts. Hitze und Schweiß im Gesicht. Kupferfarbene Hautausschläge im Gesicht.
Schmerzhafte Schwellungen und Verhärtungen an der Ohrspeicheldrüse.

Chronische Laryngitis, Pharyngitis, Bronchitis, Emphysem. Residuen nach Pleuritis.

Atmungsorgane: Nasenbluten morgens, Schnupfen, Heiserkeit schlimmer abends, Kitzelhusten mit Gefühl, als würden Kehlkopf und Brust zusammengeschnürt. Lockeres Rasseln auf der Brust. Schleimig-eitriger Auswurf. Stechen auf der Brust und Erstickungsgefühl. Übelriechender Auswurf.

⊙ Kältegefühl in der Brust bei Lungeneiterung.

Kreislaufschwäche, Kollapszustände, Gastrokardialer Symptomenkomplex.

Herz und Kreislauf: Heftiges Herzklopfen beim Gehen, nach dem Essen. (*Kollapsartige Schwäche mit kalten Händen und Füßen und heftigem innerem Frieren, mehrere Stunden bis mehrere Tage andauernd.)

Hyperazidität, Gastritis, Magenatonie. Nahrungsmittelallergie. Enteritis.

Verdauungsorgane: Lippen geschwollen und aufgesprungen, wunde Mundwinkel, Brennen auf der Zunge, Bläschen im Mund, Zähne locker. (*Geschmacksempfindung aufgehoben. Brennen und Schmerz im Hals beim Schlucken. Schwellung der Ohrspeicheldrüsen.)

Magendrücken und reichliches Aufstoßen, Übelkeit. Fleisch und Fett verschlimmern die Magenbeschwerden. Starke Aufblähung des Leibs mit viel Blähungsbeschwerden und Abgang übelriechender Blähungen. ⊙ Kältegefühl im Magen.

Dünne, grüne, wundmachende Stühle oder harter Stuhl.

Hämorrhoiden.

Brennen und Jucken im After und Blutabgang.

⊙ Anschwellen der Leistendrüsen.

Geschlechtsorgane: Regel zu früh, zu stark, dunkel, wundmachend. Ausfluß gelblich.

Stechende Schmerzen in den Brüsten. Schwellung und Verhärtung der Brustdrüsen mit Schmerzen.

Lymphdrüsenschwellungen, fast reaktionslos, blaurot, oder in Eiterung übergehend.

Haut: (*An der linken Unterbauchseite violettrot gefärbte Hauteruption von Taubeneigröße, verbunden mit starkem Jucken, zeitweise auch Brennen, nach etwa 8 Tagen eine wäßrige Flüssigkeit absondernd.) – (*Starkes Hautjucken am ganzen Körper.) (*Hautoberfläche höchst empfindlich.)

Wärmeregulierung: Ausgesprochen kalte Füße und kalte Hände. Frieren und Frostschauder von langer

Dauer am ganzen Körper. Später folgen Hitze und Fieber, wobei die Füße trotzdem kalt bleiben können; schließlich übelriechende Schweiße, auch Nachtschweiße. – Kältegefühle. Schweiße treten bei Carbo animalis stärker hervor als bei *Carbo vegetabilis*.

Dosierung

Meist gebraucht D 6 (bis D 3); auch Hochpotenzen.

Vergleichsmittel

Bei malignen Tumoren und Geschwüren: *Arsenicum album, Conium, Condurango, Viscum, Helleborus.*
Blutende Geschwüre: *Phosphorus, Acidum phosphoricum, Lachesis.*
Tumoren der Brustdrüsen: *Conium, Silicea, Acidum fluoricum, Phytolacca.*

Beispiel

Lymphadenose

Ein damals 69jähriger Rentner, der vorher angeblich niemals nennenswert krank gewesen war, kehrte nach 11wöchigem Aufenthalt aus der Göttinger Klinik zurück mit folgendem Bericht:
„Besten Dank für die Überweisung Ihres Patienten Herrn Emil P., der vom 17.7. bis 3.10.1956 stationär behandelt wurde. Es handelte sich bei Herrn P. um eine Lymphadenose mit anfangs 107000 Zellen, darunter 96% Lympho und einer Anämie von 54% Hb. Nach Röntgenbestrahlung ist es zu einem Abfallen der Zellwerte bis auf zuletzt 9700 gekommen. Die in Leistenbeugen, Axillen und am Hals entwickelten Drüsenschwellungen sind ebenso wie die mediastinalen Lymphome und die Milzvergrößerung etwas zurückgegangen. Das Hb war bis maximal 77% angestiegen. Intermittierend mußte ein Abszeß im Bereich des linken Gesäßes inzidiert werden. Die Wundheilung war komplikationslos. Wegen der noch bestehenden Anämie empfehlen wir eine Behandlung mit Fowlerscher Lösung."
Er saß vor mir und sah aus wie ein Gespenst: wachsfarben, mit faustdicken Klumpen an beiden Halsdreiekken, Achsel- und Leistendrüsen. Teilnahmslos, maulfaul, fehlender Augenglanz. Noch einige Wochen würde er leben, dachte ich. Nach 3 Wochen wurde ich von seiner Wirtin aufgesucht: Es ginge nun wohl zu Ende mit ihm. Er liege seit 3 Tagen und esse nichts mehr. Er sei völlig teilnahmslos, und er habe seit heute unerträgliche Schmerzen. Ich fand das bestätigt: Deutlich bluthaltiger Urin, heftige Schmerzen im rechten Nierenlager, starker Meteorismus, erlöschender Blick, kalter, kurzer Atem, Puls nicht fühlbar, kalte, purpurfarbene Nase, riesige Drüsenpakete, eiskalte Hände; kurz: Status moribundus.
Er sollte ohne Schmerzen sterben! Dafür zog ich eine Eukodal-Spritze auf und fragte ihn währenddessen: „Sie haben ja so kalte Hände, frieren Sie denn nicht, wollen Sie eine Wärmflasche?" Er schweigt eine Weile und murmelt dann: „Nein, die Füße sind warm." Ohne eigentlich zu wissen warum, fasse ich hin und finde die Füße fast noch kälter als die Hände. „Füße eisig kalt, empfindet es aber nicht."
Das hatte ich mal irgendwann, irgendwo gelesen. Ich konnte dieses Zitat bis heute leider noch nicht wiederfinden. Vielleicht ist es mir in der älteren Literatur begegnet. Jedenfalls wurde in mir das Bild von Carbo animalis lebendig. Dazu der Gasbauch, die Drüsen und die tonuslose Apathie.
Ich legte reflektorisch die aufgezogene Spritze zurück ins Etui, tat dem Sterbenden ein paar Körnchen Carbo animalis C 30 unter die ledern-trockene Zunge und sagte dann vor der Tür zu der Wirtin: „Er wird wahrscheinlich heute Nacht noch sterben. Eigentlich wollte ich ihm die Spritze geben, aber ich denke, was ich ihm eingegeben habe, wird die ärgsten Schmerzen lindern. Sie wohnen ja um die Ecke. Es ist jetzt 8 Uhr abends. Bitte holen Sie mich um Mitternacht, wenn er dann noch Schmerzen hat. Dann soll er die Spritze bekommen."

Ich wurde nicht geholt. Auch nicht am folgenden Morgen für den Totenschein. Zu Beginn meiner Besuchsrunde am frühen Nachmittag fuhr ich hin und traf ihn in Pantoffeln, das Jackett über den Anzug geworfen, am Tisch sitzend, mit der neuesten Zeitung!
Er war am Abend bald eingeschlafen, schmerzfrei erwacht, hatte gefrühstückt, dann wieder etwas gelegen. Danach hatte er Mittag gegessen und erneut einige Zeit im Bett verbracht. Eben sei die Zeitung gekommen, und er könne doch im Liegen nicht lesen. Und die Drüsenschwellungen, die seien auch viel kleiner! Das waren sie tatsächlich, und auch viel weicher.
Ich war und bleibe fassungslos vor solchem Geschehen! Eine Woche später kam er in die Sprechstunde. Er sah noch viel besser aus und fragte, ob er nicht wieder zu seinem Dienst fahren dürfte. Als ehemaliger Buchhalter verdiente er sich seit Jahren in Halbtagsarbeit zur Rente etwas hinzu. Also fuhr er wieder, regelmäßig. 3 Monate nach jener denkwürdigen Nacht hatte ich ihn nach Göttingen geschickt, zur Kontrolluntersuchung. Der Bericht lautete am 16. 1. 57:
„Besten Dank für die Überweisung Ihres Patienten Herrn Emil P., bei dem die Kontrolluntersuchung eine befriedigende Besserung ergab. Die Lymphome in beiden Axillen und Inguinalgegenden sowie die Leber- und Milzschwellung sind deutlich kleiner geworden. Das Hb beträgt jetzt 75%, Leuko 13900, davon 20% Segm., 75% Lympho und 5% Mono. Eine weitere Behandlung ist vorerst nicht erforderlich. Eine Kontrolle von Hb und Leuko im Abstand von etwa 4 bis 6 Wochen ist zweckmäßig."

[Dr. Berndt in einem Aufsatz Landpraxis, Klass. Homöop. 3 (1959) 96]

Carbo vegetabilis

Herkunft des Mittels

Carbo vegetabilis wird aus verkohltem Buchen- oder Birkenholz hergestellt.

Hauptrichtung

Man darf annehmen, daß Carbo in der Arzneimittelprüfung die Reinigung des Blutes von Kohlensäure und anderen Zerfallsstoffen des Kohlenstoffwechsels beeinträchtigt. Sie ruft einen Zustand hervor, der in Richtung auf Zyanose, Blutstauung im Venensystem und selbst Blutzersetzung tendiert. Der Widerstand gegen bösartige und septische Entzündungen wird herabgesetzt. Wenn wir uns die tiefgreifende und oft genug lebensrettende Wirkung von Carbo bei Kreislaufschwäche, von der unsere homöopathische Literatur viele Beispiele kennt, verständlich machen wollen, so dürfen wir nicht nur an die adsorbierende und gärungsverhindernde Wirkung der Holzkohle denken, sondern müssen vor allem die oxydationshemmende Wirkung der Kohle in Form der Kohlensäure heranziehen, in welche die Holzkohle bei Fortsetzung des Verbrennungsprozesses übergeht. Die Kohlensäure facht das Atmungszentrum zu erhöhter Tätigkeit an, wovon zum Beispiel bei der Narkose Gebrauch gemacht wird, und vermag auch den Gasaustausch zu hemmen. Bei Kohlensäure-Mangel fehlt der natürliche Anreiz auf das Atemzentrum. Bei Kohlensäure-Überladung des Blutes erfolgt Erstickung infolge Störung des Gasaustausches. Es kommt also sowohl beim Kohlensäure-Mangel als auch bei Kohlensäure-Überladung des Blutes zu einer Aufhebung des Gasaustausches. Diese Kohlensäureüberladung gibt den Schlüssel zur Wirkung der Holzkohle. Diese Veränderung des Blutes überträgt sich zugleich auf das Kapillarsystem und die Venen. Das venöse und kapilläre System wird auf dem Wege über das Vasomotorenzentrum in einen Zustand von Erschlaffung gesetzt.

Im Hinblick auf die Heilanwendung der Kohle bei **geschwürigen Prozessen** muß die gewebereizende und zersetzende Kraft verwandter Stoffe, wie des Teers, des Kreosots, des Paraffins und anderer Kohlenstoffverbindungen, genannt werden, die bis zur Krebserzeugung geht. Unter den Heilwirkungen der Kohle nimmt diese Beziehung einen breiten Raum ein.

Der Kali-Gehalt der Kohle gibt dieser eine Beziehung zum Herzen selbst, doch wird man Carbo im allgemeinen mehr unter die Kreislaufmittel zählen als unter die Herzmittel.

Die Arzneimittelprüfung durch HAHNEMANN ergab eine ausgeprägte **Blähsucht** und gastroenteritische Erscheinungen längs des ganzen Verdauungstraktes. Die **Schärfe und das Brennen** der Absonderungen an den Schleimhäuten finden sich nur in den von HAHNEMANN selbst beigebrachten Symptomen, dagegen nicht bei den späteren Prüfungen. Doch hat sich diese Indikation am Kranken bewährt.

Bei der Entstehung der Kreislaufschwäche des Carbo-vegetabilis-Bildes wirkt der Gasbauch mit, der im Sinne des gastrokardialen Syndroms einwirkt. Es kommt zu kapillärer Stauung mit Zyanose, zu Erschlaffung des Venensystems mit Varizen und Hämorrhoiden, einem hervorstechenden Kältegefühl, kalten Gliedern, kalten Schweißen und kollapsähnlichen Zuständen, welche man tatsächlich bei geeigneten Prüfern feststellen kann. Als Folge der Kohlensäure-Überladung des Blutes entstehen nicht nur die typische Zyanose, sondern im Zusammenhang damit auch die Verlangsamung des kapillaren Blutstroms und die Sickerblutungen auf dem ganzen Schleimhautsystem. Daß auch voll ausgeprägte Kollapszustände als Folge der Kohleeinwirkung vorkommen können, läßt der bei *Carbo animalis* angeführte Vergiftungsfall erkennen.

Aus der Tatsache, daß es sich bei der Kohle um einen ziemlich indifferenten Stoff handelt, darf man nicht schließen, daß sie nicht in der Lage sei, schwere, ja lebensbedrohende Zustände mit Erfolg zu bekämpfen. Die Kohle besitzt in der Tat Kräfte von ungeahntem Ausmaß, sofern man nur den Fall richtig nach der Ähnlichkeitsregel auswählt.

Daß die Kohle auch in der Arzneimittelprüfung die Schleimhäute angreifen kann, mag den unbefangenen Beobachter wohl verwundern, doch beweist es das Experiment. Schon im Mund ist das Zahnfleisch entzündet, leicht blutend und setzt sich von den Zähnen ab, die Schleimhaut ist aphthös. Im Hals haben wir einen Rachen- und Kehlkopfkatarrh mit begleitenden brennenden oder kratzenden Gefühlen, im Magen und Darm sticht besonders die Blähsucht heraus mit einer Erleichterung durch Aufstoßen und durch Abgang von Winden. Am Mastdarm werden wieder Brennen und Jucken, dazu Hämorrhoiden mit Neigung zu Blutungen beobachtet. Eine hämorrhagische Tendenz verbindet sich überall mit den Schleimhautaffektionen. Dabei sind die Blutungen meist dunkel, passiv, öfter wird zersetztes Blut von üblem Geruch beobachtet.

Vorhandene Geschwüre sind träg, ohne Reaktion, meist zyanotisch gefärbt, mit dünner zersetzter Absonderung.

Typus

Die Kohle ist das typische Mittel für die carbonitrogene Konstitution nach GRAUVOGL, also bei Ansammlung und unvollständiger Ausscheidung von Stoffwechselrückständen des Kohlenstoffwechsels. Es handelt sich um Menschen mit geschwächter Blutzirkulation, mit venösen und kapillaren Stauungen auf der Grundlage eines schlechten Gasaustausches des Blutes, wie er sich bei alten und gebrechlichen Leuten besonders bei bestehender Kreislaufschwäche und bei Infektionskrankheiten entwikkelt. Auch wenn diese Kreislaufschwäche auf dem Hintergrunde von Herzleiden sich ausbildet, ist Carbo vegetabilis manchmal das bessere Mittel und einem Mittel aus der Digitalis-Reihe vorzuziehen beziehungsweise kann neben einem solchen gegeben werden. Vorhandene Entzündungen neigen zu harter dunkelroter Schwellung mit schlechter Reaktion und zu fauliger gangränöser Zersetzung. Als Hauptangriffspunkt muß das Blut in seiner venösen Phase zusammen mit dem Kapillar- und Venensystem gelten.

Der Patient hat das starke Bedürfnis, unter die Einwirkung frischer, sauerstoffreicher Luft zu kommen, das Fenster muß weit offengehalten werden, trotz des durch den Kollapszustand bedingten Kältegefühls und der kalten Schweiße, oder es wird Zufächeln von Luft gewünscht. Ein allgemeines **Gefühl von Schwäche und Schlappheit** gilt als Begleiterscheinung der lokalen Symptome, in einem Maße wie etwa bei *Arsenicum.* Diese Schwäche ist mit kalten Gliedern und trotz des Frierens mit dem **Gefühl des Brennens** verbunden und nimmt nicht selten den Charakter von **Kollapszuständen** an. Carbo kommt vor allem bei chronischen Krankheitszuständen mit schlechter Reaktion und schleichendem Verlauf und bei Marasmus nach akuten Krankheiten mit geschwächter Vitalität in Frage. Von akuten Krankheiten werden typhöse Krankheiten sowie Keuchhusten, Mumps mit Metastasen in den Hoden oder den Brüsten, Gelbfieber, Otitis nach Scharlach usw. genannt.

Anwendungsgebiete: Kollapszustände mit innerer Kälte und Frostschauder auf der Grundlage einer Kreislaufschwäche mit schlechter Oxydation des Blutes. Starke Gasentwicklung in den Verdauungsorganen ist oft damit verbunden. **Gastrokardialer Symptomenkomplex.** Trotz des Besitzes der modernen Analeptika sollte der homöopathische Arzt den Gebrauch der Kohle in geeigneten Fällen nicht versäumen. Es ist aber keine Frage, daß der Gebrauch von Carbo durch die Verwendung des *Strophantins* und anderer Kardiaka stark eingeengt wurde. Allerlei **Leiden der Verdauungsorgane,** wenn diese verbunden sind mit Blähsucht und Säurebeschwerden. Es kommen ebensowohl **Dyspepsie, Gastritis, Enteritis, Hämorrhoiden** in Frage wie auch – als Linderungs- und Funktionsregulierungsmittel – **Karzinom des Magens und des Mastdarms,** wobei auch eine etwaige Blutung günstig beeinflußt wird. Fettgenuß und Fleisch verschlimmern den Zustand, während Abgang von Winden und

Aufstoßen deutlich bessern. Bei Carbo vegetabilis ist mehr die Flatulenz, bei *Carbo animalis* das Brennen unterstrichen; bei Karzinomen wird meist dem letzteren der Vorzug gegeben.

Weitere Anwendungsgebiete sind: **Katarrhe der Atmungsorgane,** wie **chronische Bronchitis, Emphysem, verschleppte Pneumonie,** wenn die geschilderten Kreislaufsymptome mit Zyanose zugegen sind. Wärme steigert die Beschwerden infolge Erlahmens der Zirkulation, Zufächeln von frischer Luft belebt.

Bei **Varizen** und dem **Ulcus varicosum** empfiehlt sich die Kohle durch das brennende Gefühl sowie die blaurote Farbe und durch die scharfe übelriechende Absonderung. Beim Haemangioma vasculosum werden gute Erfolge berichtet.

Bei **Furunkeln, Karbunkeln, Panaritien** leitet die blaurote Farbe sowie die scharfe übelriechende Absonderung. Hier konkurrieren *Lachesis, Pyrogenium* und *Arsenicum* mit der Kohle. Schießpulver (Gunpowder), also ein Gemisch von Kohle, *Schwefel* und *Salpeter,* wird von manchen als altes Volksmittel genannt (D 3 bis D 6) gegen Karbunkel, Wundinfektionen und septische Zustände.

Bei **Drüsentumoren** ist es die Indolenz und die charakteristische Farbe, zusammen mit der Härte der Drüsen, die zur Wahl der Kohle führt. Häufiger noch wird hier *Carbo animalis* gegeben.

Literatur

Die Arzneimittelprüfung (mit C 3) stammt von HAHNEMANN, er veröffentlicht in der „Reinen Arzneimittellehre" (2. Aufl., 6. Bd.) 720 Symptome. Das in den „Chronischen Krankheiten" veröffentlichte Symptomenregister umfaßt dagegen 1189 Symptome; vermutlich stammen die Ergänzungen aus klinischer Beobachtung. Eine Nachprüfung an 20 Prüfern wurde im Transact. Amer. J. Homoeop. 1877, S. 119 veröffentlicht, sie wurde mit D 1 bis D 3 vorgenommen.

HARTLAUB und TRINKS: Reine Arzneimittellehre, Bd. 3.

ALLEN: Encyclopedia, Bd. III.

HUGHES:: Cyclopaedia, Bd. II.

VOISIN: Mat. Med. des hom. Prakt.: 337 Karl F. Haug Verl. 1969.

Arzneimittelbild

Leitsymptome: *Große Schwäche und Mattigkeit infolge erlahmender Blutzirkulation.*

⊙ *Verlangen nach frischer Luft, setzt sich ans offene Fenster oder will kalte Luft zugefächelt haben.*

⊙ *Feuchtwarme Luft und Wetter vermehren die Beschwerden.*

Haut eisigkalt, kalte Hände und Füße, ⊙ *die Füße sind kalt bis zu den Knien; allgemeines Frieren.*

Kalter Atem, kalter Mund, ⊙ *kalte Schweiße. – Kollapsneigung.*

⊙ *Haut blau und zyanotisch.*

Weingenuß erhitzt sehr mit Wallungen zum Kopf.

⊙ *Venen an beiden Beinen gestaut, Hochlagern bessert. Passive Blutungen.*

Absonderungen der Schleimhäute scharf und übelriechend. ⊙ *Aphthen.*

Magenverstimmung mit enormer Tympanie, mit Gärung und Säurebildung. Abdominalplethora mit Besserung durch Abgang von Blähungen und Winden.
Fettgenuß verschlimmert die Verdauungsbeschwerden.
Katarrhe der Luftwege ⊙ bei geschwächter Herztätigkeit und schlechtem Kreislauf, besonders bei alten Leuten.
⊙ Neigung zu septischer und gangränöser Entzündung der Drüsen (Lymphdrüsen, Ohrspeicheldrüse, Brustdrüse) und Haut (Furunkel, Karbunkel, Panaritium).
⊙ Verschlimmerung in feuchtwarmer Luft.
Verschlimmerung abends und nachts.

Allgemeines: Müdigkeit schon nach kurzem Gehen. Anfälle von großer Schwäche. Träge, müde und zittrig am Morgen. Verlust der Lebenswärme.

Geist und Gemüt: Angstgefühle, reizbar und ärgerlich. Eingenommenheit des Denkens, Gedächtnisschwäche, Verlangsamung des Denkens. Gleichgültigkeit.

Kopf: Kopfhaut empfindlich, dumpfe Schmerzen im Hinterkopf. Der Hut drückt wie ein schweres Gewicht. Schwindel bei Bewegung des Kopfes.

Gesicht: Große Blässe des Gesichts, ⊙ Zyanose, Venen erweitert, kalte Schweiße.

Kehlkopf- und Bronchialkatarrh, Stauungskatarrhe der Bronchien. Bronchiektasie. Emphysem.

Atmungsorgane: Heftiges Nasenbluten mit Blässe des Gesichts. Häufiges Niesen ohne Schnupfen. Fließschnupfen und Stockschnupfen. Ganz kalter Atem, ebenso Kälte im Hals, Mund und in den Zähnen. Heiserkeit, schlechter abends und ⊙ bei schlechter Witterung. Sehr empfindlich gegen Erkältung. Rauheit und Kitzel im Kehlkopf mit krampfhaftem Husten. Atemnot, Rasseln und Pfeifen auf der Brust mit Husten, schlimmer durch Kälte, abends beim Niederliegen und nachts, besser durch Aufstoßen. ⊙ Neigung zu Blutungen. ⊙ Verlangen nach Zufächeln von kühler Luft. Kurzatmigkeit und Beklemmung auf der Brust infolge Flatulenz.

Kreislaufschwäche und **Kollaps.** Venöse Stauung infolge Kreislaufschwäche.

Herz und Kreislauf: Schwächegefühl auf der Brust mit Herzklopfen. Puls weich und schwach. Brennen auf der Brust wie von glühenden Kohlen. Beengung auf der

Brust und kurzer Atem wie von heraufdrückenden Blähungen. Anfälle von plötzlicher ohnmachtsartiger Schwäche, zum Hinsinken, schlimmer von feuchtwarmer Luft. ⊙ Gesicht blau und gedunsen, kalte Schweiße, schreckliche Angst am Herzen, will kühle Luft zugefächelt haben. Beim Sprechen wird das bleiche Gesicht gedunsen und blaurot.

Dyspepsie, Gastritis, Gastrokardialer Symptomenkomplex. Kollaps infolge Nahrungsallergie. **Gärungsdyspepsie,** Atonie der Verdauungsorgane.

Verdauungsorgane: Zahnfleisch leicht blutend und schmerzhaft. Schmerzen in den Zähnen. Das Zahnfleisch löst sich ab und zieht sich zurück. Hitze im Mund und große Trockenheit. ⊙ Ungeheurer Durst besonders auf kaltes Wasser. Kälte im Hals, Mund und in den Zähnen. ⊙ Aphthen auf der Zunge. ⊙ Foetor. Wundheit des Rachens mit Schluckschmerzen. Völle und Wundheitsgefühl im Magen und Bauch, reichliche Gasbildung mit Bauchgrimmen. Reichliches Aufstoßen mit folgender Besserung. Übelriechende Blähungen, deren Abgang ebenfalls Besserung bringt. Druckempfindlichkeit des Bauches. Säure im Magen mit Brennen. Abneigung gegen Fettes und gegen Milch und Verschlimmerung dadurch. Milch ruft Blähsucht hervor. ⊙ Alkohol wird nicht ertragen, ebenso fette Speisen. Abgang von Schleim aus dem After mit Wundheit und Brennen. Harter Stuhl mit Schleim, oder dünner Stuhl; Angst nach dem Stuhl mit Zittern.

Hämorrhoiden.

Menorrhagie, Fluor albus.

Geschlechtsorgane: Regel zu früh mit dickem, übelriechendem Blut, ⊙ zu stark. ⊙ Scharfer wundmachender Ausfluß; Aphthen an den Labien. Varizen an der Vulva.

Glieder: Kalte Hände und Füße. ⊙ Füße sind kalt bis zu den Knien. ⊙ Haut zyanotisch, kalte Schweiße, Venen voll, bläulich-sichtbar. ⊙ Varizen an den Beinen, wünscht die Beine hochzulagern.

Varizen, Ulcus varicosum.

Geschwüre, Furunkel, Karbunkel.

Haut: Papeln, Pusteln, Furunkel mit Brennen. ⊙ Blaurote Verfärbung der Hautaffektionen. Übelriechende Absonderung eines Geschwürs, das geheilt war und wieder aufbricht. ⊙ Spontane Blutaustritte unter der Haut. ⊙ Geschwüre mit Brennschmerz und übelriechender zersetzter Sekretion, und Neigung zu Blutungen mit zersetztem Blut, zyanotisches Aussehen der Geschwüre und Umgebung.

Wärmeregulierung: Auffallend häufige Klagen über kalte Hände und Füße, auch Frostschauder über den ganzen Körper; selten Blutandrang zum Kopf mit Hitzegefühl. Kalte Füße auch bei allgemeiner Hitze.

Dosierung

Der kolloide Zustand dürfte erst bei D 6 voll entwickelt sein. Da die Wirkung nicht auf einer physikalischen Adsorption, sondern auf einer biologischen Reaktion beruht, genügen auch bei Verdauungsleiden mittlere Verdünnungen (D 4 bis D 12). Auch bei Kreislaufstörungen werden gewöhnlich mittlere oder auch höhere Verdünnungen gewählt. Hochpotenzen zur Umstimmung der zentralnervösen Regulation des Kreislaufs und Stoffwechsels haben sich sehr bewährt.

Arzneiform

Verreibungen, von D 8 ab auch flüssige Verdünnungen.

Vergleichsmittel

Kreislaufschwäche mit Zyanose und Kollaps und Verschlimmerung durch warmes Wetter: *Lachesis.*
Atemnot mit Brennen und Erstickungsgefühl: *Arsenicum.*
Meteorismus mit Flatulenz, gastrokardiales Syndrom: *China, Sulfur, Lycopodium, Magnesium, Nux vomica, Nux moschata.*
Septische Zustände: *Lachesis, Pyrogenium.*
Passive, dunkle Blutungen: *Lachesis, Crotalus, Secale, China.*

Beispiel

Unterschenkelphlegmone bei Diabetes

Die 51jährige Frau H. B. hatte beinahe 3 Monate auf der chirugischen Abteilung eines hiesigen Krankenhauses wegen einer eitrigen Phlegmone des ganzen linken Unterschenkels gelegen. Durch 3 lange Inzisionen fast über die ganze Länge des Unterschenkels wurde der Eiterung Abfluß verschafft. Als Ursache wurde ein hochgradiger Diabetes ermittelt, der mit hohen Dosen von *Insulin* und Diät behandelt worden war. „Auf eigene Verantwortung" hatte die Patientin in chirurgisch und internistisch völlig unbefriedigendem Zustand ihre Entlassung durchgesetzt. Bei 70 E *Insulin* und einer Zuckerausscheidung von 130 g fiel mir die undank-

bare Aufgabe zu, die hausärztliche Behandlung zu übernehmen. Die langen Inzisionswunden waren nur teilweise zugeheilt, es stießen sich Sehnen- und Fasziensequester ab. Der Allgemeinzustand war äußerst abgemagert.
Die homöopathische Behandlung ließ sich recht günstig an, im Verlauf von 3 Wochen konnte die tägliche Insulin-Menge auf 24 E herabgesetzt werden bei einer täglichen Zuckerausscheidung zwischen 20 bis 35 g. Die äußerliche Behandlung des Beines bestand in Umschlägen mit *Aristolochiaextrakt.* Innerlich hatte die Patientin *Silicea* und *Phosphor* bekommen. Es blieben nun noch 3 tiefe Wundfisteln mit blutig-eitriger Sekretion übrig, bei einer zyanotischen Färbung nicht nur der Granulationen, sondern des größten Teils des Unterschenkels. Ich schaltete nun auf Carbo vegetabilis D 12 um. Am übernächsten Tag kam ein Alarmruf der Patientin: es werde alles wieder schlimmer, die Schmerzen hätten sich stark vermehrt, ebenso die Eiterung. Der ganze Unterschenkel revoltiere. Die Besichtigung konnte mich nicht beunruhigen, außer der vermehrten Sekretion von Eiter und Blut fand ich keine Verschlimmerung. Darum beruhigte ich die Patientin und stellte ihr sogar eine baldige Besserung in Aussicht. Diese trat auch in weiteren 2 Tagen ein. Das Bein heilte im Verlauf von weiteren 3 Wochen ab. Allerdings wurde noch eine längere orthopädische Behandlung des weitgehend versteiften Beines notwendig. Es gelang sogar, die Insulin-Behandlung ganz abzusetzen und auf *Rastinon* umzustellen. [*Beobachtung des Verfassers*]

Carbonicum sulfuratum

Schwefelkohlenstoff, **Carbonicum sulfuratum,** CS_2, wird in der Industrie häufig verwendet wegen seines ausgezeichneten Lösungsvermögens z. B. für Schwefel, Harze, Fette, Gummi usw. Wurde zuerst bekannt durch Vergiftungserscheinungen bei Gummiarbeitern. Durch Einatmen der Dämpfe entstehen Verkrampfungen der quergestreiften Muskulatur, ulzeröse Stomatitis. Als chronische Folgen gelten Tremor, Benommenheit, Ohrgeräusche mit Schwerhörigkeit, Muskelschwäche, Ataxie der Glieder, mit Verschlimmerung durch Muskelbeanspruchung, Störung des Sehvermögens und der Sensibilität, bemerkenswerte Affinität zum Sehnerv, Romberg'sches Symptom, Impotenz. Von Bedeutung sind tiefgreifende Störungen der Verdauungsfunktion. Von den Kohlenstoffverbindungen hat Schwefelkohlenstoff am meisten Verwandtschaft mit Acidum carbolicum.

Literatur

Die Arzneimittelprüfungen sind bei ALLEN, Band 2 zusammengestellt, ebenso Vergiftungen. Weitere toxische Beobachtungen finden sich in Clarke's Dictionary, Materia medica Bd. 1.

Arzneimittelbild

Modalitäten: *Besserung an der freien Luft und durch Abkühlung. Empfindlichkeit gegen warm-feuchtes Wetter. Verschlimmerung durch Wärme, heiße Anwendungen.*

Allgemeines: Ungewöhnliche Müdigkeit. Schwäche der Muskulatur. Schmerzhafte Müdigkeit und Zerschlagenheitsgefühl in allen Teilen. Kann kaum Treppensteigen. Abmagerung. Erschöpfte, meist frostige Naturen. Anästhesie an verschiedenen Teilen der Hand und der Schleimhäute (Mund, Augen Ohren, Nase).
Anfälle von allgemeinem Zittern mit getrübtem Sehen.

Geist und Gemüt: Gefühl von Berauschung wie nach Alkohol. Er konnte kaum gehen ohne zu schwanken. Rasendes Delirium; er fiel seinen Vater an und versuchte ihn zu beißen. Bedrückende und unangenehme Visionen. Manchmal heiter und frei von Sorge. Verdrießliche Stimmung, Neigung sich zu ärgern. Manchmal außerordentlich vergnügt, manchmal Anfälle von Zorn beim geringsten Anlaß.
Gesteigerte geistige Tätigkeit. Zerstreutheit der Gedanken, er kann seine Gedanken nicht auf das Gelesene fixieren. Findet die richtigen Worte nicht beim Sprechen. Schwäche des Gedächtnisses. Verwirrung des Kopfes. Schwindel beim Sitzen und Stehen.

Schlaf: Große Schläfrigkeit – ruheloser Schlaf mit üblen Träumen. Häufig Schlaflosigkeit. Aufschrecken aus dem Schlaf, gefolgt von Erschöpfung am Tag, Trockenheit der Haut und bedrückende Hitze lassen ihn nicht schlafen.

Hirnkongestion mit Erregung. Zerebralsklerose.

Kopf: Benommenheit und Schwere des Kopfes. Heftige Kopfschmerzen, besonders in Stirn und Schläfen, beim Bücken, beim Lesen, beim Schütteln des Kopfes und Hartauftreten, drückender und ziehender Art.

Sehnervenaffektion. Neuritis optica.

Augen: Pupillen erweitert. Das Sehen wird so schwach, daß er nur ein paar Stunden arbeiten kann. Die Gegenstände scheinen zu verschwimmen, wie Nebel vor den Augen. Toxische Myopie, Asthenopie, Farbenblindheit, Dyschromatopsie, Atrophie des Sehnerven, zentrales Skotom für Licht und Farben, Erweiterung der Venen der Retina, Kontraktion der Arterien, Erblindung.

Tinnitus aurium.

Ohren: Stiche in den Ohren. Geräusche in den Ohren, z.T. wie von Äolsharfen. Taubheit, so daß er angeschrien werden mußte.

Gesicht: Gesicht rot, gedunsen. Bleiches Gesicht, mit grauen Ringen um die Augen.

Atmungsorgane: Nase verstopft. Gereiztheit des Kehlkopfes. Heiserkeit. Heftiger Husten, unmittelbar nach dem Niederliegen, durch ständigen Kitzel im Rachen hervorgerufen. Heißer Atem. Zusammenschnürungsgefühl auf der Brust.

Alkoholismus, Leberleiden.

Verdauungsorgane: Zahnschmerzen, schlimmer durch Kälte. Brennen im Mund. Kältegefühl auf der Zunge, bald übergehend in ein brennendes, stechendes, wie von Pfeffer. Mund und Rachen wie gefühllos. Speichelfluß. Geschmack süßlich, sauer, bitter, metallen. Salziger Schleim kommt in den Schlund. Gefühl von Trockenheit im Mund. Brennen und Kratzen im Rachen und Speiseröhre. Gefühl eines Haares im Hals oder als ob ein Knochen in der oberen Speiseröhre steckt.

Dyspepsie mit Flatulenz.

Magen: Hunger, mit Abneigung zu essen. Verlust des Appetits. Durst, besonders auf Bier. Sehr viel lautes Aufstoßen und Abgang von Winden. Aufstoßen leer, oder bitter, oder sauer. Übelkeit, Druck und Kältegefühl im Magen. Allgemeine Magenverstimmung. Brennen im Magen. Magendruck, besser durch Aufstoßen und Abgang von Winden.

Meteorismus, stinkende Flatulenz.

Stechende und kolikartige Leibschmerzen. Auftreibung des Leibs und Rumpeln. Außerordentlich starker Abgang von Blähungen nach oben und unten. Kolikartige und stechende Bauchschmerzen, Bücken ruft Übelkeit hervor, das Auflegen des Armes ruft Kolik hervor. Stuhl durchfällig, gelblich, schleimig. Brennen im After nach dem Stuhl.

Geschlechtsorgane: Männer: heftige Erektionen mit Brennen in der Harnröhre. Vermehrte Libido . – Völlige Impotenz mit Atrophie der Hoden. – Feine stechend-brennende Schmerzen im linken Samenstrang laufen tief in den Bauch.
Frauen: Geschlechtliches Verlangen erloschen.

Neuritis (mit Anästhesie), Tabes.

Glieder: Muskelkontraktion war kraftlos und zitternd, die Finger können mit keinem Kraftaufwand geschlossen werden. Verminderte Sensibilität an Armen und Händen. Tiefe Nadelstiche werden nicht gefühlt, Verkrampfung der Muskeln. Rheumatische Schmerzen in allen Gliedern. Ameisenlaufen, Gefühl, wie wenn elektrischer Strom durch die Füße liefe. Kribbeln, Prickeln über die ganze Haut, besonders an Händen und Füßen.

Haut: Rote, etwas erhabene Eruption auf beiden Backen und der Nase (wie Akne potatorum), schlimmer nach einem Glas Bier. Jucken an allen Teilen. Kleine, farblose Bläschen treten auf, die nach Kratzen vermehrt jucken und sich durch mechanische Irritation verschlimmern.

Wärmeregulierung: Ungewöhnliches Gefühl von Frieren und Frösteln. Hitzegefühl besonders am Kopf. Haut trocken mit unterdrücktem Schweiß. Trockenheit der Haut und bedrückende Hitze lassen ihn nicht schlafen. Kalte Schweiße.

Dosierung

Mittlere (D 10 bis D 12) und hohe Potenzen.

Vergleichsmittel

Bei Neuritis, Tabes: *Argentum nitricum, Causticum, Aranea diadema* und *ixobola, Thallium, China, Arsenicum.*
Bei Alkoholismus: *Lachesis, Agaricus, Acidum sulfuricum, Arsenicum.*

Carcinosin

Anwendung

Carcinosin, eine Krebsnosode, soll von einem Brustkrebs hergestellt worden sein. Der Gebrauch dieser Nosode setzt die Annahme voraus, daß Krebs durch einen Erreger hervorgerufen wird. Es wurde von BURNETT eingeführt. Das Arzneimittelbild beruht auf einer mir nicht bekannten Prüfung und Ergänzungen dazu aus klinischer Arbeit. Der folgenden Darstellung ist die Arbeit von FOUBISTER zugrunde gelegt (Dtsch. homöop. Mschr. 1959: 401).

Arzneimittelbild

Allgemeines: Abneigung oder Verlangen nach Salz, Milch, Eiern, fetten Speisen, Obst. Hervorzuheben ist ein Verlangen nach Fett. Wechsel der Beschwerden (*Lac caninum, Sepia* usw.). Aufenthalt an der See ver-

schlimmert oder bessert (*Medorrhinum, Natrium muriaticum, Sepia*).
Knieellenbogenlage bei Kindern (diese Lage ist normal in den ersten 9 bis 12 Monaten, später ist sie seltener und kann als Hinweis genommen werden auf *Medorrhinum, Carcinosin, Calcium phosphoricum, Phosphorus, Sepia, Lycopodium*).
Neigung zu Schlaflosigkeit, selbst in der Kindheit. Keuchhusten und Pneumonie treten in früher Kindheit auf und nehmen daher oft einen schweren Verlauf. Bräunliche Gesichtsfarbe, zahlreiche Muttermale und blaue Skleren.

Geist und Gemüt: Benommenheit des Geistes, Denken erschwert. Interesselos, Abneigung gegen Unterhaltung. (Es kann verbunden werden mit *Medorrhinum* in der Behandlung von Kindern mit langsamer und mangelhafter geistiger Entwicklung. CLARKE bemerkt, daß Carcinosin nützlich war bei psychischen Fällen mit Neigung zu Suizid und einer Familienanamnese von Karzinom.)
FOUBISTER empfiehlt es bei psychischen Fällen mit einem Hintergrund von Schreck, langanhaltender Furcht und Schwermut. Angst kann in dem Bild einen großen Raum einnehmen. Gefühl von Ekel (in dieser Hinsicht verwandt mit *Arsen, Nux vomica, Anacardium, Graphites*).
Hartnäckigkeit (cf. *Tuberculinum bovinum*). Freude an einem Gewitter (*Sepia*), Gefühl für Rhythmus, Lust zu tanzen (*Sepia*). Abneigung gegen Musik (*Sepia*). Sympathie für andere (*Phosphorus*). Tadel greift sehr an (*Medorrhinum*).

Verwandte Mittel

Die Tuberkuline, *Medorrhinum, Syphilinum, Sepia, Natrium muriaticum, Calcium phosphoricum, Lycopodium, Phosphorus, Psorinum, Arsenicum album* und *jodatum, Pulsatilla, Sulfur, Opium, Aluminium, Staphisagria.*
Wenn diese Mittel nicht, wie erwartet, anschlagen, oder wenn das Arzneimittelbild der genannten Mittel nur teilweise paßt, ist Carcinosin angezeigt.
FOUBISTER betrachtet Carcinosin in erster Linie als ein Konstitutionsmittel, besonders bei Kindern. Den Gebrauch bei Krebs hält er von zweifelhaftem Wert. „Je weiter Sie

sich bei seinem Gebrauch entfernt halten von bereits vorhandenem Krebs, um so nützlicher ist Carcinosin als ein Konstitutionsmittel."
Es wird berichtet über Heilungen von chronischer Nephritis, Furunkulose, gehäuften Erkältungskrankheiten, Bronchialasthma, Angstzuständen bei Kindern und Erwachsenen.

Dosierung

Einzelne Gaben C 30, 200, 1000. FOUBISTER gab diese Potenzen eventuell an 3 hintereinander folgenden Tagen.

Präparate

Ein weiteres Präparat ist **Carcinosin adenostom**, das eine stärkere Wirkung haben soll, hergestellt aus Adenokarzinomen des Magens aus Operationsmaterial des Londoner hömöop. Krankenhauses.

Carduus marianus

Wirkung

Silybum Marianum (= Carduus Marianus), die Mariendistel (Fam. nat. Compositae), wächst in Südeuropa; wird in Deutschland häufig angebaut. Es wurde im Samen ein chemisch noch nicht erforschter „Scharf- bzw. Bitterstoff", daneben 0,1% ätherisches Öl, biogene Amine Thyramin und Histamin festgestellt. Dem Bitterstoff wird die starke choleretische Wirkung zugeschrieben, das ätherische Öl dürfte vermutlich an dieser Wirkung beteiligt sein. (Die Körbchenblütler enthalten sämtlich ätherische Öle, auch Bitterstoffe sind in diesen weit verbreitet.) Für die Heilwirkung bei Leberleiden und Leberschutztherapie wird in neuer Zeit das Flavonolignon Silymarin als wichtigster Stoff angesehen. Die Samen wurden von RADEMACHER als Leber- und Milzmittel verwendet. Sie hat sich seither bei **Lebererkrankungen, Gallenblasenentzündung** und **Gallensteinleiden** einschließlich der Koliken häufig bewährt. Bei vielen Krankheitszuständen, welche er auf die Leber als „urerkranktes Organ" zurückführte, hat er sie mit gutem Erfolg angewendet, zum Beispiel bei Husten mit rechtsseitigem Seitenstechen, Bluthusten, Magen- und Darmblutung, bei Leberleiden und Pfortaderstauung, bei Hämorrhoiden, Gebärmutterblutungen und Gebärmutterkatarrh. Ferner bei Krampfadern und Unterschenkelgeschwüren, wenn sie durch Pfortaderstauung hervorgerufen waren. Selbst bei biliösen Fiebern epidemischer Art hat sie sich nach RADEMACHER manchmal als epidemisches Mittel erwiesen. Von verschiedenen Beobachtern wurden bei chronischen Ekzemen von Carduus, wenn es als Organmittel für die Leber eingesetzt wurde, Erfolge berichtet.

Typus

Menschen mit Leberleiden und bemerkenswerter Pfortaderstauung, die sich in den obengenannten Erkrankungen zu erkennen gibt. Ob die Pfortaderstauung primärer Natur ist und die Leberstörung erst nach sich zieht oder ob Leber und Pfortadersystem in gleicher Weise befallen werden, was mir wahrscheinlicher scheint, läßt sich aus den Prüfungen nicht eindeutig feststellen. – Bei Gallenblasenentzündung und Steinkolik bewährt Carduus sich besonders, wenn Verstopfung besteht, die gleichzeitig günstig beeinflußt wird. Im Gegensatz zu einer vermuteten besonderen Beziehung zum dicken pyknischen Typus hat RITTER (Allg. homöop. Ztg. 1941: 139) in einer Versuchsreihe wahrscheinlich gemacht, daß die Wirkung nicht an Fettleibigkeit gebunden ist, sondern bei hageren Menschen ebenso günstig verwertet wird. Zu gleichen Erfahrungen ist auch der Verfasser gelangt.

Literatur

REIL: Homöop. Vjschr. 1852, 3: 433.
LEMBKE N. Zschr. homöop. Klin. 10 [1865].
ASSMANN: Dtsch. Zschr. Homöop. 8 [1929]: (46), 59–71
RADEMACHER: Erfahrungsheillehre. 1848. Neudruck Lorch 1939. Karl Rohm Verlag.
ASSMANN bringt einen ausführlichen Bericht der Prüfungen von REIL, LEMBKE und BUCHMANN sowie eine Wiedergabe der Prüfung mit 6 Personen mit D 30, D 6 und D 3 sowie der Tinktur. ASSMANN, bekannt als sehr kritischer Homöopath, der sich selbst in der Therapie nur an Tiefpotenzen hielt, hat selbst an der Prüfung teilgenommen; er hat bei 5 von den 6 Prüfern mit D 30 deutliche Symptome vermerkt.

Arzneimittelbild

Allgemeines: Gelbes, fahles Aussehen. Große Mattigkeit und Müdigkeit. Gewichtsabnahme.

Gemüt: Ärgerlich gereizte Stimmung. Traurige Verstimmung.

Kopfschmerzen, Supraorbitalneuralgie.

Kopf: Kopfschmerzen in der Stirne und in den Schläfen, auch halbseitig über den Augen, mit Verschlimmerung durch Husten und Bewegung, ⊙ besonders im rechten Supraorbitalgebiet. Hitze im Kopf, Schwindelgefühl, Benommenheit. Schlaf unruhig mit ängstlichen Träumen.

Rachenkatarrh.

Rachen: Brennen und Stechen in den Mandeln und im Rachen, Trockenheit im Hals. Übermäßiger Durst.

Erkrankungen der Brustorgane bei Leberleiden.

Atmungsorgane: Trockener Husten, Schmerz am rechten Schulterblattwinkel nach der rechten Brust ausstrahlend. Fibrilläre Zuckungen der Muskeln unter dem rechten Schulterblattwinkel.

Leber- und Milzschwellung, **Gallenblasenentzündung, Gallenkolik.** Folgen von **Pfortaderstauung** wie Magen- und Darmblutung, **Verstopfung** und Durchfälle, Hämorrhoiden, Fluor albus, Gebärmutterblutungen.

Verdauungsorgane: Übelkeit, Brechreiz und Erbrechen von grün-gelbem Schleim oder von Speisen, die tags zuvor genossen wurden; Völle im Leib mit Aufstoßen, kolikartige Schmerzen im Leib, die sich durch Zusammenkrümmen bessern. Durchfälle hellgelb oder rötlich gefärbt, oder trockener harter Stuhl ⊙ mit Rumpeln und Kollern im Bauch. Großkalibrige Stühle.
⊙ Schmerzen an Leber und Gallenblase. Wundsein im After („Wolf").

Harnorgane: Harn dunkel, sedimenthaltig, enthält Bilirubin.

Ischias, Muskelrheuma re. Schulter. Krampfadern, **Unterschenkelgeschwüre.**

Glieder: Zerschlagenheitsgefühl in Armen und Beinen, mit Schmerzen; Schmerzen in der rechten Schulter. Die rechte Seite ist mehr befallen. Anschwellung der sichtbaren Venen.

Haut: Bläschengruppen auf dem Handrücken mit wässerigem Inhalt. Hautjucken.

Dosierung

Wird meist in ∅ bis D 2 verwendet. In der durch Assmann vorgenommenen Arzneimittelprüfung am Gesunden haben sich auch mittlere Verdünnungen und die D 30 wirksam gezeigt, so daß einer Anwendung dieser Verdünnungen nichts im Wege steht. Soweit die Verordnung auf Grund der Organotropie zur Leber und Gallenblase erfolgt, sind tiefe Potenzen angezeigt.

Vergleichsmittel

Schmerzen an Leber und Gallenblase: *Chelidonium, China, Bryonia, Podophyllum, Nux vomica, Mandragora, Taraxacum*, Magnesiumsalze, *Mercurius dulcis, Lycopodium, Ptelea, Chionantus.*

Castor equi

Herkunft des Mittels

Als **Castor equi** werden die warzenähnlichen Gebilde bezeichnet, welche an der Innenseite der Vorder- und der Hinterbeine der Pferde nahe den Sprunggelenken ihren Sitz haben. Diese Auswüchse von epithelialem Gewebe hat man als rudimentäre Zehen aufgefaßt. Wenn die Substanz dieser „Kastanien" verrieben wird, ist ein eigenartiger, süßlich aromatischer Geruch wahrzunehmen, der bald als dem Moschus, bald als dem

Castoreum ähnlich bezeichnet wird. „Das deutet auf einen drüsigen Ursprung der Gebilde hin; sie würden dann den Geruchstoffdrüsen entsprechen, die sich bei Hirschen und Rehen an den Beinen vorfinden und wahrscheinlich als Vermittler für den Artinstinkt von Bedeutung sind" (LEESER: Tierstoffe).

Wirkung

C. HERING hat eine Arzneimittelprüfung an 5 Personen vorgenommen. Während das Mittel im Altertum (DIOSCORIDES) gegen Epilepsie empfohlen wurde, haben sich bei dieser Arzneimittelprüfung eigenartige Beziehungen zu den Brustdrüsen ergeben, die an eine hormonartige Wirkung erinnern. Heftiges inneres Zucken in den Brüsten, meist in der rechten, in Anfällen, zum Rasendwerden; Reiben und Kratzen erleichtert, macht aber die Haut rauh. Die Areola ist in weitem Umkreis gerötet, und die Warzen schmerzen, sind trockener als gewöhnlich. Das Jucken erstreckt sich nach hinten bis zur Schulter. Bei einer zweiten Frau heißt es: Die Areolae werden rot, wie bei der Rose, ebenso die Warzen; an der linken Brust sehr schmerzend.
Ein männlicher Prüfer berichtet: Anschwellen der Brustdrüsen, besonders der rechten; sie sind schmerzhaft, besonders bei Berührung, am meisten die linke. Die angeschwollenen Brustdrüsen sind beim Treppabgehen sehr schmerzhaft; es ist, als wollten sie abfallen; er mußte, um dieses lästige Gefühl zu mindern, mit den Händen dagegen drücken.
Auf Grund dieser Prüfung wurde es von HERING bei wunden, schrundigen Brustwarzen stillender Frauen angewendet und empfohlen. Weitere Indikationen sind: ⊙ Brüchige Nägel, schrundige Hände, Warzen auf der Stirn und auf der Brust, Erkrankungen der Nägel. Schmerzen im Steißbein (Kokzygodynie). Bei letzterer Indikation wurde es auch von A. STIEGELE gelobt.

Dosierung

Da nach organotropen Gesichtspunkten verordnet, werden meist niedere Potenzen gewählt. D 3 bis D 6 in Verreibung.

Literatur

BUCHNER: Allg. Ztg. Homöop. 1848/49.
ALLEN: Encyclopedia, Bd. III.

Vergleichsmittel

Asterias

Castoreum

Herkunft des Mittels

Bibergeil, das Sekret, welches sich in den Bauchdrüsen, den sogenannten Bibergeil- oder Castorbeuteln, des männlichen und weiblichen Bibers (Castor fiber, Fam. nat. Olires) findet. Es wird Bibergeil des sibirischen Bibers verwendet. Wurde schon im Altertum verwendet. Der durchdringende widrige Geruch erinnert an Baldrian.

Anwendung

Wie andere Riechmittel, ist es ein Nervinum und eignet sich für nervöse Frauen mit vielen Schmerzen und Krämpfen; hysterische Sensationen; Schwächezustände nach schweren Krankheiten; nervöse Zustände, wenn die Aura aus dem Bauch aufsteigt; Menstrualkolik mit Blässe und kaltem Schweiß. Es wurde von den vergangenen Ärztegenerationen bei ähnlichen Indikationen gebraucht.

Literatur

1. CASPARI, HARTLAUB und TRINKS: Annalen 3: 314, prüfte den sibirischen Bibergeil.
2. N - G, ebendort, prüfte den österreichischen Bibergeil.
ALLEN: Encyclopedia.

Arzneimittelbild

Leitsymptome: *Nervöse Reizbarkeit und Überempfindlichkeit, nervöse Erschöpfung. Plötzliche Schwächeanfälle.*
Unruhiger, unterbrochener Schlaf mit ängstlichem Aufschrecken.
Bauchkrämpfe mit Blähsucht und viel Gähnen. ⊙ Reichliche, schwächende Schweiße. Besserung durch Druck und Zusammenkrümmen.

Nervöse Erschöpfung. Rekonvaleszenz.

Allgemeines: Erschöpfung nach dem Essen. Innere Ruhelosigkeit, ängstliches Herumwerfen im Bett. ⊙ Reichliche schwächende Schweiße.

Geist und Gemüt: Sehr melancholisch und gedrückt, wie wenn ein Unglück bevorstände. Sehr schreckhaft, Aufschrecken aus dem Schlaf mit angstvollen Träumen. Große Furchtsamkeit.

Schlaflosigkeit.

Schlaf: Ruheloser Schlaf; Aufschreien im Schlaf; Aufschrecken mit Angst. Morgens nach dem Erwachen reizbar und ängstlich.

Kopf: Kopfschmerzen mit Schwere und Verwirrtheit.

Augen: Augen gegen Sonnenlicht, auch gegen künstliches Licht überempfindlich.

Nervöse Durchfälle.

Verdauungsorgane: Übler Mundgeruch, von ihr selbst bemerkt. Brennender Durst auf Wasser. Ständige Übelkeit, häufiges Gähnen, Erbrechen von Schleim. Krampfendes Schmerzen im Magen. Aufblähung des Leibs mit Rumpeln und kolikartigen Schmerzen, besser durch äußere Wärme, gefolgt von durchfälligen Stühlen.

Dysmenorrhö.

Geschlechtsorgane: Wässerige oder dickflüssige Leukorrhö. Regelblutung zu früh. Während der Menses sehr gereizt und unzufrieden mit jedermann. ⊙ Regelkrämpfe mit Blässe und kalten Schweißen. ⊙ Wegen des krampfhaften Zustandes des Uterus sondern sich nur wenige Tropfen Menstrualblut ab.

Dosierung

D 2 bis D 6 werden empfohlen; die Wirkung ist kurzdauernd.

Verwandte Mittel

Ambra, Moschus, Valeriana, Acidum phosphoricum (Schwäche mit Schweißen), *China, Nux moschata, Ignatia, Valeriana.*

Caulophyllum

Herkunft des Mittels

Stammpflanze **Leontice thalictroides** (Fam. nat. Berberidaceae). Die Frauenwurzel ist in Nordamerika heimisch. Sie enthält einige Alkoloide.

Wirkung

Die Frauenwurzel entfaltet ihre Wirksamkeit an den weiblichen Geschlechtsorganen, besonders an der Muskulatur der Gebärmutter, und wird mit Erfolg sowohl gegen **krampfartige Zustände der Gebärmutter** (Dysmenorrhö, Krampfwehen, Nachwehen, falsche Wehen in der Schwangerschaft, drohender Abort) als auch gegen **Uterusatonie** (Wehenschwäche und fehlende Wehen, Blutungen nach Abort und im Wochenbett) angewendet.

Bei rigidem Muttermund führt es vorbeugend gegeben zu einer leichten Geburt, zugleich scheint es aber auch vorzeitigen Blasensprung und Wehenschwäche hervorzurufen (A. FREITAG). Um diese Nachteile zu vermeiden, soll man es nach FREITAG nicht unter der D 8 und nicht länger als 2–3 Wochen vor der zu erwartenden Geburt, etwa 2mal täglich, geben. Weitere Untersuchungen nach dieser Richtung sind jedoch erforderlich.

Eine häufige Empfehlung hat Caulophyllum bei dem **Rheumatismus der kleinen Gelenke** gefunden, wenn Uterusleiden damit verbunden sind. Hier auch niedere Verdünnungen (D 1 bis D 3), falls keine Schwangerschaft vorhanden ist, da sonst Abortgefahr. Diese Beziehung zu den kleinen Gelenken stammt aus einer Arzneimittelprüfung, die an Männern vorgenommen wurde, während eine Prüfung an Frauen bis jetzt noch aussteht. Die Empfehlungen für Frauenleiden wurden sämtlich empirisch gewonnen. Für **Gelenkrheumatismus in den Wechseljahren**, auch wenn dieser nicht auf die kleinen Gelenke beschränkt ist, hat Caulophyllum Empfehlung gefunden.

Literatur

HALE: New Remedies, 2. Aufl.
ALLEN: Encyclopedia, Bd. III.
HUGHES: Cyclopaedia, Bd. II.
BURT: Intern. hom. Presse, Bd. 2, S. 284.

Vergleichsmittel

Wehenmittel und zur Vorbereitung der Geburt: *Pulsatilla, Cimicifuga, Aristolochia.* Rheumatismus der kleinen Gelenke: *Colchicum, Hedera, Ledum.*

Causticum

Herkunft des Mittels

Der Ätzstoff HAHNEMANNS wird nach HAHNEMANNS Vorschrift hergestellt aus frisch gebranntem *Kalk*, der aus Marmor gewonnen wurde, und doppeltsaurem, schwefelsaurem *Kalium*. Da die in den Ausgangsstoffen enthaltenen Elemente sich bei der Herstellung des Causticums unlöslich niederschlagen und dieser Niederschlag abgeschieden wird, ist immer wieder behauptet worden, daß Causticum nichts als Wasser enthalte. Die Homöopathie hat sich jedoch immer wieder von der charakteristischen Wirkung überzeugt. Das Rätsel dürfte jedoch hinlänglich dadurch geklärt sein, daß in verschiedenen Untersuchungen (zuerst 1836 von BUCHNER, 1860 von GRUNER und zuletzt durch die Johannesapotheke in Stuttgart durch H. und H. OTTO auf Anregung von O. LEESER) einwandfrei Ammoniak gefunden wurde, das wahrscheinlich aus tierischen Einschlüssen des Marmorkalkes stammen dürfte.

Pharmakologie

Diese Feststellung stimmt damit überein, daß Causticum in seinem Arzneimittelbild starke Ähnlichkeit mit den Ammoniaksalzen aufweist, besonders was die katarrhalischen Erscheinungen der Luftwege und die Verschlimmerung morgens zwischen 3 und 5 Uhr betrifft.
Eine weitgehende Ähnlichkeit des Arzneibildes besteht auch zu *Kalium carbonicum*, so daß von manchen Autoren auf einen Kaligehalt geschlossen wurde, zum Beispiel von STAUFFER.
Tatsächlich wurde auch bei einer auf meine Veranlassung durch Dr. PFEILSTICKER vorgenommenen spektral-analytischen Untersuchung von 4 Causticum-Tinkturen verschiedener Herkunft jeweils *Kalium* festgestellt. Ob dieses *Kalium* aus den verwendeten Reagenzien, dem Wasser, dem verwendeten Alkohol oder den Gläsern entstammt, soll hier nicht weiter untersucht werden. Um diese Frage weiterhin zu prüfen, wurde von mir in Krankheitsfällen, die deutlich auf Causticum ansprachen, Causticum durch *Kalium carbonicum* ersetzt. Umgekehrt wurde in Kalium-Fällen statt des gut wirksamen *Kaliums* Causticum gegeben.

Bei diesen Versuchen blieb jedoch der Erfolg aus, indem es sich zeigte, daß in Kalium-Fällen *Kalium carbonicum* nicht durch Causticum ersetzt werden kann. Umgekehrt ließ sich auch Causticum in Causticum-Fällen nicht durch *Kalium carbonicum* ersetzen. Der Ausfall dieser Versuche spricht also nicht dafür, daß in Causticum ein Kalium-Anteil zur arzneilichen Wirkung kommt, obwohl *Kalium* in Causticum enthalten ist. Wir müssen uns also zunächst noch damit abfinden, daß wir in Causticum eine Ammoniak-Verbindung eigenen Charakters von noch nicht bekannter Zusammensetzung vor uns haben. Um mich in dieser Annahme noch weiter zu versichern, habe ich bei einer Anzahl von Causticum-Fällen diesen Arzneistoff durch *Ammonium carbonicum* ersetzt. Es handelte sich dabei um Arthritiker und Ischiatiker. Es zeigte sich dabei, daß *Ammonium carbonicum* hier ebenfalls befriedigte. Da ich mich unter diesen Patienten selbst befand, und zwar zu wiederholten Malen, so wurde mir die Ersetzbarkeit der beiden Mittel zur Gewißheit. Ob dies in bezug auch auf die Heilwirkung auf Lähmungen gilt, die wir bei Causticum kennen, erscheint aber unwahrscheinlich.

Einige gut beobachtete Fälle von **Laryngitis** beschreibt H. WACHTER (Hippokrates 1941: 618): „Fünf Fälle von subakuter Heiserkeit und trockenem Husten von mehrwöchentlicher Dauer, die bereits in früheren Jahren wegen ähnlicher Beschwerden in meiner oder anderweitiger Behandlung gestanden haben – und zwar immer im Herbst oder Winter –, sprachen schließlich und unerwartet schnell auf einige Gaben Causticum an. Den örtlichen Befund im Rachen und Kehlkopf erklärten die in den homöopathischen Arzneimittelbüchern angeführten Symptome in so ausgezeichneter Weise, daß berechtigte Veranlassung besteht, in einer Zeitschrift darauf hinzuweisen. Bei fast gleichem örtlichem Befund und Beschwerden genügt eine gemeinsame Schilderung derselben.

Status: Die Rachenschleimhaut zeigt sich in ihrer ganzen Ausdehnung gleichmäßig gerötet und ziemlich trocken, zum Teil mit fest anhaftendem, zähem Schleim und Krusten bedeckt. Dazu waren die Seitenstränge – wohl durch Überanstrengung beim Räuspern und Husten – entzündlich verdickt. Ähnlich verändert war die Schleimhaut des Kehlkopfs und der bei der Spiegelung sichtbare Teil der Luftröhre. Die walzenförmig gleichmäßig geröteten Stimmlippen und die geschwollenen Taschenbänder zeigten sich in ihrer Beweglichkeit behindert; sie ließen beim Anlauten in der Gegend der Gießbeckenknorpel einen mäßigen Spalt frei (Transversusparese) mit vermehrtem Krustenansatz an der Kehlkopfhinterwand, außerdem dicht unterhalb der Stimmbänder und in der Spaltöffnung selber. Gelang es, den Schleim oder die Krusten durch Räuspern, Hustenstöße oder Wegwischen mit dem Tupfer zu entfernen, war die Stimme bei einer gewissen Verstärkung derselben trotz der Transversusparese ziemlich klar. Durch Nichtgebrauch der Stimme trat jedoch durch Neuauflagerung von Schleim der alte Zustand wieder auf. Darum auch die für Causticum sprechende, morgendlich verstärkte Heiserkeit."

Hauptwirkung

Die Hauptwirkung richtet sich:

1. Auf den Bewegungsapparat mit Muskeln und Gelenken und die peripheren Nerven. Besonders hervorstechend in dem allgemeinen rheumatoiden Charakter sind brennende und reißende Schmerzen sowie eine lähmende Schwäche. Das Gefühl in den Gliedern, wie zu kurz, und das Bedürfnis, sich zu recken und zu dehnen und fortgesetzt zu gähnen, muß hervorgehoben werden. Der Patient kann nicht still liegen; Bewegung bessert nicht selten seine Beschwerden. Das Gefühl wie zu kurz läßt einen verstärkten Tonus der Muskulatur vermuten, während das Gefühl lähmiger Schwäche einen Verlust des Tonus erkennen läßt. Der Tonus der Muskulatur wird offenbar nach beiden Extremen hin beeinflußt. Die Indikation bei neuralgischen, my-

algischen, arthritischen und arthrotischen Prozessen ergibt sich aus diesem Charakter der Schmerzen sowie der großen Kälteempfindlichkeit und Verschlimmerung nachts und am frühen Morgen. Bei Lähmungen peripherer Nerven nach Neuritiden und nach Diphtherie wird es gleichfalls verwendet. Die Wirkung auf rheumatische Prozesse ist sehr tiefgreifend und umfaßt auch Arthrosen. Bei Lähmungen nach Apoplexie infolge Zerebralsklerose wird Causticum ebenfalls genannt, doch ist ein Erfolg wegen völlig anderer Pathogenese unwahrscheinlich.

2. Auf die Schleimhäute der Atemwege mit einem Schnupfen bei verstopfter Nase (wie bei *Ammonium carbonicum*), bei Rachenkatarrh, bei Bronchitis. Auch hier führt die Kälteempfindlichkeit und öfter die Trockenheit der Schleimhäute, welche eine Besserung durch Kalttrinken und durch feuchtes Wetter hervorbringt. Der trokkene krampfartige Husten ist bei Frauen durch Wegspritzen des Harns begleitet. Die Heiserkeit wird besser, wenn es gelingt, den zähen Schleim abzuhusten. Wacher (Paderborn) hat Causticum bei vieljähriger Beobachtung bei Laryngitiden empfohlen, besonders wenn auf der Rachenhinterwand und auf den Stimmbändern sich grüne Borken festsetzen und kalte Ostluft als Ursache der Erkrankung anzusehen ist. Die katarrhalische Reizung ist verbunden mit einer Parese der sowohl die Kehlkopfmuskulatur als auch die Blasenmuskulatur versorgenden motorischen Nerven. Daß der Weg zu lähmungsartigen Zuständen im Nervengebiet über ein Stadium der Gereiztheit dieser Nerven geht, beobachtet man an Symptomen wie Zusammenschnüren im Kehlkopf und auf der Brust, übrigens auch im Schlund, der Speiseröhre und dem ganzen Verdauungskanal, desgleichen der Blase.

3. Auf die Schleimhäute der Verdauungsorgane. Diese Anwendung ist wenig gebräuchlich. Es werden beobachtet: Hohlheit im Magen, krampfhafte Spannungen in allen Abschnitten vom Schlund bis zum After. Auf Fleisch wird Übelkeit und Erbrechen beobachtet (wohl wegen des Ammoniak-Gehalts dieser Speise); der Patient kann nur Geräuchertes zu sich nehmen, während Süßigkeiten abgelehnt werden. Vergebliches Drängen; der Stuhl, der im Sitzen nicht gehen will, geht besser im Stehen; dünnkalibrige Stühle, Durchfälle. Diese Symptome lassen Spasmen und Diskoordination der Peristaltik erkennen.

4. Auf die äußere Haut. Meist sind es trockene Ausschläge mit Verschlimmerung durch Trockenheit, trockenes Wetter und Kälte. Causticum bewährt sich oft bei eminent chronischen Ekzemen von trockenem, rissigem Charakter, die sich bei trockenem Wetter, sei es im Sommer oder im Winter, bemerkbar verschlimmern.

5. Auf die Blase. Meist sind es Enuresis nocturna und Inkontinenz nach Operationen, bei denen Causticum angewendet wird, ferner Insuffizienz der Blase, die beim Husten den Harn nicht halten läßt. Kann auch bei beginnendem Scheidenprolaps versucht werden.

6. Auf die weiblichen Geschlechtsorgane. Die Regel ist verspätet oder zu früh, sie fließt nur am Tage; reichlicher Weißfluß; Kreuzschmerzen gehören zu den Beschwerden der Geschlechtsorgane wie auch zu denen der Verdauungsorgane; die Zeit vor und zu Beginn der Regel ist eine Zeit der allgemeinen Verschlimmerung, mit psy-

chischer Verstimmung, Gliederschmerzen, Durchfall usw. Als Analeptikum wurde Causticum bisher nicht gebraucht, doch sind auch wie bei *Ammonium* kollapsartige Zustände in der Prüfung beobachtet worden.

Typus

Mit den geschilderten Zügen ist auch zugleich der Typus umschrieben; Causticum scheint bei trockenen Naturen öfter angezeigt zu sein, da Schleimhäute und äußere Haut zu Trockenheit neigen. (Im Gegensatz dazu hat man für *Ammonium carbonicum* einen mehr korpulenten Typus aufgestellt.) Dieser Trockenheit entspricht auch die Besserung des Hustens durch einen Schluck Wasser und die Besserung des Befindens bei feuchtem und die Verschlimmerung bei trockenem Wetter. Die Schlaffheit und Müdigkeit ist sowohl *Ammonium carbonicum* wie Causticum eigen. In den Gliedern besteht eine erhöhte Spannung der Muskulatur, die als ein Gefühl wie zu kurz und als Bedürfnis, sich zu recken und zu dehnen, empfunden wird. Andererseits besteht auch eine lähmige Müdigkeit und Schwäche; trotz der Müdigkeit muß er sich immer bewegen. Die Zeit der Hauptverschlimmerung liegt in den frühen Morgenstunden von 3 bis 5 Uhr.

Die Patienten, vor allem wenn es Kinder sind, werden von Angst beherrscht; sie haben Angst im Dunklen und wollen nicht allein ins Bett; sie können wegen ängstlicher Vorstellungen keinen Schlaf finden. Auch bei Erwachsenen ist der Gemütszustand depressiven Einflüssen und ängstlichen Vorstellungen sehr zugänglich. Der Kranke ist melancholisch verstimmt, leicht verärgert, auch übertrieben mitleidig.

HAHNEMANN hat Causticum zu den antipsorischen Mitteln gerechnet. In der GRAUVOGLschen Einteilung muß es als karbonitrogenes Mittel angesprochen werden.

Literatur

Eine Arzneimittelprüfung mit 1505 Symptomen existiert nur von HAHNEMANN und seinen unmittelbaren Schülern, niedergelegt in den „Chronischen Krankheiten", 1. und 2. Auflage. Im 2. Band der „Reinen Arzneimittellehre", 2. Auflage, „findet sich ein (unreineres) Präparat von Causticum, unter dem Namen Ätzstofftinktur (Tinctura acris sine Kali), aber die Prüfung desselben auf seine eigentümlichen Veränderungen des menschlichen Befindens war noch sehr unvollkommen".

Arzneimittelbild

Leitsymptome: ⊙ *Rheumatische, arthritische, neuralgische Erscheinungen.*

Die Wirkung geht von Spasmen und Krämpfen über lähmige Schwäche zu Paresen und lähmungsartigen Zuständen (zum Beispiel Augenlider, Gesichtsnerven, Stimmbänder, Mastdarm, Blase). Eine Mischung von Spasmen und Paresen ruft dyskinetische Bilder hervor (Stuhl geht besser im Stehen, vergebliches Drängen zu Stuhl). Katarrhe der Luftwege mit Parese der Stimmbänder und trockenem Husten, besser durch kaltes Wasser.

Der Harn spritzt beim Husten weg.

Heiserkeit schlimmer morgens, besser durch Abhusten und Abräuspern von Schleim.
Zusammenkrümmen bessert Bauch- und Rückenschmerzen.
⊙ Husten, der im Moment des Ausatmens auftritt.
Für trockene Hautausschläge eines der wirksamsten Mittel.
Der Charakter der Schmerzen ist vorwiegend brennend.
Viele Beschwerden sind von Frösteln begleitet.
Verschlimmerungszeit morgens zwischen 3 und 5 Uhr und morgens nach dem Aufstehen.
Verschlimmerung durch Kälte, Zugluft, ⊙ durch trockene kalte Luft, aber auch durch trockenes Sommerwetter.
⊙ Feuchtes Wetter bessert. (Diese Modalität bildet eine Folge der Trockenheit des Causticum-Typs.)
Verschlimmerung vor und während der Regel. Ob die behauptete Betonung der rechten Körperseite Bedeutung besitzt, möchte ich sehr bezweifeln; jedenfalls ist sie nicht in der Arzneimittelprüfung begründet.
Verschlimmerung durch Drandenken ⊙ Verschlimmerung durch Aufregung, durch Schreck.

Allgemeines: Zittern und Schwäche am ganzen Körper; Anfälle von ohnmachtsartiger Schwäche. Bei Nacht große Unruhe, kann in keiner Lage Ruhe finden, muß sich ständig bewegen. Bedürfnis, sich zu recken und zu dehnen und fortgesetzt zu gähnen. Sehr empfindlich gegen Kälte, diese setzt ihm sehr zu. Gefühl wie zerschlagen überall, kann nicht ruhig liegen; besser bei Bewegung.

Geist und Gemüt: Ängstlichkeit herrscht in der seelischen Verfassung vor. Ängstlich, wie wenn ihm etwas Schlimmes bevorstünde oder ein Unglück vorgefallen wäre. Die Körperbeschwerden sind begleitet von Ängstlichkeit. Voll furchtsamer Ideen. Ängstlich nach dem Stuhl. Das Kind kann nicht schlafen, da es immer von ängstlichen Gedanken beherrscht wird. ⊙ Angst im Dunkeln, Kinder wollen nicht allein schlafen gehen aus Furcht. Traurig, schweigsam und melancholisch.
Reizbar und ärgerlich über Kleinigkeiten; unerträglich empfindlich.
Übertrieben mitleidig; bei Erzählung von Grausamkeiten außer sich vor Weinen und Schluchzen. ⊙ Kann jemand anders nicht leiden sehen.
Starke geschlechtliche Erregung (siehe männliche Geschlechtsorgane).

Epilepsie

Unaufmerksam und zerstreut, Abwesenheit der Gedanken. Unaufgelegt zur Arbeit. Schwäche des Gedächtnisses. Beim Gehen im Freien plötzlicher Anfall von Bewußtlosigkeit mit Niederstürzen, erhebt sich aber sofort wieder.

Schlaf: Erwacht morgens früh um 2 oder 4 Uhr und kann wegen Unruhe nicht wieder einschlafen. Unruhiger, traumreicher Schlaf, Aufschrecken aus dem Schlaf. Große Schläfrigkeit am Tage.

Kopfneuralgie und -neuritis.

Kopf: Gefühl eines Hohlraumes hinter dem Stirnbein. Klopfende, ziehende, brennende, reißende Kopfschmerzen. Kopfschmerz wie zusammengepreßt.

Blepharitis, Konjunktivitis, Ptosis des Augenlides. Katarakt. Skrofulöse Ophthalmie.

Augen: Brennen, Stechen und Drücken in den Augen mit Tränen und Schleimabsonderung. Trockenheit der Augen mit Lichtscheu; Sandgefühl in den Augen, ⊙ auch ohne objektiven Befund. Schwere und Lähmigkeit in den oberen Lidern, kann sie nur mit Mühe erheben. Flimmern vor den Augen, Funkensehen, Mouches volantes. Trübsichtigkeit und Verdunkelung der Augen. Augenlider geschwollen und entzündet.

Otitis media catarrhalis, Tubenkatarrh, Gehörgangsekzem.

Ohren: Gehörgang geschwollen, Stechen und Ziehen in den Ohren. Ohrgeräusche. Die Worte hallen beim Sprechen wider im Ohr. Gefühl von Verstopftheit in den Ohren.

Fazialislähmung. Trigeminusneuralgie.

Gesicht: Gelbliche Gesichtsfarbe. Gefühl von Spannung und ziehenden Schmerzen im Ohr und im Kiefer.

Rhinitis, Pharyngitis, **Laryngitis.**

Stimmbandlähmung, Bronchitis.

Atmungsorgane: Flüssiger Schnupfen oder verstopfte Nase. Nasenbluten. Wundheit im Innern der Nase. Geschwulst der Nase, öfters des Morgens. ⊙ Trockene Krusten in der Nase (eigene Beobachtung).
Häufiges Bedürfnis zu räuspern. Heiserkeit mit Kratzen, am Morgen und am Abend. ⊙ Heiserkeit, die sich durch Abräuspern oder Abhusten von Schleim bessert (nach H. WACHTER). Die Kehlkopfmuskeln versagen ihren Dienst, kann kein lautes Wort reden.
Krampfhafter, trockener, hohler Husten mit Wundheits- und Schmerzgefühl längs der Luftröhre.

Anfälle von Atemnot, wie wenn die Luftröhre zusammengeschnürt würde. Trinken von kaltem Wasser bessert den Hustenkrampf. Beim Husten spritzt der Harn weg.

⨀ Husten mit Wundheitsgefühl auf der Brust, bei dem das Sputum nicht ausgeworfen werden kann, der im Moment des Ausatmens auftritt und durch einen Schluck Wasser gebessert wird.

Pharyngitis, Struma.

Verdauungsorgane: Entzündung der Mundschleimhaut, Zahnschmerzen. Zäher Schleim im Hals, der sich beim Husten nicht lösen will, sondern geschluckt werden muß. Heftiges Halsweh, daß er fast nicht schlucken kann. Hörbares Knarren, tief unten im Halse, muß fortgesetzt gähnen. Trockenheit im Hals mit Gefühl von Rauheit und Schwellung. Reichlicher Durst. Der Schlund ist wie zu eng und verschwollen. Gefühl, als wäre die Speise im Hals stecken geblieben. Gefühl von verdorbenem Magen, auf Fleisch wird ihm übel wie zum Erbrechen; er kann nur Geräuchertes zu sich nehmen. Widerwille gegen Süßspeisen. – Es ist der Patientin immer, als sollte sie aufstoßen, was aber doch nicht geht. Leerheitsgefühl, als ob sie nicht genug gegessen hätte. Heißhunger. Ungeheurer Hunger, der Kopfschmerzen macht, besser durch Essen. Bei Magenschmerz schaudert es sie.

Reichliche Blähungen, die nach oben und unten abgehen. Zusammenziehende und spannende Leibschmerzen. Leichtes Erkälten des Bauches; wenn kalte Luft denselben berührt, bekommt der Patient Durchfall. Viel Kollern und Rumpeln. Vergebliches Drängen zu Stuhl. Durchfälliger weicher Stuhl oder harter fester Stuhl. Der Stuhl geht besser im Stehen ab. Stuhl weich, aber ganz dünn geformt. ⨀ Auch weicher Stuhl geht nicht ab infolge von Spasmen (eigene Beobachtung). Nach dem Stuhl Beängstigung und Hitze im Gesicht. Drängen im Mastdarm, als säße Kot dort.

Geschwollene, schmerzhafte Hämorrhoiden mit Nässen, unerträglich schmerzhaft und brennend beim Gehen.

Blasenschwäche und Blasenlähmung.
Bettnässen im ersten Schlaf.
Inkontinenz bei Husten und Niesen.
Harnverhaltung (postoperativ).

Harnorgane: Unwillkürlicher Harnabgang beim Husten oder Niesen. Unterbrochener Harnstrahl. Erfolglose Versuche, Harn zu lassen. Häufiger Harndrang mit Harnträufeln. Brennen in der Harnröhre beim Harnen. Nach langem, vergeblichem Warten geht trotz Dranges nur wenig Harn ab. Wenn einige Tropfen abgegangen sind, tritt ein heftiger Schmerz in der Harnröhre und Krampf im After auf. Harn geht so leicht, daß er den Strahl nicht empfindet. Harnabgang bei Nacht, unwillkürlich, im Schlaf. Häufiger und vermehrter Harnabgang. Der Harn ist dunkelbraun oder trüb und wolkig beim Stehen. Brennen in der Harnröhre.

Sytyriasis,
Pollutionen.
Harninkontinenz bei Prostataadenom.

Fluor, Dysmenorrhö.
Nymphomanie (GALLAVARDIN).

Geschlechtsorgane: Männer: Impotenz. Häufige Pollutionen, gesteigerter, sehr reger Geschlechtstrieb. Mit dem Samenerguß wird Blut abgesondert. Schmerz in den Hoden.

Frauen: Reichlicher Weißfluß mit Kreuzschmerzen, Regelblut übelriechend und scharf. Regel fließt nur am Tage. Leibschneiden und viele Kreuzschmerzen vor und bei der Regel. Regel verspätet oder zu früh. Kolikartige Leibschmerzen mit Durchfall bei der Regel. Allgemeine Verschlimmerung des körperlichen und geistigen Zustandes vor und während der Regel: Kreuzschmerzen, melancholischer Zustand, ängstliche Träume.

Muskelrheumatismus. Arthrosis deformans, Gicht, Neuritis und Ischias. **Nervenlähmung** nach Erkältung und Diphtherie. Rheuma mit Gelenkkontrakturen. Schreibkrampf.

Muskulatur, Gelenke, periphere Nerven, Glieder: Zittern, Kraftlosigkeit und Schwäche der Glieder, lähmungsartige Schwäche in allen Gliedern. Schmerzen in den Gelenken wie verrenkt, Steifigkeit der Gelenke. Rheumatoide Schmerzen in den Muskeln, Gelenken und Nerven mit vorwiegend reißendem und ziehendem Charakter. Taubheitsgefühl. Gefühl in den Gliedern, wie zu kurz. Bedürfnis, zu gähnen, sich zu dehnen und zu recken, muß sich ständig bewegen; Verschlimmerung nachts und morgens, durch Kälte und kalte Luft. Gliederschmerzen schmerzhafter in der Ruhe als bei Bewegung. Nachts schmerzen die Arme im Achselgelenk und im Ellbogen wie eingeschlafen, worüber die

Patientin oft erwacht, früh nach dem Erwachen war der Schmerz am ärgsten.
Kann die Beine nicht ruhig halten, weiß nicht, wie der Kranke sie legen soll. Druckschmerz im Kreuz, der zum Gebücktgehen nötigt.
Einschlafen und Gefühllosigkeit ganzer Körperpartien, der Arme oder Beine. Abgestorbene Finger.

Chronische Ekzeme meist trockener Art mit Brennen und Rhagadenbildung. Skrofulose, Warzen.

Haut: Jucken der Haut, Nesselausschlag, Bildung von Papeln, Bläschen und nässenden Pusteln. Warzen entstehen. ⊙ Harte, hornartige, und entzündete, eiternde Warzen. Längst geheilte Wunden öffnen sich wieder. ⊙ Rhagaden an Lippen, Augenwinkeln und Nase. Ekzeme, besonders am Kopf und hinter den Ohren, jukkend und brennend. Nachts schlaflos infolge trockener Hitze der Haut.

Wärmeregulation: Kalte Hände und Füße. Frieren und Frösteln am ganzen Körper. Große Neigung zu Erkältung an der frischen Luft. Kältegefühl und häufiges Schaudern an der frischen Luft. Frostgefühl an einzelnen Teilen, zum Beispiel als ob ein kalter Wind zwischen die Schulterblätter bliese, welcher Teil selbst am warmen Ofen nicht warm wird. – Saurer Nachtschweiß.

Dosierung

Am häufigsten werden mittlere Verdünnungen zwischen D 4 und D 12 gebraucht.

Vergleichsmittel

Lähmungen: *Gelsemium.*
Katarrhe der Luftwege: *Ammonium carbonicum, Kalium carbonicum, Phosphorus, Jodum, Kalium bichromicum.*
Trockene Hautausschläge: Sulfur, Alumina.
Verschlimmerung morgens früh 3 Uhr bei Katarrhen der oberen Luftwege: *Kalium carbonicum, Jodum, Kalium bichromicum, Ammonium carbonicum.*
Verschlimmerung vor der Periode: *Magnesium carbonicum, Kalium carbonicum.*
Dunkelheit macht Furcht, Verlangen nach Licht und Gesellschaft: *Stramonium.*
Kinder haben Angst in der Dämmerung oder beim Zubettgehen im dunklen Zimmer: *Calcium carbonicum.*
Causticum und *Phosphorus* sind einander feindlich.

Beispiele

Harninkontinenz

KANT berichtet über die Behandlung der Harninkontinenz in einem Altersheim, wo er Gelegenheit hatte, 21 ältere Damen wegen dieses Leidens zu behandeln. Bei 11 dieser Patientinnen war der Erfolg überzeugend, bei weiteren 6 war eine Besserung unverkennbar; diese Patientinnen hatten nämlich, wie sie sagten, wieder das Gefühl bekommen für den Füllungsgrad ihrer Blase, das heißt, sie wußten nun wieder in etwa, wann es Zeit war, die Toilette aufzusuchen. Wenn sie gelegentlich auch wieder einnäßten, so geschah es gewöhnlich dann, wenn sie die Toilette nicht früh genug erreichen konnten. Bei den restlichen 4 zeigte Causticum in keiner Potenz irgendeine Wirkung. In geistiger Hinsicht waren bei dieser Gruppe demente Züge unverkennbar. Es muß betont werden, daß solche Frauen, die gleichzeitig an einer Bronchitis litten, die Heilwirkung des Causticums zu rühmen wußten, denn auch der Husten hatte sich gebessert.
KANT wählte im allgemeinen die D 6; bei Patientinnen, bei denen die Harninkontinenz schon Jahre bestand, schien die D 12 die Potenz mit der größten Heilwirkung zu sein. Die Wirkung der D 30 war nie überzeugend.
KANT, H.: Behandlungserfahrungen mit Causticum (Allg. homöop. Ztg. 208 [1963]: 65).
W. SCHWARZHAUPT berichtet über folgende Causticum-Fälle (Dtsch. homöop. Mschr. 10 [1959]: 201, 208):

Blasen- und Mastdarmlähmung

Ein junger Jurist, bei dem ein Neurofibrom im Caudabereich des Rückenmarks, das an einem langen Stiel hing und um die Nerven der Cauda geschlungen war, festgestellt worden war und deshalb operiert wurde, hatte nach der Operation an einer echten Blasen- und Mastdarmlähmung und an schweren spastischen Erscheinungen an beiden Beinen zu leiden. „Aber dieses Symptom besserte sich ganz langsam und stetig von selbst, bis es eines Tages zum Stillstand kam und der ganze Prozeß wieder rückläufig wurde. Ein Rezidiv des Tumors war damals mit Sicherheit auszuschließen. Wegen der Lähmung des Mastdarms und der Blase sowie wegen der fast gleichzeitigen Peronaeuslähmung als Restbestandteil der Lähmung gab ich dem Patienten Causticum D 6 3mal täglich 5 Tropfen vor den Mahlzeiten. Und jetzt machte plötzlich wieder die Besserung ganz offensichtliche Fortschritte, so daß der Patient heute wieder allein Auto fahren kann, seine Blasen- und Mastdarmfunktion vollkommen beherrschte und nur noch eine ganz leichte Schwäche des äußeren Fußrandes zurückbehielt."

Bettnässen

„Es handelt sich um Renate Br., geb. 25. 8. 1952. Die kleine Patientin leidet seit ihrer Kindheit an Bettnässen. Es existieren viele Medikamente in der Homöopathie, die gegen Bettnässen genannt werden, von *Baryta carbonica* über *Equisetum*, *Pulsatilla*, *Sepia*, und wie sie alle heißen, bis zu *Cina* hin. Ehrlich gesagt bin ich von keinem Mittel voll und restlos befriedigt gewesen. Ich habe hier und da Erfolge erlebt, aber meist nur Achtungserfolge mit Seltenerwerden des Einnässens, oder das kindliche Leiden wuchs sich aus. – Bei Renate kam noch etwas anderes hinzu. Sie wollte abends nicht einschlafen aus Furcht. Sie hatte Furcht vor der Dämmerung, nicht so wie bei *Stramonium*, wo das Licht brennen mußte, sondern einfach jedes Dunkle bereitete dem Kind Furcht. Im verdunkelten Röntgenzimmer zitterte sie bei mir wie Espenlaub. Ferner erkältete sie sich regelmäßig bei Zugluft und bei trockener, kalter Winterluft. Gerade diese Furcht, dieses Nichteinschlafenwollen aus Furcht und diese Angst vor der Dämmerung führten mich auf Causticum. Ich gab der Patientin, das ist das Bemerkenswerte, in der Sprechstunde eine einzige Gabe Causticum D 30. Als geistige Stütze bekam die Mutter für die Patientin ein Placebo-Präparat mit, einfachen Spiritus dilutus, den sie dem Kind 3mal täglich gab. Und von Stund an hatte das Kind kein Bettnässen mehr. Die Beobachtung liegt jetzt über $^3/_4$ Jahre zurück. Auch die Furcht vor dem Einschlafen hatte sich bei dem Kind sofort restlos verloren."

Ceanothus

Herkunft des Mittels

Ceanothus americanus, Seckelblume (Fam. nat. Rhamnaceae), ist in den Vereinigten Staaten (Ostküste) heimisch. Sie war früher offizinell und diente wie andere Rhamnaceae als Abführmittel (vgl. Rhamus frangula, Cascara sagrada). Die getrockneten Blätter werden zur Tinktur verarbeitet. Inhaltsstoffe: ein Alkaloid und „caffeetanic acid" (vermutlich Chlorogensäure), sowie ein stark aromatisch riechendes ätherisches Öl.

Anwendung

Es wurde eine blutstillende Wirkung festgestellt; die Gerinnungszeit des Blutes wird um 20–30% herabgesetzt. Bei einer Arzneimittelprüfung durch FAHNESTOCK (Homoeop. News, März 1900) ergaben sich einige Lebersymptome, während die klinische Verwendung ganz überwiegend gegen Milzleiden stattfindet. Dieses Fehlen von Milzsymptomen bei der Arzneimittelprüfung ist weiter nicht verwunderlich, da die Prüfung nur an 2 Personen vorgenommen wurde und Milzsymptome auch an Kranken oft nicht zur subjektiven Wahrnehmung gelangen.

Klinisch bewährt hat sich Ceanothus bei **Milztumoren** mit anhaltendem Stechen im linken Hypochondrium, besonders bei alter Malaria mit Milzschwellung. Auch Milztumoren anderer Natur, wie Leukämie, werden genannt, doch scheint mir der Erfolg bei letzterer sehr fraglich. BURNETT und HALE haben Ceanothus stark empfohlen. Als Drainagemittel bei Milzleiden wird es von NEBEL gebraucht. Auch gegen Diabetes mellitus wird es gelegentlich verordnet.

Gegen Leukorrhö, reichlich, dick und gelb, mit Schmerz in der linken Seite, sowie gegen stark verfrühte und verstärkte Regel wurde es von BURNETT und CLARKE gebraucht.

Aus der Arzneimittelprüfung sind folgende **Symptome** bemerkenswert: Gewichtsabnahme um einige Pfund. – Depressive Gemütsverfassung. Gefühl, als sei das Gehirn zu groß, mit Kopfschmerzen. Der Kopf scheint sich mit jedem Herzschlag zu bewegen.

Herz schlägt erschütternd, durch die Kleider sichtbar.

Die Brust scheint zu klein für das Herz.

Verlust des Appetits, Verlangen nach Saurem. Verlangen nach Wasser, das ihm jedoch übel macht.

Völlegefühl in der Leber, schlimmer nach dem Essen, schlimmer bei rechter Seitenlage. Der ganze Bauch bewegt sich mit dem Herzschlag.

Häufiger Harndrang. Gefühl nach dem Harnlassen, als sei nicht alles entleert. Harn ganz grün, von strengem Geruch, enthält Galle und Spuren Zucker.

Literatur

FAHNESTOCK: Homoeop. News, März 1900.
BURNETT: Monthly homoeop. Review, Bd. 33.

Dosierung

Verwendet wird meist die Tinktur, welche der D 1 entspricht.

Vergleichsmittel

Bei Milz- und Leberleiden: *China, Carduus, Chelidonium, Arsenicum, Natrium muriaticum, Natrium sulfuricum.*

Cedron

Herkunft des Mittels

Simaruba Cedron, ein in Südamerika heimischer Baum, gehört zu den Simarubaceen. Die bohnenartigen Samen werden in seiner Heimat gegen Schlangenbiß (Klapperschlangenbohne) und gegen Wechselfieber verwendet. Enthält den Bitterstoff Cedrin, ein dem Santonin ähnliches Lakton.

Literatur

ALLEN: Encyclopedia, Bd. III.
HUGHES: Cyclopaedia, Bd. II.
HALE: New Remedies, Symptomatology.

Arzneimittelbild

Leitsymptome: *Als wichtigstes Leitsymptom hat sich die Periodizität der neuralgischen Schmerzen oder der Fieberanfälle ergeben. Die Beschwerden wiederholen sich zu derselben Stunde auf den Glockenschlag. Sexuell erregte Männer und Frauen.*

Geist und Gemüt: Niedergeschlagen und unruhig, ängstlich und zu weinen geneigt. Abstumpfung der geistigen Funktionen.

Ziliarneuralgie, zur gleichen Stunde wiederkehrend.

Kopf: Schmerzen in allen Teilen des Kopfes. Scharfer, schießender Schmerz über dem linken Auge. ⊙ Linksseitige Kopfneuralgien mit Brennen in den Augen, regelmäßig zur gleichen Stunde wiederkehrend.

Trigeminusneuralgie.

Augen: Krampfartiges Zucken im oberen Augenlid; Gelbsehen bei Tage und Rotsehen bei Nacht.

Verdauungsorgane: Gastroenteritische Erscheinungen; Durchfall mit weißlichen Stühlen; Tenesmus.

Geschlechtsorgane: Bei Männern starke sexuelle Erregung. Bei Frauen Weißfluß bei sexueller Erregung und Schwellung der Brüste.

Neuralgien in allen Nerven.

Glieder: Schmerzen in allen Gliedern und Gelenken, vor allem scharfe flüchtige Schmerzen. Wiederholung zur gleichen Stunde.

Malaria.

Fieber: Fieberanfälle jeden Tag, bei mehreren Prüfern jeden zweiten Tag, gegen 20 Uhr, gefolgt von Stumpfheit der Sinne und pressendem Kopfschmerz in der Nacht; Krämpfe, dann zusammenziehende und reißende Schmerzen in Armen und Beinen, mit Kältegefühl in Händen und Füßen; Mund trocken, großer Durst und Verlangen nach kaltem Wasser; Frieren und Schaudern; einige Male Schütteln über den ganzen Körper; Herzklopfen und beschleunigte Atmung, Puls weich und unterdrückt. Diese Symptome dauerten 1–2 Stunden; wechselten viel an Stärke und wurden gefolgt von einem Gefühl trockener Hitze und dann von reichlichem Schweiß, vollem und raschem Puls mit erhitztem, rotem Gesicht. Letzeres kalt und bleich in der fieberfreien Zeit. Durst und Verlangen nach warmen Getränken.

Dosierung

Bei **Neuralgien** wähle man wegen der möglichen unangenehmen Erstverschlimmerung D 6 oder höher. Bei **Malaria** kann auch eine niedere Verdünnung oder die Tinktur gebraucht werden.

Vergleichsmittel

Periodisch wiederkehrende Neuralgien: *China, Chininum sulfuricum, Verbascum, Arsenicum, Aranea diadema* und *ixobola.*
Linksseitige Neuralgien: *Spigelia, Lachesis, Thuja, Natrium sulfuricum.*

Cenchris contortrix

(Agkistrodon oder Ancistrodon)

Herkunft des Mittels

Eine Schlange aus der Familie der Crotalidae; ihre Heimat sind die östlichen und zentralen Teile der USA.

Pharmakologie

Das Gift dieser Schlange ruft Blutungen hervor und erzeugt durch einen rapiden Abfall des Blutdrucks hochgradige Prostration, Schwäche und Kollaps. Die Verwandtschaft mit *Lachesis* und *Crotalus* ist unverkennbar.
Eine Prüfung findet sich bei KENT (New Remedies. Chicago 1926). ,,Unglücklicherweise gibt die lange Symptomenreihe der 5 Prüfer, 3 Frauen und 2 Männer, Anlaß zu starker Kritik. Es ist nicht tragbar, die Symptome, welche die Prüfer innerhalb 3 Wochen bemerkt haben, einer einzigen Dosis der C 6 oder C 30 oder 10M-Potenz zuzuschreiben. Weiterhin scheint es, daß die Prüfer Kenntnis davon hatten, was sie erhalten hatten, und daß sie auch Bescheid wußten über das Arzneimittelbild von *Lachesis.* Es waren zu viele Symptome in dieselben Worte gekleidet, wie sie sich in irgendwel-

chen Darstellungen von *Lachesis* finden: Überempfindlichkeit gegen die Kleidung um den Hals und Nacken; enge Kleidung ist unerträglich; mißtrauisch gegen jedermann; stockende Atmung beim Einschlafen usw.
Es wäre verfrüht, die wenigen Unterschiede gegenüber *Lachesis* in der Prüfung von Cenchris hervorzuheben, wie zum Beispiel ‚Die meisten Symptome sind besser am Morgen'. Weitere systematische Prüfungen und Bestätigungen durch klinische Anwendungen sind erforderlich, ehe man ein zuverlässiges Arzneimittelbild von Cenchris umreißen kann." Im Hinblick auf diese Bemerkung von LEESER* kann auf eine Darstellung des Arzneimittelbildes von Cenchris verzichtet werden.

Cerium oxalicum

Herkunft des Mittels

Cerium (Zerium) gehört im periodischen System der Elemente zu den seltenen Erden.

Anwendung

Ursprünglich durch Sir James SIMPSON als ein Mittel gegen **Schwangerschaftserbrechen** und **Fälle von chronischem Erbrechen,** welche er auf eine Entzündung der Magenschleimhaut zurückführte, angewendet, hat Cerium oxalicum seinen Ruf bestens bewährt. HALE fand es von großem Nutzen bei Erbrechen von halbverdauten Speisen. Von den Homöopathen wurde es meist in tiefen Verreibungen, von den Allopathen in Dosen von 5 bis 10 Grain* verordnet. In letzteren Dosen hat es in 2 Fällen ausgesprochen narkotische Wirkung hervorgerufen. Von verschiedenen Beobachtern wurde es mit großem Erfolg bei **Seekrankheit** verordnet. Krampfartiger Husten, nervösen oder reflektorischen Ursprungs, wurde damit erfolgreich behandelt sowie Dysmenorrhö bei wohlgenährten und robusten Frauen, mit scharfem Blut, wenn die Schmerzen vor oder beim Eintritt der Blutungen auftreten, mit dem Gefühl von Tenesmus, besser mit Eintritt der Blutung wie bei *Lachesis* (CLARKE: Materia Medica, Bd. 1).
LEWIN (Gifte und Vergiftungen) nennt als Nebenwirkungen nur eine Trockenheit im Munde.
In Form von Inhalationen werden Cersalze angewendet als Katalysatoren für die Aufnahme des Sauerstoffes in das Blut und in die Gewebe, wodurch die Konzentration des Sauerstoffes in beiden erhöht wird. Als Indikationen für diese Verwendung werden angegeben Durchblutungsstörungen des Herzmuskels, Angina pectoris, periphere Durchblutungsstörungen, schlecht heilende Wunden, Asthma bronchiale, Erkrankungen der Atemwege.

Dosierung

D 2 und D 3.

* LEESER: Lehrbuch der Homöopathie, Bd. C: Tierstoffe. Ulm/Donau

* Grain gleich 0,065 Gramm.

Chamomilla

Herkunft des Mittels

Matricaria Chamomilla, Echte Kamille (Fam. nat. Compositae), ist in Europa und Asien heimisch. Verwendet wird die frische, zur Zeit der Blüte gesammelte, ganze Pflanze. Die Wirkung der homöopathischen Zubereitung Chamomilla, die durch Versetzung von auf kaltem Wege gewonnenem Preßsaft mit gleichen Teilen Alkohol hergestellt wird, beruht nicht auf dem Azulen, das sich nur durch Behandlung mit heißem Wasser aus dem ätherischen Öl der Kamille bildet. Letzterem wird die entzündungswidrige, granulationsfördernde Wirkung der Kamille zugeschrieben, während die spasmolytische Wirkung auf das Bitterstoffglykosid der Blüten zurückgeführt wird, wobei jedoch die ätherischen Öle an diesem Effekt beteiligt sein dürften. Ferner wurden einige Cumarin- und Flavonabkömmlinge gefunden.

Prüfung

Die Prüfung wurde von HAHNEMANN vorgenommen, das von ihm aufgestellte Arzneimittelbild hat sich in späteren Prüfungen durch Prof. HOPPE und die Wiener Prüfgesellschaft bestätigt.

Wirkung und Typus

Chamomilla ist in erster Linie als ein Mittel für das Nervensystem zu betrachten, und zwar sowohl für die sensorischen Nerven, wo es eine Überempfindlichkeit der Sinnesnerven, besonders des Geruchs, des Gehörs und Gesichts, bewirkt, als auch vor allem für die sensiblen Nerven, welche durch häufige Schmerzempfindungen mit nächtlicher Verschlimmerung und Unerträglichkeit der Schmerzen gekennzeichnet sind. Die Schmerzen erscheinen unerträglich, da sie den Kranken in eine große Reizbarkeit und Ungeduld, ja selbst in Wut und Verzweiflung hineinsteigern. Dabei wird nicht selten Hitze am Kopf mit Kopfschweiß und Röte der einen Backe beobachtet. Die reißenden und ziehenden Schmerzen rheumatoider oder neuralgischer Natur sind von einer lähmigen und tauben Empfindung begleitet und werden durch Wärme verschlimmert (im Gegensatz zu *Colocynthis* und *Magnesium*). Die Beschwerden, sowohl die Schmerzen wie katarrhalischen Zustände, zeigen einen Widerhall in einer Alteration des Gemüts, die sich in einer großen ärgerlichen Reizbarkeit und Ärgerlichkeit mit launischem, ausfälligem, ungebärdigem, auch ängstlichem Wesen zeigt. Sie können sich selbst nicht leiden und haben einen unüberwindlichen Drang, ihre Mißlaune und Verzweiflung an ihrer Umgebung auszulassen.

Infolgedessen zeigt sie sich besonders für empfindsame Naturen, wie Kinder und Frauen, geeignet. Besonders erfolgreich hat sich Chamomilla bei den Zahnungsbeschwerden der Kinder, in denen sich die Kinder in dem geschilderten Zustand befinden, gezeigt.

Deutlich kommt die Beziehung zum Nervensystem auch an den vegetativen Nerven und dem durch sie gelenkten Tonus der glatten Muskulatur zum Ausdruck. Dadurch ist die Blutkongestion zum Kopf und Gesicht (oft einseitig), ebenso die Neigung zu Koliken an den Verdauungsorganen verständlich.

Der keimtötende Effekt, auf dem die Schule den Erfolg der Chamomilla in starken Dosen gründen will, tritt bei homöopathischer Anwendung in Verdünnungen natürlich gänzlich zurück. Vielmehr liegt hier eine auf die besondere Reizlage abgestimmte,

spezifische Reiztherapie vor, wodurch die Widerstandskraft gegen Entzündungen und Infekte erhöht wird.
STIEGELE umreißt die Wirkung der Chamomilla mit folgenden Worten: ,,Die Kamille ist eine der interessantesten Arzneien in ihrer Zielsetzung, Verkrampfungen zu lösen. Sie tut dies in zweifacher Richtung, beim rein somatischen und beim seelischen Hypertonus" (STIEGELE, A.: Homöopathische Arzneimittellehre).

HAHNEMANN charakterisiert den Schmerztypus folgendermaßen: ,,Überhaupt haben die Chamille-Schmerzen das Eigne, daß sie in der Nacht am wüthendsten sind, und dann oft bis zu einem Grad von Verzweiflung treiben, nicht selten mit einem unablässigen Durste, Hitze und Röthe der einen Backen; auch wohl heißem Kopfschweiße selbst in den Haaren. Die Schmerzen von Chamille deuchten gewöhnlich unerträglich und nicht auszuhalten." (Reine Arzneimittellehre, 2. Auflage, Band 3, Seite 75)

An Chamomilla ist bei den verschiedenartigsten Entzündungen, Katarrhen und Krämpfen zu denken, wenn die Patienten, meist sind es Frauen und Kinder, dieser Charakterisierung entsprechen. Es erübrigt sich daher, diese vielfältigen pathologischen Möglichkeiten für eine gute Chamomillakur aufzuzählen.
Die entzündungserregende Wirkung der Kamille, welche HAHNEMANN bei der mißbräuchlichen Verwendung bei kleinen Kindern beobachtet hat, zeigt sich an einer Unheilsamkeit der Haut, an Katarrhen aller Schleimhäute, besonders der Atmungsorgane, der Verdauungsorgane, des Mittelohrs, ferner an Neuritis, Neuralgie und Muskelrheumatismus.
Unter den Modalitäten ist am auffallendsten, daß Wärme (warmer Raum, lokale Wärmeanwendung) verschlimmert, zum Beispiel beim Zahnschmerz oder einer Neuralgie, während die Bauchkoliken sich durch Wärme bessern. Trotzdem werden viele Beschwerden durch Kälte verursacht. – Für ärgerliche Einflüsse besteht eine auffallende Zugänglichkeit, sie verschlimmern die Zustände, dadurch wird der psychische Chamomilla-Charakter geprägt.

Literatur

HAHNEMANN: Reine Arzneimittellehre, Bd. 3.
Prof. HOPPE: Homöop. Vjschr., 13. Band.
HENCKE: Allg. homöop. Ztg. 67: 89.
KNORRE: Allg. homöop. Ztg. 6: 34.
SCHNELLER: Zschr. k. u. k. Gesellsch. Ärzte Wiens 1846, S. 404 – Brit. J. Homöop. 6: 267.
Eine Zusammenstellung aller dieser Quellen bei ALLEN, Encyclopedia, Bd. III u. Bd. X und bei HUGHES Cyclopaedia, Bd. II.

Arzneimittelbild

Leitsymptome: *Überempfindlichkeit gegen Sinneseindrücke und Überempfindlichkeit gegen Schmerzen, verbunden mit großer Ungeduld, Ungebärdigkeit und ärgerlicher Gereiztheit.*

Die Schmerzen, die fast nie fehlen, erscheinen unerträglich und machen rasend; anfallsweise plötzliches Auftreten der Schmerzen.
Körperliche und psychische Ruhelosigkeit, Kinder wollen getragen werden.
Große Erkältlichkeit.
Blutandrang zum Kopf mit heißem Kopfschweiß und Röte einer Backe.
Schmerzen hinterlassen ein Taubheitsgefühl.
Verschlimmerung durch Ärger, durch geistige Anstrengung.
Verschlimmerung durch Kaffee.
Verschlimmerung durch Wärme (mit Ausnahme von Kolik, die sich durch Wärme bessert); ⊙ ebenso der Tonsillitis (nach KENT).
Verschlimmerung abends und bei Nacht.
Besserung beim Getragenwerden ⊙ und beim Fahren.

Geist und Gemüt: Große Reizbarkeit und Ungeduld; Neigung zu Zornausbrüchen und zu Jähzorn; launisches und schnippisches Wesen. Kinder sind ungebärdig und widerwärtig; wissen nicht, was sie wollen; wenn man ihnen gibt, was sie wünschen, stoßen sie es wieder zurück. Nur auf dem Arm getragen, kann das Kind zur Ruhe kommen. Jedoch auch: Kind weint jämmerlich, will nicht auftreten, nicht gehen, nicht getragen sein, sondern nur liegen, ohnmachtsartige Müdigkeit und Schwäche.
⊙ Kinder wollen nicht haben, daß man sie ansieht oder mit ihnen spricht oder an sie herankommt.
Voller Angst, Schmerzen machen den Kranken sehr besorgt. Neigung zu Ärger und Zorn, wodurch bei Kindern Krämpfe ausgelöst werden können.
Schmerzen machen höchst ungeduldig und verzweifelt, selbst rasend, auch wenn diese nicht besonders heftig sind.
Schlaf sehr unruhig, weint, schreit und hustet im Schlaf.

Kopf- und Gesichtsneuralgien.

Kopf und Gesicht: Drückende und stechende Kopfschmerzen, wie elektrische Schläge, schlimmer durch geistige Anstrengung und Drandenken. Heiße Schweiße und Wallungen zum Kopf. Gesicht heiß und gerötet, oder die eine Wange rot, die andere blaß. Rote Friesel auf den Backen.

Entzündung des äußeren Auges

Augen: Starke Stiche in den Augen; Gefühl, als wenn Feuer und Hitze aus den Augen käme. Die Augen sind entzündet und morgens zusammengeklebt. Verengerte Pupillen.

Otitis media catarrhalis

Ohren: Häufige Stiche im Gehörgang und den Ohren. Einzelne große Stiche im Ohr, besonders beim Bücken, bei Übelnehmigkeit und Ärgerlichkeit über Kleinigkeiten. Ohrgeräusche. Kann keine Musik ertragen.

Pertussis, katarrhalische Bronchitis. Adenoider Husten. Säuglingsschnupfen (nach HEIMANN spezifisch in den ersten 6 Monaten).

Atmungsorgane: Geruch überempfindlich; Schnupfen; Husten mit krampfartigem Charakter; Husten schlimmer nachts mit ständigem Kitzel in der Luftröhre; Husten im Schlaf. ⊙ Hustenanfälle nach Aufregung.

Dentitio difficilis der Kinder. Zahnneuralgie. Tonsillitis.

Verdauungsorgane: Zahnschmerzen, anfallsweise, mit Verschlimmerung durch warme Speisen und Getränke, warmen Raum, besser durch kalte Getränke. Bitterer und fauliger Geschmack im Mund. Halsweh wie von einem Pflock im Halse, Gefühl in den Mandeln wie geschwollen. (KENT empfiehlt Chamomilla bei Tonsillitis mit Ohrbeteiligung, wenn die Schmerzen mit großer Heftigkeit kommen und sich durch Wärme (!) bessern, bei sehr reizbaren Patienten [Materia Medica, S. 203]).

Magenkrampf, Gallenkolik, **Blähungskolik,** Nabelkolik, Ikterus nach Ärger. Darmkatarrh.

Nach dem Essen Auftreibung des Magens und Magendrücken. Galliges und saures Erbrechen. Leibschneiden und Blähungskolik mit ärgerlicher, wütender Stimmung und Verschlimmerung durch Ärger. Stühle wäßrig, schleimig, grün, mit Geruch nach faulen Eiern. Durchfälle nachts mit Kolikschmerzen.

Dysmenorrhö, Krampfwehen, **Abort.** Mastitis.

Geschlechtsorgane: Heftige kolikartige Schmerzen in der Gebärmutter mit Abgang dunklen, klumpigen Blutes.

Muskelrheumatismus. **Neuralgien** und Neuritis in allen Teilen.

Glieder, Muskulatur, periphere Nerven: Rheumatoide oder neuralgische Schmerzen von ziehendem oder reißendem Charakter mit lähmiger, tauber Empfindung in allen Teilen. Muß sich dabei bewegen und kann nicht im Bett bleiben.

Haut: Haut unheilsam mit Neigung zu Wundheit an den Berührungsflächen.

Wärmeregulation: Frösteln, Frieren, kalte Glieder; Wechsel von Kälte und Hitze in den einzelnen Teilen. Hitze mit heißen Schweißen und gerötetem Gesicht. Schweiße im Schlafe, besonders am Kopf. Muß die Füße nachts aus dem Bett strecken.

Dosierung

Meist D 6. Wirkung nicht lange anhaltend.

Vergleichsmittel

Bei Koliken: *Belladonna, Colocynthis,* Magnesiumsalze, *Mandragora e radice.*
Unverträglichkeit von Schmerzen: *Coffea, Hepar sulfuris, Arnica, Staphisagria.*
Kaffee wird nicht ertragen: *Mandragora, Ignatia, Nux vomica.*
Launisches Wesen: *Ignatia.*
Zornesausbrüche bei Dyspepsie: *Nux vomica, Antimonium crudum.*
Kind will getragen werden: *Borax.*
Kinder wollen nicht, daß man mit ihnen spricht, sie ansieht oder sie anrührt: *Antimonium crudum, Cina.*
Pertussis bei Kindern mit ungezogenem Verhalten: *Mephitis.*
Adenoider Husten: *Corallium.*

Chelidonium

Herkunft des Mittels

Chelidonium majus, das Schöllkraut (Fam. nat. Papaveraceae), wächst in Europa. Zur Essenz wird die frische Wurzel verwendet.

Pharmakologie und Wirkung

Es enthält eine Gruppe von Alkaloiden, die für die Wirkung bestimmend und mit den Alkaloiden des *Opiums* und der *Sanguinaria* verwandt sind; das wichtigste ist das Chelidonin. Dieses besitzt eine gewisse narkotische Wirkung, die jedoch am Menschen nicht stark hervortritt; es lähmt die sensiblen Nervenenden und wirkt daher anästhesierend. Es erfolgt eine absteigende Lähmung des Rückenmarks und der Skelettmuskulatur, ferner eine Lähmung der motorischen Herzganglien sowie eine Erregung der Vagusendigungen des Herzens. Von Bedeutung ist die Erschlaffung und Ruhigstellung der glatten Muskulatur an Bronchien, Magen und Darm, die morphinähnlichen Charakter besitzt. Beim homöopathischen Gebrauch des Schöllkrauts wird von dieser Beziehung zur glatten Muskulatur Gebrauch gemacht in der Behandlung von Koliken

der Gallenwege. Auch die Gallensekretion wird angeregt bei Erschlaffung der Muskulatur der Gallenwege infolge einer vermuteten Vaguswirkung auf die Gallenabsonderung.
Sehr ausgiebigen Gebrauch hat die Homöopathie vom Schöllkraut gemacht zu einer Zeit, als es (außer bei den Anhängern RADEMACHERS) in der Medizin völlig unbeachtet war. So ist es in die Neuzeit eigentlich als „homöopathisches Mittel" hinübergerettet worden, bis das wiedererwachende Interesse für die Heilkräuter sich desselben annahm. Es wurde einer Anzahl von Prüfungen unterzogen, deren erste von HAHNEMANN stammt. Es ergaben sich dabei:
an Leber und Gallenblase Sekretionshemmung der Galle und Spasmen an den Gallenwegen;
an sämtlichen Schleimhäuten katarrhalische Zustände;
an der willkürlichen Muskulatur und am Knochensystem rheumatoide Schmerzen, Zerschlagenheit;
am Nervensystem Depression des Gehirns, neuralgische Schmerzen, Spasmen der glatten Muskulatur, zum Beispiel an Bronchien und an Gallenwegen.
Als Angelpunkt der gesamten Wirkung ist das Leber- und Gallenblasensystem mit Anregung der Cholerese zu betrachten. Es wird dementsprechend verwendet gegen Hepatopathien und Cholezystopathien, Cholangitis, Cholelithiasis, gegen Gastritis hepatogener Art, gegen Neuralgien auf der Basis eines Leber- und Gallenleidens. Chelidonium ist eines der häufigst gebrauchten Leber- und Gallenmittel.
Bei Grippe mit biliösem Einschlag hat es sich bewährt, auch bei Bronchitis und Pneumonie mit Leberbeteiligung (vgl. *Bryonia, Lycopodium, Sulfur).*

Literatur

HAHNEMANN: Reine Arzneimittellehre.
BOCHMANN: Allg. homöop. Ztg. 70:83, 196; 71:4, 117.
SCHNELLER: Zschr. k. u. k. Gesellsch. Ärzte zu Wien 63: 81.
SCHNELLER: Hygea 1947: 125.
ALLEN: Encyclopedia, Bd. III.
HUGHES: Cyclopaedie, Bd. II.

Arzneimittelbild

Leitsymptome: *Organotrope Beziehung zur Leber. Wichtiges Leber- und Gallenmittel.*
Schmerz unterhalb des rechten Schulterblatts ist kennzeichnend und bestätigt.
Wirkt allgemein stärker auf die rechte Körperhälfte, zum Beispiel rechte Kopfneuralgie, Kälte des rechten Fußes. (Die rechtsseitige Wirkung ist jedoch ein Ergebnis der Erfahrung am Kranken und nicht der Prüfung.)
Verschlimmerung bei kaltem, rauhem Wetter, durch Berührung.
Besserung im warmen Zimmer.
Magenbeschwerden und ein Teil anderer Symptome bessern sich durch Essen und warme Getränke.

Eine bestimmte Verschlimmerungszeit läßt sich aus der Prüfung nicht erkennen. Die Angaben verteilen sich auf die verschiedenen Tages- und Nachtzeiten gleichmäßig. Auffallend ist nur die häufige Verschlimmerung morgens nach dem Erwachen.

Allgemeines: Große Müdigkeit, Abgeschlagenheit und Zerschlagenheitsgefühl.

Hypochondrie bei Leberstörung.

Gemüt: Außergewöhnlich niedergeschlagen, voll trüber Gedanken, glaubt, sterben zu müssen. Unruhe und Angst, als habe die Patientin ein großes Verbrechen begangen. Ärger und Gereiztheit, Zornesausbrüche über jede Kleinigkeit.

Geist: Das Denken wird ihr schwer, sie vergißt leicht, was sie tun will oder getan hat. Benommenheit. Schlafsucht am Tage, sie schläft beim Sitzen ein; Schlaf mit unruhigen und angstvollen Träumen, Träume von Leichen und Begräbnissen.

Kopf: Reißende Schmerzen an verschiedenen Teilen des Kopfes; kongestives Kopfweh, drückend, klopfend, spannend, schlimmer durch frische Luft, Husten und Bücken, besser durch Essen. Häufig Schwindel mit Übelkeit. Rheumatisches Ziehen in der rechten Seite des Kopfes, gegen den rechten Nacken ziehend. Schmerz über dem rechten Auge.

Augen und Ohren: Katarrhalische Reizung der Schleimhäute. Skleren gelblich gefärbt.

Gesicht: Gelbliche Gesichtsfarbe.

Bronchitis, Bronchopneumonie, Grippe, Bronchialasthma, wenn eine Beteiligung der Leber erkennbar ist.

Luftwege: Stockschnupfen oder Fließschnupfen; Gefühl, als ob der Kehlkopf und die Luftröhre zusammengeschnürt würden, mit Angstgefühl. Beklemmung auf der Brust, erschwertes Atmen, als werde die Brust zusammengeschnürt und als könne die Luft nicht durch. Kratzen im Kehlkopf mit Heiserkeit, trockener krampfhafter Husten. Schmerzen in den Brustwandungen. Stechende Schmerzen unter den Schulterblättern auf beiden Seiten.

Cholezystitis, Cholelithiasis, Hepatopathie, Icterus catarrhalis,

Verdauungsorgane: Herpes am Mund, Zahnschmerzen, Zunge weiß belegt oder gelb belegt, ⊙ mit rotem und die Abdrücke der Zähne zeigendem Rand.

Hepatitis epidemica.
Gastritis bes. bei Mangel an Salzsäure.
Darmkatarrh.
Typhus, Paratyphus.
Bei Grippe in manchen Epidemien als **epidemisches Mittel** bewährt.

Pappiger oder bitterer Geschmack im Mund. Appetitlosigkeit oder vermehrter Appetit, Aufstoßen, Übelkeit, drückende, stechende, schneidende Schmerzen in der Magengegend. Krampfschmerz und Stiche in der Lebergegend. Verlangen nach sauren Speisen. Schmerzen am unteren Winkel des rechten Schulterblatts, aber auch am linken Schulterblattmuskel.
Schneiden in den Gedärmen, Verstopfung, oder öfter dünnflüssiger schmerzloser Stuhl, hellgelb oder weißlich. Zusammenschnüren im Mastdarm und Drang zum Stuhl ohne Erfolg. Stechen im After und Hämorrhoidenknoten mit Jucken.

Harnorgane: Brennen und Stechen in der Harnröhre beim Harnlassen. Harn bräunlich oder grünlich.

Neuralgien,
Neuritiden,
Muskelrheuma.

Muskulatur und Gliedmaßen: Häufige Schmerzen in allen Muskeln und Gelenken mit Spannen, Drücken, Ziehen, Reißen. Gefühl von Zerschlagenheit und Wundheit, lanzinierende Schmerzen. Zuckungen in den Muskeln und Zittern der Glieder. Schwankender Gang.
Hände und Unterarme heiß und geschwollen mit Auftreibung der Hautvenen.

Haut: Jucken und Brennen, Pusteln, Blütchen, Ekzem, friesel- und masernähnliches Exanthem; Gesichtsfarbe gelblich.

Fieber und Kreislauf: Schauder durch den ganzen Körper, Schüttelfrost mit Zähneklappern, Kälte im ganzen Körper. Kalte Finger und Fingerspitzen, kalte Zehen. Hitzegefühl überall, besonders an Gesicht und Händen; Schweißausbruch. Venen an Händen und Unterarmen aufgetrieben. Herzklopfen, verlangsamter Puls.

Dosierung

Am gebräuchlichsten sind D 1 bis D 6.

Vergleichsmittel

Gallenblasen-, Magen-, Kopfschmerzen, besser durch Essen: *Mandragora* (Besserung durch Rückwärtsbeugen und Ausstrecken), *Ignatia, Hedera, Anacardium, China.*

Gallenkoliken: *Belladonna, Carduus marianus, China, Lycopodium,* Magnesiumsalze, *Mercurius dulcis, Mandragora, Chionanthus.*
Rechtsseitige Kopfschmerzen: *Sanguinaria, Berberis vulgaris, Mandragora.*
Komplementär: *Belladonna, Lycopodium, Mercurius dulcis.*
Schmerz am unteren Winkel des rechten Schulterblatts: *Chenopodium,* an der Innenkante des rechten Schulterblattes: *Cimicifuga.*

Chenopodium anthelminticum

Herkunft des Mittels

Chenopodium anthelminticum (Fam. nat. Chenopodiaceae) stammt aus Mexiko und kommt in Europa teils angebaut, teils eingebürgert vor. Die Tinktur wird aus der frischen, blühenden Pflanze gewonnen.

Wirkung

Die Kenntnis der Wirkung besitzen wir nicht aus Arzneimittelprüfungen, sondern aus den gar nicht seltenen Vergiftungsfällen, die sich nach dem Gebrauch des aus der Pflanze gewonnenen ätherischen Öles als Wurmmittel einstellten. Aus dem ätherischen Öl wird das Ascaridol, der hauptsächlich wirksame Bestandteil, isoliert. Aus diesem wiederum werden ein Terpin und 1,4 Cineol hergestellt. Die **Vergiftungserscheinungen** sind nach den bei ALLEN (Encyclopedia, Bd. X) berichteten Fällen folgende: Gefühllos, verkrampft, Schaum vor dem Mund. Tiefes, mühsames, stertoröses Atmen, begleitet von einem eigenartigen Rasseln, wie wenn ein Ball locker in der Trachea säße. Puls klein, weich, schnell und schwach. Augen unempfindlich gegen Licht oder äußere Gegenstände. Krampfhafte Zuckungen der rechten Körperseite. Glieder kalt. Bei jedem Versuch zu schlucken, droht Erstickung einzutreten. Unangenehmes Aufstoßen, Übelkeit, Schwanken wie betrunken, Taubheit gegenüber dem Klang der Stimme, jedoch ausgesprochen empfindlich gegen das Geräusch fahrender Wagen, sie polterten wie Kanonen in den Ohren; überempfindlich gegen Glocken; lästiges Ohrensummen. Aphasie. Kann sich nicht verständlich machen, was er sagen oder schreiben will. Hat vergessen, was er gerade getan hat; er schüttelt dem Arzt herzlich und förmlich die Hand zur Begrüßung und wiederholt dies innerhalb 20 Min. oftmals, oder: er begann die Hände zu waschen und obwohl das Becken kein Wasser enthielt, machte er die Bewegungen des Händewaschens mit Seife und Handtuch wohl ein dutzendmal in der Stunde. Verkrampfung des rechten Armes und der Finger, gefolgt von Lähmung des rechten Armes. Zucken und Steifigkeit der rechten Körperhälfte. Auswürgen von gelben schaumigen Massen aus dem Mund. Nach 5 Tagen trat der Tod unter allgemeinen Krämpfen mit Opisthotonus ein. Es hatte sich auch Gelbsucht eingestellt. Chenopodium hat hauptsächlich als Lebermittel mit dem typischen Schmerz zwischen dem unteren Winkel des Schulterblatts in der homöopathischen Therapie Eingang gefunden. Auch gegen Affektionen im Bereich des N.acusticus werden Erfolge berichtet. Über Anwendung bei apoplektiformen Zuständen ist mir nichts bekannt. Bei der Verordnung als Wurmmittel wird nicht selten eine langdauernde Taubheit beobachtet. Als charakteristisches Symptom wird ein Schmerz durch die Brust, unter der rechten Skapula und in der rechten Schulter, ähnlich *Chelidonium*, angesehen. Eine Arzneimittelprüfung wurde nicht vorgenommen.

Literatur

ALLEN: Encyclopedia, Bd. III u. X.
LEWIN: Gifte und Vergiftungen, 1929.
VOISIN: Materia medica des homöop. Praktikers Seite 382. Heidelberg 1969. Karl F. Haug Verlag.

Arzneimittelbild

Apoplexie, Schädigung des N. acusticus,

Allgemeines Nervensystem: siehe die obigen Vergiftungserscheinungen.
Konvulsionen und Lähmung der rechten Körperseite, stertoröse Atmung, Schaum vor dem Mund. Progressive Aphasie.

Ohrgeräusche. Ménière.

Ohr: Gehör geschädigt; hört schlecht die menschliche Stimme, aber überempfindlich gegen Geräusche von der Straße oder einer Glocke. Gehörschwindel. Ohrgeräusche. Taubheit.

Tonsillen: ⊙ Tonsillen vergrößert, mit Absonderung von Mandelpfröpfen.

Coma hepaticum. Hepatopathie, Gelbsucht.

Leber: Schmerz zwischen dem unteren Winkel des Schulterblattes und der Wirbelsäule und durch die Brust. Gelbsucht.

Harn: Reichlicher, gelber, schaumiger Harn mit scharfem Gefühl in der Harnröhre.

Geschlechtsorgane: Leukorrhö statt der menstruellen Blutung.

Dosierung

Es werden empfohlen D 6 bis D 12 und höher.
W. SCHWARZHAUPT empfiehlt D 1 oder D 2, nur bei Verschlimmerung D 3.

Vergleichsmittel

Schmerz am unteren Winkel des rechten Schulterblatts: *Chelidonium*.

Chimaphila umbellata

Herkunft des Mittels

Chimaphila umbellata oder Pyrola umbellata, Winterlieb (Fam. nat. Pyrolaceae), wächst in Europa in trockenen Kiefernwäldern, im nördlichen Asien und in Nordamerika. Die Essenz wird aus der frischen, blühenden Pflanze bereitet. Chimaphila enthält als Wirkstoff Arbutin (Hydrochinon-Glykosid), ferner Urson. Chimaphila ist botanisch *Uva ursi* sehr nahestehend (der viel niedrigere Gerbstoffgehalt kommt einer besseren Verträglichkeit gegenüber *Uva ursi* zugute); die Familie Pyrolaceae wurde früher als Unterfamilie der Ericaceae, zu welcher *Uva ursi* gehört, geführt. Beide Pflanzen enthalten als Hauptwirkstoff Arbutin. Verwendet wird die frische blühende Pflanze.

Wirkung

Aus Arbutin spaltet sich in stark alkalischem Harn Hydrochinon ab, welches eine desinfizierende Wirkung besitzt. Da aber eine Desinfektion in den in der Homöopathie üblichen Mengen nicht in Frage kommen kann, erscheint dieser Wirkungsmechanismus doch recht zweifelhaft.
Chimaphila findet bewährte Anwendung nach überlieferten Erfahrungen bei **chronischem Blasen- und Nierenbeckenkatarrh mit schleimig-eitrigem Sediment und übelriechendem Harn,** bei chron. Harninfekten bei Prostatikern und Diabetikern (Albuminurie, Hämaturie, Glukosurie).
Weiterhin wurde es von Kräuterärzten als Diuretikum bei Nierenleiden und bei Leberzirrhose, gegen Prostatahypertrophie, gegen Schwellung der Lymphdrüsen bei Skrofulose, selbst bei Mammatumoren empfohlen.

Literatur

HALE: New Remedies, Symptomatology.
ALLEN: Encyclopedia, Bd. III u. X.
GESSNER (ORZECHOWSKI): Gift- und Arzneipflanzen von Mitteleuropa, 3. Aufl. 1974 Winter-Verl. Heid.
Die Arzneimittelprüfung wurde mit Pyrola mac. und rotunda und nicht mit Pyrola umbellata durchgeführt. Ein Effekt am Harnsystem hat sich dabei nicht ergeben. Die Wiedergabe derselben erübrigt sich daher.

Dosierung

D 2 bis Tinktur. Auch mittlere Potenzen sind erprobt und bewährt.

Vergleichsmittel

Eitriger Blasen- und Nierenbeckenkatarrh: *Cinnabaris, Acidum nitricum, Borax, Cantharis, Coccus cacti, Sabal, Pareira, Lycopodium, Hepar sulfuris, Equisetum, Silicea.*

China

Herkunft des Mittels

Cinchona succirubra, der Chinarindenbaum (Fam. nat. Rubiaceae), wächst im westlichen Teil von Südamerika und wird in Ostindien angebaut. Verwendet wird die getrocknete Zweigrinde. Sie enthält etwa 20 Alkaloide, von denen die wichtigsten sind: Chinin, Chinidin, Cinchonin, Cinchonidin.

China gehört mit *Coffea* und *Ipecacuanha* zu den Rubiaceen, mit ersterer stimmt sie besonders überein in der Überempfindlichkeit des Nervensystems, mit letzterer in der Blutungsneigung.

Pharmakologie und Toxikologie

Chinin, das führende Alkaloid, ist ein energisches und universelles Protoplasmagift und wird deshalb als Desinfektionsmittel gegen Protozoen verwendet. Die Bekämpfung der Malaria im menschlichen Blut kann aber nicht ohne eine durch die Reizwirkung des *Chinins* hervorgerufene aktive Mithilfe des Organismus erklärt werden, da im Blut keine so starke Konzentration hergestellt werden kann, wie sie zur Vernichtung des Malariaerregers erforderlich ist. Die Malariaplasmodien verlieren die Fähigkeit, sich fortzupflanzen; dies reicht im Organismus zu deren Austilgung hin. Doch darf man zur Erklärung der in der Schulmedizin üblichen Dosen auch die homöopathische Beziehung zu dem Gesamtbild der Malaria heranziehen.

Chinin wirkt lähmend auf alle Gewebsfermente und setzt daher alle Stoffwechselprozesse im Körper herab. Die **Wärmeregulierung** wird in charakteristischer Weise beeinflußt. Gesunde Tiere werden zwar meist nicht in ihrer Temperatur verändert, dagegen wird die Temperatur fiebernder Tiere herabgesetzt.

Daß *Chinarinde* Fieber erzeugen könne, hat HAHNEMANN seit der Arzneimittelprüfung, die er mit China an sich selbst angestellt hat, behauptet, da er dabei jedesmal einen Fieberanfall bekommen hat. Es war dies die erste bewußte Arzneimittelprüfung, die HAHNEMANN vorgenommen hat, welche für die Entdeckung der Ähnlichkeitsregel von entscheidender Bedeutung wurde. Diese Tatsache der Fiebererzeugung, die immer wieder bestritten wurde, ist inzwischen durch viele Beobachter bestätigt und anerkannt worden, wenn diese Erscheinung auch nur bei einzelnen Individuen hervortritt. Auch Ikterus und Hämaturie wurden beim Chinin-Fieber beobachtet. Nach LEWIN erkrankten von einer Schiffsbesatzung, die aus 500 jugendlichen kräftigen Männern bestand, durch eine Malariaprophylaxe (alle 4 Tage 1 g *Chinin)* 4 % an schweren Erscheinungen, darunter 16 Mann an hohem Fieber (LEWIN, L.: Gifte und Vergiftungen, 5. unveränderte Ausgabe des Lehrbuches der Toxikologie, S. 739. UlmD/Donau 1962. Karl F. Haug Verlag. Lizenz-Ausgabe des Georg Stilke Verlag GmbH., Hamburg).

Die Chinin-Hämolyse, die man gelegentlich gesehen hat, wird als Ursache des Schwarzwasserfiebers im Gefolge der Malariabehandlung betrachtet. Bei Verwendung der ganzen Rinde soll diese Erscheinung nur ganz selten beobachtet werden. Hämaturie und Hämoglobinurie sind Folgeerscheinungen dieser Einwirkung auf das Blut.

Blutungen als Folge der Chinin-Behandlung werden beobachtet als Blutergüsse in die Muskeln, in alle Leibeshöhlen und die Eingeweide. Als Folge dieser Blutungen und der hämolytischen Vorgänge tritt Milzschwellung auf.

Chinin-Blindheit ist die Folge von Verengung der Blutgefäße im Gebiet der Sehnerven, mit Verdickung der Gefäße und Thrombenbildung. Die Chinin-Taubheit ist die Folge der Blutüberfüllung und der Blutergüsse in das Mittel- und innere Ohr.

Blindheit und Taubheit bilden sich meist nach einigen Tagen oder Wochen zurück. Kleinere Dosen regen den Tonus des Uterus an, große lähmen ihn. Uterusblutungen und Neigung zu Aborten wurden festgestellt.
Bezüglich des *Chinidins,* welches zu *Chinin* isomer ist, ist von Bedeutung, daß es die Reizschwelle für die Auslösung von ventrikulären Extrasystolen und Flimmern am Froschherzen durch elektrische Reizung erhöht und am Kaninchenherzen normalen Rhythmus wieder herstellt. Außerdem hat G. SCHIMERT jr. festgestellt, daß es Besserung der Koronardurchblutung hervorruft. Wegen der kollapserzeugenden Wirkung des *Chinins* ist bei der Herztherapie Vorsicht am Platze.
Die Wirkung des *Chinins* auf die Blutgefäße darf nicht übergangen werden. Nach LEWIN stellen sich regelmäßige Gefäßveränderungen ein. Das Vasomotorenzentrum wird gelähmt, es wird Kälte der Haut, Zyanose der Haut, Herabsetzung des Pulses und Kollaps gesehen. Der Tod infolge Chinin-Vergiftung soll durch diesen Kollaps oder durch Atemstillstand eintreten. Die Blutungen sind, außer den Veränderungen am Blut selbst, auf diesen Einfluß auf die Blutgefäße zurückzuführen.
Am Nervensystem sieht man mit *Chinin* einen rauschartigen Zustand mit Benommenheit und Delirien, an den peripheren Nerven Neuralgie und Neuritis. *Chinin* setzt Schmerzen herab, erhöht aber auch die Schmerzempfindlichkeit der Haut.
An der Haut entfalten sich auf *Chinin* Chinin-Exantheme: Flecken, Knötchen, Bläschen, Pusteln; ferner Erytheme, masern- und scharlachartig; Erythema exsudativum multiforme; Pemphigus. Am häufigsten sind als Ausdruck einer idiosynkrasischen Reaktion, die sich bei manchen Menschen ausbildet, urtikarielle Exantheme beobachtet worden.
Neben diesen toxischen Wirkungen tritt in der Arzneimittelprüfung am Gesunden mit der *Chinarinde* die katarrherzeugende Wirkung an den Schleimhäuten der Atmungs- und Verdauungsorgane hervor, sowie eine Beziehung zur Leber und zu den Gallenwegen, wobei letzterer größere Bedeutung zukommt.
Das Alkaloid *Cinchonin,* ebenfalls in der Chinarinde enthalten, verursacht toxische und klonische Krämpfe, die durch Reizung der Krampfzentren des Gehirns zustande kommen.

Typus

Bei China-Patienten handelt es sich meist um ungewöhnlich geschwächte Menschen, wie man sie als Folge schwerer Krankheiten und nach dem Verlust von Körpersäften, also zum Beispiel nach starken Blutverlusten, nach Eiterungen, nach dem Wochenbett und nach dem Stillen, nach Darmkatarrhen beobachtet. Auch wenn die Säfteverluste sehr lange, eine Reihe von Jahren, zurückliegen, dürfen wir in China das hilfreiche Mittel sehen, wenn das zu behandelnde Leiden auf diese Zeit zurückreicht. Als Mittel in der Rekonvaleszenz ist es durch eben diese Schwäche, zusammen mit Appetitlosigkeit, großer Reizbarkeit und der Neigung zu Schweißen mit Hitzewallungen angezeigt.

Nicht nur Blutarmut als Folge von Blutungen gibt den Hinweis für China, sondern sie ist auch ein Heilmittel für diese Blutungen selbst. Es sind sowohl die Veränderungen des Blutes selbst wie die der Blutgefäße und auch die kongestiven Zustände, welche zu den Blutungen führen. Das Blut kann hell oder dunkel sein und an allen Organen auftreten. Bei Menorrhagie und Metrorrhagie gehört China zu unseren häufigst verordneten Mitteln. Gebärmutterblutungen werden auch noch durch die Erschlaffung der Uterusmuskulatur begünstigt (*Chinin* setzt den Tonus derselben herab, wie es ihn auch steigern kann, daher die Verordnung von *Chinin* als Wehenmittel).

Allgemeine Überempfindlichkeit und eine besondere Empfindlichkeit des Nervensystems und der Sinnesorgane und besonders der Haut gegen Berührung tritt stark zutage. Äußere Kälte, wie der geringste Luftzug oder Berührung, rufen alsbaldige Verschlimmerung und einen Schmerzanfall hervor, zum Beispiel bei neuralgischen Schmerzen, bei Rheumatismus, akuter Polyarthritis und bei den katarrhalischen Zuständen, die an sämtlichen Schleimhäuten auftreten können.

An den Verdauungsorganen ist eine große Empfindlichkeit des Magens für alle möglichen Speisen und eine große Blähsucht mit viel Aufstoßen, aber auch mit reichlichem Blähungsabgang hervorzuheben. Es wird über eine Völle im Magen und über ein Druckgefühl geklagt, es besteht oft Appetitlosigkeit, oft auch Heißhunger, oder Hunger ohne Appetit, oder Naschhaftigkeit auf Leckereien. Nach dem Essen verschlimmern sich die Verdauungsbeschwerden. Im Gegensatz zu *Carbo* ist keine eigentliche Besserung durch Blähungsabgang festzustellen. Die Gallenblase steht im Mittelpunkt des Geschehens (mit Cholezystopathien, Cholezystitis, Cholelithiasis) mit Völlegefühl, Druck in der Magengegend nach dem Essen und Blähsucht. China gehört zu unseren wertvollsten Gallenblasenmitteln.

Die Fieberzustände, bei welchen China verordnet wird, haben remittierenden und interkurrierenden Charakter, wie sie bei septischen Zuständen und bei hektischem Fieber beobachtet werden, also nicht bei Continua. Beim Frost und im Hitzestadium wird kein Durst bemerkt, dieser kommt vor oder nach dem Frost. In der Hitze ist das Gesicht feurig rot mit roten Ohren und vollen Schläfenarterien, heftiger und erschöpfender Schweißausbruch schließt sich an. Wechselfieber wie bei Malaria tertiana und quartana sind eine treffende Indikation.

Die Beschwerden zeigen periodischen Charakter und kehren täglich zur gleichen Stunde oder auch jeden 2. Tag wieder (zum Beispiel Kopfneuralgie, Fieberzustände).

Von den **Modalitäten** ist besonders die Verschlimmerung durch geringste Kälte hervorzuheben. Von *Phosphorus*, mit dem es oft in Konkurrenz steht durch die Schwäche, den Erethismus des Gefäßsystems und die nervöse Erregung und anderes, unterscheidet sich China dadurch, daß Ruhe, Schlaf und Essen, die natürlicherweise kräftigen, den China-Patienten nicht bessern, wohl aber den Phosphor-Patienten.

Literatur

Arzneimittelprüfungen:

HAHNEMANN: 1. Fragmenta de viribus; 2. Reine Arzneimittellehre, 3. Bd., enthält eine Sammlung von 1133 von ihm und seinen Schülern gesammelten Symptomen.

ALLEN: Encyclopedia, Bd. III u. X. New York 1876.
HUGHES: Cyclopaedia, Bd. II.
Bei ALLEN ist eine reiche Literatur angeführt und deren Material ausgewertet.

Arzneimittelbild

Leitsymptome: *Große Schwäche und Hinfälligkeit mit nervöser Überempfindlichkeit und starker Neigung zu Schweißen. ⊙ Daher seine Verwendung bei Folgen von Verlusten von Säften, wie Blut, Eiter, Samen, Milch, nach Darmkatarrh und nach anderen schweren Krankheiten.*
Fieberanfälle mit Kopfkongestionen, heißem Gesicht bei kalten Händen und Füßen. Dabei reichliche Schweiße und allgemeine Schwäche und nervöse Überreiztheit.
Neigung zu dunklen Blutungen aus allen Schleimhäuten.
Wallungen zum Kopf mit Kopfschmerzen und Ohrensausen, Schweißausbruch, Schwindel, oft periodisch.
Nervensystem und Sinnesorgane hochgradig überreizt, mit großer Empfindlichkeit gegen Berührung, gegen alle äußeren Eindrücke. (⊙ Dagegen bessert fester Druck). Periodizität der Beschwerden mit Wiederkehr jeden Tag zur gleichen Stunde, oder auch nach mehreren Tagen (⊙ zum Beispiel Fieberanfälle, Gallenkoliken).
Meteorismus, schlimmer nach dem Essen, mit häufigem Aufstoßen, das nicht bessert.
Verschlimmerung durch Kälte, ⊙ durch nasses Wetter.
Verschlimmerung durch Berührung; Berührung ruft einen Schmerzanfall hervor; ⊙ während Druck bessert.
Verschlimmerung bei Nacht.
Besserung durch Wärme, im warmen Zimmer.
⊙ Essen, Ruhe und Schlaf, die natürlicherweise kräftigen, bessern nicht (im Unterschied zu Phosphorus).
Viele Beschwerden verschlimmern sich nach dem Essen, zum Beispiel die Magenbeschwerden und der Durchfall.

Gemüt: Mutlos und niedergeschlagen, ängstlich und zaghaft.

Geist: Nerven überreizt, überempfindlich gegen alle Sinneseindrücke, kann weder Licht noch Geräusch, noch Gerüche ertragen. Gedankenablauf ungeordnet und verlangsamt.
Einschlafen erschwert wegen ununterbrochenen Zudrangs von Gedanken. Schlaf unruhig, mit schweren Träumen, die ihm noch lange nachgehen.

Periodische Kopfschmerzen, angiospastisch.
Trigeminusneuralgie.
Gesichtsrose zu Beginn.

Gesicht und Kopf: Blasses und bleiches Aussehen, gelblich oder kongestiv, erhitzt, fleckige Röte.
Kopfschmerzen kongestiv, klopfend oder von Blut-

leere, schlimmer bei jeder Berührung, jedem Geräusch, durch gleichzeitig vorhandene Verdauungsbeschwerden, von jeder Anstrengung, besonders aber von Kälte und Luftzug. Kopfhaut dabei sehr empfindlich, selbst die Haare schmerzen.

Ménière.

Ohren: Ohren heiß und rot; Ohrensausen und Klingen; Überempfindlichkeit des Gehörs.

Bronchitis, Bronchialasthma, Hämoptoe, Keuchhusten.

Atmungsorgane: Wäßriger Schnupfen mit Herpes an dem Naseneingang und Mund, Nasenbluten, Lippen geschwollen. ⊙ Überempfindlichkeit des Geruchs. Atemnot mit Schleimrasseln und Luftschnappen, will angefächelt sein (*Carbo vegetabilis*), Husten krampfhaft, erstickend, durch Kälte hervorgerufen. ⊙ Lungenblutungen mit Kongestion der Lunge und zum Kopf, mit Schweißen.

Basedow. Paroxysmale Tachykardie nach dem Essen.

Herz: Herzklopfen bei jeder Bewegung, dabei Atemnot und Blutandrang zum Kopf; Hände und Füße kalt.

Zahnschmerzen, entzündlich oder neuralgisch, besonders bei Stillenden. Gastritis, Duodenitis, Cholezystitis, Cholelithiasis, Cholezystopathie. Ikterus. Bei **Gallenleiden** kann es lange Zeit fort gegeben werden zur Vorbeugung.

Verdauungsorgane: Zahnschmerzen und Kieferneuralgie mit großer Empfindlichkeit gegen Kälte und Berührung, Zähne locker, Zahnfleisch entzündet; bitterer Mundgeschmack, alles schmeckt bitter, selbst Wasser. Heißhunger oder völlige Appetitlosigkeit, Verlangen auf Leckereien. ⊙ Verlangen nach Kaffeebohnen. ⊙ Kinder sind naschhaft und gefräßig, oder satt und voll nach wenigen Bissen (*Lycopodium*). Selbst nach geringer Nahrungsaufnahme stellt sich alsbald ein harter, langanhaltender Magendruck ein.

Druckgefühl und Völle im Magen nach dem Essen mit Blähsucht; viel Aufstoßen ohne Erleichterung. ⊙ Blähende Speisen wie Kohl, Hülsenfrüchte verschlimmern, Milch wird nicht ertragen. Gefühl von Leere im Magen und Übelkeit. Heftiger Druck im Magen, der auf Essen vergeht. Auftreibung und Blähkolik, oft regelmäßig wiederkehrend, ⊙ nach Kohl, nach Hülsenfrüchten, nach Fettgenuß. Gärung nach Kirschengenuß. ⊙ Obst sowie saure Speisen werden nicht ertragen. Es wird keine Berührung ertragen. Sehr reichliche Blähungen, übelriechend. ⊙ Gallenkoliken.

Durchfälle schmerzlos, unverdaut, nach dem Essen,

nachts, mit viel Blähungen, ⊙ besonders nach Obstgenuß und Saurem. Hämorrhoiden, mit Blutabgang.

Menorrhagie.
Fluor albus.

Geschlechtsorgane: Männer: Erregter Geschlechtstrieb, Pollutionen.
Frauen: bekommen die Regel zu stark, dunkel und klumpig; ⊙ zu früh mit 2 oder 3 Wochen. Nach der Regel große Abspannung und Schwäche. Fluor albus. Aussetzen der Regel.

Urtikaria, Erysipel, Quinckesches Ödem; auch rezidivierendes Erysipel.

Haut: Schmerzhafte Überempfindlichkeit der Haut am ganzen Körper; Berührung schmerzt, dagegen bessert kräftiger Druck. Ausbrüche von Nesselsucht, Erythemen, Bläschen, Pusteln. Neigung zu ödematösen Schwellungen.

Polyarthritis rheumatica, Neuritis, Neuralgie, Gicht.

Glieder: Schmerzen in allen Gelenken rheumatoider Art, auch mit Schwellung. Neuralgische Schmerzen, reißend, durchfahrend, mit Empfindlichkeit bei leichter Berührung ⊙ und Besserung durch Druck. ⊙ Verschlimmerung durch Kälte.

Remittierendes und intermittierendes Fieber, Sepsis. Malaria.
Hektisches Fieber bei Lungentuberkulose.

Wärmeregulation: Im Fieber heißes Gesicht mit (fleckiger) Röte und kalten Händen und Füßen und reichlichen Schweißen, dabei schwach, zittrig und nervös überreizt. Die Venen an Händen und Füßen und im Gesicht sind aufgetrieben. Die eine Hand ist eiskalt, während die andere warm ist. Durst wird nur gefühlt vor oder nach dem Frieren, oder während dem Schweiß, nicht während der trockenen Hitze und fast nie während dem Schaudern.
Viel Frieren, Schüttelfrost, intermittierendes Fieber.

Dosierung

Als Tonikum nach Säfteverlusten niedere Verdünnungen, D 2 bis D 3, bei allen anderen Zuständen D 3 bis D 6 und höher. (Beim Beginn der Gesichtsrose, wo es dem Ausbruch vorbeugen soll, wird auch die Tinktur in größeren Gaben empfohlen.) Bei Malaria, die auf *Chinin* und auch auf andere Malariamittel wie *Atebrin* und *Plasmodin* resistent war, hat sich mir öfter die pulverisierte *Chinarinde* in D 1 bewährt.

Vergleichsmittel

Folgen von Blutungen und anderen Säfteverlusten und schwächenden Krankheiten: *Acidum phosphoricum, Arsenicum album, Chininum arsenicosum.*

Periodische Wiederkehr der Beschwerden (Fieberanfälle, Gallenkoliken usw.): *Cedron.*
Meteorismus: *Lycopodium, Carbo vegetabilis,* Magnesiumsalze, *Sulfur.*
Völle und Druck im Bauch nach dem Essen, Aufstoßen ohne Besserung: *Antimonium crudum.*
Dunkle Blutungen (Menorrhagie, Lungen- und Magenblutung usw.): *Carbo vegetabilis, Crotalus, Hamamelis, Lachesis, Secale.*
Bronchialasthma bei feuchtem Wetter: *Thuja, Natrium sulfuricum.*
Rekonvaleszenz mit Schwäche, Appetitlosigkeit, Schweißen, besonders nach Grippe: *Sulfur.*

Beispiele

Metrorrhagie

Am 22. 10. 1931 kommt das 18½jährige Fräulein T. in meine Sprechstunde, wie sie sagt, wegen ihrer Regel, die zu reichlich ist und 14 Tage, 3 Wochen, manchmal auch einen Monat dauert; seit dem Alter von 11½ Jahren blutet sie jedesmal mindestens 8 Tage. Sie hat schon 12 Ärzte konsultiert; diese haben ihr die verschiedensten Heilmittel verordnet, alle ohne Erfolg. Ein Gynäkologe hat ihr vor 4 Jahren sogar eine Kürettage vorgeschlagen, doch hat sich ihre Mutter energisch dagegen gewehrt.

Ein Apotheker, der sonst nicht gerade ein Freund der Homöopathie ist, gibt ihr den Rat, es doch einmal mit einer homöopathischen Behandlung zu versuchen nach dem bekannten Sprichwort: „Wenn's nichts nützt, so schadet es auch nichts."
Die Anamnese ergibt nichts Anomales. Die somatische Untersuchung ist gänzlich negativ. Die Patientin ist sehr anämisch; sie leidet an Verstopfung; die Regeln sind im Anfang immer sehr schmerzhaft, sie klagt über Schmerzen von „bearing-down"; die Blutverluste sind sehr reichlich mit schwarzen Klumpen; sie fürchtet Kälte außerordentlich; sie ist immer wie erfroren; außerdem klagt sie über große Müdigkeit.
Ich gebe ihr China C 30, morgens und abends eine Gabe, 5 Tage lang. 3 Tage nach dem Einnehmen des Mittels steht die Blutung. Am 12. 11., das heißt 19 Tage später, kommt die Regel wieder, das war in ihrem Leben noch niemals vorgekommen. Am 19. 11. ist sie wieder in meiner Sprechstunde; sie berichtet, daß die Regel diesmal nur 5 Tage gedauert habe, nicht klumpig gewesen sei und daß sie pro Tag nur 2–3 Binden gebraucht habe, früher aber 10–15. Sie hat 2 Pfd. zugenommen und wiegt jetzt 51 kg. Die Verstopfung und die anderen Symptome sind verschwunden. Am 21. 12. sehe ich sie wieder; die Regeln sind seit dem 12. 11. nicht wiedergekehrt, zum ersten Mal in ihrem Leben verspätet. Sie hat abermals an Gewicht zugenommen und wiegt jetzt 52 kg 600 g, sie fühlt sich sehr wohl und wird ohne Arznei entlassen (CHARETTE: Matière Medicale pratique).

Die beiden folgenden Fälle sind einem sehr wertvollen Aufsatz von Fr. STOCKEBRAND „China" (Dtsch. homöop. Mschr. 1958: 65) entnommen.

Eustachitis

Eine jetzt 59jährige Patientin kommt am 14. 11. 1956 in meine Sprechstunde. Sie klagt seit Jahren über Rauschen in den Ohren und über Schwerhörigkeit. Der Ohrenarzt hatte gemeint, es handele sich um Eustachitis. Ich habe ihr deswegen *Petroleum* D 6 gegeben. Am 14. 5. 1957 war die Patientin wieder bei mir, sie berichtete, daß sie keinen Erfolg gehabt hätte. Sie sei dann nochmal zu einem Internisten gegangen, nochmal zu dem Otologen, der sie wieder an einen Internisten gewiesen hätte, und der habe ihr dann wegen zu niedrigen Blutdrucks alle möglichen Dinge verordnet, die ich hier nicht erwähnen will. Da mir an der Heilung der Patientin sehr gelegen war, nahm ich nochmals eine ganz genaue Anamnese auf, und ich erfuhr, daß vom 12. bis 20. Lebensjahr, also 30 Jahre fast zurückliegend, ein schwerer Blutverlust bestanden habe bei der Regel. Mit 22 Jahren sei er so stark geworden, daß deswegen eine Amputatio uteri erfolgt sei. Daraufhin gab ich ihr China D 8 mit einem so wundervollen Erfolg, daß wir beide darüber sehr beglückt sind. Das Rauschen in den Ohren verschwand vollständig, und die Schwerhörigkeit blieb bis auf den heutigen Tag gebessert.

Periodisch auftretendes Fieber

Am 16. 1. 1947 erscheint ein jetzt 57jähriger Divisionspfarrer in meiner Sprechstunde. Er hatte im 1. Weltkrieg bereits einen Typhus mitgemacht und Scharlach, dann im 2. Weltkrieg ein Wolhynisches Fieber und klagt nun über folgendes: Seit Sommer 1942, erst alle 2 Wochen, dann alle 4 Wochen, dann alle 8 Wochen treten Fieberzustände auf. Jetzt, im Januar 1947, klagt er darüber, daß das Fieber alle 8 Wochen kommt, außerdem bestehen Herzbeschwerden bei Anstrengung, große Mattigkeit, Schweiße, Kopfschmerzen. Also man fällt geradezu über China. Ich gebe ihm China D 4. Am 26. 2. war er wieder bei mir. Am 3. Tag ist es ihm nach China sehr schlecht gegangen, er bekam Ohnmacht, Schwindel, Erbrechen. Er hat es dann abgesetzt. Ich gab ihm darauf China in höherer Potenz, und das bekam er am 26. 2. 1947. Von diesem Tage an ist niemals mehr ein Fieberzustand gekommen. Ich sah den Patienten zuletzt am 25. 6. 1955 wegen anderer Dinge.

Chininum arsenicosum

Die Heilanzeigen ergeben sich aus den beiden Komponenten: Kräftigungsmittel bei **Blutarmut,** bei **kachektischen Krankheiten,** in der **Rekonvaleszenz.**
Kreislaufschwäche bei akuten Krankheiten, zum Beispiel **Diphtherie.** Bei schwächenden und langwierigen **Eiterungen,** bei **septischen Fiebern, Puerperalfieber, Wechselfieber, typhösem Fieber.** Sehr geschätzt bei Sepsis im Wechsel mit *Lachesis* oder *Pyrogenium.*
Neuralgien, periodisch wiederkehrend, mit großem Durst, schlimmer nachts. **Morbus Basedow.**

Dosierung

D 3 bis D 6.

Chininum salicylicum

Anwendung

Empfohlen bei **akutem Gelenkrheumatismus** mit heftigen Schweißen bei Tag und Nacht. Die Verbindung des *Chinins* mit *Salicyl* ist ein geeignetes Heilmittel bei **Ménière** und bei **Sinusitis.**

Dosierung

Bei Gelenkrheuma D 2 bis D 6, bei den funktionellen Störungen D 4 bis D 6.

Chininum sulfuricum

Hauptrichtung

Gegenüber *China* fällt besonders die verstärkte Beziehung zu den Vasomotoren und deren Zentrum auf. Ein großer Teil der Symptome ist auf die Störungen des Gefäßsystems zurückzuführen. Wie *China* wirkt es auch auf das Blut, was besonders beim Schwarzwasserfieber, welches als Chinin-Folge bei Malariatherapie aufgefaßt wird, hervortritt, ferner auf die Leber, Milz, das Gallensystem und die Gelenke (siehe unter *China*). Bei Fieber wird die Temperatur herabgesetzt, indem die Wärmeproduktion vermindert wird. Wertvolles Mittel bei periodisch auftretenden Neuralgien.

Literatur

Allen: Encyclopedia.
Hughes: Cyclopaedia.
Das Arzneimittelbild stützt sich auf Nebenerscheinungen bei allopathischer Verordnung und auf Arzneimittelprüfungen.
Lewin: Gifte und Vergiftungen. Fünfte, unveränderte Ausgabe des Lehrbuches der Toxikologie. Lizenz-Ausgabe des Georg Stilke Verlag GmbH., Hamburg. Ulm (Donau) 1962. Karl F. Haug Verlag.

Arzneimittelbild

Leitsymptome: *siehe unter China.*
Allgemeines: Alle Beschwerden sind von großer Schwäche und Kraftlosigkeit, auch von Ruhelosigkeit begleitet.

Geist und Gemüt: Schwindel, Kopfschmerzen, Benommenheit und rauschartiger Zustand, Schlaflosigkeit, Störung des Gedächtnisses, Delirien, Depression mit Somnolenz, Melancholie mit Erregtheit mit Halluzinationen.

Kopf: Schwindelanfälle bis zu Ohnmacht, Blutandrang zum Kopf mit Herzklopfen. Es dreht sich im Kopf wie ein Mühlrad.
Gefühl von Berauschtheit, geringe Mengen Alkohol rufen Betrunkenheit hervor.
Neuralgische Schmerzen im Kopf und Gesicht, ⊙ mit regelmäßiger Wiederkehr zur gleichen Stunde.

Augen: Bindehäute gerötet. Lichterscheinungen, Herabsetzung des Sehvermögens bis zur Erblindung, Einschränkung des Gesichtsfeldes, Gefühl, als ob die Augenhöhle zu klein sei für die Augäpfel. Flimmern vor den Augen mit Blutandrang zum Kopf. Farbenblindheit, vollständige, oder Rot-Grün-Blindheit.

Ohren: Klingen und Läuten in den Ohren, so daß Taubheit eintritt. Entzündliche Veränderungen am Trommelfell.

Gesicht: Gedunsen und gerötet, halbseitige Schmerzen im Gesicht, Stirne und Hinterkopf, schlimmer beim Bücken, ⊙ regelmäßig zur selben Stunde wiederkehrend. Die Venen und Arterien an den Schläfen treten hervor.
Nasenbluten, das Besserung bringt.

Herz und Kreislauf: Beschleunigte Herztätigkeit mit dem Gefühl von Herzklopfen, dabei Herzangst und Blutandrang zum Kopf. Unregelmäßige Herztätigkeit und aussetzender Puls. Blutungen aus allen Schleimhäuten; sichtbare Venen sind gestaut.

Atmungsorgane: Asthmaähnliche Beschwerden, Keuchen, Röcheln, Zischen mit dem Gefühl der Erstickung oder Präkordialangst.

Verdauungsorgane: Heißhunger oder verminderter Appetit. Belegte Zunge; nach dem Essen Druckgefühl im Magen.

Leber- und Milzschwellung, Gallenblasenentzündung, Gallensteinleiden.

Andauernde Flatulenz mit Gefühl von Vollsein in der Magengegend. Verstopfung mit kolikartigen Schmerzen oder Verstopfung mit wechselnden Durchfällen.

Chronische Nierenentzündung.

Harnorgane: Häufiger Harndrang, anfänglich verminderte, später vermehrte Harnabsonderung. Harnsediment strohgelb oder ziegelrot. Vermehrte Harnsäure- und Phosphatausscheidung.
Hämaturie.

Wehenschwäche

Geschlechtsorgane: Kann bei Schwangeren vorzeitige Wehen und Geburt hervorrufen. Wehenanregendes Mittel.

Akuter Gelenkrheumatismus, Neuritis.
Nächtliche Wadenkrämpfe.

Bewegungsorgane: Der letzte Halswirbel und der 1. bis 3., auch die übrigen Rückenwirbel schmerzen bei Druck und Anlehnen.
Schmerzen in Muskeln und Gelenken. Neuralgische Schmerzen.

Masern, Scharlach, Erytheme, Exantheme, Nesselsucht.

Haut: Exanthembildung, Flecken, Knötchen, Bläschen, Pusteln, Erytheme, scharlach- oder masernähnlich mit Schüttelfrost und folgender Abschuppung. Anschwellung der Haut, der Geschlechtsteile. Heftige Schweißausbrüche.

Wärmeregulation: Schüttelfrost mit folgendem Fieberanfall. Zu Beginn desselben rauschartiger Zustand mit Ohrenklingen.

Dosierung

D 3 bis D 6 in Verreibungen bei Neuralgien und Menière, bei Malaria und bei Polyarthritis acuta allenfalls bis zu D 1 absteigend.
Bei Verordnung gegen nächtliche Wadenkrämpfe hat sich Chininum sulfuricum in Dosen von 0,1 g abends 1 Tablette, bewährt.

Vergleichsmittel

Menièresches Syndrom: *Acidum salicylicum.*
Berührungsempfindlichkeit der Halswirbel: *Cimicifuga.*
Antidot bei Chinin-Mißbrauch: *Natrium muriaticum, Arsenicum album, Ferrum.*

Chionanthus

Herkunft des Mittels

Chionanthus virginica (Fam. nat. Oleaceae), Fransenbaum, ist beheimatet in Nordamerika. Verwendet wird die frische Wurzel, welche ein Glykosid Phyllirin (früher Chionanthin) enthält. Dieses wird als der wirksame Bestandteil angesehen.

Wirkung

Chionanthus genießt in ihrer Heimat einen großen Ruf gegen Leberschwellung mit Gelbsucht, auch gegen Malaria; gegen Verstopfung mit hellen Stühlen und Gallenblasenaffektionen. Bei fieberhafter Gallenblasenentzündung sowie bei Pankreaserkrankungen wurde sie von UNSELD im Robert-Bosch-Krankenhaus in Stuttgart mit Erfolg gebraucht.
Daß sich die Wirkung auf die weiblichen Genitalien ausdehnt, läßt folgender Fall vermuten: Bei einer stillenden Frau verschwand die Milch, nachdem sie gegen Leberbeschwerden Chionanthus bekommen hatte. Dabei besserten sich diese schnell. Nachdem die Milchbildung unter Gebrauch von *Sabal* wieder in Gang gekommen war, wurde wieder Chionanthus gegeben. Darauf ging die Milch wiederum zurück. Als ein Spezifikum gegen Migräne hat Dr. F. S. SMITH Chionanthus betrachtet in der 2. Zentesimale. Er hat bei sich und anderen die Migräne beseitigen können.
Eine an mir selbst vorgenommene Arzneimittelprüfung mit 2 Gaben der D 6 ergab kurze Zeit nach dem Einnehmen: Kälte (subjektiv und objektiv) im Gaumendach (harter und weicher Gaumen), $^1/_2$ Tag anhaltend. Druckgefühl über dem unteren Teil des Brustkorbs links vorn und hinten. Scharfer Stich im linken Schultergelenk, rheumatische Beschwerden im Kreuz und in den Knien, mit Steifigkeit, nach Ruhe schlimmer,

besser bei fortgesetzter Bewegung. Kalte Nase bei sommerlicher Temperatur. Die Schmerzen in den Knien halten mehrere Tage lang an und sind am stärksten beim Treppenaufwärtsgehen. Starke Blähsucht (Verfasser).

Therapeutische Verwendung

Eine eingehende Studie über Chionanthus hat KLÄGER bei 408 Patienten im Hinblick auf Beschwerden, bei denen Affektionen im rechten Oberbauch vorgebracht worden waren, vorgelegt. Es hat sich um Dyskinesien der Gallenwege ohne nachweisbare Entzündungen, meist mit Obstipation bei vegetativer Dystonie, Römheldsyndrom, Gastroduodenitis, Ulcus duodeni und dergleichen, Postcholezystektomiesyndrom, Cholithiasis bzw. Cholangitis, oft schubweise bei chronischer Cholezystopathie bzw. nach früherer Hepatitis, Steingallenblasen, bei denen Operation abgelehnt wurde, bzw. in der Zeit bis zur Operation, Hepatopathie nach früherer Hepatitis bzw. Stauungsleber oder Leberzirrhose (5 Fälle), frische posthepathische Zustände, kolikartige Bauchschmerzen bei Kindern gehandelt. Davon wurden beschwerdefrei 163 Fälle, wesentlich gebessert bzw. beschwerdefrei, jedoch gleichzeitig andere Medikamente: 56 Fälle. Deutlich gebessert, jedoch spezielle Wirkung nicht gesichert: 52 Fälle. Kein sichtbarer Erfolg: 6 Fälle.
KLÄGER empfiehlt die D 2 oder D 3, auch D 4, bei Kindern D 3 bis D 6. Bei D 1 bzw. der Tinktur hat er einzelne Mal eine Kolik beobachtet, die sich auf D 2 behoben hat. Auf Grund dieser zahlreichen Fälle hat KLÄGER folgendes Wirkungsbild aufgestellt:

Als **Leitsymptome** organotrope Beziehung zu Leber, Gallengängen und Gallenblase; die andernorts erwähnte organotrope Beziehung zur Bauchspeicheldrüse konnte ich nicht bestätigt finden. Vegetative Labilität mit Neigung zu Dyskinesien im Bereich des Magens und Zwölffingerdarms bzw. bei vorhandener Entzündung oder Ulkus in diesem Bereich begleitende Dyskinesien der Gallenwege.
Rasche Erschöpfbarkeit mit Neigung zu Kreislaufschwäche bzw. Kreislaufdysregulation (Häufung im Zusammenhang mit dem Klimakterium!); Neigung zu Neurasthenie.
Verschlimmerung bei Bewegung, im Sitzen, bei Berührung (ausgeprägte Head'sche Zone der Gallenblase); Besserung durch ausgestrecktes Liegen auf dem Rücken, Ruhe und Wärme.

Psyche: Allgemeine Nervosität und Reizbarkeit, gelegentlich wechselnd mit Apathie, diesbezüglich auch teilweise starke Wetterfühligkeit (Belastung durch jede starke Luftdruckschwankung und jeden abrupten Witterungswechsel; vermutlich kreislaufbedingt).
Migräne, auch unabhängig von nachweisbaren Organveränderungen, spricht auf eine Injektion von D 6 oder D 12 an. Die Verschlimmerung durch Erschütterung, Husten und dergleichen ist bei einer Migräne in den von mir beobachteten Fällen nicht als für Chionanthus spezifisch zu werten, auch nicht eine Differenzierung möglich, ob Kopfschmerzen im ganzen Kopf oder nur halbseitig geklagt werden.

Verdauungsorgane: Gefühl von Trockenheit im Mund mit schmutzig gelbgrün belegter Zunge und plötzlich auftretendem Verlust des Appetits, Blähung, Aufstoßen (das nur vorübergehend erleichtert), meist Neigung zu Brechwürgen, selten Erbrechen von Magensaft mit Galle; meist Neigung zu hartnäckiger Obstipation, jedoch häufig kurzfristiger Wechsel mit dünnen übelriechenden Stühlen oder vorübergehend hellen, tonfarbenen Stühlen. Dabei aber häufig kein Ikterus. Urin hat oft trotz reichlicher Harnmenge hohes spezifisches Gewicht; flüchtige Glykosurie, die auch von anderen beschrieben wird, konnte ich in einzelnen Fällen beobachten; sie war nach erreichter subjektiver und klinischer Beschwerdefreiheit nicht mehr nachweisbar; in den wenigen Fällen, die nachgeprüft werden konnten, fand sich auch keine prädiabetische Stoffwechsellage, allerdings häufig eine anamnestische Diabetes-Belastung der Familie.

Neigung zu krampfartigen Schmerzen, oft bis zu regelrechten Koliken sich steigernd bei Steingallenblasen, Cholangitiden und chronischer Cholezystitis, oder ohne nachweisbare Organveränderungen im Leber-Galle-Bereich lediglich als begleitende Dyskinesien auftretend. Hier, insbesondere bei asthenischen und jugendlichen Patienten, oft die i.v.-Verabreichung einer Ampulle D 3 bis D 6 zu rascher Lösung der Spastik verhelfend und Beschwerdefreiheit mit regelmäßiger Einnahme von D 4 oder D 6 als Tabletten oder Dilution erreichbar.
Dysfermentie und damit zusammenhängende Beschwerden im Anschluß an eine Hepatitis und als Folgezustand nach Gallenblasenoperation, wobei vor allem die Art des Schmerzes (krampfartig), Auslösung oft durch kleinsten Diätfehler (wobei auch hier wieder die „Sprunghaftigkeit" der Symptomatik auffällt, indem gelegentlich große Diätfehler ohne jede Reaktion bleiben!) und die eindeutige Lokalisation in die Gallengegend mit Ausstrahlung in den Rücken unter das rechte Schulterblatt (entsprechend Chelidonium) bestimmend sind.
Krampfartige Schmerzen bei Kindern und jugendlichen Patienten in der Nabelgegend, oft ohne erkennbaren auslösenden Anlaß, oft im Verlauf oder im Anschluß an einen grippalen Infekt oder einem „verdorbenen Magen".

Literatur

Eine Arzneimittelprüfung an sich selbst mit reichlichen Gaben der Tinktur hat Dr. John Z. LAWSHE vorgenommen, veröffentlicht in North Amer. J. Homeop., May 1883, sowie in ANSCHUTZ: New, Old and Forgotten Remedies. Philadelphia 1917.
CLARKE: Dictionary. 1925.
Klinische Darstellung durch KLÄGER AHZ 208 (1963): 295 und AHZ 212 (1967): 299.
ALLEN und HUGHES führen in ihren Enzyklopädien noch einen Bericht von Dr. SEUDDER über 3 kurze Prüfungen an. Eine gründliche Prüfung des sehr zu beachtenden Mittels wäre zu empfehlen.

Arzneimittelbild

Leitsymptome: *Organotrope Beziehung zur Leber sowie zur Gallenblase und den Gallengängen.*
Erschöpfung mit dem Gefühl von Wundheit und Zerschlagenheit am ganzen Körper.
Verschlimmerung bei Bewegung und Besserung beim Liegen in ausgestreckter Lage, durch Ruhe und durch Wärme.
⊙ *Ausstrahlung der Schmerzen in die Gegend des rechten Schulterblatts* (KLÄGER).
⊙ *Vegetative Labilität mit Neigung zu Dyskinesien im Bereich des Magens und Duodenums* (KLÄGER).

Geist und Gemüt: ⊙ Sieht alles von der schwarzen Seite an. ⊙ Hat keine Lust zu irgendeiner Tätigkeit. Derart nervös, daß er kaum stillsitzen und schreiben kann.
⊙ Nervös und ruhelos nach dem Zubettgehen.
⊙ Nachts unruhiger, unterbrochener Schlaf.

Biliöse Kopfschmerzen, **Migräne.**

Kopf: Heftige Kopfschmerzen im ganzen Kopf. Bei jeder Bewegung, Erschütterung, Husten oder Lachen, Gefühl im Kopf, als ob er bersten und nach allen Seiten auseinanderfliegen wollte. Stirne glühend heiß, klopfende Temporalarterien. Kalte Nase trotz sommerlicher Temperatur.

Augen: Augäpfel außerordentlich schmerzhaft, wie zerbrochen. Ikterische Färbung der Skleren und der Haut. Die Blutgefäße der Bindehäute sind stark erweitert.

Leberschwellung mit Ikterus.
Fieberhafte Gallenblasenentzündung.
Pankreasaffektionen (?)
Posthepathische Zustände.

Dysfermentie der Leber und Bauchspeicheldrüse.
Koliken bei Steingallenblase, Cholangitis und chron. Chlolezystitis

Verdauungsorgane: Gefühl von Trockenheit an Zunge und im Mund, bei normaler Speichelsekretion. Zunge schmutzig, gelbgrün belegt, oder gelb im Zentrum, mit roten Rändern und roter Spitze. Kälte subjektiv und objektiv, am harten und weichen Gaumen. ⊙ Völliger Verlust des Appetits, saures und bitteres Aufstoßen. Schwäche- und Leeregefühl im Magen, mit Besserung durch Kaffee und etwas Zwieback, Übelkeit und Würgen. Erbrechen von dunkelgrüner, zäher Galle, unter Ausbruch von kaltem Schweiß. Gefühl von Zusammenziehen im Magen, mit dem Gefühl, als ob sich etwas Lebendiges darin bewegen würde. Krampfartige, schneidende und windende Schmerzen im Bauch, etwas besser beim Liegen auf dem Bauch. Gefühl, als ob die Gedärme plötzlich zu einem Knoten zusammengezogen und langsam sich wieder lösen würden. Druckgefühl über dem unteren Teil des Brustkorbs vorn und hinten. Starke Blähsucht.
⊙ Verstopfung mit hellfarbenen Stühlen. Stuhl wäßrig, dunkelbraun oder teerartig, sehr übelriechend wie Aas. Ausbruch von kaltem Schweiß auf Stirne und Handrücken beim Stuhl.
⊙ Meist hartnäckige Obstipation, jedoch häufig kurzfristiger Wechsel mit dünnen, übelriechenden Stühlen oder vorübergehend hellen, tonfarbenen Stühlen (KLÄGER).

Harnorgane: ⊙ Harn fast schwarz, dick, sirupartig. Oft trotz reichlicher Harnmenge hohes spezifisches Gewicht.

Geschlechtsorgane: Unterdrückung der Milchsekretion bei einer stillenden Frau.

Bewegungsorgane: Wundes Gefühl und Elendigkeit am ganzen Körper. Gefühl wie wund und zerbrochen in der Lendengegend. Schlimmer bei jedem Schritt, besser nach dem Niederliegen. Scharfer Stich im linken

Schultergelenk. Rheumatische Beschwerden im Kreuz und in den Kniegelenken mit Steifigkeit, schlimmer nach Ruhe, besser bei fortgesetzter Bewegung. Rheumatische Schmerzen im linken Fußknöchel und im 1. Tarsalknochen und im Karpometakarpalgelenk des linken Daumens. Schmerz in der Wirbelsäule, zwischen 5. und 7. Dornfortsatz, beim Erwachen.

Wärmeregulation: Frieren und Frösteln, muß sich bei Nacht sehr warm zudecken. Fieber mit heißem Kopf und klopfenden Schläfenarterien bei lebhaft beschleunigtem Puls (bis 114/min.).

Dosierung

Gebraucht werden meist tiefe Potenzen und die Tinktur, wenn nach organotropen Gesichtspunkten verordnet; sonst sind D 3 bis D 6 zu empfehlen. KLÄGER rät zur Zurückhaltung beim Gebrauch der Tinktur, da er dabei Auftreten von Koliken beobachtete.

Vergleichsmittel

Teerartiger Stuhl bei Gallenblasen- und Leberleiden: *Leptandra*.
Pankreasaffektionen und Pankreatitis: *Antimonium crudum, Argentum nitricum, Arsenicum,* alle Fluorverbindungen, *Iris, Jodum, Hedera, Mercur, Nux vomica, Phosphor, Sulfur.*

Cholesterin

Herkunft des Mittel

Cholesterin findet sich im Blut, Gehirn und Gewebe des Menschen und der Tiere, im Eidotter, in den Samen und Knospen der Pflanze, besonders reichlich in der Galle und in niedergeschlagener Form in den Gallensteinen. AMEKE, der sich große Verdienste um den therapeutischen Gebrauch von tierischen Substanzen erworben hat, hat Cholesterin in die Homöopathie eingeführt. (AMEKE ist im Jahre 1886 im Alter von 39 Jahren in Berlin gestorben.)

Anwendung

Cholesterin wurde von AMEKE besonders in einem Buch über die Leberkrankheiten bei Leberkrebs empfohlen. Auch von BURNETT wird es gegen Leberkrankheiten, die wegen ihrer fehlenden Ansprechbarkeit auf andere Mittel den Verdacht auf eine bösartige Erkrankung der Leber erwecken, empfohlen.
SWAN und YINGLING haben Cholesterinum, zu dessen Herstellung ein Gallenstein gebraucht wurde, bei Gallensteinleiden mit Kolik erfolgreich angewendet, wie auch *Calculi biliares* nicht selten als Isopathikum gebraucht werden.

Dosierung

Empfehlenswerte Dosis: 3. bis 6. Verreibung, höhere Potenzen. Bei der Bedeutung, welche Cholesterin in der Pathogenese der Arteriosklerose zukommt, hat es Bedeutung für diese Zustände, insoweit Hypercholesterinämie vorliegt.

Chromalaun

(Alumen chromicum)

Anwendung

Das Kali-Chrom-Doppelsalz der Schwefelsäure (enthält kein Aluminium) wird von Hermann FRÜHAUF auf eine Empfehlung von STAUFFER (Homöopathie 1924, S. 306) beim Heufieber angewendet und als das Mittel genannt, das sich ihm unter allen Methoden und Medikamenten am besten bewährt habe. Er verordnet es in der 2. Dezimalpotenz (Pulver, Tabletten und Flüssigkeit) und gibt es während der stärksten Beschwerden in 2stündlichen Gaben. „Die Wirkung ist erstaunlich: Die Sekretionen lassen nach und sistieren allmählich ganz, die Schleimhäute schwellen ab, die Lichtscheu schwindet, die Atmung wird frei, die Patienten fühlen sich wie neugeboren." „Die Erfahrung zeigt, daß bei alljährlicher Wiederholung der Behandlung nach 3 bis 4 Jahren der Reaktionsablauf der Krankheit von vornherein bedeutend geringer ist. Offenbar dämpft die wiederholte erfolgreiche Behandlung des akuten Zustandes auch die allgemeine Reaktionsbereitschaft."

Literatur

FRÜHAUF, Herm.: Homöopathie bei Allergien (Dtsch. homöop. Mschr. 1960: 69).

Cicuta virosa

Herkunft des Mittels

Cicuta virosa, der Wasserschierling (Fam. nat. Umbelliferae), wächst in der nördlichen Hälfte von Europa und im gemäßigten Asien. Verwendet wird der frische Wurzelstock vor der Blütezeit.

Pharmakologie und Toxikologie

Als Hauptwirkstoff ist das bitter schmeckende Cicutoxin, ein leicht zersetzliches γ-Pyronderivat, daneben das ebenfalls toxische Cicutoxinin zu betrachten. Weiter ist noch ätherisches Öl vorhanden.

Cicutoxin, der hochtoxische Hauptwirkstoff des Wasserschierlings, ist ein zentralangreifendes Krampfgift; es erzeugt ähnlich wie das Picrotoxin in Menispermum *Cocculus* heftige, klonische (epileptiforme) Krämpfe, die in späteren Stadien auch in toni-

sche Krämpfe mit Trismus und Opisthotonus übergehen. Als Hauptangriffspunkt ist die Medulla oblongata mit dem Atmungs- und Vasomotorenzentrum und den Vaguskernen anzusehen. Der erregenden Wirkung folgt schließlich Lähmung dieser lebenswichtigen Zentren; der Tod erfolgt durch zentrale Atemlähmung. Auf das Großhirn soll Cicutoxin auch primär lähmend wirken.
Die Vergiftungserscheinungen, die ziemlich schnell nach der Aufnahme in Erscheinung treten, beginnen mit Leibschmerzen, Übelkeit, Herzklopfen, Schwindel, Berauschung, taumelndem Gang, großer Hinfälligkeit bis zur Ohnmacht. Dann erfolgt plötzlich, meist unter lautem Aufschreien und Zusammenbrechen und unter gleichzeitigem Erbrechen der erste, meist auch gleich heftige Krampfanfall. Die Anfälle wiederholen sich etwa alle Viertelstunden und dauern) $^1/_2$ bis 2 Minuten. Sie treten spontan ein (im Gegensatz zu *Strichnin* mit seinen reflektorischen, auf durch äußere Sinnesreize ausgelösten Krämpfen). Es ist die ganze Körpermuskulatur mit klonischen, epileptiformen Krämpfen ergriffen, später folgen auch heftige tonische Krämpfe (Zähneknirschen, Trismus, Opisthotonus). Die Pupillen sind maximal erweitert und lichtstarr, Atmung röchelnd und aussetzend; vor dem Mund steht Schaum, die Schleimhäute sind zyanotisch infolge Anoxie. Unter mehrmaliger Wiederholung dieser Anfälle kann der Tod an Erstickung oder Atemlähmung eintreten.
Das geistige Verhalten bewegt sich zwischen Heiterkeit und Singen mit tanzenden Bewegungen und Traurigkeit und Menschenscheu. Der Patient ist abweisend und will von niemand etwas wissen. Er ist von Angst und Schreckhaftigkeit beherrscht, traurige Berichte greifen ihn sehr an. Das Bewußtsein ist eingeschränkt, er findet sich in seiner räumlichen Umgebung nicht mehr zurecht und kennt seine eigenen Angehörigen und Freunde nicht mehr. Neben den oben geschilderten klonischen, epileptiformen Krämpfen treten Krämpfe am Kopf mit Trismus, Opisthotonus und Spasmen der Augenmuskeln auf. Der Blick ist infolge Spasmus der Augenmuskeln starr vor sich hin gerichtet. Nach den homöopathischen Erfahrungen können auch Schreck und Berührung die Krämpfe auslösen. Nach den Krämpfen wird eine Gefühlslosigkeit des Körpers beobachtet. Auch der Schlund wird erfaßt, so daß Schlucken unmöglich wird. Die Krämpfe bevorzugen das Gehirn und das verlängerte Mark und äußern sich besonders im Kopfgebiet. Die Nux-vomica- beziehungsweise Strychnin-Krämpfe haben große Ähnlichkeit mit Cicuta, sie erfassen jedoch weniger das Kopfgebiet als die periphere Muskulatur. Außerdem unterscheidet sich die ärgerlich aufbrausende, aggressive geistige Verfassung der Nux-vomica-Patienten von der Stimmung des Cicuta-Patienten, welche sich zwischen ängstlicher und trauriger Verfassung einerseits und Heiterkeit und gehobener Stimmung andererseits bewegt.

Therapeutische Verwendung

Therapeutische Verwendung hat Cicuta in meningitischen Zuständen, bei welchen aus früherer Zeit Erfolge berichtet wurden, bei Tetanie, Chorea minor, Wurmkrämpfen und dergleichen gefunden. Auch Wundstarrkrampf wurde damit angegangen.

Wenn durch Gehirnerschütterung Krämpfe der Glieder auftreten, so kann Cicuta neben *Hypericum* in die Wahl kommen. Es fehlt jedoch zum Teil an neueren Bestätigungen dieser überlieferten Indikationen. Auch Cholera gilt auf Grund der mit Spasmen einhergehenden Durchfälle als ein Indikationsgebiet von Cicuta. An den Verdauungsorganen begegnen wir einem Symptom, das an *Agaricus* erinnert (mit dem durch die tanzenden Bewegungen eine weitere Ähnlichkeit besteht). Dies ist ein Kopfschmerz, der sich durch Blähungsabgang bessert. Bei Singultus ist Cicuta ebenfalls in die Wahl zu stellen.
Bei den Prüfungen ergaben sich pustulöse Ausschläge am Gesicht und an den Händen, die gelegentlich therapeutisch ausgenützt wurden, zum Beispiel bei Sykosis barbae. Es besteht eine Ähnlichkeit der Wirkung zu anderen Umbelliferen, und zwar zu *Conium maculatum* und besonders *Oenanthe crocata* in bezug auf das Zentralnervensystem, zu *Aethusa cynapium* und *Asa foetida* in bezug auf Spasmen der Verdauungsorgane, in bezug auf die Harnorgane zu *Petroselinum* und in bezug auf die Haut zu *Hydrocotyle.*

Literatur

Die erste Arzneimittelprüfung stammt von HAHNEMANN und seinen Schülern: Reine Arzneimittellehre, Bd. 6, S. 263.
LEUBKE berichtet über eine Arzneimittelprüfung mit der Tinktur. In der Hauptsache stammt unsere Kenntnis des Wasserschierlings von Vergiftungen.
Zusammenfassende Darstellung geben: ALLEN: Encyclopedia, Bd. III, und HUGHES: Cyclopaedia.
GESSNER-ORZECHOWSKI, Gift- und Arzneipflanzen, Heidelberg 1974. Univ. Verlag.

Arzneimittelbild

Leitsymptome: *Krampfartige Zuckungen und tonische Krämpfe aller Muskeln mit Tetanus, Trismus, Opisthotonus.*
Epilepsieähnliche Krämpfe mit Schrei oder Singultus in der Aura.
Pustelausschlag an Gesicht und Händen.
⊙ *Verschlimmerung durch Berührung und Erschütterung.*
Verschlimmerung durch Gemütsbewegung.
Verschlimmerung durch Kälte.

Hysterische Krämpfe,
Epilepsie,
Gehirnerschütterung (?),
Tetanie.

Geist und Gemüt: Heftige und lebhafte Delirien, singt, lacht, klagt und jammert; springt umher und tanzt wie betrunken. Niedergeschlagenheit und Angst; Verlust der Gedanken. Der Patient wird durch traurige Geschichten sehr angegriffen. Bewußtlosigkeit. Geringschätzung und Verachtung der Menschen, Menschenhaß, zog sich in Einsamkeit zurück. – Gemütsruhe, er war mit seiner Lage und sich selbst höchst zufrieden und sehr heiter (Heilwirkung) Schwindel und Taumeln. Epileptische Anfälle mit Zwerchfellkrampf, Singultus, Schreien, Trismus, Gliederverzerrungen, Bewußtlosigkeit. Gefühllosigkeit am ganzen Körper und an einzelnen Teilen.

Kopf: Rucken und Zucken des Kopfes. Kopf rückwärts gebeugt. Eingenommenheit und drückende, ziehende Kopfschmerzen, besser durch Blähungsabgang und durch Aufrichten. Opisthotonus, Trismus.

Nystagmus? Akkommodationsstörungen.

Augen: Pupillen zuerst verengt, dann erweitert und reaktionslos, stierer, auf einen Punkt gerichteter Blick. Überempfindlichkeit gegen Licht. Es scheint der Patientin, als ob die Gegenstände von einer Seite zur anderen schwanken wie ein Pendel oder sich nähern und wieder entfernen würden. Gegegenstände werden schwarz und doppelt gesehen.

Herz und Kreislauf: Präkordialschmerzen. Puls schwach und langsam oder beschleunigt. Beengung auf der Brust, so daß es kaum möglich ist, Atem zu holen.

Singultus.

Verdauungsorgane: Kiefer verkrampft, Kieferknirschen. Blutiger Schaum vor dem Mund bei Gehirnkrämpfen. Schlundkrampf, kann nicht schlucken. Singultus, häufig und laut. Übelkeit und Erbrechen; Druck und Brennen im Magen. Auftreibung des Leibs. Heftige Kolikschmerzen. Durchfälliger Stuhl mit plötzlich einsetzendem heftigem Drang; nach dem Stuhl Tenesmus.

Harnorgane: Häufiger Harndrang, der sofort nach der Entleerung zurückkehrt. Schießende Schmerzen in der Fossa navicularis. Der Harn geht unwillkürlich oder wird mit großer Kraft entleert oder zurückgehalten. Nächtliche Samenergüsse ohne erotische Gefühle.

Tetanus (?). Chorea.

Bewegungsorgane: Krampf in den Halsmuskeln. Der Nacken und Rücken ist rückwärts gebeugt wie ein Bogen. Krampfartige Verzerrung der Glieder. Krampfhaftes Zucken im Arm, daß der ganze Körper zuckt. Zucken und Zittern in den Gliedern. Krampfartige Verzerrungen des ganzen Körpers. Tetanische Krämpfe ⊙ bei Berührung und Erschütterung. Muskulatur erschöpft und nicht leistungsfähig, mitunter auch gehobenes Kraftgefühl mit elastischen Bewegungen.

Pustulöses Ekzem an Gesicht und Händen. Sykosis barbae.

Haut: Pustulöser Ausschlag an Gesicht und Händen mit Brennen, später zusammenfließend.

Wärmeregulation: Frösteln und Kältegefühle am ganzen Körper; Verlangen nach dem Ofen. Hitze in der Brust, am Kopf und Gesicht. Hitze am ganzen Körper.

Dosierung

Als untere Grenze ist D 4 anzusehen. Jedoch sind höhere Potenzen, besonders bei zentralnervösen Störungen, vorzuziehen.

Vergleichsmittel

Bei choreatischen Bewegungen, berauschter Stimmung, Besserung durch Blähungsabgang: *Agaricus.*
Bei tetanischen Zuständen: *Cuprum, Zincum* und *Belladonna*, desgleichen mit *Strychninum nitricum* und *phosphoricum.*
Bei Gehirnerschütterung: Hypericum.
Bei Meningismus und Meningitis: *Helleborus, Belladonna, Apis.*

Cimex

Pharmakologie

Cimex lectularia. Acanthia lectularia, Bettwanze(Ordn. Hemipterae). Ein überliefertes Mittel gegen intermittierendes Fieber (DIOSCORIDES). Eine Arzneimittelprüfung wurde mit D 2 und D 3 an 3 Personen vorgenommen (1 Mann und 2 Prüfer weiblichen Geschlechts). Eine weitere Prüfung wurde von einem Mann mit der C 200 angestellt (N. Y. J. Homoeop. 2: 462).
Dr. BREWSTER in Syrakus berichtet von einem Mann, der beim Versuch, ein störrisches Pferd zu zähmen, mehrere Meilen lang über einen holprigen Weg fuhr; er wurde am Gesäß und den Beinen arg gestoßen und verstaucht und war infolgedessen längere Zeit an das Zimmer gefesselt. Schließlich schien sich eine dauernde Kontraktur der Sehnen des Unterschenkels festgesetzt zu haben. Er gab dem Patienten eine Gabe von JENNICHENS 600. Potenz* von Cimex mit unmittelbarem Erfolg und Heilung (nach NASH: Leitsymptome).
Leider ist dieser Fall der einzige in der Literatur geblieben, eine weitere klinische Sicherung der Cimex-Symptomatik wäre sehr erwünscht.

* Bei dem JENNICHENschen Potenzierungsverfahren liegt der Nachdruck auf den zahlreichen und sehr kräftigen Schüttelschlägen wahrscheinlich mit Einglaspotenzen. Da JENNICHEN sein Verfahren nicht bekanntgegeben hat, sind sichere Angaben darüber nicht vorhanden.

Arzneimittelbild

Allgemeines: Häufiges Gähnen, wie wenn er zu wenig geschlafen hätte, mit kaltem Gefühl, als wenn kalter Wind an die Knie bliese. – Die rechte Seite ist stärker betroffen.

Kopf: Kopf schwer und schmerzhaft. Auswärts pressender Kopfschmerz, zuerst am linken, dann am rechten Stirnhöcker. Stechender Schmerz am Os parietale, schlimmer durch Husten.

Atmungsorgane: Flüssiger Schnupfen. Lästige Trokkenheit der Nase. Husten mit Würgen wie zum Erbrechen. Schweiß hervorrufend. Trockener Husten mit spannendem Schmerz auf der linken Seite der Luftröhre und des Rachens.

Verdauungsorgane: Zunge schmutzig-weiß belegt. Gefühl wie verbrannt auf Zunge, Zahnfleisch und Gaumen. Auftreten von reichlichem Schleim im Hals. Trinkt nur wegen Trockenheit des Halses, nicht infolge Durstes. Saures Aufstoßen. Husten mit Erbrechen von saurem Schleim und von Speisen vom Tage zuvor.
Schmerz in der Leber, wie wenn sie sich zu stark gebeugt hätte, auch beim Berühren und beim Husten. Kolik, besser nach Abgang von Blähungen. Stuhl wie kleine Nüsse.

Glieder: Schmerzen im Rücken, Lenden und Gliedern. J e d e r V e r s u c h, d i e A r m e u n d B e i n e z u s t r e k k e n, r u f t s p a n n e n d e S c h m e r z e n i n d i e s e n T e i l e n h e r v o r, er leidet lieber Durst, als sich zu bewegen, um sich ein Getränk zu holen. Schmerzen in der rechten Schulter, über den ganzen Arm bis zu den Fingernägeln ziehend, wo es ein Gefühl des Einschlafens der Finger hervorruft.

Wärmeregulation: Frieren zeitweise, gefolgt von trockener Hitze, dann von etwas Schweiß, mit Ängstlichkeit, fast ohne Durst, jedoch mit Verlangen zu trinken, da der Hals fast alle Tage trocken ist. Übler, modriger Geruch des Schweißes.

Dosierung

D 6 und höhere Potenzen.

Vergleichsmittel

Gliederschmerzen, als wären die Glieder zu kurz: *Ammonium muriaticum*, *Guajacum*, *Causticum*, *Natrium muriaticum*.

Cimicifuga

(Actaea racemosa)

Herkunft des Mittels

Cimicifuga oder (botanischer Name) Actaea racemosa oder auch Cimicifuga serpentaria, das Wanzenkraut, Fam. nat. Ranunculaceae, wächst in den USA und Kanada, wird in Europa als Gartenpflanze kultiviert. Angewandter Teil: frischer Wurzelstock.
Nach der heutigen Kenntnis enthält der Wurzelstock als wesentliche Bestandteile mehrere Glykoside, wie Actein, ein Triterpenglykosid, und Cimicigenol, ein Harz, früher als Resina Cimicifugae therapeutisch verwendet, dann geringe Mengen Salicylsäure und Alkaloide. Welchem Bestandteil die östrogenartige Wirkung hauptsächlich zuzuschreiben ist, wurde bis jetzt nicht festgestellt. Für die Glykoside wurde am Tierversuch eine Wirkung festgestellt, was im Hinblick auf die Ergebnisse der AMP nicht uninteressant ist. Für die rheumatische Wirkung kann man nicht allein die Salicylsäure verantwortlich machen, denn diese ist ebenso bei männlichen Prüfern aufgetreten.
Vergiftungen mit der Pflanze scheinen nicht oft beobachtet worden zu sein. LEWIN erwähnt, daß 12 g des Fluidextraktes Übelkeit, Erbrechen, heftiges Kopfweh, Schwindel, Angst, Gliederschmerzen, Rötung der Augen und Pulsschwäche hervorgerufen haben. Bei äußerer Anwendung beobachtet man Hautreizung, ähnlich wie bei anderen Hahnenfußgewächsen.

Hauptrichtung

Unsere Kenntnis der Hauptrichtung stützt sich fast mehr auf die praktische Erfahrung am Kranken als auf die Prüfung am Gesunden, die in den USA von verschiedenen Seiten an einer größeren Anzahl von Personen (darunter 13 Frauen) vorgenommen wurde und bezüglich der Regelbeschwerden und der sehr wichtigen Gemütssymptome verhältnismäßig unergiebig geblieben ist.
Das Wirkungsgebiet umfaßt nach den klinischen Erfahrungen hauptsächlich Erkrankungen, die mit Funktionsstörungen der weiblichen Geschlechtsorgane zusammenhängen. Nach DONNER ist ein dankbarer Gegenstand der Behandlung der **„arthralgisch-myalgisch-neuralgische Symptomenkomplex der Klimax und ähnlicher endokriner Zustände“**. STIEGELE bestimmt die Cimicifuga für das „gefährliche Alter und etwas darüber“. Demgemäß hat man den Hauptangriffspunkt früher an den Ovarien gesucht, doch machen es die Arbeiten von J. BERGMANN (Hippokrates 1940: 327) wahrscheinlich, daß er in dem Hypophysenvorderlappen und der von dort erfolgten Steuerung der Ovarien und auch des Stoffwechsels zu suchen ist. BERGMANN hat mit Erfolg bei der endokrinen Magersucht davon Gebrauch gemacht, während DONNER und STIEGELE das Mittel bei der beleibten Frau der Wechseljahre empfehlen. Wie wir wissen, begegnet man als Hypophysenwirkung beiden Extremen, nämlich der hypophysären Magersucht wie auch der Fettsucht, sei es, daß diese allgemeiner Art ist oder sich nur auf einzelne Körperteile beschränkt.

Neben diesen arthralgisch-myalgisch-neuralgischen Erscheinungen, der endokrinen Magersucht und den Störungen der Wechseljahre ist es zu schätzen bei **funktionell-nervösen Erkrankungen**, wie Herzneurose, allerlei **Psychopathien**, wie Platzangst und andere Angstzustände, hysterische Zustände, Depressionen, ja selbst beim schizophrenen Formenkreis. Bei diesen oft schwer faßbaren Zuständen bewährt es sich oft in eindrucksvollster Weise, besonders wenn sie in die Wechseljahre fallen.

Nach tierexperimentellen Untersuchungen aus der Wissenschaftlichen Abteilung der Firma Willmar Schwabe von Hasso v. GIZYCKI wurde mit der Cimicifuga-Tinktur folgendes Ergebnis erzielt:
1. Cimicifuga, über längere Zeit erwachsenen Mäusen injiziert, erhöht die Uterusgewichte.
2. Juvenile amenorrhoische Rattenweibchen erhalten nach Cimicifuga-Injektionen ihren regelmäßigen Zyklus und können leichter befruchtet werden. Klimakterische Tiere, die ihren Zyklus bereits verloren hatten, bekommen ihn durch Cimicifuga-Gaben wieder.
3. Die Ovarialgewichte juveniler Rattenweibchen sind nach Cimicifuga-Injektionen gegenüber den Kontrolltieren um 48% erhöht.
4. Die Anzahl der Corpora lutea in den Ovarien der Cimicifuga-Tiere verhält sich zu denen der Kontrolltiere wie 8:3,35.

Die Beziehung zu den übrigen innersekretorischen Drüsen, besonders auch zu der Hypophyse, blieb bei diesen Versuchen unberücksichtigt. (Zschr. exper. Med. 1944: 635.)
Andere Forscher konnten an 700 Mäusen jedoch keine östrogenen und hypophysären Wirkungen feststellen (SÜSS und SEYBOLD, Arzneim. Forschung 10 [1960]: 514).

Typus

Cimicifuga ist für das weibliche Geschlecht von kaum geringerer Bedeutung als *Pulsatilla, Aristolochia* und *Sepia*, setzt sich aber im ganzen Typ deutlich von beiden Mitteln ab. Die äußere Erscheinung wird gemäß der klinischen Erfahrung häufig durch die Hypophysenerkrankung bestimmt und zeigt öfters Fettleibigkeit; fernerhin (nach CHARETTE) Blässe des Gesichts, livide Farbe mit blassen Lippen und Bindehäuten und tief-bläulichen Ringen um die Augen und (nach BERGMANN) hypophysäre Magersucht. Besonders hervorzuheben aber ist das Gefühl der Angst, geisteskrank zu werden, und die verzweifelte Sorge, nicht mehr gesund zu werden. Typisch ist die immer wiederholte Frage: „Werde ich auch sicher wieder gesund?“, welche an den Arzt gerichtet wird. Diese Frauen weisen nicht selten intersexuelle Züge auf und sind zu ihrem sexuellen Leben problematisch eingestellt.
An den Geschlechtsorganen fallen unter den Bereich **atonische Blutungen** nach der Geburt sowie **Menorrhagien** infolge Unterluteinisierung. Da die gerinnungshemmenden Fermente der Gebärmutterschleimhaut infolge der mangelhaften Luteinbildung ungenügend gebildet und ausgeschieden werden, wird die Gerinnung des Blutes nicht gehindert, sondern es bilden sich Klumpen. Auch die **Verzögerung der Regel bis zur Amenorrhö** findet in dieser Beziehung zu Hypophyse und Luteindrüse ihre Erklärung. Ferner gehören in den Bereich **Dysmenorrhö** und **Neuralgie im Becken und an den Ovarien** sowie **Verlagerungen der Gebärmutter**. Entzündliche Erkrankungen sind bis jetzt weniger mit Cimicifuga behandelt worden.

Nach DONNER* kommt Cimicifuga „zur Anwendung bei Migräneformen, die genital bedingt sind, also Migränen, die um die Menopause herum beginnen, Migräneformen, die im Anschluß an eine Geburt, eine Fehlgeburt oder nach Sistieren der Menses aus nicht physiologischen Gründen auftraten. Das Mittel wird gegenüber anderen, ebenfalls bei derartig bedingten Migränen in Frage kommenden Arzneien, wie etwa *Lachesis, Sanguinaria* und anderen, durch die speziellen Eigentümlichkeiten des Verlaufes der Cimicifuga-Migräne differenziert, die sich besonders äußern in der Modalität des Besserwerdens der Schmerzen durch Wärmeanwendung, besonders Warmeinhüllen des Kopfes, Schlechterwerden bei naßkalten Winden; die Schmerzen strahlen in die Nackenmuskulatur aus, es besteht meist gleichzeitig eine Wetterempfindlichkeit der Nacken-, Rücken-, Schulter- und Kopfmuskulatur – letztere oft verbunden mit Schmerzhaftigkeit der Kopfhaut beim Kämmen der Haare".

In den Jahren 1931 und 1932 sind von DONNER 225 Patientinnen an Migräne mit Cimicifuga behandelt worden. Von diesen konnte er 145 über den Erfolg oder Mißerfolg beobachten. Diese 145 verwertbaren Fälle hat er in folgende 3 Gruppen eingeteilt:

1. Kranke, die nur Cimicifuga erhielten,
2. solche, die Cimicifuga im täglichen oder wöchentlichen Wechsel mit dem Klimaxmittel *Sepia* einnahmen, und
3. diejenigen, welche Cimicifuga mit anderen Mitteln im Wechsel bekamen, meist Kranke, denen wegen der mitbestehenden rheumatischen Beschwerden in monatlichen Abständen Ameisensäure-Einspritzungen gegeben wurden und die dann in der Zwischenpause, gewöhnlich nach einer nach der jeweiligen Einspritzung dazwischengeschalteten 8tägigen Arzneipause, Cimicifuga einnahmen.

Bei Gruppe 1, die nur Cimicifuga bekam, war Cimicifuga ohne Erfolg in 18,3%, mäßig erfolgreich in 13,3%, deutlich erfolgreich in 65%, von verblüffendem Erfolg in 3,3% der Fälle. Demnach war Cimicifuga in 18,3% der Fälle ohne Erfolg, in 81,7% mit Erfolg, davon in 68,3% mit sehr gutem Erfolg gegeben worden.

Cimicifuga im Wechsel mit *Sepia* war ohne Erfolg in 21%, mäßiger Erfolg in 16,6%, guter Erfolg in 62,4% der Fälle. Es wurde also bei diesen Fällen, die – wie die Mitverordnung von *Sepia* zeigt – neben Cimicifuga-Symptomen noch über sonstige, für *Sepia* sprechende klimakterische Beschwerden klagten, in 79% eine Besserung erzielt. Cimicifuga im Wechsel mit anderen Mitteln – meist *Ameisensäure* – war erfolglos in 22%, von mäßigem Erfolg in 17%, von gutem Erfolg in 58,6%, verblüffend in 2,4% der Fälle. Bei dieser Gruppe sind 78% erfolgreich behandelt worden.

Eine Ergänzung der alten AMP hat die Symptomatik erfahren durch eine AMP vom Verfasser im Jahre 1951 bis 1953 an 17 Personen. Davon waren 14 weiblichen Geschlechts (13 Ärztinnen und 1 Arztfrau) und 3 Ärzte. Sie hatten keine Kenntnis des Arzneistoffes und wurden auch einer Plazebokontrolle unterworfen. Verwendet wurde hauptsächlich D 12 bei 10 Prüfern, 5 mal wurde D 3 ausgegeben, 2 Prüfer nahmen die Tinktur. Die Dauer der Prüfstoffeinnahme betrug im Durchschnitt 21 Tage, wobei zu berücksichtigen ist, daß 3 Prüfer die Prüfung wegen der Heftigkeit der Erscheinungen die Prüfung nur 5 Tage lang durchführten. Es konnte eine weitgehende Übereinstimmung mit den seitherigen Erfahrungen festgestellt werden. Besonders die Beziehung zum weiblichen Genitale wurde gesichert. Die nervöse Ruhelosigkeit und Neigung zu depressiver Verstimmung hat sich bestätigt. Die rheumatischen Beschwerden (neuralgisch-myalgisch-arthralgische Symptomatik) haben sich ebenfalls herausgehoben, die Sensationen am Herzen wurden ebenfalls berichtet. Dagegen wurden keine Symptome an den Atmungsorganen gewonnen. Neu haben sich auf das Gallensystem zu beziehende Symptome von krampfartigem Charakter und Ausstrahlung in den Rücken und rechten Brustkorb ergeben. Als einzigartige Beobachtung wurde ein Flimmerskotom im Auge bemerkt. Als mehrfach beobachtete Modalität hat

* DONNER: Zwölf Vorlesungen über Homöopathie, 2. Aufl., S. 72–74. Ulm (Donau) 1959. Karl F. Haug Verlag.

sich das Bedürfnis nach frischer Luft und Besserung durch Bewegung im Freien gezeigt. Bei dieser Prüfung konnte nicht festgestellt werden, daß die D 12 weniger stark gewirkt hätte als die stofflich stärkeren Gaben.
Bei dieser Prüfung wurden an den Atmungsorganen keine Symptome gefunden, nachdem alle eindeutigen katarrhalischen Infekte, wie sie auch in den Plazebophasen sich in mindestens gleichem Maße gezeigt hatten, ausgeschieden worden waren. Es muß also mit der Möglichkeit gerechnet werden, daß die katarrhalischen Beschwerden der Atmungsorgane, wie sie von den früheren Prüfungen berichtet wurden, ebenfalls durch katarrhalische Infekte zustande gekommen sind. Tatsächlich wurde in unserer Literatur seither nirgends darauf hingewiesen, daß die Prüfer im Falle solcher interkurrenter Erkrankungen auszuscheiden seien.

Literatur

Die Arzneimittelprüfungen an einer größeren Anzahl von Prüfern, darunter 13 Frauen, sind in den Enzyklopädien von ALLEN und HUGHES gesammelt. Dabei befindet sich auch eine Prüfung von HILL und DOUGLAS an 40 männlichen und 6 weiblichen Personen (Medizinstudenten).
HALE: New Remedies.
DONNER: Allg. homöop. Ztg. 1933, 4.
MEZGER: AHZ Bd. 214 (1971): 145–156.
SCHNABEL: Klassische Homöop. 2 (1958): 191–196.

Arzneimittelbild

Die mit (M) gekennzeichneten Symptome stammen aus der AMP von J. MEZGER

Leitsymptome und Modalitäten: ⊙ *Störungen des weiblichen Organismus auf der Grundlage innersekretorischer Disharmonie, besonders in den Wechseljahren. Alle körperlichen und geistigen Störungen des Cimicifuga-Falles stehen in Abhängigkeit vom Genitale der Frau.*
Voller Angst und Besorgnis. Stille Bedrücktheit. ⊙ *Verzweifelt daran, wieder gesund zu werden, oder fürchtet, geisteskrank zu werden.*
⊙ *Gefäßspasmen, wie Migräne, Herzneurose und Angina vasomotorica.*
Große Erregung des Nervensystems, Ruhelosigkeit mit Bewegungsdrang.
Große Schwäche und Zittern, Lähmigkeit; allgemeine Zerschlagenheit und Wehtun.
Zahlreiche Schmerzen im Kopf und Nacken sowie Schlaflosigkeit infolge depressiver Gedanken.
⊙ *Häufiger Wechsel der Beschwerden, sowohl der psychischen wie der körperlichen.*
Neuralgische und rheumatische Schmerzen im ganzen Körper mit großer Empfindlichkeit gegen Kälte und Besserung durch Warmeinhüllen. Kreuz schwach, überempfindlich und schmerzhaft.
Überwiegen der linksseitigen Wirkung (auch Rechtsseitigkeit wird beobachtet).
⊙ *Verschlimmerung der Unterleibsbeschwerden während der Regel oder vor derselben, Besserung der Neuralgien und Rheumasymptome bei der Regel.*
Verschlimmerung durch jede Erregung.
Verschlimmerung bei Kälte, durch naßkaltes Wetter.

Allgemeines: Nervöses Schaudern am Oberkörper und der Rückenpartie.
Zittern am ganzen Körper. So schwach und zittrig, daß er unfähig ist, auszugehen oder zu studieren.
Allgemeine Ruhelosigkeit; will sich bewegen, weiß aber nicht, wohin er gehen oder was er tun soll. Hastiges Umhergehen im Zimmer, kann nicht still sitzen. Wandertrieb. Großes Gefühl von Mattigkeit und Erschöpfung, wie nach Überanstrengung.
Während der Menses sind die Unterleibsbeschwerden schlimmer, die übrigen Beschwerden treten in diesen Tagen zurück.
Die linke Seite ist stärker ergriffen (bei einer Prüferin der Mezgerschen Prüfung ist die rechte Seite stärker befallen).

Klimakterische Psychosen, Puerperale Manie. Depressionszustände. Schwangerschaftspsychosen.

Geist und Gemüt: Kümmernis und Niedergeschlagenheit mit Seufzen. Angstgefühl. Depression bis zum Lebensüberdruß, mit innerer Unruhe und Unentschlossenheit.
Verzweifelte Stimmung, rennt in den Wald, um sich auszuheulen; fängt in Gegenwart eines Bekannten an zu weinen; alles ist so traurig (bei einer Prüferin mit anlagemäßig vorhandener Neigung zu depressiver Verstimmung).
⊙ Voll Verzweiflung und Angst, nicht mehr gesund zu werden, dabei körperlich sehr unruhig und geschwätzig, springt von einem Gegenstand zu anderen. ⊙ Fürchtet, geisteskrank zu werden, da die Patientin ihre geistige Verwirrung empfindet.
⊙ Todesfurcht, Furcht vor allem.
Sehr ausgelassen, übermütig, enthemmt; man hält sie nach zwei Gläsern Wein für beschwipst.

Schlaf: Schlaf sehr schlecht und unruhig. ⊙ Kann wegen quälend depressiver Gedanken nicht einschlafen.
Der Schlaf, der bei einer Schwangeren für 2 Stunden unterbrochen war, hielt mit D 12 ununterbrochen bis zum Morgen an; sie ist auch innerlich ruhiger und weniger ängstlich (M).

Schlaflosigkeit depressiver Frauen.
Migräne. Zervikalsyndrom.
Neuralgie im Zerviko-okzipitalgebiet.

Kopf: Völle und Eingenommenheit mit Schmerz auf dem Scheitel; Schwindel. Ständiger Schmerz an verschiedenen Stellen des Kopfes, besonders am Hinterkopf, schlimmer im Freien und durch Kälte.
Schmerz über der linken Augenbraue. Regelmäßig wiederkehrende, linksseitige migräneartige Kopfschmerzen auf der linken Kopfseite, mit starker depressiver Verstimmung.
⊙ Gefühl, als ob die Schädeldecke sich öffne und schließe, als ob der Schädel wegfliegen wolle. Schießende Schmerzen im Kopf.
Von innen nach außen drängender Schmerz im Kopf, Gefühl, als wäre nicht genügend Raum im Kopf.
Stirnkopfschmerz auf der linken Seite, mit Verlangen nach frischer Luft, dabei aber Frieren.
Schmerz über dem rechten Auge und der rechten Stirne zum Hinterkopf, von dumpfer Art (M).
Migräneartige Kopfschmerzen, seit langer Zeit bestehend, sind verschwunden (bei einer Frau) (M).
Drehschwindel, nachts im Bett auftretend, besser an der frischen Luft (M).

Ziliarneuralgie, Flimmerskotom.

Gesicht: Gesichtsschmerzen. Gesicht erhitzt. Austrittspunkt des N. Trigeminus druckempfindlich (M).

Augen: Gefühl in den Augen, wie geschwollen. Heftiger Schmerz in den Augäpfeln. Völle und Kongestion in den Augäpfeln. Schwarze Punkte vor den Augen. Auftreten eines kleinen Flimmerskotoms im rechten Auge, 15–20 Minuten lang; eine Viertelstunde später dieselbe Erscheinung noch einmal (M).

Atmungsorgane: (Bei der Mezgerschen Prüfung nach Ausscheidung von katarrhalischen Infekten keinerlei Symptome)
Bei den alten Prüfungen wird angegeben: Flüssiger Schnupfen oder reichlicher, grünlicher oder leicht blutiger Schnupfen mit großer Empfindlichkeit gegen Kälte. Schnupfen mit trockenem Hals, in die Bronchien hinabziehend. Heiserkeit. Wundheit und Trockenheit im Schlund beim Schlucken, harter trockener Husten,

lästig und quälend, bei Tag und bei Nacht, schlimmer beim Sprechen. Stechende lanzinierende Schmerzen in der Brust.

Nervöse Herzstörungen bei Regelstörungen. Angina pectoris vasomotorica.

Herz: Unruhe und Druckgefühl in der Herzgegend, besser durch Umhergehen in der frischen Luft. Wärme, Ruhe und Sitzen verschlimmern (M).

Anfälle von Herzklopfen, Puls verlangsamt und schwach oder beschleunigt. Puls unregelmäßig. Herzschlag setzt jeden 3. oder 4. Schlag aus. Schmerzen in der Herzgegend, ⊙ in den linken Arm ausstrahlend. ⊙ Fesselnder Schmerz, der linke Arm ist wie an den Körper gebunden. Anfälle von Herzklopfen mit Kollaps.

Herzstechen nachts, heftiger Drehschwindel im Bett, Herzstechen mit Schwindel, besser durch Druck. Anhaltendes Druckgefühl in der Herzgegend mit Beklemmung und Stechen. Unruhe und Druckgefühl in der Herzgegend, vor allem abends im Bett, mit erschwertem Einschlafen (M).

Verdauungsorgane: Bläschen an der Innenseite der Unterlippe (bei 2 Prüfern) (M), bei einem Prüfer ein Geschwür an dieser Stelle. Mund trocken. Dicker Schleim sammelt sich an den Zähnen an. Zungenwurzel und Schlund geschwollen. Trockenheit im Rachen. Rauheit im Hals, Schlucken erschwert, Heiserkeit. Entzündung des Zäpfchens und des Gaumens. Schmerzen im Wurzelbereich der Zähne.

Spastisch-atonischer Zustand an Magen und Darm und an der Gallenblase.

Appetitlosigkeit und Brechreiz. Schwäche und Leeregefühl im Magen. Gefühl, als ob man zu viel gegessen hätte. Schmerz und Hitzegefühl im Magen, gefolgt von Aufstoßen, welches bessert.

Sofort nach dem Essen starke krampfartige, manchmal bohrende Schmerzen in der Magengegend, die mehrere Stunden andauerten und durch Wärmeanwendung besser wurden (M).

Periodisch auftretende Kolik, mit Neigung, sich vornüberzubeugen, besser nach Stuhlgang (M). Blähsucht (M). Neigung zu Durchfall. Durchfall abwechselnd mit Verstopfung. Stuhl bleistiftartig, glänzend, gelegentlich frustraner Drang (M).

Abends häufig Schmerzen von versetzten Blähungen und regelmäßig Abgang von vermehrten Blähungen (M). Der Stuhl wird hellgelb, am nächsten Tag gesellt sich eine außerordentlich starke Diurese hinzu (M).
Der Stuhl klebt wie Lehm am After, dazwischen auch harter Stuhl mit Hämorrhoidenblutung (M).
Starke Schmerzen unter dem rechten Rippenbogen in der Gallenblasengegend, in den Rücken ausstrahlend, besonders nach dem Essen und beim Gehen auftretend (M).

Cholezystopathie

Am letzten Tage der Periode tritt mit D 3 ein brennender Schmerz in der Lebergallenblasengegend, in den rechten Brustkorb ausstrahlend, auf. Der Schmerz setzt sich bei der anschließenden Prüfung mit D 12 fort und strahlt zur Mitte des medialen Schulterblattrandes aus; die Schmerzen treten ungefähr 3–5 mal täglich auf, in den Zwischenpausen nur angedeutet; frisches Brot und Kohl rufen die Schmerzen hervor bzw. verschlimmern sie; abends von 20–22 Uhr treten die Schmerzen besonders stark auf; Verschlimmerung durch Liegen auf der rechten Seite, durch Druck mit der Hand, durch Gürteldruck, durch Fahren in der Straßenbahn. Besserung besonders durch Bewegung in der frischen Luft, durch Hintenüberbeugen und durch trockene Wärme (M).

Harnorgane: Leichte Diurese, Harn übelriechend (M). Urin leicht getrübt, stärker gefärbt, schärfer riechend, zeitweise mit Ziegelmehlsediment. Der Stuhl wird hellgelb, am nächsten Tag stellt sich eine außerordentlich starke Diurese hinzu. In kurzen Abständen Entleerung von reichlichem, wasserklarem Urin (M).

Dysmenorrhö.
Oligomenorrhö.
Folgen von unterdrückter Regel.
Menorrhagie.
Unregelmäßigkeit der Periode.
Menorrhagie intra partum.
Fluor albus.
Krampfwehen.
Atonische Nachblutungen.
Endokrine Magersucht.
Endokrine Fettsucht.

Weibliche Geschlechtsorgane: Herabdrängende Schmerzen während der Regel. Hin- und herziehende Schmerzen im Rücken und den Hüften während der Regel, so daß sie sich niederlegen mußte. Am 2. Tag der Prüfung mit D 12 Brennen und Stechen besonders in der rechten Eierstockgegend (ähnlich dem sonst gewohnten Mittelschmerz am Tag der Ovulation). Am 4. Tag zeigte sich ein sonst völlig ungewohnter Fluor von rötlicher Beschaffenheit, der sie an zu früh kommende Menses denken läßt, was sich aber nicht bestätigt. Am 8. Tag dunkelgelber Fluor und spannende, stechende Schmerzen in der Brust. Nach 8tägigem Fluor sind endlich die Menses eingetreten. Alle Beschwerden klingen ab. Am 16. und den folgenden Tagen wehenartige Schmerzen, an- und abschwellend, unklar, ob es sich um das Ovar oder die Niere handelt. In der Nachbeobachtung, die sich über 10 Wochen erstreckt, ist eine anhaltende Wirkung auf die Menses auffällig. Es handelt sich um einen gefärbten Fluor 8 Tage, später 3 Tage vor den Menses und um eine Abkürzung der Menses von früher 8 Tagen auf 4 Tage. Auch der Zyklus, der früher 26–28 Tage betrug, zeigte Tendenz auf Verkürzung auf 25 Tage, während die Ovulation verzögert ist von früher 11 Tagen auf 14 Tage. Menses sehr schwach, die nächste Periode in der Nachbeobachtung 5 Tage zu früh (M).

Bei der Periode wandernde Schmerzen im Rücken und rund um die Hüften, alle Morgen, Blutung verstärkt. Menses sehr schwach, die nächste Periode unter Scheinarznei 5 Tage zu früh (M).

Unterdrückung der Menses. Menorrhagie. Starke Uterusblutung während der Schwangerschaft (M). Während der Menses sehr stark herabdrängende Schmerzen (M).

Fluor von rötlicher Beschaffenheit, später dunkelgelb, an den Tagen vor der Periode (M).

Verstärkung eines Trichomonadenfluors, gelbgrün, läuft morgens die Beine herab; der Fluor hat noch mehrere Wochen in dieser Weise angehalten (M). Ein schon vorher vorhandener Fluor verstärkt sich, dünnflüssig, gelbgrün, etwas bräunlich, übelriechend (M).

Männliche Geschlechtsorgane: Schmerz und Empfindlichkeit in den Hoden und Samensträngen.

Neuralgien und Neuritiden.
Arthropathia endocrinica.
Myalgien.
Zervikalsyndrom.

Glieder, Muskulatur, periphere Nerven: Nacken und Rücken wie steif und verkrampft. Ziehender Schmerz an den drei oberen Dornfortsätzen der Brustwirbel. Druck und Schmerz in der Lenden- und Kreuzbeingegend. Linksseitige Interkostalneuralgie, besser durch Druck und Wärme der Hände (M).

Längs des Ischiasnerven von der Mitte des Oberschen-

kels zur dorsalen und volaren Seite des Fußes, stechend und Druckschmerzen (M).
Neuralgischer Schmerz, ziehend und stechend oberhalb des rechten Schultergelenks; erinnert sie an Schmerz bei Herpes zoster (M).
Zittern der Finger beim Schreiben. Zittern der Glieder, so daß er kaum arbeiten kann. Große Ruhelosigkeit, muß ständig umhergehen.
Wandernde Schmerzen in allen Muskeln, Gelenken und Nerven.
Krampfartige Schmerzen in den Muskeln, mit Lähmigkeit und Taubheitsgefühl. Nachts Wadenkrämpfe.
Erschöpfung des ganzen Körpers und Müdigkeit. Steifheit des ganzen Körpers.
⊙ Schmerzen scharf, schießend, reißend, wie elektrische Schläge.
⊙ Schmerzen an den Stellen, auf denen Patient liegt.

Haut: Hyperallergie der Haut beim Darüberstreichen (M). Einzelne Pusteln.

Dosierung

Die Empfehlungen bewegen sich zwischen D 2 und D 30 und noch höher. Je erregter der Kranke ist, um so mehr wird man zu höheren Verdünnungen greifen, zum Beispiel bei schlaflosen Patienten und bei Herzneurose, während bei den depressiven, apathischen Patienten Stiegele demgemäß D 3 empfiehlt. Bei erregten Patienten hat es sich mir in D 6 bis D 30 bewährt. Bei atonischen Blutungen post partum empfiehlt Bergmann 10 Tropfen der Tinktur, bei Wehenschwäche während der Geburt D 1 in häufigen Gaben bis zum Eintritt des Erfolgs, bei drohendem Abort D 4. Bei Stoffwechselstörungen (hypophysäre Kachexie) geben Donner ebenso wie Bergmann D 3. Bei atonischen Blutungen stellt es Bergmann direkt in Parallele zum Hypophysenextrakt nach Indikation und Dosierung.

Arzneiform

Die Tinktur besitzt $^1/_3$ Arzneigehalt. 3 Tropfen der Tinktur mit 7 Tropfen Alkohol ergeben also die D 1.

Vergleichsmittel

Menorrhagie: *Secale, Caulophyllum.*
Menorrhagie mit Depression: *Platinum.*
Depressionszustände in der Menopause oder Menarche: *Pulsatilla, Sepia.*
Puerperale Manie: *Platinum.*

Migräne im Klimakterium: *Sepia.*
Ruhelosigkeit und Todesfurcht: *Aconitum.*
Rheumatismus und Kopfneuralgie besser bei Einsetzen der Periode: *Pulsatilla, Aristolochia.*
Geburtsprophylaktikum: *Pulsatilla, Ariostolochia, Caulophyllum.*

Cina

Herkunft des Mittels

Die Tinktur wird aus **Artemisia Cina** (Fam. nat. Compositae), dem in der kirgisischen Steppe heimischen Wurm- oder Zitwersamen, hergestellt. Verwendet werden jedoch nicht die Samen dieser Pflanze, sondern die vor der Blüte geernteten Blütenköpfchen.

Toxikologie

Der wirksame Bestandteil ist das als Spulwurmmittel bekannte Santonin*; Santonin ist ein Anhydrid der Santoninsäure, eines Naphthalinderivates; außerdem wird noch ein ätherischel Öl, dem man unterstützende Wirkung zuschreibt, erwähnt. Schwere Vergiftungen können auftreten bei Zufuhr von täglich 0,06 g Santonin. Am augenfälligsten sind die Vergiftungserscheinungen des Gehirns. Es werden beobachtet Violettsehen, das später in Gelbsehen übergeht; auch alle anderen Farben können vorgetäuscht werden, wofür man die Ursache in einer Störung der Netzhaut sucht. Blindheit kann für mehrere Wochen und sogar Monate hervorgerufen werden. Die Pupillen sind stark erweitert. Rollen der Augen und Krämpfe der Gesichtsmuskulatur sowie klonische und tonische Konvulsionen aller Skelettmuskeln können auftreten unter tiefer Bewußtlosigkeit. Die Augen sind krampfhaft verdreht oder nach oben gerollt. Bei den Krämpfen fällt das stoßweise Strecken des Rumpfes auf. Am Kinn wird Trismus, im Nacken Opisthotonus beobachtet.
Bei anderen Personen wird durch Santonin eine motorische Unruhe mit ständigem Umhergehen im Zimmer hervorgerufen. Halluzinationen des Geruchs, seltener des Geschmacks oder des Gefühls, sind eine häufige Erscheinung, ferner Delirien und Koma.
Am Magen-Darm-Kanal gehören Übelkeit, Erbrechen, Speichelfluß, Ulzerationen im Mund, Durchfall, Gelbsucht zu den beobachteten Erscheinungen.
An der Blase und Harnröhre treten Brennen, Harndrang und Blasenkrämpfe, die sich alle 5 Minuten wiederholen, auf; die Schädigung der Nieren zeigt sich in Albuminurie und Zylindrurie. Der Harn nimmt eine gelbe Farbe an.
HALE (New Remedies) berichtet über 30 Fälle von Santoninvergiftung, wobei beobachtet wurde: Gelbsehen bei allen 30, Violettsehen bei 19, Übelkeit und Erbrechen bei 14, Schwindel, Mattigkeit, Schwäche bei 9, Gesichtshalluzinationen bei 8, Halluzina-

* Das DAB verlangt mindestens 2 % Santoningehalt.

tionen des Geruches bei 6, Halluzinationen des Geschmacks bei 5, abnorme Gefühle und Schmerzen am Kopf bei 8, Herabsetzung des Pulses bei 2.
Cina ruft eine Reizbarkeit des Zentralnervensystems wie des vegetativen Nervensystems mit Vagotonie hervor. Krämpfe an den Verdauungsorganen, den Bronchien und den Gliedern mit psychischer Irritabilität und Neigung zu Ohnmacht.

Anwendung

Viele ältere Homöopathen haben bei vorhandenen Eingeweidewürmern konstitutionell wirkende Mittel gegeben, die entweder durch den Grundtypus angezeigt waren (zum Beispiel *Sulfur, Calcarea, Phosphorus*) oder sich durch die Reaktion des Kranken auf die Schmarotzer empfahlen. Zu den letzteren gehörte neben *Cuprum* auch Cina, das dann in niederen, mittleren oder höheren Verdünnungen gereicht wurde. Dieses Vorgehen empfiehlt sich auch heute noch bei häufigen Rückfällen der Verwurmung, wo man also eine Disposition des Darmes annehmen muß. Cina ahmt in geradezu vollendeter Form die geläufigsten Folgen von Reizung durch Eingeweidewürmer nach: Juckreiz und Bohren in der Nase, krankhafter Hunger, krampfartige Leibschmerzen und Husten. Es werden durch Cina nicht nur die Beschwerden beseitigt, sondern die Askariden werden häufig abgetrieben; bei Bandwürmern dürfte eine besondere Kur nicht zu umgehen sein. Weiterhin wird Cina bei spasmophilen Zuständen, bei Keuchhusten und dergleichen verwendet.

Typus

Neuropathische spasmophile Personen, meist Frauen und Kinder, mit sehr reizbarem Nervensystem und launischem Gemüt, wechselndem Appetit, Zähneknirschen im Schlaf und Neigung zu Krämpfen, mit Schreien und heftigen Zuckungen der Glieder. Seelisch gleichen sie wegen der Übellaunigkeit weithin *Chamomilla.* Doch wollen die Chamomilla-Kinder aufgenommen werden, wenn sie schreien. Das Cina-Kind läßt sich im Zustand seiner Erregung nicht herumtragen oder führen; jedoch wollen sie manchmal umgekehrt auch immer getragen und auf den Arm genommen werden. Die Krämpfe sind meist als Reflex von Störungen der Bauchorgane aufzufassen, ohne daß Würmer vorhanden zu sein brauchen. Nach BORLAND ist eine Reizung der Nase charakteristisch, sie wird rot und juckt, das Kind greift an sie (auch ohne daß Würmer vorhanden sind). Ein gähnendes, seine Nase reibendes Kind ist nach diesem Pädiater stets ein Cina-Kind. Rollen des Kopfes und Reiben des Kopfes am Kissen, auch Schielen der Augen nach innen weisen bei Verdauungsstörungen auf Cina hin.

Literatur

HAHNEMANN: Reine Arzneimittellehre, 3. Aufl., Bd. I.
BETTMANN: Hygea 16: 81.
–: Arch. homöop. Heilk. 16: 106.
ALLEN: Encyclopedia, Bd. III u. X.
HUGHES: Cyclopaedia, Bd. II.

Arzneimittelbild

Leitsymptome: *Eigensinnige und launische Kinder.*
Krämpfe an allen Gliedern, als Begleiterscheinung von Störungen der Bauchorgane ⊙ und von Würmern.
Bohren in der Nase oder ⊙ Reiben der Nase und häufiges Gähnen. Krampf- und Keuchhusten bei großer Reizbarkeit und motorischer Unruhe.
Krampfhafte Zuckungen der Glieder und im Gesicht.
Starker Hunger kurz nach der Mahlzeit.
Gelbsichtigkeit und Augenschwäche, weite Pupillen.
Reichlicher Harnabgang.
Verschlimmerung nachts.
⊙ Verschlimmerung durch Schreck, durch Aufregung.
Verschlimmerung durch Berührung und Druck.
Besserung durch Liegen.

Allgemeines: Ruhelosigkeit bei Nacht; wirft sich von einem Platz zum andern aus Unbehagen. Zittern des Körpers und Krämpfe an Kopf und Gliedern. Schmerzendes Gefühl beim Bewegen der Glieder und beim Berühren.

Nervöse Erregung und spasmophile Zustände bei Störungen der Verdauungsorgane, z. B. Würmern. Reflexkrämpfe bei Askariden.

Gemüt: Große Angst und Bangigkeit; Weinerlichkeit und Klagen. Kind weint jämmerlich, wenn man es anfassen oder führen will, und läßt sich weder durch Zureden noch durch Liebkosungen beruhigen. Sehr launisch, begehrt vieles und stößt es zurück, wenn man es ihm bringt; ⊙ stößt nach der Wärterin. ⊙ Eigensinnige und störrische Kinder, die nicht getragen und nicht berührt werden wollen. Jedoch auch: ⊙ Kinder sind nur zu beruhigen, wenn sie auf den Arm genommen und umhergetragen werden. ⊙ Nach jeder Erregung fallen die Kinder in Krämpfe. Gleichgültigkeit gegen Angenehmes wie gegen Unangenehmes. Epileptiforme Krämpfe ohne Verlust des Bewußtseins.
⊙ Kinder können nur auf dem Bauch schlafen, oder sie schlafen auf Hände und Füße gestützt.
Schläfrig den ganzen Tag, mit häufigem Gähnen. Erwachen nachts unter jämmerlichem Weinen, Stöhnen und Schluchzen mit unruhigen Bewegungen.
Sinnestäuschungen, Geruchs- und Geschmackshalluzinationen; motorische Unruhe, läuft beständig im Zimmer umher.

⊙ Zähneknirschen im Schlaf. ⊙ Auffahren aus dem Schlaf mit Schreck, zittert und sieht Gestalten. ⊙ Häufiges krampfhaftes Gähnen.

Kopf: Schwindel und Schwarzwerden vor den Augen beim Aufrichten; Ohnmachtsanwandlungen beim Aufstehen, alles besser beim Niederliegen. Kopfschmerz, der sich durch Lesen und Nachdenken vermehrt, durch Bücken vermindert. Vielerlei Kopfschmerzen in allen Teilen. Gesichtsschmerzen, besonders in der Gegend der Jochbeine und Kiefer. ⊙ Rollen des Kopfes.

Schwachsichtigkeit, Akkommodationsstörungen. Neuritis optica. Kopfschmerzen durch Anstrengung der Augen.

Augen: Die Gegenstände werden in unrichtigen Farben gesehen, vor allem in gelb, zuvor in violett. Pupillen erweitert. Monatelang anhaltende Erblindung; Krämpfe der Augenmuskeln, krampfartiges Verdrehen und Rollen der Augen. ⊙ Schielen und Akkommodationsstörungen.

Nase: Neigung, mit dem Finger in der Nase zu bohren ⊙ oder die Nase zu reiben.

Gesicht: Weiß und bläulich um den Mund. Gesicht bleich und kalt. Ringe um die Augen.

Krampfartiger Husten, Keuchhusten.

Atmungsorgane: Hustenreiz unter dem Sternum durch tiefes Atemholen. Morgens heftiger Husten infolge angestauten Schleims. Husten anfallsweise; heiserer Husten, krampfartig wie von Federstaub. Nach dem Husten wird das Kind blaß, ist ängstlich, wimmert und läßt in der Luftröhre ein glucksendes Geräusch hören. Krampfartiger Husten, vor demselben ist das Kind starr und bewußtlos. ⊙ Husten ausgelöst durch Schreck. Beklemmungsgefühl auf der Brust beim Atmen.

Spasmen in den Verdauungsorganen bei neuropathischen Kindern.

Verdauungsorgane: ⊙ Die Kinder gähnen häufig, als wollten sie sich den Kiefer ausrenken. Übelkeit und Erbrechen, Speichelfluß. Heißhunger nach der Mahlzeit. ⊙ Nach dem Erbrechen Gefühl von Leere und Hunger. ⊙ Hunger wechselt mit Appetitlosigkeit. ⊙ Zunge meist rein (da mehr nervöse Reizung als Entzündung besteht). Unvermögen, Flüssiges zu schlukken infolge eines lähmungsartigen Zustandes der

Schlundmuskeln. Stechen und Schneiden im Bauch, viel Kollern im Leib. ⊙ Reflexkrämpfe von den Bauchorganen ausgehend, mit tiefer Bewußtlosigkeit. (Wollüstiges Jucken am After, das zum Kratzen nötigt*.)

Glieder und Muskulatur: Verdrehung und klonische Zuckungen aller Glieder, krampfartiges Zucken der Gesichtsmuskeln; Anfälle krampfartiger Streckung; rheumatoide Schmerzen in Armen und Gliedern, durch Bewegung teils gebessert, teils unverändert.

Bettnässen.

Harnorgane: Schwierigkeit, Harn zu lassen trotz starken Dranges. Blasenkrampf in Absätzen wiederkehrend; Harnverhaltungen; Harn trübt sich beim Stehen. Harn hat auffallend gelbe Farbe. Reichlicher Harnabgang mit häufigem Harndrang.

Wärmeregulierung: Schaudern und Frieren; Fieberhitze. Beim Gähnen Zittern des Körpers und Schauderempfindung.

Dosierung

D 4 bis D 12. Hochpotenzen. Gegen Askariden D 2 bis D 6, längere Zeit geben.

Vergleichsmittel

Kinder kommen nur zur Ruhe, wenn man sie auf dem Arm trägt: *Chamomilla, Borax.*
Kinder wollen nicht haben, daß man sie ansieht oder mit ihnen spricht oder sie berührt: *Antimonium crudum.*
Leerer Magen nach dem Essen und Hunger: *Mandragora.*
Wurmbeschwerden: *Artemisia vulgaris, Spigelia, Sulfur* (Afterjucken).
Kopfrollen der Kinder: *Belladonna, Hyoscyamus, Stramonium, Helleborus, Zincum, Agaricus.*
Krämpfe und Zuckungen: *Cuprum, Zincum.*
Husten mit gurgelndem Geräusch in der Luftröhre: *Cuprum.*
Jucken an der Nasenspitze: *Cobaltum nitricum, Lycopodium, Sulfur.*
Gelbsehen: *Digitalis.*

* HAHNEMANN hat dieses Symptom eingeklammert, da die Möglichkeit nicht auszuschließen war, daß es durch eine andere Ursache hervorgerufen wurde.

Beispiel

Nachts schreiender Säugling mit Darmkatarrh

Ein 3 Monate alter Säugling in gutem Ernährungszustand wird mir in die Sprechstunde gebracht, weil er die ganzen Nächte ohne Unterbrechung schreie, wenn er nicht herumgetragen werde. Die Stühle sind durchfällig. Das Kind befindet sich schon seit der Geburt in diesem Zustand und war ständig homöopathisch behandelt worden. Natürlich hat es *Chamomilla* bekommen, damit sei jedoch keine Besserung festzustellen gewesen. Auf *Cuprum* habe sich der Zustand insofern gebessert, als das Kind weniger Zuckungen im Schlaf bekommen habe. Auch *Sulfur* hatte versagt, das wegen des Durchfalles verschrieben worden war.
Die Mutter, welche das Kind noch ganz stillte, befand sich in einem Zustand von nervöser Überreizung, da sie keine Nacht schlafen konnte. Nur am Wochenende konnte sie von ihrem Gatten abgelöst werden. Sie litt unter Hämorrhoiden und an einer Dyspepsie. Sie erhielt von mir *Magnesium carbonicum* D 12, in der Hoffnung, daß auch der Darmkatarrh des Säuglings und sein nervöser Erregungszustand dadurch gebessert würde. Nach 2 Wochen war wohl bei der Mutter eine Besserung eingetreten, jedoch in keiner Hinsicht bei dem Säugling. Das Kind brüllte fast ununterbrochen, wobei es den Bauch mächtig vorwölbte. Sobald man es auf den Arm nahm, auch beim Autofahren, beruhigte es sich. Nach dem Versagen von *Chamomilla* konnte nur noch *Cina* in Frage kommen. Es erhielt einige Körnchen *Cina* C 200. Nach 2 Tagen verzweifelter Anruf der Mutter, es sei mit dem Jungen nicht auszuhalten; ob sie ihm nicht ein Beruhigungsmittel, das ihr die Nachbarin empfohlen habe, geben dürfe. Dies wurde von mir entschieden widerraten. Darauf hörte ich nichts mehr von dem Kind. Erst nach 14 Tagen kam die Mutter mit dem Kleinen und berichtete, gleich in der folgenden Nacht nach dem Anruf habe das Kind gut geschlafen, und so sei es auch geblieben. Der Stuhl sei auch besser, aber doch noch durchfällig. Dieser kam mit *Antimonium crudum*, das wegen des noch teilweise vorhandenen verdrießlichen und weinerlichen Verhaltens gegeben wurde, in Ordnung.

[*Beobachtung des Verfassers*]

Cistus canadensis

Herkunft des Mittels

Cistus canadensis oder Helianthemum canadense (Fam. nat. Cistaceae) ist in Nordamerika heimisch. Ihr einheimischer Name ist Felsrose, zum Teil auch Frostkraut, da an der Wurzel an frostigen Morgen Eiskristalle beobachtet werden, auch wenn an anderen Pflanzen Tautropfen zu sehen sind.

Anwendung

Es soll in einem Fall, als es als Tee gegen die Folgen von Scharlach getrunken wurde, eine Verhärtung der linken Brust hervorgerufen haben, die wegen krebsähnlichem Aussehen operiert wurde (nach LIPPE). Bei Paradentose hat es befriedigende Erfolge erbracht.
Cistus canadensis wird in Nordamerika als ein Volksmittel in Form von Tee gegen skrofulöse Drüsenschwellungen und skorbutische Zustände, gegen chronische Hautgeschwüre und Hautausschläge verwendet. Das folgende Arzneimittelbild setzt sich zusammen aus einer sehr unvollständigen Prüfung und aus praktischen Erfahrungen. Führend ist durchweg die außerordentliche Kälteempfindlichkeit.

Hauptrichtung

Die Schleimhautkatarrhe des Nasenrachenraums und Halses sowie Schwellung der Lymphdrüsen. Tiefgreifendes Mittel bei Lymphatismus. Wird empfohlen bei Drüsenverhärtungen und indolenten Geschwüren. Die Verwendung bei Mammatumoren bedarf der Bestätigung.

Literatur

BUTE: Allg. homöop. Ztg. Bd. 72.
HALE: New Remedies, Symptomatology, S. 209, Therapeutics, S. 204.
ALLEN: Encyclopedia, Bd. III.
Die Prüfung ist von HERING vorgenommen worden (Herings Monographien, Philadelphia 1860). Das von HERING aufgestellte Arzneimittelbild enthält offenbar sehr viele geheilte Symptome und klinische Erfahrungen, die nicht mit Zuverlässigkeit von den Prüfungssymptomen getrennt werden können. Es mußte daher auf die Bezeichnung der klinischen Symptome, die sicher einen sehr beträchtlichen Anteil ausmachen, verzichtet werden.

Arzneimittelbild

Leitsymptome: *Kältegefühl im Mund, in Kehlkopf und Luftröhre, im Magen und Darm.*
Kälte und Zugluft ist unerträglich, große Erkältlichkeit.
Jede Aufregung und jeder Ärger vermehrt die Beschwerden stark.
Besserung der Halsbeschwerden durch Essen und Trinken.
Verschlimmerung des Hustens und der Halsbeschwerden durch jede Erregung.

Kopf: Kopfschmerz in der Stirne, nachdem er lang auf das Essen warten mußte, mit Besserung nach dem Essen.

Ohren: Geschwulst des inneren und äußeren Ohres, bis zur Wange sich erstreckend. Laufende Ohren.

Nase: Entzündung und schmerzhafte Geschwulst der Nase.

Gesicht: Gefühl, als würden die Gesichtsmuskeln schief gezogen. Wärme und Hitzeempfindung in den Gesichtsknochen. Fliegende Gesichtshitze.

Mund und Hals: Zahnfleisch geschwollen, sich von den Zähnen ablösend und leicht blutend, eitrig. Böse Zunge, sie scheint wie wund. Trockenheit des Mundes und des Gaumens.
Kältegefühl auf der Zunge, der Atem ruft im Mund, in der Nase und im Kehlkopf ein Gefühl von Kälte hervor; viel Speichel im Hals, der ebenfalls kalt ist.
Im Hals zeitweises Jucken, stets Trockenheitsgefühl und Hitze. Unerträgliches Gefühl beim Schlingen des Speichels, um die Trockenheit zu erleichtern. An-

sammlung zähen Schleims im Hals und schwieriger Auswurf desselben.
Gefühl als wäre Sand im Hals. Besserung der Halsschmerzen nach dem Essen und Trinken. Schmerz beim Einatmen von frischer Luft. Stechen im Hals, das zum Husten reizt bei jeder Gemütsbewegung.

Brust und Bronchien: Schmerzen im Kehlkopf. Husten, vom Stechen im Hals erregt. Atem übelriechend, Schweratmen und Angst, erleichtert durch frische Luft. Vollheitsgefühl in der Brust. ⊙ Gefühl, als ob die Atemluft eiskalt in die Brust hinabströme.

Verdauungsorgane: Kältegefühl im Magen vor und nach dem Essen, kaltes Aufstoßen. Stiche im Magen. Auftreiben des Leibes, Abgang von reichlichen Blähungen.
Stühle durchfällig, hellgelb, auch nach Früchten und nach Kaffee.

Lymphdrüsen am Hals geschwollen. Schwellung der Parotisdrüse.

Mamma: Die linke Mamma ist nach dem Gebrauch von Cistus-Tee krebsähnlich verhärtet (wurde operiert).

Bewegungsorgane: Schmerz in allen Gelenken. Ziehen in allen Gelenken, besonders in den Fingern und Knien.

Haut: Herpesähnliche Ausschläge, wie Gürtelrose. Jucken der Haut und Ameisenlaufen.

Wärmeregulation: Kälte gefolgt von Hitze. Kältegefühl im Hals alle Tage, Kälte in der Nase, im Bauch. Im warmen Raum wird die Haut feucht, gleichzeitig ist die Stirne nicht nur äußerlich kühl, sondern es ist auch ein Gefühl von innerer Kälte vorhanden.

Dosierung

Niedere Potenzen (D 2 bis D 6) bis zu Hochpotenzen. HERING hat meist C 1, aber auch C 15 und C 30 angegeben.

Vergleichsmittel

Lymphknotenschwellung: *Barium, Calcium carbonicum, Hepar sulfuris, Jodum, Hedera, Acidum fluoricum, Calcium fluoratum, Magnesium fluoratum, Bromum.*
Lymphknoten- und Drüsenverhärtung: *Conium, Carbo vegetabilis* und *animalis, Teucrium scorochonia.*
Rachen- und Retronasalkatarrh: *Antimonium tartaricum, Kalium bichromicum,* Jod- und Fluor-Präparate, *Luffa.*
Trinken und Speichelschlucken bessert die Halsbeschwerden: *Cuprum* (Kalttrinken), *Spongia.*

Clematis

Herkunft des Mittels

Clematis recta, die aufrechte Waldrebe (Fam. nat. Ranunculaceae), wächst in Europa und im gemäßigten Asien. Verwendet werden die Stengel mit Blättern und Blüten.

Hauptwirkung

Die Hauptwirkung beruht zum großen Teil, wie bei vielen der Hahnenfußgewächse, auf dem Protoanemonin (frühere Bezeichnung Anemonenkampfer), das, besonders bei der frischen Pflanze und lokal angewendet, als ein starkes Hautreizmittel gilt. Man beobachtet hier Blasenbildung bis zu Geschwüren mit schlechter Heilungsneigung. Doch besitzt Clematis gegenüber den anderen Ranunculaceen ein durchaus eigenes Gepräge.
Der Clematis ist eine deutliche organotrope Beziehung zu sämtlichen Schleimhäuten mit entzündlicher Reizung derselben eigen. Die Lymphdrüsen, soweit sie fühlbar sind, erweisen sich als empfindlich und geschwollen. Diese Affinität tritt bei der von HAHNEMANN und der österreichischen Prüfergesellschaft vorgenommenen Prüfung eindrucksvoll hervor. Die äußere Haut zeigt sich entzündet, mit Bildung von schlechtheilenden Pickeln, Bläschen und Pusteln. Die Brustdrüsen sind bei den wenigen weiblichen Prüfern voller und schwerer als gewöhnlich, bei gesteigerter Schmerzempfindlichkeit. Besonders muß noch die Beziehung zu den Harnwegen und den Geschlechtsorganen hervorgehoben werden. Es wird ein Brennen und Stechen in der Harnröhre, auch eine schleimige Absonderung angegeben. Der Harn passiert mit unterbrochenem Strahl, wie wenn die Harnröhre zusammengeschnürt wäre. Die Hoden sind geschwollen und schmerzhaft. Die Schmerzen dehnen sich auf die Samenstränge aus. Bei den Frauen erscheint die Regel verstärkt und zu früh. Im Gebiet der Glieder und peripheren Nerven sind Schmerzen neuralgischer und rheumatischer Natur angegeben.
Gegenüber der botanisch verwandten *Pulsatilla* fällt auch eine große Ähnlichkeit der Wirkung auf, die sich fast auf das ganze Arzneimittelbild erstreckt. Die Beziehung zur Haut, ebenso zum ganzen Drüsensystem und zum Lymphsystem ist offenbar noch

wesentlich stärker als bei der *Kuhschelle.* An den weiblichen Organen ist eine Anschwellung der Brustdrüsen beobachtet, auch die Regelblutung ist verändert, teils zu früh und zu stark, teils zu früh und zu schwach. Dieses Ergebnis ist im Hinblick auf die geringe Anzahl der weiblichen Prüfer bemerkenswert. Am Venensystem wurde das stärkere Heraustreten von Krampfadern, selbst die Ausbildung von Varikositäten bemerkt. Dies führte dazu, daß Clematis bei der Behandlung von Krampfadern, besonders solchen, die mit einem varikösen Ekzem verbunden waren, häufig verwendet wurde und sich dabei einen festen Platz erobert hat. Auch gegen heftig juckende, pustulöse und nässende Hautausschläge wird Clematis gern gebraucht.
Im übrigen wurde Clematis besonders bei der Behandlung von entzündlichen Erkrankungen der männlichen Geschlechtsorgane (Orchitis, Prostatitis, Urethritis, Samenstrangneuralgie) verwendet.
Die Modalitäten, zum Beispiel Besserung durch Bewegung im Freien, stimmen mit denen von *Pulsatilla* überein.
Clematis wird unter die antipsorischen Mittel gerechnet und wird demgemäß gebraucht, wenn nach der erzwungenen Heilung von Unterschenkelgeschwüren oder Unterdrückung eines Harnröhrenausflusses innere chronische Krankheiten auftreten.

Literatur

HAHNEMANN: Chronische Krankheiten, 2. Aufl.
WEINKE: Zschr. Ver. homöop. Ärzte Österr. 2 [1857]: 277, 365.
HENKE: Allg. homöop. Ztg. 67: 201.
LEMBKE: Zschr. homöop. Heilk. 7, 1: 144.
STAPF: Arch. homöop. Heilk. 7, 1: 177.
STAPF: Beiträge zur Reinen Arzneimittellehre. 1836.
STÖRCK: Libellus, quo demonstratur, flammula Jovis posse – Wien 1769.
ALLEN: Encyclopedia, Bd. III.
HUGHES: Cyclopaedia, Bd. II.
VOISIN: Materia medica des homöop. Praktikers Seite 426. Heidelberg 1969. Karl F. Haug Verlag.

Arzneimittelbild

Leitsymptome: *Organotrope Beziehung zu der Haut, den Schleimhäuten, den Lymphdrüsen, den Brustdrüsen, der Harnröhre, den Hoden, mit entzündlicher Reizung derselben.*
Empfindlichkeit gegen Kälte und kalte Luft und Verschlimmerung dadurch.
Verschlimmerung (der Haut) durch Waschen.
Verschlimmerung durch Bewegung, bei Gliederschmerzen, aber Besserung durch Bewegung in frischer Luft.
⊙ *Verschlimmerung durch Bettwärme.*
Besserung durch Schweiß (Kopfschmerz).

Allgemeines: Große Müdigkeit, auch nach dem Schlaf. Die Hautnerven werden sehr empfindlich gegen kühle Temperatur und gegen Reiben durch die Kleider.

Geist und Gemüt: Heiterkeit und Lust zu geistiger Arbeit, mit reichlichem Schwitzen, nach 1 Stunde gefolgt von Erschöpfung, mit einer gewissen Angst und geistiger Depression, gereizter Stimmung und Erregung über Dinge, die ihn sonst gleichgültig lassen, und Schwinden jeder Lust für geistige Arbeit.
Furcht vor drohendem Unglück. Reizbar, ärgerlich, geht jedermann aus dem Wege, meidet die ihm sonst angenehmen Beschäftigungen, Furcht vor dem Alleinsein, lebensüberdrüssig, voll von Gedanken an den Tod, mit Angst, daß der Tod bald eintrete, mit Verlangen jedoch nach der Ruhe des Todes; auf diese Stimmung folgte Angst, Weinen und Heimweh, zuletzt Ausbruch von Tränen mit meist heftigem Zittern des ganzen Körpers.
Entschieden erhöhte geistige Aktivität, später Abneigung gegen geistige Arbeit mit geistiger Erschöpfung.

Kopf: Verwirrung des Kopfes. Kopf dick und schwindelig, wie nach einem Gelage. Schwindel, kann den Kopf kaum aufrecht halten, muß ihn nach vorwärts oder nach rückwärts hängen.
Kopfschmerz mit Schwindel, schlimmer beim Schließen der Augen, besser am offenen Fenster, besser mit dem Ausbruch von allgemeinem Schweiß. Kopfschmerz durch die gewohnte Zigarre. Kann nicht lesen und schreiben infolge Wüten und Schlagen im Kopf. Schwindel beim Bewegen des Kopfes; beim Neigen des Kopfes vorwärts oder rückwärts. Gefühl, als ob das Schädelinnere zu klein wäre für das Gehirn. Kopfschmerz mit Schwindel und Übelkeit, plötzlich verschwindend mit dem Ausbruch von reichlichem Schweiß am ganzen Körper. Schmerzen in allen Teilen des Kopfes, besonders morgens. Schmerzen in den Schädelknochen.

Schlaf: Schläfrigkeit, daß er morgens nicht aufstehen kann. Unwiderstehliche Schläfrigkeit tagsüber, nach dem Essen.
Kann trotz großer Müdigkeit nicht einschlafen. Schlaf durch unruhige und ängstliche Träume gestört. Unerquicklicher Schlaf.

Augen: Entzündliche Reizung der Bindehäute und der Lider.

Blutzirkulation: Lebhaftes Pulsieren der Blutgefäße durch den ganzen Körper. Sichtbares Hervortreten der Venen an beiden Unterschenkeln.

Atmungsorgane: Unangenehme Trockenheit und Brennen längs der Luftröhre, verschlimmert bei Bewegung und im Freien, unerträglich beim Rauchen. Sehr heftiges Husten, bellend, beim gewohnten Tabakrauchen, mit Brennen unter dem Brustbein.
Kurzatmigkeit bei geringer Anstrengung.

Verdauungsorgane: Zahnschmerzen besser durch Einziehen von kalter Luft und durch Trinken von kaltem Wasser.
Brennen, Röte, Bildung von Bläschen und Geschwürchen im Hals. Rauheit und Stechen beim Schlucken. Schwellung der Submandibulardrüsen. Speichelabsonderung im Mund vermehrt, mit Blut gemischt.
Schilddrüse stark angeschwollen.
Reizung des Magen-Darm-Kanals. Durchfall oder Verstopfung. Hämorrhoiden.

Subakute und chron. Gonorrhö, **Hodenentzündung, Prostatitis,** drohende Harnröhrenstriktur. **Nebenhodenentzündung.**

Harn- und Geschlechtsorgane: Brennen und Stechen in der Harnröhre mit häufigem Harndrang. Schleimiger Ausfluß aus der Harnröhre. Der Harn passiert langsam und in dünnem Strahl. Kann die Blase nicht auf einmal entleeren, der Harnstrahl ist unterbrochen durch Spasmus und fließt trotz Anstrengung erst wieder nach einer Weile. ⊙ Die Harnröhre fühlt sich an wie ein harter Strang (VOISIN).
Urin übelriechend oder nach Veilchen riechend (*Copaiva*).
Männer: Hoden geschwollen und empfindlich gegen Druck, schmerzhaft; Schmerzen in den Samensträngen. Schwellung der rechten Seite des Scrotums, welches dicker ist und weit herabhängt (Varikozele? [*Der Verfasser*]).
Vorübergehender, stechender Schmerz in der Prostata. Heftige Erektionen mit Abneigung oder Angst vor Koitus, selbst bei vorhandener Erektion.

Entzündliche Mammatumoren.

Frauen: Brustdrüsen schwerer und voller als gewöhnlich, schmerzhaft.
Periode zu früh und zu stark.
Regelblutung 8 Tage früher und stärker als gewöhnlich; oder 10 Tage zu früh, aber nur 2 Tage dauernd, am 2. Tag mit Krämpfen im Bauch unterhalb des Nabels.

Lymphdrüsenentzündung.

Lymphdrüsen: Die fühlbaren Lymphknoten am Hals und Nacken, in den Leisten sind deutlich geschwollen und schmerzhaft.

Ulcus cruris, Rheuma, Tripperrheumatismus, Neuralgien.
Hautentzündungen.
Varizen, variköses Ekzem.

Glieder: Rheumatische und neuralgische Schmerzen in den Muskeln, Gelenken und Nerven, mit Besserung durch Bewegung.
Häufiges Wandern dieser Schmerzen.
Ausbildung von sehr zahlreichen, prominenten und dicht anastomosierenden Venen, zwischen welchen eine Anzahl von Varizen bemerkt wird.
Neuralgien.

Herpes, vesikulöse und pustulöse Hautaffektionen.

Haut: Feiner stechender Schmerz in den Händen sobald sie mit Wasser gewaschen werden. Prickeln und Stechen der Haut.

Eczema exsudativum multiforme.

Pickel, Bläschen und Pusteln mit heftigem Juckreiz.
Juckende Krusten auf der Kopfhaut.

Wärmeregulierung: Sowohl Frösteln und Schaudern bei leichter Bekleidung als auch Hitzegefühle, mit reichlicher Schweißbildung.

Dosierung

Gebraucht werden vorwiegend niedere Verdünnungen, D 2 bis D 6.

Vergleichsmittel

Harnröhrenentzündung und Prostatitis mit Kälteempfindlichkeit: *Aristolochia, Dulcamara, Mercurius bijodatus, Pulsatilla, Sepia.*
Orchitis: *Pulsatilla, Rhododendron.*
Mastitis, Mastopathie: *Aristolochia, Phytolacca.*
Hauteruptionen: *Rhus, Ranunculus, Croton, Mezereum.*
Varizen, variköses Ekzem, Ulcus varicosum: *Acidum fluoricum, Pulsatilla, Aristolochia, Sulfur, Magnesium carbonicum, Magnesium fluoratum.*

Cobaltum metallicum

Herkunft des Mittels

Cobaltum (Atomgewicht 27) steht im periodischen System zwischen *Eisen* (Atomgericht 26) und *Nickel* (Atomgewicht 28), mit denen es nahe verwandt ist.

Toxikologie

Kobalt spielt eine nicht unbedeutende Rolle als Baustoff der lebenden Organismen und findet sich im menschlichen Körper zu 0,23 %, während der Eisen-Gehalt nur 0,009 beträgt. Kobalt ist in Vitamin B 12 enthalten. Kobalt und B 12 rufen – nach GEBAUER – eine Aktivierung des retikuloendothelialen Systems von Leber und Milz hervor, wobei B 12 und Kobalt gleiche Wirkung zeigten. Fehlt Kobalt, so kommt es zur perniziösen Anämie. Der Tagesbedarf an Kobalt beträgt 4 γ. Bei Kobalt-Mangel stellen sich schwere Anämie, Kreislaufstörungen, Aborte, Kachexie und Ikterus ein. Vergiftungssymptome bei Tierversuchen sind nach LEWIN Entzündung des Magen-Darm-Kanals und Nephritis. Der Harn nimmt dunkles bis tintenfarbiges Aussehen durch Ausscheidung einer Kobalt-Verbindung an.

Durch Kobalt entsteht eine Hemmung der Thyreodinase, es kann sich dadurch Hypothyreose, Struma mit Mixödem bei chronischer Einwirkung bilden. Auch in anderen innersekretorischen Drüsen speichert sich Kobalt.
Bei Vergiftung durch Bier, dem ein kobalthaltiger Schaumstabilisator zugesetzt war, entstand eine Kobaldmyokardie mit schwerer muskulärer Herzinsuffizienz mit Zyanose und Tod, einige Male auch mit Struma. Der Herzmuskel war hypertrophisch und schlaff. ACHENBACH u. URBASZEK Zschr. in Med. 19, 809 (1972).
Bei Vergiftungen mit 0,2 bis 0,3 g am Tage ergaben sich erhebliche Magen-Darm-Erscheinungen, Gastroenteritiden und vereinzelt Exantheme. Ein junger Mann bekam bei Arbeit mit Kobalt Magenschmerzen mit sehr heftigem Erbrechen und Hämaturie mit 3,5 g Albumen je Liter. Nach 3 Monaten bestand die Hämaturie noch.

Aus Australien sind Kobalt-Mangelerscheinungen bei Schafen und Rindern bekannt geworden, die als Denmark Wasting Disease oder Enzooting Marasmus bezeichnet wurden. Dabei wurde festgestellt: Rasche Abmagerung, gewaltige Beschleunigung der Herz- und Atemtätigkeit, Rückgang der Milchleistung, Ausbleiben des Rinderns, Frühgeburten und Todesfälle. Das Haarkleid wurde struppig und glanzlos. Das erkrankte Vieh zeigte abnorme Geschmacksgelüste und fraß mit Vorliebe Baumrinde, Zweige und Steine. Ständiger Begleiter dieser Erkrankung war eine Anämie mit starker Verminderung der Erythrozyten und des Hämoglobins.

Die Wirkung ist weitgehend verwandt mit *Eisen:* Das Blutgefäßsystem zeigt eher noch verstärkte Erethismen und Kongestionszustände zu Kopf und Herz, während die Erschlaffung im venösen Kreislauf im Vergleich mit *Eisen* eher abgeschwächt ist.
Eine weitere Verwandtschaft besteht zu den Magnesiumsalzen, mit denen Kobalt

weithin in Deckung zu bringen ist. In diesem Zusammenhang ist interessant, daß nach Beobachtungen von WIECHMANN und ARNDT bezüglich der antagonistischen und entquellenden Einflüsse gegenüber Alkalien *Nickel* und Kobalt den Erdalkalien nahestehen. Und zwar sei bei den Pflanzen eine Ähnlichkeit mit *Calcium*, bei den Tieren eine ausgesprochene Ähnlichkeit zwischen Kobalt und *Magnesium* festzustellen. Die Kobalt-Vergiftung als Berufskrankheit äußert sich am zerebrospinalen Nervensystem und vor allem am Rückenmark mit Schmerzen in der Lumbosakralgegend, in einer Kraftlosigkeit der Glieder und in sexueller Schwäche.
Bei Arteriosklerotikern ist der Gehalt an Kobalt erhöht, bei Krebskranken verschwindet der Gehalt an Kobalt wie an *Mangan*. Bei den endogenen Drüsen wirkt Kobalt regulativ, bes. Pankreas, Geschlechtsorgane und Schilddrüse.

Klinisches

Kann in Frage kommen bei geistiger Erschöpfung, bei sexuellen Störungen mit Rükkenschmerzen, bei Verdauungsstörungen, bei Ekzemen. Vergleiche auch *Cobaltum nitricum*.

Literatur

Eine Arzneimittelprüfung an 5 männlichen Prüfern wurde von C. HERING veröffentlicht.
ALLEN: Encyclopedia, Bd. III.
HERING: Allg. homöop. Ztg. Bd. 90.
SPARHAWK: Allg. homöop. Ztg. 94, 2, 4, 6, 8.

Arzneimittelbild

Geist und Gemüt: Große Lebendigkeit und lebhafter Gedankenfluß. Vermehrte Lust, zu studieren. Benommenheit und Schwäche mit Abneigung gegen geistige Tätigkeit. Geistige Anstrengung vermehrt alle Beschwerden. Meint verachtet und verdammt zu sein, wie wenn er sich schuldig gemacht hätte und die anderen davon wüßten.

Schlaf: Ruhelosigkeit, geht abends spät zu Bett. Schlaf sehr unruhig und nicht erfrischend, durch lebhafte Träume gestört. Schläft abends spät ein, aber ist frisch nach wenigen Stunden Schlaf. Morgens unausgeschlafen. Schwere Träume mit Pollutionen.

Kopf: Kopfschmerzen, schlimmer vom Vorwärtsbeugen. Kopfschmerzen morgens beim Erwachen. Kopfschmerz, wie wenn im Magen unverdaute Speisen liegen würden.

Augen: Tränende Augen im Freien. Schmerzen in den Augen beim Schreiben.

Nase: Nase fühlt sich wie trocken und angefüllt mit trockenen Krusten.

Atmungsorgane: Kurzer, hackender Husten. Mehrere Morgen hintereinander kommt viel dicker, zäher Schleim hoch, vermischt mit einer beträchtlichen Menge von rotem Blut, begleitet von Kratzen und Rauheit im Kehlkopf, welches sich bessert durch Leerschlucken und kaltes Wasser. Trockener Bellhusten mit Wehtun unter dem Brustbein, besonders beim Übergang vom Kalten ins Warme.

Verdauungsorgane: Zunge dickweiß belegt, in der Mitte rissig. Speichelfluß. Schmerzen in hohlen Zähnen, Gefühl wie zu lang.
Hals trocken und rauh, mit Schmerzen beim Schlukken, mit Jucken. Magenschmerzen nach dem Essen, schlimmer durch Druck.
Magenschmerz, wie von Hunger, teilweise gebessert nach dem Essen. Gefühl im Magen wie zu voll.
Dünner Stuhl mit heftigen Kolikschmerzen, gefolgt von Tenesmus. Harter, trockener, haselnußartiger Stuhl.

Harnorgane: Schmerzen und Brennen in der Harnröhre beim Harnlassen. Häufiger Harndrang alle 20 Minuten.
Harn mit gelbroten Flocken, mit Fetthäutchen.

Geschlechtsorgane: Sexuelle Schwäche mit Impotenz oder Pollutionen ohne Erektionen.

Bewegungsorgane: Kreuzschmerzen, schlimmer im Sitzen, besser beim Aufstehen und Herumgehen oder Niederlegen. Schmerzen in allen Gliedern. Lähmungsartige Schwäche der Beine.

Haut: Jucken der Haut in der Bettwärme. Pickel im Gesicht und an anderen Stellen.

Dosierung

Mittlere und hohe Potenzen. MARING empfiehlt für *Cobaltum nitricum* D 3 bis D 30.

Beispiel

Kreuzschmerzen eines Kobaltarbeiters

In meiner Sprechstunde erscheint eines Tages ein junger Ingenieur; er schleppt sich mühsam an 2 Krücken, weil er seit 6 Monaten wegen einer sehr deutlichen, fortschreitenden, lähmenden Schwäche der unteren Gliedmaßen kaum noch gehen kann. Diese Schwäche widerstand aller bisher angewandten Therapie. Nach seinen Worten ist sie in den Knien besonders deutlich ausgeprägt, deutlicher nach Koitus und begleitet von Schmerzen in der Lumbosakralgegend, die sich beim Sitzen verschlimmern.
Die Untersuchung ergibt eine starke Lähmung der unteren Gliedmaßen, ohne Amyotrophie, aber mit einer deutlichen Minderung der Patellarreflexe.
Angesichts dieses so charakteristischen Arzneimittelbildes wende ich mich zu dem bei mir hospitierenden Kollegen und sage zu ihm „Kobalt". Bei diesem Wort fährt der Patient ganz überrascht hoch: „Woher wissen Sie, daß ich in einem Kobaltwerk arbeite?"
Die Erklärung ist einfach; dazu gehört die Kenntnis unserer Materia medica. Dort finden Sie im Kapitel „Kobalt" alle Symptome und Beschwerden unseres Patienten wieder.
Aus einer wissenschaftlichen Neugier frage ich ihn: „Haben Sie beobachtet, daß auch die Arbeiter Ihrer Fabrik an Kreuzschmerzen leiden und eine Schwäche der Knie haben?" Er darauf: „Das ist so deutlich, daß man sie alle an ihrem Gang erkennt, jeder ein kleiner Opa."
Ich verordne als Antidot eine Gabe Kobalt in der 30. Centesimalpotenz. 8 Tage später kann der Patient zum Erstaunen der Nachbarschaft ohne Stock einen Spaziergang von 1½ km um seine Wohnung machen.
(Aus VOISIN, H.: Die vernünftige kritische Anwendung der Homöopathie, S. 18. Deutsche Übersetzung. Ulm/Donau 1960. Karl F. Haug Verlag.)

Cobaltum nitricum

Toxikologie

Über die Physiologie und Toxikologie von Cobaltum nitricum siehe bei *Cobaltum metallicum.*
Cobaltum nitricum wurde von Dr. MARING (Hamburg) einer Arzneimittelprüfung an 15 Personen, 7 Männern und 8 Frauen, im Alter von 18 bis 63 Jahren unterzogen. Verwendet wurde D 3, D 6, D 12 und D 30 über eine Zeit von durchschnittlich 19 Tagen und einer mehrwöchigen Nachbeobachtung.
G. MARING gibt es (nach persönlicher Mitteilung) mit Erfolg bei fieberhaften, deszendierenden Katarrhen mit Niesen und Absonderung aus der Nase, wodurch Besserung eintritt, bei Magen-Darm-Störungen, die sich vor dem Fond der psychischen Charakterisierung abspielen (Neurogastritis bis zum Ulkus, Cholezystopathien meist um die Klimax, Kolitis, Obstipationen); bei Asthenopie im Gefolge körperlicher und nervöser Erschöpfung.

Literatur

MARING, G.: Allg. homöop. Ztg. 203 [1958]: 420, 469.

Arzneimittelbild

Leitsymptome: *Frostigkeit, aber Hitze zum Kopf mit kalten Füßen.*
Starkes Jucken an der Nasenspitze (Cina), häufiges Niesen.
Verschlimmerung am frühen Morgen.

Verschlimmerung durch Schlaf.
Verschlimmerung durch Weingenuß.
Verschlimmerung durch geistige Anstrengung.
Besserung durch Aufstoßen (kurzfristig), durch Blähungsabgang.
Besserung durch Essen (Magenschmerzen).
Besserung durch Bewegung (Kreuzschmerzen).

Allgemeines: Allgemein gesteigerte Arbeitskraft und Lebhaftigkeit, körperliche Anstrengung ermüdet nicht. Starker Tätigkeitstrieb.
Allgemeine Mattigkeit und Trägheit; starke Tagesmüdigkeit mit häufigem Gähnen.
Auffallend morgendliche Müdigkeit mit Torkeln, Schwindel und dumpfen Kopfschmerzen.
Kongestion zum Kopf mit Rötung desselben.

Geist und Gemüt: Gute Laune, merkwürdig frisch. Unbekanntes Wohlbefinden, mit Drang zu studieren.
Leicht nervös und reizbar, besonders morgens.
Unruhe und Angst, alles gehe schief oder er werde mit seiner Arbeit nicht fertig. Große nächtliche Angst, wie lähmend, ich konnte weder rufen noch mich bewegen, mit Hitze im Kopf.
Schwerbesinnlichkeit morgens beim Erwachen.
Konzentrationsunfähigkeit durch ruckartige, stechende Schläfenkopfschmerzen, durch Ohrgeräusche wie Wasserrauschen.
Stechender Schmerz in der Gegend der Stirnhöhlen bei geistiger Arbeit.
Geistige Trägheit, antriebsarm.
Gedrückte Stimmung; empfindsam, nachtragend, lustlos.
Stark deprimiert, abhängig von regnerischem, windigem Wetter.
Gefühl, als seien die Dinge doppelt weit von mir entfernt.
Gesprochenes klingt wie aus weiter Ferne.

Schlaf: Hellwachsein abends beim Schlafengehen, sehr spätes Einschlafen trotz größter Müdigkeit, Schlaf häufig unterbrochen; schlaflos zwischen 3 und 5 Uhr.
Träume sehr lebhaft, gut erinnerlich, zum Teil erotischen Inhalts.

Auffallend geringes Schlafbedürfnis, je später ich ins Bett gehe, um so frischer bin ich morgens.
Morgens unausgeschlafen trotz ausreichender Nachtruhe, kann nur mit äußerster Willensanstrengung morgens aufstehen, ebenso nach dem Mittagsschlaf.

Kopf: Kopf morgens nach dem Erwachen benommen, wie nach Schlafmitteln oder durchzechter Nacht, im Laufe des Tages nachlassend.
Kopfschmerzen in allen Teilen des Kopfes, bei Erschütterung, bei geistiger Arbeit, sofort verschwindend mit Eintritt eines Gewitters, häufig besser am Abend.
In der linken Schläfe Gefühl einer dort liegenden schweren Kugel, die bei kleinsten Kopfbewegungen, etwas verspätet folgend, Schwindel auslöst.
Kopfschmerz wie von einem Eisenring von einer Schläfe zur anderen.
Hämmernder, stechender Kopfschmerz, von der rechten Schläfe über den Scheitel zur linken, mit Schmerzen in der rechten Schläfe und Halsseite.
Kopfsausen mit anschließendem Nasenbluten.
Schwindel mit Unwohlsein in der Magengegend; Schwindel bei schmerzhaftem, dünnem Stuhl. Unerträgliche Kopfschmerzen mit Schwindeligkeit.

Asthenopie.

Augen: Augenlider dick und geschwollen, wie Sand in den Augen, Brennen der Augen, so daß sie geschlossen werden müssen; ferner Druck bessert etwas.
Müdigkeit der Augen mit Doppelbildern. Beim Schreiben schweifen die Augen aus der Naheinstellung in die Weitsicht ab, mit Verwischen der Schrift. Müde Augen wie kurzsichtig.

Ohren: Ohrgeräusche wie Wasserrauschen, Knacken und Sausen. Worte werden wie aus weiter Ferne gehört.

Katarrh der oberen Luftwege mit häufigem Niesen.

Atmungsorgane: Nase: Unangenehme Trockenheit der Nasenschleimhäute, Schnupfengefühl, wäßrige Absonderung mit häufigem Niesen. Heftiger Niesanfall für 5 Minuten ohne Unterbrechung. Kopfschmerzen mit Niesen und Absonderung aus der Nase und Besserung dadurch.

Starkes Jucken der Nasenspitze. Auffallend kalte Nasenspitze.
Nasenbluten.

Hals: Hitzegefühl im Hals, zum Räuspern zwingend, mit trockenem, unergiebigem Husten, besonders beim Übergang vom Kalten ins Warme.
Morgendliches Räuspern und Hustenreiz mit Schleimklümpchen, geballt, grüngelb oder glasklar, zähklebrig.
Bellender Krampfhusten, nachts 1 Uhr, über 1 Stunde andauernd, wobei der Harn nicht gehalten werden kann (bei einer Frau).
Hitzegefühl im Hals, zum Räuspern zwingend, mit trockenem, unergiebigem Husten, besonders beim Übergang vom Kalten ins Warme.

Herz und Kreislauf: Herzklopfen anfallsweise. Herzklopfen mit Angstgefühl, aus dem ersten Schlaf weckend. Herzklopfen morgens beim Erwachen.

Verdauungsorgane: Trockenheit des Mundes und der Lippen, erwacht nachts daran. Unwiderstehlicher Durst. Wundheit der Lippen innen mit zahlreichen kleinen Bläschen. Zahnschmerzen an gezogenen Zähnen.
Appetit verringert.
Zunge dick weiß belegt. Eine chronische Zahnfleischentzündung nimmt eitrigen Charakter an. Seit dem Einnehmen des Mittels keine Wundecken mehr.

Gastritis, Ulcus ventriculi und duodeni Cholezystopathie.

Appetit auf Bratkartoffeln, aber Widerwille dagegen nach wenigen Bissen.
Häufiges Aufstoßen, Übelkeit. Erbrechen gelb wie Galle.
Unaufhörliches, zwanghaftes Gähnen mit Schlingschmerz und Gefühl im Magen, als wäre ein Bissen dort steckengeblieben.
Nagende Magenschmerzen, nach dem Essen gebessert für $^1/_2$ Stunde, besser durch leeres Aufstoßen und durch Abgang von übelriechenden Blähungen, wie verwest.

Lautes Rumoren im Leib mit reichlichen übelriechenden Blähungen.

Kolitis, Obstipation.

Leibschmerzen krampfartig mit Stuhldrang.
Stuhl mehrmals täglich, breiig, gelblich oder braun.
Stuhl mit unvollkommener Entleerung und dem Gefühl des Nichtfertigseins.
Stuhl bröckelig, hart.
Hämorrhoiden bluten.

Harnorgane: Häufiger Harndrang mit geringem Erfolg; Harn dabei trüb mit milchigem Satz. Auch häufiger Harndrang mit größeren Quantitäten, mit starkem Knoblauchgeruch. Unwiderstehlicher Harndrang und Überlaufen der Blase.

Geschlechtsorgane: Wundsein in der Vagina. Träume erotischen Inhalts. (Im übrigen vergleiche die Symptome von *Cobaltum metallicum.)*

Bewegungsorgane: Bleischwere und lahmes Gefühl in den Beinen. Schmerzen in allen Muskeln und Gelenken, teilweise plötzlich eintretend.
Heftige Kreuzschmerzen, schlimmer durch Sitzen, besser durch Umhergehen.
Zittriges Gefühl in den Gliedern wie nach zu reichlichem Kaffeegenuß.
Ödeme der Beine (statisch bedingt und nach Trauma des Kniegelenks) schwellen im Verlauf der Prüfung nicht mehr an, ,,obwohl ich ständig auf den Beinen sein muß".

Haut: Heftiges Hautjucken. Quaddelartige, rotunterlaufene Hauteffloreszenzen, über den Körper sich ausbreitend, am schlimmsten nachts 3 Uhr, wo der ganze Körper mit bläulich-livid geränderten Quaddeln übersät war, einige Tage lang. (Calcium-Injektionen ohne Erfolg, *Rhus toxicodendron* D 30 ,,ist das einzige, was mich davor bewahrt, wahnsinnig zu werden".)
Aufflackern eines dyshidrotischen Ekzems beider Hände. Haut unter dem Ehering schwarz gefärbt. Aknepustelartige, knotig verhärtete Stellen an Ellbogen und Wange.

Wärmeregulation: Frieren und Frösteln, Schüttelfrost. Frieren in den Beinen bis zu den Knien, eiskalt,

mit heißem Kopf. In den Kopf auftsteigende Hitze mit Rötung desselben.
Nachtschweiße, zum Teil riechend.

Beispiel

Jucken der Nasenspitze

Eine junge, äußerst sensible Frau mit heftigen vegetativen Beschwerden (Überreiztheit, innere Ruhelosigkeit) erzählt mir bei der Erhebung der Anamnese spontan, daß ihre Angehörigen sie geradezu verletzend hänselten, weil sie immer an der Nasenspitze, die unausstehlich jucke, reiben müsse. Ob man wohl auch etwas dagegen tun könne? Sie meinte, daß es vielleicht die Nerven machten, womit sie sicher nichts Unwesentliches über einen therapeutischen Angriffspunkt des Kobalts aussagte.
Ein dürrer Schneider, Mitte 30, klagte über Beschwerden, die an ein Ulcus duodeni denken ließen, das dann auch röntgenologisch nachgewiesen wurde. Bei weitem unangenehmer als die Erscheinungen von seiten seines Magens war ihm, daß die Arbeitskollegen auf den anderen Tischen ihn auslachten, weil er sich ständig an der Nasenspitze jucke und außerdem seine Umgebung damit erheitere, daß er unzählige Male niesen müsse – ohne daß er etwa erkältet sei. Er arbeite also kaum mit der Nadel, dafür um so intensiver mit der Nase.
In beiden Fällen wurde Cobaltum gegeben, und nur Cobaltum, das Heilung brachte. Es befreite nicht nur beide Patienten von ihren peinlichen Nasenbeschwerden, sondern die junge Frau verlor ihre knisternde Unrast, die bis zu heftigen Explosionen nicht sehr zum Familienfrieden beitrug, und bei unserem Schneider verschwand auch das Ulkus.

MARING: Arzneiprüfung mit Cobaltum nitricum (Allg. homöop. Ztg. 203 [1958]: 425).

Cocculus

Herkunft des Mittels

Anamirta Cocculus (Fam. nat. Menispermaceae), eine in Ceylon, Vorderindien und dem malaiischen Archipel wachsende einhäusige Schlingpflanze. Verwendet werden zur Tinktur die reifen, getrockneten Früchte. Zu den Menispermaceen gehört außer Cocculus im homöopathischen Arzneimittelschatz noch *Pareira brava,* zu dem sich eine Parallele finden läßt durch die außergewöhnlich heftigen Krämpfe. Diese sind bei letzterem auf die Harnwege gerichtet.

Pharmakologie

Die Kockelskörner verwendete man im Mittelalter zum Fischfang, indem man die zerstoßenen Früchte in Form von Pillen ins Wasser warf. Die Fische werden, sobald sie diese Pillen verschluckt haben, betäubt und schwindelig und kehren die Bauchseite nach oben, so daß man sie mit den Händen greifen kann. Cocculus wurde häufig als Verfälschungsmittel für Bier benützt, um dessen berauschende Wirkung zu erhöhen. Das wirksame Prinzip ist ein Bitterstoff und typisches Krampfgift Pikrotoxin, das erregend wirkt auf die motorischen Elemente des Zentralnervensystems, des verlängerten Marks und des Rückenmarks. Charakteristisch ist das kombinierte Auftreten von klonischen und tonischen Krämpfen. Ferner wirkt es am zentralen Ende aller kranial- und zentral-autonomen (parasympathischen) Nerven erregend. Deshalb beobachtet man viele Vagussymptome: gesteigerte Schweiß- und Speicheldrüsenabsonderung, Abnahme der Herzfrequenz, Blutdrucksteigerung, Verlangsamung, später Beschleunigung der Atmung, Herabsetzung der Körpertemperatur oder Temperatursteigerung, zentrales Erbrechen. Die Gefäße werden krampfhaft kontrahiert.

In Tierversuchen mit der Cocculus-Tinktur oder mit dem Alkaloid Pikrotoxin wird beobachtet, daß die Tiere in ihren Bewegungen langsam und lethargisch werden und schließlich in einen Zustand übergehen, wo sie vollkommen gleichgültig und dumm zu sein scheinen. Es werden große Mengen von Urin entleert, auch erfolgt Erbrechen. Der Gang wird unsicher, es zeigt sich eine Schwäche der hinteren Extremitäten. Die Atmung wird leicht beschleunigt und unregelmäßig. In einigen Fällen zeigt das Tier Kaubewegungen, der Speichel läuft aus dem Maul, das Maul war meist nach rechts verzogen. Die Tiere werden steif, es treten allgemeine Krämpfe auf, die meistens in den Gesichtsmuskeln beginnen, seltener in den Pfoten. Es ist bemerkenswert, daß bei den Experimenten von BROWN (Brit. Med. J. 1975) beinah in allen Fällen der Kopf nach rechts gedreht wurde. Die Augen zeigen Andeutung von Nystagmus. Der Krampf der Kehlkopfmuskeln führt zum krampfhaften Ausstoßen von Luft und damit zu einem Schrei. Wenn das Tier nach dem Krampf wieder zur Besinnung kam, zeigten sich Gleichgewichtsstörungen und in einigen Fällen eine vorübergehende Paraplegie. – Die Krämpfe nehmen verschiedene Formen an und haben oft Ähnlichkeit mit Zwangsbewegungen. Es werden sowohl tonische Krampfzustände wie klonische Krämpfe beobachtet. Es ist erwiesen, daß das Erbrechen zentralen Ursprungs ist. Bei Tierversuchen wurden auch starke Kontraktionen des Uterus festgestellt. Während der Krampfanfälle ist die Reflexerregbarkeit aufgehoben, im Gegensatz zu *Strychnin,* bei welchem diese aufs höchste gesteigert ist. Der Lungenvagus ist gereizt, daher die Atmung beschleunigt und der Thorax in Inspirationsstellung aufgebläht. Die Ursache hiervon ist ein Spasmus der Glottis, welche die Ausatmung behindert. Wenn der Vagus zuvor durchtrennt wurde, fehlt diese Erscheinung. Die Herzaktion ist bedeutend verlangsamt. Diese Erscheinungen kommen durch Reizung der Medulla oblongata und der dort gelegenen Vaguszentren zustande. Der Einfluß auf das Herz hängt teilweise von der zentralen Vaguserregung, teils von der Erregung der herzeigenen Zentren ab (BOECK Ziemssen's Cyclopaedia, XVII, 811, zitiert bei HUGHES-DUKE: Cyclopaedia of Drug Pathogenesy. New York 1888).
Bei Vergiftungen mit Kockelskörnern am Menschen treten sehr bald unter Erregung großer Angst ein tetanischer Zustand, auch klonische Krämpfe ein. Die Haut ist von eiskaltem Schweiß bedeckt, und der Betroffene kann sich wegen heftigem Schwindel, Übelkeit und Erbrechen nicht mehr aufrecht halten. Das Erbrechen ist nicht durch eine Gastritis, sondern zentral (Vaguserregung) bedingt. Erscheinungen von Kreislaufkollaps sind jedoch nicht vorhanden, der Puls ist meist verlangsamt, der kalte Schweiß ist offenbar auch durch zentrale Reizung hervorgerufen. Die Atmung ist beschleunigt, der Puls jedoch kräftig und meist nicht beschleunigt. Das Bewußtsein schwindet. Das Bild kann ganz ähnlich einem epileptischen Anfall werden mit plötzlichem Niederstürzen, eiskaltem Schweißausbruch und Heraustreiben von Schaum aus dem Mund, verbunden mit tonischen und klonischen Krämpfen. Des weiteren ist der Leib aufgetrieben bei Durchfällen und stark angeregter Diurese. Unter Bewußtlosigkeit kann der Tod eintreten. Als Gegenmittel hat sich *Kampfer* bewährt. Ein Teil der Vergiftungen ist dadurch eingetreten, daß eine Abkochung der Kockelskörner äußerlich gegen Läuse gebraucht wurde.

Klinische Übersicht

Der Angriffspunkt für die Cocculus-Wirkung liegt also am Nervensystem, und zwar sowohl am Gehirn und Rückenmark wie am sympathischen Nervensystem. Es treten auf: 1. Symptome der Sphäre des Geistes und Gemüts. 2. Vagussymptome mit Spasmen und Atonie der glatten Muskulatur der Verdauungsorgane und der Blutgefäße. 3. Steigerung und Herabsetzung des Muskeltonus der willkürlichen Muskulatur. Verwirrung des Kopfes und Schwindel sind im Vordergrund stehende Erscheinungen, zu denen sich eine intensive Brechübelkeit gesellt. Sobald der Kopf vom Kissen erhoben wird, scheint sich alles um den Prüfer beziehungsweise Vergifteten zu drehen und Erbrechen tritt ein. Er kann kaum den Kopf aufrecht halten und wünscht sich immer zu liegen. Der unter dem Einfluß von Cocculus stehende Mensch wird außerordentlich leicht erregbar, das geringste Geräusch läßt ihn zusammenfahren, er unterliegt allen ängstlichen Einflüssen, er ärgert sich leicht, er ist mutlos und verzweifelt, alles in allem ist Depression des Gemütszustands die durchgehende Verfassung. Die Unruhe, in die er gerät, gleicht weithin der Erschöpfung nach geistiger Überanstrengung; auch in der Ruhe tritt keine Erholung ein, so daß er den Schlaf nicht finden kann.

Daher wird Cocculus von jeher empfohlen bei Überreizung durch geistige Überanstrengungen, durch Kummer und Sorgen, durch Verärgerung und bei den Folgen von häufigem Schlafbrechen und von Nachtwachen. Man kann diesen Zustand besonders bei solchen Frauen finden, bei denen durch die Krankenpflege von Angehörigen der Mangel an Schlaf verbunden war mit der Sorge und Angst um das Leben derselben. Kopfweh und Schwindel mit Übelkeit, Gedächtnisschwäche und Schlaflosigkeit sind dann die Folgen.

Als Gegenphase zu dieser Erregtheit der Gedanken und der vorschnellen Reaktion des Gemüts wird ein brütender und in sich versunkener, apathischer Zustand, der keine Anteilnahme an der Umgebung erkennen läßt, beobachtet. Der Ablauf der geistigen Funktion ist verzögert. Auf diese Weise kommt das Gefühl zustande, als vergehe die Zeit zu schnell, es ist dies die Projektion der eigenen Langsamkeit nach außen. Die Angst, Verärgerung oder Verzweiflung durchzieht auch noch diesen gehemmten geistigen Zustand und gibt das Bild der Depression, die sehr wesentlich im Gesamtbild von Cocculus ist. Der Patient antwortet langsam, man sieht, er hat sogar Mühe zu verstehen, was er gefragt wird. Die geistige Erschöpfung, der wir hier begegnen, gleicht oft der von *Acidum phosphoricum* auffallend. Auch die Muskulatur befindet sich in diesem Stadium von Schwäche, die Glieder sind wie gelähmt. Es zeigt sich ein Zittern der Hände, das bei Bewegung auftritt (Intentionstremor). Cocculus kann daher in Frage kommen bei Lähmungen durch Diphtherie. Der Kopf kann kaum aufrecht gehalten werden infolge Schwäche der Halsmuskeln. Im Hinterkopf und Nacken treten Schmerzen auf, die das Liegen darauf unmöglich machen. Eine halbseitige oder symmetrische Lähmung der Glieder (Hemiplegie und Paraplegie), die nach Stunden oder Tagen zurückgeht, kann auftreten.

Die Übelkeit mit Brechreiz nötigt den Patienten, sich zu legen. Jeder Speisegeruch steigert die Übelkeit (vergleiche *Colchicum*). Eine Appetitlosigkeit mit dieser Modalität muß also die Erinnerung an Cocculus wachrufen.

Auch jede passive Bewegung, also Fahren im Wagen, im Schiff, im Flugzeug, ruft Kopfschmerzen mit Übelkeit hervor. Der homöopathische Anfänger, der noch nichts von Cocculus weiß, kennt wenigstens diese Wirkung bei allen, die von der Reisekrankheit geplagt sind. Man muß aber beachten, daß man das Mittel einsetzt vor dem Antritt der Reise und also einen Tag oder einige Stunden vorher einige Male eine Gabe nehmen läßt. Viele Menschen wurden bei längerem Gebrauch für immer von diesem Übel befreit.

Das Gefühl von Eingeschlafensein der Glieder, ebenso die Empfindung, als ob bald die eine, bald die andere Hand kalt sei, läßt auf Durchblutungsstörungen infolge von Gefäßspasmen schließen. Es ist auch nicht ausgeschlossen, daß die Ausfallserschei-

nungen an Gehirn und Rückenmark zum Teil durch Gefäßspasmen hervorgerufen werden.
Die Schwächeanfälle sind von Schweißausbrüchen begleitet, die geringste Anstrengung ruft Schweiß, besonders auch kalten Schweiß, hervor.

Literatur

Die Arzneimittelprüfung von HAHNEMANN mit seinen Schülern vorgenommen, besitzt nicht den Umfang wie viele der HAHNEMANNschen Prüfungen und macht nicht den Eindruck annähernder Vollständigkeit. Sie ist niedergelegt in der „Reinen Arzneimittellehre", 3. Aufl., 1. Teil, sowie bei ALLEN: Encyclopedia. Hier sowie bei HUGHES Cyclopaedia, finden sich auch noch mehrere Vergiftungen. Eine Zusammenstellung der Vergiftungen am Menschen mit Cocculus und *Pikrotoxin* findet sich bei BOYD: Allg. homöop. Ztg. 175 [1927]: 163.

Arzneimittelbild

Leitsymptome: *Nervöse, überreizte Menschen mit überempfindlichem Nervensystem. Gefühl von allgemeiner Schwäche und Erschöpfung, dabei Zittern und inneres Frieren. Besonders die Kreuz- und Halsmuskeln sind sehr schwach.*
Gefühl von Leere und Hohlheit in den befallenen Teilen. Schwindelgefühl bei jeder Bewegung, selbst beim Heben des Kopfes. Kopfschmerzen im Hinterkopf mit Schwäche der Nackenmuskeln, kann nicht darauf liegen. Neigung zu Schweißausbrüchen bei der geringsten Anstrengung, inneres Frieren und kalte Schweiße mit Erschöpfungsgefühl.
Seitenwechsel der Beschwerden, zum Beispiel bald ist die eine Hand kalt, bald die andere, bald schwitzt die eine Hand, bald die andere. ⊙ *Gefühl, als öffne und schließe sich der Hinterkopf.*
Verschlimmerung durch Fahren im Wagen, ⊙ *im Schiff, Flugzeug.*
Verschlimmerung durch Überanstrengung der Nerven, durch Schreck, durch Kummer und Sorgen, durch Ärger.
Verschlimmerung durch Nachtwachen und Schlafbrechen, aber trotzdem Verschlimmerung aller Beschwerden nach Schlaf.
Verschlimmerung durch Essen und Trinken (Benommenheit).
Verschlimmerung durch Tabak und Kaffee.
Verschlimmerung in der frischen Luft, sowohl in kalter wie in warmer Luft.

Allgemeines: Neigung zu anfallsmäßig auftretender Schwäche, welche nach der geringsten Bewegung und nach jeder Beanspruchung der Nerven eintritt. Gefühl von Lähmung einzelner Glieder, tonische und klonische Krämpfe der Glieder. Spasmen an allen Hohlorganen, mit dem Gefühl von Hohlheit. Spasmen der Arterien mit dem Gefühl von Eingeschlafensein, von einem Glied zum andern ziehend. Neigung zu Ausbrüchen von kaltem Schweiß bei der geringsten Anstrengung.

Nervöse Überreizung nach Schlafmangel und Überanstrengung. Schlaflosigkeit, Eisenbahnkrankheit, Seekrankheit.

Geist und Gemüt: Ungewöhnliche Empfindlichkeit gegen Widerspruch, sehr ärgerlich, vor sich hinbrütend, alles greift ihr Gemüt sehr an. Angst, als ob der Patient ein Verbrechen begangen hätte; plötzliche heftige Angst. Verzweifelte Stimmung. Er erschrickt leicht; ein Geräusch fährt ihm durch alle Glieder. Hypochondrie, hat an nichts Gefallen und zu nichts Lust, verzweifelte Stimmung und Mutlosigkeit. Aussetzendes Gedächtnis; vergißt leicht etwas, an das er eben gedacht hat. ⊙ Auch empfohlen bei Frauen mit hin- und herspringendem Verhalten und undisziplinierter Gemütsart (A. STIEGELE). Die Gedanken sind auf einen einzigen unangenehmen Gedanken gerichtet; sie ist in sich vertieft und bemerkt nichts um sich her. Gefühl von Überreizung aller Kopfnerven.

Schlaf: Der Schlaf wird durch öfteres Aufschrecken und Aufwachen unterbrochen. Gedanken von Tagesgeschäften hindern ihn am Einschlafen. Sehr lebhafte, furchterregende Träume. Schläft bis spät in den Tag hinein und ist auch am Tage schläfrig. Die mindeste Verkürzung des Schlafs schwächt sehr.

Arteriosklerotischer Schwindel. Migräne, Epileptiforme Krämpfe. Morgenschwindel, Fahrschwindel.

Kopf: Schwindel mit großer Übelkeit und Erbrechen, sobald man den Kopf hebt oder sich bewegt; ⊙ Gefühl von Leere im Kopf. Kopfschmerzen. Benommenheit im Kopf, schlimmer durch Essen und Trinken. Fallsuchtartige Zustände. Epileptische Krämpfe mit Bewußtlosigkeit und Zungenbiß, dabei Schaum vor dem Munde, die Hände sind kalt, das Gesicht mit kaltem Schweiß bedeckt; nachher Gewalttätigkeit mit Rauflust und Wutausbruch. Schmerzen im Hinterkopf und Nacken mit Schwäche der Halsmuskeln, schlimmer beim Liegen auf dem Hinterkopf; Schwäche der Nackenmuskeln mit Schwere des Kopfes. ⊙ Gefühl, als öffne und schließe sich der Schädel. Bandgefühl um den Kopf. ⊙ Zunge wie lahm und schwer. Schwindel mit Übelkeit und Brechreiz, Schwindel beim Kopfheben, von Bewegung.

Augen: Nystagmusartige Bewegungen der Augen (in Tierversuchen); Trübsichtigkeit; Fliegen vor den Augen. Verengte Pupillen.

Gesicht: Krämpfe in den Kaumuskeln. Erdfarbenes Gesicht, mit kaltem Schweiß bedeckt.

Schnupfen.

Atmungsorgane: Schnupfen, ⊙ bei dem bald das eine, bald das andere Nasenloch verstopft ist; Reizhusten mit Brustbeklemmung, besonders nachts.

Nervöse Verdauungsstörungen,
Schwangerschaftserbrechen,
Schlundkrampf.
Gastritis.

Verdauungsorgane: Krampf im Schlund und in der Speiseröhre. Widerwillen gegen jede Speise; Erbrechen. Widerwillen gegen Saures. Übelkeit schon beim Geruch von Speisen *(Colchicum)*, ⊙ und beim bloßen Gedanken ans Essen. Durst auf Kaltes, besonders Bier. Beim Fahren im Wagen ungemeine Übelkeit und Brecherlichkeit. Krampfhaftes Gähnen und Aufstoßen. Hungergefühl in der Herzgrube, durch Essen wenig vermindert. Versagendes Aufstoßen und Schlucksen. Sehr reichliche Bildung von Blähungen mit Auftreibung des Leibs und Kolikschmerzen, ⊙ wie wenn Steine gegeneinander reiben. Gefühl, als wäre der Bauch leer und hohl. Verstopfung mit vergeblichem Drang; heftiger Afterkrampf, der am Sitzen hindert.

Blähungskolik.

Eingeklemmter Bruch.

Männliche Geschlechtsorgane: Heftige Schmerzen in beiden Hoden, wie zerschlagen, besonders bei Berührung. Erregung des Geschlechtstriebs.

Menorrhagie.
Dysmenorrhö,
Mittelschmerz.

Weibliche Geschlechtsorgane: Regel zu früh, dabei Auftreibung des Leibs und krampfartiger Schmerzen bei jeder Bewegung und beim Atemholen; dabei so matt und schwach, daß sie kaum stehen kann. Schwäche nach der Regel, zu müde, um zu sprechen. Weißfluß. ⊙ Die 1 Jahr ausgebliebene Periode kommt sogleich (in 2 Fällen).

Neuralgien,
Paresen,
Hysterische Lähmungen.
Lähmung nach Diphtherie.
Brachialgia nocturna paraesthetica.

Glieder: Lähmige Schwäche in den Halsmuskeln, Schmerzen mit Steifheit und Schwäche im ganzen Rükken und im Kreuz, was am Gehen hindert; Schmerzen in allen Gliedern; Gefühl von Taubheit und Eingeschlafensein, bald auf der einen Seite, bald auf der anderen, ebenso ist bald die eine Hand, bald die andere heiß und kalt. Halbseitige Paresen. Die Hand zittert beim Essen, und zwar um so mehr, je höher sie gehoben wird. Zittern der Glieder vor Schwäche;

die Knie knicken vor Schwäche ein; wankt beim Gehen und droht auf die Seite zu fallen. Allgemeine Erschöpfung. Die mindeste Bewegung schwächt sehr; die Gliedmaßen sind wie gelähmt; Anfälle von lähmiger Schwäche. Tetanische und klonische Krämpfe der Glieder (bei Vergiftungen).

Wärmeregulation: Frieren, Frostschauder und Fieberbewegung; weder Kälte noch Wärme wird ertragen. Gesicht und Hände mit kaltem Schweiß bedeckt.

Dosierung

D 4 bis D 12 und Hochpotenzen.

Vergleichsmittel

See- und Eisenbahnkrankheit: *Petroleum, Apomorphinum, Hyoscyamus, Mandragora* e radice (muß nach dem Erbrechen gleich wieder essen); *Tabacum.*
Schwindel: *Conium* (bei Drehen des Kopfes im Bett), *Argentum nitricum, Tabacum.*
Übelkeit durch Speisegeruch: *Colchicum, Sepia, Arsenicum album.*
Gefäßkrämpfe: *Secale.*
Regelkrämpfe: *Crocus, Caulophyllum.*
Spasmen der Verdauungsorgane und Meteorismus: *Nux moschata, Nux vomica, Ignatia, Carbo vegetabilis* und *animalis.*
Nervöse Erschöpfung: *Acidum phosphoricum, Acidum picrinicum, Strychninum phosphoricum, Zincum phosphoricum.*
Lähmungen, Paresen: *Causticum, Gelsemium, Zincum metallicum.*

Beispiel

Eine 42jährige Patientin tritt in ambulante Behandlung, nachdem sie 4 Jahre vorher bei großer Hitze mit Nackenkopfschmerz, Schwindel und Durchfall erkrankt ist. Häufig Kollapszustände, kann seit dieser Zeit weder Eisenbahn-, Auto- oder Radfahren. Häufig Kopfschmerzen, meist links, gelegentlich aber auch rechts. Besondere Schwierigkeiten bestehen morgens beim Aufstehen, Schlaflosigkeit besonders nach körperlichen Anstrengungen. Wärme-Besserung. Bei der Untersuchung fand sich lediglich ein Halswirbelsäulen-Syndrom, das während der ganzen Zeit im Mittelpunkt der bisherigen frustranen Behandlungen stand. Die Leber war etwas vergrößert, der RR 105/70. Auf Grund der Symptomatik verordnete ich *Cocculus* D 6, 3mal täglich und hörte zunächst einige Zeit nichts mehr. Nach 6 Monaten kommt die Patientin wieder, berichtet, daß die Migräne besser sei, daß sie Anstrengungen besser vertrage, beim Auto- und Eisenbahnfahren über kürzere Strecken bereits gut durchhalte. Nachdem die Migränesymptome mehr im Vordergrund standen, gab ich jetzt zusätzlich *Gelsemium* D 12, 1mal täglich. Kurze Zeit später erhalte ich einen Brief ihres Augenarztes, wonach kurz nach Beginn der Gelsemium-Behandlung bei der Patientin Sehstörungen am rechten Auge aufgetreten seien. Es handelte sich um eine Neuritis retrobulbaris, mit relativem Paraskotalsyndrom. Der Kollege schreibt mir, daß er über die Ursache keine eindeutige Aussage machen könne, bat mich aber, die Patientin in bezug auf eine multiple Sklerose nochmals speziell zu untersuchen. In der kurzfristig folgenden neurologischen Untersuchung fand sich ein Fehlen der Bauchdeckenreflexe, was aber in Anbetracht einer Sektionsnarbe noch keine eindeutige Aussage machen konnte. Nystagmus zweifelhaft,

Romberg negativ. Die Sehnen- und Eigenreflexe der linken Körperseite waren lebhaft, im Sinne einer Hyperreflexie, der Babinski links zweifelhaft, rechts negativ. Finger-Nasenversuch: angedeutete Ataxie rechts. Ein Befund, der zwar zusammengefaßt noch zweifelhaft war, den wir aber häufig genug als Frühsymptom einer multiplen Sklerose deuten können. Ich setzte zunächst jegliche Therapie ab und überließ dem Augenarzt die Lokalbehandlung mit Injektionen von *Betabion forte*. 2 Monate später Bericht über abgeklungene Neuritis des rechten Auges, noch ganz leichtes rechtes Skotalsyndrom. Neuerliches Einsetzen der Cocculus-Therapie, diesmal in der 6. LM. Seit dieser Zeit (2 Jahre) völlig beschwerdefrei, Normalisierung der neurologischen Symptome. Die Patientin fährt mit dem Rad und ist voll leistungsfähig. Die letzte Nachricht war eine Ansichtskarte von einer Bergtour in den Lienzer Dolomiten. W. ZIMMERMANN, AHZ Bd. 212 (1967): 441.

Coccus cacti

Herkunft des Mittels

Die Cochenillelaus, aus der Familie der Schildläuse, lebt auf Kakteen in Mexiko und wurde wegen der roten Farbe als ungiftiges Färbemittel zum Färben von Kuchen von Konditoren verwendet. Der Arzneimittelstoff besteht aus den pulverisierten Körpern der Weibchen dieses Insekts.

Anwendung

Der Farbstoff von Coccus cacti ist die Karminsäure, ein Anthrachinonderivat; ein weiterer Bestandteil ist das Wachs, welches das Weibchen ausscheidet. Die hauptsächlichen Indikationen, für die Coccus cacti in der Homöopathie angewandt wird, waren schon vor den Arzneimittelprüfungen bekannt, nämlich Keuchhusten und Nierenleiden. Die besondere Aufmerksamkeit hat aber RADEMACHER in seiner 1848 erschienenen Erfahrungsheillehre auf Coccus cacti gelenkt. Es war für ihn ein wichtiges Organmittel für Nierenleiden jeglicher Art. Er hat es sowohl bei ausbleibender Diurese als auch gegen Nierensteinleiden und Nierenentzündung empfohlen. Hier hat die homöopathische Arzneimittelprüfung und der darauf sich gründende klinische Gebrauch eine Sichtung gebracht, insofern es nur noch bei Nierenbeckenentzündung und Blasenentzündung, auch bei Nierensteinleiden, jedoch nicht bei Nephritis und Ödemen auf dieser Grundlage verwendet wird. Die Behandlung von Krankheiten der Luftwege erstreckt sich auf Bronchialkatarrhe und Keuchhhusten mit besonders zäher, fadenziehender Sekretion.

Literatur

Eine Arzneimittelprüfung an 28 Personen wurde von der österreichischen Prüfergesellschaft vorgenommen (WACHTEL: Österr. Ztg. Homöop. 4 [1848], 3 und Allg. homöop. Ztg. 39; 77, 93).
REIL: Homöop. Vjschr. 1850: 194.
ALLEN: Encyclopedia, Bd. III.
HUGHES: Cyclopaedia, Bd. II.
LEMBKE: Allg. homöop. Ztg. 49: 185.
Die Prüfungen haben einen klaren Hinweis auf katarrhalische Erkrankungen der Bronchien und der Harnwege ergeben.
LEESER: C Tierstoffe Seite 66. Ulm/Do. 1961. Karl F. Haug Verlag.

Arzneimittelbild

Leitsymptome: *Husten mit zähsträhnigem, fadenziehendem Auswurf mit Brechwürgen.*
Periodisch wiederkehrende Anfälle von Husten.
Harn sauer, vermindert und hochgestellt, mit Schleim und ziegelrotem Satz. Entzündliche Reizung der Urogenitalschleimhäute.
(Einen Einfluß auf eine Entzündung der Nieren selbst oder lithämische Konstitution oder hämorrhagische Tendenz oder Hämorrhagie anzunehmen, hat sich aus der AMP von Coccus als nicht stichhaltig erwiesen. Auch die Annahme, daß die Wirkung durch Ansäuerung des Harns gesteigert werde, ist durch neuere Autoren nicht bestätigt worden.)
Verschlimmerung morgens nach dem Erwachen, durch Wärme.
Besserung durch kühle Luft, kalte Getränke, in der Ruhe.

Keuchhusten,
Bronchitis,
Bronchialasthma.

Atmungsorgane: Krampfhafter Kitzelhusten mit reichlichem, fadenziehendem, zähem Schleim; der Husten ruft Erbrechen hervor. ⊙ Die zähen Schleimfäden haften am Mund und müssen mit dem Taschentuch entfernt werden (*Kalium bichromicum*). Gefühl eines Fadens im Hals, Zusammenschnüren im Hals (Vagusreizung). Asthmabeschwerden. Zähneputzen ruft Hustenreiz hervor, welchem Erbrechen folgt. Der Husten bessert sich durch kühle Luft, durch kalte Getränke und ist schlimmer morgens nach dem Erwachen. Dabei Harn oft sauer und satzig und vermindert.

Verdauungsorgane: Katarrh des Magens und Darms mit den gewöhnlichen Beschwerden, Übelkeit mit Brechreiz morgens ⊙ beim Zähneputzen. Blähungen, Kolikschmerzen.

Zystopyelitis.
Nierensteinleiden, besonders bei Urat- und Oxalatsteinen, bei saurem Harn oder harnsauren Sedimenten. Die Wirksamkeit scheint von der sauren Reaktion abhängig zu sein.

Harnorgane: Harn spärlich und sauer, schleimig mit ziegelrotem Niederschlag, oder sehr reichlich und hell, ⊙ auch blutig. Stechende, bohrende oder kolikartige Schmerzen in der Nierengegend und Kältegefühl im Rücken. Häufiger Harnzwang und Harndrang mit Stechen in der Harnröhre. Brennende Schmerzen beim Wasserlassen und nachher. Durchschießende Schmerzen in der Harnröhre. Harn fließt langsam infolge Zusammenschnürens in der Harnröhre.

Geschlechtsorgane: Männer: Geschlechtstrieb vermehrt.
Frauen: Entzündung der Vulva mit reichlicher Schleimabsonderung und mit Urethritis.

Dosierung

D 2 bis D 3 in Verdünnungen oder Verreibungen. Bei **Zystopyelitis** auch die Tinktur (= D 1) bewährt.

Vergleichsmittel

Husten mit zähem, fadenziehendem Schleim: *Kalium bichromicum.*
Katarrh der Harnwege: *Chimaphila, Berberis, Sarsaparilla, Cantharis, Acidum nitricum, Helleborus.*

Beispiel

Infizierte Hydronephrose

Ein jetzt 50jähriger Rechtsanwalt berichtet, daß ein polypenartiger Blasentumor an der linken Harnleitermündung vor 7 Jahren durch Thermokauter weggebrannt worden sei. 3 Jahre später sei die gleiche Behandlung wegen Wiederholung der Blasenblutungen erneut durchgeführt worden. Anschließend erkrankte er an einer akuten Pyelonephritis. Diese Entzündungen des Nierenbeckens wiederholten sich seither etwa 5mal, zuletzt im März 1959 nach einer Grippe. Er war jeweils in Behandlung von Fachärzten und Spezialkliniken. Es sei eine infizierte Hydronephrose festgestellt worden. Die Niere sei nach der pyelographischen Untersuchung von doppelter Größe und der Harn fast immer eitrig. Mehrfach sei ihm dringend eine operative Entfernung der Niere angeraten worden. Der Befund ergab einen befriedigenden Allgemeinzustand. BKS 9/23, Hb 74 %. Harn dick eitrig, Esbach 0,1 ‰. Jede Nacht starke Schweiße.
Mein Vorschlag war ebenfalls, eine Nephrektomie vornehmen zu lassen, falls die homöopathische Behandlung nicht in Bälde eine Beseitigung der eitrigen Entzündung ergebe. Ich erklärte ihm jedoch, daß bei dem vorhandenen Befund der eitrigen Hydronephrose der Ausgang der homöopathischen Behandlung ungewiß sei. Er erhielt zunächst *Hepar sulfuris* D 15 und *Lachesis* D 15. Da nach 3 Wochen keine Änderung eingetreten war, statt dessen Coccus cacti D 3, 3mal täglich 5 Tropfen.
3 Wochen nach dem Beginn der Behandlung mit Coccus war der Harn völlig klar geworden. Eine Untersuchung konnte jedoch erst nach 5 Wochen durchgeführt werden, da der Patient 500 km entfernt wohnte. Es wurden nur einzelne Leukozyten im Harn gefunden, Eiweiß: Spuren. Hb 80 %, BKS 5/12, völliges Wohlbefinden. Zur Nachbehandlung erhielt er noch einige Gaben *Acidum nitricum* D 30. Die Heilung war von Dauer, wie ich mich nach ¾ Jahren überzeugen konnte, als er sich mit den Folgen einer inzwischen überstandenen Hepatitis wieder vorstellte. [*Eigene Beobachtung*]

Coffea

Herkunft des Mittels

Coffea arabica, der Kaffeebaum, (Fam. nat. Rubiaceae) ist im tropischen Afrika heimisch. Verwendet wird die ungeröstete Kaffeebohne.
Der wesentliche Bestandteil ist das Coffein, eine stickstoffhaltige, kristallisierbare Base.
Weitere Inhaltsstoffe: Trigonellin und Kaffeegerbsäure, heute Chlorogensäure benannt, deren Wirkung weithin mit Coffein zusammenfällt.

Wirkung

Die schädliche Wirkung des Kaffeetranks bei empfindlichen Menschen ist allgemein bekannt. Sie äußert sich in einer Steigerung des Blutdrucks, weshalb Kaffeegenuß Hypertonikern abzuraten ist. Bei Gastritis, Ulcus ventriculi und duodeni, Dyskinesie der Gallenblase, Cholelithiasis ist Kaffeegenuß äußerst nachteilig.
Die Wirkung von Coffein beruht auf einer vermehrten Erregbarkeit der Reflextätigkeit, die sich in Aufregung, Zittern, Schlaflosigkeit und Herzklopfen äußert sowie in der Anregung geistiger Vorgänge. Die Gedankentätigkeit ist überlebendig angeregt und flüssig, die Auffassungsgabe gesteigert, dabei ist die Stimmung euphorisch heiter. Die Sinnesorgane sind überempfindlich, besonders Lärm und Gerüche werden übermäßig empfunden. Die Wirkung am Kreislauf äußert sich in einer Erregung des Vasomotorenzentrums und damit in Anregung des peripheren Kreislaufs, am Herzen Erregung des Reizleitungssystems, Anregung der Herzmuskulatur und Erweiterung der Koronargefäße. Die Anregung der Diurese beruht auf einer Reizung der Nieren selbst und weniger auf einer Erhöhung der Herzleistung. In der Therapie findet Coffein Verwendung als Analeptikum bei Gefäßerschlaffung und Gefäßkollaps im Verlauf von Infektionskrankheiten, zur Lösung von Gefäßspasmen, bei Atemlähmung (bei Vergiftungen und Narkose) und als Diuretikum. Die Anwendung in der Homöopathie erstreckt sich überwiegend auf Coffea als Nerven- und Gefäßmittel bei **Schlaflosigkeit** und Nervenschmerzen. Als Gegenmittel gegen unangenehme Wirkung des Kaffeegenusses hat sich Coffea in höheren Potenzen sehr bewährt.
In der Veterinärmedizin bezeichnet WOLTER Coffea tosta D 1 als **das** Umschaltungsmittel gegen Viruserkrankungen. Bei allen Tierarten kommt es nach D 1 oral oder subkutan innerhalb 24 Stunden nach einmaliger Gabe zu einer entscheidenden Umschaltung des Krankheitsgeschehens (s. LEESER, Lehrb. der Hom. Bd. II/Pflanzl. Arzneistoffe, S. 550).

Literatur

ALLEN: Encyclopedia, Bd. III.
HUGHES: Cyclopaedia, Bd. II.
STAPF: Arch. homöop. Heilk. 2, 5: 149.
Coffea tosta bei ALLEN und bei HUGHES.
Es ist üblich, die bei Coffea tosta gemachten Beobachtungen auf Coffea cruda zu übertragen.

Arzneimittelbild

Leitsymptome: *Geist und Körper überlebendig, Schlaflosigkeit infolge Gedankenzuflusses. Große nervöse Erregung und Ruhelosigkeit.*
Lebhafte Herztätigkeit mit heftigem Herzklopfen.
⊙ *Folgen von freudiger Erregung, von Schreck, von Streit, von Genußmittelmißbrauch (Tabak, Alkohol und besonders von Kaffee).*
Überempfindlichkeit gegen Schmerzen; diese bringen zur Verzweiflung.
Verschlimmerung durch Sinneseindrücke, Lärm, Gerüche.
Verschlimmerung nachts, durch Kälte.

Schlaflosigkeit, Migräne, Neuralgie.

Spezielles: Ungewöhnliche Lebhaftigkeit des Geistes und Körpers bis tief in die Nacht. Gedanken übermäßig tätig, können nicht zur Ruhe kommen, leichte Auffassungskraft, flüssige Gedanken, ist voller Pläne. Heitere Erregung oder hypochondrische Stimmung. Überempfindlichkeit der Sinnesorgane, kann keinen Lärm und keine Gerüche ertragen.

Kongestionen zum Kopf mit Hitze und warmem Schweiß. Nagelkopfschmerz, Migräne, Zahnschmerz mit Besserung durch kaltes Wasser, Schmerzen bringen zur Verzweiflung (Coffea tosta). Schlaflosigkeit infolge höchster geistiger und körperlicher Erregung. Aufschrecken aus dem Schlaf; verwirrte Träume oder Träume mit lebhaften Phantasiebildern.

Nervöse Herzstörungen; heftige Erregung des Herzens, zuerst beschleunigt, nachher verlangsamt (aus der Prüfung von Coffea tosta). Neigung zu Kreislaufschwäche. Herzklopfen nach Gemütserregungen. Harnabgang vermindert oder vermehrt, wasserhell.

Magendruck nach dem Essen, nervöser Hunger mit gierigem, hastigem Essen, Blähungskoliken. Heftige Zahnschmerzen, die sich bessern, wenn er kaltes Wasser in den Mund nimmt (Coffea tosta).

Harnorgane: Häufige Entleerung von farblosem Urin.

Geschlechtsorgane: Männer: Verminderung der Libido und der Potenz, ebenso wie gesteigertes Verlangen.

Frauen: Krämpfe des Uterus.

Haut: Juckreiz überall, allgemeine Überempfindlichkeit der Haut, muß kratzen. Neuralgische Schmerzen.

Dosierung

Bevorzugt werden vor allem höhere und hohe Verdünnungen. Bei Gegenwirkung gegen die Folgen des Kaffeegenusses D 12 und höher, ebenso bei Schlaflosigkeit durch geistige Munterkeit. Bei Neigung zu Kollaps ist der Kaffeetrank angezeigt. Auch die bei Coffea tosta beobachteten Symptome finden in Coffea cruda ihr Simile.

Vergleichsmittel

Schmerzen sind unerträglich, bringen zur Verzweiflung: *Chamomilla, Aconitum.*
Schlaflosigkeit infolge nervöser Erregung: *Cypripedium, Zincum valerianicum*
Schlaflosigkeit mit Herzklopfen: *Aconitum.*
Folgen von Gemütserregung: *Ignatia, Aconitum, Opium.*
Aconitum und *Ignatia* zeigen sich als komplementär zu Coffea, als Antidote werden angesehen *Chamomilla, Nux vomica, Opium.*

Colchicum

Herkunft des Mittels

Colchicum autumnale, die Herbstzeitlose (Fam. nat. Liliaceae), wächst fast überall in Europa. Die Knolle der Herbstzeitlose ist nicht, wie angenommen wird, eine Zwiebel, sondern ein Internodium des unterirdischen Rhizoms, aus dem im September sich die Blüte erhebt. Die Nacktheit der Blüte hat ihr den Namen Zeitlose, der aus dem Italienischen Citola (Mädchen) und osa (nackt) abgeleitet ist, eingetragen. Die Samenanlagen der Pflanze liegen in der Erde. Erst im Frühjahr treten die tief unter der Erde überwinterten Fruchtstände mit den Blättern an das Tageslicht und erreichen im Juli ihre Reife.

Pharmakologie und Toxikologie

Die Giftwirkung am Menschen ist durch den für den Effekt maßgebenden Bestandteil, das Alkaloid Colchicin, bestimmt. Dieses ist als ein Kapillargift zu betrachten. Es ruft starke Erweiterung, ja selbst Lähmung der Kapillaren hervor, unter Erzeugung einer Hyperämie mit Austritt von Blut.
Der Hauptangriffspunkt bei akuten Vergiftungen ist der Magen-Darm-Kanal, wo es heftige Entzündung mit Schwellung und Hyperämie der Schleimhaut und Geschwürsbildung verursacht.
Die Wirkung an den Nieren äußert sich in Hämaturie und Albuminurie, übergehend in Anurie; die Harnsäureausscheidung steigt an. Es hat sich nach neueren Untersuchungen jedoch gezeigt, daß die Steigerung der Harnsäureausscheidung keine sichere Colchicinwirkung ist, sondern daß eine gute Heilwirkung bei Gicht auch ohne vermehrte Harnsäurewirkung zustande kommt. Man vermutet, daß die heilsame Wirkung bei Gicht durch die Kapillarerweiterung, also Hyperämie erzeugenden Effekt zustande kommt. Im Hinblick auf die Kapillarschädigung steht Colchicum dem *Arsen* sehr nahe und wurde daher auch als ,,vegetabilisches Arsen" bezeichnet.
An den Gelenken werden schmerzhafte Anschwellung, Infiltration und Blutaustritt in die Gelenkhöhlen beobachtet.
Auch Hyperämie der Gehirnhäute mit Benommenheit, Delirien und Konvulsionen wird festgestellt.

Es besteht eine Neigung zu Kollaps infolge Erschlaffung des Gefäßsystems. Hämorrhagische Ergüsse werden auch im Brustfell, Herzbeutel und Bauchfell hervorgerufen. Die Herzfrequenz wird verlangsamt, später sehr beschleunigt und schwach.
Da festgestellt wurde, daß Colchicin die beschleunigte Zellteilung von Krebstumoren verlangsamt, wurden Versuche zur Behandlung bösartiger Tumoren gemacht. Bei Mäusen, die mit Tumoren behaftet waren, verschwanden unter Colchicin-Injektionen diese Geschwülste. Diese zytostatische Funktion hat aber keine therapeutische Bedeutung erlangt.
Da Colchicum das führende Mittel der Schule gegen Gicht darstellt und dort die Regel gilt, daß man mit der Dosierung bis an die Grenze des Toxischen, die im allgemeinen durch die auftretenden Nebenbeschwerden gezogen wird, gehen soll, so kann man dadurch ab und zu Arzneivergiftungen beobachten. Diese äußern sich in Magendarmerscheinungen und Darmkatarrhen, in Kollapszuständen und Herzbeschwerden.
Die Vergiftungsbilder, die durch Verzehren der Früchte oder der Blätter oder durch Einnehmen von Colchicum-Extrakten verursacht werden, verlaufen etwa folgendermaßen: Einige Stunden nach der Einverleibung tritt heftiges Erbrechen der Speisen, dann von Galle, später von reiswasserähnlichem Magenschleim auf. Heftiger Durst und große Übelkeit werden geklagt. Unter starken Leibschmerzen und Darmkoliken kommt es zu Durchfällen von sehr üblem Geruch. Der Puls ist nach anfänglicher Verlangsamung sehr gesteigert und sehr elend. Die Herztätigkeit steigt bis auf 150 und mehr Schläge an und wird kaum wahrnehmbar. Das Gesicht wird sehr blaß und eingefallen, bei blauen Lippen und Ohren und blauer Nasenspitze. Die Temperatur sinkt, die Haut ist mit kaltem, klebrigem Schweiß bedeckt. Es treten Krämpfe der Glieder auf, auch Zuckungen und Verkrampfungen der Gesichtsmuskulatur. Dazu treten lähmungsartige Zustände, die sich bis zu partiellen Lähmungen steigern können; die Haut wird überempfindlich und schließlich empfindungslos. Die Gelenke werden schmerzhaft und schwellen an.
Die Wirkung ähnelt am meisten der von *Veratrum album*, wie man beim Vergleich der Erscheinungen am Magen-Darm-Kanal und am Kreislauf (Kollaps) feststellen kann. Diese Verwandtschaft beruht vermutlich auf einer chemischen Verwandtschaft der Alkaloide *Protoveratrin* in *Veratrum album* und *Colchicin* in Colchicum.

Hauptrichtung

Die Hauptrichtung entsprechend dem Arzneimittelbild ist auf folgende Zustände gerichtet: Colchicum ruft hervor und heilt auf Grund der Ähnlichkeit **Magen- und Darmkatarrhe.** Hierbei sind als kennzeichnend zu beachten: Übelkeit und anhaltendes Erbrechen von Speisen, Galle und Schleim, auch von reiswasserartigen Massen, das sich durch jede Bewegung erneuert. Es ist Heißhunger oder Mangel von Appetit vorhanden; oder: Appetit wäre wohl vorhanden, der Anblick und noch mehr der Geruch von Speisen ruft Ekel hervor. Heftiger Durchfall mit Kolikschmerzen und viel Tenesmus und vergeblichem Stuhldrang, ehe eine Entleerung erfolgt, auch nach dem

Stuhl hält der Stuhldrang an. Magenschmerzen und Darmkolik verschlimmern sich bei Bewegung und nötigen zu zusammengekrümmter Haltung. Der Stuhl ist von sehr übelriechender Beschaffenheit und mit reichlichem Schleim durchsetzt. Auch die Verordnung bei Colitis membranacea ist durch die Beobachtung von Schleimhautfetzen gestützt.

Die Herztätigkeit ist verlangsamt oder, vor allem in den späteren Stadien, sehr beschleunigt bis zu 150 Schlägen und mehr, bei sehr elendem Puls. Schmerzen in der Brust und in der Herzgegend mit angstvoller Bangigkeit treten auf. Das Gesicht fällt durch die blasse Farbe bei tiefliegenden Augen und verzerrten Gesichtszügen (Spasmen) auf. Die Lippen, die Nasenspitze, die Ohren, ebenso die Nägel sind blau. Die Temperatur des ganzen Körpers ist herabgesetzt, die Haut fühlt sich kalt an, kalte, klebrige Schweiße. Dieser kollapsartige Zustand ist dem von *Veratrum album* zu vergleichen. Die Verordnung bei Kreislaufkollaps ist jedoch nicht üblich, jedoch wird der Gebrauch bei Endokarditis und exsudativer Perikarditis, ähnlich *Aconitum, Spigelia* und *Kalmia,* empfohlen.

Die Schmerzen in den Gliedern sind mit einer lähmungsartigen Schwäche, welche sich bis zu wirklichen Lähmungen steigern kann, verbunden. Bei Vergiftungen haben sich diese Gelenkprozesse bis zu Schwellungen gesteigert. Als bevorzugter Sitz darf die Kreuzbein- und Steißbeingegend bezeichnet werden. Die für die Gicht typischen Großzehenschmerzen treten nicht häufiger auf als einer normalen Streuung entspricht. Wenn bei Gicht eine Wechselbeziehung zu den Verdauungsorganen festzustellen ist oder wenn gleichzeitig diese Organe im Zusammenhang des Gichtprozesses angeschlagen sind, ist Colchicum besonders zu beachten, ähnlich *Abrotanum* oder *Antimonium crudum.* – Die Heilwirkung von Colchicum ist nicht der Gicht vorbehalten, in gleicher Weise unterliegt ihr auch der Gelenkrheumatismus in seiner chronischen und subakuten Form.

Eine weitere Indikation, die jedoch sich aus den seitherigen Prüfungen und Vergiftungen nicht erkennen läßt, stammt von Rudolf STEINER und bezieht sich auf die Behandlung von **Strumen.** Von dem im griechischen Altertum verwendeten Colchicum variegetum ist bekannt, daß es damals gegen Kröpfe gebraucht wurde.

Neben der Beziehung zum Kapillarsystem ist eine typische Einwirkung auf das **Zentralnervensystem** von Bedeutung. Daß die besonders stark ausgeprägte Berührungsempfindlichkeit nicht nur durch eine Stase der Kapillaren verursacht ist, läßt die Empfindung, daß die Schmerzen dem Prüfer unerträglich sind, erkennen. Daß auch geistige Anstrengung und Aufregung zu einer Verschlimmerung der Beschwerden führt, zeigt die Abhängigkeit der vegetativen Störungen vom Zentralnervensystem auf. Das Gedächtnis ist auffallend unzuverlässig, so daß der Prüfer einen angefangenen Satz nicht zu Ende bringen kann. Die geistige Konzentration geht verloren. Grelles Licht, ein scharfer Geruch oder die Unarten der Kinder können ihn aus der Fassung bringen. Die periphere Innervation der Muskeln versagt, wodurch die ungewöhnliche Schwäche, die auch unabhängig von den Schmerzen beobachtet wird, sich erklärt. Mitunter treten wirkliche Lähmungen ein, die jedoch bald wieder zurückgehen.

Modalitäten

Auffallend ist die Verschlimmerung der Gliederschmerzen durch Bewegung. Colchicum steht hier im Gegensatz zu den anderen kapillarotropen Mitteln wie *Rhus* und *Pulsatilla*.
Ferner begegnen wir einer Verschlimmerung durch Berührung. Diese wird man bei Gelenkerkrankungen und bei Magendarmkatarrhen verwirklicht finden. Die Verschlimmerung durch Bewegung besitzt bei denselben Krankheitsgruppen ihren Wert.
Von besonderer Bedeutung ist die Erregung von Ekel durch den Anblick oder den bloßen Geruch. Durch dieses Symptom geführt, habe ich selbst einen Darmkrebs für eine Reihe von Wochen sich bessern sehen, indem ein mit Kolikschmerzen verbundener Durchfall behoben wurde.
Colchicum ist ein kaltes Mittel, die Prüfer leiden unter Frösteln, die Haut ist kalt, die Extremitäten sind kalt, selbst kalte Schweiße mit Kollapsgefühlen treten in Erscheinung. Die Unverträglichkeit gegen Kälte und Nässe bedarf bei dem Standort der Pflanze auf nassen Wiesen keiner weiteren Erklärung. Daß andererseits gelegentlich auch eine Verschlimmerung durch warmes Wetter oder ein Frösteln am warmen Ofen angegeben wird, ist bei dem paralytischen Verhalten des Kapillarsystem wohl zu verstehen und braucht nicht als Unzulänglichkeit der Prüfung oder gar des Grundsatzes der Arzneimittelprüfung am Gesunden ausgelegt zu werden.

Typus

Der Typus von Colchicum kann folgendermaßen umschrieben werden: Es handelt sich um Rheumatiker und Gichtiker, die leicht frösteln und stark den Einflüssen von Kälte und Nässe unterliegen. Es ist in bezug auf die Wetterfühligkeit neben *Rhododendron* zu stellen, da eine Verschlimmerung bei Wetterumschlag und auch schon vor dem Wetterumschlag führend ist. Besonders auch für solche Rheumatiker ist Colchicum Beachtung zu schenken, die an einer Dysfunktion der Schilddrüse leiden.
Das Magendarmsystem ist im Sinne einer Entzündung der Schleimhäute beteiligt, dabei ist entweder ungewöhnlicher Hunger oder völlige Appetitlosigkeit zugegen. Speisegerüche verschlimmern die Übelkeit und den Brechreiz. Allgemein kann man sagen, daß psychische Einflüsse stark in das körperliche Leben hineinwirken. Helles Licht oder Geräusche oder eine Aufregung oder körperliche Anstrengung verschlimmern den Allgemeinzustand und die lokalen Beschwerden (zum Beispiel Kopfschmerzen, Erbrechen, Gliederschmerzen). Die geistigen Funktionen sind in der Weise geschwächt, daß die Konzentration und das Gedächtnis leidet.
Sehr bemerkenswert ist die Veränderung des Geruchsinns: Gerüche, die sonst gar nicht als peinlich empfunden wurden, rufen große Übelkeit hervor.

Literatur

Die erste Arzneimittelprüfung stammt von Anton STÖRCK, der vor HAHNEMANN einzelne Arzneimittelprüfungen am Menschen vorgenommen hat. Von STAPF (Stapfs Arch. homöop. Heilk., Bd. 6) und von REIL

(Homöop. Vjschr. Bd. 8) wurde Colchicum einer systematischen Prüfung unterzogen. Diese Prüfungen zusammen mit vielen Vergiftungen finden sich in ALLEN: Encyclopedia, Bd. III, sowie bei HUGHES: Cyclopaedia, Bd. II.

Arzneimittelbild

Leitsymptome und Modalitäten: *Große Erschöpfung und Schwäche; die Gliederschmerzen sind mit einer hervorstechenden Kraftlosigkeit verbunden, die bis zu wirklichen Lähmungen gehen kann.*
Neigung zu Kollaps mit kalten Schweißen (bei Herzerkrankungen und Darmkatarrhen).
Übelkeit und Ekel vor Speisen schon beim Denken oder dem Geruch an Speisen.
Durchfälle mit Tenesmus.
Verschlimmerung durch jede Berührung, durch körperliche und geistige Anstrengung, durch grelles Licht, Geräusche, durch Aufregung.
Verschlimmerung durch Kälte; Colchicum ist ein kaltes Mittel.
⊙ *Verschlimmerung durch Nässe und naßkaltes Wetter.*
Verschlimmerung vom Abend bis zum Morgen.
Besserung durch Wärme und durch Ruhe.

Allgemeines: Große Schwäche und Erschöpfung, Zittern und Konvulsionen der Glieder. Heftige Gemütsdepression; Schwäche, Schmerz und Empfindlichkeit des ganzen Körpers, daß er sich kaum rühren kann, ohne zu wimmern. Der Geruch von Schweinefleisch, helles Licht, Berührung, die Unarten der Kinder bringen ihn außer sich.

Geist und Gemüt: Sehr ängstlich und schreckhaft, traurig und reizbar. Äußere Eindrücke, zum Beispiel helles Licht, scharfe Gerüche, Berührung, die Untaten anderer, bringen ihn aus der Fassung. Schwächung aller geistigen Funktionen. Gedächtnisschwäche, er vergißt seine Gedanken, während er sie aussprechen will, und kann nur mit Mühe die Gedanken zusammenbringen, um seine Worte fortzusetzen.
Unruhiger, nicht erfrischender Schlaf. Schlaflosigkeit nachts, tagsüber sehr schläfrig.

Neuralgien.

Kopf: Neuralgiforme Schmerzen an verschiedenen Teilen des Kopfes und über den Augen mit Besserung durch Wärme und Bettruhe. Benommenheit mit kalter Stirne. Kopfschmerzen bei jeder Bewegung von solcher

Heftigkeit, daß jedes leichte Geräusch unerträglich wird.

Augen: Sehvermögen ungewöhnlich scharf.

Gesicht: Eingefallen, erdfahl. Lippen, Nase und Ohren blau. Gesichtszüge verzerrt, Zuckungen und Krämpfe im Gesicht.

Nase: Geruchsinn sehr scharf, so daß er Laboratoriumsarbeiten nicht ausführen kann. Ganz indifferente Gerüche, wie z. B. Brot, rufen Übelkeit hervor.

Atmungsorgane: Kitzeln im Kehlkopf und in der Luftröhre mit Husten.

Endokarditis, Perikarditis sicca und exsudativa.

Herz und Kreislauf: Herz verlangsamt oder stark beschleunigt. Puls elend und kaum fühlbar. Ziehende, pressende und schießende Schmerzen mit Bangigkeit und Angstgefühl in der Brust und in der Herzgegend, schlimmer durch Atmen. – Kollaps mit blauen Lippen, blauer Nase und Ohren, blauen Fingernägeln sowie kalten, klebrigen Schweißen.

Gastritis und Gastroenteritis, Cholera, Herbstruhr, Dysenterie, Typhus.

Verdauungsorgane: Brennen und Trockenheit im Mund und im Hals, trotz Speichelfluß. Viel Durst; reichlicher Speichelfluß. Bitterer oder fader Geschmack. Zunge belegt, meist dick-weiß, auch gelb oder braun.

Verlust des Appetits oder Heißhunger. Er hat wohl Appetit auf mancherlei Speisen, wenn er sie aber sieht oder auch nur riecht, wird es ihm übel und ekelt es ihm. Ekel vor Fisch, Eier und fettem Fleisch. Übelkeit und heftiges anhaltendes Erbrechen von Speisen, Galle, Schleim und Wasser. Heftiges Brennen im Magen oder Gefühl von Eiseskälte. Magenschmerzen, kann nicht die geringste Berührung ertragen.

Leib meteoristisch aufgetrieben, voller Blähungen, kolikartige Schmerzen zum Zusammenkrümmen. Jede Bewegung bringt Verschlimmerung hervor. Er liegt deshalb bewegungslos in zusammengekrümmter Haltung. Schmerzen bei Berührung.

Durchfälle wäßrig, mit glasigem Schleim wie Darmschabsel, blutig, sehr übelriechend. Dabei große Erschöpfung und drohender Kollaps. Durchfall mit starkem Tenesmus; vergeblicher Drang vor dem Stuhl, auch Wiederauftreten des Drangs nach dem Stuhl. Auch Durchfall mit unwillkürlichem Stuhlgang.

Gichtniere,
Nephritis nach Scharlach.

Harnorgane: Harn vermindert, dunkel, feuerrot, auch blutig, oder stark vermehrt und hell. Weißer Satz im Harn. Zerren in der Lendengegend und in den Harnwegen mit ständigem Harndrang. Schründiges Gefühl in der Harnröhre beim Wasserlassen mit ständigem Harndrang.

Subakuter und chron. **Gelenkrheumatismus.** **Gicht,** Sehnenscheidenentzündung.
Akute Schübe von Arthrose oder Lumbalsyndrom.

Glieder, Muskeln und Gelenke: Schmerzen in Muskeln und Gelenken mit Schwellung der Gelenke und Empfindlichkeit gegen Berührung. Die Schmerzen sind oft mit einer außergewöhnlichen Schwäche und Lähmigkeit verbunden. Infolge schmerzhafter Lähmung, besonders in den Knien, sinkt er zusammen. Lähmung der Nackenmuskeln, so daß der Kopf rückwärts fällt, wenn das Kind aufgerichtet wird. Schießende und ziehende Schmerzen in den Gelenken und im Periost, mit lähmungsartiger Schwäche und auch mit wirklicher Lähmung. Befallen sind sowohl die großen wie die kleinen Gelenke (zum Beispiel Ferse, Hand- und Fingergelenke). Bevorzugt erscheint die Kreuz- und Steißbeingegend. Schmerzen in den Fingerspitzen auf der Volarseite.
Verschlimmerung tritt ein durch Bewegung, seltener ist Besserung durch Bewegung. Kälte und ⊙ naßkaltes Wetter verschlimmern, auch Wetterwechsel verschlimmert die Gliederschmerzen.
Spasmen und schmerzhafte Konvulsionen der Glieder, Zittern der Hände.

Wärmeregulierung: Mangel an Wärme, selbst im Bett. Haut kalt, mit herabgesetzter Temperatur der Haut. Klebrige, kalte Schweiße und kalte Glieder. Auch Hitzegefühle mit heißer Haut und Neigung zu vielem Schwitzen von saurem Geruch.

Dosierung

Bei Gicht werden die niederen Verdünnungen, D 2 bis D 4, selbst die Tinktur gegeben. Die niederen Potenzen werden mit Vorteil auch in den anfallfreien Zeiten gebraucht. Bei akuten Herzentzündungen und bei Krankheiten der Verdauungsorgane sind D 3 bis D 6 üblich. Bei guter Übereinstimmung der feineren Symptomatik, besonders auch der Unverträglichkeit durch Speisegeruch, auch Hochpotenzen.

Vergleichsmittel

Bei Herzleiden: *Spigelia, Kalmia, Aconitum.*
Bei Gelenkrheumatismus und Gicht: *Thuja, Antimonium crudum* und *tartaricum* (Verschlimmerung durch naßkaltes Wetter) und *Rhododendron, Bryonia* (Verschlimmerung durch Bewegung).
Bei Cholera: *Arsenicum album* und *Veratrum album.*
Bei Durchfall mit viel Tenesmus: *Mercurius* und *Aristolochia.*
Bei Durchfall mit Kollaps: *Veratrum album, Cuprum, Camphora und Carbo vegetabilis*, bei Verschlimmerung durch Speisegerüche *Arsenicum, Cocculus* und *Sepia.*
Trockenheit des Mundes: *Nux moschata* (trotz Trockenheit kein Durst), *Mandragora.*
Lähmungsartige Schwäche der Beine: *Cobaltum, Conium.*
Nierenentzündung: *Cantharis, Terebinthina, Acidum nitricum.*
Gicht: *Antimonium crudum, Ledum, Acidum benzoicum, Berberis.*

Collinsonia canadensis

Herkunft des Mittels

Collinsonia canadensis, die Grießwurzel (Fam. nat. Libiatae), wächst im atlantischen Nordamerika. Verwendet wird der frische Wurzelstock. Über die Inhaltsstoffe der Tinktur wurde ein saponinartiges Glykosid, ätherlösliches Harz, ein diuretisch wirkendes Alkaloid und Gerbsäure genannt.

Hauptrichtung

Wird in der Homöopathie fast ausschließlich gegen **venöse Stauungen im Becken mit Verstopfung und Hämorrhoiden** verwandt. In ihrer Heimat hat sie einen Ruf bei Steinleiden, Harngrieß, daher der Name Grießwurzel, ferner gegen Wassersucht und Herzleiden, gegen Uterusanschoppung und -verlagerung, als Wundmittel bei Verletzungen und Quetschungen. – Sie ist nur unvollkommen geprüft.

Literatur

ALLEN: Encyclopedia, Bd. III u. X.
HALE: New Remedies. Die Arzneimittelprüfung stammt von nur 2 Prüfern. Die Herzstörungen und Pulsbeschleunigung sind zwar bei HALE als pathogenetische Symptome angeführt, doch scheint mir dies zweifelhaft, da sie in der Prüfung nicht erwähnt werden. Ich habe sie daher unter die klinischen Symptome eingereiht.

Arzneimittelbild

Verstopfung mit Hämorrhoiden, Verstopfung bei Uterusanschoppung, bei Verlagerung, in der Schwangerschaft. **Atonische Obstipation.** Durchfälle wechselnd mit Verstopfung. Pruritus vulvae, Gebärmutterverlagerung und -anschoppung. Fernsymptome von Pfortaderstauung, wie Kopfschmerzen, Rachenkatarrh, Kehlkopfkatarrh, Varizen.

Verdauungsorgane: Gelb belegte Zunge mit bitterem Geschmack. Druck und Übelkeit im Magen, krampfartige Schmerzen in der Magengegend. Scharfe schießende Schmerzen im Hypogastrium, alle paar Minuten sich wiederholend.
Verstopfung mit hellfarbigen, knolligen Stühlen. Durchfall, schleimig und gallig, mit kolikartigen Leibschmerzen vor und nach dem Stuhl. Abgang von Blut mit dem Stuhl.
Kopfschmerzen begleiten diese Beschwerden.

Funktionelle Herzstörungen bei Pfortaderstauung.

Herz: ⊙ Funktionelle Störungen mit Beschleunigung der Herztätigkeit. ⊙ Anfälle von Herzschwäche, Beengung und Atmnot, schlimmer bei geringster Bewegung, Puls beschleunigt, 130–140 in der Minute. ⊙ Herzbeschwerden als Folge von Abdominalplethora oder im Wechsel mit Hämorrhoidalblutungen.

Nervensystem: Gefühl, als seien die Lippen, das Gesicht und der Kopf mächtig vergrößert und mit Nadeln gestochen, die Arme von dem Ellbogen bis zu den Fingern wie eingeschlafen. Auch die Beine werden wie zu groß gefühlt und wie taub, sie scheinen elefantenartig dick und gefühllos (*Nux vomica* hat diese durch Collinsonia erzeugten Gefühlsstörungen beseitigt).

Dosierung

Ø bis D 3. Joh. BERGMANN gab bei Schwangerschaftsverstopfung 3mal täglich 8 bis 10 Tropfen D 1. A. STIEGELE hält darauf, daß Collinsoniapulver, also die Verreibung aus der Wurzel, gegeben wird, und empfiehlt sie. RITTER hat D 2 – D 4 – D 6 bei neurozirkulatorischer Dystonie im Unterleib erfolgreich gefunden.

Vergleichsmittel

Aesculus, Carduus marianus, Nux vomica, Sulfur, Chelidonium, Podophyllum, Mandragora, Lycopodium.

Colocynthis

Herkunft des Mittels

Citrullus Colocynthis, die Koloquinte (Fam. nat. Cucurbitaceae), wächst in Nordafrika. Verwendet werden die geschälten und entkernten Früchte, die ein apfelartiges Aussehen haben.

Wirkung

Die dem Colocynthin früher zugeschriebene Wirkung führt man heute auf die Cucurbitacine zurück. Davon wurden folgende isoliert: Elaternid, Elaterinicin-B-glykosid. Ferner Chlorogen-, Kaffee- und Ferulasäure. Die Allopathie nützt nur die abführende Wirkung der Koloquinte aus, welche durch eine Erregung der Darmmuskulatur, und zwar sowohl im Dünndarm wie im Dickdarm, zustande kommt. Bei Vergiftung kommt es zu blutigen Durchfällen, Entzündung und selbst Perforation des Darms. Die Nieren zeigen im Tierversuch Hyperämie und Nierenschädigung. Neben der abführenden Wirkung ist aus dem Altertum noch die Behandlung des Hüftwehs überliefert.

In der Homöopathie sind es zwei Gruppen von Symptomen, die sich aus der Arzneimittelprüfung ergeben haben, beziehungsweise aus dieser entwickelt wurden und dementsprechend in der Therapie Verwendung finden:

1. Kolikartige Krämpfe in allen Hohlorganen des Bauches, besonders des Magens, der Gallenblase, des Darmes und der Harnleiter. Sie zwingen zum Zusammenkrümmen, verlangen nach Wärme, bessern sich durch Druck und durch Entleerung des Darmes. Ärger und Verdruß rufen eine Verschlimmerung hervor. Heftige Darmkatarrhe mit krampfartigen Schmerzen, die sich sofort nach dem Essen und Trinken verschlimmern.

Kolikartige Schmerzen in den Harnleitern und im Nierenbecken mit den gleichen Modalitäten (zum Beispiel bei Nierensteinen).

2. Schmerzen in den peripheren Nerven, krampfartig, schießend, blitzartig, wie von einer eisernen Klammer eingeschnürt, anfallsweise auftretend, besser durch Wärme und Ruhe, schlimmer durch Bewegung.

Am Nachmittag, Abend und in der Nacht tritt Verschlimmerung ein. Eine Ähnlichkeit läßt sich zu der verwandten *Bryonia* feststellen, obwohl wir dort die Triebe, hier die Früchte verwenden. Beide Arzneistoffe haben die Ärgerlichkeit des Gemüts und die darauf beruhende Verschlimmerung durch Ärger, auch die Verschlimmerung durch Bewegung in den Gliedern, obwohl letztere bei *Bryonia* wesentlich stärker ausgebildet ist.

Colocynthis gehört in die erste Reihe der homöopathischen Kolik- und Schmerzmittel. Der Erfolg ist abhängig von der Beachtung der Modalitäten. Es wird am besten vorbeugend in den Pausen zwischen den Schmerzanfällen gegeben; man kann damit häufig allopathische Analgetika ersparen. Am meisten Ähnlichkeit mit Colocynthis besitzt *Magnesium phosphoricum,* das die gleiche Besserung durch Wärme und durch Zusammenkrümmen besitzt.

Literatur

Arzneimittelprüfungen wurden vorgenommen von HAHNEMANN und von der österreichischen Prüfergesellschaft. Welche Dosen HAHNEMANN verwendete, ist, wie auch bei seinen anderen Prüfungen, nicht bekannt, die österreichischen Ärzte gebrauchten die Tinktur. Dazu kommen einige Beobachtungen bei Vergiftungen.

HAHNEMANN: Reine Arzneimittellehre und Chronische Krankheiten.
ALLEN: Encyclopedia, Bd. III u. X.
HUGHES: Cyclopaedia, Bd. II.
ARNETH-RABE-GISEVIUS: Ausgewählte Arzneimittelprotokolle, Hom. Zentralverlag 1926/27.
ARNETH: Zschr. Homöop. 1 [1844]: 1.
KURTZ: Allg. homöop. Ztg. 26: 298.
MARTIN-KRUMBHOLZ: Homöop. Vjschr., Bd. 10.
LEMBKE: N. Zschr. homöop. Klin. 15; 49, 65 – Allg. homöop. Ztg. 118, 25; 198.
MÜLLER: Zschr. Ver. homöop. Ärzte Österr. 1 [1857]: 43.

Arzneimittelbild

Leitsymptome: *Kolikartige Leibschmerzen, besser durch Zusammenkrümmen, durch Druck und durch Wärme, nach Stuhlgang und Abgang von Blähungen.*
Neuralgische Schmerzen, anfallsweise auftretend und periodisch wiederkommend, besser durch Druck und Liegen auf der befallenen Seite, besser durch Ruhe und Wärme.
Gefühl des Zusammenschnürens wie mit eisernen Klammern.
Verschlimmerung nachmittags von 16 Uhr ab und nachts.
⊙ *Verschlimmerung durch Ärger und Verdruß, durch Schreck.*
Verschlimmerung der Magen- und Darmbeschwerden durch Essen und Trinken.
Verschlimmerung durch Bewegung, auch durch Erschütterung (zum Beispiel Niesen und Husten bei Ischias).
Besserung durch Wärme, durch Ruhe, durch Druck.
Besserung durch Kaffee und Tabakrauchen.

Gemüt: Ärgerlich, reizbar und ungeduldig; große Angst und Ruhelosigkeit. Läßt sich durch jede Kleinigkeit in Wut bringen. In Schweigsamkeit versunken; ist verärgert über jedes Wort, das er reden muß.

Neuralgische und neuritische Kopfschmerzen, Migräne.

Kopf: Heftige, reißende oder drückende Schmerzen im Kopf, schlimmer durch Bücken, besser an der frischen Luft, ⊙ besser durch Binden des Kopfes und durch Wärme. Brennende, spannende, wühlende Schmerzen im Gesicht und in den Zahnreihen.

Darmkatarrh verschiedener Entstehung, mit **Kolik, Gallensteinkolik,** Peritonitis, Nabelkolik.

Magen und Darm: Anhaltend bitterer Geschmack. Magendrücken und krampfartige Bauchschmerzen mit Gasbauch und Rumpeln im Bauch und heftigem Aufstoßen, begleitet von allgemeiner Aufregung und Unruhe. ⊙ Ärger kann die Krämpfe im Bauch hervorrufen. Hochgradige Empfindlichkeit des Bauches, so daß Kleiderdruck nicht ertragen wird, während kräftiger Druck und Zusammenkrümmen erleichtern. Leibschneiden, wie wenn er

sich eine Erkältung zugezogen hätte. Er preßt die Fäuste gegen den Bauch.
Heftige, schneidende Kolikschmerzen mit dünnen (auch blutigen) Stühlen. Durchfall alsbald nach Essen und Trinken, mit reichlichen Blähungen. Gefühl, als würden die Gedärme zwischen Steinen gequetscht. Er kann nicht ruhig liegen, wirft sich im Bett umher oder wird vornübergebeugt im Zimmer umhergetrieben. Abgang von Stuhl und Blähungen bessert den Schmerz, auch kräftige Bewegung. Tabak und Kaffee bessern Kolikschmerzen.

Ovarialgie,
Nierenkolik,
Harnsaure Diathese.
Nierensteinkolik.

Harn- und Geschlechtsorgane: Starkes Drängen zum Harnlassen mit Brennen entlang der Harnröhre. Geruch des Harns verstärkt (*Acidum nitricum, Acidum benzoicum*). ⊙ Schneidende Schmerzen in den Ureteren und in den Eierstöcken mit Ruhelosigkeit, zum Zusammenkrümmen nötigend.
⊙ Schweiß riecht nach Urin.

Neuralgien und Neuritiden,
Ischias (Hauptmittel), auch
Arthritiden.

Glieder: Neigung zu schmerzhaften Muskelkrämpfen in allen Körperteilen. Schmerz im Oberschenkel, als wäre das Bein zu kurz (*Causticum*). Heftiger Schmerz im Hüftgelenk ⊙ wie in einen Schraubstock gepreßt oder wie mit eisernen Klammern festgehalten. Anziehen des Beins bessert, ebenso Daraufliegen; Verschlimmerung nachts. Ziehende, stechende, brennende Schmerzen, oft krampfartig und plötzlich einsetzend. Taubheitsgefühl in den befallenen Teilen. Die Gliederschmerzen, besonders Ischias, bessern sich durch Stuhlgang und Abgang von Blähungen (*Mandragora*).

Wärmeregulation: Sowohl Frösteln wie Hitzegefühle mit Schweiß. ⊙ Schweiß riecht nach Harn.

Dosierung

Bei Kolikschmerzen D 3 bis D 12; bei Durchfällen nicht unter D 4. Neuralgien ertragen manchmal die niederen Potenzen nicht, dann sind Potenzen ab D 10 aufwärts zu empfehlen. Doch verlangen andererseits manche Neuritiden die tiefen Verdünnungen (D 2 und D 1); man wird aber mit diesen eine Behandlung nicht beginnen.

Vergleichsmittel

Kolikschmerzen und Nervenschmerzen besser durch Wärme und Zusammenkrümmen: alle Magnesiumsalze.
Taubheitsgefühl in den befallenen Teilen: *Gnaphalium, Chamomilla, Aconitum.*
Gliederschmerzen, besser durch Abgang von Stuhl und Blähungen: *Mandragora, Agaricus.*
Nierenkolik: *Berberis, Equisetum.*
Periodisch auftretende Neuralgie: *Arsenicum, China, Cedron.*
Verschlimmerung durch Berührung, aber besser durch festen Druck: *China.*
Besserung durch Rückwärtsbeugen, im Gegensatz zu Colocynthis: *Mandragora, Belladonna, Bismutum subnitricum, Dioscorea.*

Beispiel

Ischialgie mit starken krampfartigen Schmerzen

Eine kräftige 31jährige Frau litt seit 2 Jahren an Ischialgie mit starken krampfartigen Schmerzen im linken Bein, als wären Hüftgelenk und Unterschenkel mit Klammern umschlossen, zugleich an periodischen Durchfällen mit Kolik und außerdem noch an Gesichtsneuralgie. Colocynthis D 3 besserte sofort das langwierige Leiden, und nach 14 Tagen konnte die Kranke geheilt entlassen werden. Daß hier ein wirkliches Similimum in Colocynthis vorlag, lag auf der Hand, die Patientin bot gewissermaßen einen vollendeten Abklatsch des Arzneimittelbildes von Colocynthis. Die klemmenden Schmerzen an Unterschenkel und Hüftgelenk, die Trigeminusneuralgie, mit dem charakteristischen Darmkatarrh und Kolik, gebessert durch Druck, konnten einen Zweifel, ob etwa ein anderes Mittel in Betracht komme, nicht entstehen lassen. Es war ein „Schuß ins Schwarze". (SCHIER, zit. bei STIEGELE: Homöopathische Arzneimittellehre, S. 299. Stuttgart 1949.)

Comocladia

Herkunft des Mittels

Comocladia dentata (Fam. nat. Anacardiaceae) wächst auf Kuba und steht botanisch und pharmakologisch den Rhus-Arten sehr nahe. Die geringste Berührung, mitunter selbst das Vorübergehen an einem in der Nähe befindlichen Baum, kann die heftigste Hautentzündung hervorrufen. Der Stamm und die Zweige enthalten eine milchige Flüssigkeit, die sich an der Luft schwarz färbt, ebenso die Kleidung färbt. Die Inhaltsstoffe sind noch ungenügend bekannt.

Wirkung

Die Haut juckt unerträglich, schwillt heftig und rot an, mit Blasenbildung. Es treten starke Kopfschmerzen auf, die sich besonders im (rechten) Auge lokalisieren. Die Umgebung der Augen ist ebenfalls stark geschwollen. Das Auge wird doppelt so groß gefühlt. Die beobachteten rheumatischen Beschwerden sind, wie bei *Rhus toxicodendron*, besser bei Bewegung und schlimmer in Ruhe.

Literatur

HOUARD: Philadelphia J. Homoeop. 4, 74. Die Arzneimittelprüfung wurde von HOUARD berichtet und wurde von 5 Personen mit der Tinktur vorgenommen. Dort wurde auch noch über eine unabsichtliche Prüfung (OTTO) berichtet.
ALLEN: Encyclopedia, Bd. III.
HUGHES: Cyclopaedia, Bd. II.

Arzneimittelbild

Modalitäten: *Verschlimmerung durch Wärme, Berührung, nachts.*

Kopf: Schweregefühl im Kopf und Vergrößerungsgefühl.
Verschlimmerung der Kopfbeschwerden am warmen Ofen und beim Bücken. Scharfer Schmerz in der rechten Schläfenregion.

Konjunktivitis, Ziliarneuralgie.

Augen: Augenlider rot und geschwollen, die Gefäße der Bindehäute kongestioniert, mit reichlicher Tränenabsonderung. Die Augen werden schwerer und größer gefühlt, schmerzhaft und wie wenn etwas die Augäpfel aus den Höhlen, nach abwärts und auswärts drücken würde. Das rechte Auge wird sehr schmerzhaft, viel größer und mehr vorgetrieben als das linke empfunden. Die Augen verschlimmern sich bei Bewegung des Kopfes, durch Lesen, durch Blicken in ein Kerzenlicht und auf helle Gegenstände.

Gesicht: Gesicht fürchterlich geschwollen, die Augen aus den Höhlen vorgetrieben und derart geschwollen, daß ich nur mit dem linken Auge einen schwachen Schimmer wahrnehmen konnte.

Atmungsorgane: Leichter Reizhusten bei Nacht, im Bett.

Myalgien,
Neuralgien.

Muskulatur und Glieder: Rheumatische Schmerzen am ganzen Körper, scharf, stechend, brennend. Bewegung bessert.

Verdauungsorgane: Zunge dunkelgelb belegt. Zahnschmerzen, besser bei Druck. Zahnfleisch entzündet. Unterlippe mit Bläschen besetzt und geschwollen. Wundheitsgefühl im Bauch, die Atmung beeinträchtigend. Leib aufgetrieben und gebläht.

Urtikaria.
Erysipelas bullosum.
Ulzera der Haut.
Herpes zoster (gangraenosus).

Haut: Heftiges Jucken, Röte und erysipelatöse Schwellung des Gesichtes, der Hände und anderer Teile des Körpers, gefolgt von Bildung gelblicher Blasen und Abschälen der Haut. Schmerzhaftes Brennen an Gesicht und Armen. Ausbruch eines roten Hauterythems wie Scharlach.

⊙ Entzündung der Haut, gefolgt von tiefen, hartrandigen Geschwüren, eine dicke, eitrige, grüngelbe Masse absondernd, von sehr üblem Geruch; die Wunden sahen aus wie rohes Fleisch, die Haut bedeckt mit kleinen, hellen Schuppen.

Dosierung

Potenzen von (D 3) D 4 an aufwärts.

Vergleichsmittel

Anacardium, Rhus toxicodendron und *venenata, Euphorbium, Mancinella, Apis.*

Condurango

(Cundurango)

Herkunft des Mittels

Die Condurangorinde wird von einem in den Anden (Equador) heimischen Kletterstrauch, **Gonobulus condurango** (Fam. nat. Asclepiadaceae), gewonnen. Sie enthält unter anderem ein (nicht herzwirksames) Glykosid Condurangin, das nach KOBERT Wirkungen auf das Zentralnervensystem, zuerst erregende, dann lähmende, ausübt. Weiter fand man Digitanolglykoside.

Klinischer Gebrauch

Die Tinktur beziehungsweise der Extrakt wird vielfach als Stomachikum geschätzt.

In jüngerer Zeit sind keine Heilungen mehr von Krebsfällen bekannt geworden, während Clotar MÜLLER, BURNETT und DUDGEON (Hom. World XXIV, 543) von Heilungen an unzweifelhaft Krebskranken berichten.
STAUFFER sah keinen Erfolg bei Magenkrebs, außer einer vorübergehenden Anregung des Appetits, empfiehlt es aber bei trockenen und rissigen Rhagaden an Lippen und Mundwinkeln. (Oft hängen ja letztere mit einer Untersäuerung des Magens zusammen.) BURNETT betrachtet die schmerzhaften Risse der Mundwinkel als Schlüsselsymptom bei der Verordnung von Condurango und gibt an, damit Patienten geheilt zu haben, welche dieses Symptom als Begleiterscheinung anderer Krankheiten aufwiesen. Er schreibt Condurango auch eine starke Affinität zur Zunge zu.
Kennzeichnend sind folgende Indikationen: andauernde schmerzhafte Reizung des Magens, der Schleimhäute und der Haut, besonders an allen Übergängen der Haut zur Schleimhaut (Fissuren und Ulzerationen).
Bei Ösophagusschmerzen (brennende Schmerzen hinter dem Sternum, die Nahrung scheint steckenzubleiben).
Bei Epitheliomen, besonders an Zunge, Lippen, Ösophagus, Anus und der Brust, wenn sie brennende Schmerzen verursachen.

Prüfung

Es wurden 4 AMP mit je einer Prüfperson durchgeführt; dabei ergaben sich folgende Symptome: das Auftreten einer kleinen Pustel an der rechten Seite der Zungenspitze, ein Riß im rechten Mundwinkel, starke Magenschmerzen mit Völlegefühl ohne Einfluß von bestimmten Speisen und Getränken oder von warm oder kalt. An der Haut bildeten sich Pickel und Furunkel.

Dosierung

D 2 bis D 3, auch Tinktur (= D 1).
Bei fehlender Magensäure hat sich die Tinktur 5–10 Tropfen in 2–3 Löffel Wasser 10–15 Minuten vor dem Essen oft bewährt.
VOISIN empfiehlt bei Fissuren an den Orifizien, bei Hautulzerationen und Ösophagusbeschwerden die C-Potenzen.

Vergleichsmittel

Fissuren an Lippen bluten leichter und sind schmerzhafter: *Acidum nitricum.*

Literatur

ALLEN: Encyclopedia Band 4, Seite 1, Band 10, Seite 499.
BRAUN: Rezeptmäßige Arzneiverordnung, Seite 160, 1947.
HUGHES und DAKE: Cyclop. Band 2, Seite 463, 1866.
Stauffer Arzneimittellehre, 4. Aufl., Seite 248.
VOISIN: Materia Medica des hom. Praktikers, Seite 466.

Conium

Herkunft des Mittels

Conium maculatum, der Schierling (Fam. nat. Umbelliferae), wächst in Europa und Asien. Zur arzneilichen Verwendung gelangt in der Homöopathie das frische, blühende Kraut. Als Arznei konnte das von alters her als tödlich wirkend bekannte Gift erst durch die homöopathische Dosierung Verwendung finden.

Pharmakologie und Toxikologie

Als wirksamer Bestandteil ist das Alkaloid *Coniin* zu betrachten, das in der Wurzel zu 0,1% und in den reifen Samen zu 1% enthalten ist, sowie andere mit Conium verwandte Alkaloide, unter denen das noch stärkere Conicein zu nennen ist. Ein Flavon Diosmin, Chlorogensäure.
Tiere bekommen durch das Fressen des Schierlings Schwindel und Muskelzittern, Taumeln und Lähmung sowie Atmungskrämpfe, durch welch letztere der Tod eintreten kann. Ferner beobachtet man Speichelfluß und vermehrte Tränensekretion, Aufblähung des Leibes. Die Symptome am Menschen entsprechen denen an Tieren. Eines der ersten Symptome ist Schwindel, dann Schwäche der Glieder, später Lähmung. Die

Haut wird blaß und bläulich, es wird von den Vergifteten Kälte und Ameisenlaufen angegeben, der Puls ist klein und schwach und verlangsamt, die Atmung erschwert und das Schlucken behindert. Dazu treten Störung der Artikulation und Doppeltsehen, auch ohnmachtähnliche Bewußtlosigkeit auf. Der Tod erfolgt durch Atemlähmung. Von seiten des Magens und Darmes sind Schmerzen im Magen, Erbrechen und Durchfälle, gelegentlich mit Blutabgang, zu nennen. Bei Sektionen von mit *Coniin* vergifteten Tieren hat SCHROFF festgestellt: Die Schleimhaut des Magens und Dünndarms war in großen Gebieten gerötet mit Injektion der feinsten Gefäße. Herzmuskel bis in die feinsten Gefäße injiziert, ebenso Injektion der Hirnhäute und des Plexus chorioideus. Rindensubstanz blutreich. Luftröhre in den Zwischenräumen der Knorpelringe injiziert.

Wirkung

Die Wirkung auf den menschlichen Organismus gliedert sich in ein Zusammenspiel von 3 Gruppen von Symptomen, die in Wirklichkeit aufs engste miteinander verwoben sind, zum Zweck der Übersicht jedoch in folgender Weise getrennt werden können:

1. Die Schleimhäute, das Lymphsystem mit den Lymphknoten, dazu alle echten Drüsen sind betroffen in Form von Reizung der Schleimhäute, mit Schwellung aller Drüsen und folgender Atrophie. Die äußere Verwendung als Salben und Kataplasmen wurde von alters her gegen Verhärtungen, gegen Drüsengeschwülste und gegen „hitzige Gebresten", gegen Husten und gegen Asthma gebraucht. In der homöopathischen Arzneimittelprüfung finden wir einen katarrhalischen Zustand aller Schleimhäute, unter anderem der Atemwege mit Kitzelhusten von krampfartigem Charakter, schlimmer nachts und im Liegen, der zum Gebrauch bei Husten alter Leute, bei Lungentuberkulose, bei Hilusdrüsentuberkulose und bei Keuchhusten geführt hat. Die Konjunktiven sind entzündet, wobei ein Mißverhältnis zwischen der starken Lichtempfindlichkeit, welche durch die Reizung der Augennerven bedingt ist, und der verhältnismäßig nicht so starken Rötung der Augen auffällt. An den Verdauungsorganen ist ebenfalls eine allgemeine Reizung der Schleimhäute wie der zugehörigen Drüsen erkennbar. Am Mund finden sich Trockenheit des Mundes wie Speichelfluß, Zunge wie geschwollen, Trockenheit im Mund oder Speichelfluß, Zunge wie gelähmt, kann nicht artikulieren (infolge Störung der Innervation, siehe unten). Wie an den Bronchien ist auch in der Speiseröhre, im Magen und Darm ein spastischer Einschlag der Beschwerden vorhanden. Symptome, die aus der Vielzahl herausragen, sind Magenschmerzen, die sich durch Essen bessern (siehe unten unter Schilddrüse), und Schwächegefühl nach dem Stuhl.
An der Haut treten allerlei Entzündlichkeiten auf: Papeln, Pickel, Pusteln. Jucken, Brennen, auch Kribbeln der Haut.

2. Als ein Sonderfall der Beziehungen zum gesamten Drüsensystem kann die Beziehung zum innersekretorischen System, insbesondere den Geschlechtsorganen, betrachtet werden. Bei Männern wird eine Überreizung des Geschlechtstriebs,

ebenso wie eine völlige Abstumpfung der Libido beobachtet. Schon beim Tändeln mit einer Frauensperson erfolgt ein Samenerguß, oder Libido ohne Erektion, oder gehäufte Pollutionen treten auf. Bei Frauen wird ein Sistieren der Menses wie ein verfrühtes Auftreten derselben und starker Fluor beobachtet. Die Brüste sind schmerzhaft und spannen. Bei Frauen, die Conium eingenommen hatten, um die Milch zu vertreiben, bildete sich eine Atrophie der Mammae aus. Conium hat sich einen Ruf erworben bei Männern, welche mit ihrem Triebleben nicht in Harmonie gelangen können und dadurch in eine depressive Verfassung oder in einen Schwäche- und Reizzustand der Nerven geraten. Es ist angezeigt bei Folgen von sexueller Ausschweifung, wie Schwindel, Gedächtnisschwäche, Unfähigkeit zu denken, Tremor, oder Menschen, die nach Geschlechtsverkehr sich besonders geschwächt fühlen, oder bei sexueller Neurasthenie infolge erzwungener sexueller Abstinenz nach plötzlicher Unterbrechung der sexuellen Beziehungen, zum Beispiel bei Witwern und Witwen. Diese Verwendung ist schon uralt, MATHIOLUS belehrt uns 1536 darüber, indem er berichtet, daß der Brei aus den zerquetschten Blättern, auf die Hoden gelegt, „benimpt die begir der unkeuschheit / verschwendet den natürlichen Samen / und verstellet den nächtlichen Samenfluß / gehört in die Klöster / für die keuschen Ordensleute / damit sie ir gelübd desto baß mögen halten – –". Die Homöopathie aber ergibt erst die Möglichkeit, den Schierling ohne Schaden und mit größerer Sicherheit des Erfolgs durch Berücksichtigung des Gesamtbildes anzuwenden. Nach KENT ist bei sexueller Überreiztheit der Frauen *Apis* vorzuziehen.

Aus therapeutischer Erfahrung ist eine Besserung von Sodbrennen durch Essen bekannt. Diese Modalität besitzt nach eigener Erfahrung nicht nur Bedeutung für Magenbeschwerden, sondern für das ganze Nervenleben, indem die Zittrigkeit, Gedankenschwäche und Benommenheit des Kopfes einschließlich des Schwindels sich bessern durch Essen. Besserung des Kopfschmerzes durch Essen ist durch die Prüfung belegt. Selbst basedowoide Typen und Thyreotoxiker können auf Grund dieses Syndroms gebessert werden, so daß ich die Vermutung aussprechen möchte, daß Conium eine organotrope Beziehung zur Schilddrüse besitzt. Diese Vermutung erfährt durch die Prüfung von HAHNEMANN eine Bestätigung, indem sich dort, ohne daß mir dies zunächst bekannt war und ohne daß dies auch von anderen Autoren beachtet wurde, die Symptome finden: „anscheinende Verdickung des Halses" und „Vermehrung der Kropfgeschwulst".

3. Sein besonderes Gesicht bekommt das Conium-Bild erst durch die Symptome aus dem Bereich des Gehirns und Rückenmarks. Die Gemütsverfassung liegt zwischen ängstlicher, furchtsamer Erregung mit Mißmut und Neigung zu Ärger und Zorn, auch Heiterkeit und närrischem Wesen auf der einen Seite, und Gleichgültigkeit und Teilnahmslosigkeit, Menschenscheu und Unlust zu jeder geistigen Arbeit auf der anderen Seite.

Geistig tritt eine Benommenheit des Kopfes mit Unfähigkeit, neue Eindrücke aufzunehmen und zu denken, dazu Schwindel bei jeder Lageveränderung, selbst beim Drehen des Kopfes im Bett, auf.

Im Bereich der motorischen Nerven liegt der Raum, in dem sich die Wirkung bewegt, zwischen Spasmen, Störung der Koordination und lähmungsartiger Schwäche, um schließlich in zentralbedingte volle Lähmung überzugehen.
Die willkürliche Muskulatur zeigt Zittern, Zucken, Fibrillieren, auch Krämpfe, dazu auffallende Schwäche bei geringer Betätigung und schließlich Übergang in Lähmung, die von den Beinen aufsteigt. Lähmungsartige Schwäche wird auch an der Zunge beobachtet mit dem Gefühl, als sei die Zunge steif, es besteht Schwierigkeit, zu artikulieren. Durch Parese der Augenmuskeln tritt Schielen und Doppeltsehen auf. Der Einfluß auf das Vertibularorgan (Schwindel) mit der Ataxie der willkürlichen Muskeln ergibt bei Greisen einen typischen schwankenden und unsicheren Gang.
Der Einfluß der vegetativen Nerven auf die glatte Muskulatur zeigt sich gleichfalls in Spasmen, die zu einem spastischen Husten, zu Krämpfen der Speiseröhre, des Magens und des Darmes führen. Das Kopfweh hat einen kongestiven Charakter (wie zum Platzen), andererseits wird eine bläulich-livide Hautfarbe und kalte Schweiße als Zeichen von Atonie der Kapillaren und beginnenden Kollapses gefunden. Durch Störung der Adaptation der Augen kommt es zu unscharfem Sehen und zu Nausea. Die Schweiße sind erheblich vermehrt, sie treten bei geringer Anstrengung oder des Nachts auf. Auch kalte Schweiße an den Händen ist ein Symptom, das in die neurovegative Situation paßt. Das eigenartige Symptom der „Schweiße, sobald man einschläft oder sobald man die Augen schließt", zeigt eine Verkoppelung der Schweißsekretion mit der Bewußtseinslage des beginnenden Schlafes.
Neben den Krankheitsbildern der sexuellen Neurose und der Thyreotoxikose sind es besonders Vorgänge verfrühten Alterns, die hervorgehen aus den Rückbildungsvorgängen der Geschlechtsdrüsen und Störungen des Greisenalters einschließlich der Arteriosklerose, die nicht selten Conium erfordern. Auch bei multipler Sklerose liegen Empfehlungen vor.
Aus den Modalitäten ist hervorzuheben die Verschlimmerung durch geringe körperliche oder geistige Anstrengung, die Verschlimmerung durch Geschlechtsverkehr oder Samenverluste, durch Kälte und in der Ruhe (Gliederschmerzen). Verschlimmerungszeit sowohl der seelisch-geistigen wie der somatischen Sphäre liegt in der Nacht und morgens nach dem Erwachen, Verschlimmerung nach Schlaf (zum Beispiel Mittagschlaf).
Der **typische Conium-Patient** ist gekennzeichnet durch eine Unausgeglichenheit und Disharmonie des innersekretorischen Systems mit dem entsprechenden Äquivalent im Zentralnervensystem, wie man sie mit Vorliebe bei alternden oder vorzeitig alternden Menschen mit sexuellen Schwächezuständen und Störungen im sexuellen Triebleben oder anderen Erkrankungen, bei denen die innersekretorischen Drüsen nicht ausbalanciert sind, auch bei basedowoiden Menschen, trifft. Zu den hervorstechendsten Symptomen gehören Benommenheit der Gedanken mit Schwindel bei jedem Lagewechsel und mit Gedächtnisschwäche, Melancholie und Menschenscheu, Zittern und lähmige Schwäche der Glieder mit Verschlimmerung aller Beschwerden, wenn er nicht rechtzeitig zu essen bekommt.

Argentum nitricum besitzt große Ähnlichkeit mit Conium; die beiden können daher oft füreinander eintreten oder aufeinander folgen. Die Vergleichspunkte liegen einmal in den nervösen Symptomen mit Schwindel infolge nervöser Schwäche (bei *Argentum nitricum* vielleicht mehr mit Verschwinden der Gedanken und infolge geistiger Anstrengung, bei Conium mehr durch Lageveränderung eintretend), den Magenbeschwerden und der Beziehung zu Tumoren, wobei Conium mehr für Drüsentumoren, entsprechend seiner Affinität zum Drüsensystem, *Argentum* mehr für Schleimhautulzera durch seine Beziehung zu den Schleimhäuten geeignet ist. Doch reicht Conium an Breitenwirkung über das Argentum-nitricum-Bild hinaus durch die tiefen innersekretorischen Beziehungen.

Literatur

Die Arzneimittelprüfung wurde von HAHNEMANN vorgenommen und zuerst in der Reinen Arzneimittellehre veröffentlicht und in den Chronischen Krankheiten 1. und 2. Auflage durch weitere Symptome ergänzt. Der älteste Bericht über den Verlauf einer tödlichen Vergiftung ist wohl der von der Hinrichtung des SOKRATES durch den Schierlingsbecher. Weitere Beobachtungen haben beigesteuert:
LEMBKE: Allg. homöop. Ztg. 47: 177, 184; 49: 185;
KOLLIKER: Allg. homöop. Ztg. 56, 9;
SCHNELLER: Zschr. der k. u. k. Ges. Ärzte Wien, Jahrg. 2, Bd. 2;
SCHLOSSER: Allg. homöop. Zschr. 56, 9.
Die Enzyklopädien von ALLEN und HUGHES haben alle diese Angaben gesammelt und durch weitere toxikologische Beobachtungen erweitert.

Arzneimittelbild

Leitsymptome: *Schwindel bei jeder Lageveränderung, selbst schon beim Umdrehen im Bett.*
Unfähigkeit zu denken mit Schwinden der Gedanken und Gedächtnisschwäche.
Hypochondrie mit Menschenscheu, aber doch Furcht vor Alleinsein, nicht selten auf Grund sexueller Störungen oder ⊙ im Alter.
Große Mattigkeit und Muskelschwäche der Glieder mit Zittern der Muskeln, besonders in den Beinen; Tremor der Hände, klonische Krämpfe. Schwäche, die zum Niederlegen zwingt.
Koordinationsstörungen bei Bewegungen der Glieder, an der Zunge (beim Sprechen), den Augen (Doppeltsehen).
Neigung zu Schweißen, Schweiße beim Einschlafen, selbst schon beim Augenschließen.
Kalter Schweiß an den Handtellern und Fingern.
⊙ *Besserung der Magenbeschwerden und des Gesamtbefindens durch Essen.*
⊙ *Tumorbildung als Folge von Stoß und Schlag, Drüsenverhärtungen; bei bösartigen Tumoren als Palliativ.*
Nervöse Störungen als Folge von sexueller Schwäche oder Überreizung.
⊙ *Verschlimmerung durch Geschlechtsverkehr und Samenverluste.*
Verschlimmerung nachts und morgens nach dem Erwachen.
Verschlimmerung durch Schlaf, auch Mittagschlaf.
Verschlimmerung durch eine geringe Menge Alkohol.

Verschlimmerung durch körperliche und geistige Anstrengung, durch Kälte, in der Ruhe (Gliederschmerzen).

Hypochondrie, besonders auf sexueller Basis und bei Altersschwäche. Sexuelle Neurasthenie. **Zerebralsklerose. Hyperthyreose. Multiple Sklerose** mit Tremor und Harnbeschwerden (besonders bei Männern).

Geist und Gemüt: Gemütsverstimmung in Form von Ängstlichkeit und Furcht, Todesgedanken, Mißmut und Verdrießlichkeit, oder auch heiteres, freies Gemüt. Geneigtheit zu Zorn und Ärger, außerordentliche Reizbarkeit wie auch Gleichgültigkeit und Teilnahmslosigkeit.

Menschenscheu, aber trotzdem Furcht vor dem Alleinsein.

Unlust und Unfähigkeit zu jeder geistigen Arbeit.

Verlust des Gedächtnisses, außerordentliche Unbesinnlichkeit und Eingenommenheit des Kopfes nach dem Schlaf, auch wenn er gut war. Er kann das Gelesene nicht verstehen und sich beim Sprechen nicht recht ausdrücken, verspricht sich leicht. Nach dem Erwachen vom Mittagschlaf Kraftlosigkeit. Nervöse Schwäche mit Zittrigkeit und Ohnmacht, muß sich deshalb niederlegen. Schwindel bei Drehen des Kopfes, selbst im Bett und beim Drehen zur Seite, mit großer Übelkeit; alles dreht sich im Kreise.

Schon eine geringe Menge eines geistigen Getränkes berauscht ihn.

⊙ Essen bessert die nervösen Beschwerden und das Gesamtbefinden.

Schlaf: Tagsüber schläfrig, selbst am Morgen nach dem Aufstehen, mit Kopfweh nach dem Erwachen. Nachts unruhiger, unterbrochener Schlaf mit lebhaften, angstvollen Träumen. Morgens nach dem Erwachen unausgeschlafen und müde, Eingenommenheit und Schwere des Kopfes, Kopfschmerzen.

Kopf: Blutandrang zum Kopf und Klopfen der Arterien, pulsierender Kopfschmerz. Kopf wie zu voll, als wolle das Gehirn bersten, morgens nach dem Erwachen. Kopfschmerzen mit größter Empfindlichkeit gegen jede Erschütterung (zum Beispiel beim Auftreten), selbst gegen Geräusche. Kopfschmerzen bei leerem Magen, besser durch Essen. Schwindel: s. o.

Konjunktivitis, skrofulöse Ophthalmie bei Alten. Parese der Augenmuskeln. Störungen der Adaptation. Lähmung des N. opticus.

Augen: Bindehautkatarrh mit auffallend starker Lichtscheu, stärker, als man nach dem Grad der Entzündung erwartet. Pupillen erweitert. Überempfindlichkeit gegen Lichteindrücke; dunkle oder helle Flecken vor den Augen, feurige Blitze; vorübergehende Blindheit. ⊙ Gegenstände erscheinen rot. Adaptation erschwert; beim Wechsel des Fixierens ferner und naher Gegenstände wird er wie seekrank, sofort besser durch Augenschließen. Weitsichtigkeit oder größere Kurzsichtigkeit (bei einem Myopen). Dunkelheit vor den Augen. Doppeltsehen infolge Augenmuskelparese, Schielen. Druck auf die Augenlider, kann sie kaum heben.

Ohren: Gehör schmerzhaft überempfindlich, kann kein Geräusch ertragen, Sausen und Klingen in den Ohren.

Gesicht: Verfallen, blaßbläulich, oder kongestioniert. Zucken der Gesichtsmuskeln.

Hals: Verdickung des Halses, Vermehrung der Kropfgeschwulst.

Bronchitis, Hilusdrüsen-Tbc, Keuchhusten, Lungen-Tbc, Emphysem alter Leute.

Luftwege: Nase blutet leicht. Starke Schleimabsonderung. Geruchsempfindlichkeit gesteigert.
Heiserkeit, krampfhafter Husten, verursacht durch ein Kitzeln im Hals, von einer kleinen Stelle im Hals ausgehend, schlimmer nachts und im Liegen. Aufsitzen bessert den Husten. ⊙ Der Schleim muß verschluckt werden, da er nicht herausbefördert werden kann. ⊙ Der Husten ist mitbedingt durch eine Schwellung der Bronchialdrüsen.

Herz und Kreislauf: Heftiges Herzklopfen, harter, beschleunigter Puls, oder ungewöhnlich langsamer Puls (bis zu 30 Schlägen). Der Puls wird im ganzen Körper wahrgenommen.
Ohnmachtsartige Schwäche, Haut kalt und zyanotisch, Ausbruch von kaltem Schweiß.

Magenkatarrh, Azidismus, thyreotoxische Magenstörungen.

Verdauungsorgane: Ständiger Salzgeschmack im Munde. Zunge wie gelähmt, Sprechen erschwert, man kann nicht artikulieren. Auf der Zunge roter oder schmutziger Belag. Trockener Mund oder Speichel-

fluß, Verlangen nach Salz oder salzigen Speisen, ebenso nach Saurem. Krampf in der Speiseröhre. Übelkeit mit Erbrechen, Magenkrämpfe. Hochkommen von sauerem Mageninhalt; Sodbrennen und Magenschmerzen, ⊙ welche sich durch Essen bessern. Alle bei der Prüfung auftretenden Magenbeschwerden zeigen sich jedoch schlimmer nach dem Essen. Auftreibung des Leibes, Blähsucht und Kolik.
Durchfälle oder Verstopfung mit viel Drang. Schwäche mit Zittern nach dem Stuhl. Leber geschwollen.

Prostatahypertrophie, Prostatismus.

Harnorgane: Häufiger Harndrang mit Strangurie und Brennen in der Harnröhre. Muß nachts mehrmals aufstehen zum Harnlassen. ⊙ Harnabgang mit aussetzendem Harnstrahl.
⊙ Schon bei geringer Füllung der Blase tritt Harndrang auf; morgens entleert sich die Blase nicht auf einmal, sondern er muß innerhalb $^1/_2$ Stunde 3mal Harn lassen; wenn der Harndrang kommt, fängt es auf dem Weg zum Klosett schon zu tröpfeln an. Durch Kälte tritt Verschlimmerung ein (klinische Beobachtungen des Verfassers an Prostatikern).

Gesteigerte Libido bei geschwächter Potenz. Sexuelle Hypochondrie, Pollutionen, Hodentumoren. Nervöse Störungen durch unbefriedigten Trieb oder durch Ausschweifungen bei Männern und Frauen. Mastopathie, Brusttumoren nach Stoß. Fluor albus, Myoma uteri.

Geschlechtsorgane: Männer: Sexuelle Erregung bei geschwächter Potenz, außerordentlich gesteigerter Geschlechtstrieb, oder völliges Fehlen der Libido. Sexuelles Verlangen ohne Erektion. Schon beim Tändeln mit einem Frauenzimmer entgeht ihm der Samen. Gehäufte Pollutionen. Schmerzen in den Hoden und in den Samensträngen nach Erektion.
Frauen: Scharfer, ätzender Ausfluß von milchiger Beschaffenheit; vor dem Auftreten desselben zeigen sich wehenartige Schmerzen. Regel zu früh oder unterdrückt. Brüste gespannt und schmerzhaft, Härte und Gefühl von Stichen in den Brüsten, ⊙ besser von Gegendruck mit der Hand, vor der Regel, später Brüste schlaff und welk, schwinden, sie schrumpfen zu einer Hautfalte zusammen.

Tremor der Hände. Parese und Lähmung der Glieder. Rheumatisch-neuralgische Schmerzen der Glieder.

Glieder: Zittern der Glieder, Muskelzuckungen, Sehnenhüpfen; Muskelkrämpfe, allmählich in Lähmung übergehend. Wadenkrämpfe.

Sehr rasche Erschöpfung durch geringe Anstrengungen; nach kurzem Gehen überfällt ihn eine plötzliche Schwäche, daß er sich legen muß. Unsicherheit beim Gehen, er schwankt wie betrunken, mit Zittern und Schwäche der Beine. Lähmung, von den Beinen aufsteigend.
Taubheitsgefühl und Pelzigkeit in Fingern und Zehen. Reißende, ziehende Schmerzen in den Gliedern, kann nicht stillhalten, Bewegung bessert. Zerschlagenheitsschmerz; Knacken in den Gelenken bei Bewegungen.

Haut: Gelbliche Haut. Erhebliches Jucken der Haut. Pustulöse Ausschläge, Geschwüre, Akne im Gesicht, erysipelartige Schwellung und Rötung. Lymphdrüsen schwellen an.
Haarausfall auf der Kopfhaut. Brennen und Jucken der Kopfhaut.

Wärmeregulierung: Schweiße bei der geringsten Anstrengung. Kalter Schweiß an den Händen. Ständiges Schwitzen beim Einschlafen oder sobald die Augen geschlossen werden.
Frostigkeit und Empfindlichkeit gegen Kälte, wie auch Hitzeüberlaufen und Fieber.

Dosierung

Bei nervösen Störungen empfehlen sich D 6 bis D 12 und höher; bei organischen Veränderungen D 3 bis D 6; bei Drüsentumoren, wenn sonstige Übereinstimmung der Symptome vermißt wird, auch D 2.
Arzneigehalt der Tinktur $^1/_2$.

Vergleichsmittel

Drüsenschwellung, zu Härte neigend, an Lymphknoten, Mammatumoren, Prostata, Fibrome, Struma: *Barium carbonicum, Acidum fluoricum, Calcium fluoratum, Jodum, Hedera* und andere Jod-Präparate, *Aurum, Silicea.*
Zerebralsklerose mit Schwindel, Gedächtnisschwäche, Benommenheit: *Barium, Strontium, Aurum, Arnica, Bellis, Cocculus, Phosphorus, Acidum picrinicum.*
Schwindel bei Nervenschwäche: *Argentum nitricum, Acidum phosphoricum, Phosphorus, Acidum picrinicum.*
Prostatatismus, Prostatahypertrophie: *Sabal, Populus tremuloides, Ferrum picrinicum, Magnesium carbonicum* und *jodatum, Euphrasia.*

Geschlechtliche Überreizung: *Agnus castus, Cantharis, Apis, Platinum, Staphisagria.*
Verschlimmerung durch Koitus: *Agaricus, Selen, Acidum phosphoricum, China, Staphisagria, Agnus castus.*
Tremor alter Leute: *Barium, Aranea ixobola* und *diadema, Zincum.*
Tremor bei Hyperthyreose: *Jodum, Hedera, Acidum fluoricum, Magnesium fluoratum.*
Mastopathie: *Aristolochia, Phytolacca, Bryonia, Lac caninum.*
Verschlimmerung durch Schlaf: *Apis, Arnica, Crotalus, Lachesis, Magnesiumsalze, Opium, Selen.*

Convallaria

Herkunft des Mittels

Convallaria majalis, das Maiglöckchen (Fam. nat. Liliaceae), ist in Europa, Asien und Nordamerika verbreitet. Zur Essenz wird die ganze frische blühende Pflanze verwendet.

Pharmakologie

Seine arzneiliche Bedeutung ist bestimmt durch den Gehalt an digitalisähnlichen Glykosiden, Convallatoxin und Convallamarin, die jedoch neuerdings als Glykosidgemische erkannt sind. Es wurde in der Volksmedizin gegen Herzleiden mit Wassersucht gebraucht. Neben der erwiesenen digitalisähnlichen Wirkung ist die die nervöse Versorgung des Herzens wesentlich stärker als *Digitalis* beeinflussende Wirkung bemerkenswert. Bei **nervösen Herzstörungen** hat es sich oft bewährt, besonders wenn ein Gefühl angegeben wird, ,,als ob das Herz aufhörte zu schlagen und plötzlich wieder einsetzte". Hier habe ich D 2 wirksam gesehen. Die Fälle, in denen Convallaria angebracht ist, liegen nicht selten im Grenzgebiet organischer und nervöser Störungen. Dementsprechend ordnet sie auch RITTER den infektiösen und toxischen Herzneurosen zu, wo sie ihr breitestes Anwendungsgebiet findet, während die anderen Digitalis-Mittel gewöhnlich verschlimmern. Herzbeschwerden, ,,sobald sie etwas vorhat", ist nach SCHOELER eine bewährte Anzeige. Weitere Eigenschaften sind eine Steigerung der Diurese, die therapeutisch besonders mit starken Dosen ausgenützt werden kann. Die Herabsetzung der Schlagzahl des Herzens tritt erst bei starken Gaben in Erscheinung, bei 3000 bis 6000 FD; sie ist wesentlich geringer als bei *Digitalis*. Man kann daher Convallaria bei Blockierung und bei feuchter Insuffizienz mit langsamem Puls, wo *Digitalis* nicht in Frage kommt, verwenden. Weitere Indikationen sind Aorten- und Mitralinsuffizienz, Hypertonikerherz. Bei Nierensteinleiden hat sich der Gebrauch eingebürgert.

Bei der nur an 3 Personen vorgenommenen Prüfung mit Fluidextrakt aus Blüten tritt eine auffallende Schwächung des Kreislaufs mit schwachem, leicht unterdrückbarem Puls hervor und dem Gefühl ohnmächtiger Schwäche sowie Erstickungsgefühl, als ob man keinen Atem bekäme. Auch diese Störungen machen gegenüber *Digitalis* einen

lebhafteren Eindruck. Es erscheint, als ob der periphere Kreislauf im Sinne einer Erschlaffung stärker beteiligt wäre, wofür auch die Besserung durch Aufenthalt in frischer Luft, welche als Anregung der Blutzirkulation gelten darf, spricht. Die Gegenphase, nämlich Gefäßspasmen, könnte man in Mouches volantes und im Taubheitsgefühl der Füße erblicken. Ehe Endgültiges in dieser Hinsicht ausgesagt wird, müßten weitere Versuche angestellt werden.
Eine auffallende Beziehung besteht zum weiblichen Genitale, von welcher meines Wissens noch keine therapeutische Anwendung gemacht wurde und die eine Verwandtschaft zu dem botanisch nahestehenden *Lilium tigrinum* erkennen läßt.

Literatur

LANE: N. Amer. J. Homoeop., May 1883.
HUGHES: Cyclopaedia, Bd. II. Es liegen Prüfungen an nur 3 Prüfern vor.

Arzneimittelbild

Allgemeines: Schläfrigkeit bei Tage, viele Beschwerden sind mit Schläfrigkeit verbunden. Erwacht nachts mit Ruhelosigkeit.

Augen: Mouches volantes.

Nervöse Herzbeschwerden. Infektiöse und toxische Herzneurosen. Präinsuffizienz und vollentwickelte Insuffizienz, bes. bei langsamer Herztätigkeit. Dekompensation mit Ödemen. Herzblock.

Herz- und Kreislauf: Puls weich und leicht unterdrückbar, schwache Herztöne. Beim Erheben des Armes über den Kopf ist der Puls kaum fühlbar. Nach dem Unterdrücken des Pulses bleibt derselbe für einige Minuten unterdrückt. Puls aussetzend und schwach, schlimmer durch Bewegung, besser im Liegen. Herabsetzung der Herzfrequenz.
Bei Anstrengung Gefühl von Flattern am Herzen. Gefühl, als ob das Herz aufhörte zu schlagen und plötzlich wieder einsetzte, ein Gefühl ohnmächtiger Schwäche hervorrufend. Durch Essen tritt Besserung ein. Schwäche, daß die Patientin nicht ohne Unterstützung durch das Zimmer gehen kann. Erstickendes Gefühl im Hals, als ob sie keinen Atem bekäme. – Scharfes Stechen unter dem Brustbein in Höhe der 3. Rippe, nach allen Seiten ausstrahlend. Scharfer Schmerz in der Gegend der linken Brustwarze. Schmerz zwischen den unteren Enden der Schulterblätter, nach oben und unten entlang der Wirbelsäule sich fortsetzend. Graue Flecken vor den Augen.

Geschlechtsorgane: Wehenartige Schmerzen in der Articulatio sacroiliaca, alle 3 bis 4 Minuten wiederkehrend, sehr schläfrig dabei. Gefühl in der Gebärmutter wie gesenkt und retrovertiert. Unerträgliches Jucken am Eingang der Scheide und der Harnröhre mit Hyperämie.

Verdauungsorgane: Kolikartige Schmerzen im Gedärm und Völlegefühl; dabei Stuhldrang, mit Besserung durch Stuhlabgang. Aufstoßen von Fett. Aashafter Geruch der Stühle. Wundes Gefühl im Bauch und Kolik, welches veranlaßt, den Atem anzuhalten.

Glieder: Schmerzen in Hand- und Fußgelenken. Schwäche in den Knien. Gefühl von Taubheit in den Füßen beim Aufstehen, oder als ob sie mit Nadeln gefüllt wären. Trotz der Kraftlosigkeit bessern sich viele Beschwerden beim Aufenthalt in der frischen Luft.

Dosierung

Bei nervösen Herzstörungen, bei denen eine Präinsuffizienz (noch) nicht erkennbar ist, ist D 2 ratsam. Je mehr die Insuffizienz in den Vordergrund tritt, um so mehr wird die Ø zu 5 bis 10 Tropfen mehrmals täglich nötig sein. Wenn starke Gaben erforderlich sind, ist die Verwendung eines standardisierten Präparates notwendig.

Vergleichsmittel

Gefühl des Aussetzens des Herzens: *Gelsemium, Aurum, Digitalis.*
Erstickungsgefühl am Herzen: *Cactus, Myrtillocactus.*
Toxische Herzstörungen: *Kalmia, Cactus, Naja, Iberis, Crataegus, Kalium carbonicum.*

Copaiva

(Balsamum copaivae)

Herkunft des Mittels

Copaiva beziehungsweise **Balsamum Copaivae** wird gewonnen aus Copaifera officinalis (Fam. nat. Leguminosae). Der Balsam wird hergestellt aus 4 nahestehenden Arten der Gattung Copaiva, welche im tropischen Südamerika wachsen.
Der Copaivabalsam besteht aus einer Lösung von Harz (verschiedene Harzsäuren in ätherischem Öl).

Wirkung

Die Wirkung wird zurückgeführt auf Terpenverbindungen und Harzsäuren, welche Affektionen der Haut und der Schleimhäute hervorrufen. Obwohl das gesamte Schleimhautsystem ergriffen wird, ist in der Schule der Balsam nur als innerlich zu

nehmendes Mittel gegen Gonorrhö gebräuchlich gewesen. Gegen unspezifische Formen der Entzündung der Harnwege und Geschlechtsorgane ist er auch heute noch angezeigt. In der Homöopathie wird er auch gegen Bronchitis und gegen Affektionen der oberen Luftwege verwendet. Es ist schon nichthomöopathischen Beobachtern aufgefallen, daß Copaiva dieselben Erscheinungen (an den Harnwegen) hervorruft, gegen die es angewendet wird.
Die Kenntnis des homöopathischen Arzneimittelbildes besitzen wir durch die Nebenwirkungen, die sich bei der Trippertherapie ergeben haben, und durch eine Arzneimittelprüfung von TESTE, die er an 7 oder 8 Personen vorgenommen hat.

Literatur

HAHNEMANN: Fragmenta de viribus.
ALLEN: Encyclopedia, Bd. III u. X.
HUGHES: Cyclopaedia, Bd. II.
LEMKE: N. Zschr. homöop. Klin. 11: 161.

Arzneimittelbild

Geist und Gemüt: Höchste Erregung des ganzen Nervensystems. Lebensüberdruß, zur gleichen Zeit aber Angst vor dem Tode. Ängstlich, zornig, mürrisch, unverträgliche Gemütsverfassung, mit Hitze und Blutwallung zum Kopf. Schwindel.
Ein junges Mädchen bricht in Tränen aus, als sie Klavierspielen hört. Äußerste Überempfindlichkeit des Gehörs, besonders gegen scharfe Geräusche.
Völlige Unfähigkeit zu geistiger Arbeit, Verwirrung der Gedanken. Mangelhaftes Gedächtnis.

Kopf: Schwere des Kopfes, besonders des Hinterkopfes. Pulsierende Stiche tief im Hinterkopf. Jeder Schritt erschüttert den Kopf. Hemikranie linksseitig mit brennenden Schmerzen und Kältegefühl dort.

Rhinopharyngitis mit Nasennebenhöhlenentzündung. Bronchitis foetida.

Atmungsorgane: Verstopfung der Nase, am Morgen. Flüssiger Schnupfen, mit Kopfschmerzen, pressendem Schmerz an der Nasenwurzel. Trockener Husten und Heiserkeit am Morgen. Wundheitsgefühl im Kehlkopf. Husten erregt durch Kitzel im Kehlkopf, Luftröhre und Bronchien. Husten mit weißlichem, reichlichem Auswurf. Schwierige Expektoration von grünlichem Schleim. Fauler Atemgeruch am Morgen.

Verdauungsorgane: Übler Geruch aus dem Mund am Morgen. Gefühl von Lockerung der Zähne. Kältegefühl in den Zähnen. Wundheitsgefühl am Zahnfleisch, Gaumen und Rachen. Die Zunge ist weiß belegt, am Grunde grün. Zäher Schleim im Mund und Rachen, der sich ständig erneuert, vermehrte Speichelabsonderung. Hals wie zugeschnürt. Schwellung beider Gaumenmandeln. Empfindlichkeit der Parotisdrüsen, deutliche Schwellung der Submandibulardrüsen.

Steigerung des Appetits, später Appetitlosigkeit, Ekelgefühl und Übelkeit. Die ganze Regio epigastrica spannt und schmerzt bei Berührung. Stiche im Magen, in Paroxysmen. Flatulenz in den Gedärmen, mit Kneipen. Auftreibung der unteren Bauchpartie.

Anschwellung und Empfindlichkeit der Leistendrüsen.

Proktitis

Stechen im Rektum, ständiges Nässen aus dem After, Brennen und Jucken. Blutende Hämorrhoiden.

Durchfall im Wechsel mit Verstopfung. Durchfall mit weißlichen Stühlen, mit Kälte und Ziehen im Bauch.

Urethritis, Zystitis, Zystopyelitis, Prostatitis.

Harnorgane: Brennen im Blasenhals und in der Harnröhre. Häufiger, vergeblicher Harndrang, und Abgang des Harns Tropfen um Tropfen. Entzündung und Schwellung der Harnröhre mit Schleimabgang. Milchige, scharfe, ätzende auch blutige Beschaffenheit der Absonderung. Häufiger, vergeblicher Harndrang, auch alsbald nach dem Harnlassen. Der Harn kann nicht auf einmal entleert werden, sondern in mehreren Portionen hintereinander. Jucken und Beißen vor und nach dem Harnlassen. Geruch des Harns nach Veilchen (*Clematis*).

Die Harnröhrenausscheidung geht zurück, wenn der Hautausschlag erscheint und umgekehrt.

Geschlechtsorgane: Männer: Ständige sexuelle Erregung.

Leukorrhö, Pruritus vulvae.

Frauen: Ziehen in der Gebärmutter, der Harnröhrenmündung und im Rektum. Spasmen der Gebärmutter. Ständiger Druck in der Gebärmutter, als ob ein Prolaps einsetzen würde. Scharfe, wundmachende, milchige Leukorrhö.

Die Menses setzen zu früh ein.

Haut: Erythem, masern- oder scharlachähnlich, vorzugsweise an den Streckseiten der Gelenke sitzend. Übergang der erythematösen Flecken in Papeln und Bläschen, auch bullöse Formen, pemphigusartig. Blutflecken (Petechien) mit oder ohne Erythem. Urtikaria mit Quaddeln. Dem Ausbruch des Hautausschlags kann allgemeines Krankheitsgefühl und etwa 2tägiges Fieber vorausgehen. Das Gesicht, die Hände und Arme können anschwellen.

Dosierung

Zu empfehlen D 4 bis D 6. Tiefere Potenzen wegen der Möglichkeit einer Reizung der Harnwege zu vermeiden.

Vergleichsmittel

Entzündung der Harnwege: *Cantharis, Cannabis, Terebinthina, Pareira, Mercurius corrosivus, Acidum nitricum, Coccus cacti.*
Bronchitis foetida: *Phellandrium, Pix liquida, Sulfur jodatum, Capsicum, Carbo vegetabilis.*

Corallium rubrum

Herkunft des Mittels

Corallium rubrum, die Edelkoralle (Fam. Corallinae, Unterordnung Gorgoniaceae, Klasse Anthozoa).

Pharmakologie

Das Skelett der roten Koralle wurde von den vergangenen Ärztegenerationen unter die kratzenden Mittel gerechnet, das in großen Dosen gegeben wurde, um Räuspern und Husten auszulösen. Die Inhaltsstoffe wurden von G. KUHLMANN (persönliche Mitteilung) festgestellt mit 81,1% *Calcium* (berechnet als *Calcium carbonicum*), ferner *Eisen, Magnesium, Phosphorsäure, Kohlensäure* und organische Substanz, deren Natur noch nicht ermittelt wurde. Man nimmt an, daß es sich bei letzterer, welche die rote Farbe bedingt, um ein Derivat des Alizarins handelt. Aus der Wirkung muß man an einen Gehalt von *Jodum* denken, wenn dieser auch nicht festgestellt worden ist, ebenso an *Bromum.*

Wirkung

Die Wirkung ist ganz bevorzugt auf den Nasenrachenraum und die Luftröhre gerichtet. Aus dem Nasenrachenraum erfolgt eine starke Absonderung von Schleim, die Husten und Räuspern verursacht. Krampfartiger Husten, jäh einsetzend, die Hustenstöße erfolgen so rasch aufeinander, daß sie fast ineinander übergehen. Diese besondere Art des Hustens hat sich bei der Anwendung am Kranken von Guernsey ergeben und hat sich oft bewährt. Die Kopfschmerzen und die starke Absonderung aus Nase und Rachen weisen auf Beteiligung der Nasennebenhöhle hin.

Literatur

ATTOMYR veröffentlichte im Arch. homöop. Heilk. II, 3: 166 eine Prüfung an sich selbst und an 2 Mädchen.
MELICHER (ebendort) prüfte an sich selbst mit D 3.
ALLEN: Encyclopedia, Bd. III.
HUGHES: Cyclopaedia, Bd. II.

Arzneimittelbild

Kopf: Heftige Kopfschmerzen mit Blutandrang zum Kopf, dunkelrotes Gesicht. Kopf wie hohl und leer. Kopf wie 3mal so groß wie normal. Äußerst heftige Kopfschmerzen, die Stirn auseinanderpressend, gebessert durch Entblößen des brennend heißen Körpers.

Nasenrachenkatarrh

Atmungsorgane: Große Trockenheit der Nasen- und der Rachenschleimhaut. Starke Schleimabsonderung durch die hinteren Nasenlöcher, was ihn zu ständigem Räuspern nötigt. Bei tiefem Einatmen Gefühl von Eiskälte der Luft, die durch die Luftwege streicht, mit einigem Hustenreiz und vielem Ausraksen von Bronchialschleim. Sehr schmerzhafter Husten.

Nasennebenhöhlenkatarrh

Nach 2tägigem Stockschnupfen ein sehr heftiger Fließschnupfen, wobei ein dem geschmolzenen Unschlitt ähnlicher, auch ähnliche Flecke in der Wäsche bildender Schleim in solcher Menge abfloß, daß in einer Stunde vier Sacktücher voll wurden. Der beschriebene geruchlose Schleim tröpfelte aus der Nase so frei heraus wie das Blut beim Nasenbluten, hörte für eine kurze Zeit auf und kam dann wieder 2 Wochen lang. Im rechten Nasenloch an der Innenseite seines Flügels ein schmerzhaftes Geschwür, der Schmerz zieht sich bis in die Stirnhöhle, teils seitwärts gegen die Augen hin und bis in die Schläfe. Nächtliches Nasenbluten, Bluten bald aus dem rechten, bald aus dem linken Nasenloch.

Luftröhren- und Kehlkopfkatarrh. Sinubronchitis.

⊙ Jäh einsetzende Hustenanfälle, wobei die Hustenstöße so rasch aufeinanderfolgen, daß sie ineinander überzugehen scheinen (Schnellfeuerhusten).

Haut: Anfangs korallen-, dann funkel-, endlich kupferrote glatte Flecken an der Handfläche und an einzelnen Fingern. Die ganze Eichel und die innere Fläche der Vorhaut sondern einen gelblich-grünen, übelriechenden Eiter ab; dabei große Empfindlichkeit, Röte und Geschwulst. Rote, flache Geschwüre an der Eichel und inneren Fläche der Vorhaut, mit vieler gelblicher Jauche.

Dosierung

D 3 und höher.

Vergleichsmittel

Typischer Reizhusten: *Ammonium carbonicum, Ammonium bromatum, Spongia, Hepar sulfuris, Belladonna, Cuprum, Drosera, Ipecacuanha.*
Gefühl von Eiskälte in der Luftröhre, mit Husten: *Bromum, Cistus.*
Nasennebenhöhlenkatarrh: *Gelsemium, Jodum, Hedera, Luffa, Magnesium fluoratum, Hydrastis, Kalium bichromicum.*

Cortison und ACTH

Wirkung

TEMPLETON veröffentlichte eine von ihm mit Cortison vorgenommene Arzneimittelprüfung, die er mit Ärzten unter Verwendung der D 30 an 8 Prüfern und 5 Kontrollpersonen angestellt hat, im Brit. Homöop. J. 1953. Der Entdecker des Cortisons, HENCH, nahm eine pathophysiologische Zusammenstellung der Auswirkungen des Cortisons vor.
Desgleichen veröffentlichte TEMPLETON eine weitere Arzneimittelprüfung von ACTH, angestellt an 4 Prüfern und 5 Kontrollpersonen an der gleichen Stelle, dabei kamen C 6, C 12, C 30 zur Verwendung.
SCHILSKY faßt diese Quellen von Cortison und ACTH zu einem gemeinsamen Arzneimittelbild zusammen, da „offensichtlich kein nennenswerter Unterschied zwischen beiden in der Symptomatik besteht“. Dabei wurden auch die toxischen Angaben über Nebenwirkungen des holländischen Internisten MEYLER in dessen Buch „Schädliche Nebenwirkungen von Arzneimitteln“ verwertet. In dem folgenden Arzneimittelbild halte ich mich an die Angaben SCHILSKYS der Zeitschrift für „Klassische Homöopathie“, Bd. V, 1961, H. 1.

Zusammengefaßtes Arzneimittelbild von Cortison und ACTH

nach den
(I) toxischen Nebenwirkungen (NW) und den materiellen Gaben Henchs (He), mit
(II) homöopathischen Dosierungen.

Geist und Gemüt:

I. Euphorie, erhöhte Energie, schnelleres Denken (NW).
Geistig beschwingt und glückselig. Vermehrte Spannkraft sowohl geistig wie körperlich, vermehrte geistige Aktivität. Lacht und ist aufgekratzt. Kann schriftliche Arbeiten zu Ende führen und schwere Literatur lesen (He).
Unruhe, Angst (NW). Explosiv (He). Schlaflosigkeit (NW).
Manisch-depressive Zustände (NW).
Katatonie, Mutismus, Negativismus, Schizophrenie (NW).
Delirium tremens, Amentia (NW).
Verwirrtheit, Desorientierung, Halluzinationen bis zum Suizid (NW).
II. Vergißt leicht; schwerfällig, dösig, müde. Mit Abneigung gegen Unterhaltung im Verein mit Scheiteldruck, auch auf Augen und Schläfen. Abspannung. Nur halbwach < vormittags. Geistesabwesend.
Geistige Arbeit, Reisen oder Aufenthalt im warmen Zimmer macht Schmerz über rechtem Auge; ebenso Schwindel < im warmen Zimmer.
Reizbar. Gereiztheit beim Fahren, „als wenn der Bus zu langsam geht". „Hätte losschreien können, konnte aber keinen triftigen Grund dazu finden."
Nervöse Spannung beim Alleinsein.
Kann sich nicht konzentrieren. Kann nicht klar denken. Nicht ganz da. Fürchtet Zusammensein mit Gleichaltrigen, was nie zuvor der Fall war. Verwendet Worte falsch, stottert und spricht einfache Worte falsch aus. Spricht er zu Leuten, hat er das Gefühl, sie hören ihn nicht. Denkt daran, dies oder das zu tun, kommt aber nicht damit zurecht. Tut er das eine, meint er, etwas anderes tun zu müssen. Plagt sich mit zu vielem gleichzeitig herum. Kann nicht stillsitzen zum Arbeiten. Vergißt, was er gerade tun wollte. Schwierigkeit, sich an Eigennamen zu erinnern. Alles das <, wenn nicht genug Schlaf.
Niedergedrückt, mutlos oder nichts ernstnehmend, fast albern.

Nervensystem:

I. Kopfschmerz. Tremor. Parästhesien. Geschmacksstörungen. Geruchsverlust. Taubheit. Neuritis. Encephalopathie durch Hirnödem und Gefäßstörungen. Konvulsionen wie bei Epilepsie (NW).

Kopf:

I. Vorübergehende Schmerzen, Bandgefühl. Vollheitsgefühl, Schwere in Stirn und Okziput. Schwindel. Ziehende Empfindungen in Nase, Wangen, Zähnen, Kopfhaut (He).

II. Linksseitiger Kopfschmerz < nachmittags. Drückender Kopfschmerz auf Scheitel, rechtem Auge, < Druck, < Husten, < im Stehen, < Gehen. Stechender Schmerz am rechten Auge „heftig" > im Freien.
Stirnkopfweh < nachmittags, < im warmen Zimmer, < Sonne.
Hinterkopfschmerz, < Druck, Sichbücken < 16 Uhr. Okziput berührungsempfindlich.
Schwarzwerden vor Augen bei schnellem Aufstehen vom Sitzen, Bücken oder Kopfneigen.

Augen:

I. Myopie. Glaukom. Homonyme Hemianopsie. Augenmuskellähmungen. Ödem der Bindehäute (NW).
Spannung hinter den Augen (HE). Verschwommenes Sehen (HE).
Schwieriges Fixieren (HE).
II. Augen gereizt und entzündet. Schmerz beim Bewegen der Augäpfel von einer Seite zur anderen. < bei grellem Licht.
Trockenheit der Lidränder. Lider müde. Gerstenkorn. Lider verklebt, besonders morgens. Wie granuliert unter dem Oberlid. Müde wie Sand drin, wie Grieß, > reiben. Wehtun < grelles Licht. Brennen > Augen schließen, < kalter Wind.

Ohren und Nasenrachenraum:

I. Geräusche (HE).
II. Ohren: juckend und gereizt. Äußerer Gehörgang juckend, > Reiben.
Nase verstopft, Absonderung gelbgrün, blutstreifig. Trockenheit, als wenn die Mandeln geschwollen (was nicht der Fall). Niesen < vormittags, > nach vormittäglichem Waschen. Kälteempfindung in der Nase.
Trockener Schlund < vormittags, > Heißes Trinken, < Leerschlucken. Zäpfchen gerötet.
Zahnfleisch des Unterkiefers wund, ebenso Zungenwurzel.

Atmungsorgane:

I. Asthma bronchiale (NW), Beängstigung und Schwierigkeit beim Atmen (HE).
II. Husten vormittags in frischer Luft infolge Schlundtrockenheit mit vormittäglichem Niesen, < beim Gehen, < Warmwerden beim Laufen, < Rasieren, Sichausziehen, < Lachen, < beim Aufstehen früh, < Unterhaltung.
Grauer, qualstriger Auswurf.

Brust:

I. Schwere Völle. Wundes Gefühl. Oppression hinter dem Sternum. Überfülltes Gefühl (HE).
II. Reißende Empfindung hinter dem Sternum.

Verdauungsorgane:

I. Starke Salzsäurezunahme. Ulkusperforation und Blutungen. Perforation eines Meckelschen Divertikels, Gallenblasenperforation. Ulzeröse Ösophagitis, phlegmonöse Gastritis. Kolonulzera. Hämorrhagische Pankreatitis. Aufstoßen und Meteorismus. Stuhlverstopfung und Ileus. Parotisschwellung, Aphthen (NW).
Riesiger, unstillbarer Hunger (HE).
II. Übelkeit < Milch und Fettes, < beim Busfahren, > kleine Schlucke kalten Wassers.
Will kein Essen. Während er früher gern salzte, will er es nun nicht mehr.
Dünner Stuhl früh, nach dem Aufstehen und dem Frühstück. Der letzte Rest des weichen Stuhlgangs ist schlecht zu entleeren; muß sich dabei anstrengen. Gefühl, als ob etwas zurückbleibt. Durchfall bald nach der Mahlzeit.
Harte Kotstücke, die nur mit Anstrengung entleert werden.
Unpäßlich < 21 Uhr, > Aufstoßen.
Unter den Rippen Beengung, Spannung < Ärger und Aufregung, > nachts. Spannungsgefühl, als ob Bissen am Mageneingang stecken geblieben. Krampfiger Schmerz unterhalb des Nabels, < vor Stuhl, > danach. Blähungen gleich p. c. Aufstoßen widerlich, mit Speisengeschmack. Gluckern, wie wenn Wasser im Bauch.

Rücken und Gliedmaßen:

I. Osteoporose mit Knochenschmerzen, Rückenschmerzen durch Entkalkung der WS, Spontanfrakturen besonders bei alten Menschen, Frauen der Menopause, Unbeweglichen. Nervenschmerzen durch Osteoporose (NW).
Tiefsitzender Schmerz wie in den Knochen ohne Erleichterung durch Warmbaden. Prickeln in den Fingern. Brennen unter der Haut beim Aufwachen, an Gelenken und Nates als Vorbote des Harnens. Umschnürungsgefühl an Schenkeln. Ödeme an Schienbeinen, Füßen und Händen (HE).
II. Nackenweh beim Kopfdrehen.
Sakroiliakalschmerz < Sitzen, < Halbvornüberbeugen, > Stehen und Liegen, als ob das Kreuz durchbrechen wollte, > Kissendruck, > Sichbewegen. Reißender Schmerz an den Knien hinten, der zu den Schenkeln ausstrahlt. Scharfer stechender Schmerz am Knie vorn und lateral, < Treppauf- und -absteigen. Radfahren, Gehen, Druck, extreme Bewegung.
Schmerz in der Leiste beim Bewegen des Knies. Jucken an der Rückseite des Knies, < warmes Zimmer und im Bett.
Frostbeulen.

Geschlechtsorgane:

I. Libido vermindert bei normaler Potenz (HE).
Amenorrhö bei Jugendlichen (HE).

II. Schwere und Völleempfindung durch Ausscheidungen.
Penishaut juckt.

Harnorgane:

I. Renale Glykosurie. Albuminurie. Niereninfarkte. Urämie. Polyurie (NW).
II. Häufiges Harnen, muß sich beeilen.

Haut:

I. Haut wird fettig. Gesichtsakne. Seborrhoische Dermatitis. Pigmentation nahe an alten Wunden. Teleangiektasien. Hyperkeratose. Verstärkter Haarwuchs (NW). Erytheme; E. multiforme, Erythematodes.
Quinckesches Ödem. Purpura. Urtikaria. Herpes zoster. Psoriasis.
Keloide werden kleiner. Akne schon auf minimale Dosen (NW). Akne an Schultern, Gesicht und Rücken. Vermehrter Haarwuchs an normalen Stellen. Rote Striae (HE).
II. Trockenheit und Reizung an den Handrücken, fühlen sich rauh an. Ausschlag mit wallartigen Rändern. Handrückenhaut rissig, < Wärme. Fleckiger Ausschlag. Rote rundliche Flecken an beiden Händen, linkem Knöchel, Wange, Hals < Hitze, Waschen. Juckender Ausschlag an Unterschenkeln, Füßen und Händen (Fingerrücken). Roter Ausschlag am unteren Sternum, an Nagelwurzeln.

Schlaf:

I. ,,Behagliche Schlaflosigkeit". Gedankenzudrang. Wacht frühzeitig auf (HE).
II. Schlaflos, kann nicht einschlafen, ist leicht gestört. Wacht vorzeitig um 4 Uhr auf. Träumt viel und spricht und seufzt im Schlaf.

Blut:

I. Natrium-Retention, wodurch Ödeme, Aszites und Pleuraexsudat möglich. Kalium-Verlust, dadurch Muskelschwäche und Herzsymptome möglich. Hypokalkämie mit Tetanieerscheinungen.
Alkalose. Cholesterinsteigerung. Erhöhter Eiweißabbau.
Erhöhte Blutgerinnung, wodurch Thrombosegefahr. Hämorrhagische Diathese durch C-Vitamin-Mangel.
Erhöhte Harnsäure, dadurch Gichtgefahr.
Polyzythämie. Eosinophilen- und Lymphozytenverminderung. Leukozytose (NW).

Kreislauf und Gefäße:

I. Hochdruck, besonders bei Kindern.
Veränderungen wie bei Periarteriitis nodosa. Thrombose- und Emboliebereitschaft. Blutgerinnungszeit wird verkürzt. Fibröse Obliteration der Arterien. Abscheidung

von Lipoiden in der Aorta. Hämangiome.
Im EKG: Extrasystolen, Kammerflimmern, verlängerte QT-Zeit, erniedrigtes T (NW).

Endokrines System:

I. Hyperfunktion: Cushing-Syndrom: Vollmondgesicht, Fettsucht an Schultern und Nacken, Haut wird dünn. Striae. Fettige Haut und Akne. Polyzythämie.
Hochdruck. Virilismus. Bei Frauen wird die Stimme tiefer.
Hypofunktion: Addisonsymptome, Müdigkeit, Körperschwäche, Hypotonie.
Gelenkschmerzen (alles erst nach Aussetzen des Mittels).
Diabetes, Polydipsie, Polyurie.
Menses unregelmäßig. Wallungen.
Bei Männern Libido- und Potenzverlust. Erektionen.
Gynäkomastie.

Schlußbemerkungen:

I. Allergien.
II. Infektionen: Widerstand nimmt ab. Kaum Fieber dabei. Wunden heilen schlecht (NW).
III. Statistik: Von 211 Fällen 42,6 % Ödeme, 27,5 % Vollmondgesicht, 17 % Akne, 18 % Euphorie, 30,8 % Schlaflosigkeit, 69,5 % erhöhter Appetit, 20 % schlechte Wundheilung (NW).

Dosierung

In Fällen, wo eine Überfunktion durch Cortison oder ACTH anzunehmen ist, sind höhere Potenzen angezeigt, mindestens D 10 oder D 12. Wo eine geschwächte oder verminderte Drüsenfunktion anzunehmen ist, kann auf tiefere Potenzen herabgestiegen werden.

Corydalis cava

Herkunft des Mittels

Corydalis cava, auch Radix Aristolochiae cavae = hohler Lerchensporn (Fam. nat. Papaveraceae, Abt. Angiospermae), wächst in Europa und Deutschland verbreitet, stellenweise häufig in Gebüschen, besonders Auwäldern, Hainen, Grasgärten, Hecken. Die Blüte tritt erst im 4. oder 5. Jahr auf. In der Homöopathie wird die vor Beginn der Blüte gesammelte frische Knolle verwendet.
Verwandte mit ähnlicher Wirkung und Zusammensetzung: Corydalis solida = digitata bzw. bulbosa (gefingerter Lerchensporn): Europa, Deutschland, Standorte wie C. cava.
Corydalis fabacea = intermedia (mittlerer Lerchensporn): Mitteleuropa, Deutschland, zerstreut, in Gebüschen.

Corydalis lutea (gelber Lerchensporn): Südeuropa, Mitteleuropa, Deutschland, gepflanzt, verwildert in Mauern.
Corydalis formosa = Dicentra canadiensis (Kanadischer Hohlwurz): Nordamerika. Nur diese wird bisher in der Homöopathie angewandt. Bei BOERICKE u. a. als Indikationen angegeben: Syphilitische Beschwerden, Ulzera, Mund und Rachen, Krebskachexie, chron. Krankheiten mit Atonie, Magenkatarrh.

Wirkung

Als Hauptwirkstoffe sind in der Knolle bis zu 6 % Gesamtalkaloide enthalten, die sich in 3 Gruppen einteilen lassen, u.z. die Aporphin-Gruppe mit Bulbocapnin, Corydin, Isocorydin, Corytuberin, die Protopin-Gruppe mit Corycavin, Corycavidin, Corycavamin, sowie die Corydalin-Gruppe mit Corydalin, Corybulbin, Isocorybulbin, Corypalmin und Isocorypalmin. Im Kraut wurden bisher nachgewiesen: Corydalin, Bulbocapnin, Protopin, Glaucin u. a. noch nicht näher bestimmte Alkaloide.
Pharmakologisch bewirkt die 1. Gruppe Steigerung der Reflexerregbarkeit, die 2. Gruppe Erregung der motorischen Zentren und die 3. Gruppe Lähmung des Rückenmarks.
Bulbocapnin, das pharmakologisch bisher wichtigste Corydalisalkaloid, wirkt vor allem auf das Zentralnervensystem und erzeugt eine katalepsieartige Bewegungsarmut bis zur Aufhebung der willkürlichen und reflektorischen Bewegungen (Bulbocapninstarre), wobei Muskeltonus, Stellreflexe und Sensibilität voll erhalten bleiben. Es potenziert die Wirkung der indifferenten Narkotika, speziell auch der Hypnotika, wobei es deren stellreflexlähmende und exzitierende Wirkungen dämpft oder aufhebt. Auch Morphin wird durch B. potenziert bei gleichzeitiger Unterdrückung seiner emetischen Wirkung. Große Dosen wirken hypnotisch, noch höhere führen zu Muskelstarre und klonischen Krämpfen, letale Dosen zu Kreislauf-, Atemlähmung und Herzstillstand. Weitere Bulbocapninwirkungen: durch Erweiterung der peripheren Blutgefäße bedingte Blutdrucksenkung (die blutdrucksteigernde Wirkung von *Adrenalin* wird paralysiert, wie auch durch *Sanguinaria* und *Chelidonin*), Hemmung der Darmperistaltik, dosisabhängige Erregung bzw. Lähmung der Uterusmuskulatur, Steigerung der Speichel- und Tränensekretion sowie zentrale Hyperglykämie.
Corydin erzeugt Vagusreizung mit Puls- und Atmungsverlangsamung bis zur Atemlähmung.
Corytuberin bedingt Steigerung der Reflexerregbarkeit bis zu tonischen Krämpfen und führt nach vorübergehender Vagusreizung zu Blutdruckanstieg, Zunahme der Atemfrequenz und schließlich zur zentralen Atemlähmung.
Corycavin bewirkt Zunahme der Speichel- und Tränensekretion, klonische Krämpfe ohne Reflexerregbarkeitssteigerung, Bradykardie und Blutdrucksteigerung, am Darm Spasmolyse, am Uterus Wehenerregung und schließlich Steigerung der Sexualreflexe (etwa doppelt so stark wie *Yohimbin*).
Corydalin wirkt zentral schwach narkotisch, auf das Rückenmark ähnlich wie Bulbocapnin. Am Kreislauf zeigt es wechselnde Beeinflussung der Herzfrequenz und

Blutdrucksenkung, außerdem wirkt es lokalanästhetisch, u. z. etwa 1/5 so stark wie *Cocain*.
Glaucin wirkt vorübergehend schwach narkotisch, führt später zu klonischen Krämpfen, Lähmung der quergestreiften und glatten Muskulatur, auch am Herzen, sowie Sensibilitätsverlust.
Vergiftungen mit Corydalis cava sind bisher nicht bekanntgeworden.
Anwendung fand die Knolle früher als Anthelminthikum und Emmenagogum. Bulbocapnin wurde in der Schulmedizin eine Zeitlang bei Parkinsonismus, Paralysis agitans u. a. extrapyramidalen Störungen, beim Morbus Ménière, als Hyponotikum sowie zur Prä- und Postmedikation bei Narkosen angewandt. In der Homöopathie liegen bisher keine Erfahrungen vor (SCHINDLER).

Prüfung

Eine Arzneimittelprüfung wurde 1951 vom Verfasser und MAYER an 14 Personen, darunter 2 Frauen durchgeführt, wobei die Urtinktur, sowie die Potenzen D 1, D 2, D 3, D 6 geprüft wurden. 11 Protokolle waren verwertbar. Es ergaben sich Hauptwirkungsrichtungen auf Psyche, Kopf, Herz- und Kreislauf, Magen-Darm-Kanal, Bewegungsapparat, Haut und Schleimhäute.

Literatur

GESSNER/ORZECHOWSKI: Die Gift- und Arzneipflanzen von Mitteleuropa, 3. Aufl. Heidelberg 1974 S. 57.
UNSELD: im Lehrbuch der Homöopathie von LEESER: B/1: Pflanzliche Arzneistoffe, S. 783–785.

Arzneimittelbild

Modalitäten und besondere Symptome: *Katarrhalisch-entzündliche Prozesse der Schleimhäute mit Brennen (Konjunktiva, Mund, Magen, Zungenspitze, Rachen, Anus, Vulva, Harnröhre). Husten mit Auswurf nach Jasmin riechend.*
Heißhunger, lästig, gierig, auch nachts. Verlangen nach Saurem und Pikantem. Übelkeit, Magendruck, Blähsucht.
Durchfälle, schlimmer nach dem Essen, nach Bohnenkaffee, durch Zusammenkrümmen, besser durch Ausstrecken. Durchfälle mit Tenesmus.
Herzklopfen mit Angstgefühl und Atemnot, anfallsweise, stechend, schlimmer bei Linksliegen. Herzklopfen bei Treppensteigen.
Rheumatische Schmerzen in verschiedenen Muskeln, Gelenken, Lendenwirbeln (Lumbago), besonders in Finger- und Handgelenken, schlimmer durch Bewegung, besser durch Wärme.
Furunkulose der Haut.

Geist und Gemüt: Die psychische Verfassung läßt eine deutliche Beeinflussung erkennen; es wird ein gereizter und unruhiger Zustand berichtet. Die Stimmung ist traurig ohne ersichtlichen Grund; kann sich an nichts

mehr freuen, unlustig und energielos, Unfähigkeit zu geistiger Arbeit. Abgestumpftes Gefühlsleben, Insuffizienzgefühl. Bei einem Prüfer setzt sich die Gegenphase durch mit Euphorie, optimistischer als früher, arbeitet ohne zu ermüden.
Der Schlaf tritt erst verspätet ein und ist oberflächlich. Viele Träume.

Kopf: Es werden Kopfschmerzen an Stirne, Schläfe, Scheitel und Hinterkopf berichtet, die sich bevorzugt auf der rechten Kopfseite zeigen, teils drückend, teils durchschießend und blitzartig, besser an der frischen Luft, schlechter durch Bewegung. Kopf heiß und hitzig.
Schwindel, als schwanke der Boden, schlimmer beim Schließen der Augen.
Alle Schleimhäute werden entzündlich-katarrhalisch gereizt.

Augen: Es wird Brennen angegeben. Blepharitis. Sehkraft des rechten Auges scheint herabgesetzt. Augen verklebt.
Ptosisähnliche Augenerscheinungen.

Nase: Fließschnupfen mit verstopfter Nase. Gelblich-schleimige Absonderungen. Verschlimmerung in Ruhe und Wärme.

Mund, Rachen, Hals: Brennen der Zungenspitze, schlimmer durch Heißes. Aphthen im Mund, wundes Zahnfleisch.
Brennen und Kratzen im Hals mit Hustenreiz. Krampfartige Hustenanfälle. Wenig Auswurf mit Jasmingeruch. Stridor. Völlegefühl im Hals beim Liegen, als ob die Schilddrüse angeschwollen wäre.

Herz und Kreislauf: Herzklopfen und Angstgefühl mit kurzen Anfällen, mehrmals am Tage Herzklopfen beim Liegen, besonders bei linker Seitenlage. Herzklopfen beim Treppensteigen. Atemfrequenz beschleunigt. Herzklopfen wird noch einen Monat nach der Prüfung beobachtet.
Morgens 3 Uhr Atemnot, Angst, Herzklopfen, kalter Schweiß auf der Stirn, Vernichtungsgefühl.

Verdauungsorgane: Unangenehmer Heißhunger, ißt 3mal so viel als früher. Erwacht nachts mit Hungergefühl, muß etwas Brot essen. Verlangen nach sauren Speisen und Pikantem, Abneigung gegen Wein.
Übelkeit, Druck und Völle nach dem Essen. Druck im Oberbauch, muß den Gürtel öffnen, Sodbrennen mit saurem Aufstoßen, schlimmer nach Süßem.
Schweregefühl in der Lebergegend mit stechenden und ziehenden Schmerzen, Aufgetriebenheit und morgendlicher Flatulenz. Heftige Übelkeit und Magendruck mit Brechreiz, schlimmer nach dem Gehen, durch Zusammenkrümmen, Bohnenkaffee, besser durch Ausstrecken.
Stuhl bei der Hälfte der Prüfer durchfallartig, tags und nachts, schlimmer nach dem Essen, z. T. grünlich, übelriechend, gußartig, penetrant stinkend, mit Schleimbeimengung. Tenesmus, Gefühl des Nichtfertigseins nach dem Stuhlgang.
Obstipation mit frustranem Drang.
Überempfindlichkeit gegen Druck und Berührung am Oberbauch. Brennen und Jucken am Anus.

Weibliche Geschlechtsorgane (2 Prüferinnen): Fluor verstärkt, gelblich, bräunlich. Periode zu spät oder zu früh, sehr stark, hellrot, wehenartige Schmerzen. Brennen beim Wasserlassen.

Glieder: Von den 11 Prüfern hatten 9 rheumatische Schmerzen in den Armen und Beinen, Schultern, im Kreuz. Bevorzugt befallen waren die Finger- und Handgelenke (7mal), so daß man auf eine pathotrope Beziehung zu den Finger- und Handgelenken im besonderen schließen kann. Bewegung verschlimmert, Wärme bessert. Pelzigkeitsgefühl in den Fingern beim Mappetragen, Kribbeln in den Händen bei kälterem Wetter.

Haut: Juckreiz, stark juckendes Erythem, Aknepusteln. Furunkel bei 4 Prüfern, Schweißdrüsenabsonderung (1 Prüfer).

Dosierung

D 2 bis D 6.

Crataegus

Herkunft des Mittels

Crataegus oxyacantha, Weißdorn (Fam. nat. Rosaceae), wächst in Europa. Zur Essenz werden die reifen Früchte verwendet. **Crataegus monogyna** ist in bezug auf die chemisch und pharmakologisch wichtigen Stoffe beinah identisch anzusehen; dasselbe gilt für die zahlreichen Bastardformen beider Arten.

Pharmakologie

Als wesentliche Bestandteile in Blüte, Blatt und Frucht wird die Crataegolsäure (früher Crataeguslacton) angesehen. Letztere wurde neuerdings als Mischprodukt von Triterpensäuren (Ursol- und Oleanolsäure) und β-Sitosterinen analysiert. Flavone, von denen nur die wasserlöslichen, oligomeren u.zw. die tri- bis hexameren Procyanidine (Spaltprodukte von Proanthocyanidin), ebenso wie Epicatechin herz- und kreislaufwirksam sein sollen.
Crataegus wurde etwa seit der Jahrhundertwende häufig nach empirischen Gesichtspunkten verwendet. Eine Arzneimittelprüfung verdanken wir E. Assmann [1930].
An Tierversuchen (Seel: Hippokrates 1938, 1 u. a.) wurde eine Regularisierung der Herztätigkeit festgestellt, ferner eine Verengung der peripheren Gefäße und dadurch bedingte Blutdrucksteigerung. Bei großen Dosen wird eine Senkung des Blutdrucks beobachtet. Die Verlangsamung der Herztätigkeit wird durch *Atropin* aufgehoben, weshalb man annimmt, daß es sich um einen vagotropen Einfluß handelt. Ferner wird eine sedative, in größeren Gaben sogar narkotische Wirkung beobachtet.
G. Schimert jun. faßt das Ergebnis seiner an Hunden gewonnenen Experimente folgendermaßen zusammen (Zschr. exper. Med. 1947: 113):
„1. Wirkstoffkonzentrate des Weißdorns (Crataegus oxyacantha und monogyna) führen mit großer Regelmäßigkeit zu einer durch Gefäßerweiterung bedingten Zunahme der Koronardurchblutung.
2. Große Dosen haben eine ungünstige Wirkung auf die Dynamik des Herzens, in dem unter Senkung des Blutdruckes und der Frequenz der Venendruck ansteigt.
3. Kleine Dosen wirken dynamisch günstig, indem es bei sinkender Frequenz und leicht abnehmendem Blutdruck zu einer Senkung des vorher pathologisch erhöhten Vorhofdruckes kommt.
4. Der Blutdruck wird von großen und kleinen Dosen in der Mehrzahl der Fälle erniedrigt. Bei Kollapszuständen kommt gelegentlich eine Steigerung des Blutdruckes vor.
5. Crataegus besitzt demnach außer der gefäßwirksamen Komponente auch eine auf die Dynamik des Herzens gerichtete digitalisähnliche Wirkung.
6. Die klinischen Indikationen des Mittels, das sich besonders bei der Hypertonie und kompensierten sowie leichtinsuffizienten koronargeschädigten Herzen bewährt, werden bestätigt und unterbaut.“

Klinische Wirkung

Im Vergleich mit den bisher vorliegenden klinischen Erfahrungen „bestätigt sich die von fast allen Autoren angegebene Wirkung auf die Gefäße und den Blutdruck (RITTER, ASSMANN, MATTAUSCH u.a.). Die experimentell beobachtete günstige Wirkung auf die Koronardurchblutung gibt der klinischen Auffassung, daß das Mittel gerade bei Herzerkrankungen älterer Menschen geeignet ist, eine besondere Bestätigung, da ja gerade im höheren Alter die Herzerkrankungen auf Grund von Gefäßprozessen im Verhältnis zu den Herzerkrankungen anderer Ätiologie zahlenmäßig immer mehr in den Vordergrund treten. Eine therapeutische Wirkung bei der Koronarinsuffizienz, auf die die klinischen Autoren mehrfach hingewiesen haben, darf mit großer Wahrscheinlich angenommen werden. Auch die in der Mehrzahl beobachtete blutdrucksenkende Wirkung spricht für die Richtigkeit der Indikationsstellung bei Hypertonikern. Die in einem Fall bei Kollaps beobachtete Steigerung des Blutdruckes läßt an eine zielgerichtete regulative Wirkung zur Besserung der Kreislaufverhältnisse denken, wie wir sie gleicherweise auch bei den Herzglykosiden beobachten können. Hier liegen auch ähnliche klinische Beobachtungen vor" (MATTAUSCH).

So weit die experimentelle Forschung. Über die **klinische Anwendung** schreibt ASSMANN (Hippokrates 1939, 12): „Crataegus ist ein organspezifisch wirkendes Herz- und Blutgefäßmittel von langsamem Einsetzen und nicht anhaltender Wirkung. Aus diesem Grunde ist es bei akutem Versagen des Herzens nicht angezeigt, muß aber andererseits längere Zeit fortgegeben werden. Besonders geeignet ist es zur Dauerbehandlung chronischer Leiden, da keine Kumulation oder Angewöhnung zu befürchten ist und das Mittel auch den Allgemeinzustand günstig beeinflußt.

Als besondere Indikation gelten **Kreislaufstörungen** im höheren Lebensalter, **leichte Myokardschwäche, Frühinsuffizienz, Myodegeneratio cordis, Fettherz;** Hypertonikerherz – also das Altersherz im Stadium der Präinsuffizienz (braune Atrophie). Crataegus hat einen beruhigenden Einfluß auf das Nervensystem und wirkt günstig auf die subjektiven Beschwerden vieler Herzkranker, besonders beim Hypertonus. Bei schwerer Herzinsuffizienz und schweren Anfällen von Angina pectoris und bei kardialem Hydrops ist Crataegus wirkungslos. Für leichte Fälle und im Intervall ist es dagegen sehr zu empfehlen. Die Arzneikraft von Crataegus ist weit schwächer als die von *Digitalis, Strophanthin* oder *Scilla.* Wenn *Digitalis* versagt, soll man aber stets Crataegus versuchen und das Mittel auch bei längerer Digitalisierung interponieren."
Bei konstitutioneller Hypotonie legt ihm SEEL große Bedeutung bei und vergleicht die Ergebnisse mit *Sympatol.* „Anstiege von 80/50 mm auf 120/70 mm waren in der Regel in 4 bis 6 Wochen erreicht. In diesem Stadium wurde die Gabe von 2mal 5 bis 2mal 10 Tropfen auf 2mal 3 Tropfen Crataegus-Tinktur erniedrigt."
Bei Basedowherzen ist keine Wirkung zu erwarten.

STIEGELE verwendet Crataegus bei Myokardschwäche nach akuten Erkrankungen und zur Behandlung der Frühinsuffizienz. Fernerhin wird es von RITTER noch empfohlen bei arteriosklerotischer Insuffizienz. Derselbe glaubt damit bei Angina pectoris die

Anfallbereitschaft wesentlich herabsetzen zu können, während beim akuten Anfall nichts davon zu erwarten ist.

Ganz im Gegensatz zu der experimentellen Forschung stehen die klinischen Erfahrungen bei der Hypertonie. ASSMANN und RITTER sehen in Crataegus zwar ein Mittel, die subjektiven Beschwerden bei Hypertonie zu beseitigen und das durch Überleistung geschwächte Herz zu kräftigen, jedoch nicht den Blutdruck zu senken. Dieser Beobachtung entsprechen auch meine eigenen Erfahrungen. Immerhin meint RITTER, Crataegus eine gewisse entspannende Gefäßwirkung – vielleicht als Begleiteffekt der Tonisierung des Herzmuskels, die in einzelnen Fällen zum Ausdruck kommt – zubilligen zu können. Nach HAFERKAMP soll die Blutdrucksenkung bei Hypertonie von der Verwendung stärkerer Gaben abhängig sein (Hippokrates 21 [1930], 1: 13). Mit der Wirkung der modernen Antihypertonika kann sich Crataegus nicht messen.

Weiter schreibt RITTER: „Auffallend oft wurde nach Crataegus eine Zunahme der Drucksteigerung beobachtet. Am Ende kommt hierin eine gewisse Ambivalenz des Mittels zum Ausdruck, das heißt seine Fähigkeit, den Blutdruck je nach der Lage nach der einen oder anderen Seite wenigstens beiläufig etwas zu beeinflussen." Wenn man diesen Gedanken weiterentwickelt, müßte man zur Behandlung des erhöhten Blutdrucks Versuche mit Verdünnungen, etwa der D 2, machen, anstatt der üblichen Tinktur.

Gute Ergebnisse wurden auch gemeldet bei Herzmuskelschäden im Sinne der akuten Myokarditis, des fokalgeschädigten Herzens, des Scharlach- und Diphtherieherzens und dergleichen. „Hier schwinden sehr oft die unangenehmen subjektiven Empfindungen in der Herzgegend, Stechen, ausstrahlende Schmerzen, Beklemmungsgefühl und Palpitationen; aber auch objektiv nimmt die Neigung zu Tachykardie und vor allem zu der so häufigen extrasystolischen Arrhythmie ab" (SCHIMERT).

Nach Digitalis-Behandlung, um die Kompensation zu erhalten, findet Crataegus nicht selten Verwendung. Crataegus wird auch die Eigenschaft zugeschrieben, das Herz für die Digitalis-Therapie zu sensibilisieren. Nach einer Crataegus-Behandlung spreche *Digitalis* besser an und bei gleichzeitiger Darreichung könne die Digitalis-Gabe herabgesetzt werden – ja sie müsse es, wenn man eine toxische Wirkung von *Digitalis* vermeiden will (SCHIMERT).

Wenngleich Crataegus dem Charakter seiner Wirkung nach in eine Reihe mit den Digitalisglykosiden gestellt wird, ist seine Leistungsfähigkeit bei Insuffizienz im Verhältnis zu *Digitalis, Scilla, Oleander, Convallaria* und *Strophanthin* erheblich beschränkt. Es hat jedoch den Vorzug völliger Ungiftigkeit. Wenn man damit nicht vorwärts kommt, sollte man nicht zögern, die letzteren zu verordnen. Bei bereits deutlich gewordener Insuffizienz ist mit Crataegus nichts mehr zu erwarten. Man hat es deshalb zweckmäßig als ein „Pflegemittel" des Herzens bezeichnet, um es gegen die Dekompensationsmittel abzugrenzen.

Die Organotropie zum Herzen überwiegt derart, daß die übrigen Symptome von geringer Bedeutung sind. Es soll hier trotzdem ein vollständiges Arzneibild folgen, da manchmal, wenn auch sehr selten, Nebenerscheinungen bei der Verordnung (kongestive Kopfschmerzen, Magenbeschwerden, Herzbeschwerden bzw. Verschlimmerung derselben) auftreten, zu deren Verursachung durch Crataegus Stellung genommen werden muß. Ich folge hier in erster Linie ASSMANN, der im Jahre 1930 eine Prüfung am Gesunden vorgenommen hat (Dtsch. Zschr. Homöop. 1930, 10, 11, 12). W. SCHWABE berichtet, daß es ihm bei alpinen Hochtouren außerordentliche Hilfe geleistet hat zur Steigerung der Herzleistung und Erleichterung der Atmung. Dosis in diesem Falle alle 20 Min. 20–30 Tropfen. Dies wird auf die Erweiterung der Koronarien zurückzuführen sein.

Literatur

ASSMANN, E.: Dtsch. Zschr. Homöop. 1930: 248, 278, 301 – Hippokrates 10 [1939]: 248.
RITTER, H.: Die Behandlung der Herz- und Gefäßkrankheiten. Berlin-Saulgau 1947. Karl F. Haug Verlag.
SCHIMERT, G.: Zschr. exper. Med. 113 [1943], 1: 113 – N. med. Welt 1950, 14.

Arzneimittelbild

Allgemeines: Große Mattigkeit, Müdigkeit. Zerschlagenheitsgefühl. Appetitlosigkeit. Deprimierte, ängstliche, reizbare Stimmung. Benommener Kopf, Schwindel. Schlaf auffallend gut oder unruhiger Schlaf mit ängstlichen Träumen.

Kopf: Stirnkopfschmerz, meist links. Schmerzen in der linken Schläfe. Starker Blutandrang zum Kopf.

Hals: Kratzen im Hals und vermehrte Schleimbildung. Halsschmerzen mit Rötung des Gaumens.

Magen und Darm: Appetitlosigkeit, Brechreiz, Luftaufstoßen, breiiger Durchfall mit starkem Drang, kneifender Schmerz im Dickdarm, Hämorrhoiden.

Präinsuffizienz, Koronarinsuffizienz, Hypertonikerherz. Angina pectoris.

Herz und Gefäße: Herzklopfen, Pulsus respiratorius, Extrasystolen, unregelmäßiger Puls, verlangsamte Herztätigkeit.
Brustbeklemmung bei geringer körperlicher Anstrengung, krampfartiger Schmerz in der Herzgegend, der sich bis in den linken Arm und in die Fingerspitzen fortpflanzt. Druckgefühl am Herzen. Erniedrigung des Blutdrucks. ⊙ Gefühl, als sei das Herz zu groß (ASSMANN).

Luftröhre: Trockener Husten, nachts quälender Hustenanfall mit starker Schweißabsonderung.

Harnorgane: Bei öfterem Harnlassen kommt nur wenig Harn.

Bewegungsorgane: Nacken- und Rückenschmerzen; Schmerzen im linken Unterarm, im linken Schulter-, Knie- und Fußgelenek.

Dosierung

Im allgemeinen wird die Tinktur verordnet in Einzelgaben von 2 bis 20 Tropfen, je nach dem Grade der Minderleistung; die Tagesdosis schwankt zwischen 4 und 100 Tropfen. Gewöhnlich werden täglich 5 bis 10 bis 15 Tropfen verschrieben. Bei Übererregbarkeit des Herzens können die D 2 oder D 3 gegeben werden. Es wird empfohlen, die Tinktur nach dem Essen einnehmen zu lassen, um Magenbeschwerden, die jedoch nur selten beobachtet werden, vorzubeugen.
Präparate mit standardisiertem Wirkstoff sind Crataegutt und Oxacanth.

Crocus

Herkunft des Mittels

Crocus sativus (Fam. nat. Iridaceae), der Safran, ist in Vorderasien zu Hause. Die Tinktur wird aus den getrockneten Blütennarben gewonnen. Früher vielfach als Färbstoff z. B. bei Speisen, als Gewürzstoff und als Aphrodisiakum und Abortivum gebraucht.

Pharmakologie

Als hauptsächlicher Wirkstoff ist das genuine Glykosid *Protocrocin* anzusehen. Aus diesem entsteht *Picrocrocin* und *Safranal.* Diese gelten als Sexualstoffe und funktionieren als Befruchtungs- und Determinierungsstoffe.

Toxikologie

Nach oraler Aufnahme wird eine Reizung der Schleimhäute des Magen-Darm-Kanals mit Brechdurchfällen und Koliken beobachtet, ferner Schwindel, Berauschung, Kopfschmerzen, später auch Krämpfe und Delirien. Weiter kommt es zu ausgesprochenen Hämorrhagien, wie Uterusblutungen, Blutungen der Mundhöhle, des Magen-Darm-Systems sowie Blutungen der Nieren als dem Hauptausscheidungsorgan des Stoffes. Bei Schwangeren führen Safranabkochungen zu Abortus nach etwa 3 Tagen. Die Vergiftungen wurden besonders bei Abtreibungsversuchen beobachtet. An den Skleren wird eine Gelbfärbung erkennbar, welche einen Ikterus vortäuschen kann. – Bemerkenswert ist, daß bei Tierversuchen weder an Warmblütern noch an Kaltblütern ein Vergiftungsbild hervorgerufen werden kann.

Hauptwirkung

Die Hauptwirkung entwickelt sich im wesentlichen nach 3 Richtungen. Es ist ein wertvolles Mittel bei hyperämischen Kongestionen mit Blutungen aus allen Körperöffnungen, wenn das austretende Blut dunkle, zähe, schnurartige und klumpige Beschaffenheit hat. Bei der Arzneimittelprüfung hat sich diese Neigung zu Blutungen nur als Nasenbluten erkennbar gemacht. Die Übertragung dieser Tendenz auf die übrigen Organe ist auf Grund der Toxikologie und klinischer Erfahrung vorgenommen worden. Crocus wird nicht selten gegen Abortusblutungen, gegen drohenden Abort und gegen Menorrhagien verwendet. Ein wertvolles Symptom scheint ein abstoßender Geruch aus den weiblichen Genitalien zu sein, der auch als geiler Geruch beschrieben wird. STIEGELE hat einen Fall berichtet, wo eine durch einen solchen Geruch schwer gefährdete Ehe durch den Einsatz von Crocus gerettet wurde.
Ein weiterer Hauptzug von Crocus liegt in der Erzeugung von Krämpfen und Spasmen besonders in der glatten Muskulatur. Es wurde aus diesem Grund früher gegen krampfartige Schmerzen und Windkolik der Kinder gebraucht. In der alten *Tinctura Opii crocata* nimmt Crocus die Stelle eines Adjuvans ein. Das Gefühl, als ob sich etwas Lebendiges im Leib bewege, dürfte diesen Spasmen seine Entstehung verdanken. Dieses Symptom soll sich sowohl bei übermäßigen Kindsbewegungen wie auch bei eingebildeter Schwangerschaft bewährt haben.
Ein Hauptcharakteristikum ist der Einfluß auf die Sphäre des Geistes und Gemüts. Man beobachtet Kopfschmerzen und Schwindel mit einer erregten Blutzirkulation und Kongestionen zum Kopf und Gesicht, wodurch die Modalität der Besserung aller Beschwerden im Freien und Verschlimmerung im geschlossenen Raum hervorgerufen wird. Es bildet sich eine ängstliche und traurige Stimmung aus. Kleinigkeiten bringen in Wut; Ausbrüche von Zorn, die jedoch sofort wieder bereut werden. Bemerkenswert ist auch eine unwiderstehliche Neigung, zu lachen und zu singen. Bei Vergiftungen sollen sich die Betroffenen zu Tode gelacht haben. Typisch ist der rasche Stimmungswechsel: Zornesausbruch wird alsbald wieder von Reue darüber gefolgt, oder Lachen, das schnell in Tränen übergeht. Bei Überdosierungen wurden Lähmungen der motorischen Nerven beobachtet, manchmal beim männlichen Geschlecht ein Orgasmus.
Im ganzen kann man sagen, daß sich Crocus nach seinem ganzen Charakter besonders für das weibliche Geschlecht eignet. Die psychische Eigenart ist stark von hormonalen Vorgängen der Ovarien abhängig, ähnlich dem in mancher Hinsicht zu vergleichenden *Platinum*.

Literatur

Die Arzneimittelprüfung wurde von STAPF vorgenommen an 4 männlichen Prüfern, ergänzt durch toxikologische Beobachtungen (STAPF: Beiträge zur Reinen Arzneimittellehre).
SUNDELIN (Allg. homöop. Ztg. 20: 288) berichtet über 2 Prüfer.
ALLEN: Encyclopedia, Bd. III u. X.
HUGHES: Cyclopaedia, Bd. II.
WOLF: Allg. homöop. Ztg. Bd. 212 (1967): 241.

Arzneimittelbild

Leitsymptome: *Krampfmittel: Gefühl, als bewege sich etwas Lebendiges in den kranken Teilen; Gefühl von Hohlheit im Leib; Zuckungen der Augenlider.*
Blutungen zäh, schnurartig, schwarz, aus Nase ⊙ und Uterus, schlimmer von der geringsten Bewegung. Schlechter Geruch der Sekretionen und der Haut.
⊙ *Abstoßender, geiler Geruch aus den Genitalien der Frau, besonders bei der Regel und beim Koitus.*
Kindische, läppische Heiterkeit, übernatürliche Lebendigkeit oder Schläfrigkeit und depressive Verstimmung.
Ausbrüche von Zorn, die alsbald wieder von Reue gefolgt werden.
Auffallend rasches Hin- und Herschwanken der Stimmung zwischen Heiterkeit und übler Laune. „Hysterisches" Verhalten.
Verschlimmerung bei heißem Wetter und im geschlossenen Raum.
Verschlimmerung am frühen Morgen und nachts.
Besserung im Freien.
Besserung durch geistige Beschäftigung (Schwäche).
Besserung durch Gähnen.

Allgemeines: Äußerste Ermattung bis zum Umsinken, mit dem Gefühl, als sollte allgemeiner Schweiß ausbrechen, mit steter Neigung, zu sitzen und zu liegen, selbst mit Ohnmachtsgefühl. Geistige Beschäftigung beseitigt diese Schwäche.

Geist und Gemüt: Läppische Heiterkeit, unnatürliche Lebhaftigkeit; äußerste Lustigkeit mit unwiderstehlicher Neigung, zu lachen und zu scherzen und zu singen. Wenn die Patientin jemand singen hört, muß sie unwillkürlich einstimmen. Sie muß singen entgegen ihrem eigenen Vorsatz.
Sehr mißvergnügt, traurig und freudlos, auch mit Lustigkeit wechselnd. Sehr verstimmt, sie läßt sich durch Kleinigkeiten leicht in Zorn bringen, aber im Begriff, in Zorn auszubrechen, wird sie wieder ruhig. Jede Kleinigkeit erregt seinen Zorn, den der Kranke im nächsten Augenblick wieder bereut, welcher jedoch bald wieder zurückkehrt, mit stetem Schwanken zwischen Zornausbrüchen und Nachgeben. Eine Kleinigkeit bringt die Patientin außer sich, daß sie nicht mehr weiß, was sie tut, dabei Angst und Zittern am ganzen Körper.
Gedankenlosigkeit nach der geringsten Aufregung. Große Vergeßlichkeit und Zerstreutheit, selbst Perso-

nen des täglichen Umgangs werden nicht erkannt oder mit anderen verwechselt. Eingenommenheit des Kopfes, wie berauscht.

Schlaf: Tagesschläfrigkeit mit großer Mattigkeit. Schlaf nachts sehr unruhig, mit öfterem Erwachen, ungemein zeitiges Erwachen am Morgen. Träume verworren, oder mit furchtbarem Inhalt, auch heitere Träume.

Kopfschmerzen im Klimakterium und in der Pubertät (mit Nasenbluten), besser im Freien.

Kopf: Schwindel und Benommenheit des Kopfes. Dumpfe Kopfschmerzen. Heftiger Schlag gegen die Schläfe. Gehirnhyperämie und Kongestion zu Kopf und Gesicht, mit Röte des Gesichts und Hitzegefühl, alles besser im Freien.

Augen: Zucken der Augenlider. Druck und Spannung auf die Augenlider, so daß sie nur schwer und nicht völlig geöffnet werden können. Erweiterte Pupillen. Brennen der Augen; Gefühl, als hätte man viel geweint. Bedürfnis, die Lider zusammenzupressen und die Augen zu weiten. Starke Absonderung von Schleim und Tränen, besser im Freien. Elektrische Funken vor den Augen.

Nasenbluten, Lungenbluten.

Atmungsorgane: Nasenbluten von sehr zähem, dicken und schwarzem Blut, mit Schweiß auf der Stirn in dicken Tropfen. Anfälle von erschöpfendem, trockenem Husten. Übler Geruch des Atems. Schleimiger Auswurf. Schwere auf der Brust mit Bedürfnis, tief zu atmen. Wärmegefühl um das Herz, mit Angst und etwas Atemnot, so daß man nicht tief Atem holen kann; nach öfterem Gähnen tritt jedesmal Besserung ein.

Verdauungsorgane: Gefühl eines Pfropfens im Hals. Gefühl von Leere oder des Herabsinkens in Magen und Bauch. Gefühl in der Magengrube, im Bauch, in den Armen und anderen Teilen des Körpers, als ob etwas Lebendiges sich bewege oder umherginge. Auftreibung des Leibs, kolikartige Leibschmerzen. Stechen und unerträgliches Jucken im After.

Geschlechtsorgane: Männer: Geschlechtliche Erregung.

Dysmenorrhö, Metrorrhagie, Menorrhagie, Abortblutungen, atonische Blutungen post partum, Fluor.

Frauen: Metrorrhagie bei der leichtesten Bewegung. Gefühl, als wolle die Regel eintreten, mit Kolikschmerzen und Drängen gegen die Geschlechtsorgane. Abort. ⊙ Regelblutung dunkel, zäh, klumpig oder schnurartig, zu oft und zu stark. ⊙ Libidinöser, abstoßender Geruch der Genitalien während der Menses und beim Koitus. ⊙ Vermehrtes Zärtlichkeitsbedürfnis während der Regel. ⊙ Fluor dick und zäh bei zu starker Regel.

Blutzirkulation: Die Venen sind erweitert, mit einem Gefühl von Hitze. Wärme um das Herz mit Angst und einiger Atemnot, so daß sie nicht tief Atem holen kann; sie fühlt sich immer besser nach häufigem Gähnen. Großes Leeregefühl in der Herzgegend. Heftiges Hitzegefühl über den ganzen Körper, besonders am Kopf, mit Röte des Gesichts und großem Durst. Heftige Erregung des Bluts. Kältegefühl wie in einem ungeheizten Raum; dieses Gefühl steigert sich bis zu einem Schüttelfrost mit Blässe des Gesichts und eiskalten Händen.

Bewegungsorgane: Beide Arme schlafen ein am Tage, erwacht des Nachts daran.
Schmerzen in den Gelenken.
Haut: Die Haut über den ganzen Körper ist scharlachrot. Umschriebene rote Stellen im Gesicht.

Wärmeregulation: Viel Frieren, selbst im warmen Raum, das bis zu einem Schüttelforst anwächst. Gefühl im Rücken, wie mit kaltem Wasser übergossen. Auffallende Hitze am ganzen Körper, besonders aber im Kopf, mit rotem Gesicht und viel Durst; auch Hitzewallungen.

Dosierung

Meist D 3 bis D 6. Bei Menorrhagie, welche die häufigste Indikation darstellt, muß es etwa 5 Tage vor Regelbeginn bis zum Schluß derselben eingesetzt werden, wenn man es nicht fortlaufend einnehmen lassen will.

Vergleichsmittel

Dunkle, klumpige Blutungen mit psychischen Störungen und hysterischem Verhalten: *Platinum, Magnesium carbonicum.*

Blutungen mit sexueller Erregung: *Platinum, Sabina.*
Blutungen dunkel: *Hamamelis und Hydrastis,* dunkel und übelriechend: *Magnesium carbonicum, Secale.*

Crotalus horridus

Herkunft des Mittels

Crotalus horridus (= Crotalus Cascavella); die in Südamerika heimische Klapperschlange (Fam. nat. Crotalidae).

Wirkung

Über die Zusammensetzung und Wirkung der Schlangengifte ist unter *Lachesis* nachzulesen. Die Wirkung des Crotalus-Giftes ist sehr nahe verwandt mit diesem. Bei Crotalus ist die Blutzersetzung und Blutungsneigung jedoch verstärkt. Für die behauptete rechtsseitige Wirkung bestehen in dem Prüfungs- und Vergiftungsbild keine Unterlagen, man wird daher diese Modalität streichen dürfen. Sie bedeutet eine ungerechtfertigte Einengung des Arzneimittelbildes. Das Umschnürungsgefühl und die Verschlimmerung durch Schlaf, die für *Lachesis* bedeutsam ist, finden wir auch bei Crotalus wenigstens angedeutet wieder.
In bezug auf den Kreislauf mit einer Tendenz zu Hypotonie gleicht Crotalus ebenfalls *Lachesis.* Doch finden sich bei Crotalus keine stenokardischen Beschwerden.
HERING hat in seiner Monographie „Wirkungen des Schlangengiftes" vom Jahre 1837, auf welche die homöopathische Verwendung der Schlangengifte zurückgeht, für Crotalus häufig Angaben über „Blutungen aus allen Organen des Körpers, aus Augen, Ohren, Nase, Mund und Harnröhre" erwähnt. FAYRER und BRUNTON haben durch ausgedehnte Beobachtungen bestätigt, daß bei Vergiftungen durch Klapperschlangen „eine größere Tendenz zu lokalen und allgemeinen Hämorrhagien und Blutextravasationen eintritt, als durch Bisse anderer Schlangen".
Das vorliegende Material an Prüfungen und an Bißfolgen ist weniger umfangreich als bei *Lachesis,* so daß die Symptomatik weniger weit gefächert ist als bei dieser. Möglicherweise ist das Fehlen einzelner, dem Symptomenbild von *Lachesis* entsprechender Symptome nur auf den geringeren Umfang der Crotalus-Prüfung zurückzuführen.

Anwendung

Die homöopathische Anwendung erstreckt sich auf **septische Prozesse mit Neigung zu Hämorrhagie und Gangrän,** auf **Herzleiden,** wie **Myodegeneratio,** auf **Infektionskrankheiten mit septischer Tendenz und Kreislaufschwäche,** auf **vasomotorische Beschwerden der Wechseljahre** und des **Morbus Basedow,** auf Thrombophlebitis und entspricht im großen ganzen dem Wirkungskreis von *Lachesis.*

Literatur

HERING, C.: Wirkungen der Schlangengifte.
ALLEN: Encyclopedia, Bd. III.
HUGHES: Cyclopaedia.

Arzneimittelbild

Leitsymptome: *Neigung zu Gangrän und Gewebszerfall und zu septisch-fieberhaften Prozessen.*
Herzschwäche mit großer Elendigkeit und Neigung zu Kollaps.
Blutungen von dunklem, flüssigem Blut aus allen Körperöffnungen, das Blut bleibt flüssig.
Wiederkehr der Symptome in langen Intervallen bei den lokalen Bißsymptomen, vor allem jährlich.
Verschlimmerung durch feuchtwarmes Wetter.
Verschlimmerung morgens nach dem Erwachen.

Hämorrhagie mit zersetztem, flüssigem Blut.
Septische Eiterungen, Pyämie. Typhus, Ruhr, Pocken, Rose u. a. **Infektionskrankheiten.**

Allgemeines: Schwellung des ganzen Körpers nach Biß, besonders am Kopf. Blutungen aus allen Körperöffnungen: Augen, Ohren, Nase, Mund, After, Harnröhre. – Häufige Schwächeanfälle und zittrige Schwäche. –
Die gebissenen Glieder entzünden sich, schwellen an und werden gangränös. Geschwüre mit Neigung zu Gangrän. Die Haut verfärbt sich schwarz oder marmoriert gelb und schwarz. Die Schwellung und Flecken infolge von Bissen wiederholen sich jährlich.
Verlangen nach Stimulantien, besonders nach Wein.

Geist und Gemüt: Leicht zu Tränen gerührt, ekstatisches Wesen. Ängstlichkeit und Depression. Tagesschläfrigkeit. Nachts ängstliche Träume.
⊙ Schläfrigkeit, aber kann nicht schlafen.

Kopf: Blutandrang zum Kopf, Kopfschmerzen.

Augen: Augen gelb, oft auch der ganze Körper. Blutaustritt aus den Augen. Drückende Schmerzen in und um die Augen.

Gesicht: Blasses Gesicht, wie Blei, oder gelblich. Gedunsenheit des Gesichts.

Haemoptoë.

Atmungsorgane: Husten mit blutigem Auswurf. Blutspucken. Blutaustritt aus der Nase. Kehlkopf ist schmerzhaft bei Berührung.

Myodegeneratio.
Akute Myokarditis,
Kreislaufschwäche mit Kollapsneigung, Hypotonie.
Endokarditis.

Herz: Puls zuerst hart und schnell, später weich und langsam, kaum fühlbar, mit Elendigkeit. Schwächeanfälle.

Diphtherie, Hepatitis.

Verdauungsorgane: Zunge stark geschwollen, füllt den ganzen Mund. ⊙ Gefühl im Hals wie zugeschnürt; die Schleimhaut ist dabei nicht verändert. ⊙ Feste Speisen können schwerer geschluckt werden als flüssige.
Übelkeit und Erbrechen von Galle und Blut. Kann den Kleiderdruck nicht ertragen. Auftreibung des Leibs. Schwellung der Leistendrüsen. Durchfall mit Kolikschmerzen. Verstopfung. Blutabgang aus dem After.

Hämaturie, Nephritis und Pyelonephritis.

Harnorgane: Blutung aus der Harnröhre. Harn wie bei Gelbsucht.

Geschlechtsorgane: Regel zu früh mit Bauch- und Rückenschmerzen, zuvor Kopfdruck.

Karbunkel,
Gangrän, blauschwarz,
Phlegmone.
Purpura haemorrhagica.

Haut: Geschwüre brechen auf; Haut färbt sich schwarz oder gelb und schwarz. Alte Wunden brechen wieder auf. Bläschen, welche in Geschwüre übergehen. Schwellung der Haut über dem ganzen Körper. Gelbsucht, blutige Schweiße.

Dosierung

Üblich sind die D 8 bis D 30.

Vergleichsmittel

Septische Zustände mit Schüttelfrost: *Pyrogenium, Lachesis, Chininum arsenicosum, Echinacea, Carbo vegetabilis, Magnesium carbonicum.*
Herzschwäche mit kollapsartigen Zuständen: *Lachesis, Veratrum album, Aconitum, Naja.*
Kann den Kleiderdruck nicht ertragen, Gefühl im Hals wie zugeschnürt: *Lachesis.*
Blutungen dunkel, flüssig, aus allen Körperhöhlen: *Carbo vegetabilis, Kreosotum, Secale, Acidum nitricum, Acidum sulfuricum.*
Crotalus terrificus D 30 (Weleda) wird als fast spezifisches Mittel gegen Brachialgie paraesthetica nocturna in subkutaner Injektion genannt. Wenn eine einmalige Injektion nicht hilft, so ist der zugrundeliegende Wirbelsäulenprozeß zu behandeln.

Croton tiglium

Herkunft des Mittels

Croton tiglium (Fam. nat. Euphorbiaceae) ist in Ostindien beheimatet. Zur Herstellung der Tinktur werden die reifen Samen (Purgierkörner genannt) verwendet.
Während in der allgemeinen Medizin ein aus dem Samen gewonnenes Öl als drastisches Hautreizmittel und Abführmittel verwendet wird, gewinnt man in der Homöopathie die Croton-Tinktur durch Mazeration der geschroteten Samen. Der für die Wirkung verantwortliche Bestandteil ist das Crotonöl, das Crotonharz enthält.

Wirkung

Bei der Verwendung des Croton-Öls als Hautreizmittel (das Baunscheidtöl enthält als kräftigsten Bestandteil Croton-Öl) bilden sich auf der Haut zahlreiche Bläschen mit bemerkenswertem Jucken und Brennen. Als Purgiermittel innerlich eingenommen, entstehen gußartig herausschießende, mit großer Gewalt entleerte Durchfälle.
Die Kenntnis des Arzneimittelbildes verdanken wir BUCHNER (München), der eine Sammlung von absichtlichen Prüfungen, Überdosierungen und Nebenwirkungen des Croton-Öls bei innerlichem und äußerlichem Gebrauch zusammengestellt hat. Diese Angaben sind in den Enzyklopädien von ALLEN und HUGHES noch um weitere Beobachtungen erweitert.
Als wertvolle Indikationen bei äußerer Anwendung des Croton-Öls werden genannt langanhaltende Aphonie, skrofulöse Ophthalmie (Anwendung im Nacken und hinter den Ohren), Konjunktivitis und Keratitis mit Hypopyon. Eine Empfehlung bei Ischias mit Verstopfung wird in der Literatur ebenfalls geführt.
Dazu kommen als homöopathische Indikationen: Durchfall mit gußartiger Entleerung unter großem Druck; Stühle gelb, schleimig grün. Als besonderer Hinweis gilt die Erneuerung des Durchfalls durch jedes Essen und Trinken.
Bei der Behandlung des Ekzems hat es sich besonders bewährt, wenn dieses seinen Sitz am Skrotum oder im Gesicht hat; doch kommt es auch für andere Lokalisationen in Frage. Eine Beteiligung des Darmes kann die Wahl von Croton noch bekräftigen, ebenso ein besonders hervortretender Juckreiz (*Arsenicum album*).
Bei Mastitis wird Croton empfohlen, wenn beim Anlegen des Kindes ein ziehender Schmerz von der Brustwarze nach hinten auftritt.
Die Gemütsverfassung ist mitbeteiligt in trauriger, ängstlicher oder mürrischer Verstimmung.

Literatur

BUCHNER: Arch. homöop. Heilk. 19, 1: 113.
ALLEN: Encyclopedia, Bd. III.
HUGHES: Cyclopaedia, Bd. II.

Arzneimittelbild

Leitsymptome: *Durchfälle gelbwäßrig, reichlich und mit Gewalt entleert, schlechter von jedem Essen und Trinken.*

Zahllose juckende Bläschen auf der Haut. ⊙ Hautausschläge und Durchfall sowie auch Husten können einander ablösen.

Gemüt: Mürrische, unzufriedene Stimmung. Ängstliche und traurige Verfassung.

Bindehaut- und Hornhautentzündung.

Augen: Äußeres Auge heftig gereizt und entzündet, Hypopyon. Schmerz im Auge, als würde das Auge nach hinten gezogen.

Atmungsorgane: Schnupfen, Heiserkeit und Husten.

Rhagaden der Brustwarze, Brustentzündung.

Weibl. Geschlechtsorgane: ⊙ Ziehender Schmerz von der linken Brustwarze nach hinten gegen den Rücken, sobald sie das Kind an die Brust legt.

Akute Magendarmkatarrhe und Durchfälle „wie aus dem Hydranten".

Verdauungsorgane: Übelkeit und Erbrechen von Speisen, Schleim und Galle. Dabei ohnmachtartige Schwäche. Brennen im Magen.
Durchfälle gußweise, sehr reichlich und mit großer Gewalt herausschießend, gelbwäßrig, grünlich, schleimig, Durchfall auf das geringste Essen und Trinken. Viel Gurgeln und Schwappen im Bauch dabei, Stuhlzwang und Herauspressen des Afters. Erbrechen und Durchfall sind von großer Erschöpfung und Schweißausbruch begleitet.

Akute Bläschenekzeme, bes. an den äußeren Genitalien. Herpes zoster.

Haut: Auf der geröteten Haut unzählige Bläschen auf rotem Grund mit viel Jucken, Brennen, Stechen. Haut überempfindlich bei Berührung, schlimmer durch Kratzen.
Gesicht und Hodensack sind besonders befallen.

Dosierung

Da die homöopathische Tinktur nicht die Konzentration des Croton-Öls besitzt, kann allenfalls bis zur D 3 herabgegangen werden. Empfehlenswerter sind jedoch Potenzen ab D 4 aufwärts.

Vergleichsmittel

Gußartige Hydrantenstühle: *Podophyllum, Aloe, Thuja, Veratrum album, Mandragora.*
Durchfall auf jedes Essen: *Aloe, Arsenicum album, China, Ferrum, Podophyllum.*
Bläschenausschläge: *Rhux toxicodendron, Anacardium, Cantharis, Euphorbium, Mercurius, Mezereum, Ranunculus bulbosus.*

Beispiel

Blasiger Ausschlag am Hodensack

Herr, 33 Jahre alt, klagt seit 1 Jahr über einen blasigen Ausschlag am Hodensack, der bisher jeder ärztlichen und fachärztlichen Behandlung getrotzt hat. Das Unterhautzellengewebe ist geschwollen, die Oberhaut gerötet, mit Bildung von Bläschen und Eiterpusteln, die stark jucken, zeitweise verschorfen und sich abschuppen. Dabei besteht häufiger Harndrang, ungewöhnliche geschlechtliche Reizbarkeit. Auftreibung des Bauches mit viel Blähungen und häufigen diarrhoischen Stuhlentleerungen mit lästigem Zwang. Dabei eine recht verdrießliche Gemütsstimmung. Da die äußere Behandlung mit den verschiedenen Salben, auch streng reizlose Diät keinen Erfolg gebracht hatten, wurde auf jede äußere Behandlung verzichtet und Croton tiglium D 3 2mal täglich 5 Tropfen innerlich gegeben. Nach 2wöchigem Gebrauch des Mittels eine wesentliche Besserung; Croton D 3, 1mal täglich, brachte in 4 Wochen restlose Heilung (SCHIER sen.). (Zit. nach Ph. JANSON: Dtsch. Zschr. Homöop. 17 [1938]: 38.)

Cubeba

Herkunft des Mittels

Piper cubeba aus der Familie der Piperaceen (Kubebenpfeffer), stammt aus Indonesien und wird in Ost- und Westindien kultiviert zur Beschattung der Kaffeebäume. Verwendet werden die getrockneten, nicht ganz reifen, graubraunen, runzligen, an schwarzen Pfeffer erinnernden Früchte.

Anwendung

Die arabischen Ärzte verwendeten seit dem 10. Jahrhundert den aus Java eingeführten Kubebenpfeffer. Die heilige Hildegard rühmt seine Heilkräfte. In den mittelalterlichen Kräuterbüchern wird er angeführt bei Reizung der Harnwege, Gonorrhö, Metritis und Fluor.

Literatur

LEESER: Lehrbuch der Homöopathie Band B/1, 723 bis 725, Heidelberg 1973, Karl F. Haug Verlag: Das Kapitel ist von Julius Mezger bearbeitet und bringt ein kurzgefaßtes Arzneiwirkungsbild. Inhaltsstoffe: Bitterstoff Cubetin u. a.; Cubebenharz; Cubebenkampfer u. a.

MADAUS: Lehrbuch der biologischen Heilmittel, II, 1135 bis 1139, Leipzig 1938, Bibliographisches Institut. Eingehende Darstellung der Botanik und Wirkung der Pflanze.

VOISIN: Materia medica des homöopathischen Praktikers, 493 bis 494, Heidelberg 1969, Karl F. Haug Verlag. Arzneimittelbild mit Darstellung der bewährten klinischen Indikationen.

Hauptwirkung

Scharfe, rahmige Leukorrhö, vor allem bei jungen Mädchen. Die reichliche, rahmige, scharfe Absonderung ist unerläßlich. Häufig ist ein Gefühl von Zusammenschnüren der Blase nach der Entleerung vorhanden.

Metritis mit Harnstörungen. Unerläßlich ist bei der Metritis die reichliche, rahmig dicke, scharfe Absonderung mit häufigen, schmerzhaften Miktionen. Die Beschwerden bei der Blasenentleerung sind entweder brennend oder rufen ein Gefühl der Zusammenschnürung am Blasenhals nach dem Wasserlassen hervor. Die drei Piperaceen *Piper nigrum, Piper methysticum* und *Cubeba* zeigen alle eine starke Reizung der

Schleimhäute, zu welcher bei *Piper methysticum* noch eine ausgeprägte und charakteristische Wirkung auf das zentrale und periphere Nervensystem tritt. Diese Beziehung zum Nervensystem ist bei Cubeba noch angedeutet, bei *Piper nigrum* kaum erkennbar. Von Cubeba wird wegen seiner Beziehung zu den Schleimhäuten der Geschlechtsorgane Gebrauch gemacht.

Dosierung

D 3 bis D 6, bei vorwiegend entzündlichem Zustand tiefe Potenzen, bei vorwiegend nervöser Reizung höhere Potenzen.

Vergleichsmittel

Leukorrhö: *Canabis sativa* (Vulva entzündet und berührungsempfindlich, sexuelle Erregung), *Mercurius* (gelbgrünlicher Fluor).
Metritis: *Mercurius* (Gelbgrüne Leukorrhö, Miktion mit Tenesmen und Brennen).

Cuprum metallicum – Cuprum aceticum

Physiologie und Pharmakologie des Kupfers

Kupfer ist ein lebenswichtiges Element; man nimmt an, daß es ein Baustein des Protoplasmas ist. Es tritt, wie *Eisen,* nicht in freier ionisierter Form, sondern an spezifische Eiweißkörper gebunden auf. Es findet sich im Blutserum zu 105 mg%. Bei Infektionen steigt der Kupfer-Spiegel des Blutserums an durch Zustrom aus den Geweben. Kupfer dient, wie zahlreiche Metalle, als Katalysator für eine Reihe von Enzymen im Körperhaushalt. So wird die Wirkung von Vitamin B_1 durch Kupfer unterstützt. Kupfer fungiert als Funktionselement zahlreicher Oxydationsfermente und besitzt im Rahmen der Blutbildung, der Blut- und Gewebsatmung des Zellstoffwechsels und des Pigmentstoffwechsels katalytische Aufgaben. Der gesamte Kupfer-Bestand beim Erwachsenen beträgt nur 150 mg; Kupfer zählt also zu den echten Spurenelementen. Auch für das Wachstum und die Fortpflanzung ist Kupfer von Bedeutung. Die unterstützende Tätigkeit für die Blutbildung beruht darauf, daß Kupfer als Bestandteil des Zellprotoplasmas die Tätigkeit der blutbildenden Zellen anregt. Erst in einer Menge, welche die gewöhnliche Zufuhr durch die Nahrung um vieles mehr als das Hundertfache übersteigt, wirken die Kupfersalze giftig. Chronische Kupfervergiftung wurde bisher nicht beobachtet. Das relativ (auf die Gewichtseinheit bezogen) kupferreichste Organ stellt die Leber dar.
Bei Vergiftungen, welche hauptsächlich mit Cuprum aceticum und *Cuprum sulfuricum* vorkommen, beobachtet man ziemlich bald Erbrechen, weshalb man *Kupfersulfat* auch als Brechmittel benützt. Dieses Erbrechen geschieht durch Vagusreizung. Weiterhin tritt eine Gastroenteritis mit Auftreibung des Leibes und ausgesprochenen Kolikanfällen, Durchfällen und Tenesmus, teils mit Blut auf. In schweren Fäl-

len kommt Kälte der Extremitäten und schlechter Puls hinzu. An den Nieren wird eine akute Nephritis mit teilweise blutigem Harn beobachtet. Bei längerer Dauer der Einwirkung entsteht nicht selten Ikterus, im späteren Verlauf kann auch Anämie hervorgerufen werden.

Die Nervensymptome, die in der Homöopathie Bedeutung erlangt haben, entstehen erst in den späteren Phasen. Es treten Schwindel, Krämpfe mit deutlicher Zyanose, Wadenkrämpfe und Zittern, Lähmungen und selbst Bewußtseinsverlust auf. Von LEWIN wird die Giftwirkung des Kupfers nur mit starker Einschränkung zugegeben, indem er die aufgetretenen Symptome anders zu deuten versucht. Auch STRAUB gibt für Kupfer eine giftige Wirkung nicht zu, da das an sich giftige Kupfer sich sofort an Eiweiß binde, dieses ausfälle und damit seine Resorption verhindere. Nur durch solche Verbindungen, die auch im Blute löslich bleiben, werde, intravenös einverleibt, tödlicher Kollaps hervorgerufen. Da aber solche Verbindungen nicht im Handel sind, noch intravenös verabfolgt werden, sei Cu praktisch ungiftig. Bei intravenöser Zufuhr von Cu-Salzen entstehe Thrombose infolge Eiweißfällung, an der das Tier – nicht an dem nicht resorbierten Cu – zugrunde geht.

Man wird hier einwenden müssen: Wenn man durch feine Verteilung und Verdünnung unterhalb dieser eiweißfällenden Wirkung bleibt, so wird statt dieser Eiweißfällung eine Eiweißreizung zu erwarten sein mit gewissen pharmakologischen Ereignissen, denn daß das Cu eine physiologische Rolle spielt, ist erwiesen; es kommt ihm dann auch notwendig bei Störung dieser physiologischen Beziehung eine pathologische Rolle zu.

Die Ursache dieser zweifelnden Einstellung der Pharmakologen kann man mit STIEGELE darin sehen, daß die experimentelle Toxikologie sich grober Dosierung bedient, „die bei den sich ergebenden massiven gastroenteritischen Erscheinungen eine resorptive Auswirkung kaum zur Entwicklung kommen läßt. Man muß also, um in der Frage der chronischen Kupfer-Wirkung voranzukommen, die homöopathische Prüfungsmethodik heranziehen, bei der nicht der gastroenteritische Sturm die Einsicht in die resorptiven Wirkungen von vornherein verriegelt".

Im Blut wird eine Verminderung der Erythrozyten mit Anisozytose, ferner Vermehrung der Neutrophilen, Auftreten einzelner Normoblasten und Myelozyten und auffallende Vermehrung der Blutplättchen als Wirkung chronischer Kupferwirkung angesehen.

Von ASKONAZY wurde auf die auffallend hohe Morbidität an Leberzirrhose in Genf hingewiesen und diese Tatsache mit dem Genuß von Wein, welcher in Kupfergefäßen aufbewahrt wird, in Zusammenhang gebracht. Bei 43 solchen Fällen wurden 16mal Pigmentkalksteine gefunden, die im allgemeinen besonders reich an Kupfer sind.

Im Blutplasma findet sich neben dem Eisen ein physiologischer Kupfer-Spiegel von etwa der gleichen Größenordnung wie der des Eisens. Bei allen Zuständen, bei denen der Stoffwechsel gesteigert ist, wie Schwangerschaft, Morbus Basedow, Fieber, ist der Blutplasmaspiegel erhöht. Da das Kupfer aber ein bedeutender Katalysator im gesamten biologischen Geschehen ist und auch in die fermentativen Vorgänge fördernd und hemmend eingreift, so muß die Kupfer-Vermehrung im Blut beim Infekt als Ausdruck einer Katalyse der Abwehrstoffwechselvorgänge gedeutet werden. Dieselbe Vermehrung des Kupfer-Spiegels im Blutplasma tritt bei malignen, zerfallenen Tumoren ein.

Klinisches

Die arzneiliche Wirkung ist bevorzugt auf das **Nervensystem** gerichtet, wo Kupfer **Krampfzustände** sowohl im Zentralnervensystem wie an den willkürlichen und unwillkürlichen Muskeln hervorruft und in arzneilichen Gaben zu heilen vermag. Das blaßbläuliche, zerfallene Aussehen hat seinen Grund in dem Einfluß auf die Muskulatur der Blutgefäße, wodurch es sowohl Krämpfe wie Kollaps hervorbringt. Im Tierexperiment wurde mit Kupfer eine Herabsetzung der Wirkung des Thyroxins erzeugt, so daß an sich giftige Dosen von Thyroxin ohne Schaden ertragen wurden. Dies gibt Verständnis für die Empfehlung des Kupfers in der anthroposophischen Medizin beim Morbus Basedow, wo es in der Form des Kupferglanzes verwandt wird (D 3 oral, D 8 als Injektionen).

Bei tetanischen Zuständen empfiehlt sich Kupfer nicht nur durch die Spasmen, sondern auch durch die Kollapsneigung, die besonders bei warmem Wetter aufzutreten drohen.

Hervorzuheben ist ferner der starke Einfluß auf die **Verdauungsorgane** durch Erregung katarrhalischer Zustände mit Kolikschmerzen. Sehr zu beachten ist die glückliche Wirkung bei **Epilepsie,** wo es meines Erachtens vielleicht das Mittel ist, mit dem die meisten Erfolge zu erzielen sind. Bei der kindlichen Epilepsie habe ich mit Hochpotenzen in seltenen Gaben völliges Ausbleiben der Anfälle beobachtet. Cuprum hat sich bei genuiner wie bei traumatischer Epilepsie bewährt.

In der Therapie des **Keuchhustens** gehört Cuprum zu den Standardmitteln und ist um so mehr angezeigt, je stärker der spastische Charakter und das zyanotische Aussehen hervortritt.

Kupfer ruft bei langdauernder Zufuhr als anorganisches Salz eine Art von Leberzirrhose hervor. Dementsprechend wird Cuprum zur Behandlung von **Leberzirrhosen** in der Homöopathie gebraucht, sei es, daß diese durch Alkoholmißbrauch oder im Anschluß an infektiöse Prozesse entstanden sind. Zu der Wahl des Kupfers wird man hier weniger durch das Kupfer-Bild im ganzen, als durch die organotrope Beziehung geführt werden. Auch wird man sich erinnern, daß Kupfer als eine der Arzneien gilt, welche als **Reaktionswecker,** siehe unten, gebraucht werden. G SCHIMERT* sen. schreibt dazu: „Bei Leberzirrhose wird Kupfer oft mit anderen pflanzlichen Lebermitteln, *Carduus, Ceanothus, Chionanthus* usw. im Wechsel angewendet. Cuprum habe ich hauptsächlich bei Zirrhosen, aber auch bei anderen Lebererkrankungen angewendet. Bei einer 60jährigen, an splenomegaler Zirrhose und abdominalem Aszites

* SCHIMERT, G.: Über Möglichkeiten der Homöopathie bei Erkrankungen der Leber (All. homöop. Ztg. 1948: 59).

leidenden Frau, welche bereits 8 Jahre lang auf 4- bis 6monatliche Punktionen angewiesen war, trat auf innerliche Anwendung von Cuprum metallicum colloidale D 5 ein gewisses Gleichgewicht ein, so daß die Patientin noch 4 Jahre ohne Punktionen beschwerdefrei gelebt hat. Leber- und Milztumor bildeten sich in diesem Falle nur in geringem Maße zurück."

Zu den Vergiftungserscheinungen des Kupfers zählen auch Nierenschädigungen geringeren Grades. Entsprechend dem speziellen Charakter des Kupfer-Bildes wird in der Homöopathie Kupfer bei solchen **Nierenkrankheiten** verwendet, welche mit spastischen Erscheinungen verknüpft sind, wie zum Beispiel bei der Urämie. Hier wird besonders *Cuprum arsenicosum* von den Amerikanern verwendet und empfohlen in C 3. Ganz allgemein hat sich *Cuprum arsenicosum* als Antispastikum eingebürgert, und STIEGELE hat es in diesem Zusammenhang öfter genannt, zum Beispiel bei Stenokardie oder bei Gefäßkrämpfen im peripheren Gebiet, bei drohender Gangrän mit nächtlichen Schmerzattacken. – RADEMACHER hat Kupfer bei Wassersuchten heilen sehen; nach seinem Bericht soll auch Kaiser Karl V. mit Kupfer von einer Wassersucht geheilt worden sein.

Bei **Darmkatarrhen** wird Kupfer dann angewendet, wenn die obengenannten Kennzeichen sich aufdrängen. Bei Cholera asiatica und nostras genießt es einen guten Ruf, auch hier nicht selten in Verbindung mit *Arsen* als *Cuprum arsenicosum* angewendet. J. ANIDE in Philadelphia hat 1889 von einer Zusammenstellung der Ergebnisse bei Cholera asiatica und nostras berichtet. Die Ergebnisse mit *Cuprum arsenicosum* waren auffallend gut. Als Dosierung wird D 4 bis D 5, 3stündlich 1 Tablette, genannt.

Von dem Einfluß des Kupfers auf die Blutzirkulation und besonders das venöse System wird Gebrauch gemacht bei der Bekämpfung von Wadenkrämpfen, die durch Krampfadern und andere venöse Stauungen der Beine bedingt sind. Die äußere Anwendung in Form einer 0,1- oder 0,4prozentigen *Unguentum Cupri* nimmt in der anthroposophischen Medizin bei der Behandlung venöser Stasen einen breiten Raum ein.

Wenn nach Erkältung oder durch absichtliche Unterdrückung infolge ärztlicher Maßnahmen ein Ausschlag, ein Beingeschwür oder eine Absonderung (zum Beispiel ein Fluor), welche als Sicherheitsventil des Organismus angesehen werden konnte, verschwinden und sich Krämpfe einstellen, wurde Cuprum von den Homöopathen und offenbar auch schon früher als Wiederhersteller der alten Ordnung empfohlen.

Ein ähnlicher Fall liegt vor, wenn bei Masern oder akuten Exanthemen meningitische Symptome oder Pneumonie auftreten. Die Krämpfe sind auch hier mit lividem bis zyanotischem Aussehen von Haut und Schleimhäuten verbunden. Auch STIEGELE leiht dieser Indikation seine Empfehlung. Cuprum spielt hier die Rolle eines Reaktionsmittels.

Mit der von LUETTKENS eingeführten Behandlung von Erfrierungen 3. Grades mit Kupfersulfat-Bädern „verschwindet in wenigen Tagen der Schmerz als klinisch führendes Symptom des venösen Anteils der erfrierungsbedingten Kreislaufstörung, geht die eitrig-seröse Entzündung zurück, kommt es in ungewohntem Tempo zu dem komplizierten regenerativen Vorgang der Bildung eines sich vorschiebenden Granulationswalles, werden selbst gangraenös-phlegmonöse Prozesse mit septischen Temperaturen konservativ beherrscht; die feuchte Behandlung mit Kupfervitriol-Bädern wirkt weitgehend austrocknend". Diese Behandlungsart spricht auch für eine gewebsspezifische Wirkung des Cu, die mit Eiweißfällung nichts zu tun hat. Vermutlich spielt hier der Einfluß auf die Kapillaren mit eine wesentliche Rolle.

Typus

Beherrschend für das Kupfer-Bild ist die Neigung zu Krämpfen an allen Gebieten des Körpers. Diese Krampfbereitschaft ist bedingt durch die besondere, dem Kupfer eigene Reizbarkeit des Zentralnervensystems und des Vagus. Als Gegenphase dieser spastisch-hyperergischen Verfassung haben wir die ebenso bedeutsame hyperergische Zustandslage mit Erschlaffung im Gefäßsystem und Kapillarsystem mit Neigung zum Auftreten von Kollaps wie auch zeitweiliges Auftreten von spastischen Zuständen zu betrachten. Dadurch entsteht Zyanose der Haut, Kälte und Bläue der Glieder und in der Folge auch verlangsamter Stoffwechsel, insbesondere ungenügender Sauerstoffaustausch. Diese Bedingungen führen unmittelbar zu der carbonitrogenen Konstitution (nach GRAUVOGL).
Bezüglich der arzneilichen Wirkung wie auch der Arzneimittelprüfung ist ein Unterschied zwischen Cuprum metallicum und aceticum nicht festzustellen, obwohl letzteres (Grünspan) in toxikologischer Hinsicht das metallische Kupfer, was die Heftigkeit der Erscheinungen betrifft, infolge der Löslichkeit stark übertrifft.

Literatur

Das Arzneimittelbild beruht auf der offenbar nicht sehr umfangreichen und erschöpfenden Arzneimittelprüfung HAHNEMANNS, die ergänzt wurde durch viele Vergiftungen. Von Anfang an wurden die Symptome von Cuprum metallicum nicht getrennt von Cuprum aceticum und sulfuricum.

HAHNEMANN: Chronische Krankheiten, Bd. 3.
ALLEN: Encyclopedia, Bd. IV.
HUGHES: Cyclopaedia, Bd. II u. IV, Anhang.
FRANZ: Arch. homöop. Heilk. 3: 166.

Arzneimittelbild

Leitsymptome: *Krämpfe an der willkürlichen Muskulatur, an einzelnen Muskelgruppen oder an der gesamten Muskulatur, Muskelzuckungen, Wadenkrämpfe.*
Krämpfe der glatten Muskulatur (Bronchien, Speiseröhrenkrampf, Magen- und Darmkolik), intermittierendes, plötzliches und heftiges Einsetzen der Krämpfe; sie beginnen oft an Fingern und Zehen.
Kollaps mit Kälte, Zyanose und Krämpfen.
Verschlimmerung durch jede Berührung.
⊙ *Verschlimmerung nachts, vor den Menses, durch Hitze, von kalter Luft (Husten), durch Erbrechen.*
⊙ *Verschlimmerung durch Schreck.*
Besserung des Erbrechens durch Kalttrinken.
⊙ *Besserung des Hustens durch Kalttrinken.*

Allgemeines: Erschöpfung, Abzehrung, Muskelkraft stark herabgesetzt.

Gehirnkrämpfe bei exanthematischen Krankheiten und „zurückgetretenen Ausschlägen“. **Epilepsie.** Chorea minor. Tetanie. Übermäßige Reaktionen auf Medikamente (Angstzustände und Spasmen) VOISIN.

Geist und Gemüt: Ängstliches und gedrücktes Gemüt; apathisches gleichgültiges Wesen. Ruhelosigkeit, wirft sich im Bett umher. Anfälle von Todesangst. Anfälle von Tobsucht, Delirien (Cuprum aceticum). Plötzliches Niederstürzen infolge Bewußtlosigkeit mit heftigen Krämpfen und Schaum vor dem Mund.
Verwirrung der Gedanken und Versagen des Gedächtnisses. Ruheloses Wesen.

Kopf: Auftreten von heftigen Kopfschmerzen, schießend, in verschiedenen Teilen des Kopfes, schlimmer durch den leichtesten Druck und durch Bücken. Starker Blutandrang zum Kopf.
Schwindel, besonders beim Blicken in die Höhe, Benommenheit der Gedanken, besser beim Niederliegen.

Augen: Schmerzen in den Augenhöhlen wie zerbrochen, beim Drehen der Augen. Augen eingesunken, haloniert. Pupillen erweitert oder stark kontrahiert.

Ohren: Dröhnen und Läuten in den Ohren, besonders auf dem Ohr, auf dem der Patient liegt.

Gesicht: Schmutzigfarbene, bleigraue Gesichtsfarbe und eingefallene elende Gesichtszüge, in anderen Fällen rot und gedunsen. Ringe um die Augen, blaues Gesicht und blaue Lippen. (Ikterische Gesichtsfarbe oder kupferfarbene Verfärbung durch das resorbierte Kupfer scheiden für den homöopathischen Bezug aus.)

Keuchhusten, Bronchitis, Bronchialasthma. Adams-Stokes-Atmung, Cheyne-Stokes-Atmung.

Atmungsorgane: Heiserkeit, kann kein Wort sprechen. Heftiger, trockener Husten, der ihm den Atem raubt. Anfälle von krampfartigem Husten zwischen 23 und 1 Uhr (Cuprum aceticum). Zäher, schleimiger, auch blutiger Auswurf. Schleimrasseln auf der Brust. Anfälle von krampfartigem Zusammenschnüren auf der Brust, daß er nicht atmen kann. ⊙ Kaltes Trinken bessert den Husten.

Basedow.

Herz und Blutzirkulation: Puls beschleunigt und hart, oder verlangsamt und hart, oder schnell, schwach und kaum fühlbar (Cuprum aceticum).
Kälte und fleckige Röte der Haut, Zyanose der Glieder, besonders an Fingern und Zehen.

Cholera nostras und Cholera asiatica, **Gastroenteritis,** akut und chronisch.
Hepatitis, Gelbsucht.
Leberzirrhose.

Verdauungsorgane: Speichelfluß. Verlust des Appetits, exzessiver Durst, Durst auf kaltes Wasser. Getränke rollen gurgelnd die Speiseröhre hinab. Zusammenschnürendes Gefühl in der Speiseröhre. Heftiges Erbrechen, auch vergebliches Würgen ohne Erbrechen, äußerste Übelkeit. Erbrechen bessert sich durch Trinken von kaltem Wasser. Krampfhafter Schluckauf.
Heftiges Magendrücken, mit Anfällen von Magenkrämpfen. Wundheitsgefühl im Magen und Bauch, besonders bei Berührung, Leib gespannt und eingezogen. Leber geschwollen. Heftiges Leibschneiden und krampfartige, in Abständen auftretende Kolikschmerzen. Bauch schmerzhaft bei Berührung. Zusammenkrampfen der Bauchmuskeln.
Heftige Durchfälle, grünlich, blutig, mit Tenesmus und Erschöpfung. Auch Verstopfung oder Durchfall wechselnd mit Verstopfung.

Urämie mit Krämpfen (Cuprum arsenicosum).
Nephritis mit Anurie.

Harnorgane: Eiweiß, Zylinder und rote Blutkörperchen im Harn.

Muskelkrämpfe,
Schreibkrampf,
Spasmophilie,
Chorea minor.

Muskulatur und Glieder: Starker Abfall der Muskelkraft. Lähmung der Arme wie bei Blei. Zucken der Glieder und Sehnenhüpfen. Muskelkrämpfe, besonders in den Waden. Konvulsionen so heftig an allen Gliedern, daß der Betroffene von mehreren Männern nicht gehalten werden kann (Cuprum aceticum). Schießende neuralgische Schmerzen. Finger krampfhaft gebeugt, Daumen gegen die Handfläche gezogen. – Eiskalte Hände und Füße.
Lymphknoten geschwollen und schmerzhaft.

Wärmeregulation: Kälte der Glieder, der Hände und Füße. Die ganze Körperoberfläche ist kalt und mit klebrigem, kaltem Schweiß bedeckt. Seltener Fieberhitze.

Dosierung

D 4 bis D 12 und höhere Verdünnungen; von D 8 ab flüssig. Cuprum aceticum und sulfuricum sind in allen Verdünnungen flüssig. Bei **Epilepsie** habe ich Cuprum nur in Hochpotenz und alle 3 bis 4 Wochen eine Gabe verwendet und damit eine ganze Reihe von Epileptikern im Kindesalter und im Entwicklungsalter dauernd geheilt. Mit keinem anderen Mittel, außer vielleicht noch *Argentum nitricum,* habe ich solche Heilungen gesehen.

Weitere Kupferpräparate

Cuprum arsenicosum, meist D 6, bei Urämie mit Krämpfen;
bei Darmkatarrhen mit Spasmen, nächtlicher Verschlimmerung, faulig riechenden Stühlen; bei Gefäßspasmen mit Schmerzen in der Nacht (zum Beispiel bei drohender Gangrän).
Cuprum aceticum und sulfuricum: Keine wesentliche Verschiedenheit des Arzneimittelbildes gegenüber Cuprum metallicum.

Vergleichsmittel

Krämpfe aller Art und Koliken: *Colocynthis, Belladonna,* Magnesiumsalze.
Nervöse Krämpfe bei zurückgetretenen und vertriebenen Ausschlägen: *Zincum, Sulfur.*
Keuchhusten: *Mephites, Belladonna, Drosera, Ipecacuanha.*
Epilepsie: *Argentum nitricum, Opium, Oenanthe, Cicuta, Zincum.*
Durchfälle: *Veratrum album, Arsenicum album, Mercurius corrosivus.*

Beispiel

Traumatische Epilepsie

Ein 8jähriger Junge hat vor 3 Jahren den ersten Anfall von Epilepsie bekommen, nachdem er 10 Tage vorher heftig auf den Kopf gefallen war. 20 bis 30 Minuten nach dem Einschlafen tritt der Anfall mit Zusammenbeißen der Zähne und tonischen Krämpfen an den Gliedern ein, dabei starkes Schäumen aus dem Mund. Die Anfälle dauern einige Minuten, sie wiederholen sich in Abständen von 2 bis 12 Wochen. Lymphatischer Habitus mit chronischem Rachenkatarrh und vergrößerten Mandeln. Die Behandlung wird zunächst 6 Monate mit *Calcarea carbonica* D 15 und *Argentum nitricum* D 15 geführt. Dabei schien zuerst eine Verminderung der Anfälle eintreten zu wollen, dann jedoch wieder der gleiche Zustand.
Dann erhielt er alle 14 Tage Cuprum C 500. In den ersten Wochen dieser Verordnung noch 2 leichte Anfälle, nachdem er vom Rad gefallen war. Dann blieben die Anfälle für immer aus. 19 Jahre später sah ich ihn wieder als 30jährigen Mann, als er mich mit einer Gastritis aufsuchte. Er war seither von jedem Anfall verschont geblieben. [*Eigene Beobachtung*]

Curare

Herkunft des Mittels

Curare ist das von den Indianern Südamerikas aus Rinde und Holz einer Reihe von Strychnosarten gewonnene Pfeilgift. LEWIN zählt 11 Strychnosarten auf, zu welchen noch einige andere Pflanzen gemischt werden, u. a. Cocculus-Abuta-Arten sowie Euphorbiaceen.

Wirkung

Das wirksame Prinzip ist *Curanin*. Dieses Gift, unter die Haut gebracht, tötet in kürzester Zeit auch große Tiere. Frösche werden nach 0,000005 g regungslos, Kaninchen werden durch 0,34 mg pro Kilo Tier getötet. Beim Menschen werden je nach Güte der Curare-Sorten durch 0,05 bis 0,12 Vergiftungserscheinungen hervorgerufen. Eine Verletzung mit einer Pfeilspitze genügt vollkommen, um einen Menschen zu vergiften.

Curare und *Curanin* lähmen die Endigungen der motorischen Nerven in den willkürlichen Muskeln. Es kommt zu einer Unterbrechung der Leitung in den motorischen Nerven und Muskelfasern, wodurch jede willkürliche oder reflektorische Bewegung unmöglich gemacht wird. Die Reflexe werden im Gegensatz zu *Nux vomica* und *Strychninum* vermindert beziehungsweise aufgehoben. Im Harn findet sich Zucker, wenn lähmende Dosen per os gereicht werden. Bevorzugt werden die Atemmuskeln betroffen, wodurch die Atmung zum Stillstand kommt, während das Herz weiterschlägt. Der Tod tritt durch Atemlähmung ein. Im Herzen werden die Vagusendigungen betroffen und durch große Dosen auch die sensiblen Bahnen. Das Bewußtsein wird nicht beeinträchtigt.

Wenn Curare per os eingenommen wird, tritt beim Menschen die lähmende Wirkung nicht ein, da das Gift schnell durch die Nieren ausgeschieden wird, so daß die für die Lähmung erforderliche Konzentration nicht eintreten kann.

Für den homöopathischen Gebrauch sind die Symptome verwertbar, welche der lähmenden Wirkung vorausgehen. Auf diese ist in der folgenden Darstellung besonderer Wert gelegt.

Klinische Anwendung

Therapeutische Versuche wurden vorgenommen bei Diabetes mellitus, bei Berufskrämpfen, bei lähmiger Schwäche der Muskeln, bei Emphysem mit asthmoiden Erscheinungen infolge Schwäche der Atemmuskulatur u. a.

Neuere Erfahrungen fehlen fast ganz. K. Wizenmann (Heilung und Heiligung) empfiehlt Curare bei Nephritis mit stockender Diurese. Wesselhöft hält Curare für empfehlenswert bei Lähmungen, wenn die besondere Form der Kopfschmerzen, das Herzklopfen, die Blutwallungen und arteriellen Pulsationen zugegen sind.

Literatur

Wesselhöft-Sutherland: Zschr. Berl. Ver. homöop. Ärzte 1887: 221.

Allen: Encyclopedia, Bd. IV u. X.

Die als Appendix bei Allen wiedergegebene Arzneimittelprüfung von Houat enthält klinische Indikationen und sonstige Angaben, die völlig aus der Wirkung des Mittels herausfallen, worauf auch Wesselhöft hinweist. Diese muß daher als unbrauchbar verworfen werden. Manche Indikationen, die sich in der Literatur finden, wie Epilepsie, Tetanie, Hautausschläge, stützen sich auf dieses Symptomenverzeichnis und können daher nicht aufrechterhalten werden.

Hughes: Cyclopaedia, Bd. II.

Die Wesselhöftsche AMP wurde vorgenommen mit oralen Gaben von D 2, D 3, D 4 und Dosen von $^1/_{25}$ und $^1/_{16}$ Gramm.

Arzneimittelbild

Leitsymptome: *Lähmung der Muskulatur bei erhaltenem Bewußtsein und erhaltener Sensibilität. Reflexe sind herabgesetzt oder aufgehoben (bei Nux vomica und Strychninum verstärkt).*

Allgemeines: Den ganzen Tag müde, schläfrig und schwach. Die Glieder sind schwach und schwer. Schwere der Augenlider.

Geist und Gemüt: Reizbarkeit und Vergeßlichkeit, Unfähigkeit zu geistiger Arbeit. Niedergeschlagenheit und Verzagtheit.

Kopf: Schmerzen in allen Teilen des Kopfes, begleitet von Übelkeit und Speichelfluß. Gefühl, als ob der Kopf zu groß sei oder als ob er mit einem Band umwickelt sei. – Klingen in den Ohren.
Schlaf unterbrochen. Schlaflosigkeit vor und bis einige Stunden nach Mitternacht. Frühzeitiges Erwachen.

Herz und Kreislauf: Herzklopfen, verschwindet durch Hinlegen, begleitet von Kurzatmigkeit, Schlagen der Kopfadern. Herzklopfen beim Steigen. Pulsationen der Blutgefäße am Hinterhaupt, den Nacken abwärts längs der Wirbelsäule.

Verdauungsorgane: Fauler Geschmack im Mund und gelbbelegte Zunge. Bitterer Geschmack. Übelkeit am Morgen. Heftige Schmerzen im Magen. Schmerz und Vollheit im Magen wie von Gas. Durchfall in der Nacht. Weißer Stuhlgang.

Harnorgane: Urin stark vermehrt, mit reichlichem Drang. Zucker im Harn.

Weibliche Geschlechtsorgane: Starke Regelblutung, nachts fließend, von hellrotem Blut. Nach der Periode scharfer Weißfluß. Periode 7 bis 8 Tage zu früh.

Progressive Lähmungen der Muskulatur.
(Beginn an den Augen oder im Nacken, jedenfalls an der oberen Körperhälfte.)

Bewegungsorgane: Dumpfe Schwere in den Gliedern, Zittern der Glieder. Steifigkeit und Ziehen in den Muskeln von Nacken und Schultern. Heftiges Stechen in Armen und Beinen. Schmerzen und Brennen an schwieligen Stellen. Reflexe herabgesetzt oder aufgehoben, bei erhaltener Sensibilität.

Wärmeregulation: Hitzeüberlaufen im Gesicht und am ganzen Körper.

Dosierung

D 6 und höher.

Vergleichsmittel

Gelsemium, Causticum, Zincum, Nux vomica, Strychninum nitricum.

Curcuma javanensis

Herkunft des Mittels

Curcuma javanensis, bot. Curcuma xanthorrhiza (Fam. nat. Zingiberaceae) wächst in den tropisch-feuchten Wäldern Südostasiens. Die Curcuma-Knollen, aus denen die Arzneisubstanz gewonnen wird, sind unterirdische, knollig verdickte Triebe. Dieser Wurzelstock enthält ein hellgelbes ätherisches Öl zu 5 %–9 % und einen Farbstoff Curcumagelb (1 %) und bis zu 40 % Stärke. Die gemahlene Wurzel, aus der verwandten Curcuma domestica, ist Hauptbestandteil des Curry-Gewürzes, das in den Tropen zur Anregung der Verdauung viel benützt wird.

Wirkung

Curcuma regt die Gallensekretion an und wird daher bei Cholezystopathien verwendet. Eine Arzneimittelprüfung liegt nicht vor. Die zu empfehlende Dosis liegt bei D 2 bis D 3.

Vergleichsmittel

Carduus marianus, Chelidonium, China, Chionanthus, Taraxacum, Berberis.

Cyclamen

Herkunft des Mittels

Cyclamen europaeum, das Alpenveilchen (Fam. nat. Primulaceae), wächst in Süd- und Mitteleuropa. Verwendung findet der frische Wurzelstock mit den Wurzeln. Cyclamen enthält ein stark wirksames Saponin Cyclamin, das hautreizend wirkt; es verursacht Hämoglobinurie, Gastritis, Enteritis, Krämpfe, Stupor und zentrale Lähmung. Die hämolytische Wirksamkeit ist beträchtlich.

Anwendung

Die Anwendung in der Homöopathie beruht vor allem in seiner Affinität zu den weiblichen Geschlechtsorganen, wo zu frühe, zu starke und klumpige Blutungen hervorge-

rufen werden. Die Patientinnen leiden an **nervösen Störungen**, wie **Migräne, Schwäche, Schlaffheit** usw. Es wird daher oft gegen **Störungen der Entwicklungsjahre** und gegen **Bleichsucht** verwendet. **Blasenkatarrhe** und **Verdauungsbeschwerden** gehören ebenfalls zum Wirkungskreis.
Das Vergleichsmittel ist *Pulsatilla*, mit dem es wirkungsverwandt ist; wie bei dieser tritt auch bei Cyclamen Besserung durch Bewegung ein, aber nicht in der kühlen Luft. Die Durstlosigkeit, typisch für *Pulsatilla*, ist bei Cyclamen nicht vorhanden.

Literatur

HAHNEMANN: Reine Arzneimittellehre, Bd. 5.
HAMPE: Zschr. Ver. homöop. Ärzte Österr. 2 [1857]: 445.
HENKE: Allg. homöop. Ztg. 58: 94.
LEMBKE: N. Zschr. homöop. Klin. 7, 9.
WALTHER: Zschr. Ver. homöop. Ärzte Österr. 1 [1857]: 189.
ALLEN: Encyclopedia, Bd. IV.
HUGHES: Cyclopedia, Bd. II.
VOISIN: Materia medica des homöop. Praktikers Seite 504. Heidelberg 1969. Karl F. Haug Verlag.

Arzneimittelbild

Leitsymptome: *Besonders für den weiblichen Organismus geeignet.*
Regel zu früh, zu stark, klumpig oder ⊙ zu spät. Ovarielle Insuffizienz.
Migräne und Sehstörungen; Augenschwäche.
Besserung des Allgemeinbefindens durch Bewegung, aber im Unterschied zu Pulsatilla Verlangen nach Wärme.

Allgemeines: Müdigkeit und Schwäche im ganzen Körper.

Geist und Gemüt: Gedrückt und verstimmt, meidet andere Menschen; sehr reizbar. Innerer Gram und Gewissensangst, als ob er seine Pflicht nicht getan oder ein Verbrechen begangen hätte.
Benommenheit, mag nicht geistig arbeiten, Gedächtnis geschwächt. Schläfriges Wesen oder ruheloser, unterbrochener Schlaf.

Migräne mit Sehstörungen, die der Migräne vorangehen. Kopfschmerzen

Kopf: Benommenheit und Verdunkelung des Gesichts, mit Ohrgeräuschen, Kopfschmerz und Schwindel, Blutandrang zum Kopf. Die Gegenstände drehen sich im Kreise. Kopfschmerz mit Flimmern vor den Augen. Schmerzen in der Stirne oder der Schläfengegend. Klopfen im Kopf, Pulsieren in den Schläfenarterien.

Augen: Pupillen erweitert. Verschwommenes Sehen und Punkte vor den Augen. Brennen in den Augen. Verschiedenfarbiges Flimmern, Farbensehen, Doppeltsehen. Abnahme der Sehkraft.

Anfälle von Rhinitis vasomotorica (nach SCHILSKY). Schnupfen.

Atmungsorgane: Flüssiger Schnupfen, verminderter Geruch. Heftiger Husten bei Nacht mit Schmerzen im Hals und dickem Schleim. Husten nachts im Schlaf, dagegen nicht beim Sprechen oder in kaltem Wind.

Hyperemesis gravidarum.

Verdauungsorgane: Reichlicher Speichelfluß von salzigem Geschmack, der sich allen Speisen mitteilt. Durstig mit Verlangen nach Limonade oder fehlender Durst. Gefurchte Zunge. Kratzen im Hals. Schlund gerötet. Singultus nach dem Essen. Magenbeschwerden, wie nach zu fettem Essen. Erbrechen. Leibschneiden mit Durchfall, Auftreibung des Bauches, Rumpeln und Schmerzen, ⊙ die durch Aufstehen und Umhergehen gebessert werden.

Harnorgane: Schmerzen in Blase und Harnröhre beim Harnlassen, Harn vermehrt.

Menorrhagie. Zu späte und aussetzende Regel, Dysmenorrhoea membranacea. Fluor. Sekundäre Amenorrhö. Mastodynie. Regelstörungen der Entwicklungsjahre.

Weibliche Geschlechtsorgane: Regel tritt zu früh ein, mit heftigen Leibschmerzen, ist zu stark und klumpig, mit Hautfetzen. Die Periode tritt 4 Tage zu früh ein, wodurch der traurige Gemütszustand sich besserte. Regelfluß unterbrochen. ⊙ Regel verspätet. ⊙ Fluor albus.
Brüste hart, gespannt und vergrößert; es bildet sich wäßrige Milch, darauf lassen die Beschwerden in den Brüsten nach.

Muskulatur und Glieder: Rheumatoide Schmerzen in den Muskeln; besser durch Bewegung, schlimmer in Ruhe. Die Venen auf dem Handrücken sind geschwollen. Schwere in den Füßen, besser beim Wiedereintritt der Regel. Fersenschmerzen.

Haut: Juckende Bläschen auf der Haut.

Wärmeregulation: Frieren an der frischen Luft. Frieren und Frösteln am ganzen Körper, unterbrochen von Hitzewallungen.

Dosierung

D 3 bis D 30 in Verdünnungen. SCHILSKY empfiehlt bei in Anfällen auftretender Rhinitis vasomotorica D 15, 2 bis 3 Monate einzunehmen; Cyclamen sei nur bei weiblichen Patienten wirksam. Bei niederen Verdünnungen (D 3) sollen nach anderen Beobachtungen auch bei richtiger Wahl der Arznei nicht selten die charakteristischen Sehstörungen (Doppeltsehen, Flimmern und Funken vor den Augen, Sehschwäche) beobachtet worden sein.

Vergleichsmittel

Aussetzende Periode: *Pulsatilla, Aristolochia.*
Mammae geschwollen: *Aristolochia, Phytolacca.*
Migräne mit Sehstörungen: *Iris, Gelsemium.*

Cypripedium pubescens

Herkunft des Mittels

Cypripedium pubescens (Fam. nat. Orchideae), der Frauenschuh. Verwendet wird der frische, im Herbst gesammelte Wurzelstock. Noch wenig erforscht. Das aktive Prinzip soll Cypripedin sein.

Anwendung

Es wurde bei den Eklektikern Nordamerikas und als Hausmittel bei Zuständen nervöser Reizbarkeit gebraucht. Die Angaben über seine Verwendbarkeit finden sich in HALE: New Remedies und in HERINGS: Guiding Symptoms. Eine eigentliche Prüfung scheint nicht vorgenommen worden zu sein.

Arzneimittelbild

Geist und Gemüt: Anregung und Erheiterung des Nervensystems. Gesprächig und mehr arbeitsfreudig. Gefühl von Ruhe und geistiger Schlappheit. Gefühl von Schwere und Bedrücktheit des Gemüts.
Tiefe Gleichgültigkeit gegenüber allem, selbst gegenüber den Studienpflichten.
Unfähigkeit, zu studieren, zu denken oder die Vorlesungen anzuhören.
Reizbarkeit, Schreckhaftigkeit, Ärger über Kleinigkeiten.

Schlaflosigkeit, besonders bei Frauen, ähnlich wie nach Kaffee- oder Teegenuß.

Schlaf: Leichte Neigung zu Schläfrigkeit. Schwere und Völle im Gehirn, mit Schlaflosigkeit. S c h l a f l o s i g k e i t m i t s t ä n d i g e m D r a n g z u s p r e c h e n, oder

Schlaflosigkeit bei reizbaren Kindern.
Folge geistiger Überanstrengung.

mit ständigem Zudrang angenehmer Gedanken, wie nach Kaffee- oder Teegenuß. Schlaflosigkeit mit Ruhelosigkeit des Körpers und Zukken der Glieder.
⊙ Schlaflosigkeit der Kinder; wenn das Kind schlaflos ist, lacht und spielt es in der Nacht.
⊙ Funktionelle Störungen des Gehirns, besonders bei kleinen Kindern, von Zahnen, oder infolge intestinaler Reizung.
Wundheit und Reizung der Augen jeden Abend um 17 Uhr.
Beim Hantieren mit der frischen Pflanze wurden Erscheinungen, welche der Rhus-Dermatitis zum Verwechseln ähnlich sind, beobachtet.

Dosierung

Meist werden niedere Potenzen bis D 6 gebraucht. Bei Schlaflosigkeit wird meist D 3 oder D 4 verwendet.

Vergleichsmittel

Schlaflosigkeit infolge heiterer Erregung: *Coffea.*
Schlaflosigkeit mit Ruhelosigkeit der Glieder: *Zincum.*

Beispiel

13jährige Schlafstörung

Eine 53jährige Patientin hat einen mit 1 Tablette *Rastinon* täglich ausgeglichenen Diabetes. Seit 13 Jahren leidet sie an einer ständigen Schlafstörung mit ungenügendem, unruhigen Schlaf, der regelmäßig zur Vollmondzeit in eine ausgesprochene Schlaflosigkeit ausartet.
Schon im nächsten Monat ist nach der Verabfolgung von Cypripedium D 3 der durchschnittliche Schlaf gut und auch zur Vollmondzeit eine gewisse Besserung eingetreten. In der Hoffnung, wie in den anderen Fällen durch eine Verstärkung der Dosis das Ergebnis zu vervollständigen, wird Cypripedium D 2 gegeben. Aber das Gegenteil tritt ein. Der Schlaf ist wieder so schlecht wie anfangs. Es wird darin ein Wink gesehen, die Dosis lieber gegen den Anfang zu verringern. Nach Cypripedium D 4 ist der Durchschnittsschlaf wieder vollkommen gut und die Schlaflosigkeit in einen zunächst noch unruhigen Schlaf umgewandelt. Nach 3 Monaten ist unter dem Fortgebrauch derselben Dosis die ganze 13jährige Schlafstörung dauerhaft beseitigt, ohne daß das Mittel noch regelmäßig weiter genommen werden muß. RITTER, H.: Die Dosis als pragmatisches Argument der Homöopathie. Hippokrates (32 [1961]: 676.)

Cytisus

Herkunft des Mittels

Laburnum anagyroides (= Cytisus laburnum), der Goldregen oder Kleebaum (Fam. nat. Leguminosae), wächst im Gebiet des Mittelmeeres und der Kanarischen Inseln. Er ist als Zierstrauch in Gartenanlagen verbreitet und wächst auch verwildert in Süddeutschland. Die Essenz wird aus den Blüten und jungen Blättern hergestellt. Enthält Chinolizidin-Alkaloide, in erster Linie Cystin; ferner Flavone.

Wirkung

Hauptwirkungsgebiete: Der Goldregen ist sehr giftig, und es sind viele Fälle von Vergiftungen bekannt. Die Giftigkeit beruht auf dem Alkaloid *Cytisin,* das dem ganzen Charakter sein Gepräge gibt und mit dem *Nicotin* sehr wirkungsverwandt ist*. Die Verwandtschaft mit dem Arzneimittelbild des *Tabaks* läßt sich unschwer erkennen. Außerdem kommt *Cytisin* noch in unserer *Baptisia tinctoria* vor wie auch in vielen Cytisus-, Baptisia-, Ulex-, Genista- und Sophoraarten. Das Alkaloid findet sich in allen Teilen der Pflanze, am reichlichsten jedoch in den Früchten. Die Vergiftung verläuft beim Menschen nach einer kurzen Exzitation mit Somnolenz, Torpor und Koma. Das auffallendste Symptom ist das Erbrechen, das wohl auf zentraler Ursache beruht. Dieses tritt sowohl bei oraler wie subkutaner oder intravenöser Einwirkung auf. Doch wird auch der Magen-Darm-Kanal entzündlich hochgradig affiziert – wie durch Sektionen festgestellt wurde. Das Vasomotorenzentrum wird stark gereizt, nachher mehr oder weniger gelähmt. Durch die dadurch bedingte Einwirkung auf die Blutbahn werden die Blutgefäße erheblich verengt und der Blutdruck stark in die Höhe getrieben. Nachher folgen Blässe, Schwindel sowie Ohnmacht und kalte Schweiße mit Kollaps. Nach ZWEIG (Allg. homöop. Ztg. 1927: 279) handelt es sich um ein elektiv auf das autonome System wirkendes Mittel, „wobei zentrale Einflüsse auch vom Gehirn aus offenbar eine sehr große Rolle spielen. Unter diesem Gesichtspunkt der Wirkung auf das autonome System erklärt sich das allermeiste ungezwungen: Die vasomotorischen Symptome sowohl (Kopfdruck, Nackendruck, gesteigerter Blutdruck, Klopfen in den Gliedern, Blässe bis zur Zyanose, kalte Schweiße, kalte Extremitäten) wie auch die abdominellen Symptome (Übelkeit, Erbrechen, Drang im Darm bis zum Tenesmus, Harndrang) und auch die Beeinträchtigung der Respiration ebenso wie die Trockenheit im Mund und Hals und das Konstriktionsgefühl am Kehlkopf". Diese Feststellungen werden noch unterstrichen durch die angebliche Verwandtschaft des *Cytisins* mit dem *Nicotin.*

Der Psychiater KRAEPELIN hat *Cytisinum nitricum* bei Migräne zum Zweck der Erweiterung der Blutgefäße in Dosen von 3 bis 5 mg verwendet, wie H. SCHULZ angibt. Dieser Gebrauch hat sich jedoch nicht eingebürgert. Als Tabakersatz wurde der Goldregen während des ersten Weltkrieges empfohlen.

Auf die Erregung des Atemzentrums mit beschleunigtem und hörbarem Atmen folgt bald eine Lähmung desselben, durch welche der Tod eintritt. Das Rückenmark wird in der Weise ergriffen, daß zuerst eine Reizung festzustellen ist mit Zuckungen und Konvulsionen der Muskeln. Diese Zuckungen kommen durch eine Reizung der motorischen Nerven zustande und nicht durch Befallensein der Muskeln selbst. Auch die

* Nach GESSNER erzeugt aus Cytisusblättern hergestellter Tabak bei Nichtrauchern dieselbe Übelkeit wie das Rauchen von Tabak, während Raucher kein Unbehagen verspüren, so daß durch Tabakgewöhnung gleichzeitig eine gesteigerte Widerstandsfähigkeit gegen *Cytisin* zustande zu kommen scheint.

sensiblen Nerven sind ergriffen mit Hyperästhesie und folgender Anästhesie. Dabei beobachtete SCHIER, dem wir die Prüfung verdanken, eine Bevorzugung der linken Seite.

Das hervorstechendste Merkmal der Prüfung wie der Vergiftungsfälle ist die Reizung des Magen-Darm-Traktus. Während das Erbrechen offenbar in der Hauptsache eine Vaguswirkung ist, beobachtet man bei Vergiftungen in einem Teil der Fälle hochgradige Entzündung des Dünndarms und des Mesenteriums. Doch können die heftigen Diarrhöen auch ohne anatomische Veränderungen des Darmes verlaufen. Die stürmische Bewegung der Gedärme verursacht ein Kollern und kolikartige Schmerzen, mit Tenesmus des Mastdarms.

Nach J. SCHIER ist Cytisus vor allem bei der Seekrankheit und bei Commotio cerebri und ihren Folgen sowie bei Migräne zu verwenden. Außerdem mißt er der Pflanze für die Behandlung der Meningitis cerebrospinalis epidemica, der nervösen Form der Influenza und dem Typhus abdominalis mit nervösem Einschlag (dem sogenannten Meningotyphus) einen Wert bei. Doch bezweifelt ZWEIG die Berechtigung der Verwendung bei diesen entzündlichen Erkrankungen des Zentralnervensystems, während derselbe Autor gute Erfolge unter der Verwendung der D 3 bei Migräne, klimakterischen Beschwerden, bei Magendarmneurosen und der nervösen Hypertonie gesehen hat. Auch die Verwendung bei Seekrankheit und bei Gehirnerschütterung erscheinen ihm berechtigt.

Die Prüfung wurde von Dr. Joseph SCHIER im Jahre 1900/1901 mit 16 Prüfern unter Verwendung niederer Verdünnungen und der Essenz vorgenommen. Bei der Aufstellung des Arzneimittelbildes sind die Vergiftungserscheinungen mitberücksichtigt*.

In einer eigenen Erfahrung habe ich das Mittel wirken sehen bei einem Fall hochgradiger nervöser Erregung mit völliger Schlaflosigkeit und depressiver Gemütsverfassung, die als Begleiterscheinung einer chronischen Gastritis und Duodenitis bestand. Während einer Phase akuter Verschlimmerung dieses Leidens, die mit großer Erregung und depressiver Verstimmung verlief, gab ich Cytisus D 3. Es wirkte dabei überaus wohltuend und sehr rasch und überzeugend mit einer sofortigen Aufhellung der finsteren und sehr gereizten Gemütsverfassung und Besserung der Magenbeschwerden. Man sollte meines Erachtens dem Stoffe mehr Aufmerksamkeit schenken und seinen Wirkungsumfang durch therapeutische Versuche genauer abstecken. Unter anderem scheint mit der Gebrauch bei Hitzschlag und Sonnenstich in Frage zu kommen. Bei der depressiven Gemütsverstimmung mit Überempfindlichkeit gegen alle äußeren Eindrücke scheint es mir eine Bedeutung zu besitzen.

Die Hauptangriffspunkte sind also: Das zentrale und das autonome Nervensystem mit Nervenschmerzen in der (linken) Schläfe, im Nacken und in den Gliedern, mit Krämpfen und Zuckungen in den Muskeln mit anfänglicher Verengerung der peripheren Gefäße und Steigerung des Blutdruckes, folgender Erschlaffung derselben mit Blässe und Kälte der Haut und kalten Schweißen oder livider Färbung. Zentral beding-

* SCHIER, J.: Allg. homöop. Ztg. 143 [1901] – Berl. homöop. Ztg. 20 [1901].

tes Erbrechen, Spasmen im Gedärm mit Kollern und Rumpeln, kolikartigen Schmerzen und Tenesmus; Enteritis mit durchfälligen, selbst ruhrartigen Stühlen.

Arzneimittelbild

Leitsymptome: *Zentral erregtes Erbrechen, gastroenteritische Zustände mit Spasmen und Tenesmus.*
Trockenheit im Mund.
Anstieg des Blutdrucks mit folgenden kollapsartigen Zuständen, blasser livider Gesichtsfarbe, kalten Schweißen.
Neuralgiforme Schmerzen im Kopf und allen Teilen, migräneähnlicher Kopfschmerz.
Ärgerliche, gereizte, depressive Stimmung.
Die linke Seite scheint stärker befallen zu sein.
Kältegefühle begleiten die Beschwerden; auch Verschlimmerung durch Kälte.
Verschlimmerung am Nachmittag und Abend.
⊙ Besserung durch Abgang von Blähungen und Stuhl.

Zu versuchen bei:
Nervösen und depressiven Zuständen im Zusammenhang mit Leiden des Magendarmkanals oder anderen Erkrankungen der untenstehenden Art.
Commotio cerebri, Hitzschlag und Sonnenstich.
Encephalitis epidemica. Migräne der linken Schläfe.

Geist und Gemüt: Heftige nervöse Unruhe und Erregung. Gereizte und gedrückte Stimmung, melancholische Verfassung, Angstgefühle.
Schlaflosigkeit mit Delirien. Wirre, qualvolle Träume.
Schläfrigkeit bis zu vollständigem Stupor. Soporöser Zustand.

Kopf: Schwindel und Benommenheit. Pulsierender Kopfschmerz, drückender Kopfschmerz in der Stirne. Stechende Kopfschmerzen in der (linken) Schläfe. Reißende Schmerzen vom Genick bis tief in den Hinterkopf. Besser beim Liegen mit geschlossenen Augen.

Augen: Erweiterung der Pupillen.

Gesicht: Blaß bis livide, kalt; oder fieberhaftes Brennen des Gesichts.

Atmungsorgane: Nasenbluten. – Gefühl von Konstriktion in der Kehle, Respiration beschleunigt, später mühsam mit langsamem, stertorösem Atmen. Beengung auf der Brust.

Hypertone und hypotone Regulationsstörungen des Kreislaufs. Kollapsartige Zustände. Beschwerden der Wechseljahre.

Kreislauforgane: Herzklopfen mit beschleunigtem Puls. Gefühl des Herzversagens. Starker Blutandrang zum Herzen. – Klopfen in allen Gliedern. Kälte am ganzen Körper; kalte Schweiße.

Verdauungsorgane: Trockenheit im Mund, auf der Zunge, im Gaumen. Brennen im Mund und im Rachen. Kratzen und Verschleimung im Hals. Übelkeit mit Schwindel und Brechreiz; starkes Erbrechen.

Gastritis, Enteritis. Typhus, Ruhr.

Magendrücken, Brennen und Schmerzen im Magen. Durchfall mit kolikartigen Schmerzen, Kollern und Rumpeln im Bauch, Tenesmus im After. Ruhrartige Durchfälle. Darmentzündung und Entzündung des Mesenteriums.

Geschlechtsorgane: Erektionen, Weißfluß, auffallend stark.

Neuralgien und Neuritiden.

Muskulatur, Glieder, periphere Nerven: Glieder schwach und schlaff, Zerschlagenheit in allen Gliedern. Reißen und Ziehen überall. Steifigkeit und Schmerzen in den Gliedern.

Haut: Kühle der Haut, kalter Schweiß. Hautjucken. Blasenartiger Ausschlag um den Mund.

Wärmeregulation: Kühle Haut, kaltes Fieber, kalter Schweiß, Untertemperatur. – Fieberhaftes Brennen des Gesichts, Trockenheit, Hitze, heftiges Fieber.

Dosierung

Empfehlenswert dürfte im allgemeinen die D 3 bis D 6 sein.

Vergleichsmittel

Als die Vergleichsmittel führt SCHIER an: *Belladonna, Nux vomica, Eupatorium, Baptisia, Zincum, Cocculus, Apomorphinum*, während ZWEIG *Tabacum, Petroleum, Nux moschata, Lachesis* und *Sanguinaria* aufzählt. – Die Verwandtschaft mit *Tabacum* ist derart, daß man beinahe von einer Gleichheit sprechen kann.
Zu diesen möchte ich hinzufügen: *Veratrum album* (Kollaps, Durchfälle) und *Secale* (Schwindel und Erbrechen).

Beispiel

Zerebrale Reizung bei Grippe

Eine 51jährige Frau wurde plötzlich von Grippe befallen; ohne irgendwelche Vorboten fühlte sie sich äußerst elend, fror am ganzen Körper und hatte das Empfinden, am Anfang einer schweren Krankheit zu stehen. Irgendwelche Lokalisationen, etwa an den Schleimhäuten, waren noch nicht aufgetreten. Sie erhielt wenige Stunden nach dem Auftreten dieser Erkrankung *Pyrogenium* D 30, eine Gabe. Nach 2 Stunden war ein völliger Wandel eingetreten, sie fühlte sich wieder leidlich wohl und konnte ihrer Hausarbeit nachgehen. Am nächsten Tag nochmals Wiederholung von *Pyrogenium*. Damit schien sie wiederhergestellt zu sein. Es

traten nun aber in den nächsten Tagen lästige Schwindelzustände mit Übelkeit ein, die auch des Nachts im Bett nicht aufhörten und wegen des Drehgefühls den Schlaf störten. Da die Patientin – eine Familienangehörige – sich aber im übrigen wohl fühlte und ich über den Charakter der damaligen Grippe noch unerfahren war, unterblieb eine weitere Behandlung, außer einigen Gaben von *Pyrogenium*. Schließlich steigerte sich der Schwindel bei einem Besuch, den sie bei Verwandten in der Stadt ausführte, derart, daß sie kaum mehr nach Hause gelangte trotz der Hilfe der Straßenbahn. Zu Hause angekommen, lag sie totenblaß und völlig überwältigt durch den wellenartig an- und abschwellenden Schwindel und die begleitenden Kopfschmerzen mit geschlossenen Augen auf dem Sofa. Jeder Versuch, die Augen zu öffnen, steigerte den Schwindel aufs äußerste und führte zu Erbrechen.
Nun war ich gezwungen, meine Unentschlossenheit zu überwinden und nach einem geeigneten Mittel für diesen zerebralen Schwindel zu suchen. Was konnte hier hilfreich sein? Ich hatte mich in der vergangenen Zeit ab und zu mit Cytisus beschäftigt und mir auch während des verflossenen Sommers eine Tinktur aus den Zweigen des blühenden Goldregenstrauches hergestellt. Diese griff ich heraus, fertigte D 6 in Verdünnung an und tropfte der Patientin 1 Tropfen davon auf die Zunge; dies wiederholte ich eine Viertelstunde später. Bald darauf öffnete sie die Augen und erzählte in lebhafter Weise und mit frischer Stimme den Hergang, als sie auf dem Ausgang von dem Schwindel befallen wurde. In der folgenden Nacht und am folgenden Tag wurde Cytisus weitergegeben. Am Abend war die Patientin wieder so hergestellt, daß sie an einem einige Tage zuvor angesetzten Hauskonzert, das nicht mehr abgesagt werden konnte, mit Interesse teilnehmen konnte. Bis zur völligen Wiederherstellung dauerte es noch mehrere Tage, während welcher auch eine Sehstörung auf dem rechten Auge auftrat. Während der ganzen Zeit des Krankseins wurde über Kältegefühle mit Schaudern am ganzen Körper geklagt, die Bettdecke wurde gern über den Kopf gezogen.

[*Beobachtung des Verfassers*]

Damiana

Herkunft des Mittels

Die botanische Bezeichnung von **Damiana** ist Turnera aphrodisiaca (Fam. der Turneraceae).

Wirkung

Damiana wurde in der Form eines Dekokts in der Eingeborenenmedizin Mexikos als Kräftigungsmittel bei Erschöpfung, zum Beispiel bei anstrengenden Reisen, und gegen Beschwerden infolge Verletzungen, zum Beispiel des Rückgrats, verwendet. Die Hauptwirkung entfaltet Damiana jedoch am Urogenitalsystem, wo es gegen Impotenz der Männer und Frigidität der Frauen, ferner gegen Amenorrhö, Dysmenorrhö und gegen Leukorrhö Anwendung findet. Es werden Fälle berichtet, wo Harninkontinenz alter Männer damit kuriert wurde. Eine Arzneimittelprüfung liegt nicht vor.

Literatur

HAHNEMANN: Monthly, Bd. 15.
CLARKE: Materia Medica, S. 1469.

Dosierung

Ø bis D 2.

Dichapetalum

Herkunft des Mittels

Dichapetalum (Fam. nat. Dichapetalaceae) stehen den Polygalaceae sehr nahe und wachsen ausschließlich als Sträucher und Bäume. Inhaltsstoff: Kalisalz der Fluoressigsäure. Verwendet werden die frischen Blätter und die Stammrinde des nur in den Tropen von Afrika und Asien wachsenden Baumes. Auch in den Samen von Dichapetalum toxicarum wurde die giftige Fluoressigsäure festgestellt. Blatt oder Samen werden auch als Rattengift verwendet.

Literatur

Das Arzneimittelbild der von Dr. Willmar SCHWABE aus Südafrika mitgebrachten Pflanze wurde von Dr. G. MARING mit 7 Prüfern als doppelter Blindversuch mit D 3, D 4 D 5 und D 30 vorgenommen, aus welcher sich Beziehung zu den Wirbelsäulensyndromen vermuten ließ (MARING, G.: Allg. homöop. Ztg. 1960: 24, 127).
LEESER: B II Pflanzliche Arzneistoffe Seite 241. Heidelberg 1971. Karl F. Haug Verlag.

Arzneimittelbild

Leitsymptome: *Allgemeinbefinden und Geistes- und Gemütssymptome besser durch Essen und durch Alkohol und Kaffee.*
Kopfschmerzen besser durch Essen, Kaffee, Ruhe und frische Luft.
Myalgisch-rheumatische Beschwerden besser durch Ruhe, besonders durch Liegen, durch leichtes Herumgehen und durch Mensesbeginn, schlimmer durch Stehen und durch Sitzen.
Beschwerden in der Sakralgegend besser durch Zusammenkauern und durch Blähungsabgang, durch Wasserlassen.

Allgemeines: Vermehrte Arbeitsfreudigkeit – große körperliche Müdigkeit. Plötzliche Energieschwäche mit Schlappheit und Hungergefühl, besser durch Essen, durch Alkoholgenuß.

Geist und Gemüt: Gefühl gesteigerter Leistungsfähigkeit mit erheblich vermehrter Arbeitsfreude. – Lustlos, muß sich zu jeder Arbeit zwingen.
Erschwertes Einschlafen abends infolge einer gewissen Herzangst und Unruhe. Schlaf unruhig. Träume von vieler, schwerer Arbeit. Aufregende Träume, mit Schreck erwachend.

Kopf: Kopfschmerzen in allen Teilen des Kopfes, klopfend, besser in der Ruhe und an der frischen Luft. Schmerz im Nacken, Kopf wie zu schwer, infolge steifen Nackens.

Herz und Kreislauf: Herzschmerz mit anschließendem Herzklopfen, verbunden mit aufsteigender Hitze.

Verdauungsorgane: Schluckbeschwerden rechts im Hals. Schmerz unter dem Brustbein beim Schlucken. Hungergefühl bei plötzlicher Energieschwäche mit Müdigkeit und Schlappheit, besser durch Essen. Stuhl beschleunigt. Rumoren und Kneifen im Leib, besser durch Essen und durch Abgang von Blähungen.

Geschlechtsorgane: Besserung der rheumatischen Beschwerden bei Beginn der Periode.

Glieder, Muskulatur und Gelenke: Allgemeine Gliederschlappheit – ,,Gummibeine".
Vollkommen steifer Nacken, bis auf die Schulterblätter ausstrahlend. Schmerz im Dornfortsatz des 7. Halswirbels, im Nacken hochziehend mit rechtsseitigem Stirnkopfschmerz. Genickstarre, den ganzen Tag anhaltend. Schmerzen zwischen den Schulterblättern. Rücken- und Kreuzschmerzen. Heftigste Kreuzschmerzen, wie verrenkt, im Sitzen und Gehen. Schmerzhafte Hexenschüsse, zum Oberschenkel ausstrahlend. Ziehschmerz in der Sakralgegend, besser durch Abgang von Blähung, nach Wasserlassen, durch Zusammenkauern, schlimmer im Stehen.
Rheumatische Schmerzen in den Schultern und Armen, ebenso in den Beinen.

Haut: Juckreiz an beiden Händen. Tiefer ekzematöser Riß in der Handinnenfläche, mit Schuppung in der Umgebung. Herpesartige juckende Eruptionen hinter dem Innenknöchel des linken Fußes.

Wärmeregulierung: Frieren und Frösteln, auch im warmen Zimmer. Aufsteigende Hitze wie von Fieber.

Dosierung

Von G. Maring besonders die D 6 sowohl als toxisch-schädigende (bei der AMP) und Heil-Dynamik erzeugende Potenz hervorgehoben.

Vergleichsmittel

Die Beeinflussung der geistigen Aktivität und der körperlichen Spannkraft finden wir in der gleichen Weise bei *Acidum fluoricum* und *Calcium fluoratum*, ebenso die Besserung durch Essen.
Zu vergleichen im Hinblick auf das Zervikalsyndrom: *Menyanthes;*
Verschlimmerung durch Stehen: *Sulfur*.

Dictamnus albus

Herkunft des Mittels

Dictamnus albus, Diptam, Brennkraut, Pfefferkraut (Fam. nat. Rutaceae), in Mittel- und Süddeutschland wild wachsend und in Gärten gepflegt. Inhaltsstoffe: Alkoloid Dictamnin (uteruserregend), Dictamnolacton, Saponin und ein wohlriechendes ätherisches Öl.

Wirkung

Dictamnus albus wurde im Mittelalter als Wundheilmittel, ferner zur Verstärkung der Monatsblutung und zur Austreibung der Nachgeburt gebraucht. Der Harn und die Nierensteine sollen ebenfalls damit ausgetrieben werden. Außerdem wurde es noch gegen fallende Sucht (zusammen mit Paeoniawurzel und Mistel) verwendet. Teils wurde das Kraut, teils die Wurzel verwendet. Zur homöopathischen Tinktur werden frische Blätter verarbeitet.

Diptam enthält reichlich ätherisches Öl, so daß man die Pflanze an schwülen Abenden in Brand setzen kann, ohne daß die Pflanze größeren Schaden leidet (Brennkraut). Außerdem wird Saponin und ein Alkaloid *Dictamnin*, dem man die Uteruswirkung zuschreibt, gefunden. Die Kenntnis der spärlichen Prüfungssymptome gründet sich auf STOERCK, den Zeitgenossen HAHNEMANNS, wiedergegeben in der Materia medica von NOACK und TRINKS, und in ALLENS Enzyklopädie. Kennzeichnende Symptome, die zur Unterscheidung gegenüber ähnlichen Mitteln dienen könnten, sind leider nicht bekannt.

Arzneimittelbild

Verdauungsorgane: Häufige und reichliche, übelriechende Blähungen. Jucken am After. Vermehrte Stühle. Verstopfung.

Harnorgane: Stark vermehrte Urinabsonderung.

Fluor albus, Menorrhagie.

Weibliche Geschlechtsorgane: Ausscheidung von viel zähem Schleim aus der Gebärmutter, zuerst braun, nachher weiß, zuletzt blutstreifig. Verstärkung des Weißflusses, mit reichlichem Urin, mit lästigem Drang und schmerzender Wundheit der Genitalien. Starke Gebärmutterblutung für 9 Tage, wiederkehrend nach 10 Tagen und einige Tage anhaltend, mit körperlicher Schwäche. Verschlimmerung des epileptischen Anfalls. Reichlicher Schweiß.

Dosierung

Empfehlenswert sind die 4.–6. Potenz.

Digitalis purpurea

Herkunft des Mittels

Digitalis purpurea, der rote Fingerhut (Fam. nat. Scrophulariaceae), wächst im westlichen Europa. Verwendet werden die frischen, vor der Blüte gesammelten Blätter.

Wirkung

Die Hauptwirkung beruht auf den verschiedenen Digitalisglykosiden: Purpureaglykosid A und B, Glucogitaloxin, Digitalinum verum (Primärglykoside), Digitoxin, Gitaloxin, Strosperid (Sekundärglykoside). In ihrer Wirkung werden diese nicht unwesentlich durch verschiedene Begleitstoffe, unter welchen Saponine und Schleimstoffe von bevorzugter Bedeutung sind, unterstützt. Die Glykoside sind wirkungsmäßig sehr nahe verwandt. Die Digitalis-Wirkung kann folgendermaßen zusammengefaßt werden: Ganz überwiegend steht die Herzwirkung im Vordergrund, wo in erster Linie der Herzmuskel beeinflußt wird, und zwar die Muskulatur der Ventrikel, die Knoten und das Reizleitungssystem. Durch die Beeinflussung der Muskulatur wird diese für den Vaguseinfluß sensibilisiert, wodurch sich eine Verlangsamung der Herzaktion ergibt. Da sich die auf das Herz gerichtete Digitalis-Wirkung nur mit toxischen Dosen, beziehungsweise mit Überdosierung hervorbringen läßt, stammen die entsprechenden Herzsymptome aus solchen Beobachtungen. Aus diesen wissen wir, daß der Verlangsamung der Herzaktion nicht selten eine kurze Phase der Beschleunigung vorausgeht, wie dies durch eine Anzahl von Autoren belegt ist. Dieser Beschleunigung erst folgt die Verlangsamung mit einer Erschwerung der Reizüberleitung vom Sinus zur Kammer, welche sich bis zum teilweisen oder völligen Herzblock steigert. In den Stadien der Überdosierung bei Digitalis-Kuren tritt Tachykardie mit Irregularität des Pulses auf. Diese Schlagfolgestörungen geben andererseits die Hauptindikation für die schulmäßige Verordnung des Fingerhuts ab. Digitalis ist eines der wenigen Medikamente, das alle Symptome, die es beseitigt, auch „hervorrufen kann" (Praxis-Kurier 6. 4. 69, S. 4).

Hahnemann war der Ansicht, daß die Erstwirkung des Digitalis in einer Verlangsamung der Herzaktion beruhe, und hat darum die Verwendung bei tachykardem Herzen völlig verworfen. Es war ihm nicht bekannt, daß dieser Verlangsamung nicht selten eine Beschleunigung vorangeht. Die homöopathische Verordnung von Digitalis hielt er nur bei der Erstwirkung ähnlichen Fällen angezeigt. Da er aber als Erstwirkung nur die Verlangsamung kannte, so mußte er die Verordnung bei Herzleiden mit beschleunigter Herzaktion als unhomöopathisch verwerfen. Diese Einstellung Hahnemanns machten sich seine Schüler bis vor wenigen Jahrzehnten zu eigen, wodurch eine Verwendung der Digitalis nach ihrem wahren Wert leider verhindert wurde.

Nach homöopathischen Gesichtspunkten kann Digitalis verordnet werden bei **Irregularität des Herzens mit Tachykardie.** Ferner ist Digitalis angezeigt bei **Bradykardie**, ja selbst beim **Herzblock**, bei dem es in der Schule streng kontraindiziert gilt wegen der Gefahr des Herzflimmerns und Verschlimmerung des Blocks. Wie Stiegele gezeigt hat, kann Digitalis jedoch hier in kleinen Gaben (Bruchteil eines Tropfens der Tinktur in einer oder einzelnen Gaben) sehr nützlich sein. Man kann also im Rahmen des Simile sich auch auf die bradykardische Phase der Digitalis-Wirkung beziehen. Digitalis kann also sowohl Tachykardie wie Bradykardie, Arrhythmie und Vorhofflimmern hervorrufen, wie es auch alle diese Zustände beseitigen kann. Je weniger das Digitalis-Arzneimittelbild mit dem Patienten übereinstimmt, um so mehr wird man bei Herzpatienten die Dosis steigern müssen. Man macht sich dann nur die organotrope Beziehung zum Herzen zunutze und muß sich dann an die von der modernen Medizin entwickelte Dosierung halten.

Die Digitalis-Wirkung äußert sich in therapeutischen Dosen nur am kranken Herzen, und zwar hat sich als Voraussetzung des Digitalis-Erfolgs die Erweiterung der Ventrikel erwiesen. Diese Erkenntnis bedingt eine wesentliche Einengung der Digitalis-Anwendung, während im Gegensatz dazu *Strophanthin* auch an nicht erweiterten Herzen wirksam ist. Auch in anderer Hinsicht unterscheidet sich Digitalis von *Strophanthin*; während letzteres stärker auf die Systole einwirkt, ruft Digitalis eine Vertiefung der Diastole hervor.

Der Fingerhut kann als Beruhigungsmittel für das Herz und damit auch als Schlafmittel Verwendung finden, wenn starkes Herzklopfen, dem eher eine verlangsamte Herztätigkeit entspricht, die Schlaflosigkeit bedingt, oder bei Formen von Frühinsuffizienz, bei denen das Sinken der Pulszahl in der Nacht zu Atemnot und Herzbeklemmungen führt, die den Kranken aus dem Schlaf aufschrecken lassen und zum Aufsitzen nötigen. Desgleichen kann auch eine beschleunigte Herztätigkeit in der Nacht durch Digitalis angegangen werden.

Die Gefäßwirkung ist für das homöopathische Arzneimittelbild von nicht geringer Bedeutung. Eine Erweiterung aller Gefäße wie auch eine stärkere Gefäßverengerung ist experimentell nachgewiesen. Auf diesen Digitalis-Einfluß der Gefäßerschlaffung ist die Neigung zu Kollapserscheinungen, die Zyanose der Haut, das große Bedürfnis, sich niederzulegen, und die Verschlimmerung durch Aufrichten zurückzuführen.

Bei der Betrachtung des Arzneimittelbildes der Digitalis muß man sich von der Vorstellung freimachen, daß der Fingerhut ausschließlich eine Herzarznei und seine Wirkung nur über den Einfluß auf das Herz zu verstehen sei. Es sei an die bei der Digitalis-Therapie häufig auftretenden Nebenerscheinungen von seiten des Magens erinnert, die teils durch lokale Reizung, teils durch Vaguseinfluß entstehen. Klar tritt auch eine deutliche Beeinflussung der Leberfunktion hervor, erkennbar unter anderem an grauen Stühlen. Der Zusammenhang mit dem Zentralnervensystem zeigt sich an der Übelkeit beim bloßen Sehen oder beim Geruch der Speisen; Erbrechen mit reiner Zunge (Vagussymptom); jede Aufregung, wie zum Beispiel eine schlechte Nachricht, schlägt auf den Magen.

Ferner liegt eine direkte Beziehung zum System der Nieren und Geschlechtsorgane vor, die sich in mancherlei Miktionsstörungen spastisch-atonischer Art, ebenso wie in einer Anregung oder Verminderung der Diurese ausweist. Eine verminderte Diurese infolge Herzinsuffizienz ist durchaus keine notwendige Voraussetzung der durch Digitalis hervorgerufenen Steigerung der Diurese, sondern Digitalis besitzt auch eine unmittelbare Beziehung zur Niere. Die Miktionsstörungen haben zur Verwendung von Digitalis bei Prostatahypertrophie und Prostatismus geführt. Auch eine Schwächung der sexuellen Potenz, ebenso wie eine Reizung derselben bei Männern ist erwiesen und kann im Zusammenhang mit anderen Digitalis-Symptomen therapeutisch ausgenützt werden.

Bezüglich der Anwendung bei Migräne weist J. BERGMANN darauf hin, daß Digitalis eine aktive Wirkung auf die Gefäße der Hirnhaut besitzt, da man im Tierexperiment eine Injektion der Hirnhäute findet. Dementsprechend hält er Digitalis für angezeigt, wenn der Kopfschmerz im Vordergrund steht, dem das Erbrechen erst später folgt. „Die optische Aura ist meistens sehr deutlich und bei allen Anfällen ähnlich, entweder buntfarbig oder schneeweiß. Gedunsenheit des ganzen Gesichts oder wenigstens der Augenlider weisen auf eine Stauung im Schädelinnern hin. Neben dem zerebralen Erbrechen besteht auch Nystagmus. Auf eine Reizung der Meningen deutet die Steifigkeit der Nackenmuskulatur hin.“ Demgegenüber hält er *Iris* für das Mittel der Wahl bei den Fällen, in welchen die Migräne eine paroxysmale Form der Vertigo e stomacho laeso darstellt. „Im Vordergrund steht (bei *Iris*) das Erbrechen, und zwar das ausgesprochen saure Erbrechen; das Verschwimmen vor den Augen dürfte sekundärer Natur sein. Auslösendes Moment kann eine Änderung im Rhythmus der Tageseinteilung sein. Das ist *Iris*.“ Die Beziehung der Digitalis zum Zentralnervensystem hat auch zu Erfolgen geführt bei Depressionen und maniakalischen Zuständen. Auch die Behandlung meningitischer Zustände, über die berichtet wird, ist bei den genannten Veränderungen der Meningen nicht so unverständlich.

Literatur

Die erste Arzneimittelprüfung stammt von HAHNEMANN und wurde in den „Chronischen Krankheiten“ zusammen mit vielen Überdosierungen und Vergiftungen veröffentlicht.

Auch JÖRG, der Zeitgenosse HAHNEMANNS, hat eine Prüfung von Digitalis vorgenommen (JÖRG, Materialien zu einer künftigen Heilmittellehre, 1825).

Eine umfangreiche Zusammenstellung findet sich in ALLEN (Encyclopaedia) und bei HUGHES (Cyclopedia).

BÄHR: Digitalis purpurea, Monographie, 1859.

HABE: Monographon Digitalis.

HARTLAUB und TRINKS: Reine Arzneimittellehre, 3. Bd.

LEMBKE: N. Zschr. homöop. Klin. 2: 171.

SCHRÖN: Dissert. de Digitalis purpurea, 1829.

KNORRE: Allg. homöop. Ztg. 19: 233.

Arzneimittelbild

Leitsymptome: *Puls verlangsamt oder beschleunigt und unregelmäßig.*

Elendigkeitsgefühl in der Magengrube, Übelsein zum Sterben, Aufrichten und jede Bewegung verschlimmert.

Aufschrecken bei Nacht mit Angst; muß umhergehen. Nykturie. Gefühl, als stehe das Herz plötzlich still.

Zyanose der Haut, besonders des Gesichts.

Verschlimmerung beim Aufsitzen und durch die geringste Bewegung. Großes Bedürfnis zu liegen, das bessert.

Allgemeines: Schwäche und Mattigkeit der Unterglieder mit zittriger Empfindung. Starker Grad von Mattigkeit und Schwindel mit aussetzendem Puls. Anhaltende Neigung zu Ohnmachten. Schwäche, Sinken der Kräfte, muß im Bett liegen.

Depressionen und maniakalische Zustände.

Geist und Gemüt: Stimmung niedergeschlagen und mutlos, unlustig zum Arbeiten, große Unruhe und Aufregung, lebhafte Phantasie, Erregungszustände maniakalischer Natur, besonders nachts. Angst, als hätte er ein Verbrechen begangen oder als hätte er Vorwürfe zu erwarten. Schreckliche Angst, schlimmer durch Musik. Mag nicht reden, will allein sein. Alles, besonders aber Trauriges, greift ihn sehr an, die geringste Kleinigkeit kann ihn in trostlose Verzweiflung bringen.

Eingenommenheit des Kopfes, wie im Rausch. Schwindelanfälle und Anfälle von Benommenheit. Die Fähigkeit zu denken und das Gedächtnis lassen nach. Wallender Kopfschmerz, wie Wellenschlagen, besser beim Liegen und Vorwärtsbücken. Benommenheit des ganzen Kopfes, und Empfindung, als ob das Gehirn wie Wasser an beiden Seiten des Schädels anschlüge.

Konvulsionen und epileptische Anfälle.

Schlafstörungen bei Frühinsuffizienz. Koronarsklerose.

Unruhiger Schlaf mit Hin- und Herwerfen im Bett. Lebhafte Träume. Häufiges Erwachen nachts mit Angst, oder wie durch Schreck.

Migräne mit schwerer Übelkeit, Sehstörungen und Nakkensteifigkeit (meningitische Symptome).
Fahrstuhlschwindel (STIEGELE)

Kopf: Kopfschmerzen mit dem Gefühl von Blutandrang. Stechen, Reißen oder Klopfen im Kopf. Gesicht blaß mit Gedunsenheit des Gesichts.

Schwindel beim Aufrichten und Stehen.

Augen: Pupille erweitert und auf Lichtreiz schlecht reagierend, oder verengt. Gesichtstäuschungen, wie Fliegen oder Funken vor den Augen; rote, grüne oder vor allem gelbe Farberscheinungen vor den Augen; tagelang anhaltende Erblindung, Doppeltsehen mit Flimmern und Schwindelgefühl.

Atmungsorgane: Zäher Schleim im Kehlkopf, Heiserkeit; Kitzelhusten, daß er kaum sprechen kann; Husten nach dem Essen so heftig, daß er erbricht. Trockener, krampfartiger Husten mit Atemnot. Husten mit Auswurf von grauem, süßlichem, übelschmeckendem Schleim, auch von Blut.
Atmung unregelmäßig und unterbrochen durch häufiges tiefes Seufzen. Bedürfnis tiefzuatmen, dabei aber Gefühl, als ob die Lunge nur halb gefüllt werden könnte. (*Siehe auch Herz und Kreislauf.*)

Präinsuffizienz.
Dekompensiertes hypertrophisches Herz mit Wassersucht. Herzblock.
Dekompensiertes Vitium.

Herz und Kreislauf: Nach einer mäßigen Beschleunigung der Pulszahl geht diese deutlich herunter; sie kann bis auf 30 bis 40 und weniger Schläge sinken, dabei steigt die Energie und die ausgeworfene Blutmenge an und der arterielle Druck geht in die Höhe, so daß auch der Druck in den kleinen Gefäßen sich vermehrt. Im weiteren Verlauf (zweites Stadium) geht infolge einer Erschöpfung der Blutdruck zurück, der Puls beginnt unregelmäßig und leicht unterdrückbar zu werden. Es wird Beschleunigung des Herzens beim Aufrichten mit Schwindel- und Ohnmachtsanwandlungen beobachtet. Das dritte Stadium ist durch toxikologische Versuche bekannt. Es werden abnorm hohe Pulszahlen bei niederem Druck beobachtet, die Herzleistung verschlechtert sich zusehends, der Puls wird immer unregelmäßiger bis zum Delirium cordis. Schließlich versagt das Herz und steht in Diastole still.
Die subjektiven Empfindungen sind dabei folgende: Bangigkeit und Zusammenschnüren der Brust, besonders morgens beim Erwachen; der Patient ist gezwungen, sich schleunigst aufzurichten und umherzugehen. Plötzliches Gefühl, als stehe das Herz still, mit großer Angst. Elendigkeit und Schwächegefühl im Magen, als ob das Leben verlöschen wollte. Aufschrecken aus dem Schlaf mit Erstickungsangst. Öfteres Erwachen nachts an einem Traum, als falle er von einer Höhe herab oder ins Wasser.
Engbrüstigkeit, muß tief Atem holen, trotzdem Gefühl, als bekäme er nicht genug Luft.
Zyanose der Haut, besonders an Lippen, Zunge, Augenlidern, Nägeln.

Puls kräftiger und langsamer – oder beschleunigt, unregelmäßig, schwach. Jede Bewegung, schon das Aufrichten, verschlimmert. Pulsus bigeminus.

Atmungsorgane: Schnupfen, Nasenbluten, Katarrh des Kehlkopfes und der Luftröhre. Heiserkeit, Husten mit Auswurf von Schleim und blutigem Sekret, oder trockener Husten, schlimmer nach dem Essen. Ständiges Bedürfnis, tief Atem zu holen oder zu seufzen.

Verdauungsorgane: Zunge weiß oder gelb belegt; oder es fehlt trotz Magenbeschwerden der Zungenbelag. Speichelfluß von zähem, dickflüssigem, oder von süßem oder übelriechendem Speichel. Rachenkatarrh mit Schlingbeschwerden. Der Appetit geht verloren oder ist übermäßig gesteigert. Reichlicher Durst. Nach den Mahlzeiten werden die Hustenanfälle und die Übelkeit schlimmer. Hervorstechend ist das Elendigkeitsgefühl und die Sterbensübelkeit sowie das anfallweise auftretende Schwächegefühl mit Ohnmachtsanwandlungen. Es entwickeln sich die Anzeichen eines Katarrhs des Magens und Darmes mit Empfindlichkeit der Lebergegend. Tödliche Übelkeit mit Erbrechen von Speisen, Schleim und Galle, mit kaltem Schweiß. Übelkeit, nicht besser nach Erbrechen. ⊙ Übelkeit bei der geringsten Nahrungsaufnahme, oder beim Anblick oder Geruch von Speisen. Großes Bedürfnis zu liegen, Verschlimmerung beim Aufrichten.

Leberanschwellung, Gelbsucht, Stauungsleber.

⊙ Jede Aufregung, wie zum Beispiel eine schlechte Nachricht, schlägt auf den Magen.

Stühle gallearm, hellfarbig; Durchfall mit aschgrauen Stühlen.

Nykturie bei Frühinsuffizienz. Miktionsstörungen bei Prostatahypertrophie.

Harnorgane: (Störungen der Diurese im Sinne einer Hemmung oder Anregung, sowohl wie Störungen der Kinetik der Blasenentleerung mit Spasmen oder Atonie).

Harndrang, aber erschwertes Harnlassen. Häufiges Harnen von rotem Harn, mit Brennen in Harnröhre und Eichel. Vergeblicher Versuch zu urinieren. Unwillkürlicher Abgang des Harns. Tröpfelnder Harnabgang. Ständiger Harndrang bei Nacht. Häufiger Harndrang mit starker Vermehrung der Harnmenge, jedoch nie viel auf einmal. Schmerzhaftes Harnlassen von scharfem rotem Harn. Harnverhaltung mit Ausdehnung der Blase, die über dem Schambein gefühlt wird. Brennen in der Mitte der Harnröhre, wie zu eng, sich bessernd beim Harnlassen. Der Harn ist hell, wenn vermehrt; scharf, rot oder bräunlich, wenn vermindert auch übelriechend. Weißes, rotes oder braunes Sediment.

Geschlechtsorgane: Pollutionen und geschlechtliche Erregung bei Männern; oder Verlust des geschlechtlichen Verlangens.

Glieder: Schwäche und Mattigkeit.
Schmerzen in den Gliedern, reißend, stechend, zitternd, in Ruhe und Bewegung.

Haut: Fressendes Jucken, an verschiedenen Teilen des Körpers; wenn er nicht kratzt, so steigert es sich zu unausstehlichen brennenden Nadelstichen, das bald nachläßt, bald stärker zurückkehrt.

Dosierung

D 3 bis zu hohen Potenzen, auch bei funktionellen Herzstörungen und Kreislaufstörungen. Bei organischen Herzleiden richtet sich die Dosis nach dem Grade der Insuffizienz; sie folgt bei der schweren Kreislaufdekompensation den von der Schule entwikkelten Grundsätzen. In diesem Fall schrumpft die Ähnlichkeitsbeziehung zur homöopathischen Organotropie zusammen.
Bei dieser Behandlung des Herzens bei beginnender und bei schon ausgeprägter Dekompensation mit Digitalis und den übrigen Medikamenten der Glykosidreihe werden die Stauungserscheinungen an den in erster Linie herzabhängigen Organen wie Leber, Magen, Darm sowie der ganze periphere Kreislauf nicht in vollkommener Weise mit erfaßt. Es ist dann sinnvoll und hat sich mir außerordentlich bewährt, die Herzarznei durch das nach homöopathischen Ganzheitsgesichtspunkten angezeigte Mittel zu ergänzen. Es kommen hier in erster Linie in Frage *Sulfur,* Magnesiumsalze, *Kali carbonicum, Carbo vegetabilis, China, Lycopodium* u. a. Dadurch wird der periphere Kreislauf einreguliert, die Stauungserscheinungen wie Stauungsleber, Stauungskatarrh des Magens, Meteorismus des Bauches usw. werden beseitigt. Es wird nicht nur ein weit besseres Gesamtbefinden hergestellt, sondern die Dosis an Glykosiden kann herabgesetzt werden*.
Welche von den verschiedenen Pflanzen mit Digitalisglykosiden man im einzelnen Fall von Insuffizienz wählen soll, ist oft eine Frage des Versuchs. Manchmal, wenn

* Vgl. MEZGER, J.: Die Behandlung des Kreislaufs bei Herzkrankheiten des Alters (Allg. homöop. Ztg. 205: 99).

Digitalis purpurea schlecht ertragen wird, hilft *Scilla, Oleander, Digitalis lanata* oder *Strophanthin* besser und ohne Nebenwirkung und auch in kleineren Dosen, ohne daß die Arzneibilder einen Hinweis für die Wahl geben könnten. Ein solches Abtasten auf die Verträglichkeit ist besonders dann vorteilhaft, wenn man die Digitalisierung über lange Zeit mit kleinen Gaben aufrechterhalten muß.
Bei beginnender Insuffizienz wie den Schlafstörungen oder der nächtlichen Angst, die zum Umhergehen nötigt, genügen D 3 bis D 6.

Arzneiform

Die Tinktur nach dem Homöopathischen Arzneibuch besitzt $^1/_2$ Arzneigehalt. 2 Tropfen der Tinktur mit 8 Tropfen 40%igen Alkohol ergeben die D 1.

Vergleichsmittel

Aufschrecken aus dem Schlaf mit Angst: *Spongia, Lachesis* (mit Herzklopfen, Bangigkeit, mit dem Gefühl des Zusammenschnürens am Hals oder Herzen), *Aconitum* (Herzklopfen mit Todesangst).
Gefühl, als ob das Herz plötzlich still stehe: *Aurum, Gelsemium* (muß sich bewegen).
Insuffizienz des Herzens: *Strophanthus, Oleander, Convallaria, Scilla, Crataegus.*
Kardiale Ödeme: *Strophanthus, Oleander, Apocynum, Scilla, Convallaria.*
Zyanose bei Herzleiden: *Carbo vegetabilis, Lachesis, Laurocerasus* (Cor pulmonale), *Veratrum album, Camphora.*
Prostatahypertrophie: *Sabal, Ferrum picrinicum, Magnesium carbonicum* und *jodatum, Euphrasia, Populus.*
Bradykardie: *Barium carbonicum, Gelsemium.*

Dioscorea villosa

Herkunft des Mittels

Die **Yamswurzel** (Fam. nat. Dioscoreaceae) ist in Nordamerika heimisch; sie besitzt knollige Beschaffenheit und diente den Eingeborenen als ein wichtiges Nahrungsmittel, ähnlich der Kartoffel. Zur Essenz wird der frische Wurzelstock verwendet. Als Inhaltsstoff wird ein Saponin Diosgenin genannt.

Wirkung

Die Arzneimittelprüfungen lassen als Hauptrichtung eine bevorzugte Einwirkung auf das vegetative Nervensystem erkennen, die sich in Spasmen und kolikartigen Schmerzen der Verdauungsorgane äußert. Auch die vielfachen rheumatoiden und neuralgischen Schmerzen im ganzen Körper dürften mindestens zum Teil auf eine Ischämie infolge Gefäßspasmen zurückzuführen sein.

Literatur

Bei HALE (New Remedies) findet sich eine Prüfung von BURT, SUMMER und DRAKE aus dem Jahre 1864. CUSHING hat 1869 eine weitere Prüfung an sich selbst vorgenommen (siehe in HALE: New Remedies, und den Enzyklopädien von HUGHES und ALLEN.

Arzneimittelbild

Leitsymptome: *Krampfartige Schmerzen, die oft die Stelle wechseln oder nach allen Richtungen ausstrahlen; die sich bessern durch Aufrechtstehen, Rückwärtsbeugen und Druck, durch Bewegung im Freien. (Colocynthis bessert durch Druck, Zusammenkrümmen und Ruhe, Belladonna durch Rückwärtsneigen, durch Druck schlimmer. Mandragora ist angezeigt bei Besserung durch Rückwärtsbeugen und durch Essen.)* Der Schmerz von Dioscorea ist konstanter Art mit zeitweise krampfhafter Steigerung, im Gegensatz zu Colocynthis und Belladonna, welche in den Krampfpausen Schmerzfreiheit haben.*

Kopf: Dumpfe Kopfschmerzen und neuralgische Schmerzen in allen Teilen des Kopfes.

Magenkrampf, Gallensteinkolik, Nierenkolik. Gastrokardialer Symptomenkomplex. Angina abdominalis. Appendizitis, Durchfälle, Dysenterie, Cholera.

Verdauungsorgane: Entzündung der Rachenorgane und des Kehlkopfes. Aufstoßen reichlicher Mengen übelriechender Luft, bitterer Mundgeschmack, saures Aufstoßen. Ständige dumpfe Schmerzen in der Magengegend und um den Nabel mit scharfen, heftigen Schmerzen durch den ganzen Bauch; gebessert durch Aufrechtstehen und ⊙ durch Rückwärtsneigen. Schmerz dem Brustbein entlang, der sich in die Arme erstreckt. Blähsucht mit heftiger Kolik, anfallweise auftretend. Windende Schmerzen in den Därmen. Durchfälle morgens in der Frühe

* F. DONNER schreibt zu dem Symptom „Besserung durch Rückwärtsbeugen" (Allg. homöop. Ztg. 207: 609): „Das kühle Osterwetter 1961 hat bei dem Verfasser dieser Zeilen einen frischen Schub seines Ulcusleidens ausgelöst. Da diesmal die Beschwerden durch Streckhaltung und durch ‚nach hinten Beugen' sich besserten – ein Symptom von Dioscorea villosa –, wurden die Arzneimittelprüfungen dieses Mittels durchgesehen. So erfuhr ich, daß Dr. A. N. CUSHING Dioscorea an sich folgendermaßen prüfte: Die ersten 5 Tage wiederholte Gaben der ersten Dezimalverreibung des Resinoids, 5 bis 20 grs. pro Gabe; am 6. und 7. Tag die D 2, am 8. bis 11. die D 3 usw.; am 17. bis 19. Tag die D 6 in Einzelgaben von 50 bis 100 Tropfen ...; am 31. bis 35. Tag die D 8 in Gaben von 500 bis 3000 Tropfen pro Gabe; er prüfte dann weiter an sich bis zum 81. Tag; es soll aber nicht weiter hierauf eingegangen werden. Außer Dr. CUSHING prüften noch 5 andere Ärzte an sich selbst, so Dr. J. N. WOODS, Dr. W. H. BURT, Dr. Thomas NICHOL, Dr. Henry SUMMER, Dr. J. C. MICHENER.
Auffallend ist, daß die Magensymptome von Dioscorea fast ausschließlich bei Dr. CUSHING auftraten, von denen 11 am 31. bis 37. Tag der Prüfung beobachtet wurden, als er pro Gabe bis zu 3000 Tropfen einnahm. 3000 Tropfen einer nach homöopathischen Vorschriften hergestellten D 8 entsprechen aber 100 ccm einer mindestens 45%igen alkoholischen Lösung. Sind diese 11 Magensymptome nun durch Dioscorea hervorgerufen worden oder sind es nur Symptome, die durch mehrmals tägliches Einnehmen von je 100 ccm 45%igen Alkohols ausgelöst wurden? Das wissen wir nicht. Wir wissen auch nicht, ob Dr. CUSHING normalerweise einen empfindlichen Magen mit gelegentlichen oder gar häufigeren Beschwerdeschüben hatte. Immerhin hat er den Selbstversuch 81 Tage lang durchgeführt und ein halbes Jahr später einen zweiten, wenn auch nur 38 Tage lang; während die anderen Kollegen nur einige Einzelgaben oder nur 3 Tage lang das Mittel einnahmen. Als Ergebnis dieser Prüfungen sind 1545 Dioscorea-Symptome vermerkt worden, von denen ca. 1450 von Dr. CUSHING stammen. Sind das nun alles ‚reine Dioscorea-Symptome', die T. F. ALLEN in dem 37 Seiten umfassenden Arzneimittelbild von Dioscorea gebracht hat?
Was davon sind Symptome, die auch beim Einschalten von Placebo aufgetreten wären, und was sind alkoholische Reizerscheinungen? Man kann den Eigenversuch Dr. CUSHINGs, der doch lange Zeit und mit den verschiedensten Verdünnungen durchgeführt und dessen ‚Ergebnisse' sorgfältig niedergeschrieben wurden, ganz verschieden bewerten, je nachdem, wie hoch die Ansprüche sind, die man an eine ernst zu nehmende Arzneimittelprüfung stellt."
Die Entscheidung über die Echtheit dieses Symptomes haben nun neue Arzneimittelprüfungen oder die Bewährung in der Praxis, die bis jetzt nicht angezweifelt wurde, zu fällen (*d. Verf.*).

beim Aufstehen, dabei reichliche Blähungen und Kolikschmerzen. Die Entleerungen bessern die Schmerzen nicht, bringen dagegen große Schwäche und Erschöpfung. Hämorrhoiden.

Sexuelle Neurasthenie,
Pollutionen,
Sexuelle Überreiztheit.
Dysmenorrhö,
Krampfwehen.

Geschlechtsorgane: Stark riechende Schweiße an den Genitalien. Große geschlechtliche Erregung, Erektionen die ganze Nacht. Erschlaffung und Kälte der männlichen Teile. Atonische Pollutionen ⊙ mit folgender großer Schwäche.

Muskelrheumatismus.
Neuralgien und Neuritiden.

Glieder und Muskulatur: Rheumatoide Schmerzen in allen Teilen des Körpers, in der Brust, Rücken, Nakken, Armen und Beinen. Sie wechseln oft den Platz; schießende, schneidende Schmerzen neuralgischer Art; Besserung durch Druck.

Dosierung

Kann in allen Verdünnungen gebraucht werden von der D 1 ab. STAUFFER empfiehlt hohe Verdünnungen bei großer Erregbarkeit und tiefe, wenn die Schwäche und Erschöpfung im Vordergrund steht.

Vergleichsmittel

Mandragora e radice, Bismuthum subnitricum.

Dolichos pruriens

Herkunft des Mittels

Dolichos pruriens, die Juckbohne ist eine Leguminose und wächst auf den zentralamerikanischen Inseln. Die Haare der Fruchthülsen werden zur Tinktur verwendet.

Wirkung

Eine genügende Prüfung liegt nicht vor. Ihre Verwendung erstreckt sich auf **heftigen Juckreiz der Haut**, zum Beispiel **bei Ikterus, bei Altersjucken** oder anderen Ursachen. Sie bringt in D 2 bis D 3 (auch als ∅), alle 2 bis 4 Stunden eine Linderung dieses Juckens. Außerdem wird sie gegen Ikterus empfohlen. Doch ist die Wirkung nicht auf hepatogenen Ikterus beschränkt, was ausdrücklich hervorgehoben werden soll, sondern es wird auch ein Juckreiz anderer Genese, zum Beispiel **bei Leukämie**, dadurch gebessert.
Nach VOISIN soll sich Dolichos besonders zeigen bei Pruritus von Obstipierten.

Doryphora decemlineata

Herkunft des Mittels

Der **Colorado-** oder **Kartoffelkäfer** ist in den Rocky Mountains zu Hause, wo er auf einer Solanacee lebt. Er ist im Begriff, sich über die ganze Welt zu verbreiten, da er auch die Kartoffel als Wirtspflanze benützt.

Wirkung

Er gehört zu derselben Familie wie die spanische Fliege und zieht wie diese auf der Haut Blasen, wenn man den Käfer auf der Haut zerquetscht. Die Ähnlichkeit mit der *Cantharide* ist in der Tat auffallend, doch scheint die Affektion der Nieren und der Blase geringer und die entzündliche Kongestion des Gehirns stärker als bei *Cantharis* zu sein. Die Schwellung der Haut bei äußerer Anwendung nimmt erhebliche Grade an, auch die Verdauungsorgane befinden sich in einem entzündlichen Zustand. Starke Beschleunigung der Herztätigkeit ist in ihrer Ursache ungeklärt und gibt dem Mittel ein besonderes Gepräge. Die Prüfungssymptome wurden gewonnen aus einer Prüfung mit der Tinktur (2 Prüfer), im übrigen aus Verunreinigung der Hände oder Berührung einer offenen Wunde beim Sammeln der Käfer, ferner beim Einatmen der Dämpfe beim Verbrennen der Käfer oder bei Überbrühen derselben mit heißem Wasser. – Bisher kaum klinisch gebraucht.

Literatur

HALE: New Remedies. 1875.
JENKINS: Thesis (N. Y. Homöop. Med. Coll. 1876).

Arzneimittelbild

Geist und Gemüt: Reizbare Laune. Delirium mit rotem gedunsenem Gesicht, vorgetriebenen Augen und einem Puls von 124. Stupor mit Murmeln und lautem Rumpeln in den Gedärmen. Komatöser Schlaf mit wilden Träumen und Schreien wie in großer Bedrängnis.

Kopf: Blutandrang zum Kopf. Gehirn kongestioniert (post mortem). Rotes gedunsenes Gesicht gleich einem Trunkenbold. Gesicht gedunsen, fleckig, mit roten, starren Augen, dabei Delirium, Erbrechen und Stupor. Erysipel des Kopfes und Gesichtes, Augen rot und vorgetrieben, Pupillen erweitert.

Blutzirkulation: Anstieg des Pulses nach einigen Stunden auf 120, selbst auf etwa 150 nach der 2. Gabe (zuerst 10 Tropfen, dann 5 Tropfen der Tinktur).

Verdauungsorgane: Brennen im Schlund, die Speiseröhre hinunter, mit Schmerz im Magen. Hals trocken

mit dem Bedürfnis zu schlucken. Erbrechen von dunklem, scharfem Wasser.
Erbrechen begleitet Stupor und Delirium. Erbrechen von schmutzig-brauner Flüssigkeit. Heftige Schmerzen in den Gedärmen, vermehrt nach Essen und Trinken.
Entleerung von blutigen und schleimigen Stühlen mit heftigen Schmerzen im Rektum.

Zystitis, Urethritis.

Harnorgane: Harnverhaltung vom Morgen bis zur Nacht. Entleerung von reichlichem, dunkelrotem Harn, von schmutziger Farbe unter beträchtlichen Schmerzen.

Glieder: Zittern im Arm und Bein, wie durch einen elektrischen Strom.

Haut: Aus einer Schürfung entwickelt sich (durch äußere Berührung) ein tiefes Geschwür von rotem, entzündetem Aussehen, das sich in die Tiefe bis auf den Knochen frißt. Enorme Schwellung des ganzen Körpers mit den obengenannten Geistes- und Gehirnsymptomen. Die Schwellung ist elastisch, ohne einen Fingereindruck zu hinterlassen.

Blut: Das Blut will nicht gerinnen. Die Blutkörperchen lösen sich auf, wie nach Schlangenbissen.

Wärmeregulierung: Heftiges Fieber mit Gehirnkongestion, Erbrechen und Delirium. Puls 120 bis 140. Haut abwechselnd kalt und klebrig, dann brennend heiß. Typhöses Fieber. Puls sehr schwach.

Dosierung

Empfehlenswerte Dosierung D 6 und höher.

Drosera

Herkunft des Mittels

Drosera rotundifolia, der Sonnentau (Fam. nat. Droseraceae), wächst in Mooren und ist über Europa, Asien und Nordamerika verbreitet. Verwendet wird die frische blühende Pflanze.

Wirkung

Unter den Wirkstoffen spielt das Plumbagin mit spasmolytischen Eigenschaften eine Rolle. Im Drüsensekret wurde ein eiweißenthaltendes Ferment vom Pepsintypus gefunden. Drosera ruft eine Hyperämie und vermehrte Sekretion der Luftröhre hervor (Tierversuche). Schafe sollen durch das Fressen von Drosera heftigen Husten bekommen, an dem sie zugrunde gehen. Extrakte der Pflanze rufen an den Schleimhäuten des Mundes und des Magens Entzündungen, mit Erbrechen, schleimigen und blutigen Durchfällen hervor; selbst Magengeschwüre wurden nachgewiesen.

Drosera erfreut sich eines ausgezeichneten Rufs bei Keuchhusten und anderen Husten von krampfartigem Charakter. Auch bei Lungentuberkulose wird es geschätzt. Die Wirkung geht hier offenbar über eine symptomatische Besserung des Hustens hinaus. Von Dr. Margarete TYLER wurde Drosera gegen tuberkulöse Drüsenleiden sehr geschätzt, besonders bei Drüsentumoren am Hals und im Bauch. Auch tuberkulöse Knochenleiden werden damit geheilt, zum Beispiel Tumor albus des Knies und Pottscher Buckel. Sie legt Wert darauf, daß Hochpotenzen (C 200) gegeben werden und diese erst wiederholt werden, wenn die Wirkung einer Potenz sich erschöpft hat, also in langen, mehrwöchigen Abständen (Dr. RENARD: Homoeop. franç. 1929, 12).

Literatur

Die Arzneimittelprüfung, welche von HAHNEMANN vorgenommen wurde, ist niedergelegt in den Fragmenta de viribus und in der Reinen Arzneimittellehre, weiterhin in ALLENS Encyclopedia.
In HUGHES Cyclopaedia findet sich ein Experiment an zwei Katzen.

Arzneimittelbild

Leitsymptome: *Krampfhaftes Husten nachts, mit Schmerzen in der Brust, so daß diese mit den Händen gehalten wird.*

Geist und Gemüt: Niedergedrückt und verzweifelt, zu Selbstmord geneigt. Voller Angst und Ruhelosigkeit. Abneigung gegen körperliche und geistige Arbeit.

Keuchhusten, Kitzelhusten (mit Erbrechen, Husten der Phthisiker).

Atmungsorgane: Flüssiger Schnupfen, Nasenbluten. Kitzel im Kehlkopf zu Husten reizend. Tief aus der Brust kommender Husten. Hustenanfälle, besonders nachts, die sich so rasch folgen, daß der Patient kaum zu Atem kommen kann. Rauhe, trockene Kehle mit Heiserkeit, bellender Husten mit gelb-schleimigem Auswurf. Unerträgliche Stiche in der Brust und im Hypochondrium beim Husten und Tiefatmen; gebessert, wenn die Hände gegen die Brust gepreßt werden. Brenzlicher Geruch des Atems beim Husten; Auswurf ekelhaft oder bitter schmeckend, Auswurf von Eiter mit Blut gemischt. Brechreiz beim Husten. Durchfall.

Glieder: Alle Glieder sind wie zerschlagen, Schmerzen aller Glieder, auf denen er liegt, als wenn das Lager zu hart wäre. Schmerzhafte Steifigkeit der Gelenke und Schwäche im Beginn des Gehens, besser bei fortgesetztem Gehen. Auch äußerlich sind die Glieder schmerzhaft.

Wärmeregulation: Viel Frostigkeit. Fieberanfälle täglich, um 9 Uhr mit Frost beginnend, nachmittags besser. Nachtschweiße.

Dosierung

Meist werden niedere Verdünnungen (D 1 bis D 6) gegeben. STAUFFER und andere setzen sich, besonders bei Keuchhusten mit der typischen nächtlichen Verschlimmerung, für hohe Verdünnungen als entschieden besser ein.

Vergleichsmittel

Krampfhafter Kitzelhusten, Keuchhusten: *Ammonium bromatum, Belladonna, Corallium, Bryonia, Coccus, Ipecacuanha, Magnesium carbonicum, Kalium carbonicum, Cuprum, Spongia.*

Dulcamara

Herkunft des Mittels

Solanum Dulcamara, Bittersüß (Fam. nat. Solanaceae), wächst an Ufern und feuchten Standorten in Europa und Asien. Die Essenz wird aus den frischen Trieben und Blättern vor der Blüte bereitet. Dulcamara gehört zu einer Unterfamilie der Solanaceen, den Solaninae, welche neben dem homöopathisch ebenfalls verwendeten *Capsicum* auch die Kartoffel, Solanum tuberosum, die Tomate, Solanum Lycopersicum, und das häufige Unkraut, der Schwarze Nachtschatten, Solanum nigrum, umfaßt.

Wirkung

Als Hauptwirkstoffe sind in allen Organen die Spirosolan-Alkaloide Soladulcidin, Tomatidenol, Solasodin sowie zur gleichen chemischen Konstitution gehörige Saponine: Tigogenin, Yamogenin, Diosgenin enthalten (GESSNER-ORZECHOWSKI 1974). Diese unterscheiden sich durch ihr Alkaloid-Spektrum und die begleitenden neutralen Saponine. Die mitteleuropäische Rasse enthält vor allem als Hauptalkaloid Tomatidenol und als neutrales Hauptsaponin Yamogenin. Das Tomatidenol liegt in den Blättern in Form der Glykoside verschiedener Solamarine vor, besonders als Alpha-Solamarin (= Tomatidenolsolatriosid), Beta-Solamarin u. a. Daneben kommt noch Soladulcamerin, ebenfalls ein Tomatidenolglykosid vor (SCHINDLER).

Die Solamarine spalten sich leicht. In den Mund gebracht, wird durch den Speichel aus den bitteren Glykosiden Zucker frei, wobei erst ein bitterer und darauf ein süßer Geschmack wahrgenommen wird. Dieser Vorgang hat der Pflanze den Namen eingebracht.

Über toxische Erfahrungen berichtet GESSNER ähnliche Erscheinungen wie beim schwarzen Nachtschatten (Solanum nigrum).

In der Kräuterheilkunde wurde Bittersüß früher gegen Hautausschläge, gegen chronischen Rheumatismus und gegen Husten gebraucht. Dabei war es von alters her bekannt, daß das Kraut besonders bei Krankheiten zu gebrauchen ist, die ihre Entstehung dem Einfluß von kalter Feuchte verdanken. So schreibt zum Beispiel LONICERUS, es würde „nur für Menschen von kalter und feuchter Natur passen". Auch CARRÈRE: Traité des propertés, usages et effets de la Doucamère. Paris 1787). In der Arzneimittelprüfung hat sich diese Eigenschaft als Gefühl innerer Kälte, als ob man sich erkältet hätte, geoffenbart.

Dulcamara hat mit Krankheiten, die durch feuchte Kälte entstanden sind, zu tun, und Dulcamara wächst am Wasser. Man kann sagen, die Pflanze hat das Prinzip des Wassers in sich und ist in ihrem Wesen auf dieses eingestellt. Bei der Arzneimittelprüfung macht sich dieses, wohl an den Chemismus der Inhaltsstoffe gebunden, auf den menschlichen Organismus geltend. Umgekehrt dürfte es, nach der Ähnlichkeitsregel beim Kranken verordnet, heilsam gegen die Einflüsse von Kälte und Nässe wirken. Dies ist keine exakte Wissenschaft, aber doch unmittelbar einleuchtend und bringt das Wesen des Arzneimittelbildes nahe.

Die Solamarine, welche wesentliche Wirkstoffe von Solanum dulcamara darstellen, unterscheiden sich deutlich von den Alkaloiden der übrigen Solanaceen, z. B. von den Tropa-Alkaloiden der Belladonna-Gruppe. Als weiterer Wirkstoff ist das neutrale Saponin mit Yamogenin als Aglykon anzusehen. Die Steroidalkaloide liegen in der Pflanze als Glykoside vor. Das Bedeutsame dieser Verbindungen ist in ihrem chemisch-physikalischen Verhalten zu sehen, nach welchem sie zu den Saponinen zu zählen sind. Der Alkaloidcharakter dieser Steroidalkaloide dagegen scheint bei der Wirkung von Dulcamara in den Hintergrund zu treten. Es liegt nun nahe, anzunehmen, daß die Solamarine vermöge ihres Antagonismus zum *Cholesterin* eine Reizbzw. eine Giftwirkung an den Zellgrenzflächen entfalten. Cholesterin hat eine wichtige Funktion beim Aufbau der Zellgrenzflächen, und wenn ein fremdes Steroidalkaloid an seine Stelle tritt geht dieser Zellschutz verloren. Der Eintritt von Allergenen und auch von Mikroorganismen wird erleichtert. So würden sich die allergischen Symptome, denen wir bei Dulcamara und *Sabadilla* begegnen, erklären* (auch *Sabadilla* und *Veratrum* besitzen solche Steroidalkaloide). Auch in umgekehrter Richtung können Stoffe aus der intrazellulären Flüssigkeit nach außen treten.

Von dieser Voraussetzung, daß die Saponine der Dulcamara infolge des Ersatzes des zelleigenen Cholesterins durch Solamarine eine Schädigung der Zellgrenzflächen her-

* LEESER: Solanaceen (Allg. homöop. Ztg. Bd. 208, 6: 341).

vorbringt, hat W. ZIMMERMANN nun seine therapeutischen Versuche aufgebaut und bei solchen klinischen Zuständen angewendet, bei denen eine Veränderung des Cholesterin-Spiegels anzunehmen war, soweit dabei das führende Symptom der Verschlimmerung durch Nässe und Feuchtigkeit zugegen war. Der Erfolg dieser Behandlung mit Dulcamara – es handelte sich um Fälle, die zum arthralgisch-neuritischen Syndrom, zum Nierenblasensyndrom, der dysseborrhoischen Dermatitis, zur Kältepurpura und zum Erythema nodosum zu zählen waren – war auffallend günstig. Die Cholesterin-Werte waren, soweit die Untersuchung auf diese ausgedehnt worden war, dabei erhöht und erfuhren im Laufe der Behandlung mit Dulcamara eine Normalisierung.

Außer diesen Indikationen findet Dulcamara in der Homöopathie vielfache Verwendung bei Durchfällen, die auf Erkältung und Nässe zurückzuführen sind, zum Beispiel, wenn im Sommer und Herbst auf heiße Tage kühle Nächte folgen. Darüber hinaus hat es sich mir auch bewährt bei Durchfällen auf infektiöser Basis, mit plötzlichem Einsetzen und mit Fieber.

Literatur

HAHNEMANN: Reine Arzneimittellehre.
–: In „Chronische Krankheiten", 2. Aufl.
CLARUS: Zschr. Ver. homöop. Ärzte Österr. 2, 2.
HOPPE: Mbl. z. Allg. homöop. Ztg., Sem. 2.
HARTLAUB u. TRINKS: Reine Arzneimittellehre.
KNORRE: Allg. homöop. Ztg. 6: 35.
ALLEN: Encyclopedia.
HUGHES: Cyclopaedia, Bd. II.
ZIMMERMANN: AHZ 208 (1963): 611, 687.

Arzneimittelbild

Leitsymptome: *Charakteristisch ist das Gefühl, sich erkältet zu haben; die Beschwerden sind mit Kältegefühl verbunden.*

⊙ *Folgen von Kälte und Nässe, von naßkalter Witterung, von Durchnässung; bei plötzlichem Wechsel von Wärme zu Kälte, zum Beispiel wenn auf heiße Tage kalte, kühle Nächte folgen; durch Sitzen auf kaltem Boden, beim Wechsel von warmen und kalten Räumen.*

Besserung der Gliederschmerzen durch Bewegung.

Besserung durch Wärme.

⊙ *Vikariierendes Auftreten der Beschwerden, zum Beispiel Asthma im Wechsel mit Hautausschlägen oder Rheuma, Durchfall wechselnd mit Hautausschlägen usw.*

Geist und Gemüt: Zänkisch und ungeduldig. Stampft vor Wut mit den Füßen. Ruhelosigkeit, Phantasien im Delirium. Benommenheit des Kopfes.

Schlaflosigkeit mit Umherwerfen im Bett.

Kopf: Kopfschmerzen und Schwere des Kopfes.

Bindehautkatarrh, Sehnervenstörung.

Augen: Pupillen erweitert. Beginnende Erblindung. Funken vor den Augen. Entzündung des äußeren Auges. ⊙ Jede Erkältung schlägt sich aufs Auge.

Mittelohrkatarrh.

Ohren: Ohrenschmerzen während der ganzen Nacht, nachher Klingen und Rauschen.

Bronchitis. Bronchialasthma. Asthma humidum der Alten.

Atmungsorgane: Schnupfen, Nasenbluten mit hellem Blut. Kurzer bellender Husten, mit Auswurf zähen Schleimes.
⊙ Husten durch nasses, kaltes Wetter hervorgerufen.

Magendarmkatarrhe, bes. im Sommer und Herbst, infolge Erkältung oder durch Infektion.

Verdauungsorgane: Zunge gelähmt. Unfähig, ein Wort zu sprechen. Geschwüre in der Schleimhaut des Mundes, Speichelfluß, zäher, seifenartiger Speichel. Trockenheit im Mund und Hals. Aufstoßen, Übelkeit, Erbrechen. Heftiger Durst. Schmerzen in Magen und Bauch, schneidend, kneifend. Bauchschmerzen, wie sie sonst durch kaltes, nasses Wetter hervorgerufen werden. Gelbwäßrige Stühle mit schneidenden und ziehenden Leibschmerzen vor jeder Entleerung wie nach Erkältung.

Blasenkatarrh mit Verschlimmerung durch Kälteeinfluß. Reizblase.

Harnorgane: Schmerzen in der Harnröhre beim Harnlassen. Harn trüb, satzig. Strangurie. Unwillkürlicher Harnabgang.

Muskelrheuma.
Neuralgie,
Rheumatische Lähmungen.

Muskulatur und Glieder: Steifigkeit im Nacken, in den Lenden.
Schmerzen im Kreuz, wie nach langem Bücken. Rheumatoide Schmerzen in den Gliedern, wie zerschlagen und gelähmt, dabei eiskalt. Besserung durch kräftige Bewegung. Reißen und Ziehen und Muskelzukkungen.

Nesselsucht, Herpes. Kältepurpura, Dysseborrhoisches Ekzem, Erythema nodosum.

Haut: Brennen oder stechendes Jucken, schlimmer in der Nacht.
Ausschläge wie Flohstiche, Nesselausschlag über den ganzen Körper. Rote Flecken wie Scharlach über den ganzen Körper. Hellrote spitze Bläschen.
Herpes um den Mund.

Dosierung

Meist D 2 bis D 6 in akuten Fällen, bei chronischen auch höhere Verdünnungen.

Vergleichsmittel

Folgen von Nässe und Kälte: *Natrium sulfuricum, Thuja.*
Blasenkatarrhe durch Kälte, Reizblase: *Aristolochia, Pulsatilla.*
Myalgie, Neuralgie infolge Nässe und Kälte: *Rhus toxicodendron, Nux vomica.*
Nesselsucht: *Apis, Rhus toxicodendron.*

Beispiele

(Dr. W. ZIMMERMANN, München-Höllriegelskreuth)

Rezidivierende Zystopyelitis

25jährige Patientin floh mit 6 Jahren mit der Mutter und 4 Geschwistern aus Danzig und wurde im Winter 1944 auf dem Schiff „Wilhelm Gustloff" torpediert und schwamm am Rettungsring 5 Stunden im eiskalten Wasser, bis sie von Wasserflugzeugen geborgen wurde. $^1/_2$ Jahr später auf der Flucht nach Thüringen Lähmungen an Armen und Beinen – man sprach von Kinderlähmung –, nach langem Krankenhausaufenthalt Besserung und nahezu Ausheilung. 1955 fuhr sie nach einem Freibad in einem See mit dem Badeanzug und nassen Haaren auf dem Fahrrad nach Hause, erkrankte anschließend an schwerer Nierenbeckenentzündung beiderseits; kurze Zeit später an einer immer wieder rezidivierenden Otitis media, wurde an Blinddarm, Tonsillen, Polypen und Stirnhöhlen operiert, doppelseitige Parazentese. Seit dieser Zeit rezidivierte jährlich zur kalten Jahreszeit die Pyelitis. Einweisung erfolgte schließlich wegen Pyelonephritis beiderseits, BKS 18/30, Leuko 10 5000, Urin E., Leuko, Epith., gran. Zyl. In der Elektrophorese Alpha-2- und Betavermehrung, Cholesterin war mit 271 mg% vermehrt, Xanthoprotein und Harnsäure normal, ebenso Rest-N. Behandlung nur anfangs Dulcamara D 4, 3mal 10 Tropfen, nach 5 Tagen D 12, 2mal 5 Tropfen. Entlassung am 20. Tag. BKS: 4/11. Leuko 6 4000, Urin zeigt nur noch einzelne Epithelien und Leuko. Cholesterin bei salzarmer Normalkost mit 220 mg% normalisiert.

Erythema nodosum

76jährige Patientin, die bereits vor 2 Jahren in stationärer Behandlung wegen eines Herpes zoster stand, jetzt aber mit einem Krankheitsbild eingewiesen wurde, das etwa 3 Wochen vorher sich mit großflächigen, sehr schmerzhaften Rötungen an beiden Unterschenkeln und Unterarmen entwickelte. Die Patientin gibt dazu an, daß sie im Laufe des vergangenen strengen Winters erheblich frieren mußte, da sie in einer Behelfswohnung untergebracht sei, die nicht nur feucht, sondern ausgesprochen kalt sei. Der Kälteeinfluß wurde von ihr selbst als Ursache des Leidens vermutet. Der behandelnde Arzt dachte anfangs an eine septische Thrombophlebitis, als sich aber das Leiden über beiden Unterschenkeln und Armen ausbreitete, stand die Diagnose Erythema nodosum sicher. Die Befunde waren erheblich. Neben einem subfebrilen Kontinuafieber war die BKS mit 69/110 erhöht, im Blutbild bestand eine Leukozytose von 10 800. Linksverschiebung. Weltmann war auf 1 KB verkürzt – ein Befund, den wir noch nie erlebten, im Urin bestanden alle Zeichen, der toxischen Nierenreizung mit Eiweißopaleszenz usw. Gesamtcholesterin war auf 345 mg% erhöht, Harnsäure normal. Im Serumeiweißbild bestand eine schwere Dysproteinämie mit 34 % Hypalbumie, 28 % Gammavermehrung sowie Vermehrung der Alpha 1 und 2, sowie der Betafraktionen. Im EKG toxischer Myokardschaden. Behandlung mit Dulcamara D 4 und D 12, in den ersten Tagen zusammen mit *Bryonia* D 4. Nach 14 Tagen BKS 40/68, nach 3 Wochen 30/57. Entlassung nach 34 Tagen, völlig beschwerdefrei. BKS noch 22/45. Bereits nach 3 Wochen hatte sich in der Elektrophorese die Dysproteinämie ausgeglichen bei 45 % Albumin, 20 % Gammaglubulin. Cholesterin 220.

Echinacea angustifolia

Herkunft des Mittels

Echinacea angustifolia, die schmalblättrige Kegelblume (Fam. nat. Compositae), wächst in Nordamerika. Echinacea purpurea, die sich äußerlich sehr wenig unterscheidet, soll therapeutisch gleichwertig sein. Die Verwendung dieser Pflanze als Heilmittel bei Wunden wurde aus dem Gebrauch der Indianer übernommen. Es wird arzneilich die ganze frische blühende Pflanze mit Wurzel verwendet.

Wirkung

Nach NEUGEBAUER* ist der Hauptträger der Wirkung von Echinacea angustifolia und purpurea in den ätherischen Ölen zu sehen. Er erzielte mit dem alkoholischen Auszug und mit dem ätherischen Öl qualitativ die gleiche Wirkung am Frosch und an der Maus, ferner am Gefäßfrosch (gute vasokonstriktorische Wirkung nach anfänglicher Gefäßerweiterung), und bei der Bestimmung der Blutungszeit am Kaninchen nach Fleisch-Tripod (Verkürzung um 8 % bis 30 %). Diese Feststellung ist insofern interessant, als die Arzneikraft einer Reihe von Wundheilmitteln, die zu den Kompositen gehören (*Arnica, Bellis, Calendula, Chamomilla,* Echinacea) auf dem Gehalt an ätherischen Ölen beruht. Weiterhin wurden festgestellt Äther, Harz, Inulin, das Glykosid Echinacosid, Echinacin.
Im Reagenzglas konnte keine antiparasitäre und bakterizide Wirkung festgestellt werden. Auch bei sehr starken Dosen erweist sich die Pflanze nicht als giftig. Dagegen wird eine starke Ausschüttung von Leukozyten beobachtet. Bei intravenöser Anwendung von Echinacea (*Echinacin* von Madaus) wird unter Erhöhung der Körpertemperatur und starker Ausschüttung von Leukozyten in die Blutbahn eine erhebliche Zunahme der allgemeinen Abwehrleistung hervorgerufen (LÖBE und SCHADE: Dtsch. Gesd. wes. 4 [1948]: 117). Auch bei lokaler Anwendung konnten im Gegensatz zu Antisepticis keine Gewebsschäden hervorgerufen werden.
Daß Echinacea nicht die Krankheitserreger tötet beziehungsweise schädigt, sondern durch eine Steigerung der Abwehrleistung wirksam ist, konnte zum Beispiel an der Ohrenräude der Kaninchen, einer Krankheit mit schlechter Heilungstendenz, festgestellt werden. Die Innenseite der Ohrmuscheln dieser Tiere ist meist in großer Ausdehnung hochgradig ekzematös und mit blutigen Borken bedeckt. Werden diese Hautpartien 1- bis 2mal täglich mit Echinacea gut angefeuchtet, so kommt es in 6 bis 8 Tagen zu völliger Abheilung, ohne daß die verursachenden Milben irgendwie in ihrer Pathogenität und Fortpflanzungsfähigkeit geschwächt werden (KRIEBISCH: Dissertation Köln 1939).
Die **Anwendung in der Homöopathie** beruht rein auf empirischer Grundlage. Die Erfahrungen sind zusammengestellt bei ARNULPHY: Allg. hom. Ztg. 174 [1926]: 75.
Echinacea wird empfohlen:
bei torpiden Formen von Typhoid, wenn der Organismus außerstande ist, eine Reaktion ins Werk zu setzen. Gleichzeitig müsse *Bryonia* und von Zeit zu Zeit eine Gabe *Sulfur* in hoher Potenzierung gegeben werden. Auch bei Paratyphus erweise es sich als nützlich;
bei allen Arten von Septikämie als ein sehr wertvolles Mittel;
bei Karbunkeln und Furunkulose, zusammen mit *Anthracinum*;
bei Appendizitis, zugleich mit *Bryonia* und *Hydrastis*;

* NEUGEBAUER, H.: Zur Kenntnis der Inhaltsstoffe von Echinacea (Pharmazie 4: 137–140).

bei Scarlatina maligna; bei Diphtherie, wenn diese der *Lachesis* und dem *Cyanquecksilber* widerstehen;
bei bösartigem Erysipel, welches um sich greift und geschwürige Prozesse verursacht;
bei Wunden, die zu Gangrän neigen, innerlich und äußerlich angewendet;
bei septischem Wochenbettfieber;
bei schlecht vertragener Pockenimpfung;
bei allen ernsten Erkrankungen, besonders infektiöser Art, die Neigung zu malignem Verlauf zeigen. Bei all diesen Prozessen wirkt Echinacea im Sinne einer Steigerung der Abwehrleistung des Mesenchyms, der histiogenen und homatogenen Abwehr. Allgemein kann man sagen, daß Echinacea nicht nach einem homöopathischen Arzneimittelbild, sondern nach der klinischen Indikation verordnet wird. Es wird fast immer neben einem homöopathischen Simile als Basistherapie gebraucht. Es soll aber auch nicht verschwiegen werden, daß oft eine heilsame Wirkung vermißt wird.

Eine Steigerung der Wirkung soll bei intravenöser Anwendung von Echinacea mit dem Präparat *Echinacin* (Madaus) bei täglichen Injektionen erzielt werden. Foudroyant verlaufende Wundinfektionen, ebenso stark eitrig sezernierende und zur Verjauchung neigende intraorale Wunden (in der Mundchirurgie) seien nicht geeignet für Echinacea. Als Indikationen werden angegeben: unspezifische Urethritis, Prostatitis, Epididymitis, Adnexitis, Parametritis. Auch bei Gonorrhö (akut oder chronisch, auch bei komplizierter und chemoresistenter Go) soll es sich bewährt haben. Es werden 0,1 bis 0,3 ccm des Präparates gespritzt. Kommt es zu ausreichender Reaktion (hohes Fieber, Schüttelfrost), so wird die Dosis beibehalten, andernfalls Steigerung bis 1,0 ccm. Patienten ohne Fieber benötigen eine etwas höhere Anfangsdosis und Steigerung bis 1,5 ccm.

Äußerlich wird Echinacea angewendet bei allerlei Verwundungen wie Verätzungen, Erfrierungen, Verbrennungen, Starkstromverbrennungen, Röntgenulzera, allerlei Weichteilwunden, schlechtheilenden Weichteil- und Knochenwunden ohne phlegmonös-eitrige Tendenz; Ulcus cruris am besten in der Form der „feuchten Kammer". Es wird eine stärkere Durchblutung, eine Hebung der Gewebsresistenz und eine Förderung der Granulationsbildung beobachtet. Auch bei Ekzemen scheint Echinacea, äußerlich angewendet, manchmal vorteilhaft zu sein. Selbst Berufsekzeme konnten damit geheilt werden.

Eine **Arzneimittelprüfung** wurde von FAHNENSTOCK vorgenommen, veröffentlicht in Medical Century 1899, Augustnummer; in der deutschen Literatur in der Allg. homöop. Ztg. 143 [1901]: 24. Es wurden die Tinktur und die 30. Dilution gebraucht. Während von der letzteren wenig beobachtet wurde, ergab die Tinktur: es „zeigt sich bald eine beißende, prickelnde Empfindung an der Zunge, den Lippen und im Rachen, etwa ähnlich wie sie *Aconitum* erzeugt. Hierauf folgt bald ein Angstgefühl mit Schmerz um das Herz und beschleunigtem Puls; sodann macht sich ein dumpfer Schmerz in beiden Schläfen, ein Druckschmerz bemerkbar, hierauf schießende Schmerzen, die dem Nervus Quintus folgen. Das nächste Symptom bestand in einer

Anhäufung von zähem Schleim im Mund und Rachen. Dann folgte eine allgemeine Ermattung und Schwäche, die sich nachmittags immer steigerte. Alle Glieder fühlen sich schwach und unaufgelegt zu Bewegungen, was von scharfen, schießenden, umherziehenden Schmerzen begleitet war. Bei einer Anzahl war der Appetit gar nicht verändert. Diejenigen, welche eine ausgiebige Quantität der Tinktur genommen, verloren jedoch den Appetit unter Aufstoßen geschmackloser Gase, Schwäche im Magen, Schmerz im rechten Hypochondrium, dazu Flatulenz der Gedärme, kneifende Schmerzen, begleitet von Abgang stinkender Winde oder einem losen, gelblichen Stuhl, dem immer hohe Erschöpfung folgte. Nach mehrtägiger Anwendung des Mittels wurde das Gesicht blaß, der Puls nahm an Frequenz sehr ab, und es folgte eine allgemeine Erschöpfung, wie nach einer langwierigen, schweren Krankheit. Von der Mehrzahl der Prüfer wurde Abgang sehr stinkender Gase und stinkender Stühle beobachtet. Das Mittel wirkt auf die Nieren, jedoch ergab die Harnanalyse keinen abnormen Befund". An den Harnorganen wurde beobachtet: reichlicher und häufiger Harnabgang, unwillkürlicher Harnabgang; Schmerz und Brennen beim Harnabgang. Harn blaß und reichlich, oder dunkel und spärlich. Es besteht eine Kongestion zum Kopf, der Puls ist beschleunigt.

Modalitäten: Verschlimmerung nach den Mahlzeiten, abends, nach körperlicher und geistiger Anstrengung.

Deutliche Besserung zeigt sich im Liegen, in der Ruhe.

Es besteht eine Neigung zum Frieren und Schaudern, namentlich an der kalten Luft.

Eine klinische Verwendung, die sich auf diese Arzneimittelprüfung stützt, ist nicht bekannt.

Rabe (Dtsch. Zschr. Homöop. 1927: 437) berichtet über eine Arzneimittelprüfung an Ärzten: „Fast sämtliche Prüfer klagten über Benommenheitsgefühl im Kopf, inneres Zittern, Mattigkeitsgefühl, heiße Wallungen wechselnd mit Frösteln, Knochenschmerzen, ganz eigenartige scharfe, stichartige Schmerzen in den Gelenken und den verschiedensten Gliedmaßen. Auffällig ist dabei, daß diese Erscheinungen vorwiegend bei der 12. Dezimal-Potenz aufgetreten sind. – Bei den tiefen Potenzen und der Urtinktur standen Herzaffektionen in Verbindung mit lebhaften Rachenkatarrhen im Vordergrund."

Dosierung

Verordnung bei Sepsis nur in der Tinktur zu 5 bis 10 Tropfen, 2- bis 3stündlich bis 3mal täglich. Äußerlich werden Umschläge mit der im Verhältnis 1:3 verdünnten Tinktur angewendet. Die schmerzstillende Wirkung dieser Umschläge wird hervorgehoben. Über intravenöse Anwendung siehe oben.

Vergleichsmittel

Septische Zustände: *Lachesis, Crotalus, Pyrogenium, Carbo vegetabilis, Chininum arsenicosum, Anthracinum, Magnesium carbonicum.*

Eichhornia crassipes

Herkunft des Mittels

Eichhornia crassipes, die Wasserpest (Fam. der Pontederiaceae), kommt in den Flüssen der tropischen und halbtropischen Länder vor.

Anwendung

Durch KEMENY wurde festgestellt, daß im Tierversuch (Ratten) eine direkte Einwirkung auf die exogene Pankreasfunktion bewirkt wird. Eine halbe Stunde lang tritt nach Eichhorniagabe eine sekretinähnliche Wirkung auf. Die Pankreassaftmenge steigt um 200 %, die Bikarbonatkonzentration steigt ebenfalls. Nach einer weiteren halben Stunde beginnt eine Verminderung der Saftmenge, die aber noch um 50–80 % über der Normalmenge liegt. Auch der Bikarbonatgehalt normalisiert sich. Anschließend werden die aktiven Bestandteile des Saftes höher; die Amylaseaktivität erhöht sich auf 50 %, die Chymotrypsinaktivität auf 50 % und die Lipaseaktivität auf 200 %. – Die geschilderten Ergebnisse entsprechen einer sekretinähnlichen Wirkung in der ersten halben Stunde, in der nächsten halben Stunde tritt eine pankreozymähnliche Wirkung auf. Durch Ausschaltung des N. vagus kann man die Wirkung nur sehr gering beeinflussen. Die Hemmung ist nicht möglich. Daraus ist der Schluß zu ziehen, daß eine direkte Wirkung auf die Pankreasdrüse vorliegt.
Von H. SCHOELER* wurden therapeutische Versuche bei Krankheitszuständen vorgenommen, die auf eine Pankreasbeteiligung schließen lassen: Meteorismus, Völlegefühl, Anorexie, Übelkeit, Obstipation, Stearrhö, unverdaute Stuhlbestandteile, Abmagerung, Oberbauchschmerzen links vom Nabelgebiet bis zum linken Rippenbogen, mit entsprechendem Druckschmerz über der Pankreasregion und hyperalgetischen Zone im Gebiet D 7–D 8.

Dosierung

Am besten bewährt hat sich bei SCHOELER die D 2, D 3 war oft wirkungslos, während D 1 häufig von laxierender Wirkung war.

Elaps corallinus

Herkunft des Mittels

Elaps corallinus, die in Südamerika lebende Korallenschlange, nach der neuen Bezeichnung Micrurus corallinus, gehört in die Familie der Elapiden (Nattern).

Wirkung

Toxische Beobachtungen über Bisse durch diese Schlange sind nicht bekannt. Anderen

* AHZ, Bd. 218 (1973), S. 2.

Angehörigen der Familie der Elapiden wird eine neurotoxische Wirkung zugeschrieben.

Elaps ist durch eine Prüfung von MURE in die homöopathische Literatur eingeführt worden, der das Gift der Elaps mit unbekannter Prüfungsdauer an 2 Personen geprüft hat; ALLEN gibt als verwendete Dosis die D 3 an. Das Ergebnis dieser Prüfung ist in phantasievollen Worten abgefaßt, die Symptome gehen, wenn man der Prüfung vertrauen darf (MURE wird als Prüfer von seinen Zeitgenossen wenig Vertrauen entgegengebracht), bis zu erheblicher toxischer Wirkung. Auch LEESER begegnet diesem Bericht mit größtem Mißtrauen. So findet sich neben mehrfachen Angaben über Blutungen das Symptom: arterielles Blut fließt aus Nase und Ohren (!). Ferner: heftige Hustenanfälle, mit Auswurf von schwarzem Blut endend; oder: Metrorrhagie mit schwarzem Blut; Absonderung von schwarzem Blut zwischen den Perioden; heftiger Durchfall von blutigem Schleim und gelber Galle.

Die Beziehung zum Nervensystem hat sich gezeigt an Symptomen wie: vollständige Lähmung der rechten Seite mit Unfähigkeit am Morgen, sich zu erheben.

An den Hohlorganen werden krampfartiges Zusammenschnüren, wie es auch für andere Schlangengifte typisch ist, beobachtet: Gefühl von Krampf in der Speiseröhre, gurgelndes Geräusch in der Speiseröhre beim Durchgehen von Flüssigkeiten, krampfartiges Zusammenschnüren im Gedärm. Diese Hyperaktivität im Verdauungssystem äußert sich unter anderem auch an einem Heißhunger mit Kopfweh, wenn er nicht gestillt wird.

Am Kreislauf finden sich neuromuskuläre Störungen wie Kopfschmerzen mit heftiger Kongestion zum Kopf. Arm und Hand blau mit roten Flecken, ebenso das rechte Bein und Fuß. An den Sinnesorganen und am Zentralnervensystem zeigen sich Störungen wie Schwindel zum Vorwärtsfallen, Ohrgeräusche, Trübungen der Sehkraft und farbige Flecken vor den Augen, vorübergehende Blindheit, auch eine anhaltende Taubheit. Es bilden sich hier also Erscheinungen aus, wie sie auch der Bothropsschlange zugeschrieben werden. An der Peripherie des Nervensystems: vollständige Lähmung der rechten Seite mit Unfähigkeit, sich zu erheben.

Nicht zu übersehen sind die entzündlichen Erscheinungen, die sich zu erkennen geben durch Reizerscheinungen an allen Schleimhäuten, Schwellung der Inguinaldrüsen, Schmerzhaftigkeit der Parotis. Zusammen mit dem frostig-fiebrigen Gefühl kann dieser Befund ein Hinweis sein auf septische Zustände, wie sie uns bei anderen Schlangengiften geläufig sind.

Über klinische Anwendung ist nicht allzuviel bekannt. Sie erstreckt sich auf Empfehlungen bei Blutungen, bei Lungentuberkulose mit Blutungen, bei chronischer Rhinopharyngitis mit üblem Geruch, bei Lymphdrüseneiterung und -entzündung. Vermutlich ist ein nicht geringer Teil der MUREschen Prüfung aus klinischer Beobachtung entnommen. Erst 1967 gibt R. RÖMER eine Kasuistik von 16 Fällen, bei denen er sich von dem partiellen Kältegefühl an verschiedenen Körperstellen leiten ließ, das er besonders an der rechten, weniger an der linken Körperseite beobachtet hat. Zschr. Klass. Homöop. Bd. XI (1967): 17.

Literatur

MURE: Mat. med. Brasil., engl. Übersetzung von HEMPEL. New York 1854.
Eine Arzneimittelprüfung an einer 35jährigen „sensitiven Dame" hat LIPPE mit einer einzigen Gabe der 4. Centesimale vorgenommen, bei 5wöchentlicher (!) Aufzeichnung der Symptome. Von dieser Prüfung können natürlich nur die Symptome innerhalb von höchstens 8 bis 10 Tagen verwertet werden (LIPPE: Allg. homöop. Ztg. 61: 28).
ALLEN: Encyclopedia, Bd. IV.

Arzneimittelbild

Leitsymptome: *Neigung zu infektiösen und septischen Zuständen mit Fieber.*
Zynose und Schwellung der Glieder.
Neigung zu Blutungen mit dunklem oder arteriellem Blut (Lunge, Gebärmutter).
Blutwallungen, welche die allgemeine Frostigkeit unterbrechen.
Spasmen an den inneren Organen, besonders Speiseröhre, Magen, Darm, Lunge, Blase.
Empfindlichkeit gegen Kälte. Nach Trinken entsteht das Gefühl von eisiger Kälte in Magen und Brust.
Partielle Kälte, am Rücken, den Händen, besonders Eiskälte der Beine.
Die rechte Seite ist stärker befallen als die linke (?).
Verschlimmerung morgens.
Verschlimmerung durch Trinken.

Geist und Gemüt: Niedergedrückt, will nicht allein sein. Ausgesprochene Scheu vor Regen.
Furcht vor dem Alleinsein, als ob ihm etwas zustoßen könnte. Neigung, zu schlagen und einen Streit zu beginnen. Träumt am hellen Tag; träumt, gebissen zu sein. Im Schlaf erregte Träume, beißt sich in den eigenen Arm, ohne zu erwachen. – Geist nicht aufnahmefähig, versteht das Gehörte nicht.

Kopf: Schwindel mit Neigung vorwärtszufallen. Heftiges Kopfweh, besonders morgens.
Rötung und Schwellung des Gesichts.

Augen: Augen entzündet, Blut sickert aus den Augen. Große Empfindlichkeit gegen kaltes Wasser.
Überempfindlichkeit gegen Licht. Verdunklung des Gesichtsfelds, Blindheit für einige Minuten.

Otitis purulenta.

Ohren: Schwarzes hartes Ohrschmalz. Gelbgrüne Eiterung aus dem Ohr; helles Blut fließt aus den Ohren. Summen und Klingen in den Ohren. Schlechtes Gehör und langdauernde Taubheit. Schmerzhaftigkeit der Parotisdrüse.

Ozaena.

Atmungsorgane: Schnupfen nach dem geringsten Luftzug. Verstopfung der Nase, übler Geruch aus der Nase. Arterielles Blut fließt aus der Nase.

Lungentuberkulose mit Blutungen. Bronchitis, Grippe. Lungenembolie.

Heftige Anfälle von trockenem Husten, endigend mit Auswurf mit schwarzem, klumpigem Blut und heftigen Schmerzen in den Lungen, als ob sie gedreht würden. Gefühl von Kälte in der Brust nach dem Trinken. Zusammenschnüren der Brust, wie von einem Korsett.

Basedow.

Herz: Heftiges Herzklopfen mit Angst. Umschnürungsgefühl an der Schilddrüse.

Ösophaguskrampf. Spastische Prozesse im Magen und Darm. Blutungen aus Magen und Darm.

Verdauungsorgane: Speichel wässerig, salzig, oder bitter. Brennen im Hals, Krampf in der Speiseröhre, welcher das Durchgehen der Speisen behindert; nachher fallen sie wie durch eine Röhre schwer in den Magen. Flüssigkeiten passieren mit gurgelndem Geräusch die Speiseröhre.
Lockerheit der Zähne, Anschwellen des Zahnfleisches, Zunge geschwollen und weiß oder schwärzlich belegt. Verlangen nach Apfelsinen, Säuren oder saurer Tunke. Verlangen nach Speisen, aber Widerwillen zu essen. Brennender Drust. Heißhunger mit Kopfweh, wenn er nicht gestillt wird. Früchte und kalte Getränke liegen wie Eis im Magen. Erbrechen der Speisen. Erbrechen von grüner Galle, gefolgt von galligem Durchfall.

Gastritis, Enteritis.

Gefühl, als seien die Gedärme zusammengedreht zu einem Seil oder geknotet mit zusammenschnürendem Schmerz. Kolik längs des Dickdarmes vom Zäkum bis zum Rektum. Durchfall mit schwarzem, blutigem, schaumigem Stuhl. Gefühl von Zusammenschnüren im Anus.
Anschwellen der Leistendrüsen.

Metrorrhagie. Menorrhagie.

Weibliche Geschlechtsorgane: Schweregefühl in Uterus und Vagina, mit scharfen, stechenden Schmerzen. Metrorrhagie mit schwarzem Blut. Schwarze Blutung zwischen den Regeln.

Muskulatur und Glieder: Steifigkeit im Nacken und der Schulter, Rückenschmerzen bei eiskalten Füßen. Stechende Schmerzen längs der ganzen Wirbelsäule. Rheumatoide Schmerzen in allen Teilen, lanzinierende Schmerzen.

Hände zyanotisch mit roten Flecken, geschwollen, ebenso der Fuß.

Die ganze rechte Seite ist vollständig gelähmt; von der Schulter bis zu den Knien. Das Blut staut sich in der rechten Hand, diese ist blau und wie gelähmt.

Septische Prozesse. Lymphangitis.

Haut: Bläschenbildung hier und dort; die Haut schält sich nach Eintrocknen ab. Furunkel. Schwarzes Blut spritzt aus dem Finger beim geringsten Stich.

Wärmeregulation: Frieren und Hitze im Wechsel. Schüttelfrost mit innerer Kälte. Bemerkenswertes Kältegefühl nach Trinken mit Zähneklappern. Große Empfindlichkeit gegen Kälte. Kalte Glieder. Hitzewallungen.

Dosierung

D 10 bis D 30.

Vergleichsmittel

Neigung zu septischem Fieber: *Lachesis, Pyrogenium, Arsenicum album, Echinacea;* mit Blutungen: *Crotalus, Carbo vegetabilis, Magnesium carbonicum.*
Phthisis mit blutigem Auswurf und hektischem Fieber: *Acidum nitricum, Phosphorus, Acidum muriaticum.*

Beispiel

Gerda W., 44 Jahre alte Frau, kommt am 13. 8. 1964. In jüngeren Jahren habe sie viel Schmerzen im rechten Unterleib gehabt, bis 1959 eine Blinddarm- und Knickungsoperation sie beseitigt habe. Wegen eines Myoms sei 1964 der Uterus entfernt worden. 9 Tage später: Lungenembolie. Nach der Operation sei ein scharfer, beizender Ausfluß aufgetreten, der lange Zeit von einem Frauenarzt behandelt worden sei. Vor 6 Wochen habe er aufgehört zu fließen. Seitdem aber leide sie nun an heftig brennenden Schmerzen in der rechten Bauchseite, abwärtsstrahlend bis zum rechten Fuß, am schlimmsten 1 Stunde nach den Mahlzeiten mit Druck zur Harnblase. Sie verspüre Kullern und schneidende Schmerzen im Leib zuweilen, die durch Reiben und Massieren nachlassen.

Befund: Leber stößt eben an, allenthalben druckschmerzhaft. Druckschmerzhaftigkeit im gesamten Bauchraum, am stärksten indes im rechten Unterleib. Rechte Tibia druckschmerzhaft. Wegen der Lokalität: rechter Unterbauch und der Modalität: „schneidende Leibschmerzen bessern sich durch Reiben" verordne ich eine Podophyllum C 30.

20. 8. 64: – Die allgemeinen schneidenden Schmerzen im Leib haben auf Podophyllum rasch nachgelassen, sie verspüre indes noch Schmerzen im rechten Unterleib. Von dort aus bemerke sie öfters ein Gefühl als krabble etwas im rechten Bein abwärts. Stühle noch hell. Chelidonium D 6.

30. 10. 64: – Stuhl inzwischen dunkler. Die Patientin fühlt sich wesentlich besser. Vor 8 Tagen habe sie einige Tage lang Schmerzen im rechten Unterleib (Eierstocks- oder Verwachsungsbeschwerden an der Appendektomienarbe?) bei jedem Schritt gehabt mit krampfartigen Schmerzen ins rechte Bein abwärts und Druck zur Blase hin. Gewisse Übelkeit dabei. Seitdem habe sie auch dort ein intensives Kältegefühl. Arme schlafen in letzter Zeit leicht ein. Elaps C 30.

30. 11. 64: – Auf Elaps habe sie sich 2 Tage lang sehr zerschlagen gefühlt. Das Kältegefühl sei aus dem rechten Unterleib sofort verschwunden und bisher nicht mehr wiedergekehrt. Die Gliedmaßen schlafen nicht mehr ein. Sie habe auch keine Leibschmerzen mehr und fühle sich wohl. R. RÖMER, Zschr. Klass. Homöop. Bd. IX (1967): 13.

Elaterium

Herkunft des Mittels

Elaterium, Momordica elaterium, auch Ecballium elaterium, die Springgurke (Fam. nat. Cucurbitaceae) ist im südlichen Europa heimisch. Verwendet werden die frischen, nicht ganz reifen Früchte. Sie enthalten verschiedene Cucurbitacine, darunter das Elaterinid.

Wirkung

Die Wirkung ist charakterisiert durch wäßrige Stühle, gußartig auftretend. Bei kindlicher Diarrhö, bei Cholerine und Cholera wurde sie hilfreich gefunden. Wegen ihrer wäßrigen Durchfälle wurde sie auch als Diuretikum gebraucht. Ein besonderes Kennzeichen ist ständiges und anhaltendes Gähnen. Ein klinisches Symptom ist die unwiderstehliche Neigung, von zu Hause fortzulaufen.

Literatur

HUGHES: Cyclopaedia, Bd. II.
ALLEN: Encyclopedia, Bd. IV.
DICKSEN: Allg. homöop. Ztg. 73: 206.
MATTHEWS: Allg. homöop. Ztg. 83: 125.

Arzneimittelbild

Leitsymptome und Modalitäten: *Gußartiger Durchfall. Ständiges Gähnen vor dem Frost.*
⊙ *Unwiderstehlicher Drang, von zu Hause wegzulaufen.*
⊙ *Verschlimmerung durch feuchten Boden, durch feuchtes Wetter.*

Geist und Gemüt: Niedergedrücktes Gemüt.
⊙ Unwiderstehlicher Drang, von zu Hause wegzulaufen.

Verdauungsorgane: Gefühl, als ob der hintere Teil der Nase und der Speiseröhre erweitert wäre.
Übelkeit; Erbrechen von wäßriger Substanz oder von grünen, galligen Massen, mit großer Schwäche. Schneidende und krampfartige Schmerzen in den Gedärmen.
Reichliche, flüssige Stühle. Entleerung von schaumigem Wasser, wie ein Wasserstrahl. Dunkle, olivgrüne Stühle. Bluten von Hämorrhoidalknoten.

Bewegungsorgane: Schmerzen in den Armen und Beinen und am Rumpf. Wandernde und schießende oder dumpfe Schmerzen bald hier, bald dort.

Wärmeregulation: Frösteln mit ständigem Gähnen. Gähnen vor dem Frost. Schweiß bessert alle Symptome.

Dosierung

D 4 bis D 12.

Vergleichsmittel

Gußartige Durchfälle: *Podophyllum, Gummigutti, Croton, Gratiola, Mandragora.*
Durchfall durch Nässe: *Dulcamara, Natrium sulfuricum.*

Equisetum hiemale

Herkunft des Mittels

Equisetum hiemale, der Winterschachtelhalm (Fam. nat. Equisetaceae) ist weitverbreitet in Europa und Nordamerika. Verwendet werden die frischen, sterilen Stengel. Die im Frühjahr oder Herbst gesammelten frischen Sprosse werden zur Tinktur verwendet.

Wirkung

Ein Unterschied gegenüber Equisetum arvense ist in der Wirkung nicht festgestellt.
Equisetum besitzt einen großen Kieselsäuregehalt, ferner Saponin, Equisetonin und ein Alkaloid, das als Nerven- und Muskelgift anzusehen ist. Der für die Wirkung am meisten bestimmende Bestandteil ist die Kieselsäure, die in echter Lösung vorhanden ist. Weitere Inhaltsstoffe sind ein Saponin (Schindler), sowie geringe Mengen Nikotin. Die Gesamtkieselsäure beträgt bei Equisetum arvense in der frischen Pflanze 5,19 % bis 7,77 %, in der getrockneten Pflanze 3,21 % bis 16,25 %; die lösliche Kieselsäure in der frischen Pflanze 0,06 % bis 0,78 %.

Anwendung

Es wird wegen des Kieselsäuregehaltes als Heilmittel bei **Lungentuberkulose, Hautkrankheiten** und **Geschwüren** benützt, ferner bei **Blutungen** aller Art sowie als **harntreibender Tee.**
Die klinische Verwendung bewährt sich in der Homöopathie, wie als Volksmittel, bei Erkrankungen der Harnwege. Bei Nierensteinleiden im Intervall der Koliken gegeben, hat es sich mir oft bewährt.

Literatur

Die Arzneimittelprüfung wurde von Hugh M. SMITZ an 4 Personen mit zwischen der Tinktur und der C 30 liegenden Dosen vorgenommen; veröffentlicht N. Y. Homoeop. med. Coll. 1876.
ALLEN: Encyclopedia, Bd. IV.
HUGHES: Cyclopaedia, Bd. II.

Arzneimittelbild

Blasen- und Nierenbeckenkatarrh. Enuresis im ersten Schlaf. **Nierenstein** und **Blasenstein,** beugt Koliken vor (vgl. *Silicea*). **Harnverhaltung** infolge Sphinkterkrampf. Reizblase.

Harnorgane: Wundheitsgefühl an beiden Nieren. Heftige krampfartige Schmerzen im Hypogastrium, die durch Wasserlassen etwas besser werden.
Dumpfer Schmerz in den Nieren mit Drang zu urinieren. Heftiger Schmerz in der Blase, nicht gebessert durch Harnlassen, Blase wie wund und übervoll. Brennen, Schneiden und Stechen in der Harnröhre. Ständiger Drang zum Harnlassen, mit Abgang von viel Harn. Harn dunkel und scharf, enthält viel Schleim.

Dosierung

D 2 bis D 6, auch Ø. Um die harntreibende Wirkung zu erzielen, wird man die Tinktur wählen, während die entspannende, spasmenlösende Phase mehr den Verdünnungen eigen ist.

Vergleichsmittel

Nierensteinbeschwerden: *Silicea, Berberis, Sarsaparilla, Lycopodium, Asarum, Colocynthis.*
Blasenkatarrh und Blasenreizung: *Cantharis, Dulcamara, Aristolochia, Chimaphila, Coccus cacti, Solidago, Terebinthina, Pichi-Pichi, Eupatorium purpureum.*

Erigeron canadensis

Herkunft des Mittels

Erigeron canadensis, kanadisches Berufskraut (Fam. nat. Compositae), stammt aus Nordamerika und wurde schon vor mehreren Jahrhunderten in Europa als ein Unkraut vermöge seiner ungewöhnlichen Samenproduktion eingeschleppt. Sie folgt streng den menschlichen Siedlungen und wird außerhalb dieser nirgends gefunden, z. B. an Schutthalden und Wegrändern, nie an Gärten oder Pflanzkulturen. Kam etwa 1655 mit Getreidesendungen nach Europa. Nie in geschlossenen Lebensgemeinschaften anzutreffen.
Hauptbestandteil ätherisches Öl, darin das d-Limonen und Dipenten, ferner ein Flavon, Gallussäure und Gerbstoff sowie Cholin.

Anwendung

In ihrer Heimat wurde sie bei einfachen und blutigen Durchfällen, bei Dysenterie und Typhus, bei Bronchitis und als Hämostyptikum bei Menorrhagie und Blasenblutung

gebraucht. Von den Soldaten wurde sie im zweiten Weltkrieg gegen blutige Durchfälle in Teeform verwendet. Dabei wurde (nach STÜBLER) bei einem Teil derselben eine angenehm euphorische Stimmung mit erotischer Betonung erzeugt.
Von den verwandten Körbchenblütlern ist sie am meisten mit *Senecio vulgaris, Arnica, Calendula, Eupatorium, Millefolium* und *Bellis* – was ihre Beziehung zum Gefäßsystem betrifft – und mit *Chamomilla, Taraxacum, Senecio und Carduus* – was ihre Galleleberbeziehung –, mit *Senecio* – was die Geschlechtsorgane betrifft – zu vergleichen.
Von den Wirkstoffen sind die ätherischen Öle (Terpene), Flavon und Gerbstoffe zu beachten, ferner werden Gallussäure, Cholin, jedoch kein Saponin, gefunden. Daß bis jetzt keine Alkaloide gefunden wurden, muß bei der großen Verwandtschaft mit *Senecio* auffallen. (Die bei den Senecioarten vorkommenden Alkaloide sind ausgesprochene Lebergifte mit zentraler Nekrose der Leberläppchen und anschließender Zirrhose. Auch für die Neigung zu Blutungen dürften bei *Senecio* die ergotinähnlich wirkenden Alkaloide verantwortlich sein.)

Arzneimittelprüfungen: Eine Prüfung an sich selbst von W. H. BURT erschien im Amer. Homoeop. Observer 1866: 357, wiedergegeben im „Allen" und „Hughes", ferner in HALES „New Remedies". Die Verwendung, die sich in der Homöopathie fast nur auf Blutungen aus allen Organen erstreckte, hat sich jedoch auf die Erfahrung gestützt. Im Jahre 1950/51 wurde von J. MEZGER an 16 Prüfern, Teilnehmern von Ärztekursen am Robert-Bosch-Krankenhaus in Stuttgart (Dir. Dr. Dr. LEESER), eine Prüfung mit D 3 und Tinktur vorgenommen. Dabei wurde an 13 Personen eine 4malige Bestimmung der Säurewerte des Magens erhoben. Die Veröffentlichung und Bearbeitung der Arzneimittelprüfung erfolgte durch M. STÜBLER, der noch einige (3) weibliche Prüfpersonen hinzufügte, wodurch das Wirkungsbild wesentlich verbreitert wurde.

Übersicht über das Ergebnis der Arzneimittelprüfung:

Die von alters her bekannte Wirkung bei Hämorrhagien wurde in der Arzneimittelprüfung bestätigt durch das Auftreten von Zahnfleischblutungen und Blutbeimengung mit Schleim beim Stuhl.
Das Blutgefäßsystem ist sehr deutlich betroffen und zeigt sich besonders an durch Kopfschmerzen kongestiver Art, wobei offenbar der arterielle Schenkel (klopfender Schmerz) als auch der venöse (Besserung durch Bewegung in frischer Luft) betroffen ist. Sehr bemerkenswert ist das Auftreten eines apoplektischen Zustandes von kurzer Dauer, der wohl auf einen Spasmus in der Arteria cerebri media zurückzuführen ist (M. STÜBLER).
Auch an Magen, Darm und an der Gallenblase finden sich Zeichen einer Hypermotilität und von Spasmen. Es wird unter anderem Heißhunger bald nach dem Essen, Magen- und Darmspasmen und Gallenkoliken beobachtet, welche die gastro-enteritischen Symptome begleiten.
Sehr deutlich ist das Leber-Gallen-System befallen mit Fettunverträglichkeit und Me-

teorismus. Die Folgen einer früheren Hepatitis werden bei einem Prüfer beseitigt. Die Verwandtschaft mit anderen Körbchenblütlern, besonders mit *Arnica* und *Bellis*, ist deutlich erkennbar an der Neigung zu Blutungen, dem typischen Zerschlagenheitsgefühl, den Beschwerden von seiten des Magen-Darm-Kanals und der Leber und der Entzündlichkeit der Haut. Der Charakter erschließt sich am klarsten aus der Gegenüberstellung mit den verwandten Kompositen.

Klinisches

Fr. LINSS gab bei Myomblutungen im Klimakterium Erigeron D 3 und sah dabei wiederholt vorhandene Leberbeschwerden verschwinden (LINSS: in MEZGER: Aus Lehre und Praxis der Homöopathie, S. 280, Hippokrates-Verlag, Stuttgart 1937). Cholezystopathie und Zerebralsklerose mit Durchblutungsstörungen des Gehirns und drohender Apoplexie können in Frage kommen. Bisher wurde Erigeron fast nur bei hellroten Blutungen verwendet und bewährt gefunden.

Literatur

ALLEN: Encyclopedia, Bd. IV.
HUGHES: Cyclopaedia, Bd. II.
HALE: New Remedies, 2. Aufl.
STÜBLER, M.: Archiv für Homöopathie (Herausgeber Dr. Dr. LEESER), Bd. II.

Arzneimittelbild

Leitsymptome: ⊙ *Bewährtes Mittel bei Blutungen aus allen Organen von hellroter Beschaffenheit, verbunden mit durch Kongestion bedingten Wallungen und Erneuerung der Blutung bei jeder Wallung, es kommt zu gußweiser Blutung, die sich bei jeder Bewegung verschlimmert.*
Zerschlagenheitsgefühl und Konzentrationsmangel morgens nach dem Erwachen, von Mittag ab besser werdend. Euphorische Stimmung.
Kongestive, klopfende Kopfschmerzen.
Antriebsschwäche.
Gallenblasenschmerzen, brennend, oder wie von einer glühenden Kugel.
Verschlimmerung durch körperliche und seelische Anstrengung.
Verschlimmerung durch schwüles, gewittriges Wetter.
Verschlimmerung morgens, besser vom Mittag ab, und nachts.
Verschlimmerung der Kopfschmerzen durch Bücken, Drehen, Husten.
Verschlimmerung durch fette Speisen (Gallenkolik), Abneigung gegen Süßigkeiten.
Besserung in Bewegung und in frischer Luft bei fast allen Beschwerden (Stimmung, Kopfschmerzen, auch die Magen-Darm-Symptome, mit Ausnahme der Leber-Gallenblasenschmerzen, die sich durch Ruhe auch durch leichtes Reiben und Wärme bessern).

Allgemeines: Müdigkeit den ganzen Tag über, so daß man auch am Tag in tiefen Schlaf sinkt.
Erwachen morgens nach unruhiger Nacht mit dumpfem Kopf, müde, zerschlagen, unkonzentriert und mit schlechtem Allgemeinbefinden, Besserung meist gegen Mittag.

Vegetative Dystonie mit Schlafstörung, Müdigkeit, Depression, Kopfschmerz, Magen- und Gallenstörungen, sexueller Reizbarkeit.

Geist und Gemüt: Minderung der geistigen Leistungs- und Konzentrationsfähigkeit. Stimmung euphorisch oder mürrisch und gereizt. Antriebsschwäche. Beim Schreiben werden Worte oder Buchstaben ausgelassen. –
Auffallend tiefer Nachtschlaf, morgens unausgeschlafen, nicht erholt, mit dumpfem, leerem Kopf. Schlaf sehr unruhig, mit Schreckträumen und Aufwachen, morgens gereizt, unausgeschlafen, verstimmt.

Kopf: Kopfschmerz kongestiv, klopfend, Sitz meist in der Stirn, Besserung durch frische Luft und Kälte, schlimmer beim Bücken, raschen Drehen, Husten und Pressen, schlimmer morgens und vormittags, bei einem Prüfer fast regelmäßig von 15 bis 17 Uhr.

Apoplexie

Bei einem Prüfer: In der Frühe Wachwerden mit Wadenkrampf. Nach dem Aufstehen $^1/_2$ Stunde später taubes Schwellungsgefühl im rechten Unterbauch, das sich sehr schnell auf das ganze rechte Bein und langsamer auf die rechte obere Körperhälfte einschließlich Arm ausbreitet, in der rechten Gesichtshälfte nur ganz leicht und kurz verspürt. Am Bein Verstärkung zu starker Lähmigkeit und einem eigenartigen Gefühl schlaffer Steifigkeit. Beim Versuch zu gehen scheint das Knie nach hinten durchzuknicken. Es scheint vollständig die sensible Kontrolle über die Muskulatur aufgehoben. Das Ganze dauert etwa 15 bis 20 Minuten und verschwindet dann ohne Restzustand. Empfindungen wie Hitze, Kälte, Parästhesien traten nicht auf. (Gefäßspasmus im Bereich der 1. Arteria cerebri media?)

Atmungsorgane: Scharfer Fließschnupfen und Bindehautentzündung. Räuspern und Kratzen im Hals und im Kehlkopf, Schluckschmerzen. Bei einem Prüfer mit chronischer Rhinitis geht das wäßrige Sekret in ein zäh-glasiges über.

Gastritis mit Hyperazidität, Leberstörungen, besonders nach Gelbsucht.
Cholelithiasis.
Hämorrhoiden bei Leberstörung.
Analekzem.
Cholezystopathien.

Verdauungsorgane: Trockenheit mit Durstgefühl, Zunge gelb-weiß mit Zahneindrücken. Zunge wund, mit Bläschen besetzt, Rhagade in der Mitte der Unterlippe während der Menses. Kloßgefühl im Hals, muß oft schlucken. Zahnfleischblutungen. Pappiger, übler Mundgeschmack, Brennen der Zunge. Völlegefühl im Magen nach dem Essen. Sodbrennen nach jeder Mahlzeit. Wund- und Brennschmerz im Magen. Müdigkeit nach dem Essen. Erheblicher Anstieg der Säurewerte im Magen oder Abfall derselben. Guter Appetit, Heißhunger – oder Appetitlosigkeit. Verlangen nach Fleisch, Wurst und Saurem. Ekel vor süßen Speisen, vor Fett. Heißhunger vor dem Mittagessen 10 bis 12 Uhr, und vor dem Abendessen von 16 bis 18 Uhr. Muß schon 1 Stunde nach der Mahlzeit wieder essen. Unverträglichkeit von Erbsen und Kohl. Nach süßem Kuchen Magenkrampf. Viele Blähungen und dünnbreiige, gelbe Stühle. Urobilinogen im Harn vermehrt. Gallenkoliken mit Erbrechen und Verstopfung, durch fette Mahlzeit ausgelöst, oder auch ohne erkennbaren Grund, Temperaturanstieg bis 39°. Heftige, brennende Gallenschmerzen wie von einer glühenden Kugel. Die Gallenblasengegend ist druckempfindlich; leichtes Reiben bessert. Pfannkuchen und Fett machen übel, es ekelt sie davor. Gasbildung, Rumpeln und Völlegefühl im Bauch. Stuhl teils hart und kleinknollig, teils massig, gärig, auffallend stinkend, mit 2 bis 3 Entleerungen und dem Gefühl des Nichtfertigseins. Starke Darmspasmen in der Nabelgegend mit Durchfall. Blut- und Schleimspuren auf dem Stuhl. Entzündete Hämorrhoiden, nässendes Ekzem am After.

Geschlechtsorgane: Männer: Gesteigerte, sexuelle Erregbarkeit, reichliche schmerzhafte Erektionen, sexuelle Vorstellungen plagen ihn; er hält sich deshalb für moralisch gesunken. Lokale Entzündung der Vorhaut. Verspätung der Ejakulation und Herabsetzung der Libido.

Menorrhagien.

Frauen: Ist die Regel stark und lang, wird sie abgekürzt; bei normaler und schwacher Periode wird sie verlängert. Die Blutung ist hell und gußweise und geht mit Spasmen am Blasenhals und schmerzhaftem Entleerungszwang einher.

Nieren- und Blasenblutungen.

Harnorgane: Reizung der Harnblase mit verstärktem Harndrang, gehäuftem Harnlassen, Kitzelgefühl in der Harnröhre. ⊙ Nieren- und Blasenblutungen.

Haut: Flüchtiges, brennendes, rotfleckiges Exanthem, an der Stirnhaargrenze beginnend und einige Stunden lang Gesicht und Hals überziehend; meist folgt am nächsten Tag ein scharfer Fließschnupfen und Bindehautentzündung. Knötchenförmiges Exanthem an den Extremitäten. Juckendes, schmerzendes, erst nässendes, dann trockenes Ekzem an der Innenseite der Ferse. Eitrige Pickel im Gesicht. Drei Furunkel im Gesicht, von denen einer sich entleert, während zwei eintrocknen (*Arnica*).

Bewegungsorgane: Schmerzen in Muskeln und Gelenken, teils besser in Ruhe, teils durch fortgesetzte Bewegung.

Dosierung

Meist D 3 bis D 6.

Vergleichsmittel

Zerschlagenheitsgefühl, Folgen von Verletzungen: *Arnica, Bellis, Eupatorium perfoliatum, Ruta.*
Blutungen hellrot: *Millefolium, Sabina, Phosphorus,* hellrot und gußweise: *Belladonna, Ipecacuanha, Trillium.*
Gallenblasenschmerzen, besser durch Reiben: *Podophyllum.*
Zerebralsklerose: *Arnica, Barium, Strontium carbonicum, Radium bromatum.*
Drohende Apoplexie und Folgen von Apoplexie: *Arnica, Opium.*

Eucalyptus

Herkunft des Mittels

Eucalyptus globulus, der Fieberbaum (Fam. nat. Myrtaceae), stammt aus Australien. Seine Höhe erreicht bis zu 70 m. Er wurde in Malariagegenden angepflanzt, damit er das Fieber vertreibe. Wahrscheinlich beruht diese Beobachtung auf der Trockenlegung der Sümpfe durch den jährlich 4 bis 6 m wachsenden Baum und nicht auf der vermuteten heilsamen Ausdünstung der Blätter. Die Tinktur wird aus getrockneten Blättern hergestellt.

Inhaltsstoffe: Eucalyptusöl, Flavone, Gerbstoffe, Phenolcarbonsäuren. Größere Gaben können zu starken Vergiftungserscheinungen führen.

Anwendung

Eucalyptus wurde nur ungenügend geprüft, so daß keine genauen Indikationen aufgestellt werden können. Ein Hauptbestandteil ist das ätherische Öl mit dem Hauptwirkstoff *Eucalyptol*, das manche Ähnlichkeit mit *Campher* besitzt. Wird vielfach verwendet bei **Katarrhen der Luftwege**, auch in Form von Inhalationen.
Eine sehr wertvolle empirische Anzeige ist seine Verwendung gegen **Tuberkulose der Nieren und Harnwege** und gegen **Nierenbeckenkatarrhe.** Am Homöopathischen Krankenhaus in Stuttgart hat sich diese Empfehlung bestätigt (A. STIEGELE).

Literatur

ALLEN: Encyclopedia, Bd. IV.
HUGHES: Cyclopaedia, Bd. II.

Dosierung

D 2 bis ∅, mehrmals täglich.

Eupatorium perfoliatum

Herkunft des Mittels

Der **Wasserhanf** (Fam. nat. Compositae), in Nordamerika heimisch, wächst an Seen und Bächen. Er wird als Volksmittel „Knochenheil" genannt wegen seiner heilenden Eigenschaft bei Knochenverletzungen. Genießt in ihrer Heimat einen Ruf bei Malaria mit Gliederschmerzen. Die Inhaltsstoffe sind noch nicht genügend erforscht.

Anwendung

Hat als **Grippemittel** große Bedeutung erlangt. Es ahmt weitgehend die Symptome der Grippe mit Katarrh der Luftwege, Gliederschmerzen und Zerschlagenheitsgefühl sowie biliösem Erbrechen nach. Der früher geübte Gebrauch bei Malariafieber dürfte heute kaum mehr in Frage kommen.

Literatur

Das Arzneimittelbild geht auf die Beobachtung an nur 6 Personen zurück.
ALLEN: Encyclopedia, Bd. IV u. X.
HALE: New Remedies.
HUGHES: Cyclopaedia, Bd. II.

Arzneimittelbild

Leitsymptome: *Fieber mit auffallendem Zerschlagenheitsgefühl und Schmerzhaftigkeit im ganzen Körper. Knochen wie gebrochen oder verrenkt.*
Gallenfieber mit Kopfschmerz und Schwindel, heftiger Durst und Erbrechen von Galle.
⊙ *Husten so schmerzhaft, daß die Brust gehalten werden muß.*
⊙ *Folgen von feuchtkalter Witterung oder von feuchten Gegenden.*

Grippe in der katarrhalischen, rheumatischen oder gastrisch-biliösen Form.

Besonderes: Klopfendes Kopfweh, besser nach dem Aufstehen, Hitzewallungen zum Kopf mit rotem, erhitztem Gesicht. Schmerzhaftigkeit der Augäpfel.
Schnupfen mit Niesen, Heiserkeit und Husten. Kehlkopf wie wund. Trockenheit im Hals. Husten schmerzhaft, ⊙ muß die Brust halten beim Husten vor Wehtun; dabei Kopfschmerz zum Bersten (*Bryonia*). Der durch den Husten bedingte Schmerz ist besser in Knieellenbogenlage. Kann wegen Schmerzen hinter dem Brustbein keinen natürlichen Atemzug tun oder den Körper nach rechts oder nach links drehen. Auch lockerer Husten. Schmerzen hinter dem Brustbein, bei jeder Bewegung sich verschlimmernd.
Zunge gelb oder weiß belegt, nächtlicher Durst. Durst auf kaltes Wasser. Erbrechen nach jedem Trinken; Erbrechen von Galle. Völlegefühl im Magen.
Schmerzempfindlichkeit in der Lebergegend.
Stühle dünn, wäßrig, ⊙ grün.

Wärmeregulation: Großer Durst vor dem Frost, Frost während der Nacht und am Morgen mit Übelkeit bei der geringsten Bewegung, und Schmerzen in den Armen, Beinen und Rücken, wie zerschlagen. Frost am Morgen, Hitze über den Rest des Tages, aber kein Schweiß. ⊙ Ausbrechender Schweiß bringt allgemeine Besserung. ⊙ Intermittierendes Fieber, wenn der Anfall am Morgen einsetzt, mit Durst einige Stunden vor dem Frost; der Durst setzt sich fort während Frost und Hitze, Erbrechen am Ende des Frostes.

Glieder: Schmerzen im Rücken wie zerschlagen. Schmerzen tiefsitzend in allen Knochen und Gelenken, wie verrenkt.

Dosierung

D 2 bis D 6 in Verdünnung.

Vergleichsmittel

Bei Grippekatarrhen: *Bryonia, Pyrogenium, Gelsemium, Ferrum phosphoricum, Lachesis.*

Eupatorium purpureum

Wirkung

Der **Rote Wasserhanf** (Fam. nat. Compositae), in Nordamerika heimisch, wirkt ganz ähnlich dem *Eupatorium perfoliatum*. Die große Zerschlagenheit und die Gliederschmerzen, ferner Frostschauder mit folgendem Fieber sind ihm ebenso eigen wie dem *Eupatorium perfoliatum*. Hervorzuheben ist das Wandern der Gliederschmerzen von unten nach oben sowie der Beginn des Frostes im Kreuz. Die Harnorgane sind befallen im Sinne einer Reizung der Harnröhre und des Blasenhalses. Er hat sich bewährt bei **Reizbarkeit der Blase bei Frauenleiden** und wird dem *Eupatorium perfoliatum* vorgezogen, wenn die Harn- und weiblichen Geschlechtsorgane besonders ergriffen sind. Als Inhaltsstoffe wird ein Bitterstoff genannt, kein ätherisches Öl.

Literatur

HALE: New Remedies, 2. Aufl.
ALLEN: Encyclopedia, Bd. IV.
HUGHES: Cyclopaedia, Bd. II.

Dosierung

D 2 bis D 6 in Verdünnung.

Vergleichsmittel

Cantharis, Copaiva, Ferrum, Senecio aureus.

Euphorbium

Herkunft des Mittels

Die Tinktur wird hergestellt aus dem erhärteten Milchsaft der in Nordamerika heimischen **Euphorbia resinifera** (Fam. nat. Euphorbiaceae). Das Gummiharz ist ein Gemisch, aus dem einige Herzalkaloide isoliert wurden.

Wirkung

Wird als Hautreizmittel gebraucht und wirkt stark reizend und entzündungserregend auf die Haut und die Schleimhäute, so daß sich die Sammler Mund und Nase verbinden müssen, um nicht durch den starken Niesreiz belästigt zu werden. Die Wirkung ist hauptsächlich durch unfreiwillige Schäden beim Arbeiten mit der Droge bekannt.

Literatur

HAHNEMANN (Die Chronischen Krankheiten) und HARTLAUB und TRINKS (Reine Arzneimittellehre) haben an mehreren Prüfern eine Arzneimittelprüfung vorgenommen. Weitere Literatur ALLEN: Enzcyclopedia, Bd. IV u. X; STAPF: Arch. homöop. Heilk. 6: 157.

Klinische Anwendung

Euphorbium wird hauptsächlich bei herpesartigen Krankheiten der Haut gebraucht und empfohlen. STAUFFER hat viel davon gehalten bei akuten Schleimhautkatarrhen der oberen Luftwege. Er warnt vor dem Gebrauch tiefer Potenzen wegen beobachteter Erstverschlimmerungen. Nach STAUFFER soll ein Gefühl von Brennen in den kranken Teilen kennzeichnend sein.

Arzneimittelbild

Fieberhafte **Rhinitis.** Nach STAUFFER heilt ein Schnupfen bei frühzeitiger Anwendung in 2 bis 3 Tagen.

Schleimhäute: In der Nase heftiger Niesreiz, ohne daß es zum Niesen kommt, oder häufiges Niesen. Schleimiger Schnupfen mit heftigem Jucken, bis in die Stirnhöhle hinaufziehend.

Blepharitis, Konjunktivitis.

Augen: Jucken und Trockenheitsgefühl, Reizung der Lider, der Lidränder und der Bindehaut. Gesichtstäuschungen; alles erscheint zu groß oder in bunten Farben.

Katarrh der Tube.

Ohr: Klingen in den Ohren.

Rachen- und Kehlkopfkatarrh.

Rachen: Trockener, brennender Katarrh.

Atmungsorgane: Heftiger Reiz zu kurzem Husten. Fast ununterbrochener Husten, von Kitzel in der Mitte der Brust ausgehend.

Zahnschmerzen

Verdauungsorgane: Zahnschmerzen heftig, schlimmer beim Kauen, Schmerz schraubend.
Ungeheurer Speichelfluß. Brennen und Wundheit der Mundschleimhaut. Sehr bitterer Geschmack. Unlöschlicher Durst. Übelkeit, öfteres Schlucksen. Heftiges Erbrechen und Purgieren. Durchfall mit Brennen und Jucken um den After.

Harnorgane: Häufiger Harndrang mit tropfenweiser Entleerung.

Glieder: Schmerzen aller Art, in Muskeln und Gelenken.

Herpes zoster.
Blasenerysipel mit Nekrose der Blasen.
Akne, bes. bei Ausbreitung in Schmetterlingsform auf den Wangen.

Haut: Hauptsächlich bei äußerer Einwirkung des Arzneistoffes Knötchen- und Blasenbildung, Neigung zu brandiger Zerstörung der Blasen; scharlachartige oder rosenartige Entzündung mit erbsgroßen Blasen, die mit gelber Flüssigkeit gefüllt sind. Entzündliche Schwellung und Rötung der Haut im Gesicht.
Die Hautaffektionen sind verbunden mit heftigem Jukken, Brennen und ätzendem Schmerz.

Dosierung

D 4 bis D 12 in Verdünnungen. Bei niederen Verdünnungen werden manchmal heftige Erstverschlimmerungen beobachtet, zum Beispiel bei Schnupfen oder Hautentzündungen (STAUFFER).

Vergleichsmittel

Hautaffektionen: *Croton, Rhus toxicodendron, Mezereum, Ranunculus bulbosus, Cantharis, Hura brasiliensis, Mercurius solubilis.*

Euphrasia officinalis

Herkunft des Mittels

Euphrasia officinalis (Fam. nat. Scrophulariaceae) ist ein in Deutschland auf Wiesen weit verbreitetes Unkraut, das als Halbschmarotzer den Graswuchs schädigt. Verwendet wird die frische blühende Pflanze mit Wurzel Ø.
Wesentliche Inhaltsstoffe: Glykosid Aucubin, Curmarin, Flavone, Galloylgerbstoff, Fumarsäure, ätherisches Öl.

Anwendung

Als Volksmittel wird es empfohlen bei Husten mit zähem Auswurf, Heiserkeit, Schnupfen mit reichlicher Absonderung und gleichzeitigem Stirnkopfschmerz, Gedächtnisschwäche, katarrhalischen Erkrankungen des Auges mit schleimiger Absonderung, Augenentzündungen Skrofulöser, Schwäche der Augen infolge von Überanstrengung der Augen. Nach meinen persönlichen Erfahrungen ist damit nur ein Teil der sehr tiefgehenden Wirkung umrissen. Bei Erkrankungen des Lymphdrüsensy-

stems mit Schwellung, bei hartnäckigen Magen- und Zwölffingerdarmgeschwüren und chronischen Magenleiden mit Kachexie und bei Arthrosen habe ich schon erstaunliche Wirkungen und Heilung gesehen.
Die hauptsächlichen Bestandteile sind ein Glykosid *Aucubin*, das in vielen Scrophulariaceen, zum Beispiel *Gratiola*, gefunden wird, Gerbstoff, ätherisches Öl, eine aromatische harzige Substanz. *Aucubin* bewirkt (nach GESSNER-ORZECHOWSKI, O.: Die Gift- und Arzneipflanzen, 3. Aufl., S. 204) innerlich Gastroenteritis und zentrale Lähmung. Bei Vergiftungen an Tieren (Schafen, Pferden) sind Gastroenteritis, Hämaturie, Hyperämie und Hämorrhagien im Gehirn beobachtet worden. Beim Menschen sind nach Genuß von Brot, das den Samen von Wachtelweizen, der ebenfalls *Aucubin* enthält und botanisch verwandt ist, Diarrhöen, Kopfschmerz und Schwindel entstanden.
Beim Prostata-Adenom habe ich günstige Wirkung gesehen. Nachdem ich Euphrasia bei dieser Indikation schon jahrelang im Gebrauch hatte, fand ich bei CLARKE, daß AMES (Ohio) sie bei prostatic troubles verwendete.

Literatur

Eine unvollständige Prüfung findet sich bei HAHNEMANN: Reine Arzneimittellehre, 2. Aufl., Bd. 5. Eine gründliche Neuprüfung erscheint dringend nötig, um die Wirkung voll auszuschöpfen.

Arzneimittelbild

Modalitäten: *Verschlimmerung von 3 Uhr bis in den Vormittag hinein, abends alles besser.*
Verschlimmerung der Augenbeschwerden durch Lesen, besser durch Augenblinzeln und bei Auftreten von Tränenfluß.
Besserung der Magenbeschwerden durch Essen, der Übelkeit durch Trinken von kaltem Wasser.
Besserung des Schnupfens mit Stirndruck durch kaltes Waschen.
Besserung der Gliederschmerzen durch Bewegung.
Die rechte Körperseite scheint stärker betroffen zu sein.
Als bewährte Indikation gilt: scharfe Tränen bei milder Nasensekretion (Cepa allium umgekehrt). Augenbrennen als Begleiterscheinung innerer Krankheiten (z. B. Hepatitis).

Allgemeines: Bei bedeutender physischer Anstrengung geringe Ermüdung. Große Mattigkeit, muß sich beim Gehen ungemein anstrengen. Gefühl allgemeiner Abgeschlagenheit, besonders morgens, das Bett erscheint zu hart.

Geist und Gemüt: Gemüt reizbar, träge, hypochondrisch; die äußeren Gegenstände hatten keinen Reiz, kein Leben für ihn. In sich gekehrt und Unlust zu sprechen den ganzen Tag. Er setzt beim Reden allzuoft an – eine Art Stottern.

Schlaf: Sehr schläfrig am Tage, obwohl er nachts gut geschlafen hatte. Sehr müde am Tage, trotzdem kann er nachts erst um 2 Uhr einschlafen. Sehr schreckhafte und beunruhigende Träume. 3 Morgen hintereinander wachte er morgens von 3 Uhr ab alle Augenblicke auf, fällt dann um 6 Uhr in einen betäubenden Schlaf. Beim Erwachen Schwindel und Schwere im Kopf, dabei Übelkeit mit Schweißausbruch über und über; bei jeder, selbst kleinen Bewegung wird der Schwindel größer. Schwindel zum Seitwärtsfallen, alle Glieder sind dabei schwach und zittrig, der Oberkörper deucht beim Aufrichten allzu schwer, als wenn die Beine ihn nicht tragen könnten; der Anfall nimmt allmählich ab bis Mittag unter Unbehagen.

Kopf: Morgens beim Erwachen Wüstheit im Kopfe und Druckschmerz im Vorderhaupt. Dumpfer Stirnkopfschmerz, im Freien besser. Feine Nadelstiche an den Schläfen. Scharfe, reißende Stiche an der linken Seite des Hinterhauptes. Heftiger Schmerz unter dem Auge.

Konjunktivitis mit scharfem Tränenfluß. Blepharitis.

Augen: Brennen und Schwellung der Lidränder, besonders morgens bis 11 Uhr dauernd. Große Trockenheit der Lider und der Nase, dabei Lichtempfindlichkeit. Drücken in der Stirn- und Augengegend mit Lichtscheu und Tränenfluß; muß das Zimmer verdunkeln lassen. Öfters brennendes Beißen in den Augen, zum häufigen Blinzeln nötigend; durch vermehrte Tränenabsonderung gebessert. Vermehrte wäßrige Absonderung, Bulbus wie in Wasser schwimmend. – Gefühl, als ob die Kornea mit Schleim überzogen wäre.
Die Buchstaben schwimmen ineinander. Beim Lesen schmerzen die Augen so, daß er aufhören muß.

Atmungsorgane: Beim Erwachen morgens 5 Uhr leicht fließender Schnupfen, mit Drücken an der Nasenwurzel, durch kalte Waschung vergehend. – Heftiger Husten durch Kitzel im Kehlkopf. Husten des Tags am stärksten, mit schwerlöslichem Schleim auf der

Brust. Reichlicher Schleimauswurf beim Räuspern. Während des Hustens bekommt er keinen Atem (wie bei Keuchhusten).

Ulcus ad pylorum und Ulcus duodeni. Gastritis, Leberstörung.

Verdauungsorgane: Stiche im hohlen Zahn im Freien, verschwinden im warmen Zimmer. Starkes Bluten des Zahnfleisches. Morgens dick belegte Zunge, lehmiger Geschmack. Heftige Stiche unter dem rechten Unterkiefer, die bei Berührung schnell vergingen. Isthmus faucium etwas schmerzhaft. Verminderter Appetit, pappiger Geschmack. Öfteres Aufstoßen des Genossenen. Appetit zum Essen, schmeckt aber nicht. Übelkeit, drückender Kopfschmerz bis in die Augen, im Freien besser. Übelkeit, besser durch kaltes Wasser. Es wird ihm übel vom gewohnten Tabakrauchen, welches ihm bitter, beißend schmeckt. Brechübelkeit und Hitzeaufsteigen, auf den ganzen Körper sich ausdehnend, nach Tisch alles besser. Auftreibung der Magengegend und des Unterleibs.
Brennen und Jucken am After durch zwei bohnengroße Hämorrhoidalknoten. Jucken, Stechen und Wundheitsgefühl in vorhandenen Feigwarzen.

Prostata-Adenom

Harn- und Geschlechtsorgane: Öfteres Drängen zum Harnen, mit geringem Urinabgang. Beide Hoden sind heraufgezogen. Anhaltende, brennende Stiche am Hodensack und an der Schambeinvereinigung.

Muskulatur, Glieder, periphere Nerven: Morgens heftige Rückenschmerzen im Sitzen und Gehen. Morgens heftige stechende Schmerzen längs des Rückgrats, welche sich nach Bewegung allmählich verlieren. Kreuzschmerzen morgens, im Laufe des Vormittags sich verlierend.

Arthritis, Arthrosen, Osteochondrose.

Einzelne, umherspringende Stiche in den Händen, der Wirbelsäule, den Armen, Schenkeln, Genitalien. Stichschmerz oder dumpfer Schmerz in der rechten Schulter, in Ober- und Unterarm, bis zu den Fingern ziehend. Schmerz im rechten Unterarm wie von Eingeschlafensein. Lähmungsgefühl im rechten Handgelenk. Krampfender Schmerz in den Fingern der linken Hand. Heftige Nadelstiche in den Muskeln des rechten Oberschenkels beim Stehen. Stiche im rechten Auge, der

Magengegend, der rechten Brust, im rechten Oberarm. Beim Gehen schmerzhafte Spannung in den Flechsen der Kniekehle, als wären sie zu kurz. Bei längerem Stehen ein klammerartiger Schmerz in den Waden, mit Gefühl von Schwere.
Heftige, lanzinierende Stiche im linken Fersenbein. Finger, Zehen und Ferse sind häufig von Schmerzen befallen.

Haut: Jucken und Beißen am ganzen Körper, wie von Flöhen.

Wärmeregulierung: Starker Frost über und über. Jählings aufsteigende Hitze mit Röte des Gesichts bei kalten Händen, ohne Durst. Nachtschweiße 3 Nächte hintereinander von heftigem Geruch.

Dosierung

D 3 bis D 6 zu empfehlen, bei Arthrosen auch als Injektion der mit Kochsalzlösung hergestellten Potenz (D 3 bis D 4). Bei Augenleiden auch als Tee zu Augenbädern, oder 20 bis 50 Tropfen der Tinktur auf eine Tasse warmes Wasser. Beim Prostata-Adenom monatelang D 6, absteigend auf D 4 und D 3, mit eingeschalteten Pausen, fortzugeben.

Vergleichsmittel

Katarrhe der oberen Luftwege und der Augen: *Arsenicum album* und *jodatum, Apis, Belladonna, Cepa allium.*
Arthrosen und Arthritiden als Injektionen (D 3 bis D 4) verwendbar.

Fabiana imbricata – Pichi-pichi

Herkunft des Mittels

Fabiana imbricata, Pichi-pichi, ist ein zu den Solanaceen gehöriger, in Südamerika wachsender und dort kultivierter Strauch. Verwendet werden die getrockneten, beblätterten Zweige Ø.
Inhaltsstoffe: Terpene, ätherisches Öl, Harze, das Cumarin Scopoletin, Fabiatrin und Cholin.

Wirkung

Sein Gehalt an Terpentin dürfte für die Wirkung bedeutsam sein. Es ist nicht geprüft; sein Gebrauch erstreckt sich auf die Verwendung als Tonikum und als gallentreibendes Mittel. Es wird angewendet bei Nasenkatarrh, Gelbsucht, Dyspepsie und als Cholere-

tikum. Nützlich bei der **harnsauren Diathese**, bei Zystitis, Gonorrhö, Prostatitis, Dysurie, **eitrigem Blasenkatarrh**, bei Prostataleiden, bei postgonorrhoischen Blasenentzündungen, bei Gallenblasen- und Leberleiden. Blasentenesmus und Brennen nach dem Harnlassen. Wundheitsschmerz beim Harnlassen. Harnsteinleiden.
A. STIEGELE schreibt: „Der therapeutische Nutzwert der Terpene scheint mir in der homöopathischen Praxis noch nicht genügend gewürdigt. Wenn man an ihre entzündungswidrige Fähigkeit denkt, ist der Ariadnefaden für die Erkenntnis ihrer therapeutischen Tiefenwirkung gegeben. Seit mehreren Jahren studiere ich die Droge mit Erfolg bei Pyelitiden, die trotz aller therapeutischen Bemühungen immer wieder rückfällig wurden, und bei nicht zu massiver Nephrolithiasis, namentlich bei Kindern."
STIEGELE bringt die Terpene in Beziehung zur bradytrophen Ernährungsstörung, erinnert an die günstige Wirkung von *Terebinthina* D 3 bei Nierentuberkulose und berichtet über einen Fall einer Analfistel mit 18 Öffnungen „ganz verschwärt, lag in einer chirurgischen Klinik seit 4 Monaten, ein Anus praeter mußte angelegt werden, ohne Erfolg. – Ich riet zu einer innerlichen Behandlung mit Fabiana imbricata D 2; die Fistel kam in kurzer Zeit zur Heilung. Der Chirurg erklärte schlicht und richtig, einen solchen Vorgang noch nicht gesehen zu haben" (Über Grenzerweiterungen in der Homöopathie [Dtsch. Mschr. Homöop. 1956: 603]).
SCHWARZHAUPT empfiehlt Fabiana bei Bandscheibenentartung.

Literatur

CLARKE: Dictionary of Materia Medica, S. 813.
BOERICKE: Pocket Manual of Homoeop. Materia Medica.

Dosierung

Während bei CLARKE 10 bis 20 Tropfen des Fluidextrakts und entsprechend bei BOERICKE ebenso viel Tropfen der Tinktur genannt werden, schreibt STIEGELE: „Davon möchte ich abraten. Ich verwende meist die D 2, aber auch bei ihr ist während einer längeren Behandlung chemische und mikroskopische Urinkontrolle notwendig. – Bei innerlicher Verwendung muß man sich der hochentzündlichen Reizwirkung der Droge bewußt bleiben."

Vergleichsmittel

Zystopyelitis: *Chimaphila, Terebinthina, Cantharis, Coccus cacti.*

Fagopyrum

Herkunft des Mittels

Fagopyrum sagittatum (= Fagopyrum esculentum), der Buchweizen (Fam. nat. Polygonaceae), ursprüngliche Heimat Asien, wird in Mitteleuropa vielfach angebaut. Tinktur aus der ganzen Pflanze zur Zeit der Fruchtreife. Das aus der Frucht gewonnene Mehl wird als Nahrung für Mensch und Vieh verwendet.

Hauptwirkung

In der Blüte und in der Samenhülle, nicht jedoch im Blatt, Halm und in dem aus dem Samen gewonnenen Mehl, werden die chemisch noch nicht erforschten Photosensibilisatoren, fluoreszierende Substanzen, gefunden, die als Ursache des bei Schweinen und Schafen häufiger auftretenden Fagopyrismus anzusehen sind. Diese Photosensibilisatoren wirken sensibilisierend für Licht von bestimmter Wellenlänge und erzeugen an den unpigmentierten Hautstellen sowie an den dem Licht zugänglichen Schleimhäuten Entzündungserscheinungen, auch Diarrhöen und resorptive Vergiftungserscheinungen am Zentralnervensystem, vor allem Krämpfe. Es handelt sich also dabei um eine Sensibilisierung der Haut und der Schleimhäute gegen Lichtstrahlen, die Vergiftung ist eine Lichtkrankheit, wie sie auch durch andere Photosensibilisatoren, vor allem durch die des *Hypericum perforatum,* hervorgerufen werden. Der Photosensibilisator wird heute als ein Polyoxyderivat des 2,2-Dimenthylnaphtodianthrons angesehen. Weitere Inhaltsstoffe Rutin oder Vitamin P.
Die durch Fagopyrum bewirkten Erscheinungen bestehen in Hautjucken und Ekzemen, Kopfkongestionen, Reizerscheinungen des Magens und Darms und Leberbeschwerden. Auffallende Symptome sind das sichtbare Klopfen der Karotiden und schmerzhafte Anschwellen der Parotis- und Submandibulardrüsen.
Der klinische Gebrauch beschränkt sich auf Ekzeme und Pruritus. Bei Erythema solare zu versuchen.

Literatur

ALLEN: Encyclopedia enthält die von D. HICHCOCK in dem Amer. Inst. Homoep. 1873 veröffentlichte Arzneimittelprüfung an 9 Prüfern. Sie umfaßt 835 Symptome.

Arzneimittelbild

Leitsymptome: *Besserung der Hauterscheinungen durch Bewegung im Freien, durch kaltes Wasser, Essen (Kopf und Magen) und Kaffee (Magen).*
Verschlimmerung nachmittags und abends, durch Sonne.

Kopf: Pressende Kopfschmerzen einschließlich Nasenwurzel, Nacken und Augen durch Blutandrang. Verschlimmerung durch Vorwärtsbeugen, Besserung durch Rückwärtsbeugen.
Heftiges Klopfen der Karotiden, äußerlich sichtbar. Parotis- und Submandibulardrüsen geschwollen und schmerzhaft.

Augen und Ohren: Katarrhalische Erscheinungen.

Nase: Wäßriger Schnupfen, wechselnd mit verstopfter Nase; Wundheit der Nase und trockene Krusten.

Verdauungsorgane: Schleimhäute des Mundes und der Zunge entzündet.
Übler Mundgeruch. Mandeln und Rachen, ebenso Parotis- und Submandibulardrüsen entzündet und geschwollen. Schmerzen beim Schlucken. Aufstoßen von üblem Geruch und Geschmack, ständige Säure im Magen. Durchfälle mit viel Drang vor und nach dem Stuhl.

Herz: Stechende Schmerzen am Herzen, besser durch Aufstoßen, sehr beschleunigter oder rasch in der Frequenz wechselnder Puls. Klopfen der Arterien.

Bewegungsorgane: Schmerz und Steifigkeit der Nackenmuskeln, besser beim Rückwärtsbeugen. Schmerzen in den Gliedern, schlimmer durch Kälte.

Pruritus. Ekzem, Erythem.

Haut: Immerwährendes Jucken, Ausbruch roter Pusteln an Gesicht und Körper, besonders an allen behaarten Stellen, besser durch kaltes Wasser, schlimmer durch Sonne. Ausschlag wie von Flohstichen. – Übelriechende Schweiße der Achselhöhlen und Genitalien.

Dosierung

D 3 bis D 6 in Verdünnungen.

Vergleichsmittel

Apis, Dolichos, Medusa, Rhus, Urtica, Euphorbium, Mezereum.

Fel tauri

Anwendung

Fel tauri, die Rindergalle, ist von alters her im Gebrauch zur Anregung der Peristaltik. Sie wurde zum Beispiel zusammen mit *Opium* gegeben, um die verstopfende Wirkung des Mohns aufzuheben. In der Homöopathie wird sie gegen Insuffizienz der Gallensekretion verwendet. Außer der Cholerese wird offenbar auch die Cholekinese angeregt. Es können dementsprechend Folgen von Hepatitis, Dyskinesie der Gallenblase, Cholelithiasis und Cholezystitis damit behandelt werden. Auch das gastrokardiale Syndrom fällt unter seinen Wirkungsbereich. Angesichts des Umfangs dieser klinischen Indikation kann die sehr unvollständige Prüfung an einer Person keine Bedeu-

tung beanspruchen (von BUCHNER [Allg. homöop. Ztg. 20: 304] und ALLEN [Encyclopedia]).
Wie Fel tauri wird *Natrium choleinicum* gebraucht.

Dosierung

Zu empfehlen sind die Potenzen D 3 bis D 6 (Verreibung).

Ferrum metallicum

Eisen im Körper

Der gesamte Körperbestand an Eisen beträgt beim Erwachsenen etwa 4 bis 5 g. Diese Eisenmenge verteilt sich auf das Hämoglobineisen der roten Blutkörperchen (64,46% des gesamten Bestandes), das Plasmaeisen, das nur 0,1% beträgt und an bestimmte Plasmaproteine (Transferrine) gebunden ist und eine Transportfunktion zu den anderen Fraktionen besitzt, das Funktionseisen (13,96% Myoglobin- und Zellhämineisen) mit der Aufgabe, den Sauerstoff auf die Zellen zu übertragen, und dem Speichereisen oder Reserveeisen (21,48%), das an Eiweiß gebunden, in der Leber, Milz und dem Knochenmark deponiert ist und als Reserveeisen und für die Entgiftung dient. In allen diesen Fraktionen tritt Eisen nirgends in freier, ionisierter Form, sondern immer an spezifische Eiweißkörper gebunden auf.

Pathologie des Eisenstoffwechsels

Bei chronischem Eisen-Mangel entsteht eine Eisenmangelerkrankung, die sich in einer Herabsetzung der Zahl der Erythrozyten und in einem noch stärkeren Mangel des Hämoglobins äußert. Der Färbeindex sinkt daher unter 1. Die Erythrozyten zeigen meist normalen Durchmesser, aber geringere Dicke, so daß das Volumen sich vermindert. Es besteht eine Anisozytose und in schweren Fällen auch eine Poikilozytose. Im Knochenmark findet man eine Anhäufung unreifer Vorstufen der Erythrozyten bis zu den Erythroblasten. Das erythropoetische Knochenmark dehnt sich über seine Kerngebiete hinaus, es kommt zu einer ähnlichen Zellbildungshemmung wie bei der perniziösen Anämie. Der Heilfaktor liegt jedoch hier nicht in dem Leberstoff, sondern in der Eisen-Zufuhr. Als eine ständige Begleiterscheinung der Eisenmangelanämie ist die Herabsetzung des Serumeisenspiegels zu betrachten.
Infolge dauernder Unterbilanz des Eisen-Stoffwechsels kommt es zu trophischen Störungen der Gewebe. Bei Kindern werden Wachstumsstörungen beobachtet, bei Erwachsenen finden sich glanzloses struppiges Kopfhaar, trockene welke Haut, die Nägel werden brüchig, zeigen Längs- und Querrillen, ihre Wölbung wird flach und schließlich konkav. Es kommt zur Hohl- und Löffelnagelbildung. Am Verdauungskanal finden sich Schleimhautveränderungen, wie spiegelnd glatte Zunge, atrophische Papillen, Rhagaden an den Mundwinkeln. Das Plummer-Vinsonsche Syndrom besteht in Schluckstörungen, die gewöhnlich in Kehlkopfhöhe lokalisiert sind. Röntgenologisch findet man eine Stagnation des Speisebreies in den Valleculae glossoepiglotticae und in dem Sinus piriformis sowie in dem oberen Drittel des Öso-

phagus, mit spastischer Einschnürung der Ösophagusmuskulatur. Endoskopisch ergeben sich im Gebiet der Spasmen kleine Ulzerationen der Ösophagusschleimhaut in Form von Fissuren und Rhagadenbildung. Auch tiefer liegende Spasmen über der Kardia werden gefunden mit dem typischen Bild des Kardiospasmus.
Das Epithel der Magenschleimhaut leidet unter dem Eisen-Mangel mit einer darniederliegenden sekretorischen Funktion. Bei Hunden wurden Durchfälle beobachtet. An den Schleimhäuten des weiblichen Genitales tritt ein Brennen und Jucken auf, häufig mit Fluor. Dieser Zustand heilt nach einer energischen Eisen-Behandlung aus. Alle Schleimhäute scheinen im Eisenmangelzustand eine erhöhte Vulnerabilität zu besitzen, so daß es zu leichteren und größeren Blutungen aus dem Magen-Darm-Trakt kommen kann. Die Eisenmangelkrankheit ist mit einer auffallenden Ermüdbarkeit verbunden, die im Gegensatz steht zur perniziösen Anämie, wo oft eine auffallend geringe Beeinflussung des Allgemeinbefindens stattfindet. Man nimmt an, daß diese Adynamie auf einer Verminderung des Gewebeeisens beruht.
In schwersten Fällen von Eisen-Mangel tritt eine Störung des Menstruationszyklus bis zum Erlöschen der Regelblutung ein. Auch dieser Ausfall verschwindet auf eine Eisen-Therapie.

Die Pathogenese der Eisenmangelerkrankung

Aus obigen Ausführungen geht hervor, daß auf Eisen-Mangel beruhende Krankheitszustände am häufigsten auftreten in der frühesten Kindheit, im 1. und 2. Lebensjahr, ferner in der Zeit des stärksten Wachstums, insbesondere in der weiblichen Pubertät und in der Zeit der Geschlechtsreife der Frau infolge Menstruation, Schwangerschaft, Wochenbett, Stillzeit, durch chronische Blutverluste und eisenarme Ernährung.
Durch fortgesetzte Blutverluste wird nicht nur der Serumeisenspiegel erniedrigt, sondern auch das Depoteisen in den Organen senkt sich unzweideutig. Das Serumeisen gibt gewissermaßen den Pegelstand des Eisen-Bestandes in den Organen an. Bei Eisen-Verabreichung reißen in erster Linie die Erythrozyten das resorbierte Eisen an sich, erst allmählich füllt sich wieder das Reserveeisen auf. Wenn das Serumeisen wieder normale Werte angenommen hat – dies geschieht erst längere Zeit, nachdem das Blut seine Bestände ganz aufgefüllt hat –, kann man annehmen, daß sich auch die Eisendepots in den Organen (Reserveeisen) wieder ergänzt haben. Diese Tatsache ist zu bedenken bei der Eisen-Therapie, indem dieselbe so lange fortgesetzt werden muß, bis die Serumeisen wieder zur Norm zurückgekehrt sind. HEILMEYER schreibt außerdem: „Wer heute noch chronische Blutungsanämien mit *Arsen,* Leberextrakten oder anderen sogenannten Blutbildungsmitteln, die kein Eisen enthalten, behandelt, begeht einen Kunstfehler und hat das Wesen der Störung nicht erkannt."
Eine **essentielle hypochrome Anämie** entsteht häufig durch eine Resorptionsstörung der Magen-Darm-Verdauung. Sie wird mit dem Namen der achylischen Chloranämie bezeichnet und weist alle Zeichen der chronischen hypochromen Anämie, wie oben beschrieben, auf. Die Erkrankung tritt besonders bei Frauen mittleren Alters

auf. Die glatte Zunge, die schwere Blutarmut, die etwa in der Hälfte der Fälle bestehende Achylie geben zu Verwechslung mit der perniziösen Anämie Anlaß. Jedoch geben der niedrige Färbeindex, die abnorm helle Serumfarbe, das Fehlen von Subikterus, die helle Harnfarbe, das Fehlen von Megalozyten und Megaloblasten genügend sichere Hinweise, daß es sich um eine Eisenmangelstörung und nicht um eine perniziöse Anämie handelt. In Zweifelsfällen entscheidet die Erniedrigung des Serumeisens für die achylische Chloranämie.

Auch bei histaminrefraktärer Achylie des Magens kann es zu einer ungenügenden Resorption des Nahrungseisens kommen. In diesem Fall übernimmt die Galle in gewissen Grenzen die eisenverdauende Funktion des Magens.

In einem Teil der Fälle ist nicht das Fehlen der Salzsäure als Ursache der achylischen Chloranämie zu betrachten, sondern diese wird offenbar durch eine Schädigung der resorbierenden Schleimhäute selbst verursacht. Auch im Gefolge von Pankreas- und Darmerkrankungen, wie Ruhr und Sprue, sind Eisenmangelanämien infolge solcher schlechten Ausnutzung und Resorption des Nahrungseisens möglich. Auch bei Magenkarzinom und bei Wurmerkrankungen kann eine Anämie auf der Grundlage einer Resorptionsstörung entstehen. Von großer Bedeutung aber ist diese bei der perniziösen Anämie. Trotz Zufuhr von *Ferrum reductum* steigt die Resorption nicht an. Diese Resorptionsstörung tritt aber deshalb nicht in Erscheinung, weil die Bildung der Erythrozyten bei der perniziösen Anämie ebenfalls gestört ist. Durch den erhöhten Zerfall der minderwertigen Perniziosaerythrozyten bei gleichzeitiger mangelhafter Neubildung ist der Serumeisenspiegel sogar meist vermehrt. Die Eisen-Depots bleiben erhalten. Wenn jedoch durch eine erfolgreiche Leberbehandlung die Zahl der neugebildeten Erythrozyten ansteigt, tritt oft der Fall ein, daß die vorhandenen Eisen-Bestände nicht hinreichen und eine weitere Hebung des Hämoglobins nicht eintritt. Der vorher latente Eisen-Mangel ist nunmehr offenbar geworden. Vor allem sind es die weiblichen Perniziosafälle, bei denen es zu diesem Eisen-Mangel kommen kann. Hier hat eine Eisen-Zufuhr einzusetzen.

Die **Eisenmangelanämie im Kindesalter** entsteht durch die eisenarme Kuhmilchernährung. Besonders neigen zu früh geborene Kinder sowie Kinder anämischer Mütter zu einer Eisenmangelanämie, die aber erst am Ende des ersten oder im zweiten Lebensjahr in Erscheinung tritt. Die sogenannte Frühanämie der Frühgeburten, die sofort nach der Geburt vorhanden ist, beruht jedoch wahrscheinlich auf einer Unreife des Knochenmarks und hat mit einem Eisen-Mangel nichts zu tun.

Auf die Rolle des Eisens bei **Fieber und infektiösen Erkrankungen** wird erst durch neuere Untersuchungen Licht geworfen. Es hat sich gezeigt, daß der Eisen-Spiegel des Blutplasmas, der im allgemeinen sich sehr konstant hält und im Mittel 105 mg% beträgt, bei Auftreten infektiösen Fiebers stark abfällt. Der Abfall des Eisens kann geradezu als ein Maßstab der infektiösen Abwehr betrachtet werden, indem bei einem Nachlassen der Infektion (Scharlach, Diphtherie) das Eisen wieder ansteigt. Umgekehrt verhält sich der Kupferspiegel, der bei infektiösen Fiebern ansteigt. Das aus dem Blut abgewanderte Eisen ließ sich nun im retikuloendothelialen System angereichert wiederfinden, besonders in der Milz und den Lymphknoten. Man nimmt an, daß es hier bestimmte Aufgaben im Sinne einer katalytischen Aktivierung der Abwehrprozesse oder einer zellulären Entgiftung abgefangener Toxine oder Bakterienfermente zu erfüllen hat. In dem Maß, wie die Zellen des Retikuloendothels in erhöhte Tätigkeit treten, erhöht sich ihr Eisen-Gehalt auf Kosten des Blutplasmas. Durch diese Untersuchungen wird uns die seither in der Homöopathie geübte Behandlung von Infektionsfiebern, septischen Fiebern, Lungenentzündung, Lungentuberkulose usf. mit Eisen erst verständlich. Unter der anregenden Wirkung kleiner Eisen-Gaben geht die Bewegung des Eisens im Körper sowie seine spezifische Funktion – so wird man annehmen dürfen – in beschleunigter Weise vor sich.

Die Eisen-Speicherung des retikuloendothelialen Systems bei einer Infektion ist so lebhaft, daß selbst auf das Hämoglobineisen zurückgegriffen werden kann, so daß also für den Aufbau des Hämoglobins nicht mehr genügend Eisen zur Verfügung steht. Es kommt also bei langanhaltenden Infektionen zur hypochromen Infektanämie. Nach Abheilen der Infektion wird das Eisen wieder freigegeben und steht dem Blut zum Wiederaufbau des Hämoglobins zur Verfügung.

Zur Beurteilung der Bedeutung dieser Eisen-Verschiebung im Organismus ist daran zu erinnern, daß das Eisen vorzugsweise bei den Infektionen gerade dort angesammelt wird, wo die in die Blutbahn aufgenommenen Toxine abgefangen werden, nämlich in der Milz. Hier treffen also die Toxine, die Bakterien und die artfremden Eiweißstoffe mit dem Eisen zusammen. Wenn die Ansicht zu Recht besteht, daß das Eisen dort der Unschädlichmachung dieser Stoffe dient, so müßte ein eisenarmer Organismus einer Intoxikation oder Infektion leichter erliegen als ein eisengesättigter Organismus. In der Tat liegen Beobachtungen vor, daß die an Eisen-Mangel leidenden Kinder der Londoner Elendsviertel eine um 50% höhere Morbidität besitzen als solche, die mit Eisen behandelt wurden. Auch wurde ein weitgehender Parallelismus des Serumeisens und des Vitamin-C-Spiegels festgestellt. Eisen und Vitamin C spielen aber eine wichtige Rolle als Glieder im Redoxsystem der Zelle, die bei den gesteigerten biochemischen Umsetzungen während einer Infektion sicherlich sehr von Bedeutung sind. – Man hat in der Tat genügend Gründe, die Umstellung des Eisen-Stoffwechsels, die sich während des Infektgeschehens abspielt, als eine sinnvolle, dem Organismus nützliche und vor Vergiftung schützende, lebenerhaltende Reaktion anzusehen (HEILMEYER). Beachtenswert ist auch die Tatsache, daß die genannte Eisen-Verschiebung bei Infektionen bereits im Stadium der Inkubation beginnt und sobald die spezifischen Antikörper in genügender Menge gebildet wurden, wieder rückgängig gemacht wird. So wurde bei Masern der Abfall des Serumeisens in der Inkubation festgestellt. Andererseits stieg das Serumeisen bei einem Tetanuspferd wieder zur Norm an, sobald die Immunisierung eingetreten war.

Ganz ähnlich verhält sich der Eisen- und Kupferhaushalt bei **zerfallenden malignen Tumoren**. Auch hier kommt es zu einer hypochromen Anämie, die mit einer Verminderung des Serum-(Plasma-)eisens und Vermehrung des Plasmakupfers einhergeht.

Die **Wirkung arzneilicher Eisengaben.** Örtliche Wirkungen sind nur den Ferrisalzen

eigen, die eine eiweißfällende Eigenschaft besitzen. Alle dissoziierenden Eisen-Verbindungen wirken reizend auf die Magen- und Darmschleimhaut, besonders auf den Dickdarm unter Erzeugung von Durchfällen. Am Magen wird Erbrechen erregt. Alle diese Wirkungen kommen auch bei peroraler Zufuhr zustande.
Bei der resorptiven Wirkung des Eisens unterscheidet HEILMEYER eine Materialwirkung, die auf dem Bedarf für den Aufbau des Hämoglobins, des Myoglobins, des Funktionseisens, des Reserveeisens beruht, und die pharmakodynamische oder Reizwirkung des Eisens. So läßt sich feststellen, daß auch bei gesunden Menschen mit optimaler Eisen-Versorgung durch langdauernde Eisen-Zufuhr der Hämoglobingehalt und die Erythrozytenzahl etwas erhöht werden. Die Retikulozytenzahl steigt an. Daraus läßt sich eine Reizwirkung auf das Knochenmark schließen. Bei intravenöser Zufuhr wird diese Reizwirkung noch gesteigert, weshalb diese intravenöse Behandlung mit Eisen empfohlen wird, wenn eine Hemmung der Knochenmarksfunktion vorliegt, zum Beispiel bei aplastischer Anämie.
Die katalytische Wirkung auf den Zellstoffwechsel scheint auch bei reichlicher Zufuhr von Nahrungseisen durch Eisen-Gaben noch weiter gesteigert zu werden, was sich in einem Ansteigen des verbrauchten Sauerstoffes äußert.
Bei intravenöser Zufuhr von Eisen wurde ein vasodilatorischer Effekt bei Tieren und auch beim Menschen gefunden. Beim Menschen wird eine Gefäßdilatation im Gesicht erzeugt sowie ein Druckgefühl im Magen und Übelkeit. Es wird hervorgehoben, daß diese Gefäßwirkung nur sehr flüchtig ist. Doch nötigen diese Erscheinungen zu langsamer und vorsichtiger Injektion. Oral können keine größeren, über den Bedarf hinausgehenden Mengen aufgenommen werden, da eine Resorptionssperre eintritt. Eine chronische Eisen-Vergiftung ist beim Menschen nicht zu erreichen. Doch gibt es nach LEWIN (siehe „Nebenwirkungen der Arzneimittel") auch Menschen, die auf sehr kleine Mengen von Eisen mit Kongestionen reagieren. Andere Gutgenährte bekommen nach seiner Ansicht nach längerem Gebrauch einen unangenehmen Zustand von Orgasmus! Manche hysterischen und anämischen Menschen, auch Kinder, zeigen gegen gewisse Eisenpräparate eine unerklärliche Intoleranz. Auch die Körpertemperatur und die Fiebersymptome werden nach LEWIN durch Eisen gesteigert.
Mit Injektion von Ferriverbindungen können durch die Eiweißfällung Thrombosen in allen Gefäßgebieten hervorgerufen werden. Dies beruht auf der eiweißfällenden Eigenschaft.
Eine erfolgreiche Eisen-Therapie bei Eisenmangelzuständen ist unter Umständen von verschiedenen Faktoren abhängig. So wirkt die gleichzeitige Verabreichung von *Arsen* oft günstig. Dem *Kupfer* wird diese Begünstigung auch zugesprochen, doch bestreitet dies HEILMEYER, da ein Kupfer-Mangel beim Menschen nie festzustellen sei.
Daß auch *Phosphor* eine anregende Wirkung auf den Eisen-Ansatz und die Blutbildung besitzt, entspricht der ärztlichen Erfahrung und ist besonders in der Homöopathie bekannt. Die chemische Verwandtschaft des *Phosphors* mit *Arsen* legt diese Wirkung außerdem noch nahe. Es scheint Anämien zu geben, die auf *Phosphor*, wie andere auf *Arsen*, mit einem starken Hämoglobinanstieg reagieren.

Nicotinsäureamid begünstigt den Einbau des Eisens in das Hämoglobinmolekül. Auch *Vitamin C* besitzt hohe Bedeutung, weil durch dieses das Ferrieisen in die zweiwertige Form übergeführt wird. Es wird ganz allgemein eine enge Verknüpfung des Eisen- und Vitamin-C-Stoffwechsels aus dem weitgehenden Parallelgehen der beiden Blutspiegel angenommen.

Das Vorhandensein genügender Magensäure ist erforderlich zum Herauslösen des Nahrungseisens. Bei völligem Mangel an Salzsäure kann die Galle für die Resorption des Eisens eintreten.

Gehemmt wird die Eisen-Therapie durch das reichliche Vorhandensein von Zitronensäure, Milchsäure, Weinsäure usw., weil dadurch die Abspaltung von freien Ferroionen verhindert wird. Man muß daher vermeiden, diese Säuren zugleich mit Eisen zu verabreichen. Oft kann eine Eisen-Therapie nicht zur Wirkung kommen, weil eine Infektion im Körper vorhanden ist. Die Beseitigung einer solchen, wie die Herdinfekte verschiedener Art sowie auch gynäkologischer Entzündungen, muß angestrebt werden.

Tumoren, wenn sie mit Zerfallsprozessen einhergehen, verhalten sich hemmend auf eine Eisen-Therapie infolge der Toxinbildung. Neben Karzinomen sind es besonders Myome, die nicht nur durch Blutungen, sondern auch durch Hemmung die Eisen-Wirkung stören. In diesen Fällen sind besonders große Eisen-Dosen notwendig.

Dosierung der Eisenpräparate. Von dem oral zugeführten Eisen kommen bei sehr hohem Eisen-Bedarf des Organismus maximal nur 50% zur Resorption, bei weniger starkem Mangel weniger. Man muß also bei einer Anämie von 50% Hb zum Ersatz des Hämoglobineisens und der übrigen Eisen-Bestände etwa 1500 mg Eisen zur Resorption bringen. Wenn in 7 Wochen eine Heilung eintreten soll, so müssen täglich 60 mg resorbiert, also 120 mg Eisen angeboten werden. Auf Ferrochlorid umgerechnet, gibt dies 270 mg, oder 9 Pillen *Ceferro* (ascorbinsaures Eisen) täglich. Da *Ferrum reductum* viel schlechter resorbiert wird, so muß davon mindestens 6 g täglich gegeben werden (nach HEILMEYER).

Wirkung

Übersicht über die pharmakodynamische Wirkung,
das Arzneimittelbild und die klassische Anwendung

Den Beziehungen des Eisens zum **Blutgefäßsystem** kommt besondere Bedeutung zu. Die Herztätigkeit ist im allgemeinen beschleunigt, es wurde aber auch Verlangsamung beobachtet. Ganz allgemein ist eine vermehrte Erregung im gesamten Gefäßsystem vorhanden mit Herzklopfen und Klopfen in der Herzgrube. Nervöse Ursachen geben dazu oft Veranlassung, besonders auch zu den typischen Kongestionen zum Kopf mit plötzlichem Erröten und einem Gefühl lästiger Blutfülle im Kopf und Gesicht. Dabei wird ein Pulsieren in den Gefäßen, besonders in den Karotiden und den Schläfenarterien, wahrgenommen. Der Puls wechselt rasch an Fülle und an Frequenz, aber auch zu

anderen Körpergebieten kann diese Kongestion auftreten, so zum Beispiel zur Lunge mit dem Gefühl der Beklemmung und dem Bedürfnis, tief Atem zu holen.
Diese Neigung zu **Kongestionen** und der Blutandrang zum Kopf gibt dem Typus des Ferrum-Patienten oft das Gepräge. Zugleich sehen wir auch darin das Spiegelbild **fieberhafter Zustände**, deren Behandlung durch die Feststellung der Eisen-Verschiebung aus dem Blut zum RES, bei toxischen und infektiösen Zuständen nahegelegt wird. In der Tat hat sich die Verwendung von Eisen bei infektiösen Fiebern, besonders von *Ferrum phosphoricum* bei Pneumonie, bei Bronchitis und Grippe, gut eingebürgert. Bei Anämie werden diese Schwankungen der Blutzirkulation zusammen mit Schwindel infolge Gehirnanämie regelmäßig gefunden und geben die Indikation für den Eisen-Gebrauch ab. Bei diesen Schwankungen im Gefäßsystem kommt es auch zur Erschlaffung, die sich in einer verstärkten Füllung der sichtbaren Venen und vorhandener Varizen äußert.
Die **Verdauungsstörungen** im Eisen-Versuch am Gesunden mit Neigung zu Erbrechen, Heißhunger oder Appetitlosigkeit, mit Verstopfung oder Durchfällen unverdauter wäßriger Massen gleich nach dem Essen oder nachts und ohne wesentliche Schmerzen, geben eine gute Indikation für die Behandlung akuter und chronischer Magen- und Darmkatarrhe. Die Behandlung von Colitis gravis, Colitis postdysenterica, Gärungsdyspepsie mit Eisen ist auch in der Schule nicht vergessen. STAUFFER setzt sich auch für die Behandlung der Verdauungsstörungen bei Basedow ein, was bei dem Gefäßerethismus und den Störungen des oxydativen Abbaus im Zellstoffwechsel wohl angezeigt erscheint.
Die Beziehung zu den **Atmungsorganen** ist bei der Behandlung fieberhafter Zustände bereits berührt in der Erwähnung bronchitischer und pneumonischer Krankheitsbilder. Bei den Prüfungen haben sich katarrhalische Zustände von der Nase bis zu den Bronchien ergeben, auch blutstreifiger Auswurf wurde von HAHNEMANN genannt. Die Rachenorgane finden sich schmerzhaft beim Schlucken, die Stimme neigt zu Heiserkeit.
An der **Blase** tritt eine Reizbarkeit mit gesteigertem Drang zum Wasserlassen auf. Unwillkürlicher Harnabgang während des Tages mit Einnässen wird erwähnt. Entsprechende Zustände von Enuresis bei Nacht und bei Tage sind dementsprechend eine bewährte Indikation zur Eisen-Verordnung; dies ist wohl verständlich, wenn man die Rolle des Eisens als Oxydationsvermittler bedenkt. Ferrum kann in der Tat als Säurungsmittel des Harns verwendet werden.
Daß Eisen **Hämorrhagien** aus den Schleimhäuten verursacht und andererseits auch heilt, führt Hugo SCHULZ auf die erhöhte Gefäßspannung und den Gefäßerethismus beim Eisen-Gebrauch zurück. Man wird sich ihm hier anschließen können, doch ist es wohl möglich, daß auch die veränderte Zusammensetzung des Blutserums eine Neigung zu Blutungen bedingt. Bei den alten Ärzten wird die Möglichkeit von Lungenblutungen bei Phthisikern nach Eisen-Gebrauch erwähnt.
Bei Eisenmangelanämien beobachtet man ein Sistieren der **Eierstocktätigkeit**. Bei den Prüfungen werden Menorrhagien und, besonders typisch, unterbrochene Regelblu-

tungen beobachtet. Eine veränderte Eierstocktätigkeit trifft hier mit der Neigung zu Blutungen zusammen. Bei Männern finden wir gesteigerte Erregbarkeit und Neigung zu Pollutionen. Eine gesteigerte Erotik wird von Eisen-Bädern auch bei Frauen angegeben.
Das Allgemeinbefinden wird stark beeinflußt. Nach einer Phase der Hebung des Allgemeingefühls und Steigerung des Kraftgefühls der Muskulatur folgt eine auffallende Leistungsunfähigkeit, Schlappheit und Unlust zu jeglicher Arbeit. Dabei ist es typisch, daß diese Funktionsherabsetzung und Schwäche nicht nur die körperliche Kraft, sondern auch die psychischen und nervösen Funktionen umfaßt.
Es tritt ein Bedürfnis niederzuliegen ein, obwohl mäßige Bewegung ganz allgemein die lokalen Beschwerden bessert. Die Anfälligkeit gegenüber seelischen Erregungen und geistigen Beanspruchungen fällt in die Augen. Geistige Beanspruchung ruft Kopfschmerzen und Abspannung sowie Unfähigkeit zu Konzentration hervor. Auch depressive Verstimmung wird gefunden, besonders auch nach Erregung und geistiger Anstrengung. Bei Ferrum-Patienten findet man auch oft Kopfschmerzen periodischer Natur und migräneartige Zustände, was bei den Angiospasmen nicht zu verwundern ist. Die Abspannung führt jedoch nicht zu einem vertieften Nachtschlaf, vielmehr ist dieser unruhig und auch wieder durch Herzklopfen und ungeregelte Blutzirkulation gestört. Die Völle im Kopf verbunden mit Kopfschmerzen wird schlimmer durch Bücken, Husten und jede plötzliche Bewegung, durch Treppensteigen, und gelindert durch Hinlegen und langsames Umhergehen. Noch 1920 mußte Hugo SCHULZ schreiben: ,,Ganz eigenartig und hinsichtlich seiner Entstehungsart alles andere wie auch nur einigermaßen sicher zu erklären, ist das Verhalten der quergestreiften Muskulatur unter der Eisen-Wirkung." Heute, nachdem wir die fermentative Rolle des Eisens im Zellstoffwechsel, insbesondere des Myoglobins, kennen, sind uns diese Erscheinungen von seiten der Muskulatur kein Rätsel mehr. Wir müssen auch hier annehmen, daß durch die Zufuhr des Eisens diese Fermente in ihrer Funktion gestört werden. Die Muskel- und Gelenkschmerzen sowie neuralgische Symptome werden durch Ruhe schlimmer und nötigen zu Bewegung, wodurch sie erträglicher werden. Die Partien der Schultern scheinen besonders befallen zu sein. Daß hierbei Ferrum metallicum eine bevorzugte Wirkung auf das linke und *Ferrum aceticum* auf das rechte Schultergelenk besitzen soll, scheint mir jedoch völlig unbewiesen.

Typus

Schwächliche, blutarme Menschen mit blasser, durchscheinender Haut, in der die erweiterten Venen hervortreten, mit fliegendem Erröten des Gesichts, oder blühendem Gesicht mit roten Wangen, aber großer Erschöpfbarkeit und Übererregbarkeit mit sehr geringer Leistungsfähigkeit und Widerstandskraft, besonders auch gegenüber Gemütsbewegungen. Ferrum wird besonders wirksam beim oxygenoiden Typus beschrieben, dessen Eigenart es ist, daß die Verbrennungsprozesse beschleunigt sind. Die Störung der Eisen-Funktion bei diesem Typus geht mit einer Erregung im Gefäßsystem, mit beschleunigter Blutzirkulation und gesteigertem Stoffwechsel einher. Dieser Typ hat eine Verwandtschaft mit dem Hyperthyreoidismus. Damit bekommt das von HAHNEMANN stammende Prüfungssymptom der ,,Vorliebe für Brot und Fett und der Abneigung gegen Fleisch" (vgl. die Schutzkost bei Basedow) einen Sinn und innere Berechtigung. Man erinnert sich, daß blonde Typen weit eher zu Blutarmut neigen als brünette, Ferrum also für letztere mit ihrem stabileren Eisen-Stoffwechsel weniger in Frage kommt. Die Neigung zu Blutungen beim Ferrum-Typ dürfte sowohl auf dem Gefäßerethismus wie auf einer Veränderung der Blutzusammensetzung beruhen. – Aus dem geschilderten Typus geht ohne weiteres hervor, daß er besonders beim weiblichen Geschlecht anzutreffen ist.

Arzneimittelbild

Das Arzneimittelbild beruht überwiegend auf Prüfungen an *Ferrum aceticum* und *carbonicum*, ein Unterschied gegenüber Ferrum metallicum scheint nicht vorzuliegen.

Leitsymptome: *Gesicht entweder gerötet und vollblütig mit blühendem Aussehen, oder aschfahl, bleich oder grünlich, mit plötzlichem Erröten und Blutwallungen. Pulsieren in den Schläfenarterien und Karotiden; Venen im Gesicht blutgefüllt. Neigung zu hellroten Blutungen.*
Neigung zu Blutwallungen zum Kopf mit Röte des Gesichts.
Große Schwäche und Anfälligkeit, die im Gegensatz steht zu dem manchmal blühenden Aussehen. Bedürfnis, sich niederzulegen. Aus der schlechten Blutzirkulation und dem Kongestions-Zustand läßt sich ableiten, daß sowohl Wärme wie Kälte Beschwerden machen können.
Erbrechen und Durchfälle verschlimmern sich durch Essen und Trinken.
Abneigung gegen den Genuß von Eiern.
Gliederschmerzen bessern sich bei langsamem Umhergehen und werden schlimmer bei Ruhe. Diese Beobachtung dürfte auf den günstigen Einfluß der Bewegung auf die gestörte Blutzirkulation zurückzuführen sein. Desgleichen wurde auch beim Herzklopfen und selbst bei den Blutungen eine Besserung durch mäßige Bewegung beobachtet. Eine allgemeine nächtliche Verschlimmerung der Beschwerden ist nicht hinreichend gestützt durch die Arzneimittelprüfung.

Chlorosis
Eisenmangelanämie

Allgemeines: Auffallende Schwäche und Angegriffenheit gegenüber körperlicher und seelischer Beanspruchung. Zittern der Glieder, nervöse Schwäche nötigt zum Liegen. Doch treten die Beschwerden in der Ruhe vermehrt auf.
Blässe aller Schleimhäute.

Geist und Gemüt: Gedrücktes, ängstliches Wesen, sehr erregt beim geringsten Widerspruch. Alles regt auf oder verstimmt.

Migräne,
Neuralgien am Kopf.

Kopf: Klopfender Kopfschmerz mit Gesichtsröte und Schwindel mit heißem Kopf und kalten Füßen. Gefühl strotzender Fülle im Kopf. Kopfschmerzen bessern sich im Liegen, oder durch Umhergehen in frischer Luft, dagegen nicht durch Abkühlung.
Anfallweise auftretende Blutwallungen zum Kopf und zur Brust mit Herzklopfen. Kopfschmerzen nach der Menses. Migräneartiges Kopfweh. Schwindel, wie betrunken beim Gehen oder beim Schauen auf fließendes Wasser.

Gesicht: Gesicht gerötet, blaß oder grünlich, bei jeder Erregung färbt es sich hellrot oder wird rot gefleckt. Die Venen am Kopf sind vorübergehend angeschwollen, Gesicht und Lippen bleich. Haarausfall und Wundheitsgefühl im Haarboden.

Bindehautkatarrh,
Lidrandentzündung.

Augen: Katarrh der Bindehaut mit Augentränen und Schwellung der Lider.

Herz und Kreislauf: ⊙ Puls voll, weich, leicht unterdrückbar. Beschleunigter und voller Puls, oder Verlangsamung der Herztätigkeit. Pulsieren in den Blutgefäßen.
Blutwallungen zum Kopf mit kalten Füßen und Händen, aber heißem Kopf. Blutandrang zur Brust mit Beklemmung und dem Bedürfnis, tief zu atmen.
Venöse Stauungen am Kopf mit Auffüllung der Venen am Kopf, an den Händen; Varizen.

Akute Katarrhe der Nase, **des Rachens, Kehlkopfes,** der Bronchien.
Lungenentzündung,
Lungenblutung, Grippe.

Atmungsorgane: Wäßrige Absonderung aus der Nase. Nasenbluten, ⊙ welches die Kopfschmerzen bessert. Heiserkeit, trockener Husten, besonders nach dem Niederlegen, Husten mit schleimigem Auswurf, blutstreifiger Auswurf, schweres Atemholen. Husten schlimmer bei Bewegung. Beengung der Brust und Angst, besser beim Umhergehen.
⊙ Beim Husten spritzt der Harn (bei Frauen) weg.

Akute und chronische
Magen-Darm-Katarrhe.
Durchfälle bei Basedow.
Colitis gravis, Gärungsdyspepsie.

Verdauungsorgane: Heißhunger, so daß kaum die doppelte Menge genügt, ihn zu sättigen. Widerwillen gegen jede Speise. Unstillbarer Durst, oder fehlender

Durst. Magenschmerzen nach Fleischspeisen. Widerwillen gegen Eier und Verschlimmerung durch Eier. Übelkeit und Aufstoßen, übler Geschmack im Mund; Gefühl wie Zusammenschnüren im Schlund.
Erbrechen der genossenen Speisen sofort oder auch erst nach einigen Stunden. Nach dem Essen steigen ihm die Speisen stoßweise wieder hoch ohne Übelkeit und ohne Erbrechen. Heftiger Druck in der Magengegend. Rumpeln und kolikartige Leibschmerzen. Stuhl verstopft oder Durchfall; oder Durchfall wechselnd mit Verstopfung. Wäßriger Durchfall mit vielen Blähungen, schlimmer nach dem Essen und Trinken. ⊙ Durchfällige Stühle, unverdaute Speise enthaltend.

Enuresis nocturna, unwillkürlicher Harnabgang tagsüber.

Harnorgane: Vermehrter Harndrang mit Reiz in der Harnröhre bis zum Blasenhals. Unwillkürlicher Harnabgang, vorzüglich am Tage. (Nach RADEMACHER ist alkalischer Harn ein Hinweis auf die Notwendigkeit der Verordnung von Eisen.)

Menorrhagie, Fluor albus. Regelstörung bei Anämie (Amenorrhö und verspätete Menses, unterbrochene Menses).

Geschlechtsorgane: Männer: Geschlechtliche Erregung mit Pollutionen.
Frauen: Regel verfrüht, blaßrot, verstärkt und länger. Neigung zu Fehlgeburt. Regel auch verspätet und unterdrückt. ⊙ Statt der Periode tritt Nasen- oder Lungenbluten auf, oder eine Leukorrhö. Unterbrochener Regelfluß charakteristisch.
Sehr angegriffen, körperlich und seelisch während der Regel.
Fluor milchig, wäßrig und wundmachend.

Akuter Gelenkrheumatismus. Muskelrheumatismus bes. im Deltamuskel, Neuralgien, Neuritiden.

Glieder: Rheumatoide Schmerzen in allen Muskeln und Gelenken, schlimmer in der Ruhe, muß nachts das Bett verlassen und umhergehen. Venen erweitert und blutgefüllt. Varizen verschlimmern sich. Ausgesprochene Mattigkeit.
Stechende und reißende Schmerzen im Schultergebiet, ⊙ besonders links. Schmerzen im Hüftgelenk, abends nach dem Niederlegen am schlimmsten, muß aufstehen und herumgehen, um den Schmerz zu lindern, bis zur Mitternacht.

Akne

Haut: Akne im Gesicht, an Hals und Brust.

Wärmeregulation: Kalte Hände und Füße, Frösteln überall. Hitzewallungen über den ganzen Körper, besonders zum Kopf, mit Rötung des Gesichts. Ausbruch von Schweiß am ganzen Körper.
Fieberische Hitze, dabei Puls voll, ⊙ aber leicht zu unterdrücken.

Dosierung

Bei Eisenmangel-Anämie ist Ferrum nur angezeigt, wenn die typischen Ferrum-Symptome vorliegen. In solchen Fällen genügt die Anregung mit homöopathischen Dosen, daß der Organismus seinen Eisen-Bedarf aus der Nahrung deckt. Sonst massive Dosen der Ferroverbindungen oder *Ferrum reductum* in den in der Schule üblichen Dosen angewandt werden (siehe oben.) In allen anderen Fällen sind Verreibungen zwischen D 3 und D 6, auch D 12 üblich (ab D 8 auch flüssig).

Weitere Eisenpräparate

Ferrum colloidale, Ferrum aceticum, Ferrum carbonicum, Ferrum muriaticum haben dieselben Anzeigen wie Ferrum metallicum.
Ferrum arsenicosum, Ferriarsenit, ist ein kräftiger Katalysator bei schwächlichen, blutschwachen Menschen, bei Appetitlosigkeit der Kinder und der Erwachsenen, bei Malariakachexie, in der Rekonvaleszenz nach schweren Krankheiten, bei sekundärer Anämie, bei Leukämie. Wenn Calcium phosphoricum bei asthenischen Kindern versagt, hilft meistens Ferrum arsenicosum D 4 bis D 6.
Ferrum citricum oxydatum hat außer den sonstigen Eisen-Anzeigen eine Empfehlung bei Chorea minor. D 2 bis D 6.
Chinimum ferro-citricum, ein ausgezeichnetes und gut verträgliches Tonikum. D 3 bis D 6. Empfohlen bei Albuminurie und chronischer Nephritis (STAUFFER D 4).
Ferrum jodatum bei Skrofulose und Tuberkulose, zum Beispiel Appetitlosigkeit und Schwäche der Kinder mit Drüsenschwellungen, bei Lungentuberkulose, bei Kröpfen der Kinder und der Mädchen in der Pubertät, bei Tabes mesaraica, bei Hoden- und Urogenitaltuberkulose, bei Syphilis in Verbindung mit Skrofulose, hereditärer Syphilis, bei Uterusprolaps und -senkung mit den üblichen Beschwerden. (D 2) D 3 bis D 6.
Ferrum picrinicum bei Prostatahypertrophie (siehe unter *Acidum picrinicum*). D 2 und D 3. Blasenpapillom.
Ferrum sulfuricum, klinische Empfehlungen bei Basedow mit schmerzlosen, wäßrigen Durchfällen. D 3 bis D 6.

Pyrit, Eisenkies oder Schwefelkies, Fe S_2, bei der chronischen Heiserkeit mit Verdikkung der Taschenbänder gut bewährt (nach WACHTER, persönliche Mitteilung).

Vergleichsmittel

Gliederschmerzen, besser bei Bewegung, schlimmer in Ruhe: *Pulsatilla, Rhus toxicodendron, Hedera, Jodum, Bellis.*
Erbrechen nach dem Essen: *Antimonium crudum, Arsenicum album, Pulsatilla.*
Durchfall nach dem Essen: *Arsenicum album, China, Croton.*
Bluthusten: *Acalypha indica, China, Erigeron, Ferrum phosphoricum, Ipecacuanha, Millefolium, Phosphorus, Sanguinaria.*

Beispiel

Hypochrome Anämie

Bei Frau K., 56 Jahre alt, wurde 1953 ein Hypophysentumor festgestellt. Die Patientin erhielt daraufhin 30 Röntgentiefenbestrahlungen der Hypophyse. Nach dieser Röntgentiefenbestrahlung entwickelte sich klinisch das Bild eines Myxödems mit starker Fettleibigkeit und einer deutlichen geistigen Verlangsamung. Seit der Kindheit ist nach Angaben der Patientin eine Anämie bekannt.
Das Gewicht der Patientin beträgt durchschnittlich 103,5 kg und schwankt im allgemeinen nur um wenige Pfunde. (Der klinische Untersuchungsbefund zeigte außer dem typischen Bild des Myxödems eine geringe prätibiale Ödembildung. Das Herz läßt auskultatorisch keinen krankhaften Befund erkennen, stellt sich jedoch röntgenologisch als breitbasig aufliegend, schlaff und etwas linksverbreitert dar). Der Blutdruck betrug anfänglich 160/90 mm Hg, zeigte aber im Verlauf der weiteren Jahre meist hypotone Werte von durchschnittlich 110/70 mm Hg mit den entsprechenden subjektiven Beschwerden, wie Schwindel, Müdigkeit und Hohlheitsgefühl im Kopf. Nach dem damaligen klinischen Bild verordnete ich zunächst *Cimicifuga* D 12, unter dessen Medikation zunächst eine spürbare Besserung eintrat, dann allerdings über starken Mittelkopfschmerz geklagt wurde. Das daraufhin längere Zeit eingenommene *Graphites* D 12 führte lange Monate zur Beschwerdefreiheit.
Im Blutbild bestand eine Anämie mittleren Grades, die sich jedoch im Oktober 1958 sehr verschlechterte und von geringfügigen Schwankungen abgesehen einen Durchschnittswert von Hb 12,6 g und Ery 2,15 Mill. zeigte. Vor meiner Untersuchung war die Patientin schon mit zahlreichen Eisenpräparaten behandelt worden, ohne daß ein Anstieg der Blutwerte zu erzielen gewesen wäre. Auf intravenöse Gaben von *Kobalt-Ferrlecit* und später *Cytobion* (B 12), 3mal wöchentlich 30 Gamma konnte ebenfalls kein Anstieg der Blutwerte beobachtet werden. Da die Magensäurewerte größtenteils hypazid, vorübergehend auch anazid waren, wies ich die Patientin zum Ausschluß einer perniziösen Anämie in eine Klinik ein. Während der 4wöchigen Klinikbehandlung wurde, nachdem die hypaziden Säurewerte festgestellt waren, *Acidol-Pepsin* und täglich 60 Gamma *Cytobion* verabfolgt. Das Sternalmark war nicht ganz typisch für eine perniziöse Anämie, für die die histaminrefraktäre Achylie, der hohe Färbeindex und der geringgradig vergrößterte Erythrozytendurchmesser sprachen. Unter der Behandlung stieg der Erythrozytenwert von 2,9 Mill. auf 3,5 Mill., das Hb von 69% auf 72% an. In dem Krankenhausbericht wurde mir eine weitere Durchführung der Cytobion-Therapie von 3mal 30 Gamma pro Woche empfohlen. Ich führte diese Behandlung mehrere Wochen durch, ohne daß eine weitere Verbesserung der Blutwerte zu beobachten war, im Gegenteil, die Patientin fiel mit den Blutwerten weiter ab.
Obwohl ich Frau K. während der mehrjährigen Behandlung anamnestisch sehr genau ausgefragt hatte und sie immer wieder nach unverträglichen Speisen usw. gefragt hatte, gab sie mir wenige Wochen nach der Krankenhausentlassung auf Befragen erstmalig an, daß sie schon immer Eier schlecht vertragen könne. Mir fiel bei dieser Bemerkung sofort Ferrum ein, obwohl die Patientin praktisch nichts vom Ferrum-Bild aufwies. Ich setzte daraufhin alle Medikamente ab und gab Ferrum D 6 3mal 1 Tablette. Innerhalb von 14 Tagen stiegen daraufhin die Blutwerte auf ein Hb von 16,0 und Ery 4,5 Mill. Mehrfache Blutkontrollen zeigten diese Werte ungefähr in der gleichen Höhe und sanken auch nach Absetzen von Ferrum, das insgesamt 5 Wochen gegeben wurde, nicht ab. Die Patientin zeigt auch heute, 6 Monate nach Absetzen des Eisens praktisch noch die gleichen Werte. [Dr. HAAKSFORT: Zschr. f. Spagyrik 1960: 17]

Ferrum phosphoricum

Anwendung

Ferrum phosphoricum, das Ferriphosphat ($FePO_4$), als Schüßlermittel sehr bekannt geworden, wird auch in der Homöopathie häufig verwendet. Der Gebrauch stützt sich auf die Angaben SCHÜSSLERS, eine Arzneimittelprüfung an einer einzigen Person wurde von J. C. MORGAN vorgenommen.

Klinische Anzeichen

Als **Fieber- und Entzündungsmittel im akuten und subakuten Stadium,** besonders beim Ferrum-Typus: bei nervösen, überempfindlichen Menschen mit Neigung zu Kongestionen und auffallender Erschöpfung sowie Abmagerung (oxygenoide Konstitution GRAUVOGLS). Der Puls ist weich und wenig gespannt.
Es unterscheidet sich deutlich von der Unruhe und Angst des Aconit-Patienten mit dem gespannten Puls und der erregten Blutzirkulation, von der aktiven Kongestion und Überreizung der *Belladonna* sowie von der Lähmigkeit und Benommenheit von *Gelsemium.*
Das Fieber ist hervorgerufen durch Erkältung, Gelenkrheumatismus, Grippe, Sepsis. Ferrum phosphoricum steht bei dem Fieber durch Infektionskrankheiten in erster Linie. Auch bei chronischen Fieberzuständen, zum Beispiel beim Lymphatismus, oft wirksam.
Die Schmerzen bei Entzündung oder Rheumatismus sind schlimmer nachts, durch Kühle, durch Bewegung (*Ferrum metallicum* besser durch Bewegung).
Besonders wirksam bei **Erkrankungen der Luftwege:** Schnupfen, Kehlkopf- und Luftröhrenkatarrh, Lungenentzündung, Rippenfellentzündung, Grippe. Heftige Reizerscheinungen der Schleimhäute, dabei zum Beispiel starker Fließschnupfen mit vielem Niesen, lästiger, fortdauernder Reizhusten. Gute Wirkung bei Mittelohrkatarrhen.
Bei **Lungentuberkulose** mit subfebrilen und febrilen Temperaturen wird oft mit D 3 oder D 4 Entfieberung erreicht, auch bei Patienten, die vorher wochenlang subfebrile oder febrile Temperaturen hatten (nach Beobachtung von KÖHLER im Robert-Bosch-Krankenhaus [Hippokrates 1949, 3: 105]).
Bei akuter Mittelohrentzündung und Tubenkatarrh wird es von einigen nahezu als Spezifikum betrachtet.
Die Beziehung zu den Kapillaren des Blutes zeigt sich in Erfolgen beim Haemangioma vasculosum.
Unwillkürlicher Harnabgang bei geschwächten Menschen.
Im übrigen siehe bei *Ferrum metallicum.*

Literatur

MORGAN, J. C.: Amer. J. Homoeop. Mat. Med., New Ser. 5 [1876]: 308.
ALLEN: Encyclopedia, Bd. X.

HUGHES: Cyclopaedia, Bd. II und IV (Anhang).
SCHÜSSLER: Abgekürzte Therapie.

Dosierung

D 3 bis D 6 bis D 12.

Ficus religiosa

Herkunft des Mittels

Ficus religiosa, (Fam. nat. Moraceae) Heiliger Feigenbaum, der heilige Baum der Inder. Wird in Indien als Antidiabetikum verwendet. Die Blätter und Rinde enthalten oral wirksame hypoglykämische Stoffe.

Wirkung

Der Inhaltsstoff β-Sitosterol-glucosid senkte bei Kaninchen i. v. injiziert in Dosen von 5 bis 7,5 mg/kg den Blutzucker um 23% bzw. 34%, oral verabreicht um 23%. Von Dr. S. Ch. GHOSE wurde Ficus religiosa einer kurzen Prüfung an sich, seiner Frau und seinem Hund unterworfen. Verwendet wurden die frischen Blätter. Bemerkenswert war, daß bei allen 3 Prüfern schon nach 1 bis 3 Tagen unter dem Gebrauch von 20 bis 40 Tropfen der Tinktur an jedem Tag starke Blutungen teils aus dem Magen, den Bronchien, teils den Nieren und der Gebärmutter sich ergaben, dazu dysenterieartige Durchfälle. Außer vom Inaugurator wurde Ficus auch von CLARKE empfohlen. Die therapeutischen Erfolge erstrecken sich auf Blutungen aller Art, einschließlich arterieller Blutungen bei Verletzungen, blutige Dysenterie, Lungenblutungen, Gebärmutterblutungen, Nasenbluten, Hämorrhoidenblutungen, Nierenblutungen.

Literatur

ANSCHUTZ: New, Old and Forgotten Remedies, Philadelphia 1917.

Arzneimittelbild

Geist: Ruhig und jeder Bewegung abgeneigt – traurig und melancholisch.

Kopf: Übelkeit, Schwindel und leichtes Kopfweh (mit Blutungen). Brennen auf dem Scheitel.

Augen: Schwäche der Augen.

Gesicht: Gelbliche Gesichtsfarbe.

Magenblutungen. **Magen:** Erbrechen von hellrotem Blut.

Dysenterie, blutige Hämorrhoidenblutungen.

Stuhl und After: Blutige Dysenterie mit hellroten Blutungen. Dysenterie mit Menorrhagie.

Blutungen der Niere und Harnwege.

Harnorgane: Häufiger Drang zu urinieren, der Harn enthält reichlich Blut.

Menorrhagie und Metrorrhagie.

Weibliche Geschlechtsorgane: Menorrhagie, Blut hellrot; herabdrängende Schmerzen im Unterleib.

Lungenblutungen, Nasenbluten.

Atmungsorgane: Erschwertes Atmen. Neigung zu Husten, welcher blutigen Auswurf im Gefolge hat.

Allgemeines: Sehr schwach und ruhelos.

Dosierung

Verwendet wurden die Tinktur in einzelnen Tropfen und niedere Potenzen bis zur D 3. Die bei der Prüfung entstandene Blutungsneigung kam nach dem Gebrauch geringerer Gaben als bei der Prüfung verwendet (3 Tropfen der Tinktur alle 2 Stunden) angeblich zum Stehen.

Vergleichsmittel

Erigeron, Hamamelis, Geranium, Acalypha, Millefolium, Ipecacuanha, Thlaspi.

Flor de Piedra

(Lophophytum leandri)

Herkunft des Mittels

Flor de Piedra (Familie der Balanophoraceae) wächst in den tropischen Wäldern der Provinz Misiones in Argentinien sowie in den angrenzenden Gebieten von Paraguay und Brasilien. Sie ist eine Schmarotzerpflanze und benützt die Wurzeln mancher Baumarten als Wirtspflanze. Wegen ihrer steinartig anmutenden Gestalt in Form einer mit Narben besetzten Knolle von rötlich-brauner Farbe, die nur zur Blütezeit durch einen zapfenähnlichen Blütenstand auffällt, wird sie im Volke Flor de Piedra gleich Steinblüte genannt. Sie wird dort gegen Verdauungsstörungen, besonders Lebererkrankungen, gebraucht. Im brasilianischen Heilpflanzenbuch von M. Pio CORREA werden als weitere Indikationen Rachitis und Epilepsie genannt. Dort wurde Dr. W. SCHWABE auf die Pflanze aufmerksam.
Angewandter Pflanzenteil ist die ganze getrocknete Pflanze. An Inhaltsstoffen wurden bisher einige pflanzliche Farbstoffe von hohem Redoxpotential (Leukoanthocyanidinkörper) bekannt. Von Bedeutung dürften sein: Spuren von Jod und Brom ein auffallend hoher Gehalt an Eisen, das sowohl organisch gebunden als auch anorganisch vorkommt. Die Pflanze wurde von den Indianern Südamerikas vorwiegend bei Verdauungsstörungen und Leberkrankheiten sowie verschiedenen bösartigen Krankheiten gebraucht (z. B. Karzinom-Metastasen).

Wirkung

Als Wirkstoffe sind bis jetzt bekannt: den Flavonoiden nahestehende Leukoanthocyanidinkörper, ferner ein sehr geringer und nur schwer nachweisbarer Gehalt an *Jod* und *Brom*, möglicherweise in organischer Bindung. Letzterer dürfte für die Wirkung wesentliche Bedeutung besitzen (W. SCHWABE und W. HERZ).

Klinische Anwendung

Als klinische Indikationen haben sich bis jetzt bewährt: Leberschäden als Folge einer zurückliegenden Hepatitis oder auch toxischer Genese (vgl. *Hedera* und *Jod*), mit schnell eintretender subjektiver Besserung; nauseaartige Beschwerden, wie sie bei Digitalis-Unverträglichkeit und bei Fahrkrankheit beobachtet werden; Strumen, und zwar sowohl die harten Knotenstrumen wie auch die parenchymatösen und in geringerem Maße auch die juvenilen Strumen, mit Nachlassen des Druckgefühls bei gleichzeitigem Weichwerden der Struma schon von der 2. Woche ab; Hyperthyreose und Thyreotoxikose (in Potenzen von D 12 an aufwärts).
Weitere Indikationen wurden von Elis. FREIWALD angegeben und sind noch weiter zu prüfen: Erkrankungen der Leber- und Gallenwege; hepatogene Migräne, spastische Obstipation; Erkrankungen des Herzens, wie Koronargefäßerkrankungen, darunter Myokardinfarkte (hierbei auch Injektionen von D 6, wenige Minuten nach erfolgter Injektion klangen die Stenokardien ab, welche dann mehrere Stunden bis zu 1–2 Tagen und selten längere Zeit ausblieben); dekompensierte Hypertonien und Vitien (? [Der Verf.]), Erkrankungen des Hypophysen-Hypothalamus-Systems (Diabetes mellitus). Auffallend ist auch das sehr gute Ansprechen von Tinnitus aurium in 3 Fällen und bei chronischen Hauterkrankungen (Psoriasis, chronisches Ekzem). Bezüglich der Herzerkrankungen liegt ein Vergleich mit der ebenfalls jodhaltigen *Spongia* nahe.
Als Hauptrichtung sind anzusehen: Leber, Gallenwege, Schilddrüse, Herz.

Pharmakologie

Im Tierversuch wurde eine deutliche Leberschutzwirkung nachgewiesen (Patholog. Institut Göttingen).
Eine Arzneimittelprüfung wurde von SCHWABE und HERZ mit D 6, D 4, D 3 und D 2 an 16 Personen durchgeführt. SCHWABE, W. und HERZ, W. AHZ 209, 228 (1964). Dabei wurde bei den serologischen Kontrollen keine signifikanten Veränderungen im Sinne einer Leberschädigung festgestellt. Bei der Anwendung in der Praxis zahlreicher praktischer Ärzte und Fachärzte sowie in Kliniken, ergaben sich ermutigende Erfolge bei Leberparenchymerkrankungen als Folge einer früheren Hepatitis oder toxischer Genese von chronischem oder subchronischem Charakter, mit schneller, evidenter Besserung der subjektiven Beschwerden und teilweise auch Rückgang der objektiven Befunde wie Leberschwellung, Besserung der Transaminasewerte u.a. Außerdem wurde ein Rückgang euthyreotischer Knotenkröpfe an großen Strumen gefunden.

Bemerkenswert sind die tierärztlichen Erfahrungen, die sich bei Blockierung der Entgiftungsvorgänge beim Schwein und beim Rind ergeben haben (WOLTER). Bei schweren akuten Zuständen dieser Art hat eine einmalige Injektion von D 3 und D 4 einen erstaunlich guten Erfolg, während eine 2. Injektion bei Ferkeln zum Tode führte. Auch bei Kühen kam es zu einer Verschlechterung des Zustandes. Eine Erklärung dieses Phänomens konnte noch nicht gegeben werden. Auch waren die Reaktionsformen beim Schwein und der Kuh, die sich für Flor de Piedra als geeignet erwiesen, sehr verschieden. Beim Schwein überwiegen die lebhaften, überschießenden Reaktionen mit nervöser Ängstlichkeit, bei der Kuh die träge verlaufenden, lähmenden Reaktionen.

Literatur

Flor de Piedra wurde von Dr. Willmar SCHWABE dem homöopathischen Arzneischatz eingefügt. Über die Arzneimittelprüfung an 16 Prüfern (10 weibliche und 6 männliche Prüfer im Alter von 20 bis 57 Jahren, welche D 6, D 4, D 3 und D 2 gebrauchten) wurde von W. SCHWABE und W. HERZ in der Allg. homöop. Ztg. 209 [1964]: 228 berichtet. Diese Prüfung erhebt keinen Anspruch auf Vollständigkeit. Über „Therapeutische Erfahrungen mit Flor de Piedra" berichtet Elis. FREIWALD (Allg. homöop. Ztg. 1964: 232). Pathogenesie et étude clinique de „Lopophytum Leandri: Cahier de Biotherapie, 1967, 4e annee, 1967, S. 181.

Arzneimittelprüfung

Allgemeines: Übelkeit und Brechreiz (3mal), flaues Gefühl im Magen (1mal), starkes Durstgefühl (4mal), starke Schweißabsonderung (3mal), auffallende Müdigkeit (nach D 6 – 1mal), vermehrte Aktivität (nach D 2 und D 3 – 4mal), Hitzegefühl (1mal), Schwindelgefühl mit Tendenz, nach links zu fallen (1mal).

Kopf: Kopfschmerzen linke Stirnseite (2mal), linksseitiger Schläfenkopfschmerz (3mal), mit Besserung im Freien (1mal), gegen Abend zunehmende Kopfschmerzen (2mal), Hitzegefühl am Kopf und Hitzewallungen (2mal), Nachlassen der Sehkraft (2mal).

Mund, Nase, Rachen: Trockenheit der Nase (4mal), Trockenheit der Mundschleimhaäute (2mal), Schluck- und Räusperzwang (3mal).

Parenchymatöse und Knotenstruma, Hyperthyreose. Adoleszentenstruma bei jungen Mädchen.

Hals: Druckbeschwerden an der Schilddrüse (1mal).

Herz und Lunge: Engegefühl in der Brust, rechts stärker als links (1mal), Herzklopfen (1mal), leichter Reizhusten (2mal).

Chron. Hepatitis, Hepatose.

Bauchorgane: Allgemeines Spannungsgefühl und Völlegefühl im Bauch (7mal). Druckgefühl in der Gürtellinie (1mal), Druck der Unterwäsche wird unangenehm empfunden (1mal), Druckempfindung im Oberbauch (1mal), Druckbeschwerden im rechten Unterbauch (1mal), Schmerzen unter dem rechten Rippenbogen (1mal), reichlich Blähungen (3mal), Stuhl nimmt grauen Farbton an (1mal), Stuhl hellbraun-gelblich (1mal), leichter Durchfall tagsüber (4mal), erschwerter Stuhlgang (1mal nach D 2), Sodbrennen (2mal).

Extremitäten und Wirbelsäule: Beim Heben des rechten Armes leichter Schmerz unter dem rechten Schulterblatt (1mal), schmerzhaftes Ziehen und Kribbeln linker Arm und linke Hand (1mal), anhaltendes Ziehen und Schmerz im linken Oberarm, gebessert durch Wärme (2mal), Schweregefühl in den Beinen (1mal), Ziehen im rechten Oberschenkel bis zur Wade und Ferse (1mal), rechter Fuß etwas geschwollen und druckempfindlich (1mal).

Unterleibsorgane: Vermehrte Harnausscheidung (2mal), Periode sehr stark und 5 Tage verspätet (1mal).

Haut: Juckreiz an den Ohren (5mal), starker Juckreiz an der Kopfhaut (4mal), Juckreiz an den Armen (2mal), generalisierter Juckreiz (1mal), Juckreiz am After (1mal), leichtes Jucken an der Gürtellinie (1mal), juckender Ausschlag im Gesicht (2mal).

Ergebnisse der gleichzeitig vorgenommenen Placebo-prüfung

Allgemeines: Übelkeit (1mal), Appetitlosigkeit (1mal), Antipathie gegen Fett (1mal), unruhige Träume und mehrfach nächtliches Aufwachen (1mal).

Kopf: Gegen Abend Hitzegefühl im Kopf (1mal).

Bauchorgane: Durchfall (2mal), leichtes Völlegefühl (2mal), Blähungen (1mal), Aufstoßen (1mal).

Extremitäten: Leichtes rheumatisches Ziehen im linken Schulterblatt (1mal).

Haut: Brennende, stecknadelkopfgroße Bläschen am Kinn sowie zwischen Ring- und Zeigefinger (1mal).

Dosierung

Meist verwendet D 6, bei Hyperthyreosen D 12. Langzeitige Anwendung nötig (ILLING).

Fraxinus americana

Anwendung

Die weiße oder amerikanische Esche, **Fraxinus americana** (Fam. nat. Oleaceae), wird nach BURNETT als ein Gebärmuttertonikum bei allen schweren Zuständen von Prolaps, Senkung unter Bändererschlaffung empfohlen. Er nennt es das homöopathische Pessar. CLARKE ebenso R. HAEHL schließen sich dieser Empfehlung an. Es wird außer den genannten Verlagerungen verordnet bei Uterushypertrophie, Subinvolution nach Geburten, bei Myomen, besonders wenn das typische Gefühl des Herabdrängens im Genitale angegeben wird. Verwendet wird die frische Rinde der Zweige. Als Mittel, das seine Verwendung allein organotropen Beziehungen verdankt, werden lediglich niedere Potenzen (D 1 und D 2) gebraucht. Inhaltsstoff: Cumaringlykosid Fraxin.
Die in Deutschland heimische Esche *(Fraxinus excelsior)* ist ein altes Volksmittel gegen Gicht und Rheuma, das unter anderem von dem hervorragenden Beobachter RADEMACHER in seiner Erfahrungsheillehre in Form des Tees aus den Blättern empfohlen wird.

Vergleichsmittel

Gebärmuttersenkung: *Sepia, Senecio, Aurum, Helonias, Lilium tigrinum.*

Fucus vesiculosus

Herkunft des Mittels

Fucus vesiculosus, der Blasentang (Fam. nat. Phaeophyceae), wird an den Ufern der Nordsee und des Atlantischen Ozeans gefunden, wo die von der Strömung abgerissene Pflanze angeschwemmt wird. Die Tinktur wird von der getrockneten Pflanze hergestellt.

Wirkung

Die Wirkung beruht auf dem Jod-Gehalt, der, bezogen auf die getrocknete Pflanze 0,02–0,04% beträgt. *Jod* ist in organischer Bindung als Mono- und Dijodthyrosin vorhanden, daneben auch NaJ und NaK; auch wenig Br. (0,001%) ist enthalten. Neben dem Jod-Gehalt dürften die weiteren Inhaltsstoffe (s. bei SCHINDLER in LEESER, Lehrbuch der Hom. B/I: Pflanzl. Arzneistoffe, S. 214) von untergeordneter Bedeutung sein. Dementsprechend gilt auch, was GESSNER-ORZECHOWSKI (Die Gift- und Arzneipflanzen Mitteleuropas, 3. Aufl., S. 432) schreibt, der vor der kritiklosen An-

wendung jodhaltiger Pflanzen bei bestimmten Krankheiten wegen der Möglichkeit schwerer toxischer Schädigungen warnt.
Fucus wurde keiner AMP unterzogen, die Anwendung erfolgt auf der empirisch gefundenen guten Wirkung bei **Strumen,** bei **Arteriosklerose** und **Skrofulose.** Besondere Wertschätzung erfährt Fucus bei Adipositas in einer Dosis von 3mal täglich 10–20 Tropfen. Trotz des Jod-Gehalts scheinen diese Dosen im allgemeinen gut verträglich zu sein bei mehrwöchentlichem Gebrauch. Da es sich bei der Verordnung bei Obesitas nicht um eine homöopathische, sondern mikrotoxische Anwendung handelt, und die Empfindlichkeit gegen jodhaltige Substanzen bei den verschiedenen Individuen sehr verschieden zu sein pflegt, ist eine ärztliche Beobachtung erforderlich. Auch ist nicht zu erwarten, daß die Fettsucht dadurch geheilt wird, die Gewichtsreduktion also von Dauer ist. Eine Gewichtsabnahme von 5 bis zu 30 Pfund wird berichtet, ohne Veränderung der Diät und der Lebensgewohnheiten.

Dosierung

Die Dosis beträgt 3mal täglich 10 bis 20 Tropfen ∅. Es ist ratsam, auf das Auftreten von Jod-Vergiftung zu achten, da diese bei der sehr verschiedenen Empfindlichkeit gegen *Jod* zweifellos auftreten kann. Doch scheint Fucus auch bei diesen relativ starken Gaben gut verträglich zu sein, wenn keine Überempfindlichkeit gegen Jod vorliegt.

Galphimia glauca

Herkunft des Mittels

Bei **Galphimia glauca** handelt es sich um Zubereitungen aus einer alten mexikanischen Heilpflanze, die zu der relativ seltenen, ausschließlich auf die Tropen beschränkten Familie der Malpighiaceen gehört. Obwohl diese Droge auch in Mexiko nur wenig Verwendung findet und daher in der Literatur kaum erwähnt wird, ließ sich in Erfahrung bringen, daß sie bei geeigneter Aufarbeitung in der Lage ist, allergische Reaktionen verschiedener Art und Stärke im Haut- und vor allem im Schleimhautbereich zu beeinflussen.

Anwendung

Das Präparat wurde in den letzten Jahren an zahlreichen Heuschnupfen-Patienten geprüft, wobei sich Galphimia D 6 und D 12 als Prophylaktikum und Galphimia D 4 und D 3 als Therapeutikum recht gut bewährten.
Es liegen Berichte von 11 Beobachtern über Behandlungsverläufe bei insgesamt 68 Heuschnupfen-Patienten im akuten Stadium vor, von denen 13 sehr gut und 22 gut auf Galphimia reagierten. 17 Patienten zeigten eine nur mäßige Wirkung des Präparates und 16 Fälle sprachen offenbar nicht auf das Mittel an.
Bei Anwendung von Galphimia D 3 ist gewisse Vorsicht am Platze, da einige wenige Patienten recht heftige Anfangsreaktionen zeigten. Es erscheint deshalb zweckmäßig, insbesondere labile Patienten gegebenenfalls hierauf vorzubereiten.

Die Indikationsbreite des Mittels ist wahrscheinlich noch längst nicht voll ausgeschöpft, so daß weitere Versuche unter möglichst individuell angepaßter Dosierung sehr wünschenswert wären.

Indikationen

Heuschnupfen (sowie auch allergische Reaktionen im Haut- und Schleimhautbereich, Rhinitis vasomotorica).

Dosierung

Es empfiehlt sich, Galphimia glauca zur Prophylaxe in den Potenzen D 6 oder D 12 mit 3mal 10 Tropfen täglich zu verabreichen.
Im akuten Stadium ist Galphimia D 4 bzw. Galphimia D 3 angezeigt, wobei mit niedriger Dosierung von 2mal 5 bzw. 3mal 3 Tropfen begonnen werden sollte, um allmählich auf 3mal 10 Tropfen pro Tag zu steigern.

Gaultheria procumbens

Herkunft des Mittesls

Gaultheria procumbens, Wintergrün, gehört zu den Ericaceen und ist in Nordamerika heimisch. Sie wächst in feuchten, kalten Wäldern in immergrünen Ranken. Tinktur aus der frischen Pflanze.

Anwendung

Sie wurde in Nordamerika mit großem Erfolg gegen Gelenkrheumatismus und gegen alle Arten von Nervenentzündung (Ischias, Trigeminusneuralgie usw.) verwendet. Die Wirkung ist in dieser Hinsicht verwandt mit anderen Ericaceen wie *Rhododendron, Kalmia* und *Ledum* und ist zu verstehen durch den hohen Gehalt an Salicylsäuremethylester; sie enthält auch Arbutin.
Die Indikationen bestehen in akutem und subakutem Gelenkrheumatismus, Pleurodynie und Interkostalneuralgie, Neuralgie des Superziliarnerven, des Trigeminus und des N. ischiadicus, ferner Lumbal- u. Zervikalsyndrom (von UNGER empfohlen).

Literatur

Eine Arzneimittelprüfung existiert nicht, jedoch finden sich in der Enzyklopädie von ALLEN einige Vergiftungsfälle.
HAHN: Rec. IX, 214, 340.
ANSCHUTZ: New, Old and Forgotten Remedies.

Dosierung

Tinktur und tiefe Potenzen, ferner das Öl (*Oleum Gaultheriae*) in 5 bis 15 Tropfendosen auf Zucker. Auch äußerliche Anwendung über schmerzhaften Gebieten gebräuchlich.

Gelsemium sempervirens

Herkunft des Mittels

Gelsemium sempervirens (Fam. nat. Loganiaceae), eine viele Meter hohe Schlingpflanze, der gelbe Jasmin, ist in Nord- und Mittelamerika heimisch und wird an Flußufern gefunden. Verwendet zur Tinktur wird der frische Wurzelstock. Außer Gelsemium gehören aus dieser Familie noch *Nux vomica, Ignatia, Curare* und *Spigelia* dem Heilschatz der Homöopathie an.
Wesentliche Inhaltsstoffe: mehrere Alkaloide wie Gelsemicin, Gelsemin, Gelsevitrin und Gelsedin. Ferner das dem Yohimbin nahestehende Sempervirin und Cumarin Scopoletin.

Pharmakologie

Gelsemium gehört zu den Arzneimitteln, welche von der amerikanischen Schule geprüft und in der Therapie eingeführt worden sind. Im Jahre 1862 hat HALE auf Grund seiner Prüfung und seiner therapeutischen Erfahrungen eine Monographie über Gelsemium veröffentlicht; er faßt die Wirkung der Vergiftungen folgendermaßen zusammen:

1. Allgemeine Erschöpfung mit Lähmung aller willkürlichen Muskeln, während der Geist klar ist und die unwillkürlichen Bewegungen erhalten bleiben. In diesem Stadium ist fast immer Verdunkelung der Augen, leicht oder vollständig, zugegen, dabei Herabhängen der Augenlider, mit großer Schwierigkeit, sie zu heben. Ein leichter Grad von Stupor und Schläfrigkeit ist gewöhnlich vorhanden, oder eine Erschlaffung aller geistigen Funktionen, welche jedoch leicht zu beheben ist.
2. Partielle Lähmung aller unwillkürlichen Muskeln, zuerst der Sphinkteren, dann der Atmung, und zuletzt das Herz. In diesem Stadium sind die Gehirnfunktionen nicht immer aufgehoben und können durch Elektrizität und Bewegung leicht wiederhergestellt werden. In anderen Fällen tritt ein tiefer Stupor auf, welcher bis zum Tode oder der Genesung dauert.
3. In einigen seltenen Fällen, wenn eine sehr große Dosis einverleibt wurde, scheint das Gehirn plötzlich kongestioniert, und es tritt eine Art von Apoplexie ein (HALES New Remedies, S. 308, New York and Philadelphia 1880).

HALE vertritt die Ansicht, daß die Depression der geistigen Funktionen und die Lähmung der willkürlichen und unwillkürlichen Muskeln als Erstwirkung zu betrachten sei. Er sieht die Ursache der Erstwirkung in einer passiven Gehirnkongestion, welcher als sekundäre Phase eine aktive Kongestion folge, durch welche die bei Gelsemium beobachteten Krämpfe wie Erbrechen, Schlundkrampf, Laryagospasmus, Muskelzuckungen im Gesicht, Kolikschmerzen im Bauch und andere spastischen Symptome hervorgerufen werden. Wenn diese Ansicht zutreffen würde, so läge hier ein völlig anderer Wirkungsmodus vor als bei den anderen Loganiaceen, besonders *Nux vomica* und *Ignatia* mit ihrem Alkaloid *Strychnin,* bei denen die Lähmung erst hervorgeht aus der vorausgehenden Überreizung der Funktion in Gestalt von Hyperästhesie, Nervenschmerzen und Muskelspasmen. Aus der nicht geringen Zahl von Fällen, welche in ALLENs Enzyklopädie angeführt sind, scheint es in der Tat hervorzugehen, daß die toxische Wirkung mit Betäubung beginnt, wobei die ebenfalls auftretenden spastischen Symptome nur als Wechselwirkung zu den lähmenden eingestreut sind. Nun ist aber bei CLARKE: Dictionary of Materia Medica ein Bericht von Dr. LOGAN zu finden, wo primär eine Erregung eintrat. Dessen Frau hat nach dem Einnehmen von Gelsemium D 2, das ihr gegen Kopfschmerzen und Schlaflosigkeit verordnet worden war, mit einer starken manischen Erregung und bedeutend besserer Gedächtnisleistung reagiert. Derselbe Dr. LOGAN berichtet von einem weiteren Patienten, der nach dem Gebrauch von einigen (5–6) Tropfen Gelsemiumtinktur in eine schwere manische Erregung geriet, die erst nach 3 Stunden unter dem Einsatz von *China* 30, das als Gegenmittel verordnet worden war, verschwand. Es sind also Fälle bekannt, wo die toxische Wirkung von Gelsemium mit einer Steigerung der Funktionen beginnt, ja wo der ganze Ablauf der Wirkung lediglich in einer solchen Steigerung der Funktionen besteht, und man kann die Vermutung aussprechen, daß in manch anderem Fall die primäre Reizung mit Steigerung der Funktionen so kurz und so unbedeutend verläuft, daß sie der Beobachtung entgeht. Man hätte es also mit einer Parallele von *Digitalis* zu tun, wo die primäre Steigerung der Pulsfrequenz in verhältnismäßig so wenig Fällen klar beobachtet werden kann, daß sie auch HAHNEMANN verborgen blieb.

Auch die Tierversuche lassen erkennen, daß dem Stadium der Lähmung eine große Ruhelosigkeit mit Zittern vorausgeht. Dann erst folgen Lähmungserscheinungen der Glieder und eine beschleunigte mühsame Atmung. Der Tod erfolgt meist durch Asphyxie infolge Atemlähmung. Der Tod kann abgewendet werden, wenn künstliche Atmung angewendet wird. Die Lähmung der Muskulatur einschließlich der Atemmuskulatur tritt ein durch zentrale Lähmung der Gehirn- und Rückenmarkzentren. Die Herztätigkeit wird bei diesen Versuchen nur durch höchste Dosen beeinflußt. Der Lähmung der Glieder folgen Konvulsionen. Der Tod erfolgt zum Beispiel bei Tauben in einem allgemeinen konvulsiven Tremor, in welchem die Augen geschlossen, der Kopf herabgezogen, die Füße rückwärts gestreckt und die Flügel weit ausgespannt sind.

Beim Menschen läuft die Vergiftung, wie folgendes Beispiel zeigt, ab: Ein Arzt, der versehentlich einen Schluck eines Fluidextraktes von Gelsemium geschluckt hatte, wurde nach einigen Minuten schwindelig und schläfrig. Zugleich setzte Strabismus ein, mit Lähmung von Mund und Schlund, murmelnder Sprache und Herabhängen der Lider, besonders links. Diese Symptome nahmen rasch zu, so daß er einen kurz zuvor eingenommenen Bissen mit dem Finger wieder aus dem Mund holen mußte. Die willkürlichen Muskeln waren zu dieser Zeit noch ungeschwächt, ebenso das Gefühl und das Bewußtsein. Ein herbeigerufener Arzt versuchte, ihm ein Brechmittel beizubringen, doch konnte es nicht geschluckt werden. Nun konnte er feststellen, daß die Lähmung um den Mund im Zurückgehen war, aber sich auf die Atemmuskeln ausdehnte. Dyspnoe setzte ein mit Präkordialangst. Er wurde halb bewußtlos. Die Atemnot nahm schnell zu, eine Reihe von kurzen, schnellen Atemzügen ging 3 bis 4 verlängerten Atemzügen voraus. ,,Die Atmung setzte dann aus, ich wurde livide, und rollte im Todeskampf vom Sofa auf den Boden. Ich war zu dieser Zeit so weit bei Bewußtsein, daß ich mich erstarren fühlte und sagte: ‚Vorüber.' Dann verließ mich das Bewußtsein völlig. Mein Puls war nur noch flatternd und setzte meist aus. Es wurden Kaltwasserduschen, Reiben der Haut und künstliche Atmung angewendet. In 3 bis 4 Minuten war ich so weit erholt, daß ich wieder Licht wahrnahm, bestehend in Myriaden von Sternen, wie beim Erwachen aus einer Chloroformnarkose. Die Lichter der Leuchter konnten dann wieder unterschieden werden, und das Bewußtsein war so weit zurückgekehrt, daß ich zu sprechen in der Lage war und bald darauf aufsitzen konnte. Die Atemnot wiederholte sich nicht, und ich konnte bald ein wenig Kaffee schlucken. Die verwaschene Sprache blieb noch einige Stunden. Der Puls bis zu dem Augenblick, wo er unfühlbar wurde, blieb regelmäßig und ziemlich voll. Das Gesicht war erhitzt, bis die Lividität begann. Später war reichlicher Schweiß vorhanden" (vgl. HUGHES-DARKE: Cyclopaedia Bd. II.S. 596).

Auffallend ist der rasche Beginn und die schnelle Erholung von den schwersten Vergiftungszuständen, wenn sie nicht zur Atemlähmung geführt haben. Auf Analeptika wie *Campher, Strychnin,* Hautreize und elektrischen Strom sprechen die Vergifteten gut an. Sehr wichtig ist die künstliche Atmung. Von länger anhaltenden Folgen wird nichts berichtet. – Der Lähmung der Gesichtsmuskulatur kann ein Gefühl von Spannung mit Zuckungen der Muskeln und ein Globusgefühl im Hals vorausgehen. Der für die Gelsemium-Vergiftung charakteristische Tremor, der schon meist zu Beginn beobachtet wird, ist ebenfalls als spastisches Symptom zu werten. Die Lähmung der Extremitätenmuskeln bedingen sehr schnell ein Schwanken und Zittern, der Vergiftete kann sich nicht mehr aufrecht halten und seine Glieder versagen den Dienst. Das Bewußtsein ist meist erhalten.

Hauptrichtung

Nach dem durch die Arzneimittelprüfung und die Vergiftungen aufgestellten Arzneimittelbild wird Gelsemium bei folgenden klinischen Zuständen mit Erfolg angewendet:

Bei kongestiven Kopfschmerzen mit dunkelrotem Gesicht, mit Benommenheit und Schläfrigkeit und Schwindel. Die Augenlider hängen halb herab und können nur mit Mühe geöffnet werden. Die Kongestion ist vorwiegend passiver Art. Der Kopf wird wie vergrößert wahrgenommen, auch ein Gefühl wie zu leicht ist als typisch anzusehen. – Die Kopfschmerzen können den Charakter einer Hemikranie annehmen, wobei besonders die vorausgehenden Sehstörungen und die Besserung unter Eintritt einer Harnflut als kennzeichnend zu betrachten sind. Auch das Gefühl wie zusammengeschnürt beziehungsweise wie ein Band um die Stirne wird nicht selten gefunden. Die Sehstörungen beruhen zum Teil auf einer Parese der Augenmuskeln, wodurch Doppeltsehen und Schielen hervorgerufen wird. Teilweise handelt es sich auch um eine Schädigung des Nervus opticus, und Gelsemium wird mit Recht als ein Hauptmittel bei akuten entzündlichen Erkrankungen des nervösen Teils des Auges genannt. Neuritis optica, Retinitis, Iritis, ebenso das Glaukom stellen wertvolle Indikationen dar. Kongestive Kopfschmerzen in der oben geschilderten Art gehören dabei mit zum Bilde.

Soweit Gelsemium als ein Mittel für die Katarrhe der oberen Luftwege angeführt wird, ist eine besondere Eigenart durch die damit verbundene Kongestion zum Kopf mit zum Teil sehr heftigen Kopfschmerzen und Schläfrigkeit bestimmt. So entsteht oft das Bild einer akuten Stirnhöhlenentzündung oder Entzündung der anderen Nebenhöhlen der Nase. Hier gehört Gelsemium zu den zuverlässigsten Mitteln, das kaum einmal im Stich läßt. Die Schlaffheit der Blutgefäße und der lähmige Zustand hat Gelsemium viele Empfehlungen bei Grippekatarrhen der oberen Luftwege eingebracht, besonders wenn sie in die sommerliche Jahreszeit fallen. Die Wirkung von Gelsemium ist jedoch auf Schleimhautkatarrhe beschränkt; das Mittel ist weniger angezeigt bei eitrigen Zuständen wie Katarrhen der Nasennebenhöhlen im eitrigen Stadium und eitrigen Anginen.

Der Einfluß von Gelsemium auf die Muskulatur erinnert an die anderen Loganiaceen, besonders an das in *Nux vomica* und *Ignatia* enthaltene *Strychnin,* sowie an *Curare.* Während *Curare* auf die Übertragung der Nervenimpulse von Nerven auf die Muskelfaser einwirkt, hat das *Strychnin* seinen Angriffspunkt an den Zentren des Rückenmarks, welche in höchste Erregbarkeit versetzt werden. Wie beim *Strychnin* liegt der Angriffspunkt von Gelsemium ebenfalls im Zentralnervensystem, die lähmende Phase tritt im Verhältnis zu *Strychnin* wesentlich schneller ein. In der Homöopathie hat sich Gelsemium noch mehr als *Strychnin* einen Namen als Heilmittel bei Lähmungen erworben. Gelsemium gilt als das erste Mittel bei diphtherischen Lähmungen, sei es, daß die Schlundmuskulatur, die Stimmbänder oder die Muskulatur der Glieder und des Rumpfes befallen sind. Die Beurteilung der Heilerfolge bei solchen Lähmungen ist wohl schwer, da spontane Heilung zu erwarten ist; doch sprechen die Beobachtungen mehrerer Generationen von Ärzten für eine Beschleunigung des Heilungsvorgangs. Über die Lähmungen hinaus besitzen wir in Gelsemium bei diphtherischen Myokarditiden eine wertvolle Hilfe. Nicht nur die drohende Lähmung der Herzinnervation, sondern auch die schwere toxische Myokardschädigung wird durch Gelsemium aufgehalten und in entscheidender Weise gebessert, wie STIEGELE in jahrzehntelanger Erfahrung feststellen konnte. Die Herztätigkeit ist beschleunigt, dabei aber schwach und unregelmäßig, selbst aussetzend.

Die Empfindungen, als müsse man in Bewegung bleiben, damit das Herz nicht stehen bleibe, und das Gefühl, als wolle das Herz einen Schlag tun, den es nicht vollenden kann, werden in der Mehrheit wohl nervösen Herzstörungen oder dem Grenzgebiet zwischen nervösen und organischen Herzstörungen zuzuweisen sein; sie haben sich vielfach bewährt.
Wenn auch die Lähmungserscheinungen bei Gelsemium im Vordergrund zu stehen scheinen, so dürfen die spastischen Symptome nicht außer acht gelassen werden. Die Familienverwandtschaft zu *Nux vomica* und *Ignatia* wird darin wieder deutlich. Globusgefühle in der Speiseröhre, krampfartige Zuckungen im Gesicht, Zittern der Glieder mit Spasmus sind Erscheinungen, die zur Verordnung bei Tic convulsif im Gesicht, bei Schluckkrämpfen und bei Beschäftigungskrämpfen führen.
Auch an der Muskulatur der Gebärmutter bewegt sich die Einwirkung des Jasmins zwischen den beiden Polen des Spasmus und der Lähmung. Bei Dysmenorrhö sind gute Erfolge zu verzeichnen, wenn gleichzeitig eine Kongestion zum Kopf mit Betäubung und Schläfrigkeit gefunden wird. Beim Geburtsakt kann Gelsemium sowohl bei Rigidität des Muttermunds als auch bei dessen Erschlaffung erfolgreich verordnet werden. Bei Fruchtübertragung, wenn die Wehentätigkeit nicht in Gang kommen will infolge Schlaffheit der Uterusmuskulatur, oder bei Aussetzen der schon begonnenen Wehen darf es nicht übersehen werden. Auch in diesen Fällen wird man die Kongestion zum Kopf mit betäubtem Zustand, oder auch die Gegenphase, nämlich eine große nervöse Erregung bis zur Gehirnreizung, erwarten müssen.
Eine der häufigsten Indikationen stellt die Verordnung bei grippösen Fiebern dar. Unter dem Einfluß der Grippetoxine stellt sich eine Somnolenz und Röte des Kopfes ein. Trotz der Kopfschmerzen versinken die Patienten immer wieder in Schlaf, aus dem sie schwer zu erwecken sind. Die Röte des Gesichts ist dunkler als bei *Belladonna,* auch unterscheidet sich das reizüberempfindliche Verhalten von *Belladonna* sehr von der Somnolenz von Gelsemium. Die halbgelähmte Blutzirkulation im Kopf bedingt eine Verschlimmerung durch äußere Wärme, oft handelt es sich um grippöse Fieber der heißen Jahreszeit oder des feuchtwarmen Frühjahrs. Am meisten Ähnlichkeit hat hier Gelsemium mit *Apis.* Wenn bei Grippe rheumatoide Gliederschmerzen verbunden sind mit körperlicher Unruhe, so wird man zu *Rhus toxicodendron* greifen. *Ferrum phosphoricum* zeichnet sich durch aktive Kongestionen mit weichem und vollem Puls aus. Auch ist die Entzündung bei letzterem nicht so sehr auf die oberen Luftwege beschränkt wie bei Gelsemium und wird daher auch bei tiefsitzender Bronchitis und bei katarrhalischer Pneumonie gegeben. Wegen eines außerordentlich masernähnlichen Hauterythems wurde Gelsemium auch sehr gegen Masern empfohlen.
Gelsemium ruft eine Überempfindlichkeit gegenüber seelischen Erregungen hervor, durch welche körperliche Funktionen gestört werden. Nervöse Herzbeschwerden oder Durchfälle sind die Folgen von Schreck oder Angst, ebenso Zustände von nervöser Erschöpfung mit Benommenheit und Apathie, Schläfrigkeit bei rotem, gedunsenem Gesicht. Gelsemium hat einen besonderen Ruf bei Lampenfieber und Examensangst, besonders für die Folgen der schon zurückliegenden Erregung (*Argen-*

tum nitricum wird als Mittel vor dem Auftreten beziehungsweise vor dem Examen genannt).

Literatur

Die Quellen der Arzneimittelprüfungen und Vergiftungen sowie ein vollständiges Symptomenverzeichnis finden sich bei ALLEN: Encyclopedia, Bd. IV.
Die Einführung in die Homöopathie verdanken wir in erster Linie HALE und dessen Monographie über Gelsemium aus dem Jahre 1861.
Weitere Quellen: Drug Pathogenesy von Rich. HUGHES and I. P. DARKE. 1888. Boericke and Tafel; hier finden sich sowohl Vergiftungen wie Tierversuche.

Arzneimittelbild

Leitsymptome: *Allgemeine Schwäche und Lähmigkeit aller Muskeln und Wehtun des ganzen Körpers. Zittrige Schwäche und Tremor.*
Kongestion zum Kopf mit Benommenheit und Betäubung, schläfrig vor Erschöpfung.
Adynamisches Fieber mit dunkelrotem Gesicht, wie trunken.
Verschlimmerung von seelischer Erregung, ⊙ *Schreck,* ⊙ *Verschlimmerung von Erregung, Schreck, Angst und Folgen von Angst oder Erregung, zum Beispiel Kopfweh, Krämpfe oder Durchfälle nach Aufregung, nach einem Examen oder öffentlichem Auftreten (Argentum nitricum vor solchen Ereignissen).*
⊙ *Verschlimmerung durch Darandenken.*
⊙ *Sommerhitze, Sonne, feuchtwarmes Wetter verschlimmern, Bewegung verschlimmert.*
Verschlimmerung durch Tabak, besser durch Alkohol und Reizmittel.
Das Kopfweh bessert sich mit dem Abgang von reichlichem, hellem Harn.
⊙ *Besserung durch alkoholische Stimulantien* (CLARKE).

Grippekatarrh mit heftigem Kopfschmerz und Schläfrigkeit.

Geist und Gemüt: Nach einer Phase von geistiger Erregung und Ruhelosigkeit folgt Stumpfheit aller Sinne; trübe Gedanken. Geistige Benommenheit, gebessert nach Entleerung von reichlichem, wasserhellem Harn. Gefühl wie berauscht, auffallende Schläfrigkeit, betäubter Schlaf; kann die Gedanken nicht konzentrieren. Schlechter Schlaf und schwere Träume. Wird sehr angegriffen beim Anblick von Wunden oder infolge einer anderen Erregung.

Tic convulsif, **Migräne,** Trigeminusneuralgie. Kopfschmerzen nach schweren Ereignissen.

Kopf: Benommenheit mit dumpfem, schwerem Gefühl; heftiger Blutandrang mit dunkelrotem Gesicht. Schwindel bei jeder Bewegung des Kopfes und beim Gehen. Völlige Erschlaffung und Erschöpfung, mag sich nicht bewegen. Dumpfe Kopfschmerzen im ganzen Kopf, Schmerz im Hinterkopf. Nacken steif mit Schmerzen vom Nacken zur Stirne. ⊙ Kopfschmerz mit Bandgefühl um den Kopf. Kopf wie vergrößert und wie leicht, Bewegung schmerzt. Immerwährender Schwindel. Sehstörungen beim Kopfschmerz. Die Kopfschmerzen werden gebessert durch reichlichen hellen Harnabgang (Urina spastica). Rauchen verschlimmert die Kopfschmerzen. – Kopf sinkt vornüber, da die Hals- und Nackenmuskeln gelähmt sind.

Akute Entzündung des äußeren Auges, der Sehnerven und der Aderhaut, Glaukom, **Lähmung der Augenmuskeln** und der Augenlider.

Augen: Augenlider schlaff, herabhängend, halb geöffnet, Lähmung der Augenmuskeln (Doppeltsehen und mangelnde Akkommodation). ⊙ Zukkungen der Augäpfel und der Lider. Augapfel gerötet und entzündet. Pupillen erweitert. Verschleiertes Sehen mit Schwindel. Verlust des Gesichts bis zur Erblindung. Heftige Schmerzen in den Augäpfeln, öfters halbseitig, verschlimmert durch Bewegung der Augen. Trübsichtigkeit mit Schwindel, Trübsichtigkeit, gebessert mit dem Eintreten einer Harnflut.

Schnupfen, besonders bei föhnigem, heißem Wetter. Heuschnupfen.

Nase: Dünne und scharfe Absonderung aus der Nase, mit Kopfschmerz (siehe bei Kopf).

Akuter Stirnhöhlenkatarrh. Akuter Rachen- und Kehlkopfkatarrh.

Atmungsorgane: Anfälle von Heiserkeit mit Trokkenheit im Hals. Husten infolge Kitzels und trockener Rauhigkeit im Kehlkopf.

Gaumensegellähmung nach Diphtherie, Masern, Scharlach.

Gesicht: Gesicht wie betrunken, voll und rot. Gesichtsmuskeln und die herausgestreckte Zunge zittern. Krampfartiges Zucken der Gesichtsmuskeln. Lähmung der Gesichtsmuskulatur.

Nervöse Herzstörungen, **Myokarditis** bei Infektionskrankheiten, bes. **Diphtherie,** mit Kollaps. Herzstörungen der Tabakraucher.

Herz: In den Fällen, in denen die Herztätigkeit verändert wird, ist der Herzschlag schwach, beschleunigt bis auf 120/min., aussetzend, unregelmäßig. Wacht nachts an Herzbeschwerden auf. Puls rasch und schwach, weich, kaum wahrnehmbar, auch verlangsamt und arterielle Spannung erhöht. Gefühl, als wollte das Herz aufhören zu schlagen, oder als müsse man in Bewegung bleiben, damit das Herz nicht aufhöre, dabei Zittern und Frieren, mit heftigem Schütteln, wünscht dabei gehalten zu werden. Gefühl, als ob das Herz einen Schlag tun wollte, den es nicht vollenden kann.

Nervöse Durchfälle (nach Aufregungen). Tonsillitis und Pharyngitis. Leberaffektionen.

Verdauungsorgane: Kann nicht sprechen wegen Lähmung der Zunge; Kinn hängt herab. Erschwertes Schlucken und Unfähigkeit zu schlucken infolge Lähmung der Schlingmuskeln und der Zunge. Schmerzhaftes Gefühl, als ob etwas in der Speiseröhre steckt. Wundheit und katarrhalische Reizung in Rachen und Kehlkopf ⊙ mit Schmerz beim Schlucken, der in das Ohr schießt. Krampfartiger Husten.
Schmerzen im Magen und Koliken im Bauch, mit viel Rumpeln und Besserung nach Abgang von Blähungen. Stühle gelb, reichlich, durchfällig, ⊙ besonders nach Aufregungen. Hellfarbene, gallearme Stühle.

Harnorgane: Harnmenge stark vermehrt. Häufiger Harndrang, mit Tenesmus. Lähmung der Blase mit unwillkürlicher Harnentleerung.

Dysmenorrhö, Krampfwehen und Wehenschwäche. **Unterdrückte Regel. Rigidität des Os uteri.** Übertragung der Frucht (bei nervöser Erregung und Kopfkongestionen). Pollutionen und Spermatorrhö.

Weibliche Geschlechtsorgane: Krampfartige Schmerzen der Gebärmutter in Rücken und Hüften ausstrahlend. ⊙ Regel unterdrückt mit Kongestionen zum Kopf und Betäubung. ⊙ Wehen ausbleibend, statt dessen Gehirnreizung.

Männliche Geschlechtsorgane: Atonische Pollutionen und Spermatorrhö ohne Erektion mit folgender lähmender Abspannung und Depression.

Lähmung und Neuralgie peripherer Nerven. **Nervenlähmung nach Diphtherie.** Schreibkrampf.

Glieder: Zittern, Schwäche und Lähmigkeit aller Muskeln; große Abspannung und Kraftlosigkeit der Muskulatur. Gefühl, als würden die Glieder vom elektrischen Strom durchflossen. Tiefsitzende Schmerzen in den Knochen und Gelenken. Scharfe schießende Schmerzen längs einzelner Nervenbahnen in fast allen Teilen des Körpers. Zittern der Glieder. Völlige Lähmung der willkürlichen Muskeln bei erhaltenem Bewußtsein.

Haut: Papulöser Hautausschlag, wie Masern.

Wärmeregulation: Frostschauer und Hitze mit großer Schwäche, Kongestion zum Kopf, Benommenheit und Lähmigkeit, der ganze Körper wie zerschlagen, wenig Durst. Ausbruch kalten Schweißes über den ganzen Körper. Kalte Füße und kalte Hände bei heißem Kopf. Schläfrigkeit und Apathie.

Dosierung

Meist gebraucht werden D 3 bis D 6; bei chronischen Leiden auch höhere und Hochpotenzen.

Vergleichsmittel

Fieber mit Kongestion und Betäubung: *Apis, Baptisia, Ailanthus, Belladonna, Lachesis, Ferrum phosphoricum.*
Lähmungen: *Causticum, Curare, Strychninum, Zincum, Convallaria.*
Kopfschmerzen mit Sehstörungen: *Cyclamen, Iris, Natrium muriaticum, Sanguinaria, Kalium bichromicum.*

Gentiana lutea

Herkunft des Mittel

Gentiana lutea, der gelbe Enzian (Fam. nat. Gentianaceae). Vorkommen in den Hoch- und Mittelgebirgen Europas. Die Essenz wird aus dem frischen Wurzelstock bereitet.

Wirkung

Die Wirkung beruht auf den Bitterstoffen, die sich wie die Bitterstoffe von *Erythraea centaurium, Menyanthes trifoliata, Cnicus* (Carduus) *benedictus, Cichorium intybus, Marrubium vulgare* durch völlige Ungiftigkeit auszeichnen. Gentiana wird in der Volksmedizin verwendet zur Anregung des Appetits, zur Anregung der Magensekretion; sie ruft Hyperämie der Magenschleimhaut und Beschleunigung der Magenverdauung hervor, fördert die Resorption der Nahrungsstoffe und erzeugt Verdauungsleukozytose. 3 bis 8 Minuten nach der Aufnahme von Extraktum Gentianae kann man röntgenologisch vermehrte Sekretion und Anschwellung der Mukosa, wie es bei der Verdauungshyperämie der Fall ist, beobachten. Auch die Gallensekretion soll nach der Zufuhr dieser Amara ansteigen.
Die Bitterstoffe der Gentiana sind Gentiopikrin und Amarogenitin. Die Wirkung von *Gentiopikrin* scheint der von *Chinin* ähnlich zu sein in der Erzeugung von Kongestionen zum Kopf.

Literatur

ALLEN: Encyclopedia, Bd. IV, führt 4 Prüfer an, ebenso HUGHES: Cyclopaedia. Diese sind entnommen bei BUCHNER: Hygea 14: 1, und WATZKE: Österr. Zschr. Homöop. 1 [1844]: 140.

Arzneimittelbild

Kopf: Verwirrung und Schwere des Kopfes mit spannenden und klopfenden Schmerzen. Kopf wie zu groß. Es wird dunkel vor den Augen für ein paar Augenblicke. ⊙ Kopfschmerzen, besser durch Essen.

Anoresie.
Dyspepsie.

Verdauungsorgane: Trockenheit im Mund. Speichel dickflüssiger als gewöhnlich.
Rauhigkeit im Hals mit zähem Schleim.
Appetitlosigkeit oder gieriger Hunger. Übelkeit. Druck und Schwere im Magen mit Völlegefühl und Übelkeit. Auftreibung des Leibs mit Rumpeln.
Häufiger Stuhldrang mit reichlicher Entleerung. Hellgelbe Stühle.

Dosierung

Niedere Potenzen. Arzneigehalt der Essenz 1/3.

Vergleichsmittel

Antimonium crudum, China, Jodum, Lycopodium, Mandragora, Sulfur.

Geranium maculatum

Herkunft des Mittels

Geranium maculatum (Fam. nat. Geraniaceae) wächst in lichten Gebüschen und Wäldern und Feldern in Nordamerika, südlich bis Alabama und Florida. Zur Essenz wird der frische Wurzelstock verwendet. Enthält Gerbstoffe. Nach GESSNER* sind die in Deutschland wachsenden Geraniumarten reich an Gerbstoffen, wovon ein hoher Anteil an Catechingerbstoffe besteht *(Geranium pratense, G. silvaticum, G. palustre, G. sanguineum, G. robertianum, Erodium cicutarium = Geranium cicutarium).*

Anwendung

Geranium robertianum wird wie G. maculatum im Volke innerlich gegen Blutungen bei Harnleiden und Diarrhöen, äußerlich bei Wunden und Geschwüren gebraucht. QUILISCH** (hat damit bei Basedow Gewichtszunahme beobachtet. *Geranium cicutarium* soll bei Meno- und Metrorrhagien eine bessere hämostyptische Wirkung als *Secale* und *Hydrastis* haben.

Literatur

Fragmentarische Arzneimittelprüfungen finden sich bei ALLEN: Encyclopedia, Bd. IV u. X, und HUGHES: Cyclopaedia, Bd. IV, S. 598.
Bei HALE: New Remedies, Symptomatology, sind die klinischen Indikationen angeführt. Diese können sich nicht auf die wenigen Symptome der Arzneimittelprüfung stützen.

* GESSNER-ORZECHOWSKI: Die Gift- und Arzneipflanzen von Mitteleuropa, 3. Aufl., S. 227/228/454.
** QUILISCH: Homöopathie als Therapie der Person, 2. Aufl. S. 302. Ulm 1957. Karl F. Haug Verlag.

Arzneimittelbild

Augen: Nach wenigen Minuten trat Doppeltsehen mit Schwindel ein, mit großer Schwierigkeit, mit offenen Augen zu gehen, während Gehen mit geschlossenen Augen keine Mühe machte. Ptosis der Augenlider und Erweiterung der Pupillen (mit Tee aus der Pflanze).

Mund: Trockenheit des Mundes, die Zungenspitze ist trocken und brennt.

Verdauungsorgane: Ständiger Drang, zu Stuhl zu gehen, ohne den geringsten Erfolg, bei natürlicher Beschaffenheit des Stuhls (mit Präparation der Wurzel).

Blutungen aus allen inneren Organen.

Die klinischen Empfehlungen erstrecken sich auf chronische Diarrhö und Leukorrhö, ganz besonders aber auf Blutungen aus den verschiedenen Organen wie Nase, Magen, Lunge, Nieren, Uterus. A. STIEGELE hat es als das Mittel der Wahl bei blutendem Ulcus ventriculi angewendet.

Dosierung

Da der Gebrauch bei Blutungen sich nicht auf die Symptomatik der Prüfung stützt und die übrige Symptomatik im allgemeinen außer acht gelassen wird, sind tiefe Potenzen, besonders D 1 und die Tinktur, angezeigt.
Arzneigehalt der Essenz 1/3.

Vergleichsmittel

Hamamelis, Erigeron, Millefolium, Acidum sulfuricum, Ipecacuanha, China, Ficus, Phosphorus, Acidum phosphoricum.

Ginseng

Herkunft des Mittels

Panax quinquefolia Ginseng (Fam. nat. Araliaceae) wächst in Korea, wo sie wild vorkommt, vor allem aber in großen Kulturen angebaut wird. Die Kulturen müssen sorgfältig vor Sonnenbestrahlung geschützt werden. Frühestens im 6. Jahre kann die allein verwendete Wurzel geerntet werden; je älter die Pflanze, um so wertvoller. „Die Wurzel hat ein so merkwürdiges Aussehen und erinnert ohne viel Phantasie an einen zwerghaften Knaben mit Kopf und Rumpf, Armen und Beinen, daß man ohne weiteres die abergläubische Einstellung der fernöstlichen Völker beim Gebrauch der Wurzel verstehen kann. Die Anwendung in den Krankheitsformen, die den ganzen Menschen in Mitleidenschaft ziehen, war somit gegeben. – Wie bereits erwähnt, wird Ginseng, absichtlich sorgsam vor Sonnenstrahlen behütet. Bebauung und Ernte geschehen in klarer Mondnacht. Die Ginsengpflanze gilt als dem Mond geheiligt" (ECKARDT, André: Zur Kulturgeschichte Koreas. Die Ginsengwurzel, S. 933. Universitas. Stuttgart 1947).
„Sam ist für den Ostasiaten geradezu unentbehrlich. Es gehört gewissermaßen zum täglichen Leben. Wir

Europäer haben hierfür kein Analogon. Jeder sportlich eingestellte Asiate trägt sein Döschen in der Tasche und nimmt Pillen, um sich zu stärken, wenn er ins Kino und Theater, zu Vorträgen, langen Beratungen oder Unterhaltungen geht. Männer und Frauen genießen die Insamtabletten vor und nach dem ehelichen Akte. Die hoffende Mutter nimmt mit Vorliebe Ginseng-Marmelade und Ginseng-Wein, um das werdende Kind gesund und stark zur Welt zu bringen. – Aber ebenso unentbehrlich ist die Samwurzel bei Krankheiten. Die Anwendung der verschiedenen Präparate erstreckt sich auf alle Gebiete; prophylaktisch wird die Wurzel in Zeiten des Witterungsweschsels angewandt, ebenso bei ansteckenden Krankheiten und von Frauen zur Zeit des monatlichen Unwohlseins. Es würde zu weit führen, alle einzelnen Krankheitsfälle, in denen Ginseng genommen wird, anzuführen. Zusammenfassend kann man sagen, daß in allen Fällen, in denen irgendein Schwächegefühl eintritt, Ginseng in irgendeiner Form als Arznei verwendet wird. Bei Gelbsucht, englischer Krankheit, Arterienverkalkung, Gedächtnisschwund usw., kurz bei allen Arten von schwacher Konstitution und bei Alterserscheinungen muß Sam herhalten. Ist die Stimme schwach, der Kehlkopf überanstrengt – Sam ist das natürliche Heilmittel. Bei Ergrauen der Haare, Haarausfall, Schuppen usw. bilden Lösungen mit Sam das beliebte Haarmittel. Wohl kennt der Asiate eine Menge von Pflanzen und Kräutern, die zum größten Teil auch bei uns, insbesondere in der Spagyrik, eine Rolle spielen, aber Ginseng wird stets bevorzugt. Bei Erbrechen, bei Kolik, Frösteln, Schwindel und Fieber – immer wird Sam-Ginseng mit genutzt. Die Chinesen gebrauchen es überdies als Antidot gegen Vergiftung durch *Opium* und dessen Derivate" (s. ECKARDT a. o. O.).
Durch diese Darstellung wird man unwillkürlich an die sagenhafte Alraunwurzel des Mittelalters mit ihrer als menschenähnlich beschriebenen Gestalt und ihre ebenso sagenhafte Wirkung erinnert.

Nach anderen Quellen wird Ginseng verwendet als Tonikum bei Schwächezuständen verschiedenster Ursache und Form. Das größte Ansehen genießt sie bei Krankheiten, die mit Störung des Nervensystems verbunden sind und bei denen auch psychische Funktionen eine Rolle spielen, vor allem bei Depressionszuständen. Auch gilt sie als sicher wirkendes Aphrodisiakum. Opium-Raucher nehmen sie nach dem Rausch. Sie wird andererseits auch bei Erregungszuständen als Sedativum gegeben. Nach uralter chinesischer Anschauung wirkt Ginseng lebensverlängernd und wird deshalb für gealterte Personen verwendet.

Pharmakologie

Ginseng enthält meist toxisch und hämolytisch wirksame triterpene Glykoside, von denen ein Teil Saponincharakter besitzt (Hauptsaponin Oleansäure).
Weiter unter zahlreichen Fettsäuren die hämolytisch wirksame ungesättigte Fettsäure Panaxsäure neben Fumar-, Malein-, Zitronensäure u. a. Ein ätherisches Öl Panacen, Vitamin B und B2, B12 und C, sowie östrogene brunsterregende Bestandteile, auch Antitumorstoffe, ein sympathotropisch wirkendes Glykosid Ginsenin; Cholin, 5 niedermolekulare Peptide (Aminosäuren: Glutaminsäure u. a.); unter den mineralischen Bestandteilen fällt der hohe Schwefel-Gehalt auf (ca. 0,15%). Alle diese Bestandteile vermögen die auffallend roborierende Wirkung von Ginseng noch nicht völlig zu erklären. Es wird deshalb als Erklärung ein harmonisches Zusammenspiel der Partialbestandteile vermutet (Apoth.-Post 1954, 48).
Bei Versuchen an weiblichen Ratten wurde die östrogene Eigenschaft festgestellt. Männliche Bitterlinge legten ihr Hochzeitskleid an. Gegenüber dem seitherigen, bei uns üblichen Gebrauch, der sich auf Schwächezustände der männlichen Geschlechtsorgane beschränkt, ist also auch die Wirkung auf die weiblichen Geschlechtsorgane bemerkenswert.

Literatur

Eine Arzneimittelprüfung mit 3 Personen hat LEMBKE vorgenommen (Allg. homöop. Ztg. 1849, Bd. 2; 46 [1853] – N. Zschr. Homöop. 6, 11).
ALLEN (Encyclopedia, Bd. IV) hat noch 2 weitere Prüfungen aufgenommen.

Arzneimittelbild

Leitsymptome: *Nervöse Erschöpfung und Abspannung mit Lendenschwäche. Rheumatismus, besonders in Hüften, Rücken und Kreuz bei sexuell geschwächten Menschen.*
Sexuelle Erregung bei Männern und sexuelle Schwäche.

Nervenschwäche.

Spezielles: Schwere im Kopf, Schwäche des Denkvermögens, Eingenommenheit der Sinne, Schwere der Augenlider, Hitze im Kopf.

Rachenkatarrh, Mandelentzündung.

Mund und Rachen trocken. Mandeln rot und schmerzhaft beim Sprechen und Schlucken.
Ängstliche Bewegung der Brust beim Atmen, Herzklopfen, rasch wechselnde Herztätigkeit.
Dyspepsie mit Blähsucht und Leibschneiden, erschwerte Stuhlentleerung bei weichen oder harten Stühlen.
Häufiger Harndrang, Harn wasserhell oder mit reichlicher Harnsäureausscheidung.
Starke sexuelle Erregung nachts.

Ischias im Zusammenhang mit sexueller Schwäche.

Schwäche der Nackenmuskeln, Schmerzen längs der Wirbelsäule, Zerschlagenheitsgefühl und schmerzhafte Schwäche in der Lenden- und Kreuzbeingegend. Schmerzen und Abgeschlagenheit in den Gliedern. Reißen in den Hüftnerven.

Dosierung

D 2.

Vergleichsmittel

Geistige Erschöpfung: *Acidum picrinicum, Acidum phosphoricum, Strychninum, Argentum nitricum, Zincum.*
Sexuelle Schwäche: *Agnus castus.*

Glonoinum

Herkunft des Mittels

Glonoin ist das Trinitrat des Glyzerins, Nitroglyzerin.

Die Nitrate werden im Organismus alsbald zu Nitriten reduziert und kommen somit überwiegend als Nitrite zur Wirkung. Das in der Schule viel gebrauchte *Amylnitrit*, das experimentell am besten untersucht ist, kann daher als Grundlage für die Glonoin-Wirkung genommen werden. Auch bei den anderen Nitraten KNO_3 und $NaNO_3$ begegnet man teilweise dieser Nitritwirkung.

Wirkung

Durch das Riechen an *Amylnitrit* erfolgt bei Spasmus der Koronargefäße eine sofortige Erleichterung durch Lösung des Gefäßkrampfes. Erweiterung der Gefäße am Kopf in Form von Rötung des Gesichts. Klopfen der Karotiden. Schwindel und Kopfschmerzen sind die unmittelbaren Folgen. Nur die oberen Körperpartien sind betroffen, einschließlich des Herzens, wo eine Erregung mit Herzklopfen und Pulsbeschleunigung wahrgenommen wird.

So schnell die Wirkung auftritt, so schnell geht sie vorüber. Durch Erweiterung der Kreislaufperipherie sinkt der systolische und diastolische Blutdruck schnell ab. Nach wenigen Minuten ist der ganze Gefäßsturm abgeklungen.

Bei der Prüfung mit Glonoin, das von HERING in die Homöopathie eingeführt wurde, ergaben sich Oppressionsgefühle auf der Brust mit Angst und Unruhe, im linken Arm Taubheit und Ermüdung; Herzklopfen mit Pochen der Karotiden. Aus diesen Symptomen der Arzneimittelprüfer wird man schließen dürfen, daß der Erweiterung der Gefäße einschließlich der Koronargefäße eine Phase von erhöhtem Gefäßtonus mit stärkerer Erregung vorausgeht. So betrachtet ist die Therapie der Angina pectoris mit Nitriten eine homöopathische.

Hauptrichtung

Bedeutsam für die Wirkung ist die Senkung des Blutdrucks, welche durch eine periphere Vasodilatation entsteht. Mit dieser geht eine Tachykardie einher. Der Blutdruck fällt um 25–35 mm Hg bei Einnahme von 0,5–1 mg Nitroglyzerin. Die gefäßerweiternde Wirkung ist auch an isolierten Organen, z. B. an isolierten Arterien zu erkennen. Infolge der Gefäßdilatation rötet und erwärmt sich die Haut, besonders am Kopf und den oberen Körperpartien. Die auf Glonoingaben beobachteten Kopfschmerzen entstehen durch eine Erweiterung der Meningealgefäße.

Während man früher die Meinung vertrat, daß die Wirkung auf das Herz (z. B. bei Angina pectoris) durch eine Erweiterung der Koronargefäße hervorgerufen werde, wurde neuerdings festgestellt, daß die Erweiterung der Kranzgefäße zweitrangig ist. Vielmehr wird die Leistung des Herzens herabgesetzt im Sinne einer Adrenolyse. Dadurch wird der Sauerstoffbedarf des Herzens augenblicklich verringert. Die Verminderung des Sauerstoffbedarfs des Herzens beträgt mindestens 25%. Es kommt also zu einer besseren Sauerstoffutilisation, wobei die Verminderung der Herzleistung

von größerer Bedeutung ist als die Erweiterung der Koronarien. Zudem sind beim Anfall von Angina pectoris die Koronarien bereits maximal erweitert.
Durch den Übergang in Nitrit bildet Nitroglyzerin Methämoglobin (Hämoglobin). Es ist bekannt, daß alle Hämoglobinbildner die Zyanose, welche typisch ist für die Nitrite, plötzlich auslösen und dadurch die Erstickungsgefahr steigern können. Die Modalität „Verschlimmerung durch Alkoholgenuß" findet dadurch ihre Erklärung.
Bei den Hauterscheinungen gibt sich die Nitrateinwirkung zu erkennen in Form von Unheilsamkeit, Ekzemen usf., wie sie unter den Nitraten am deutlichsten bei *Acidum nitricum* erscheint (LEESER).
Ein Unterschied gegenüber *Amylum nitrosum* dürfte nicht zu erheben sein.

Literatur

C. HERING nahm die erste Arzneimittelprüfung an sich und anderen vor (HERING, C.: Amerikanische Arzneiprüfungen).
Seither ist Glonoinum von BUCHNER (All. homöop. Ztg. 42: 190), EICHHORN (Zschr. Ver. homöop. Ärzte Österr. 4 [1858]: 7), LEMBKE (Zschr. homöop. Klin. 2: 122), DEMME (Mbl. Allg. homöop. Ztg. 65, 6. Sem.), PAYNE (Allg. homöop. Ztg. 63: 119, 128) und LEIBINGER (Dtsch. Zschr. Homöop. 1926: 194) geprüft worden.

Arzneimittelbild

Leitsymptome: *Die Zirkulationsstörungen, die das Mittel auszeichnen, sowie die damit verbundenen Angiospasmen, Migräne, Stenokardie zeigen einen plötzlichen Charakter.*
Die linke Seite ist anscheinend stärker befallen.
Verschlimmerung durch Alkohol, besonders Wein.
⊙ *Verschlimmerung durch Wärme, besonders Sonnenhitze.*
Verschlimmerung durch Bewegung, Schütteln und Zurückbeugen des Kopfes.
Besserung durch Entblößen des Kopfes, im Freien.
Alte Narben brechen wieder auf.

Allgemeines: Müdigkeit, Mattigkeit, Arbeitsunlust.

Sonnenstich, drohender oder bereits erfolgter Gehirnschlag. Migräne nach Haarschneiden.

Geist und Gemüt: Angst und Furcht, will fortgesetzt herumgehen. Hochgradige nervöse Erregung. Apathie und Interesselosigkeit. Bekannte Straßen erscheinen ihm fremd.

Ménière.
Kopfkongestionen bei unterdrückter Regel oder im Klimakterium.
Drohende Apoplexie.

Kopf: Schwer, wie zu groß, Gesicht hochrot, später blaß mit eingefallenen Zügen. Blutwallungen zum Kopf und heftige Schwindel. Heftig pulsierender, im Rhythmus des Herzschlags klopfender Kopfschmerz, vom Nacken aufsteigend, besser im Freien und bei entblößtem Kopf, besser durch Nasenbluten, schlimmer in Wärme und bei Zurückbiegen des Kopfes sowie bei jedem Schütteln und jeder Bewegung desselben. ⊙ Besonders strahlende Wärme und Besonnung verschlimmern. ⊙ Harnflut bringt Besserung des Kopfschmerzes (*Gelsemium*). Kann den Kopf nicht auf das Kissen legen. Bei Schütteln des Kopfes Gefühl, als wäre das Gehirn locker. Kopfschmerzen schlimmer durch Wein, besser durch kräftigen Druck mit den Händen, in der frischen Luft.

Glaukom, Netzhautblutungen.

Augen: Werden infolge des Blutandrangs wie zu groß gefühlt und als ob die Augäpfel aus den Höhlen gedrängt würden. Blitze- und Funkensehen. Gegenstände werden halb hell, halb dunkel gesehen. Die Buchstaben erscheinen kleiner.

Ohren: Ohrensausen und Stiche in den Ohren.

Angina pectoris, Stenokardie. Essentielle und arteriosklerotische Hypertonie.

Herz und Kreislauf: Heftiges Klopfen der Karotiden und der Temporalarterien. Blutandrang zum Herzen und zur Brust. Herztätigkeit beschleunigt. Pulsieren durch den ganzen Körper bis in die Fingerspitzen. Heftiges und beschleunigtes Klopfen des Herzens. Schmerzen am Herzen, nach allen Richtungen ausstrahlend, mit Oppression und Präkordialangst. Brennen zwischen den Schulterblättern.

Haut: Frostbeulen, die schon seit mehreren Jahren ausgeblieben waren, machen sich bemerkbar. Alte Narben brechen wieder auf. Purpurartiger Hautausschlag. An den Händen großkleiiger, psoriasisähnlicher Ausschlag und schlecht heilende Geschwüre an den Fingerspitzen und Nägeln.

Dosierung

Im Anfall von Angina pectoris D 3 bis D 4, sonst D 6 und höhere Potenzen.

Vergleichsmittel

Plötzliche Kopfkongestionen: *Belladonna, Aconitum.*
Folgen und Verschlimmerung durch Besonnung: *Apis, Lachesis, Opium, Antimonium crudum, Jodum, Hedera helix, Natrium carbonicum, Natrium muriaticum, Selenium* (Kopfschmerz).

Schlaganfall: *Arnica, Opium, Lachesis.*
Kopfschmerz besser durch Harnflut: *Aconitum, Gelsemium, Ignatia, Mandragora, Sanguinaria, Silicea, Veratrum album.*

Gnaphalium polycephalum

Herkunft des Mittels

Das **Ruhrkraut** (Fam. nat. Compositae) ist in Nordamerika heimisch. Verwendet wird die frische blühende Pflanze ohne Wurzel. Inhaltsstoffe: Flavone.

Wirkung

Das Ruhrkraut besitzt Beziehungen zu den Verdauungsorganen und ruft Durchfall hervor, ferner zu den Harnwegen und Geschlechtsorganen, besonders zur Prostata. Am wichtigsten ist die Beziehung zu den rheumatischen Erscheinungen geworden, da es sich gegen **Ischias mit Taubheitsgefühl** oft bewährt hat und dadurch zu den wertvollsten Mitteln gegen die **Neuritis lumbosacralis** gehört. (Taubheitsgefühl wird zwar bei fast allen Mitteln mit Ischialgie und anderen Neuralgien gefunden, doch kann es bei Gnaphalium die Bedeutung als Leitsymptom beanspruchen).

Literatur

Die Prüfung der amerikanischen Prüfer findet sich bei Dr. W. BANKS (N. Amer. J. Homoeop. 7: 383) sowie bei ALLEN: Encyclopedia, Bd. IV, und HUGHES: Cyclopaedia, Bd. II.

Arzneimittelbild

Verdauungsorgane: Dyspeptische Beschwerden ohne besondere Kennzeichen. Durchfall mit Rumpeln und Blähungen, Kolikschmerzen. Wäßriger, stinkender Durchfall am Morgen mit großer Erschöpfung.

Geschlechts- und Harnorgane: Schmerzen in der Nierengegend. Spannen und Vollheitsgefühl in der Blase mit Harndrang. Dumpfer Schmerz in der Vorsteherdrüse. Vermehrter Geschlechtstrieb, mit nächtlichen Erektionen.
Stechen in der Eichel, Erektionen.

Ischias.
Lumbago.

Muskeln und periphere Nerven: Schießende Schmerzen in den Schläfen, den Augäpfeln und im Oberkiefer. Schmerzen in den Armen und Beinen, Waden- und Fußkrämpfe, heftiger Schmerz im Nervus ischiadicus und seinen Ästen, mit Taubheitsgefühl. Lumbago mit Taubheitsgefühl.

Dosierung

Am gebräuchlichsten ist die D 2 bis D 3 in Verdünnung.

Vergleichsmittel

Neuralgien sind sehr oft von Taubheitsgefühl begleitet. Dasselbe gilt auch für die Arzneien mit neuralgischen Schmerzen. Besondere Betonung besitzt die Hypästhesie bei *Aconitum, Agaricus, Chamomilla, Rhus toxicodendron, Secale, Graphites* und *Mandragore e radice.*

Gossypium herbaceum

Herkunft des Mittels

Der in Asien heimische Strauch **Gossypium herbaceum** (Fam. nat. Malvaceae) wird in Nordafrika und im tropischen Amerika in verschiedenen Kultursorten zur Baumwollegewinnung angebaut.
Zur Tinktur wird die frische innere Wurzel verwendet.

Wirkung

Aus der Wurzelrinde des Baumwollstrauchs wird eine Tinktur bereitet, die im Arzneimittelversuch bemerkenswerte Beziehungen zu den weiblichen Geschlechtsorganen gezeigt hat: Stechende Schmerzen intermittierenden Charakters in beiden Ovarien und im Uterus. Regel tritt wäßrig-blaß und 19 Tage zu spät ein. Wundheit und Schwellung der Vulva, begleitet von unerträglichem Jucken. Ausbruch eines warzenähnlichen Ausschlags an der äußeren Haut der großen Labien.
Übelkeit mit Brechreiz morgens.
Es wurde in Amerika als Ersatz des *Mutterkorns* empfohlen und soll auch als Abortivum verwendet worden sein.

Anwendung

Seine Verwendung wurde empfohlen bei Schwangerschaftsbeschwerden mit Erbrechen, bei Blutungen nach Geburten und Myomen, bei Zurückbleiben der Nachgeburt infolge Atonie, bei Dysmenorrhö, wenn der Schmerz bei der Regel sehr wechselt oder das eine Mal mit, das andere Mal ohne Schmerz verläuft, bei Amenorrhö, bei Sterilität, bei Neigung zu Fehlgeburten infolge Gebärmuttererschlaffung (habitueller Abort), bei verspäteter Periode, mit dem Gefühl, als wolle die Periode eintreten und erscheint doch nicht.

Literatur

Es liegt nur eine Arzneimittelprüfung an einer einzigen Prüferin vor, die bei ALLEN (Encyclopedia, Bd. I u. X) aufgenommen ist.
HALE (New Remedies) berichtet über diese Arzneimittelprüfung und über die klinischen Indikationen.

Dosierung

Ø bis D 6. – Arzneigehalt der Potenz $^{1}/_{3}$.

Vergleichsmittel

Sterilität und sekundäre Amenorrhö: *Aristolochia, Pulsatilla.*
Habitueller Abort: *Kalium carbonicum.*
Atonie der Gebärmutter: *Helonias.*

Graphites

Herkunft des Mittels

Graphites oder Reißblei enthält außer dem reinen Graphit (kristallinischer Kohlenstoff) noch etwa $^{1}/_{2}$% *Kieselsäure* und 1% *Eisen,* ferner geringe Mengen *Kalk* und *Mangan.* Diese Verunreinigungen scheinen an der Wirkung mitbeteiligt zu sein. HAHNEMANN wurde auf Graphites aufmerksam, nach dem D. WEINHOLD 1812 beschrieben hatte, wie Spiegelarbeiter in Venedig Graphites äußerlich zur Behandlung von Flechten anwendeten, und nachdem er selbst auch auf diese Weise Heilerfolge beobachten konnte.

Wirkung

Die **Hauptbeziehung** geht auf die Haut, die Schleimhäute des Verdauungskanals (speziell von Magen und Dickdarm) sowie – von besonderer Bedeutung für den Arzneimittelcharakter – auf die innere Sekretion der Schilddrüse und Keimdrüsen, an beiden Hypofunktion bedingend.
Von akuten Zuständen, bei welchen Graphites verwendet wird, ist mir nur die Verwendung beim **Erysipel** bekannt, wobei sie zuvor vereinzelt von den Autoren genannt wird. Graphites scheint hier für sämtliche Formen des Erysipels, einschließlich derjenigen mit Blasenbildung und Gangrän und septischem Zustand, ein sehr beachtenswertes Mittel zu sein. In meinen Fällen trat jeweils innerhalb 12 bis 48 Stunden die Entfieberung ein, während die Hauterscheinungen langsamer zurückgingen. Einige Jahre lang habe ich sämtliche in meine Behandlung kommenden Fälle damit entscheidend beeinflussen können. Später hat es nicht mehr regelmäßig gewirkt. Es hat damals wohl dem Genius epidemicus entsprochen.
Die Affektion sämtlicher Schleimhäute bedingen den Wert von Graphites bei **Skrofulose** mit Schwellung und Verhärtung der Lymphknoten. Die Schleimhäute der Augen, die Augenlider und Ohren sind mitbeteiligt. Es dürfte sich auch hier um chronische Prozesse mit verlangsamter Reaktion handeln. Das Ektropium der Augenlider kann Gegenstand der Behandlung werden. Übelriechender Ohrenfluß infolge von Gehörgangekzem und Mittelohrentzündung gehören ins Bild. In der Nase findet sich Stockschnupfen oder schleimige Absonderung, besonders nach trockener Rhinitis. Die Reizung der Schleimhäute zieht sich bis in den Kehlkopf mit Kratzen im Hals und Heiserkeit der Stimme hinab. Entsprechend dem torpiden Verlauf der Graphitreaktion kommen auch hier chronische Prozesse in Frage, ähnlich der verwandten Kieselsäure.

Von wesentlicher Bedeutung sind die chronischen Hautaffektionen: entweder ist die Haut trocken und rissig mit Neigung zu Schrunden, besonders an den Körperöffnungen, oder man findet nässende Hautausschläge mit scharfen und übelriechenden Absonderungen und dicken honiggelben Borken. Graphites ist eines der am häufigsten mit Erfolg verordneten Heilmittel für chronische Hautekzeme an allen Körperregionen. Es besteht Neigung zu seborrhoischen Ekzemen mit trockener, rissiger, schuppender Haut. Unter anderm findet es häufig Verwendung gegen hornige und schrundige Ekzeme an den strapazierten Händen von Handarbeitern. Die bewährte Anwendung gegen rezidivierendes Erysipel beruht auf dieser Beschaffenheit der Haut, in der durchgemachte Entzündungen Rückstände zurücklassen, welche wieder aufflammen können, sowie auf dem Vorhandensein von Schrunden an der Nase und anderen Stellen, welche die Eingangspforte für die Erysipelinfektion bilden. Die erprobte Heilung bei Narben und Keloiden hängt mit einer spezifischen Beziehung zum Bindegewebe, zum Teil auch mit einer Beziehung zu tiefsitzenden Hautentzündungen zusammen.

Die arzneiliche Kraft von Graphit ist sehr stark auf die **Verdauungsorgane** gerichtet. Hervor tritt eine Fehlregulation der Peristaltik mit viel Kneifen und Spasmen im Leib, eine Umkehrung der Peristaltik mit Brechübelkeit und Aufstoßen, häufige spastische Stauung des Verdauungsablaufs. Der schlechte Mundgeschmack und das Auftreten von Speichelfluß lassen auch auf eine Störung der Sekretion der Verdauungssäfte schließen. Im ganzen zeigt sich die Verdauung verlangsamt, mit Neigung zu fauligriechenden Blähungen. Die Untätigkeit des Mastdarms ist wohl mehr auf Spasmus als auf Atonie zurückzuführen. Der venöse Abfluß im Bauchraum ist gehemmt und gilt als Anlaß zu Abdominalplethora mit Hämorrhoiden, diese Stauung überträgt sich auch auf die Beinvenen.

Die Verwandtschaft zu *Carbo vegetabilis* zeigt sich an einer ausgesprochenen Blähsucht mit Abgang von übelriechenden Winden. Der üble Geruch der Ausscheidungen und die Neigung zu Fäulnis treten ebenso wie dort hervor. Seine besondere Ausprägung erhält der Graphit-Fall durch einen gierigen Hunger, der bis zur Gefräßigkeit geht, der unter die Leitsymptome von Graphites rechnet. Die Magenbeschwerden, wie Sodbrennen und Magenkrämpfe, bessern sich durch Essen. Diese Art der Beschwerden führt zu erfolgreicher Verwendung bei Gastroduodenitis und geschwürigen Prozessen am Magen und Zwölffingerdarm. Am unteren Darmabschnitt haben wir ebenfalls entzündliche Vorgänge, die entweder mit Verstopfung und mangelndem Drang zu Stuhl, oder – weniger oft – mit durchfälligen Stühlen einhergehen. Den Stühlen von faulig-üblem oder saurem Geruch ist nicht selten Schleim beigemengt. Der Darmausgang ist durch das Auftreten von Hämorrhoiden durch Jucken und Wundheit im After und in der Umgebung desselben an der allgemeinen Entzündlichkeit des Verdauungskanalsbeteiligt.

Geschlechtsorgane: Während beim männlichen Geschlecht sowohl eine Erregung als auch eine Schwächung der Vita sexualis beobachtet wird, zeigt sich bei Frauen eine Verspätung der Regel bis zu 11 Tagen. Vorher und während der Regel sind alle für

Graphites typischen Beschwerden schlimmer: z.B. Hauteruptionen, dyspeptische Erscheinungen, Frostigkeit. Ein starker weißlicher Scheidenfluß wird festgestellt. Vielleicht spielen hierbei Zervixrisse, ähnlich wie bei Einrissen in der äußeren Haut, eine Rolle.

Diese Hemmung der ovariellen Funktion und die Frostigkeit der Graphitpatienten sowie eine Neigung zum Dickwerden, welche man den Graphitpatienten zuschreibt, hat zur Aufstellung des **Graphit-Typus** geführt, den man als „fett, frostig und verstopft" beschreibt. Die Ähnlichkeit mit einer hypothyreotischen Konstitution, bei welcher ja auch psychische Depression, Obstipation, Amenorrhö, allgemeines Ekzem, Gewichtszunahme gefunden wird, und welche eine sekundär bedingte Hypofunktion der Schilddrüse einschließt, fällt in die Augen. Es ist auch keine Frage, daß Graphit für solche Patienten vorzüglich paßt. Doch sollte der Arzt sich hüten, diese Veranlagung als notwendige Vorbedingung für den Einsatz von Graphit zu halten. Besonders für Magenpatienten mit reduziertem Gewicht kann sich die Wirkung sehr tief entfalten.

T. ALLEN schreibt in seinem „Handbook": Eine allgemeine Neigung zum Fettwerden (Calc.): Die Fettsucht von Graphites ist auffallend bei älteren Leuten, die von *Calcarea* bei Kindern.

Literatur

HAHNEMANN: Chronische Krankheiten, 1. u. 2. Aufl.
ALLEN: Encyclopedia, Bd. IV.
HUGHES: Cyclopaedia, Bd. II.
Das Arzneimittelbild stützt sich fast ausschließlich auf die Arzneimittelprüfung HAHNEMANNs, der auch eine Prüfung von NENNING verwertet hat.
H. SCHOELER AMP von Graphit, AHZ Bd. 186 (1938): 193.
SCHOELER nennt die Symptome, die er von seinen 12 Prüfern erhalten hat, „sehr spärlich".

Arzneimittelbild

Leitsymptome: *Kalte, frostige Naturen, ertragen keine äußere Kälte.*

Große Neigung zu Hautaffektionen, teils trockene, rissige, schrundige Haut und trockene Hautausschläge, Schrunden an den Körperöffnungen (Übergang der äußeren Haut in die Schleimhaut), teils Hautausschläge mit scharfen, übelriechenden Absonderungen und dicken, honiggelben Sekreten.

Hartnäckige Verstopfung mit fehlendem Stuhldrang, harte Knollen mit Schleim bedeckt.

Heißhunger, Brennen und Krampf im Magen, besser durch Essen.

Widerwille gegen gekochte Speisen und Fleisch, gegen Süßigkeiten. Blähsucht mit reichlichen, übelriechenden Winden.

Regel zu spät und schwach, mit blaßrötlichem Blut.

Fluor reichlich, scharf und flüssig.

Übler Geruch der Ausscheidungen (Hautausdünstung, Schweiß, Mundgeruch, Stuhl).

Einige Beschwerden sind morgens nach dem Erwachen schlimmer (Eingenommenheit

des Kopfes und Schwindel, Übelkeit, Gliederschmerzen), auch nach dem Mittagsschlaf.
Die Zeit der Periode stellt eine Zeit allgemeiner Verschlimmerung dar.
Besserung durch Bewegung in frischer Luft (auch das Gegenteil ist Prüfungssymptom).

Allgemeines: Frostige Naturen, ertragen keinen Luftzug. Heftiges Pulsieren im ganzen Körper, besonders am Herzen, schlimmer bei jeder Bewegung. Kälte und Frösteln am ganzen Körper. Große Trägheit am ganzen Körper, die durch längeres Spazierengehen wich. Plötzliches Sinken der Kräfte. Bedürfnis, die Glieder zu dehnen und zu strecken. Abmagerung.

Geist und Gemüt: Traurige und trübe Stimmung voll Sorge und Ahnungen; denkt nur an den Tod; ängstlich und schreckhaft, zu weinen geneigt; Ärgerlichkeit und Reizbarkeit. Muß bei Musik weinen. Langsam von Gedanken und langsam von Entschluß. Unfähig zu geistiger Arbeit. Anhaltende Vergeßlichkeit. Verspricht sich und verschreibt sich leicht.
Schlaf unruhig, mit ängstlichen Träumen; liegt stundenlang wach. Sorgenvolle Gedanken hindern am Einschlafen. Tagesschläfrigkeit.

Kopf: Morgens früh nach dem Erwachen Eingenommenheit des Kopfes und Schwindel mit Übelkeit. Drückende oder zusammenschnürende Kopfschmerzen, zum Teil halbseitig, Blutwallungen zum Kopf mit Hitzegefühl und Nasenbluten.

Chronische Entzündungen des äußeren Auges und der Augenlider, Ektropium, Entropium, Lidekzem, Chalazion.

Augen: Augenlider und Lidränder geschwollen und rissig. Brennen und Trockenheit der Bindehäute oder scharfe Tränen. Helles Licht blendet die Augen.

Gehörgangekzem. Chronischer Mittelohrkatarrh.

Schwerhörigkeit. Otosklerose.

Ohren: Nässende und trockene Entzündung des äußeren Gehörgangs und hinter den Ohren. Stechen in den Ohren. Klingen und Hämmern in den Ohren. Schwerhörigkeit, besser im fahrenden Wagen ⊙ und bei Geräuschen. Brausen im Kopf, dann Platzen in den Ohren, darauf besseres Gehör.

Chronischer Schnupfen. Rhagaden am Naseneingang.

Atmungsorgane: Wundheit des Naseneingangs. ⊙ Schrundige Nasenlöcher. Flüssiger Schnupfen oder Katarrh mit verstopfter Nase, mit großer Empfindlichkeit gegen kalte Luft. Überempfindlichkeit gegen Gerüche, z.B. Blumen. Nimmt falsche Gerüche wahr, z.B. verbrannte Haare, brennenden Ruß. Nasenbluten mit Blutwallungen zum Kopf. Beim Bettgehen oder aus dem Schlaf heraus in der Nacht Anfälle von Erstikkungsnot, muß schnell aus dem Bett heraus und etwas essen, was Besserung gibt.

Herz, Kreislauf: Heftiges Herzklopfen, beim Liegen auf der linken Seite so heftig, daß sich die Bettdecke bewegte, mit Ängstlichkeit. Heftiges Pulsieren am Herzen und durch den ganzen Körper, schlimmer bei jeder Bewegung.
Beim Hängenlassen des Beines und beim Stehen senkte sich das Blut hinein, mit Brennen und Stechen am Unterschenkel. Schmerz und Schwellung der Krampfadern. Plötzliches Sinken der Kräfte, Ohnmachtsanwandlungen. Im Vergleich zur Holzkohle finden wir keine ausgeprägte Kreislaufschwäche wie sie Carbo vegitabilis auszeichnet.

Rachenkatarrh.

Verdauungsorgane: Wie auf die Schleimhäute des Kopfes und der oberen Luftwege ist die Wirkung auf die Schleimhäute des Verdauungskanals gerichtet. Aufgesprungene, wunde Lippen. Brennende Bläschen auf der Zunge; brennende Bläschen an der Unterseite und der Spitze der Zunge. Wundheit der Mundschleimhaut. Salziger Geschmack im Mund.
Trockenheit im Mund als auch Speichelfluß. Morgens übler Geruch aus dem Munde wie faule Eier. Bitterer Geschmack im Mund und saures Aufstoßen. Gefühl eines Klumpens im Schlund oder als würde er zusammengeschnürt.
Die Mandeln sind angeschwollen und schmerzen. Die Submandibulardrüsen und die Lymphdrüsen sind geschwollen und schmerzhaft bei Berührung.

Chronischer Magenkatarrh. Magen- und Zwölffingerdarmgeschwür, auch bei mageren Typen. Pfortaderstauung.

Salziger, bitterer oder saurer Geschmack im Mund. Heißhunger und gefräßiger, gieriger Appetit; Abneigung gegen Fleisch, schon beim Darandenken. Widerwille gegen Gesalzenes und gegen gekochte warme Speisen. Süßes ruft Widerwillen und Übelkeit hervor. Ungewöhnlicher Drust.

Kältegefühl und große Leerheitsempfindung im Magen.
Brennen im Magen.

Hat viel Verlangen nach Bier; trinkt, um innere Kühlung zu erlangen. Viel Aufstoßen, Übelkeit und Speiseerbrechen. Versagendes Aufstoßen, es will immer aufstoßen und kann nicht. Sodbrennen mit saurem Aufstoßen und Heißhunger. Krampfartige Magenschmerzen, besser durch Essen ⊙ und durch warme Getränke, besonders warme Milch.

Atonische Verstopfung.
Colitis mucosa.

Hämorrhoiden, Afterfissuren und Afterekzeme.

Aufgetriebener Leib infolge von Anhäufung von Gasen. Bauchgrimmen wie durch nicht abgehende Blähungen. Sehr reichliche, übelriechende Winde. Jucken und Wundheitsgefühl am After. Brennende und blutende Hämorrhoiden. Vorfall des Anus mit Hämorrhoiden, ohne Drang, als wäre der Darm gelähmt. Stuhl knotig, hart, mit weißem Schleim bedeckt, von unerträglichem Geruch, mit stechenden Schmerzen beim Abgang. Stuhldrang bleibt aus. Stuhlentleerung ist, obgleich nicht hart, sehr anstrengend wegen gänzlicher Untätigkeit des Mastdarms. Durchfälle schleimig mit Brennen am After. Schmerzende Wundheit in der Gesäßfurche.

Hypogenitalismus,
Skrotalekzem.

Geschlechtsorgane: Männer: Aufleben des Geschlechtstriebs und der geschlechtlichen Phantasie. Wollüstiger Reiz in den Geschlechtsteilen. Äußerst lüsterne Gedanken, die ihn quälen, daß er befürchtet, wahnsinnig zu werden und rastlos umherläuft. Sein sonst sehr und übertrieben reger Geschlechtstrieb schwieg sogleich auf mehrere Tage gänzlich. Gar kein Trieb zur Begattung, die sonst bei ihm sehr geschäftige Phantasie war kalt, die ersten 30 Tage nach Einnahme des Graphits; dann aber erwachte dies alles in so hohem Grade, daß er bei Berührung eines Weibes großen Wollustreiz empfand und durch alle Glieder zitterte. Pollutionen fast jede Nacht. Mangelnder Samenerguß beim Beischlaf.

Die Glieder werden plötzlich kalt nach Koitus.

Hypomenorrhö,
Amenorrhö,
Pruritus vulvae,

Frauen: Regel um 7 bis 11 Tage verspätet. ⊙ Regel abgeschwächt und kurz; Blutung wäßrig. Fluor reichlich und flüssig, ⊙ scharf

Zervixrisse,
Uterusanschoppung.
Leukorrhö.

und wundmachend. Wundheit zwischen Schamgegend und Schenkeln. Brustwarzen schmerzen, ⊙ schrundig und wund. ⊙ Kältegefühl in der Scheide. Während der Periode sind alle Beschwerden verschärft: Wundheit der Haut, Katarrh der oberen Luftwege, Verdauungsbeschwerden, Leibschmerzen, Kreuzschmerzen, Krampfadern, Frostigkeit.

Chronische Ekzeme,
nässend und borkendbildend,
bei Kindern und Erwachsenen.
Intertrigo.
Seborrhoisches Ekzem.
Trockene, unheilsame Haut
mit Neigung zu Rhagaden.
Akutes Erysipel.
Vorbeugungsmittel bei
rezidivierendem Erysipel.
Akne, Bartflechte.
Narbenkeloid.
Lupus erythematodes.

Haut: Schrunden an den Übergangsstellen von Haut zu Schleimhäuten, leicht blutend (Mund, Nase, Gehörgänge, Vulva, Anus).
Trockene Ekzeme, brennend und juckend mit Schrunden; oder nässend und krustig mit honigartiger Absonderung. Bevorzugt sind die Gelenkbeugen, die Augenlider (mit Schüppchen bedeckt), hinter den Ohren, After und Vulva, aber auch alle andern Stellen werden befallen. Hautjucken, ⊙ schlimmer in Hitze und Bettwärme. Rotlauf im Gesicht. Schuppende und nässende Ausschläge auf der Kopfhaut. Ausfallen der Kopfhaare. Wundheit zwischen den Schenkeln beim Gehen.
Übelriechende Ausdünstung der Haut. Saurer, übelriechender Schweiß. Fußschweiß, der wund macht.

Varikosis der Beine.

Glieder: Reißen, Brennen und Stechen in den Gliedern. Zerschlagenheitsschmerz und Schwere. Häufiges Eingeschlafensein der Glieder. Muß die Beine hoch legen wegen Brennen und Stechen in den Krampfadern. Bedürfnis, sich zu dehnen und zu strecken. Muskelkrämpfe in den Waden. Klammartiges Verziehen der Finger. Neigung zu Einschlafen der Glieder.

Wärmeregulation: Kältegefühl und Frostigkeit, selbst nachts und früh im Bett; kalte Hände und kalte Füße. Kältegefühl wie von Blutmangel.
Hitzegefühl mit Trockenheit; nachts konnte er vor Hitze nicht unter der Bettdecke bleiben. Nachtschweiß von saurem Geruch. Üble Körperausdünstung. Kalte Hände und Füße. Eiskalte Füße. Manchmal sind die Füße eiskalt, dann wieder brennend heiß.
Schweiß bei geringer Bewegung (bei einer sonst nie Schwitzenden), die Wäsche gelb färbend.

Dosierung

Meist D 6 bis D 12 bis D 30 und höher. Bei Magendarmleiden werden die niederen, bei Hauterkrankungen mehr die höheren Potenzierungen bevorzugt. Letztere helfen hier manchmal noch, wo die niederen versagen.

Vergleichsmittel

Gehör besser beim Fahren im Wagen: *Acidum nitricum.*
Trocken-rissige Hautausschläge: *Alumina, Causticum, Natrium muriaticum, Petroleum, Sulfur.*
Heißhunger, gefräßiger Appetit: *Abrotanum, Acidum fluoricum, Mandragora, Jodum, Lycopodium, Petroleum, Phosphorus, Psorinum.*
Widerwillen gegen Fleisch: *Carbo vegetabilis, Ferrum, Petroleum, Magnesium carbonicum, Petroleum, Sepia.*
Widerwillen gegen Gekochtes: *Lycopodium, Petroleum, Silicea.*
Magenschmerzen besser durch Essen: *Acidum fluoricum, Anacardium, Jodum, Hedera, Ignatia, Mandragora.*
Menses verspätet und abgeschwächt: *Natrium muriaticum, Sepia, Pulsatilla, Aristolochia.*

Beispiel

Eine Mutter brachte ihre 18jährige Tochter am 31. 1. 1966 in die Sprechstunde. Die Tochter war offenbar ein häßliches kleines Entchen, bloß daß sie nicht klein, sondern groß, und nicht dünn, sondern dick war. Die ganze Haut war mit Akneknoten bedeckt, speziell natürlich im Gesicht, Nacken und Brust, und das seit dem 6. Lebensjahr. Die Periode kam zu früh, alle 20 Tage, und dauerte 5 Tage stark und lang. Der Stuhlgang neigte zu Verstopfung. Der Hals wurde dicker, das Körpergewicht nahm rapid zu, sie wog 80 kg bei 173 cm Größe. Der akute Anlaß zu der Konsultation war nun eine Bronchitis mit verstopfter Nase, Schnupfen und Heiserkeit. Zu Erkältungserscheinungen neigte sie sehr.
Die Diagnose wird einem schwer. Natürlich kann die Diagnose „Akne“ gestellt werden; ebenso kann auch die Diagnose einer Hypothyreose gestellt werden, wozu aber die zu häufige und starke Regel nicht ganz passen will; auch die Diagnose einer Anfälligkeit der oberen Atemwege mit chronischer Rhinitis und Bronchitis kann gestellt werden. Mit alledem werden wir jedoch dem Menschen nicht gerecht.
Für die Mutter stand etwas anderes im Vordergrund: sie stieß sich hauptsächlich an der Trägheit und an der traurigen Gemütlage ihrer Tochter, welche von der Mutter sehr zu ihrem Nachteil abstach. – Nach der alten Temperamentenlehre von HIPPOKRATES befinden wir uns hier zweifellos auf dem Gebiet des Phlegma; bezüglich der Temperaturqualitäten also im Bereich des Feuchten und Kalten; bezüglich der Elemente im Bereich des Wassers. Einige Fragen nach den Modalitäten konnten dies leicht aufklären. Das Mädchen hatte ein großes Verlangen nach Wärme; Hände und Füße waren immer kalt, außerdem hatte sie eine große Abneigung gegen Wasser und gegen das Baden. Im Bereich des Stuhlgangs gehört die Verstopfung dazu, im Bereich des Stoffwechsels oft die Hypothyreose mit ihrer Übergewichtigkeit, den groben Gesichtszügen und dem traurigen und trägen Wesen. In der Schule ging es entsprechend nicht besonders flott vorwärts. Das Hauptvergnügen des Mädchens war das Essen. Das Mittel, welches es brauchte, wird, etwas derb, aber treffend, gekennzeichnet durch die 4 F: Fett, faul, frostig und „f“-erstopft. Man könnte vielleicht noch das fünfte F hinzufügen: „f“-erfressen! Das Arzneimittel ist *Graphites.* Unsere Patientin bekam es in D 6. Sie war zuletzt am 26. 8. 1966 in der Sprechstunde wegen eines Schnupfens. Bis dahin hatte sie auf 74 kg abgenommen, die Periode kam nach 24 Tagen und war etwas schwächer geworden. Ihr ganzes Benehmen war anders, schon die Kleidung, sie war heiter, lustig, übermütig, wie es den 18 Jahren zukommt. Von den Aknepusteln hatten sich keine neuen mehr nachgeschoben, die alten vertrockneten langsam, waren aber

noch deutlich sichtbar. Überraschenderweise waren auch die Warzen an den Fingern verschwunden. Die Schilddrüse war noch etwas betont. Im ganzen war sie ein anderer Mensch geworden. Die Diagnose zu stellen, fällt schwer; für den homöopathischen Mittelkenner ist die Diagnose: *Graphites*. M. STÜBLER, AHZ Bd. 212 (1967): 46.

Gratiola

Herkunft des Mittels

Gratiola officinalis, das Gottesgnadenkraut, gehört wie *Digitalis, Euphrasia* und *Leptandra* zu den Scrophulariaceen. Die Hauptwirkstoffe sind das Glykosid Gratiotoxin, dem eine starke digitalisähnliche Wirkung zugeschrieben wird, das aber in sehr geringer Menge vorzukommen scheint, ferner das Glykosid Gratiolin, Gratiosid und ein Triterpenderivat Gratiolon.

Toxikologie

Gratiola ist giftig. Die Vergiftungserscheinungen sind: Speichelfluß, Übelkeit, Erbrechen, Koliken, heftige blutige Durchfälle, bei Schwangeren auch Abort, Verstärkung und Verlängerung der Regelblutungen, Nierenreizung bis Nierenschädigung, Brennen in den Harnwegen, auch nymphomanische Zustände, ferner Krämpfe, Störungen der Herztätigkeit, vor allem der Atmung. Der Tod erfolgt in letalen Fällen im Kollaps, wahrscheinlich an Atemlähmung. Vergiftungen werden vor allem bei Abtreibungsversuchen beobachtet.

Dem Gratiolin steht pharmakologisch das Glykosid *Aucubin* nahe, das sich in anderen Scrophulariaceen, zum Beispiel *Euphrasia*, findet und für die Wirkung bestimmend ist (GESSNER, O.: Die Gift- und Arzneipflanzen, 2. Aufl. Heidelberg 1953). Örtlich wirkt Gratiola stark reizend, resorptiv erst zentralerregend, dann lähmend. Die örtlich reizenden Stoffe werden mit der Milch stillender Frauen ausgeschieden und rufen beim Säugling durchfällige Stühle hervor.

Der Gebrauch in der Homöopathie erstreckt sich hauptsächlich auf Erkrankungen der Verdauungsorgane, wie Magenkatarrhe mit Druck im Magen, nach dem Essen, Säurebeschwerden, Darmkatarrhe mit gußartiger Entleerung. Das Nervensystem ist stark beteiligt. Schwindel und Verstimmung des Gemüts; schlechte Laune besonders bei Magenleiden. Herzsymptome werden auffallenderweise nicht beobachtet. H. SCHULZ hat bei $^1/_2$ Tropfen der Tinktur erhöhte Grünempfindlichkeit, bei 10 Tropfen Gründblindheit gefunden.

Literatur

Die erste Arzneimittelprüfung wurde veröffentlicht in HARTLAUB und TRINKS: Reine Arzneimittellehre, Leipzig 1829.
LEMBKE: N. Dtsch. Zschr. homöop. Klin., Bd. 17, S. 97.
ALLEN: Encyclopedia, Bd. IV.
HUGHES: Cyclopaedia, Bd. II.

Arzneimittelbild

Modalitäten: *Verschlimmerung nach dem Essen.*
Verschlimmerung durch Bewegung.
Besserung an der frischen Luft (Kopfweh und Schwindel haben zum Teil Verschlimmerung im Freien).

Geist und Gemüt: Redselig und heiter, hüpft und tanzt umher. Reizbar und verstimmt, traurig und ängstlich. Gereizt bei jedem Widerspruch, Ausbrüche von Ärger, will allein sein. Abneigung gegen jede geistige Arbeit.

Kopf: Schwindel; schlimmer beim Aufrichten, beim Lesen, besser an der frischen Luft. Schwindel schlimmer beim Schließen der Augen. Kopfschmerzen mit Hitze im Kopf, heftigem Blutandrang, ansteigend zu heftigem Schwindel mit Schwarzwerden vor den Augen, schlimmer bei Bewegung, besonders beim Fahren – an der frischen Luft teils besser, teils schlechter.

Augen: Trockenheit der Augen, wie Sand. Tränen der Augen beim Lesen.
Entfernte Gegenstände werden deutlicher gesehen wie nahe. Beim Lesen schwindet das Sehvermögen plötzlich. Alle Gegenstände erscheinen ihm beim Öffnen der Augen weiß, selbst grüne Bäume und Rasen.

Verdauungsorgane: Reichlicher anhaltender Speichelfluß, Kratzen im Hals und Schmerzen beim Schlucken. – Abneigung zu essen, am besten schmeckt noch Brot. Abneigung gegen Fett und Schweinefleisch.

Gastritis, Leberstörung.

Häufiges Aufstoßen und Druck im Magen. Große Übelkeit mit Kältegefühl im Magen. Erbrechen von bitterem oder saurem Wasser, das nicht bessert. Druck im Magen wie von einem Stein, der sich rückwärts oder vorwärts bewegt. Nagen in der Magengrube wie von Hunger bald nach dem Essen. Der Leib ist so aufgetrieben, daß die Kleider geöffnet werden müssen. Häufiges Rumpeln im Bauch und Kneifen; reichlicher Abgang von Blähungen.

Darmkatarrh.

Durchfall von wäßrigem, schaumigem Stuhl, gußartig entleert; auch Abgang von Schleim ohne

Stuhl. Brennen am After. Harte Stühle nach viel Drängen.

Harnorgane: Scharfer, rötlicher Harn, wird trüb beim Stehen.

Geschlechtsorgane: Regel 8 Tage zu früh und 2 Tage länger als sonst. Nymphomanie.
Stechen in den Brüsten.

Bewegungsorgane: Rheumatoide Schmerzen ohne besondere Kennzeichen.

Haut: Pickel und Pusteln. Jucken und Beißen auf der Haut.

Wärmeregulation: Teils Frieren, teils Hitzegefühle.

Dosierung

Wird hauptsächlich in D 3 bis D 12 angewendet. 1 Tasse Gratiolatee als Kanalysator bei Gallen- und Leberleiden (STÜBLER).

Vergleichsmittel

Gußartiger Durchfall: *Podophyllum, Mandragora, Gummi gutti.*
Kältegefühl im Magen und Bauch: *Colchicum, Bovista.*
Appetitlosigkeit und Völle im Leib, Leere im Magen:*China.*
Hunger nach dem Essen: *Petroleum, Lycopodium, Jodum, Psorinum.*
Kopfschmerz mit Sehstörungen: *Gelsemium, Digitalis.*
Völle und Druck im Magen; abweisende, ärgerliche Stimmung: *Antimonium crudum.*

Grindelia robusta

Herkunft des Mittels

Grindelia robusta (Fam. nat. Compositae) ist in Kalifornien heimisch. Zur Tinktur wird das getrocknete, zur Blütezeit gesammelte Kraut verwendet. Es wird fast keine Unterscheidung gemacht gegenüber der *Grindelia squarrosa.*
Inhaltsstoffe: Saponine, Harz und phenolhaltiges Öl u. a.

Wirkung

Nach den amerikanischen Autoren wird Grindelia als ein Mittel für den Parasympathikus angesehen. Es wirkt zuerst beschleunigend auf das Herz, dann verzögernd, ebenso erhöht es anfangs den Blutdruck, um ihn nachher zu senken. Die Symptome an den Bronchien von asthmaähnlichem Charakter finden ebenfalls durch diese Beziehung ihre Erklärung.

Klinische Anwendung

Ruft Lähmung hervor, beginnend an den Extremitäten. Die Herztätigkeit wird zuerst beschleunigt, dann verlangsamt. Die klinische Verordnung erstreckt sich auf chronisches Asthma, chronische Bronchitis, chronische Bronchorrhö mit zähem, schwer sich lösendem Schleim. Wirksames Gegenmittel bei Rhus-Vergiftung, äußerlich und innerlich für Bläschen, Herpes zoster, Brandwunden, Scheidenkatarrh. Hyperämie der Magenschleimhaut mit Atemstörung, Magenübersäuerung. Die Heilwirkungen bei äußeren Wunden und Entzündungen der Haut erinnern an andere Kompositen wie *Arnica, Calendula, Bellis, Chamomilla.*
Wird in der Homöopathie fast nur bei Bronchialasthma und chronischer Bronchitis mit zähem Sekret verwendet. Die Indikation Milzschwellung auf Grund der Arzneimittelprüfung steht auf schwachen Füßen.
Es liegt eine Prüfung von einem einzigen Prüfer vor. Die Mehrzahl der Empfehlungen ist offenbar empirischer Art. Die auf die Milz bezogene Beobachtung erscheint in ihrer Deutung unklar. Es wird jedoch eine organotrope Beziehung zur Milz angenommen.

Literatur

ALLEN: Encyclopedia, Bd. X, S. 539.
HERING: Guiding Symptoms, Bd. 5.
BOERICKE: Materia medica.

Arzneimittelbild

Kopf: Furchtbares Völlegefühl im Kopf wie nach großen Chinin-Gaben. Schmerz im linken Auge, der später auch auf das rechte übergreift; Pupillen dabei erweitert. Bewegungen der Augen sind schmerzhaft.

Bronchialasthma mit zähem Schleim. **Emphysem.** Chron. Bronchitis. Cheyne-Stokes-Anfall.

Atmungsorgane: Die Atmung setzt aus. Die Unterbrechung der Atmung und das Aussetzen der Atembewegung ist derart ausgesprochen, daß das Einschlafen verhindert wurde. In dem Augenblick, als ich einschlafen wollte, wollte die Atembewegung aussetzen und wurde erst wieder aufgenommen, als ich an Erstikkungsgefühl erwachte, welches durch das Aussetzen der Atmung erfolgte.
⊙ Kann im Liegen nicht atmen.

(Milzschwellung, z. B. bei Malaria?).

Milz: Unerträglicher Schmerz in der Gegend der Leber und Milz, so heftig, daß er keinen Augenblick still liegen kann; in derselben Gegend Wundheit, wie bei akutem Rheumatismus.

Gegenmittel bei Rhus-Vergiftung. Herpes zoster.

Haut: ⊙ Hauteruptionen mit Bläschen und Papeln, Herpesausschlag.

Dosierung

Von BOERICKE werden die ∅ in 1 bis 15 Tropfen je Gabe sowie niedere Potenzierungen empfohlen. CARTIER nennt für Bronchialasthma die C 6. Bei Cheyne-Stokes werden auch Hochpotenzen genannt.

Vergleichsmittel

Antimonium arsenicosum, Senega, Lachesis, Aralia.

Guajacum

Herkunft des Mittels

Die Tinktur wird aus dem Harz des Pockholzbaumes, **Guajacum officinale** (Bulnesia Sarmienti – Fam. nat. Zygophyllaceae), der auf den Antillen und an der Nordküste von Südamerika heimisch ist, hergestellt. Das Harz besteht aus mehreren Harzsäuren.

Hauptrichtung

Wurde von den alten Ärzten als ein wertvolles Mittel gegen die Gicht und gegen Syphilis geschätzt, das auch Ulrich von HUTTEN mit Erfolg angewendet haben soll. Es wird in der Homöopathie verwandt gegen **Rheumatismus, besonders mit Sehnenverkürzung,** auch auf syphilitischer und gonorrhoischer Basis, sowie **akute Mandelentzündung, Rachen- und Kehlkopfkatarrh;** es soll der Abszedierung der Mandeln vorbeugen. Die organische Beziehung zum Rachenring und zu den Gelenken zugleich machen es zu einem wertvollen Arzneimittel bei **Polyarthritis rheumatica; Pleurodynie. Trockene Rippenfellprozesse,** auch bei Tuberkulose.
Um die Erfahrungen früherer Jahrhunderte wiederzugeben, soll MATHIOLUS (1600 in seinem Kräuterbuch) angeführt werden: „Wider die Französische Krankheit tut es vortreffliche hilff, und solch Experiment und Erfahrung ist herkommen von den Einwohnern des orts, von dannen man das Holtz herbringt, da diese Plag jedermann fast gemein ist und durch hilff dieses Holtzes widerumb die Gesundheit erlangen. Dieses Holtzwasser dienet nicht allein wider die Frantzosen, sondern auch wider die langwirige Wehlagen der Glieder, wider das Zipperle, alte Hauptwehe, Gebrechen der Lebern und der Miltzen, so von Schleim, Pituita genannt, sich erheben."

Literatur

Die wenig umfangreiche Prüfung stammt von HAHNEMANN (Reine Arzneimittellehre und Die Chronischen Krankheiten, 2. Aufl.).
ALLEN: Encyclopedia, Bd. IV.
HUGHES: Cyclopaedia.

Arzneimittelbild

Leitsymptome: *Chronisch rheumatische Prozesse an Muskeln und Gelenken und besonders an den Sehnen.*
⊙ *Gefühl in den Gelenken, wie zu kurz (Ammoniumsalze, Causticum).*
Beziehung zu Mandelentzündungen.
⊙ *Übler Geruch des ganzen Körpers und der Ausscheidungen.*
⊙ *Reichliche übelriechende Schweiße und schleichendes Fieber.*
⊙ *Lokale Wärme soll schlecht ertragen werden.*

Spezielles: Beeinträchtigung der geistigen Leistung. Gedankenlosigkeit, Gedächtnisschwäche, mürrische Stimmung, Widerspenstigkeit.

Neuralgien und Neuritiden.

Kopf: Schmerzen in den verschiedensten Teilen des Kopfes und Gesichts von stechender, reißender oder drückender Natur. Zahnschmerzen, Schmerzen im Nacken.
Gesicht rot geschwollen.

Augen: Augäpfel wie vorgetrieben und Lider zu kurz.

Angina follicularis und **abscedens** mit Trockenheit im Hals und Empfindlichkeit gegen Wärme.
Kehlkopf- und Luftröhrenkatarrh.

Rachen, Kehlkopf und Luftröhre: ⊙ Brennen im Hals mit Rötung und Schwellung. ⊙ Akute Tonsillitis mit Neigung zu Abszedierung. ⊙ Entzündung des harten Gaumens, in die Tiefe fressend, mit Gefahr der Perforation, bei sekundärer Syphilis.
Jählinges Verstopfungs- und Stockungsgefühl auf der Brust, in der Gegend der Herzgrube, wie Atemversetzung, befällt sie oft plötzlich, auch selbst nachts im Schlafe, und zwingt sie zu fast ganz trockenem Husten, welcher so oft wiederkehrt, bis einiger Auswurf erfolgt.
Heftige, krampfartige Entzündung in der Luftröhre und besonders im Kehlkopf, verbunden mit heftigem Herzklopfen, so daß er zu ersticken meint. Stechen in der Brust, durch Einatmen verschlimmert.

Pleurodynie, Pleuritis sicca, auch bei Tuberkulose.

Stechende und reißende Schmerzen in der Brust, in den Rippen und im Nacken, im Rücken, im Kreuz, aufhörend in völliger Ruhe.

Magen und Darm: Dyspeptische und katarrhalische Erscheinungen ohne besondere Eigenart.

Harnorgane: Ständiger Drang zum Harnlassen, der auch nach dem Harnlassen noch einige Zeit anhält.

Gelenkrheumatismus, subakut und chronisch. Sehnenscheidenentzündung mit Verkürzung der Sehnen.

Glieder: In allen Muskeln und Gelenken rheumatoide Schmerzen. Bedürfnis, die Glieder zu strecken; ⊙ Gefühl in den Gliedern wie zu kurz. Recken und Dehnen der Glieder, mit Gefühl von Unausgeschlafenheit.

Gicht mit Neigung zu Eiterung.

Wärmeregulation: Frost und Schauer. Hitze und Schweiße.

Dosierung

D 1 bis D 4. Bei luetischen Knochenschmerzen und bei Angina ∅ zu 1 bis 15 Tropfen.

Vergleichsmittel

Angina follicularis: *Mercurius, Apis, Lachesis.*
Rheumatismus, Gicht, Pleurodynie: *Bryonia, Ledum, Antimonium crudum, Causticum.*

Gummi Gutti

(auch Gambogia genannt)

Herkunft des Mittels

Gummi Gutti, bot. Garcini hanburyi (Fam. nat. Guttiferae), ist das durch Einschnitte in die Rinde gewonnene gummiartige Harz. Heimat Vorder- und Hinterindien.

Wirkung

Die Wirkung dieses Harzes beruht auf einer Reizung aller Schleimhäute, wovon jedoch nur die Durchfälle und in vermindertem Maße die Reizung der Bindehäute therapeutische Bedeutung erlangt haben.

Literatur

Die Arzneimittelprüfung stammt von Cajetan NENNING, der sie an einer Anzahl weiblicher Prüfer durchgeführt hat.
HARTLAUB und TRINKS: Reine Arzneimittellehre, Bd. 1.
ALLEN: Encyclopaedia, Bd. IV.
HUGHES: Cyclopaedia, Bd. II.

Arzneimittelbild

Augen: Brennen und Jucken der Augen mit Lichtscheu, besser beim Gehen im Freien.

Atmungsorgane: Schneuzen. Absonderung von eitrig riechendem Schleim. Trockener heftiger Husten bei Nacht, oder nächtlicher Husten mit lockerem Schleim.

Verdauungsorgane: Wunder, rauher, brennender Hals.
Übelkeit mit Speichelfluß, heftiges Erbrechen und Durchfall mit Schwäche. Appetit bis zu Heißhunger gesteigert, Wundheitsgefühl und krampfartige Schmerzen im Magen und Kältegefühl, mit Empfindlichkeit bei Berührung, besser durch Essen. Leeregefühl im Magen; Rumpeln und reichliche Flatulenz im Bauch.
Übelriechender Durchfall mit Kältegefühl im Bauch, die Stühle werden mit großer Gewalt in einem Guß entleert. Nach heftigem Kneifen um den Nabel gelber oder grüngefärbter Durchfall, mit Schleim vermischt. Durchfall mit brennendem Schmerz und Tenesmus im Rektum, Vorstülpen des Afters, mit Entleerung von Schleim.

Dosierung

Von D 4 an aufwärts.

Vergleichsmittel

Stühle in einem Guß: *Podophyllum, Croton, Gratiola, Mandragora.*
Magenschmerzen besser durch Essen, Hunger nach dem Erbrechen: *Mandragora.*

Hamamelis

Herkunft des Mittels

Die in den Laubwäldern Nordamerikas heimische **Hamamelis virginiana** (Fam. nat. Hamamelidaceae) wird auch virginischer Zauberstrauch oder Hexenhasel genannt. Die Zweige werden auch als Wünschelrute verwendet. Unser einheimischer Haselstrauch Corylus avellana hat eine ähnlich nachgewiesene Wirkung (NEUGEBAUER).
Wesentliche Inhaltsstoffe in der Rinde: Gerbstoffe (Hamamelitannin und freie Gallussäure), ein Saponin und ätherisches Öl. In den Blättern: ätherisches Öl, Flavone, Chinasäure, Cholin, Saponin, Hamamelose und Gerbstoff.
Verwendet wird die Tinktur aus der frischen Rinde und den Wurzeln.

Wirkung

Hamamelis virginiana genießt zufolge empirischer Erfahrung sehr guten Ruf bei venösen Stauungen und dadurch bedingten Blutungen, bei Entzündungen der Venen sowie der Varizen. Infolge seiner einfachen Indikation und deutlichen Organotropie für **venöse Zustände** und **Blutungen** ist es zu einem Volksmittel geworden. Der Grundcharakter des Mittels hat sich bei der Arzneimittelprüfung am Gesunden deutlich erkennen lassen durch Hervorrufen von Nasen- und Uterusblutungen sowie durch venöse Stauung und starkes Hervortreten vorhandener Krampfadern.
Von NEUGEBAUER (Pharmazie 3, 7: 313) wurde an Kaninchen festgestellt, daß ein Destillat von Hamamelis eine Verkürzung der Blutungszeit bedingt, die derjenigen anderer wirkungsvoller Hämostyptika gleichzusetzen ist. Auch das ätherische Öl der Hamamelis ruft eine Verkürzung der Gerinnungszeit hervor, wodurch bewiesen ist, daß neben dem *Hamamelitannin* (gerbstoffhaltig) auch das ätherische Öl an der Wirkung beteiligt ist, was seither bezweifelt wurde.
NEUGEBAUER schreibt in Pharmazie 3 [1948]: 313: ,,Es muß aber dem ätherischen Öl ein sehr wesentlicher Anteil an der Wirkung zukommen, daß das gerbstofffreie Destillat, der sogenannte Hamamelis-Extrakt, mit etwa 0,01–0,02% ätherischem Öl immer wieder als besonders wirksam beschrieben wird trotz gelegentlicher skeptischer Stimmen."
Neben der Tinktur und den daraus bereiteten Verdünnungen ist das eben erwähnte Destillat, meist unter dem Namen Hamamelis-Extrakt, im Gebrauch, besonders bei äußerlicher Anwendung zu Umschlägen, etwa 1:10 oder 1:20 mit Wasser verdünnt, oder als 10prozentige Salbe. Auch innerlich wird dasselbe Destillat gegen Blutungen passiver Art gegeben. Es ist gut verträglich und wird tropfenweise bis kaffeelöffelweise genommen. Das Anzeigengebiet für die äußerliche Behandlung umfaßt frische und entzündete Wunden, Ulcera cruris (Salbe oder feuchte Kammer). Bei Krampfadern ziehe ich die spirituöse Einreibung (Extr. Hamamel. 20,0, Spiritus dilut. ad 100,0) vor. Von der Salbe bin ich hier nicht befriedigt gewesen.

Literatur

PRESTON: Allg. homöop. Ztg. 50: 77.
BURT: Allg. homöop. Ztg. 72: 103.
HALE: New Remedies, 2. Aufl.
ALLEN: Encyclopedia, Bd. IV.
HUGHES: Cyclopaedia, Bd. II.

Auf Grund der Erfahrungen am Kranken findet es folgende

Anwendung

(Die Ergebnisse der unvollständigen Prüfung treten zurück neben der praktischen Erfahrung.)

Leitsymptome: *Stauung der Venen, venöse Blutungen, vorhandene Varizen werden in der Arzneimittelprüfung empfindlich und schmerzhaft. Charakteristisch ist allgemeines Wehtun mit Zerschlagenheitsgefühl.*
Die Blutungen sind meist dunkel, gleichmäßig fließend und passiv, seltener hellrot. Die Schwäche ist größer als dem Blutverlust entspricht.
Entsprechend dem venösen Charakter wird eine Verschlimmerung bei dämpfigem, feuchtwarmem Wetter beobachtet.
Die hämorrhagische Tendenz gab sich bei den Prüfern in Nasenbluten und Menorrhagie zu erkennen.

Organe: Rachenkatarrhe mit blutigem Auswurf oder mit geschlängelten, sichtbaren Venen, Struma vasculosa und Basedowstruma werden als Anzeigen genannt. Husten mit blutigem Auswurf, Lungenblutung bei Lungentuberkulose, Blutungen aus Magen und Darm aus verschiedener Ursache, zum Beispiel Typhus, Dysenterie, Geschwüre, Hämorrhoiden. Übler Geschmack im Mund wie Schwefel.

Männliche Geschlechtsorgane: Geschlechtliche Erregung, Pollutionen. Schmerzen in den Hoden. Die Samenstränge hinab schießender Schmerz bis in die Hoden (Prüfungssymptom).

Weibliche Geschlechtsorgane: Passive dunkle Blutungen, auch hellrotes frisches Blut. Wehtun der Bauchdecken, im Kreuz und im Becken dabei. Regelkrämpfe und Mittelschmerz, auch Mittelblutung. Schmerzen in der Gebärmutter und im Kreuz, Schmerzen, als wolle das Kreuz brechen. – Brustwarzen blutend und entzündet mit Knoten in den Brüsten.

Venen: Varizen an den Beinen treten vermehrt hervor, Schmerzen und Wehtun in den Krampfadern, Krampfadern in der Schwangerschaft. Phlegmasia alba dolens, Venenentzündung, Hämorrhoiden.

Dosierung

Es werden niedere Verdünnungen (D 2) bis herab zur Tinktur verwendet. Letztere kann bei gefahrdrohenden Blutungen selbst kaffeelöffelweise gegeben werden, wenn kleinere Mengen nicht wirksam sind. Äußerlich ist das *Extractum Hamamelidis fluidum,* eine wasserhelle, aromatisch riechende und ebenso schmeckende Flüssigkeit, bei Behandlung infizierter Wunden zu empfehlen. 2 bis 3 Kaffeelöffel desselben werden in einer Tasse Wasser zu Umschlägen verdünnt. Sehr verbreitete Anwendung findet auch die Hamamelissalbe bei Wunden, Entzündung und Hämorrhoiden.

Vergleichsmittel

Blutungen und Zerschlagenheitsgefühl: *Arnica, Bellis.*
Passive Blutungen: *Bovista, China, Crocus.*
Venenmittel: *Aesculus, Acidum fluoricum, Aristolochia, Calcium fluoratum, Magnesium fluoratum, Pulsatilla, Sulfur, Melilotus.*

Harpagophytum procumbens

Die Wurzel von **Harpagophythum procumbens,** einer in Südafrika in wüstenartigen Gebieten wachsenden, mit tief in den Boden eindringenden Speicherwurzeln versehenen Pflanze aus der Familie der Pedaliaceen, wird von den eingeborenen Bantumedizinmännern und Buschmännern gegen verschiedene Leiden gebraucht. Es wurden aus der Droge glykosidartige Wirkstoffe (Harpagosid sowie Harpagid und Procumbid) isoliert, die sich gegen rheumatische Erkrankungen und Gelenkleiden wirksam erwiesen. Die bei Ratten künstlich hervorgerufenen Gelenkentzündungen wurden damit gebessert. Die Erfahrungen der Volksmedizin lassen noch auf weitere Anwendungsmöglichkeiten schließen, u. a. soll eine Besserung der Leber- und Nierenfunktion damit erzielt werden.
Diese Organotropie zu den Gelenken wurde von A. BEHAM an Rheumatikern in einer Allgemeinpraxis einer Untersuchung unterzogen. „Hauptlokalisation oder Angriffspunkte des Medikaments sind die größeren Gelenke, hier wieder die Hüftgelenke. Eine Seitenverschiedenheit konnte nicht beobachtet werden. Bewegen verschlimmert, während Ruhe und Liegen zu bessern scheinen. Allerdings wirkt die Nachtzeit bei einer Reihe von Kranken verschlimmernd. Desgleichen verschlimmert Wetterwechsel, besonders von trockenem zu feuchtem Wetter, während Wind keinen Einfluß zu haben scheint. Andere Lokalisationen sind die Brustwirbel und die Lendenwirbelsäule, mit spondylotischen Veränderungen und Abnützungserscheinungen. Die Schmerzen werden gewöhnlich als reißend geschildert, auch krampfend und je nach Beobachtungsgabe des Betreffenden, als ziehend, bohrend oder zerschlagen."
„Ich habe die Behandlung mit Injektionen in der 4. Dezimale begonnen, bin aber nach kurzer Zeit auf die 6. Dezimale übergegangen, da es sehr oft Erstverschlimmerungen gab. Diese dauerten 12–24 Stunden und wichen dann einem kürzeren oder längeren Intervall. Bei der 6. Dezimalverdünnung gab es kaum Reaktionen." (A. BEHAM, AHZ Bd. 216 (1971): 204).
Bei oraler Medikation wurde D6 2mal täglich 10 Tropfen verwendet.

Hedera helix

Herkunft des Mittels

Hedera helix, der Efeu (Fam nat. Araliaceae), ein immergrünes hochkletterndes Holzgewächs, ist in Mittel-, West- und Südeuropa, auch in Kleinasien und Nordafrika, verbreitet. Seine Hauptwachstumszeit ist nicht im Frühjahr, sondern im Herbst. Zur Tinktur werden die jungen Blattsprossen der blühenden Pflanze (Altersform) verwendet, da diese den höheren Jodgehalt besitzen.
Inhaltsstoffe der Blätter und Stengel: Hedera Saponin A und Hedera Saponin C (liefert das stark hämolytisch und schleimhautreizende α-Hederin).
Seit altersher wurde Efeu aufgrund seines Saponingehalts als Waschmittel benutzt. Weiter Flavone, Hederagerbsäure, Chlorogensäure, Cumarin Scopolin (nur in juvenilen Sprossen), Zuckeralkohol Inositol, Mangan, Zink, Eisen, viel Kalium. Dominierend für die Wirkung in der AMP und Therapie hat der Verfasser Jod gefunden.

Pharmakologie

Hedera helix, – verwendet wurden die blühenden Blattsprossen im Spätherbst –, wurde vom Verfasser im Jahre 1932 einer Arzneimittelprüfung am Gesunden unterzogen und ein umfassendes Arzneimittelbild gewonnen. Es ergaben sich dabei Erscheinungen der Hyperthyreose, die den Verdacht erweckten, daß sich im Efeu *Jod* befinden müsse. Die auf meine Veranlassung von Herrn Apotheker Hermann OTTO in Stuttgart auf *Jod* angestellte Analyse bestätigte diese Vermutung, indem in der verwendeten Tinktur ein Jod-Gehalt von 1,9 mg auf 100 g der Tinktur festgestellt wurde. Über den Jod-Gehalt des Efeus war seither nichts bekannt, diese Vermutung ergab sich erstmals aus dieser Arzneimittelprüfung. Er entspricht einem Hundertsatz von 0,0019. Wenn wir bedenken, daß in der Spongia-Tinktur nur etwa 20mal soviel enthalten ist, nämlich 0,04 %, so muß dies als ein überraschend hohes Resultat bezeichnet werden.
Ein Efeu-Präparat der pharmazeutischen Industrie wird als Spezifikum gegen Keuchhusten verwendet. Es wird dabei auf eine broncholytische und sekretolytische Komponente neben einer sedativen hingewiesen.
Man darf sagen, daß Hedera in seinem Verwendungsbereich sich weithin mit *Jodum* beziehungsweise *Jodkali* vergleichen läßt und daß auch die Modalitäten, insbesondere die Verschlimmerung durch Wärme, sich mit denen von *Jodum* in Deckung bringen lassen. Sicher wird die Wirkung von Hedera jedoch durch die übrigen Inhaltsstoffe, besonders die Saponine, noch weiterhin modifiziert und gerade durch den letzteren Bestandteil in Richtung auf die Schleimhäute noch vertieft.
Diese Arzneimittelprüfung wurde an 17 Personen vorgenommen; verwendet wurde die D 1, die Tinktur, nach einer entsprechenden Pause D 6, beziehungsweise bei einer Anzahl von besonders empfindlichen Prüfern D 15. Die Dauer der Prüfung erstreckte sich bei der Mehrzahl der Prüfer auf 12 Wochen, ungerechnet die Nachbeobachtung. Dabei hat sich in den Grundzügen folgende Wirkung ergeben: Katarrhalische Erscheinungen an allen Schleimhäuten, an Nase, Augen, Rachen, Bronchien, Magen-Darm, Scheide. Auf den Bronchien entsteht ein ausgesprochener Bronchialkatarrh. Betonte Beziehung zum Gallenblasen-Lebersystem mit Schmerzen an Magen und

Gallenblase, mit Appetitlosigkeit oder nervösem Hunger, der dringend nach Befriedigung verlangt, wobei Besserung eintritt.
Harnabsonderung vermehrt, vermehrter Harndrang.
Periode abgeschwächt und verzögert, Fluor vor der Regel. Die Schilddrüse schwillt bei vorhandener Struma bei mehreren Prüfern auffallend an mit Spannungsgefühl. Es kommt bei einer offenbar besonders disponierten Prüferin zu Angstanfällen, heftigem Herzklopfen, selbst zu Exophthalmus, also zum Bild einer Hyperthyreose. Das Verhältnis zur äußeren Temperatur ist durch diese Beziehung bestimmt im Sinne einer Besserung in der frischen Luft und durch sonstige Abkühlung. Deutliche Kältegefühle werden jedoch ebenfalls beobachtet.
An den Muskeln, Gelenken und peripheren Nerven werden zahlreiche Schmerzen berichtet, die durch Bewegung teils besser, teils schlechter werden. Als typisch möchte ich jedoch aus der klinischen Anwendung die Besserung durch Bewegung ansehen. Bedeutsam ist ferner die Verschlimmerung morgens zwischen 2 und 5 Uhr und die Besserung am Abend. – Bei einer Prüferin hat sich das vollständige Bild einer Brachialgia paraesthetica nocturna ergeben. Diese Indikation hat sich klinisch gut bewährt. Die Haut antwortet mit Pustelchen im Gesicht und am Körper. Die Schmerzen (an Kopf und Gliedern) nehmen mehrfach ihren Anfang auf der linken Seite, um sich dann später auf der rechten Seite festzusetzen. Vermutlich spricht sich hierin eine zuerst ansprechende Pankreasbeziehung aus, wie sie für *Jodum* typisch ist, worauf sich später die Organotropie zur Leber einstellt.
Tageszeitlich ist morgens oder nachts gegen Morgen der Höhepunkt der Beschwerden, nachmittags und abends geht es im allgemeinen besser.
Die Bildung des jodhaltigen Hormons der Schilddrüse ist, wie bekannt, von der Jahreszeit abhängig. Im Jodbild kennen wir dementsprechend einen Gipfel aller Beschwerden mit dem Einsetzen der warmen Jahreszeit. Logischerweise ist für *Jodum* ebenfalls ein Wirkungsgipfel im Herbst mit dem Rückgang der Hormonbildung anzunehmen. Dasselbe gilt auch für Hedera, das für Krankheiten mit diesen jahreszeitlichen Kulminationspunkten in Betracht kommt, zum Beispiel bei Ulcus duodeni und ventriculi. Es mag hier die Vermutung ausgesprochen werden, daß gerade das *Jod* es ist, das die Pflanze befähigt, im späten Herbst bei schon stark absinkender Temperatur zu blühen und daß selbst die ersten Fröste der Blüte nichts anhaben können.

Klinischer Gebrauch

Bei Erkrankungen der Schilddrüse hat es sich bewährt gegen Struma colloides und entspricht hier der *Spongia*. Bei Hyperthyreose sind hohe Potenzierungen anzuwenden, wobei sich mir D 12 bis D 30 als zweckmäßig und erfolgreich gezeigt haben.
Bei exsudativer Diathese und Skrofulose liegen ebenfalls gute Ergebnisse vor. Die Drüsenschwellungen und Schleimhautkatarrhe erfahren gute Rückbildung. Die Anfälligkeit und Neigung zu Erkältungen konnte günstig beeinflußt werden.
Bei Asthma bronchiale der Kinder gehört es zu den von mir am erfolgreichsten angewendeten Mitteln.

Bei Erkrankungen des Herzens ist es bei Altersherzen mit anginoiden Beschwerden mit Erfolg gebraucht worden. Auch Myokarditis läßt sich damit günstig beeinflussen; die Symptome ähneln hier der *Spongia*.
Muskel- und Gelenkrheumatismus, Rheumatoide, Arthritis, Arthrosis deformans werden sehr gut beeinflußt. Die von Bandscheibenschäden ausgehenden Schmerzen zeigen sich dieser Behandlung ebenfalls zugänglich. Dabei wird regelmäßig als Modalität Besserung durch fortgesetzte Bewegung gefunden. Nach Ruhe und am Morgen sind die Schmerzen vermehrt. Reiben und Massieren bessert ebenfalls.
Bei Gelenktuberkulose (Fungus genu) erprobt.
Bei Gallenblasenentzündungen, besonders solchen veralteter Natur sowie bei Gallensteinleiden, hat es ausgezeichnete Ergebnisse gezeitigt. Führend ist hier die Besserung der Beschwerden durch Essen.
Nach meinen seitherigen Ergebnissen ist es bei sekundärer Leberzirrhose mit Herzdekompensation zu beachten.
Bei Gastritis, Duodenitis und bei Ulcus duodeni (Besserung durch Essen) habe ich manch schöne Einwirkung beobachtet.
Der Jod-Gehalt macht Hedera auch zu einem Heilmittel bei Arteriosklerose.
Ein 78jähriger Teilnehmer an der Prüfung, der an arteriosklerotischer Schwerhörigkeit leidet, erfährt durch die Prüfung eine eindeutige Zunahme der körperlichen Frische und Leistungsfähigkeit.

Literatur

Die Arzneimittelprüfung ist veröffentlicht in „Ausgewählte Arznei-Prüfungsprotokolle", Reihe 1, H. 3. Berlin 1934, Homöopathischer Zentralverlag. S. auch: MEZGER, J.: Hedera helix, Anwendung einer Arzneimittelprüfung am Gesunden. Hippokrates 1936: 849–857.

Arzneimittelbild

Modalitäten: *Besserung des Allgemeinbefindens, des Kopfwehs, Schnupfens, Hustens in der frischen Luft, durch Kaltbaden.*
Aber auch: eine große Empfindlichkeit gegen Kälteeinwirkung und eine Neigung zu Erkältungskrankheiten.
Beginn der Beschwerden links, später sich ausdehnend auf die rechte Seite.
Beschwerden nachts gegen Morgen (3 Uhr) und morgens schlimmer, abends meist besser.
⊙ *Abmagerung trotz reichlichen Appetits.*
Die für Jod gültige Besserung durch Essen ist auch bei Hedera vorhanden und hat ebenso für Gallenblasen- und Magenbeschwerden wie für Hyperthyreosen Bedeutung.
⊙ *Frühjahrs- und Herbstgipfel der Beschwerden.*
Besserung durch fortgesetzte Bewegung (bei rheumatischen und arthrotischen Zuständen), durch Reiben und Massieren.
Hitzegefühl mit Besserung an der frischen Luft, aber auch Frieren und Frösteln mit eiskalten Händen und Füßen, ebenfalls mit Besserung durch Bewegung im Freien.
⊙ *Eiskalte, feuchte Hände („Froschhände"), ebensolche Füße.*

Allgemeines: Große Müdigkeit und Abspannung, besser in der frischen Luft, oder erhöhte körperliche Leistungsfähigkeit, bedeutende Kräftigung (bei 78jährigem Prüfer).

Geist und Gemüt: siehe unter *Jodum.*

Schlaf: Erwachen morgens 3 Uhr, kann wieder einschlafen, wenn er eine Kleinigkeit ißt.

Nasennebenhöhlenkatarrh.

Kopf: Schwindel beim Bücken und rascher Bewegung des Kopfes; Kopfschmerz, am häufigsten in der linken Stirn und im Nacken. Kopfschmerzen mit Stirnhöhlenkatarrh; neuralgische Kopfschmerzen, von den Nervenaustrittspunkten ausgehend, meist besser im Freien.

Augen: Gefühl wie Sand, Flimmern vor den Augen.

Ohren: Ohrenschmerzen, Ohrensausen.

Struma, Basedow, Hyperthyreose. Vegetative Dystonie bei Kropfträgern.

Schilddrüse: Anschwellung vorhandener Kröpfe, zum Teil sehr auffallend und plötzlich. Spannen und Ziehen am Hals, Schilddrüse angeschwollen, dabei Herzklopfen und große Bangigkeit, in Anfällen sich steigernd, Gefühl von Enge im Hals und Exophthalmus.

Akute und chronische Rhinitis. Nasennebenhöhlenkatarrh. Laryngitis.

Bronchitis, Emphysem. Asthma bronchiale. Keuchhusten.

Atmungsorgane: Nase: Fließschnupfen, läuft besonders beim Eintritt in warmen Raum, mit Stirnkopfschmerz, in Rachen- und Bronchialkatarrh übergehend. ⊙ Laryngitis mit Heiserkeit.
Husten, mit Schnupfen und Rachenkatarrh beginnend, schlimmer in Wärme und beim Sprechen, mit schiefergrauem oder gelblichem Auswurf. Reizhusten.

Koronarsklerose, Myokardschaden. Myodegeneratio cordis. **Thyreotoxikose.**

Herz: Stechende Schmerzen, Enge und Bangigkeit am Herzen, Stiche wie von einer Nadel, unvermittelt, zum Beispiel bei einer Unterhaltung auftretend, wacht nachts zwischen 3 und 5 Uhr daran auf. Pulsieren in Brust und Hals. Herzklopfen und Bangigkeit mit großer Angst bei angeschwollener Schilddrüse.
⊙ Gefühl, als müsse das Herz gegen einen starken Widerstand, der es am Schlagen hindern will, pumpen, ei-

nige Herzschläge lang, mehrmals täglich auftretend bei organisch intaktem Herzen (vom Verfasser als klinisches Symptom beobachtet und therapeutisch erprobt).

Verdauungsorgane, Mund: Herpes labialis, Zahnschmerzen bei heiß und kalt.

Schlund: Schluckschmerzen in Mandeln und Rachen. Verschleimung.

Gallenblasenentzündung, Gallensteinleiden,
alte reaktionslose Fälle.
Dyskinesie der Gallenblase.
Leberzirrhose,
auch sekundäre
(bei Herzinsuffizienz).

Magen: Völlige Appetitlosigkeit, wie auch ungewöhnliche Anregung des Appetits. Appetit gefräßig, wie ausgehungert. Übelkeit, Erbrechen, Magendrücken, krampfartige Magenschmerzen, wenn der Magen leer ist, mit Besserung durch Essen. Schmerzen in der Gallenblasengegend. Magen- und Gallenblasengegend druckempfindlich.

Ulcus duodeni,
auch bei chronischen Fällen.
Duodenitis.
Pankreatitis.

Stuhl: Reichlicher als gewöhnlich, Durchfall oder Verstopfung.

Harnorgane: Muß reichlich und häufig Urin lassen. Harnabgang vermehrt.

Weibliche Geschlechtsorgane: Periode verzögert, schwächer und kürzer als gewöhnlich, Ausfluß vor der Regel. ⊙ Scharfer, wundmachender Fluor. Schmerz in der Gegend der Gebärmutter und des linken Eierstocks. Fühlt sich bei der Periode weniger müde als sonst.

Muskel- und Gelenkrheumatismus, Arthritis,
Bandscheibenschäden
Arthrosis deformans.
Gelenktuberkulose.
Sehnenscheidenentzündung,
Brachialgia paraesthetica nocturna.

Glieder: Heftige Schmerzen in Armen und Beinen, im Rücken und Kreuz, wechselnd, teils besser durch Bewegung, teils schlechter, sowohl in den kleinen wie großen Gelenken, in den peripheren Nervenbahnen und Muskeln. Ameisenlaufen und Kribbeln. Steifigkeit der Glieder. Verschlimmerung nachts und morgens.
Erwacht nachts 3 Uhr mit furchtbaren Schmerzen und Eingeschlafensein des linken Armes, besonders im Ellenbogen, Handgelenk und allen Fingergelenken, hält es im Bett nicht mehr aus, besser vom Schwingen und Schütteln des Arms, im Bett wieder schlimmer, tagsüber besser; in den folgenden Nächten auch im rechten Arm.

Wärmeregulation: Frösteln und Kältegefühl, nachher starker Schweißausbruch mit heftigem Herzklopfen. Schweißausbruch bei Herzklopfen und Bangigkeit. Schüttelfrost und Übelkeit von abends bis morgens 4 Uhr.

⊙ Eiskalte, feuchte, rote Hände und Füße, ,,Froschhände". ⊙ Schwitzen, besonders unter den Achselhöhlen, trotz ausgeprägtem Kältegefühl.

Haut: Kleine rote Pustelchen auf Haut, Gesicht und Körper. Hautjucken.

Dosierung

Bei katarrhalischen Erkrankungen D 3 bis D 6, bei Gallenblasenentzündung und Dyskinesie der Gallenblase D 6 bis D 12. Bei Struma colloides auch D 1 und D 2; bei Basedow D 12 bis D 30. Bei Gallenblasenentzündung lasse man sich durch eine etwa auftretende Erstverschlimmerung von einer Woche und länger nicht beirren, sondern setze das Mittel nach eingelegter Pause fort.

Vergleichsmittel

Jodum und Hedera konkurrieren sehr häufig mit *Acidum fluoricum, Calcium fluoratum* und *Magnesium fluoratum.* Der Unterschied der beiden Gruppen liegt darin, daß *Jodum* und Hedera eine schärfere und lebhaftere Symptomatik bei im übrigen großer Ähnlichkeit haben als die Fluor-Präparate. Die Leitsymptome und Modalitäten wie auch die klinischen Anwendungen decken sich im übrigen sehr weitgehend. Vergleiche bei

Struma: *Spongia,* Jodsalze, Fluor-Präparate; *Flor de Piedra.*

Hyperthyreose und schilddrüsenbetonter vegetativer Dystonie, mit Verschlimmerung morgens: *Acidum fluoricum, Calcium fluoratum, Magnesium fluoratum.*

Magen- und Gallenblasenerkrankungen mit Verschlimmerung bei leerem Magen: *Mandragora, Anacardium, Ignatia, Acidum fluoricum, Jodum.*

Abmagerung trotz reichlichem Appetit: *Jodum, Lycopodium, Sulfur, Acidum fluoricum, Natrium muriaticum.*

Pankreaserkrankungen: *Jodum, Iris, Chionanthus, Calcium fluoratum, Acidum fluoricum, Magnesium fluoricum, Mandragora, Phosphorus, Antimonium crudum, Sulfur* und andere.

Rheumatische Erkrankungen mit Besserung durch fortgesetzte Bewegung, durch Reiben und Massieren: *Pulsatilla, Rhus.*

Brachialgia paraesthetica nocturna: *Secale, Aesculus, Pulsatilla.*

Husten mit Verschlimmerung am Morgen, beim Eintritt in ein warmes Zimmer: *Bryonia, Pulsatilla, Natrium muriaticum.*

Fluor albus scharf, wundmachend: *Jodum, Arsenum jodatum, Hydrastis, Mercurius, Acidum nitricum, Sulfur, Sepia, Kreosot.*
Hedera ist ein vollgültiger Ersatz für *Jodum.* Bei Patienten, die mit *Jodum* in allopathischer Darreichung schlechte Erfahrungen gemacht haben und daher Bedenken äußern, wenn sie *Jodum* auf ihrem Rezept sehen, gebe ich als Ersatz *Hedera.*

Beispiele

Rezidivierende Bronchitis

Im Dezember 1934 wurde ein 6jähriger Knabe zu mir gebracht, der seit 1 Jahr nach einer eitrigen Mittelohrentzündung wegen seiner fortgesetzten fieberhaften Erkältungen (meistens handelte es sich um Bronchitiden) seine Eltern zur Verzweiflung brachte. Am Hals waren zu beiden Seiten reichlich geschwollene Lymphdrüsen zu spüren. Die Rachenschleimhaut war wulstartig geschwollen und tief rot. Der Nervenzustand des Kindes hatte sehr gelitten: er war ängstlich und verscheucht, daher wurde er von den anderen Kindern gehänselt; ferner überempfindlich und weinte viel. Wegen der großen Entfernung bekam ich ihn erst wieder nach 7 Wochen zu sehen. Er hatte täglich 3mal 3 Tropfen Hedera D 6 eingenommen. Mit dem Jungen war eine vollständige Verwandlung vor sich gegangen. Er weint nicht mehr viel, spielt nun gern mit andern Kindern und behauptete sich ihnen gegenüber energisch. Seine Ängstlichkeit hat er abgelegt. Die Drüsen am Hals sind kaum mehr zu spüren; die Rachenschleimhaut ist nur noch blaßrot. Die Eltern hatten eine so rasche Besserung nicht für möglich gehalten, nachdem sie vorher alle ärztlichen Hilfsmittel ihrer Heimatstadt restlos erschöpft hatten. [*Eigene Beobachtung*]

Hyperthyreose

Der folgende Fall betrifft einen 29jährigen Herrn, der nach vorausgegangenen nervösen Störungen akut an Hyperthyreose erkrankte. Beim Skifahren auf einer Hochtour mit starker Sonneneinstrahlung bekam er plötzlich schwere Herzbeschwerden und große Schwäche. Er geriet in eine schwere Schlaflosigkeit mit großer Angst und sich immer wiederholenden Schwächezuständen, heftigen Pulsationen durch den ganzen Körper und Schweißen, dazu Gewichtsabfall. Er versuchte, durch Ruhe und Ausspannung darüber Herr zu werden, was ihm aber nicht gelang. Auch verschiedene Arzneien blieben wirkungslos. Die Beklommenheit auf der Brust und die nervöse Herztätigkeit veranlaßten mich, Hedera D 15 zuerst alle 3 Tage, schließlich bis zu 2mal täglich zu verordnen. Daraufhin trat eine subjektive und objektive Besserung ein. Die Ängstlichkeit und große Schwäche traten langsam zurück, die Herztätigkeit beruhigte sich, die Extrasystolen, die immer wieder beobachtet wurden, verschwanden. Dabei verlor er auch hartnäckige Pollutionen, an denen er schon seit mehreren Jahren gelitten hatte. Der Grundumsatz ging innerhalb von 8 Wochen von + 45 auf + 11 herunter. [*Eigene Beobachtung*

Gallensteinleiden

Eine in den Wechseljahren stehende Frau im Alter von 51 Jahren leidet seit 3 Jahren an Gallenblasenkoliken. Periode nicht mehr regelmäßig, sie verträgt nichts Fettes. Sie erhält die angezeigte *Kuhschelle,* welche auch eine Besserung bringt, doch hat sie noch leichtere Schmerzen. Ich lasse nun Hedera D 6 folgen, worauf sie eine etwa 10tägige Verschlimmerung ihrer Beschwerden erfährt, mit nachfolgender völliger Behebung aller Schmerzen. Eine solche Reaktion, wie sie hier auftrat, habe ich zwar manchmal beobachtet, doch erhöht ihr Auftreten die Wahrscheinlichkeit, daß es sich um eine Kunstheilung handelt.
Mit Vorliebe verwende ich Hedera bei alten, torpiden und reaktionslosen Fällen von Gallenblasenentzündung, die sich anderen Mitteln schwer zugänglich gezeigt haben. Diese veralteten, über lange Zeiträume sich hinziehenden Zustände waren mir das Kriterium für die heilsame Beziehung des Efeus auf die Gallenblase. Hinweisend ist entweder eine völlige Appetitlosigkeit oder aber ein Verlangen nach öfteren Mahlzeiten; bei leerem Magen treten Schmerzen auf.
Es ist nicht unwichtig, darauf hinzuweisen, daß unter diesen Fällen auch solche mit Fieber waren. Es scheint mir geradezu, als ob alte fieberhafte Gallenblasenentzündungen, deren Dynamik keinen Hinweis auf ein anderes Mittel enthält, eine besondere Domäne von Hedera wären. In solchen Fällen, deren ich eine ganze Reihe beobachtet habe, kann man schon nach 2 bis 3 Tagen eine Senkung der Temperatur beobachten, die einhergeht mit der immer wieder hervortretenden Belebung des Appetits und der tonisierenden Wirkung. [*Eigene Beobachtung*]

Cholezystitis

Eine 38jährige Verkäuferin, die schon länger an Beschwerden von seiten der Gallenblase litt, erkrankt nach Genuß von marinierten Heringen – ein ungewohnter Genuß nach der Hungerperiode der Nachkriegszeit – an einer schweren Gallenkolik mit anschließendem Fieber. Durch die Behandlung mit *Bryonia* D 3, *Chelidonium* D 2 und *Carduus* D 2 wird sie im Laufe einiger Wochen so weit gefördert, daß die Temperatur auf 37,5° bis 38° herunterging. Eine weitere Besserung war nicht zu erzielen. Schließlich bekam sie auf das stürmische, immer wieder erneuerte Bitten, ihr die Kostbeschränkungen zu lockern, da sie mit den erlaubten Speisen bei ihrem sehr angeregten Appetit unmöglich satt werde, Hedera D 6. Damit wurde sie im Verlauf von 2 Wochen völlig fieberfrei und bald auch wieder arbeitsfähig. Sie lobte die Tropfen ungemein und fühlte sich damit völlig wohl. In der Potenz ging ich bald auf D 3 herunter. [*Eigene Beobachtung*]

Hekla-Lava

Wirkung

Lava von dem bekannten Vulkan Islands. Die dort weidenden Schafe, Rinder und Pferde leiden unter großen Exostosen des Kiefers, auch die Knochen des Schädels, der Hüfte und der Schienbeine sind verdickt und aufgebeult, dabei so brüchig, daß sie beim Kochen auseinanderbrachen. Die Kinnlade war manchmal mit großen Schwellungen bedeckt, welche von lockerem Gewebe und von dunklerer Farbe waren als der Knochen. In einigen schweren Fällen wurde unter dieser Schwellung eine Höhlung bis in das Knochenmark gefunden. Die Halsdrüsen waren geschwollen und verhärtet und besetzten perlschnurartig den Hals. Die Milch dieser Tiere versiegte.
Die daraufhin angestellten Beobachtungen an Kranken haben die Wirksamkeit dieses Mittels ergeben bei skrofulöser und syphilitischer Ostitis und bei Exostosen. Kieferanschwellung, Zahnfleischabszesse, schweres Zahnen wurden mit Erfolg behandelt, ebenso Knochennekrosen nach Mastoiditis.
Auch bei Knochensarkom und ganz allgemein bei Tumoren kann es versucht werden.
Als Bestandteile werden Tonerde, Kalk- und Magnesiasilikate sowie Eisenoxyd festgestellt.

Literatur

Transactions of the American Institute of Homoeopathie 1870: 441.
CLARKE: Dictionary of Materia Medica, S. 870.

Dosierung

D 4 bis D 6 in Verreibungen.

Helleborus

Herkunft des Mittels

Helleborus niger, die Christrose (Fam. nat. Ranunculaceae), wächst in den Alpen und im Apennin. Verwendet wird der getrocknete Wurzelstock mit den Wurzeln.
Mit der im Mittelalter und Altertum mit Helleborus bezeichneten Pflanze ist *Veratrum album* gemeint, hat

also mit Helleborus niger nichts zu tun. Diese Festellung geht auf eine medizinhistorische Abhandlung HAHNEMANNs zurück (HAHNEMANN,, de Helleborismo veterum, Lipsiae 1812).
Inhaltstoffe: a) Glykosid Hellebrin, b) Saponinglykosid Helleborin, Aconitsäure, Asche (mit viel Calciumphosphat).

Wirkung

Helleborus genoß im Altertum großes Ansehen gegen alle Arten von Geisteskrankheiten, fallende Sucht, Podagra, Schlag und Wassersucht. Einen begeisterten Befürworter hat sie in PARACELSUS als Vorbeugungsmittel gegen die Beschwerden und Krankheiten des Alters gefunden. Sie soll vom 60. Jahr ab in steigenden Dosen eingenommen werden, um einen natürlichen Tod in hohem Alter zu sichern. „Ich möcht mit viel Blättern Papiers sein Tugend nicht beschreiben." Er hat alte Leute beobachtet, die „flüssig, rotzig, mastig und pludertellig" waren und durch den Gebrauch des Pulvers aus den Blättern „sich in ihrer Natur gar erneuert haben" – also gedunsene, wäßrige Naturen (Herzwirkung?).
Die Wirkung beruht hauptsächlich auf dem Gehalt der beiden Glykoside *Hellebrin* (früher Helleborein) und *Helleborin; Hellebrin* ist ein digitalisähnliches Hauptglykosid mit typischer Digitaliswirkung. Nach den Versuchen v. SCHROFFs und anderen ist *Hellebrin* auf die Ganglien des Plexus coeliacus und das Herz gerichtet, in letzterem bis zur völligen Lähmung. In kleinen Dosen bringt es Verlangsamung des Pulses, in großen Dosen Beschleunigung sowie Anstieg des Blutdrucks; lokal beobachtet man anästhetische Eigenschaften, daher die Verwendung als Anaestheticum dolorosum; nach neueren Angaben soll es aber (da saponinfreies Präparat?) keine besondere örtliche Reizwirkung ausüben (GESSNER-ORZECHOWSKI 3. Aufl.).
Hellebrin wurde in intravenöser Verwendung wie Strophantin und mit ähnlichen Indikationen gebraucht. Vor allem bei Insuffizienz des rechten Herzens, wo Digitalis oft versagt und Strophantin kontraindiziert ist, wurde es empfohlen (GESSNER: Die Gift- und Arzneipflanzen von Mitteleuropa, 2. Aufl. S. 221). In der neueren Ausgabe von GESSNER-ORZECHOWSKI wird an Ratten eine erhebliche diuretische Wirkung angegeben.
Das Saponinglykosid *Helleborin* reizt die Schleimhäute stark und ruft dadurch Niesen, Erbrechen und Durchfall hervor. Auf das Nervensystem wirkt es zunächst erregend und dann lähmend. Bei Vergiftungen am Menschen treten starke Reizerscheinungen am Magen-Darm-Kanal zum Teil mit blutigen Durchfällen, ferner Schwindel und Klingen in den Ohren, erweiterte Pupillen, Verdunkelung der Augen und Blindheit, Somnolenz und Delirien, Kleinheit und Seltenheit des Pulses, Zuckungen der Muskeln, Singultus und Wadenkrämpfe auf; Tod erfolgt meist im Krampfanfall. Helleborin wirkt bei lokaler Applikation anästhetisch.
Die Vergiftungen mit der Pflanze beschreibt LEWIN (Gifte und Vergiftungen) folgendermaßen: Salivation, Übelkeit, wiederholtes Erbrechen, Schlingbeschwerden, Magen- und Leibschmerzen, Durchfälle auch mit Blut, Wadenkrämpfe, Hautblässe, Schwindel, Klingen in den Ohren, Schwere des Kopfes und Prostration der Kräfte, vereinzelt auch erweiterte Pupillen und Photophobie, Dunkelheit vor den Augen und

Blindheit. Später können Delirien, Schluchzen, Zuckungen, Kleinheit und Seltenheit des Pulses, Dyspnoe und Somnolenz hinzutreten und der Tod unter Krämpfen erfolgen oder bei Genesung noch für mehrere Tage Mattigkeit, Ohrensausen und Pupillenerweiterung bestehen. Als Leichenbefund wurde Entzündung und Ekchymosierung im Magen und Darm sowie ulzeröse Entzündung festgestellt. Der Tod im Herzkollaps oder in einem Krampfanfall evtl. sogar bei lang anhaltendem Bewußtsein, trat nach $2^1/_2$ bis 13 Stunden nach erfolgter Vergiftung ein.
Bei diesen autoptischen Untersuchungen zeigten sich wohl die Auswirkungen am Zentralnervensystem, Kreislauf und die Reizerscheinungen, doch zeigten sich nicht die Beziehungen am Harnsystem und der Diurese, welche im homöopathischen Gebrauch sich wertvoll gezeigt haben.

UNSELD berichtet über eine schwere Enzephalomeningitis mit perakutem Verlauf bei seiner 1jährigen Tochter, Fieber 40 Grad, dabei fühlte sich die Haut eiskalt an. Innerhalb weniger Stunden traten schwere Erstickungsanfälle und klonische Krämpfe auf, denen bald danach Lähmungen beider Beine und eines Armes folgten, während der andere Arm unkoordinierte Bewegungen ausführte. Die Prognose schien hoffnungslos, als das Kind mehrere Tage tief soporös war, während interkurrent immer wieder sich Krämpfe in den Gliedern sich ereigneten. Auf Empfehlung von A. STIEGELE wurde Apis D 3, Belladonna D 6 und Helleborus D 6 eingesetzt. Unter dieser Behandlung ging der schwere Krankheitszustand innerhalb weniger Tage in völlige Heilung über.
Bei einer anderen Tochter UNSELDs, damals 10jährig, traten abends nach dem Einschlafen zerebrale Krampfanfälle mit tiefer Bewußtlosigkeit, klonischen Zuckungen und Krämpfen des Gesichts und der Gliedmaßen auf. Diese Anfälle wiederholten sich öfter, das Kind machte einen fahrigen, wesensveränderten Eindruck. Zincum D 6 brachte keine Besserung. Im Abstand von mehreren Wochen wiederholten sich die Anfälle. Auf Rat von STIEGELE Helleborus D 6, 3mal täglich 5 Tropfen. Von da ab keine Anfälle mehr, völlige Heilung.
Auch über ein epileptisches Kind von 9 Jahren, das mit Helleborus D 6 geheilt wurde, berichtet UNSELD. Nach dem EEG handelte es sich um Petit-mal-Epilepsie. Der erste Anfall war morgens beim Erwachen eingetreten, hielt $1^1/_2$ Stunden an, war mit Bewußtseinsverlust und anfallsweisen Krämpfen und unkoordinierten Bewegungen verbunden. Beim Erwachen aus dem Anfall klagte der Junge über Leibschmerzen. Nach Helleborus D 6 noch ein Anfall. Die noch zurückbleibenden Leibschmerzen blieben nach anschließender Behandlung mit Colocynthis aus. UNSELD, Helleborus niger, AHZ Bd. 214 (1969): 49.

Rudolf STEINER hat Helleborus eine Bedeutung als Krebsmittel zugewiesen. Dr. W. KÄLIN schreibt darüber („Überblick über die Iscador-Behandlung des präkanzerösen Zustandes und des Krebses". Arlesheim 1946):
„Helleborus niger, von Rudolf STEINER ebenso wie *Iscador* angegebenes Karzinommittel, besonders für männliche Patienten in weit vorgeschrittenen Stadien, wo *Iscador* zu starke Reaktionen macht und nicht mehr vertragen wird. Es handelt sich dabei um die gleiche spezielle Herstellung wie bei *Iscador* aus Viscumarten. – Als Beispiele seien angeführt: Magenkarzinom in kachektischem Stadium mit Ödem der Füße. Es gelang regelmäßig und in mehreren Wiederholungen, durch eine Injektion mit Helleborus niger D5, 0,5 ccm subkutan, das Ödem zu beseitigen und den Zustand vorübergehend sehr erträglich zu gestalten. – Auch ein ganz vorgeschrittenes Lungenkarzinom mit Ödemen verlor dieselben prompt und fand große Erleichterung mit Helleborus D 5 0,5 ccm. – Ein alter Mann mit einem tiefen Ulcus rodens am Ohr, das ihm rasende Schmerzen verursachte, fand nach Behandlung mit Injektionen mit Helleborus

niger D 15 große Erleichterung und längere Schmerzfreiheit, ohne daß es gelang, den Tumor selbst zu beeinflussen."

Die **homöopathischen Empfehlungen** richten sich auf akutem Hydrozephalus nach Scharlach oder bei tuberkulöser Meningitis, auf Psychosen und Melancholie in der Pubertät, etwa bei jungen Mädchen, wenn die Periode aussetzt, auf Epilepsie, auf Psychosen nach Apoplexie oder bei Säufern, auf akute Nephritis, zum Beispiel bei Scharlach mit Anurie und Urämie auf Eklampsie mit Albuminurie der Schwangern. STAUFFER hat überzeugende Wirkung bei Wochenbettpsychose mit Anurie und bei akuter Meningitis gesehen (Tinktur und D 1). Auch ASCHNER empfiehlt bei Psychosen jüngerer Frauen mit Hypo- oder Amenorrhö kräftige Gaben (3mal täglich 0,3 der pulverisierten Wurzel, monatelang zu geben).

Bei akuter Nephritis und bei chronischer Pyelonephritis habe ich mit Helleborus recht beachtliche Wirkung gesehen, es kann antibiotische Pharmaka ersetzen.

Literatur

Die von HAHNEMANN vorgenommene Arzneimittelprüfung ist nur sehr unvollständig; er sagt selbst: „Der Symptome, die ich und einige meiner Schüler gemacht haben, sind nur wenige; indes ist mit ihrer Erforschung doch ein Anfang hierzu gemacht."

Einige Ergänzungen wurden durch NENNING in HARTLAUB u. TRINKS: Reine Arzneimittellehre, Bd. 1, 1828, LEMBKE (Allg. homöop. Ztg. 12: 363 – N. Zschr. homöop. Klin. 7: 172) und SCHROFF (Prag. Vjschr. Homöop. 62 u. 63) gebracht.

Zusammenfassung aller Prüfungen und toxikologischen Erfahrungen bei ALLEN: Encyclopedia, Bd. IV. HUGHES: Cyclopaedia, Bd. II.

UNSELD: Allg. homöop. Ztg. Bd. 214 (1969): 49.

Arzneimittelbild

Leitsymptome: *Mittel für Gehirn und Gehirnhäute, Abstumpfung der geistigen Fähigkeiten, Schlummersucht, Melancholie oder starke nervöse Erregung und Delirien.*

Kongestionen zum Gehirn mit pulsierenden drückenden Kopfschmerzen.

Nierenmittel mit Neigung zu wassersüchtigen Schwellungen und Reizung der Nieren bis zum Bluthamen.

Krämpfe der Muskeln sowie allgemeine Schwäche und Kollaps.

Starke Entzündung aller Schleimhäute, selbst Darmblutungen.

⊙ *Neigung zu Exsudaten in die Körperhöhlen und zu Ödemen.*

Besserung durch Eintritt einer Diurese.

Geistesverwirrung. Psychose in der Pubertät, oder bei aussetzender Periode. Geistige Demenz bei Greisen, Hirnkräftigungsmittel bei schulschwierigen Kindern. Zentrale Krampfanfälle nach Meningitis (PISCHEL D 6).

Gemüt: Traurige Stimmung, alles erscheint reizlos, schal; Melancholie, Gleichgültigkeit und Mangel an Entschluß. Zornige Reizbarkeit, große Aufregung mit Delirien, Umherjagen und Ruhelosigkeit, schreckliche Angst. Will nicht reden und nicht angesprochen werden. ⊙ Will nicht getröstet werden. – Immer heitere und aufgelegte Gemütsstimmung.

Meningitis mit Exsudat.
Epilepsie,
Urämie mit Gehirn-Symptomen.

Geist: Unfähigkeit nachzudenken, Abstumpfung des Verstandes; Gedächtnisschwäche, vergißt das Gelesene schnell, er vergißt, was er sagen wollte. Schmerzhafte Betäubung des Kopfes wie von Trunkenheit, Schwindel beim Bücken.
HAHNEMANN faßt seine Beobachtungen über das ZNS in der RAML folgendermaßen zusammen: „Aus verschiedenen Beobachtungen schließe ich, daß Stupor, Abstumpfung der inneren Gefühle (sensorium commune) – wo man bei gutem Gesichte nur unvollkommen sieht, und das Gesehene nicht achtet, bei guten Gehörwerkzeugen nichts deutlich hört oder vernimmt, bei richtigem Geschmackswerkzeuge an nichts Geschmack findet, immer oder oft gedankenlos ist, sich des Vergangenen oder kurz vorher Begegneten wenig oder nicht erinnert, an nichts Freude hat, nur leicht schlummert, ohne fest und erquickend zu schlafen, arbeiten will, ohne Aufmerksamkeit oder Kräfte dazu zu haben –, eine erste Hauptwirkung der Schwarz-Christwurzel sey.“ (Diese Beobachtung HAHNEMANNS will aber nicht besagen, daß dieses Ergebnis nicht die Folge einer bipolaren Wirkung – Erregung mit folgendem Versagen, wie sich aus dem Gesamtbild leicht erkennen läßt – ist.)

Schlaf: Stuporöser Zustand, Delirien. Schlummersucht am Tage, nickt tagsüber immer wieder ein.
Nachts unaufhörlich verworrene, oft sehr ängstliche, doch unerinnerliche Träume. Sehr unruhiger Schlaf. Unerquicklicher Schlaf. Schrilles Aufschreien im Schlaf.

Meningitis,
Enzephalomeningitis,
Präurämie.

Kopf: Drückender Kopfschmerz in allen Teilen des Kopfes, als würde das Gehirn zusammengepreßt. Gefühl, als wäre das Gehirn zu groß. Pulsieren im Kopf, auch Reißen und Stechen. Wirft ständig den Kopf auf den Kissen hin und her,
⊙ Bohrt den Kopf in das Kissen.
Runzeln der Stirne, kauende Bewegung des Kiefers.
⊙ Zupfen an Lippen und Nase.
Unwillkürliches Seufzen.

Augen: Bindehaut blutüberfüllt, Pupillen erweitert. Überempfindlichkeit gegen Lichteindrücke.

Ohren: Ohrensausen.

Atmungsorgane: Schnupfen, Zusammenschnüren im Kehlkopf, Schweratmigkeit und Erstickungsgefühl.

Herzdekompensation, Kardiale Ödeme (?), Stauungskatarrh der Bronchien.

Herz: Zuerst beschleunigter und verstärkter Puls, später langsamer, kleiner und unregelmäßiger Puls; Kollaps mit allgemeiner Kälte und kalten Schweißen.

Gastroenteritis.

Verdauungsorgane: Speichfluß, ebenso wie lästige Trockenzeit im Gaumen und Mund. Übelkeit und Brecherlichkeit. Ekel vor Fleischfett, während Brot und mageres Fleisch gut schmeckt. Ekel vor grünem Zugemüse und Sauerkraut, bei gutem Appetit auf Brot und mageres Fleisch. Durstlosigkeit den ganzen Tag. Wundheit im Magen bei jeder Bewegung, Drücken und Magenbrennen. Auftreibung des Bauches, Kneipen, Durchfälle, Abgang von Schleim und Blut. Stuhl bestehend aus bloßem gelatineartigem, klarem, zähem Schleim.

Nierenentzündung, besonders bei Scharlach, mit Wassersucht.
Zystitis nach Blasenoperation.

Harnorgane: Gesteigerter Harndrang, wasserheller oder stark gesättigter Harn, Blutabgang im Harn, kaffeesatzähnlicher Niederschlag. ⊙ Harnsekretion vermindert oder aufgehoben. ⊙ Eitriger Harn.

Geschlechtsorgane: ⊙ Soll emmenagog wirken.

Haut: Wassersüchtige Anschwellung der Haut und des Unterhautzellgewebes. Blütchen- und Bläschenbildung.

Muskulatur und Glieder: Krampfhaftes Muskelzukken, bewegt ständig einen Arm oder ein Bein, während die anderen Glieder wie gelähmt bleiben, rheumatoide Schmerzen überall. Konvulsionen und Krämpfe am ganzen Körper.

Wärmeregulation: Kälte und Frostschauer, nachher Hitze mit Schweiß.

Dosierung

Es fällt auf, daß verschiedentlich, zum Beispiel auch von DAHLKE, tiefe Potenzen und die Tinktur empfohlen werden (Ø bis D 3). Doch auch hohe Potenzen werden befürwortet (NASH). Bei Nierenleiden wird man mit den tiefen Potenzen sehr vorsichtig sein. Bei der geistigen Demenz der Arteriosklerotiker habe ich mit C 30 innerhalb einer halben Stunde Aufhellung der depressiven Stimmung und des Gedächtnisses beobachtet.

Vergleichsmittel

Hydrozephalus: *Apis, Bryonia, Sulfur.*
Stuporöse Zustände: *Opium, Acidum phosphoricum, Arnica, Baptisia.*
Meningitis: *Apis, Bryonia, Zincum, Cuprum, Belladonna.*
Scharlachnephritis: *Apis, Arsenicum, Terebinthina.*
Lernschwierigkeiten bei Kindern: *Barium carbonicum, Calcium phosphoricum, Calcium carbonicum, Agaricus, Asterias.*

Heloderma

Herkunft des Mittels

Die in der Homöopathie verwendete Spezies ist **Heloderma suspectum** – das Gila-Ungeheuer – und nicht Heloderme horridum (die giftige Krustenechse); sie gehört in die Familie der Helodermidae. Das Gift entstammt den Giftzähnen, es wird gewonnen, indem man die Echse in ein Glas beißen läßt. Sie ist in Mexiko heimisch.
Heloderma suspectum gleicht H. horridum völlig bis auf eine Abweichung in Färbung und Zeichnung (SCHINDLER und FRANK, Tiere in der Pharmazie und Medizin, Hippokrates-Verlag).

Toxikologie

Am Ort des Bisses wird keine lokale Reizung festgestellt. Das Herz hört in Diastole zu schlagen auf; es verliert in diesem Augenblick seine Reizbarkeit, während diese bei den anderen Muskeln und Nerven erhalten bleibt. Das Rückenmark wird gelähmt und antwortet nicht mehr auf elektrische Reize. Die dem Bisse folgenden Lähmungserscheinungen können verglichen werden mit Paralysis agitans und mit Ataxia locomotrix (Tabes). Eine tetanische Phase geht der Lähmung nicht voraus, zum Unterschied von *Acidum hydrocyanicum* und *Strychnin.*
Das Heloderma-Gift unterscheidet sich von den anderen tierischen Giften durch seine saure Reaktion. Seine Wirkung ist nicht immer plötzlich, jedoch von langer Dauer, einen Leidenszustand für Monate und Tod selbst noch nach 1 Jahre hervorrufend.
Während am Menschen bei den Bissen durch das Tier keine Spasmen beobachtet wurden, berichtet Dr. Linn BOYD (zit. nach RICHTER, W.: Allg. homöop. Ztg. 186 [1938]: 175), daß bei Tieren krampfartige Attacken auftreten, mit Steigerung der Reflexe. Es treten Erscheinungen auf, die einer Strychnin-Vergiftung durchaus ähneln. Später stellen sich Lähmungen an den Hinterbeinen und danach auch an den Vorderbeinen ein. Der Tod steigt langsam von den Extremitäten auf.

Bei 85% der Tiere fanden sich eine Erosion an der Magenschleimhaut oder ein Ulkus. Die Erosionen sind immer an der Kardia und nie am Pylorus, häufiger an der großen als an der kleinen Kurvatur gelegen. Es finden sich aber nie Blutungen außerhalb des Magens.

Das Gift wirkt leicht hämolytisch, es tritt eine Leukozystose auf. Es findet ein deutliches und schnelles Absinken des Blutdrucks statt. Es kommt zu spastischem Gang durch Läsionen in den Vorderhornzellen. Die Empfehlung gegen Tabes, die von mancher Seite gegeben wurde, ist also schlecht gestützt. Es sind auch keine Besserungen bei dieser Krankheit berichtet worden. Anderseits werden auch sensible Störungen beobachtet, die darauf hinweisen, daß das Mittel auch auf die sensiblen Nerven und die Hinterstränge einwirken kann.

Eine Arzneimittelprüfung wurde von Dr. Robert BOOCOCK an sich selbst mit D 6 und C 30 vorgenommen. Ein weiterer Prüfer war ein Angestellter der Firma Boericke & Tafel, der aus Übermut 6 Gaben von C 6 einnahm und dann in der 2. Nacht an heftigem Kältegefühl und Ausbruch von ganz kaltem Schweiß erwachte. Die deutliche Neurotropie und das Kältegefühl erinnern an *Aranea.* Infolge des Kältegefühls mit blauen Händen wurde Heloderma gegen Kreislaufstörungen mit Erfolg verwendet, auch gegen solche ganz akuter Art. BOOCOCK berichtet unter anderem über einen Fall von akutem Kreislaufkollaps bei einer 65jährigen Frau, die plötzlich kollabierte, als wolle sie sterben. Mit C 200 trat Erholung ein.

Eine 81jährige Frau mit Lungenentzündung, die bereits im Sterben lag, erholte sich und genas auf einige Gaben von Heloderma C 200, alle 4 Stunden gereicht.

Die bemerkenswerten Kältegefühle weisen auf eine Abhängigkeit vom Zentralnervensystem, teilweise auf Befallensein von gewissen Nervensegmenten hin. Hierauf deutet auch das Symptom „kalte Ringe um den Körper". Auch in der Therapie hat RÖMER bei seinen 14 Fällen, die er mit Heloderma erfolgreich beeinflussen konnte, festgestellt, daß es sich um partielle Kälteempfindungen, und zwar vorwiegend der linken Körperseite gehandelt hat. Auch ganz allgemein konnte er eine Linkslateralität des Mittels erkennen, was besonders im Hinblick auf das symptomenverwandte *Elaps* mit seiner Rechtslateralität von differentialdignostischer Bedeutung ist.

Weiterhin hat RÖMER beobachtet, daß es sich bei 13 von seinen 14 berichteten Fällen um das Vorhandensein einer latenten oder klinischen Allergie gehandelt hat, weshalb er diesem Umstand für die Arzneiwahl entscheidende Bedeutung beimißt.

Neben den regionalen Kältegefühlen besteht jedoch auch ein Zusammenhang mit dem Vasomotoren-Zentrum, wie es bei Kollapszuständen in Erscheinung tritt.

Literatur der AMP

Homoeopathic Recorder, März und April 1893.
ANSCHUTZ: New, Old and Forgotten Remedies, 1917.
CLARKE: Dictionary 1925.
BOERICKE: Materia Medica.
RÖMER: Zschr. Klass. Homöop. 1968, S. 54.

Arzneimittelbild

Leitsymptome: *Lähmung der Glieder wie bei Paralysis agitans. Ataktische Störungen.*
Kreislaufkollaps mit kaltem Schweiß und blauen Händen.
Gefühl von „arktischer" Kälte innerlich und äußerlich (vgl. Aranea!).
Strecken bessert die Schmerzen in Muskeln und Gliedern.
Zittern, das mit dem Willen unterdrückt werden kann.
Gefühl von Taubheit und Insektenlaufen.
Verschlimmerung bei Nacht aus dem Schlaf heraus (Lachesis).

Allgemeines: Gefühl äußerster Kälte innerlich und äußerlich. ⊙ Partielle Kältegefühle an verschiedenen Stellen. Kalte Ringe um den Körper. Das Gift zieht mit blitzartiger Geschwindigkeit durch den menschlichen Organismus, ruft unaussprechliche Schmerzen von Kopf bis Fuß hervor; obwohl gelähmt, schmerzt jeder Muskel, jeder Knochen, jede Sehne und jeder Nerv (bei Gebissenen).

Geist und Gemüt: Abneigung gegen jedwede Tätigkeit. Hochgradige Schwächung des Gedächtnisses. Kann sich kaum erinnern, wie selbst einfache Worte geschrieben werden. Schwach und schwindelig, kann nur mit Mühe stehen. Unfähig, sich im Gleichgewicht zu halten. Gedrückt und schwermütig. Leicht aufgeschreckt; sehr schwach und nervös. Lähmung der Sprache (bei Gebissenen).

Schlaf: Schläfrigkeit, aber unfähig zu schlafen. Ruheloser Schlaf, erwacht nachts 3 Uhr. Erwachen an Rucken im Kopf, Zittern der Glieder und Schmerzen in den Lendenmuskeln.

Kopf: Hitzegefühl im Kopf, Druck im Schädel, wie zu voll. Gefühl eines kalten Bandes um den Kopf. Brennen im Gehirn. Scharfe, klopfende, grabende Schmerzen. Im Hinterkopf gegen den Nacken hin Steifigkeit und Wundheit.
Schwindel mit Neigung zu fallen.

Augen: Bei Mäusen werden die Augen prominent, die Kornea zeigt Trübungen. Nach BOYD wird dieser Exophthalmus durch Blutkongestion hinter dem

Augapfel hervorgerufen. Schwere der Augenlider, kann sie nur mit Mühe heben.

Ohren: Ohren trocken und schorfig, vermehrte Ohrschmalzausscheidung.

Atmungsorgane: Nasenloch geschwürig; trockene Krusten in den Nasengängen. Leichter hackender Husten.

Kreislaufstörungen und Kreislaufkollaps.

Herz und Kreislauf: Zittern und Kältegefühl um das Herz. Bangigkeit und Herzstiche. Pulszahl herabgesetzt.
Erwachen nachts an einem Gefühl von Kälte am Herzen, das sich über den ganzen Körper ausdehnt, mit Ausbruch von ganz kaltem Schweiß.

Verdauungsorgane: Trockene Lippen, Zunge trocken und empfindlich. Hals wund und ausgetrocknet. Stechen und Wundheit in der rechten Mandel. Saures Brennen im Magen.
Stechende Schmerzen und Rumpeln in den Gedärmen. Stuhl weich, aber trotzdem schwer zu entleeren. Hämorrhoiden schwellen an mit Jucken und Bluten.

Harnorgane: Häufiger Harndrang. Unterbrochener Strahl, Harn übelriechend nach faulen Früchten.

Männliche Geschlechtsorgane: Erektionen. Kältegefühl an Penis und Hoden. Schmerz und Schwellung des linken Hodens.

Glieder, Muskulatur und periphere Nerven: Nacken steif und schmerzhaft. Kältegefühl von der Gehirnbasis nach abwärts. Kalte Ringe um den Körper.

Paralysis agitans?

Taubheit und Kribbeln in den Armen und Händen. Zittern der Hände und Schütteln. Das Zittern kann mit dem Willen unterdrückt werden. Hände kalt und blau, Haut rissig und rauh. Taubheitsgefühl in den Beinen, Gefühl, wie wenn er auf Schwamm ginge. Zittern und Zucken der Beine. Brennen der Füße, das ihn am Schlaf hindert; muß sie aus dem Bett strecken. Schwankender Gang; beim Gehen werden die Füße höher als gewöhnlich gehoben und die Fersen hart aufgesetzt (Hahnentritt). Schmerzen in den Gliedern scharf oder wie zerbrochen.

Haut: Jucken der Haut wie Insektenlaufen. Gefühl wie von eisigen Nadeln im Gesicht.

Wärmeregulation: Gefühl innerer Kälte. Frost läuft den Rücken hinunter. Kalte Wellen steigen von den Füßen nach oben oder von der Gehirnbasis abwärts. Ausbruch kalten Schweißes.

Dosierung

D 12 und Hochpotenzen.

Vergleichsmittel

Kollaps: *Veratrum viride, Camphora, Acidum hydrocyanicum, Carbo vegitabilis, Lachesis.*
Zittern und Schütteln der Glieder: *Aranea ixobola, Aranea Diadema, Tarantula hispanica.*
Lähmung und Schwäche: *Gelsemium.*
Partielle Kältegefühle: *Aranea ixobola und diadema, Elaps, Agaricus.*

Beispiele

H. A. Jäger schreibt:

„Damals als Landarzt auch operativ-gynäkologisch tätig, hatte ich meist nur ungeschultes Personal für die Narkosen zur Hand und daher mehrfach kritische Zustände bei diesen zu bekämpfen. Ich fügte deshalb meinem Narkosebesteck in Fläschchen der handelsüblichen 12. Dezimale bei.
Schon bald darauf kam es bei einer Ausschabung zu äußerst alarmierenden Störungen: der Puls war nicht mehr zu fühlen; die Atmung setzte völlig aus, und es bestand eine ausgesprochene Facies hippokratica. Ich ließ nun sofort 5 bis 6 Tropfen des Mittels (Heloderma horridum) auf die umgestülpte Schleimhaut der Unterlippe träufeln, und nach wenigen Minuten, noch bevor meine Gehilfin das Fläschchen wieder zugestöpselt und wieder verwahrt hatte, zeigte sich auf den vorher wachsgelben Wangen der Patientin zarte Rötung, gleich darauf kam mit einem tiefen Atemzug die Atmung wieder in Gang, und der Puls wurde wieder fühlbar. Es war ein echtes Sekundenphänomen.
Die so gewonnenen Erfahrungen konnte ich noch mehrfach bestätigt finden. Auch ein Kollege, dem ich über diese Erfahrungen berichtete, erzielte dieselben verblüffend raschen Erfolge bei drohendem Narkosetod.
Diese günstigen Erfahrungen veranlaßten mich, das Mittel auch bei aphyktisch zur Welt gekommenen Neugeborenen anzuwenden. Von drei Fällen, wo die Asphyxie nach Extraktion am Steiß aufgetreten war und die alle zunächst wieder belebt werden konnten, starben allerdings zwei schon bald danach, vermutlich weil bei der Extraktion die Medulla oblongata zu schwer geschädigt worden war. Das dritte Kind blieb, wie alle anderen aus gleicher Veranlassung behandelten, am Leben." (Allg. homöop. Ztg. 202 [1957]: 151.)

R. Römer, Zschr. Klass. Homöop. 1968, S. 54:

Frau K. F., 63 Jahre alt, die seit Jahren an hohem Blutdruck leidet, kommt am 9. 6. 1964 zur Behandlung. Vor 5 Monaten sei sie an einer **Gürtelrose auf der rechten Brust- und Rückenwand** erkrankt. Sie verspüre seitdem, obwohl die Bläschen des Ausschlags längst verschwunden seien, noch immer stechende, wenn

auch jetzt erträglichere Schmerzen. Auffällig sei von Anbeginn eine Kältezone im befallenen Gebiet gewesen, die sie noch immer trotz der nun herrschenden Sommerhitze zu Wärmeanwendungen (Heizkissen, Wollsachen) zwinge. Vom Hausarzt habe sie inzwischen 40 Vitaminspritzen ohne Erfolg erhalten.
Befund: Adipöse Frau. RR 205/120. Herz: linke Grenze 1 Querfinger außerhalb der Medioklavikularlinie. Systolikum über Mitralis. Aktion regelmäßig. 2. Aortenton stark betont. Urin: Eiweiß Trübung. An rechter Brust- und Rückenseite entlang 6. Rippe vorn und hinten je eine Gruppe depigmentierter Maculae. Geringe Druckschmerzhaftigkeit dort.
Mittel: Wegen der Rechtsseitigkeit der Kältezone entschließe ich mich, eine Doppeldosis (DD) (1mal mittags und abends je 5 Kügelchen) *Elaps corallinus* C 30 zu verabreichen.
15.6.1964: Die Kältezone sei noch unverändert vorhanden. Auf *Elaps* habe sie nichts Sonderliches beobachtet. RR 185/105. Bei der nun folgenden anamnestischen Ausforschung gibt die Patientin an, sie habe mit 8 Jahren einmal eine schwere **Nesselsucht** gehabt und später, namentlich bei der Behandlung des Kopfhaares durch den Friseur, mehrfach allergische Ausschläge erlebt. Wegen dieses wichtigen Hinweises verordne ich nun eine Einzeldosis (= 1mal 5 Globuli) *Heloderma* C 30.
12.8.1964: Die Kältezone sei, wie die Patientin froh erzählt, samt den restlichen Schmerzen schon am Tage nach den Kügelchen vergangen und bisher nicht wiedergekehrt. – Bei einem Besuch am 20.12.1964 teilt sie mir mit, daß die Störung inzwischen nie wieder aufgetreten sei.
Bei diesem Krankheitsfall findet man die Angabe der Arzneiprüfung „Gefühl eines kalten Rings um den Körper" bestätigt als Folge einer segmentalen Affektion.

Helonias

Herkunft des Mittels

Helonias dioica ist eine in Nordamerika wachsende Liliacee mit dem botanischen Namen Chamoelirium carolinianum. Sie wurde ungenügend geprüft, besitzt aber bewährte Indikationen als Mittel bei Frauenleiden. Wird als Uterustonikum für geschwächte Frauen betrachtet.
Inhaltsstoffe: ein Saponin Chomaelirin, aus dem Diosgenin hervorgeht und ein Glykosid Helonin. Verwendet wird der frische Wurzelstock.

Wirkung

Die Wirkung zeigt Verwandtschaft mit anderen Liliaceen, besonders mit *Aletris farinosa* und in zweiter Linie mit *Lilium tigrinum.*
Ein Hauptsymptom ist die Besserung der Beschwerden, besonders der Kreuzschmerzen der Frauen, durch Ablenkung und Beschäftigung. Wie dieses an sich selbstverständliche Symptom aufzufassen ist, erläutert Voisin: „Wir kennen alle diese übermüdeten und niedergeschlagenen Frauen, die Anfälle von akutem ‚Hausputzfieber' bekommen und das Bedürfnis, ihr Parkett zu scheuern oder große Wäsche zu halten – ausgerechnet dann, wenn sie besonders abgehetzt sind. Und das Tollste ist, daß sie morgens zwar über ihre Erschöpfung lamentieren, dann aber solange nichts mehr davon spüren, als sie putzen, bohnern und schuften – auf die Gefahr hin, abends völlig ermattet und ‚kreuzlahm' zu sein. Das ist Helonias.
Die Frau dieses Typs findet sich auch als verwelkte, traurige Mondäne, die in der Familie unaufhörlich stöhnt, sie habe ‚nicht einmal mehr die Kraft zu reden oder sich für etwas zu interessieren', denn ‚ihr Kopf sei leer' – kommt aber eine Freundin zu Besuch, so kann sie stundenlang schwätzen und krähen, ohne eine Müdigkeit zu bemerken –, und übrigens empfindet sie sie auch nicht mehr. Abends aber, wenn sie wieder über ihre Erschöpfung jammert und ihr Mann ihr vorhält, das sei ihre eigene Schuld,

‚sie hätte sich doch durch so vieles Reden nicht so zu ermüden brauchen', dann geht sie hoch, denn sie ist zudem reizbar und erträgt keinen Widerspruch.
Die Heloniaskranke hat also eine Verschlimmerung, wenn sie unbeschäftigt ist, dann verbringt sie ihre Zeit damit, über ihr Übel zu sinnieren; ihr Zustand bessert sich, wenn sie in einer Zerstreuung oder in eine körperliche oder geistige Beschäftigung ‚abgelenkt' wird."
(VOISIN: Die vernünftige kritische Anwendung der Homöopathie. Ulm 1960. Karl F. Haug Verlag.)

Literatur

HALE: New Remedies, Bd. 2.
ALLEN: Encyclopedia, Bd. IV.
HUGHES: Cyclopaedia, Bd. II.
JONES: Allg. homöop. Ztg. Bd. 93.
Die Arzneimittelprüfung ist sehr unvollkommen, doch ist eine Reihe wertvoller klinischer Indikationen hinzugefügt.

Arzneimittelbild

Leitsymptome und Modalitäten: ⊙ *Heruntergekommene, erschöpfte, überarbeitete oder nervös überreizte Frauen mit Gebärmutterleiden.*
⊙ *Ständige Kreuzschmerzen und Wehtun im Becken.*
Ablenkung oder Beschäftigung bessern den Zustand und lassen die Beschwerden leichter ertragen.

Geist und Gemüt: Große Reizbarkeit der Nerven. Kann keinen Widerspruch ertragen, nörgelt an jedermann herum. Lehnt jede Unterhaltung ab.
Bedrückte und verzweifelte Gemütsverfassung.
Sie fühlt sich wohler, wenn sie beschäftigt oder sonstwie abgelenkt ist.

Anschoppung und Senkung der Gebärmutter.
Subinvolution nach Geburt.
Neigung zu Abort, Menorrhagie, Amenorrhö.
Sterilität.
Endometritis mit Fluor.
Schwangerschaftsalbuminurie.
Pruritus vulvae,
Kolpitis. Erosion des Muttermunds.
Chronische Nephritis.

Weibliche Geschlechtsorgane: ⊙ Gefühl von großer Schwäche und Gewicht im Becken und im Kreuz.
⊙ Bohrende und ziehende Schmerzen in der Gebärmutter, dabei allgemeine Erschöpfung und Elendigkeit.
⊙ Gefühl von Wundheit im Becken; Gefühl, daß sie eine Gebärmutter hat.
Heftige Reizung der Vulva mit Schwellung, Rötung und intensivem Jucken und Abschilfern der Haut. Die Entzündung zieht sich bis in die Scheide hinein (*Helonin*).
Regel zu früh und verstärkt. Blutung, solange Helonias

eingenommen wird, ⊙ oder aussetzende Regel, dabei allgemeine Schwäche.

Mastodynie. Brüste geschwollen, Brustwarzen empfindlich und schmerzhaft, selbst beim Druck der Kleider.

Männliche Geschlechtsorgane: Steigerung der Libido und der Potenz. Impotenz mit Kreuzschmerzen.

Dosierung

Meist niedere Potenzen, D 1 bis D 3.

Vergleichsmittel

Aletris farinosa, China, Hydrastis, Lilium tigrinum, Kreosotum, Acidum phosphoricum, Sepia, Senecio.

Hepar sulfuris

(Calcium sulfuratum Hahnemanni, Hepar sulfuris calcareum)

Herkunft des Mittels

Hepar sulfuris calcareum wird hergestellt, indem man gleiche Gewichtsteile des weißen Inneren von Austernschalen und Schwefelblumen in geschlossenem Tiegel in Weißglut erhitzt.

Pharmakologie

Die Kalkschwefelleber stellt ein kristallinisches Gemisch von Calciumpolysulfiden (CaS_2, Da S_4, Ca S_5) und Calcimsulfat dar. Der entstehende Schwefelwasserstoff wird durch die allmählich erfolgende Abspaltung in eine innigere Berührung mit den Zellen gebracht, als dies beim reinen *Schwefel* der Fall ist (LEESER). Die schon beim *Schwefel* bestehende Neigung zu eitrigen Prozessen wird dadurch noch verstärkt. Der Kalk-Anteil modifiziert die Schwefel-Wirkung weitgehend, wodurch die enge Beziehung zu den Lymphdrüsen und zu exsudativen Prozessen der Haut und der Schleimhäute verständlich wird.

Hauptwirkung

Hepar hat sich als das wichtigste Mittel der Homöopathie gegen alle Arten von lokalen **eitrigen Entzündungen und Eiterungen** erwiesen. Entzündungen, die in Eiterungen übergehen wollen, werden häufig noch zerteilt oder gehen unter Abgrenzung gegen das gesunde Gewebe schneller in das Stadium der reifen Eiterung über. Im zeitlichen Ablauf folgt Hepar gut auf *Belladonna* und *Mercurius,* wenn sich der Prozeß aus der Wirkungsphase dieser Mittel heraus entwickelt hat. Daß man, wenn noch die Möglichkeit besteht, die Entzündung zu zerteilen, besser die höheren Verdünnungen wählt, etwa D 10 und höher, gilt als alter Erfahrungssatz. Jedenfalls erscheint es mir als gesichert, daß die tiefen Verdünnungen die Entwicklung der Eiterung beschleunigen. Bezüglich der Haut scheint Hepar besondere Bedeutung für die Staphylokokken zu besitzen. Es bringt Furunkel schneller zur Reife und beugt neuen Furunkeln vor.

Für **eitrige Drüsenentzündungen,** zum Beispiel der Lymphdrüsen, besteht ebenfalls eine nahe Beziehung; dies gilt auch für Tonsillarabszesse, Mastitis und ähnliche. Ein Hauptschauplatz der Hepar-Wirkung liegt in der Haut, die sich ganz allgemein unheilsam zeigt und zu Bläschen, Pusteln und Furunkeln neigt. Jede Schramme droht zu eitern. Alle Prozesse verlaufen mit heftigem Jucken, an den Hautfalten bildet sich Intertrigo. Jede Berührung schmerzt auffallend.

Die Grundlage für diese Neigung zu Eiterungsprozessen haben wir in dem bei der Prüfung beobachteten Gefühl allgemeiner **Zerschlagenheit** mit einer übergroßen Empfindlichkeit gegen Kälteeinflüsse und einer Schmerzhaftigkeit der Haut bei Berührung zu erblicken. Der Organismus hat die Fähigkeit verloren, sich Kältereizen anzupassen, die Haut ist mit Stoffwechselschlacken offenbar so überladen und gereizt, daß unterschwellige Berührungsreize bereits Schmerzen machen. Auch das zentrale Nervensystem nimmt an dieser Schmerzüberempfindlichkeit teil, indem Schmerzen als unerträglich empfunden werden und zu Ohnmacht führen können. Man vergleiche die BIERschen Versuche, welche bei Schwefel-Typen eine enorme Schwefel-Retention, die auf Schwefel-Gaben ausgeschieden wurden, wahrscheinlich gemacht haben (s. unter *Schwefel*).

Hepar besitzt nach dem Gesagten nahe Verwandtschaft zum skrofulösen Typ mit Neigung zu katarrhalischen und entzündlichen Prozessen, zum Beispiel an den Augen, der Nase, der Haut, ferner zu Lymphdrüsenentzündung. Die Haut entzündet sich leicht und näßt unter heftigem Jucken an den Berührungsflächen, beispielsweise zwischen Skrotum und Oberschenkel, zwischen den Schamlippen. Eine bewährte Anzeige stellt auch die Struma parenchymatosa dar, wenn man von der Verordnung jodhaltiger Mittel absehen will. Die Symptome an Magen und Darm finden seltener Verwendung; sie haben viel Ähnlichkeit mit gastroenteritischen Erscheinungen mit übelriechenden Absonderungen; übler Mundgeruch, übelriechende Durchfälle, besonders auch saure Durchfälle bei Kindern. Typisch ist ein Verlangen nach scharf gewürzten und sauren Speisen, auch nach Alkohol. Die Erscheinungen an den Atmungsorganen machen Hepar besonders geeignet für reife **Katarrhe der Nase und der Bronchien** mit gelbschleimiger Absonderung; ferner solche mit wunden, eiterabsondernden Schleimhäuten, **verschleppte Bronchitis,** schlecht sich lösende **Lungenentzündung.** Ein wichtiger Hinweis für solche Prozesse sind übelriechende oder saure, reichliche Schweiße. Daneben wurde Hepar schon von HAHNEMANN als das neben *Spongia* wichtigste Mittel bei **Krupp** (Diphtherie) genannt. Wenngleich es hier später von den Quecksilber-Präparaten verdrängt wurde, so findet es bei **Pseudokrupp** noch häufige Anwendung. Ausatmungsstridor soll für Hepar charakteristisch sein.

Als eine bewährte Anzeige ist noch die Verwendung von Hepar gegen **Quecksilber-Vergiftung** zu nennen sowie Vergiftung mit anderen Schwermetallen.

Als natürliche Reihenfolge bei Eiterungsprozessen ergibt sich *Belladonna* auf dem Höhepunkt der Entzündung mit Rubor, Calor, Dolor. Für das Stadium der Schwellung (Tumor) mit bereits drohender Eiterung hat *Mercurius* seinen Platz. Wenn der Prozeß sich trotzdem weiter in Richtung auf die Eiterung entwickelt, wird Hepar gegeben, das auch nach (künstlicher und spontaner) Eröffnung weitergegeben wird, bis die umgebende Entzündung weitgehendst zurückgegangen ist. Für chronische Eiterung, auch mit Fistelbildung, ist *Silicea* als das geeignete Mittel zu betrachten. – Allenfalls kann *Calcium sulfuricum* statt Hepar im Stadium der eröffneten und freien Eiterung eintreten, das manchmal noch besseren Erfolg bringen soll. *Myristica sebifera* hat sich ebenfalls zur Reifung einer Eiterung oft bewährt. Bei Schüttelfrösten und septischer Tendenz sind *Lachesis* und *Pyrogenium* in die Wahl zu ziehen.

Konstitution

Hepar muß als Konstitutionsmittel betrachtet werden, wenn es auch nicht so oft als solches verwendet wird wie seine Stammeltern *Schwefel* und *Kalk*.

Die Hepar-Konstitution ist gekennzeichnet durch die große Empfindlichkeit gegen Kälte in jeder Form und die dadurch bedingte Erkältlichkeit. Hepar findet mit viel Erfolg Verwendung gegen **rezidivierende Katarrhe und Anginen** bei kälteempfindlichen Naturen. Es besteht große Neigung zu langwierigen Katarrhen der Nase und der Bronchien mit dickschleimigen Katarrhen. Eine auffallende Widerstandslosigkeit gegen Eiterungen in allen Organen ist typisch. Hepar charakterisiert den Kranken mit der anfälligen Haut: Furunkel, nässende Ekzeme, Eiterungen. Die Absonderungen sind meist übelriechend oder sauer (saure Stühle und saure Schweiße). Es besteht ein auffallendes Verlangen nach scharfgewürzten und sauren Speisen und nach alkoholischen Getränken. Die erkrankten Teile schmerzen schon bei einfacher Berührung, es besteht außerdem eine Überempfindlichkeit gegen Schmerz von seiten des Zentralnervensystems.

Neben der allgemeinen Frostigkeit besteht eine Neigung zu reichlichen Schweißen, übelriechend oder sauer, die (wie bei *Mercurius*) keine Erleichterung bringen.

Die Gesichtsfarbe ist ungesund, gelblich und unrein.

Literatur

Das Arzneimittelbild beruht fast ausschließlich auf den Prüfungen HAHNEMANNs und seiner Schüler, ergänzt durch einige Zitate aus der Literatur. Zu der „Reinen Arzneimittellehre" [1825] liegen 306 Symptome vor, die in den „Chronischen Krankheiten" [1837] auf 661 angewachsen sind. Dabei muß daran erinnert werden, daß HAHNEMANN in den Symptomenregistern der „Chronischen Krankheiten" offenbar auch Symptome von Patienten aufgenommen hat.

Arzneimittelbild

Leitsymptome: *Große Überempfindlichkeit gegen Kälte; frostige Menschen, sie erkälten sich durch jede Entblößung oder Luftzug. Überempfindlichkeit gegen Schmerz. Die erkrankten Teile schmerzen bei Berührung.*

Große Neigung zu Eiterung überall, besonders an Haut und Lymphdrüsen.
Katarrhe mit dicker gelber Absonderung, „reife" Katarrhe.
Verlangen nach scharfgewürzten und sauren Speisen, nach Alkohol.
Übler Geruch der Absonderungen, ⊙ typisch ist Geruch nach altem Käse.
Schmerz wie von einem Splitter in den entzündeten Teilen.
Schweiße reichlich, sauer oder übelriechend, ⊙ die keine Erleichterung bringen.
Schlimmer durch Luftzug und Kälte, durch Entblößen.
⊙ Schlimmer von kaltem, trockenem Wetter, besser bei feuchtem Wetter.
Schlimmer durch Berührung.
Schlimmer im allgemeinen nachts und morgens einige Stunden lang.
Besser durch Wärme, warmem Wetter.
Für die behauptete Bevorzugung der rechten Körperseite kann ich in den Prüfungen keinen genügenden Anhalt finden.

Allgemeines: Große Nervenreizbarkeit: jeder Eindruck auf Körper oder Gemüt erregt das Nervensystem bis zu einer Art inneren Zitterns. Sehr müde und träge, früh, nach dem Erwachen, daß die Patientin kaum aus dem Bett aufstehen kann.

Geist und Gemüt: Trübes und trauriges Gemüt, sie ist mit sich selbst sehr unzufrieden. Alles Unangenehme, das ihr im Leben begegnet ist, fällt ihr ein. Höchst unzufrieden und verdrießlich über ihre Schmerzen und mutlos. Sehr ärgerlich, es verdroß sie jede Kleinigkeit. Abends eine 2stündige, fürchterliche Angst, der Kranke glaubt, er müsse zugrunde gehen, und war traurig bis zur Selbstentleibung. Voller Angstgefühle und sehr reizbar.
Jähzornig, könnte andere ohne Bedenken umbringen. Kann von unangenehmen Erinnerungen nicht loskommen.
Er ist völlig stupid, kann keinen Gedanken aufnehmen und sich an nichts erinnern.
Schwindel ohnmachtsartig, mit Vergehen der Augen. Schwindel beim Fahren im Wagen. Öftere kurze Anfälle von Unbesinnlichkeit, beim Gehen in frischer Luft.

Schlaf: So schläfrig und müde, abends, daß er sitzend einschlief. Schweres Einschlafen. Gedankenfülle läßt ihn nach Mitternacht nicht schlafen. Träume voll Zank und voll Ärger. Träume von gefährlichen Dingen,

Schreck und Ängstigung; von Feuersbrunst, hört schießen.

Nagelkopfschmerz.

Kopf: Kopfschmerzen in allen Teilen des Kopfes, vor allem stechender Art, oder zum Zerspringen, besser durch Wärme, schlimmer durch Bewegung und im Freien. Halbseitiger Kopfschmerz wie von einem eingetriebenen Nagel oder Pflock. Schmerz über der Nasenwurzel.
Starkes Ausfallen der Kopfhaare.

Skrofulöse Ophthalmie, Bindehaut- und Hornhautentzündung, Hypopyon. Gerstenkorn.

Augen: Bindehaut entzündet. Schmerz in den Augen bei Bewegung, derselben und bei Berührung; Augen sehr lichtempfindlich. Rötung und Schwellung der Lider.

Otitis media.

Ohren: Jucken und Stechen in den Ohren. Krachen in den Ohren beim Schneuzen. Ohrenklingen.

Gesicht: Gelbliche Hautfarbe, oder gerötetes Gesicht.

Nasenkatarrh akut und chronisch.
Nebenhöhlenkatarrh und -eiterung.
Krupp, Pseudokrupp.
Kehlkopfkatarrh,
Bronchialkatarrh,
Lungenentzündung mit unvollkommener Lösung, Lungenabszeß, Emphysem.

Atmungsorgane: Katarrh mit schmerzhafter Schwellung der Nase.
Schnupfen mit übelriechendem Schleim. Nase verstopft. Nasenbluten. Nasenlöcher wund. Schmerz in den Nasenknochen. Überempfindlich gegen Gerüche oder Verlust des Geruches.
Gefühl, als wenn etwas im Hals stecke. Kitzeln im Hals mit Hustenreiz, Schwäche der Stimme, kann nicht laut sprechen. Anfälle von Husten, mit äußerster Empfindlichkeit, sobald irgendein Teil des Körpers der Kälte ausgesetzt ist. Wundheitsgefühl im Hals und in der Brust beim Husten. Hustenanfälle bis zum Erbrechen. Der Husten ist trocken, krampfartig, oder locker und schleimig, auch blutig. Enge auf der Brust und Kurzatmigkeit. ⊙ Hustet nachts im Schlaf, ohne aufzuwachen. Frühhusten, der sie öfter aus dem Schlaf weckt.

Angina tonsillaris abscedens.
Rachenkatarrh.
Struma fibrosa und parenchymatosa.

Verdauungsorgane: Lippen geschwollen, aufgesprungen und schmerzhaft.
Speichelfluß. Zahnschmerz durch kalte Speisen oder beim Öffnen des Mundes, beim Kauen, Zahnfleisch geschwollen und leicht blutend. Übler Mundgeruch wie faule Eier, oder bitterer oder saurer

Geschmack im Mund. Aphthen in der Mundschleimhaut. Zungenspitze schmerzt brennend wie wund. Enge und Zusammenschnüren im Rachen. Stechendes Gefühl wie von einem Splitter beim Schlucken, bis in die Ohren ziehend; kann kaum schlucken. Stechender Schmerz und Trockenheit im Halse, alle Morgen, etliche Stunden lang.

Fehlender Appetit; Ekel vor allem, besonders Fett. Ungewöhnlicher Hunger, vormittags. Mehr Durst als Hunger.

Dyspepsia (acida). Atonie und Gastritis.

Verlangen nach sauren, scharfgewürzten und scharfen Speisen, nach Essig und Wein. Er kann nicht viel zu sich nehmen, da alles den Leib auftreibt. Saures oder galliges Erbrechen. Nagende Magensäure.

Darmkatarrhe. Appendizitis.

Übelkeit, vor allem morgens, mit Brecherlichkeit. In der Lebergegend Stechen beim Gehen.

Leib aufgetrieben und gespannt. Leistendrüsen schmerzhaft.

Durchfällige, sehr übelriechende, schleimige Stühle. ⊙ Saure Stühle, das ganze Kind riecht sauer. Träger Stuhl, trotz Bedürfnis und obwohl der Stuhl nicht hart ist, geht nichts ab.

Nierenentzündung nach Scharlach, **Zystopyelitis.** Gonorrhö (dickeitriger oder blutiger Ausfluß).

Harnorgane: Muß lange warten, bis der Harn kommt, der Harn fällt ohne Druck senkrecht ab. Beim Harnlassen bleibt immer noch etwas in der Blase zurück. Der Harn ist scharf und macht wund. Die letzten Tropfen sind blutig gefärbt. Harn milchig trüb. Die Mündung der Harnröhre ist rot und entzündet.

Geschlechtsorgane: Männer: Jucken und Stechen an Rute, Eichel und Hodensack. Schankerähnliche Geschwüre der Vorhaut. Schweiße, Wundheit mit Nässen zwischen Hodensack und Oberschenkel. Geschlechtstrieb vermindert oder gesteigert; schmerzhafte Erektionen. Abgang von Prostatasekret beim Stuhl.

Frauen: Wundheit an der Scham und zwischen den Beinen. Regel um 10 Tage verzögert. Blutabgang aus der Gebärmutter, fast sogleich und nach 10 Tagen wieder. ⊙ Weißfluß mit Schründen aus der Scham, nach altem Käse riechend.

Glieder: Rheumatoide Schmerzen in allen Muskeln und Gelenken. Gefühl überall wie zerschlagen. Berührung schmerzt, sehr kälteempfindlich.

Pyodermien aller Art, besonders aber durch Staphylokokken, **Furunkulosis,** Karbunkel, **Ekzeme,** Urtikaria.

Haut: Unheilsame Haut, die kleinsten Verletzungen eitern. Wundheit in der Hautfalte zwischen Hodensack und Schenkeln. Faulwinkel am Mund. Nesselausschlag im Gesicht. Bildung von Papeln, Bläschen, Pusteln und Furunkeln. Geschwüre, die leicht bluten. Heftiger Juckreiz überall. Große Empfindlichkeit der Haut gegen Berührung und gegen die geringste Kälte. Haarausfall.

Wärmeregulation: Große Empfindlichkeit gegen frische Luft, sucht Wärme auf. Friert und fröstelt sehr, die Zähne klappern vor Frieren. Kalte Hände und Füße. Erkältet sich sehr leicht, bekommt Schleimhautkatarrhe und Rheumaschmerzen.
Schwitzt sehr leicht, häufige Schweißausbrüche. Saure, übelriechende, klebrige Schweiße, ⊙ die keine Erleichterung bringen. Nachtschweiße.
Brennen der Hände. Brennen in den Fußsohlen, früh im Bett muß sie bloß liegen.
Leichtes Schwitzen bei jeder, selbst geringer Anstrengung.

Dosierung

Am meisten verwendet wird D 3 bis D 30. D 3 besitzt noch ausgesprochenen Schwefelwasserstoff-Geruch und wird besonders zur Beschleunigung der Reifung eingesetzt, sonst die höheren Verdünnungen. Wenn man Eiterung zu verhüten bestrebt ist, muß D 10 und höher gewählt werden, da mit tieferer Verdünnung der Eiterungsprozeß unter Erhöhung der Beschwerden aktiviert wird. Hochpotenzen werden nach 3 bis 4 Tagen wiederholt.

Vergleichsmittel

Hepar reinigt das lymphatische System und das ganze Mesenchym nach akuten Krankheiten, wie grippösen Infekten, Anginen, Bronchitiden usw., von Stoffwechselschlacken und Erregertoxinen, ähnlich wie *Sulfur, Sulfur jodatum, Jodum, Hedera, Acidum fluoricum, Magnesium fluoratum, Calcium fluoratum.*
Exsudative Diathese, Skrofulose, rezidivierende Anginen und anderen Erkältungskrankheiten: *Jodum, Hedera, Natrium muriaticum, Calcium carbonicum,* Magnesiumsalze, *Tuberculinum, Barium.*

Rachenkatarrh, schlimmer morgens: *Kalium bichromicum*, Magnesiumsalze.
Husten im Lösungsstadium: *Sulfur, Pulsatilla, Antimonium tartaricum.*
Trockener Husten, Krupphusten: *Spongia, Belladonna, Bryonia, Hyoscyamus.*
Eiterungen: *Mercurius solubilis, Silicea, Myristica, Acidum fluoricum, Calcium fluoratum.*
Feuchte Luft bessert: *Causticum.*
Splitterschmerz: *Acidum nitricum, Argentum nitricum.*
Überempfindlichkeit gegen Schmerzen: *Chamomilla, Coffea.*
Überempfindlichkeit bei Berührung: *Arnica, Chininum.*

Hirudo medicinalis

Herkunft des Mittels

Als Prüfungsmaterial wurde der Kopfteil des Blutegels, der 20 Minuten lang in einer Aufschwemmung von Sand in physiologischer Kochsalzlösung mazeriert, dann zentrifugiert und die nun gewonnene Flüssigkeit nach Zusatz von *Thymol* getrocknet worden war, verwendet.

Wirkung

Es ergaben sich 2 Gruppen von Prüfungssymptomen:
1. Flecken, Furunkel, Pickel, wunde Stellen im Gesicht, an Nase, Lippen, Augen, Kinn und anderen Körperteilen bei 12 von den 18 Prüfern.
2. Verschiedene Blutungen, zum Beispiel aus Nase, Zahnfleischblutungen, Hämoptoe, Blutungen aus Rektum und Vagina, bei 10 von den 18 Prüfern. Bei einer jungen Studentin trat im 1. Prüfungsabschnitt eine Hämoptoe ein; es wurde bei der klinischen Untersuchung eine Bronchiektasie festgestellt; es läßt sich daher nicht sagen, ob die Hämoptoe zu Lasten von Hirudo geht. – Die Neigung zu Blutungen ist verbunden mit Blutkongestionen (klopfende Kopfschmerzen, geschwollene Füße) und Spasmen der glatten Muskulatur (Gefäßspasmen, Darmkoliken). Eine entzündliche Komponente spricht sich aus an Pickeln und Furunkeln der Haut und gibt die Erklärung – zusammen mit den Blutstasen – für die gebräuchliche Verwendung bei Thrombophlebitis.

Literatur

Die Arzneimittelprüfung wurde 1961/62 auf internationaler Basis vorgenommen. Die Prüfer der Londoner Gruppe, bestehend aus 18 Prüfern, 9 männliche und 9 weibliche, hat in 3 zeitlich hintereinander liegenden Abschnitten von 2 Wochen bis zu 1 Monat je 28 Pulververabreichungen eingenommen. Im 1. Prüfungsabschnitt wurde C 6, im 2. D 6 und im 3. C 30 verwendet. 26 der Prüfungssubstanzen enthielten Arzneistoff, 14 Placebo (Dr. RAESIDE: Brit. Homoeop. 1964, 1: 22 – Deutsche Übersetzung: J. ZINKE: Zschr. klass. Homöop. 8 [1964]: 49).

Arzneimittelbild

Allgemeines: Neigung zu Blutungen.

Geist und Gemüt: Geist belebt und beschwingt, am 1. Tag der C 30.
Fühlt sich gespannt und nervös. Depression, Trübsinn, Bedrückung. Reizbar, streitsüchtig.
Fühlt sich schläfrig, Energiemangel.
Müdigkeit mit schwieriger Konzentration.
Schwindel beim Aufstehen, beim Niedersitzen, beim Aufwärtssehen.
Ruheloser Schlaf.

Kopf: Kopfschmerzen an verschiedenen Teilen des Kopfes, besonders an der Stirne, klopfend.

Augen: Augen wund und schmerzend, mit Rötung und Lichtscheu.

Ohren: Ohren heiß. Wunde Stellen am Ohr. Ohrfurunkel.

Nase: Eitrige Pickel und Furunkel an der Nase. Nasenbluten.

Gesicht: Flecken an der Nase und im Gesicht, eitrige Pusteln und Furunkel. Neuralgische Schmerzen in der rechten oder linken Gesichtshälfte.

Mund: Zahnfleisch empfindlich, blutet beim Zähneputzen. Kleines Geschwür am Gaumen, am Mundboden, an der Zunge. Halsweh mit Kugelgefühl, mit scharfem Schmerz beim Schlucken. Geschwollene „Halsdrüsen".

Magen: Übelkeit und Blähsucht, schlimmer morgens. Durst auf große Mengen. Unbehagen nach dem Essen. Indigestion durch fette Speisen mit Appetitlosigkeit. Erbrechen um 4 Uhr. Scharfe Schmerzen im Epigastrium und Hypochondrium.

Bauch: Völle im Leib. Übelkeit vor dem Essen mit leichter Diarrhö. Kolikartige Leibschmerzen mit Übelkeit und Durchfall. Übelkeit, Blähsucht und Hungerschmerz am Vormittag.
Durchfälliger Stuhl. Stechender Schmerz im Rektum

1 Stunde nach dem Stuhl. Kitzel im Anus. Hellrotes Blut im Stuhl bei schmerzhafter Verstopfung.

Brust und Herz: Plötzliches nächtliches Aufwachen mit Erstickungsgefühl, besser durch Aufsitzen und Husten. Unregelmäßiger Herzschlag beim Hinlegen. Beim Zubettgehen hämmert das Herz und scheint unregelmäßig zu schlagen, mit leichtem dumpfem Schmerz über dem Herzen.

Geschlechtsorgane: Leichtbrauner Ausfluß aus der Vagina, besonders 2 Tage vor der Regel. Regel zu früh oder zu spät, sehr stark oder abgeschwächt, schmerzhaft oder weniger schmerzhaft als sonst.

Glieder: Schmerz im linken Arm. Scharfer Schmerz in den Handgelenken, Ellenbogen und Schultern. Vorübergehende Schmerzen in den Beinen. Kalte Hände und Füße in einem warmen Raum.

Wärmeregulation: Plötzliche Kälteschauer ohne Grund.

Dosierung

Klinisch noch nicht erprobt. Von D 6 an aufwärts.

Histaminchlorid

Arzneimittelprüfung

Arzneimittelbild nach einer Arzneimittelprüfung von J. Grigauz, Buenos Aires, 1950, s. Dtsch. Homöop. Mschr. 1960: 159. Zahl der Prüfer 39, die mit Potenzen C 30, C 200, C 1000, ferner C 12, C 6, C 3, geprüft haben. Es ist mir nicht bekannt, ob es sich bei den Hochpotenzen um Einglas- oder Hahnemannsche Potenzen handelt.

Arzneimittelbild

Modalitäten: *Besserung durch Druck, Verschlimmerung durch Bewegung, durch tiefe Einatmung, durch Aufregung.*

Allgemeines: Müdigkeit, wie nach ungewohnter körperlicher Anstrengung.
Trockenheit der Schleimhäute.
Gefühl der Hitze und des Brennens, mit Hyperästhesie an abgezirkelten Stellen.
Gefühl von Umschnürung an verschiedenen Teilen.
Zuckungen und krampfartige Kontraktionen an einzelnen Muskelfasergruppen und in den Muskeln.
Fast durchweg wird Besserung durch Abkühlung und Verschlimmerung durch Wärme beobachtet. Besserung durch scharfe Bewegung bei den psychischen Symptomen. Verschlimmerung durch Aufregung.

Geist und Gemüt: Reizbarkeit wegen Lappalien, mit Gefühl von Überdruß und Ungeduld. Weder Lust zum Reden, noch daß man angesprochen wird. Lust zum Streiten und Diskutieren.
Angstgefühl, welches schwindet nach längerem Gehen.
Unruhe und Angstgefühl, man fühlt sich genötigt, ziellos von einer Stelle zur andern zu laufen. Auftreten psychischer Symptome, die sich durch einen Gewaltmarsch bessern. Traurigkeit, Niedergeschlagenheit, Melancholie, man füht sich unglücklich.
Das Warten macht einen äußerst nervös, man läuft von einer Stelle zur andern.
Man stößt leicht Beleidigungen aus.
Nervosität in der Magengrube, wenn man eine Nachricht erhält oder wenn man sich an einen unangenehmen Vorfall erinnert. Die Dinge „legen sich auf den Magen".
Man kann die passenden Worte nicht finden, vergißt die Namen von Personen. Schwierigkeit in der Auffassung.

Schlaf: Schlaflosigkeit bis 2 oder 3 Uhr morgens. Schlaflosigkeit mit dem Kopf voller Gedanken. Träume von Insekten.

Kopf: Schwindel mit dem Empfinden, man schwanke oder balanciere, mit Übelkeit und Schwarzwerden vor den Augen.
Spannungsgefühl der Kopfhaut, Juckreiz des Haarbo-

dens. Gefühl von Hitze, brennendem Jucken und brennendem Stechen, auf kleine Bezirke beschränkt. Haarausfall. Haar und Körperbehaarung spröde und trocken. Kopfschmerz in der Stirne, den Schläfen, im Nacken, im Hinterhaupt mit Ausstrahlung vorwärts oder rückwärts. Einseitige Kopfschmerzen, links oder rechts, mit Ausstrahlung zum Nacken, zum Ohr, ins Gesicht, in die Zähne, die Augen. Nagelkopfschmerz. Druckgefühl und schmerzhafte Kompression begleiten die Kopfschmerzen.
Besserung der Kopfschmerzen durch Kälte, durch Druck, in frischer Luft. Verschlimmerung bei Bewegung, Beugen des Kopfes, und durch Sonnenbestrahlung.

Gesicht: Hitze im Gesicht. Gesicht gerötet, mit Erythem, wie nach einer Verbrennung ersten Grades. Oberflächliche einseitige Hitze im Gesicht.
Kitzeln, Ameisenlaufen, Taubheitsgefühl. Spannungsgefühl und Kontraktionszustand der Gesichtsmuskulatur. Herabhängen der rechten Gesichtsseite, von der Schläfe bis zum Kinn. Dumpfe, ziehende, neuralgische Schmerzen in einer Gesichtshälfte, mit Ausstrahlung zum Ober- und Unterkiefer und in die Zähne.

Augen: Juckreiz und Hitzegefühl in den Augenlidern und der Umgebung des Auges. Muskelkontraktionen und Muskelzuckungen in der Umgebung des Auges und im Augenlid, ticartiges Schließen des Auges.
Rötung der Bindehäute, mit Empfindlichkeit gegen Luftzug. Fremdkörpergefühl im Auge. Lidränder gerötet und ödematös. Gelbliche Sekretion, oder Trokkenheit der Bindehaut. Stechende Schmerzen in den Augen, Schmerz, wie wenn ein Nagel in die Augen getrieben würde.
Die Augenbeschwerden sind besser durch Kälte, schlimmer bei Luftzug.

Ohr: Schmerzen oder Beschwerden in einem oder beiden Ohren mit Ausstrahlung nach allen Richtungen. Schmerzhafter Druck in der Mastoidgegend, mit Ausstrahlung in die benachbarten Gebiete. Abwech-

selndes Zu- und Offensein der Ohren. Ohren wie verstopft mit Druckgefühl in den Ohren, mit Ohrenklingen.
Besserung der Ohrbeschwerden durch Kälte.

Nase: Jucken der Haut über der Nase. Gefühl, als ob sich die Haut über der Nase zusammenzöge. Gefühl in der Nase wie zerquetscht oder wie wenn die Nasenknochen angenagt würden. Gefühl von weit geöffneten Nasenlöchern mit fast an Schmerz grenzender Trockenheit derselben. Das Einatmen wird als lästig empfunden. Kitzeln und Juckreiz in der Nasenhöhle. Niesen mit Kitzelgefühl; Niesen beim Einatmen von kleinsten Stäubchen.
Verstopfung in einem oder beiden Nasenlöchern. Schnupfen mit Hitzegefühl, Jucksensation und Verstopfung einer Nasenhälfte.

Rachen und Kehlkopf: Trockenheit des Rachens. Gefühl eines Fremdkörpers, einer Kugel im Hals, Globusgefühl. Gefühl, als ob auf die Kehle ein Druck ausgeübt würde, als ob eine Binde fest herumgewickelt würde. Verschlimmerung durch Wärme, durch Schlucken, Besserung durch Kälte.

Verdauungsorgane: Trockener Mund. Vermehrung der Speichelbildung im Wechsel mit trockenem Mund. Hitze und Jucken im Munde oder in Teilen desselben. Geschmacklosigkeit der Speisen. Wein schmeckt nach Parfüm.
Dumpfe oder ziehende Schmerzen in allen Zähnen oder in einem Teil derselben. Schmerzen an den Stellen extrahierter Zähne. Gefühl von Lockerung der Zähne, man vermeidet das Kauen aus Angst, die Zähne könnten ausfallen; man bemüht sich, den Mund nicht weit zu öffnen, aus Angst vor der Kälte.
Gleichzeitigkeit von Zahnbeschwerden und von Präkordialschmerzen.
Besserung der Zahnschmerzen durch Druck, durch Kälte.
Essen erzeugt Übelkeit. Übelkeit beim Gedanken an Essen. Schweregefühl im Magen wie zum Platzen. Schmerz im Magen wie nach schwerverdaulichen Dingen.

„Nervosität“ am Mageneingang mit Gefühl der Schwäche oder Anspannung beim Erhalten einer Nachricht oder Erinnerung an irgendein unangenehmes Vorkommnis.
Hitze wie Feuer im Leib, rund um die Taille ausstrahlend. Spannender Schmerz, in der Gürtelgegend, wie wenn etwas zu eng um die Gürtelgegend gelegt würde. Schmerzhafte Kontraktionen im Leib, gefolgt von einer durchfallartigen Entleeerung, schwarz wie Teer. Schwärzlicher, stinkender Kot. Schwarzer Stuhl zusammen mit Teilen von sehr heller Farbe. Stuhl grünlich.
Durchfall mit starken Schmerzen im Leib, wie Messerstiche und allgemeines Fieberschauern. Spasmus des Mastdarms mit Tenesmus. Gefühl nach der Entleerung des Nichtvölligentleertseins.

Harnorgane: Unerträgliche Hitze in der Blase, alle Augenblicke Harndrang und nur tropfenweise Entleerung mit Verzweiflung und Selbstmordgedanken, wobei man verzweifelt von einer Seite zur andern läuft. Harnretention mit tropfenweisem Wasserlassen, mit heftigem Drang, mit Hervortreibung von Hämorrhoiden. Man verbringt Stunden in Kauerstellung beim Versuch, Harn zu lassen.
Harn brennt wie Feuer. Stiche von der Blase zur Harnröhre.

Brustkorb und Atmungsorgane: Stechende Schmerzen in verschiedenen Teilen des Brustkorbs. Druckgefühl und schmerzhaftes Beklemmungsgefühl mit Atemnot. Schmerzen wie von einer Quetschung oder einem Stoß. Angstzustände in der Brust, welche dazu zwingen, tief Atem zu holen.
Husten wie zum Ersticken, mit Kitzel in der Kehle, welcher am Sprechen hindert. Trockener, heftiger, anhaltender Husten, welcher vom Kehlkopf oder der Suprasternalgrube ausgeht. Gelblicher, weißgelblicher, gelbgrüner Auswurf. Auswurf mit dem Geschmack nach Käse.

Herz und Kreislauf: Stechende Schmerzen in der Herzgegend, wie von einer Nadel. Präkordiale

Schmerzen abwechselnd mit Zahnsymptomen. Gefühl, als ob das Herz aufgehängt wäre, mit dem Bedürfnis, es mit der Hand zu halten. Gefühl, als ob eisige Wassertropfen in das Herz rinnen würden. Gefühl, als ob das Herz zu groß wäre.

Beklemmende, zusammenziehende Schmerzen, dumpfe Schmerzen in der Herzgegend. Schmerz am Herzen durch kleine Widerwärtigkeiten. Extrasystolen mit kompensatorischen Pausen. Herzklopfen.

Geschlechtsorgane: Brennende, reißende, stechende Schmerzen im Hoden. Schmerz wechselt von einem Hoden zum andern. Hodenschmerzen im Wechsel mit Hinterkopfschmerzen. Schmerz in der Gegend des linken Eierstocks, zum linken Bein und zum linken Hypochondrium ausstrahlend.

Periode verzögert oder zu früh, verminderter Blutabgang. Übelriechende Menstruation. Fluor mit Geruch nach verbranntem Blut.

Bewegungsorgane (Hals, Rücken, Gliedmaßen): Rheumatische Schmerzen in allen Muskeln und Gelenken, reißend, stechend, spannend, brennend, dumpf; wie von einer Quetschung. Ermüdungsgefühl und Gefühl von Schwere mit Bewegungsunlust.

Empfindung von Einschlafen, Ameisenlaufen, Kitzel und Jucken in Teilen der Gliedmaßen. Hitzegefühl, wie verbrannt.

Gefühl, als ob elektrischer Strom durch die Arme liefe. Unwillkürliche Zuckungen und Kontraktionen der Muskeln. Sensation wie von einer Binde um den Leib, eines Verbandes oder einer Manschette an den Gliedern.

Haut: Jucken ohne Hautauschlag. Jucken mit Ödem an den Stellen, wo man gekratzt hat.

Kleine Bezirke mit Hitzegefühl, mit Hyperästhesie der Haut, mit dem Gefühl der Verbrennung. Hitzebezirke auf der Haut, flüchtig und von schnellem Wechsel an verschiedenen Körperteilen. Sensation von Berührung mit einem kleinen kalten Gegenstand.

Kontaktekzem an den Fingern der Hände. Juckender makulo-erythematöser Hautausschlag im oberen Teil der Brustgegend. Erythem wie von Sonnenbrand. Lokales Erythem infolge Sonnenbestrahlung.
Gerötete Papeln in der Größe von kleinen Bohnen mit geringem Juckreiz, am ganzen Körper.
Modalitäten: Besserung beim Kratzen, Verschlimmerung durch Baden und Waschen.

Wärmeregulation: Allgemeiner Fieberschauer im Wechsel mit Hitze. Hitzegefühl mit Schweißausbruch und Schwäche

Dosierung

Als Anwendungsgebiete sind alle allergischen Krankheitszustände zu betrachten, im Sinne einer Isotherapie. Histamin spielt im allergischen Geschehen zwar eine sehr wichtige, aber durchaus nicht die allein ausschlaggebende Rolle. Diese Erkenntnis schränkt die Bedeutung des Histamins als Isotherapeutikum ein. Man wird sich daher an die Symptome der Arzneimittelprüfung halten müssen. Bei solchem Vorgehen hohe Potenzen.
MÖSSINGER (Das persönliche Rezept, Ulm 1962, Karl F. Haug Verlag) geht von dem Gedanken aus, den Organismus in seiner Eigenleistung gegenüber dem allergischen Geschehen anzuregen. Er verwendete daher bei Asthma bronchiale intravenöse Injektionen in der Größenordnung von D 7, D 6 und D 5, wobei er Wert darauf legte, durch vorsichtige Steigerung der Dosis eine leichte Erstverschlimmerung zu erzielen. Nach Abklingen derselben blieb er in der Dosis etwas unter dieser Menge. Er begann beispielsweise mit 0,1 ccm der D 6 (entspricht also 1 ccm D 7) und steigerte die Dosis langsam. Über 0,5 ccm der D 5 ging er jedoch nicht hinaus, da bei dieser Dosis Nebenerscheinungen wie Hitze zum Kopf und Schwindel aufzutreten pflegten.
Bei diesem Verfahren konnte er Asthma bronchiale, allergisches Ekzem, Heufieber in manchen Fällen sehr günstig beeinflussen. Diese spezifische Desensibilisierung erforderte intravenöse Gaben bei mehrmals wöchentlicher Anwendung über lange Zeit hinaus.

Hura Brasiliensis

Pharmakologie

Hura Brasiliensis (Fam. nat. Euphorbiaceae), der Sandbüchsenbaum ist im tropischen Amerika heimisch und hat die Aufmerksamkeit auf sich gezogen, da sie in ihrer Heimat als ein Heilmittel gegen Lepra galt. Doch scheint sich diese Vermutung nicht

bestätigt zu haben, wie MURE berichtet. MURE hat eine Arzneimittelprüfung an 2 Männern und 2 Frauen mit je einem einzigen Tropfen der C 5 vorgenommen, wobei er die Nachbeobachtung teilweise bis zum 58. Tag(!) ausgedehnt hat. Es scheint mir unzweifelhaft, daß dadurch auch Symptome mit aufgenommen wurden, die nichts mit Hura zu tun haben, sondern interkurrenten Einflüssen, sei es psychischer, sei es somatischer Herkunft, zuzuschreiben sind. Die späten, nach dem 14. Tage aufgetretenen Symptome sind hier nicht berücksichtigt.
Die Grundzüge des Arzneimittelbildes stimmen jedoch mit dem anderer Euphorbien weitgehend überein. Eine besondere Note besitzt Hura durch eine starke Erregung der geistigen Funktionen und des Gemüts. Wird vorwiegend gegen bläschenförmige Hauteruptionen gebraucht. Für die Arznei wird der Milchsaft der Pflanze verwendet (∅). Die Inhaltsstoffe sind noch nicht genügend bekannt.

Literatur der AMP

MURE-CATELL: Allg. homöop. Ztg. 39: 16, 17.
ALLEN: Encyclopedia, Bd. IV.

Arzneimittelbild

Geist und Gemüt: Sehr aufgeregt und bedrückt wie von einem großen Unglück. Grundloses Weinen, gefolgt von Gelächter. Hypochondrie, Traurigkeit, Verzweiflung; sie meint, sie sei verschmäht und verlassen von ihren Verwandten. Neigung zu weinen; die Brust wie zusammengeschnürt wie bei Aufregung. Die geringste Kleinigkeit regt sie auf, sie fühlt sich dann bedrückt, mit Neigung zu weinen. Gereizt bei jedem Widerspruch. Sie fährt zusammen, wenn eine Tür plötzlich geöffnet wird.
Schlaf ruhelos und oft unterbrochen. Träume angenehmer Art oder von Leichen, Mördern usw.

Kopf: Verwirrung und Benommenheit. Blutandrang zum Kopf. Schweregefühl im Kopf. Schmerzhaftes Durchschießen durch den Kopf.

Augen: Augenlider gerötet. Brennen und Sandgefühl in den Augen. Blitze und Zickzacks vor den Augen.

Nase: Schnupfen, Nasenbluten. Geruchsinn verstärkt.

Gesicht: Müdes Aussehen mit Ringen um die Augen, wie nach einem Gelage. Gesicht gerötet und gedunsen.

Atmungsorgane: Trockener Husten. Beträchtlicher gelber, dicker, schaumiger Auswurf. Rostfarbener

Auswurf. Erstickungsgefühl in der Brust, besonders beim Denken an etwas, das schiefgegangen ist. Schießende Schmerzen im Brustkorb.

Verdauungsorgane: Schmerzen in den Zähnen und im Zahnfleisch beim Kauen. Zunge weiß, mit Schmerz an der Spitze. Fleischige Exkreszenzen auf der Innenseite der Lippen. Klebriger Mund, fauler Geschmack. Geschmack nach Kupfer, nach Blut, nach Rauch.
Großer Hunger mit Magenschmerzen. Hunger, manchmal unmittelbar nach dem Essen. Übelkeit. Magenschmerz wie von Hunger, muß essen, um den Hunger zu erleichtern.
Heftige Kolik mit Durchfall und Frösteln. Scharfe, schießende, kurzdauernde Schmerzen im Unterleib, zum Schreien.
Flüssige, schmerzlose Stühle, die beständig fließen, sobald er sich bewegt. Durchfall, gefolgt von großer Schwäche in der Brust. Harter, mühsamer Stuhl. Zusammenschnüren des Afters.

Harnorgane: Scharfer Schmerz in der rechten Niere beim Gehen, mit großem Drang zum Harnlassen.

Geschlechtsorgane: Unerträgliche Erektionen, verliebte Träume mit Erektionen. Zitronengelber Samen. Schießender Schmerz im Uterus. Leukorrhö. Menses zu früh.

Muskulatur und Glieder: Schießende Schmerzen, Klopfen, rheumatische Schmerzen in Armen und Beinen. Schmerzen in den Gelenken wie verrenkt. Heftige Schmerzen in der Lenden- und Kreuzgegend.

Haut: Pickel und Bläschen an allen Teilen der Haut, juckend und schmerzhaft. Gruppen von miliaren Bläschen. Bläschen treten besonders an den vorspringenden Knochenstellen auf. Rote Bläschen, die bersten bei Druck, so daß Wasser mit großem Druck herausspritzt.

Dosierung

Empfehlenswert zwischen D 4 und D 12, bei Vorhandensein der psychischen Symptome auch Hochpotenzen.

Vergleichsmittel

Euphorbium, Mancinella, Croton, Mezereum, Rhus toxicodendron, Rhus venenata, Mercurius solubilis.

Hydrangea arborescens

Herkunft des Mittels

Hydrangea aborescens (Fam. nat. Saxifragaceae), baumartige oder wilde Hortensie. Wächst auf Felsbänken im östlichen Teil von Kanada und USA.
Zur Tinktur wird die frische Wurzel verwendet.
Inhaltsstoffe: Umbelliferon, vermutlich ein Saponin und äth. Öl und Oxalsäure.

Anwendung

Hydrangea arborescens besitzt einen herkömmlichen Ruf als ein steinbrechendes Mittel bei Blasen- beziehungsweise Nierensteinen. Dr. NOTTINGHAM, von Lansing, schreibt ihr die Eigenschaft zu, in physiologischen Dosen Benommenheit, Opressionsgefühl der Brust zu erzeugen und als Abführmittel, als harn- und speicheltreibendes Mittel und als Narkotikum zu wirken (Amer. Homoeop. Nov. 15, 1899). Er führt einen Fall an, der im Alter von 71 seit 8 Jahren an Reizung des Blasensphinkters, Tröpfeln des Harns, heftigen Prostatakrämpfen, Nierenkatarrh, gelbem Sand im Harn und kleinen Steinchen litt. Kein Erfolg bei ständigem Gebrauch der bestangezeigten Mittel. Er erhielt nun den Fluidextrakt der Hydrangea, 1 Teelöffel alle 3 Stunden, und die Beschwerden verschwanden in einer bemerkenswert kurzen Zeit. Auch nach COOPER und HANSING besitzt es wertvolle Heilkräfte bei Prostatahypertrophie und Blasenhalsreizung und wirkt der Neigung zur Bildung von Nierensteinen entgegen.

Literatur

CLARKE: Dictionary of Materia Medica.

Verwandte Mittel

Berberis vulgaris, Chimaphila, Lycopodium, Ocinum canum, Solidago, Sabal, Equisetum, Populus, Magnesium, Leptandra.

Hydrastis

Herkunft des Mittels

Hydrastis canadensis, die kanadische Gelbwurz (Fam. nat. Ranunculaceae), wächst in den Wäldern Nordamerikas. Verwendet wird der getrockenete Wurzelstock. ∅ = D1.
Inhaltstoffe: Alkaloid Hydrastin, Berberin, Berberastin, Canadin, Lacton Meconin, Fett (β-Sitosterol?), Gerbstoffe, Harz und ätherisches Öl.

Pharmakologie

Hydrastis enthält die Alkaloide Hydrastin, dessen Anteil 3,1% der Wurzel beträgt, Berberin, Berberastin und Canadin, dazu noch weitere Bestandteile, die synergistisch wirken. Das erstere steht den Opiumalkaloiden nahe und wirkt in großen Dosen narkotisch-tatanisch und herzlähmend. Kontraktionen des Uterus und der Blutgefäße werden von diesen Alkaloiden hervorgerufen. Darauf beruht die hämostypische Eigenschaft der Hydrastiswurzel. Auch der therapeutische Gebrauch bei **Gallenkoliken** wird dadurch verständlich, indem es regulierend und spasmenlösend in die Peristaltik der Gallenwege eingreift. Die **Hauptwirkung** bei der Arzneimittelprüfung am Gesunden zeigt sich hauptsächlich an den Schleimhäuten des ganzen Körpers, welche zu vermehrter Absonderung und zu Entzündung bis zu Exkoriationen gereizt werden. Die Verdauungsorgane, Magen und Darm, und auch die Leber werden stark beeinflußt; es ist als ein wichtiges Mittel gegen Verstopfung zu betrachten. Die Leberbeziehung ist durch gallearme Stühle erkennbar. Die Verwendung der Hydrastis gegen **chronische Katarrhe,** wo immer sie sein mögen, war bei den Eklektikern Nordamerikas schon vor der Prüfung am Gesunden gebräuchlich und wurde durch den Arzneimittelversuch am Gesunden bestätigt.

Neben der Reizung des gesamten Schleimhautsystems steht die Beziehung zur glatten Muskulatur mit dem Einfluß auf die Peristaltik des Magen-Darm-Kanals, der Gallenwege, des Uterus mit der daraus resultierenden blutstillenden Wirkung im Mittelpunkt. Bei der Blutstillung dürfte auch noch die Verengerung der Blutgefäße von Einfluß sein. LEWIN gibt an, daß die blutstillende Wirkung der Hydrastis durch Gefäßkontraktion zustande komme, daß aber bei länger dauerndem Gebrauch auch eine Verstärkung der Blutung beobachtet wurde (LEWIN: Nebenwirkungen, S. 615. Berlin 1899).

In starken Gaben wegen toxischer Wirkung auf das Herz und Kreislauf nicht ungiftig.

Typus

Als **Typus** hat sich in der Praxis ergeben: Schwache, leicht ermüdbare Menschen mit Abmagerung und Kräfteverfall, mit veralteten Schleimhauterkrankungen und schwacher Verdauung, mit Gallenblasenentzündungen und Gallensteinleiden, selbst bei präkanzerösen Zuständen der Schleimhäute. Es besteht ein Schwäche- und Elendigkeitsgefühl im Magen. Hat sich bei Verstopfung häufig bewährt, besitzt ausgesprochen tonisierende Kräfte und hat auch dem Krebs öfter vorübergehend Einhalt geboten, die Kräfte gehoben und Schmerzen beseitigt; eine Heilung desselben ist damit nicht zu erwarten.

Literatur der AMP

HALE: New Remedies, 2. Aufl.
ALLEN: Encyclopedia, Bd. III.
HUGHES: Cyclopaedia, Bd. III.

Arzneimittelbild

Leitsymptome: *Tiefgreifende Schleimhautmittel bei dicker, weißlicher oder gelber Absonderung aller Schleimhäute, auch blutig und fadenziehend.*
Wirkt auf die glatte Muskulatur, zum Beispiel der Blutgefäße (blutstillend), oder die Gallenblase (Koliken).
Schwaches Gefühl im Magen mit Senkungsgefühl, dabei Neigung zu Herzklopfen und Hitzewallungen.
Verstopfung ⊙ mit Schleimfetzen, bei gereizter Darmschleimhaut.
Verschlimmerung durch Kälte.

Geist und Gemüt: Erregung, Halluzinationen, Trübung des Bewußtseins. Gefühl wie narkotisiert, Delirien mit kurzdauernder Bewußtlosigkeit, geistiger Trägheit als Resultat toxischer Dosen.

Kopf und Gesicht: Dumpfe, heftige Schmerzen in Stirne. Scharfe, schneidende Schmerzen in den Schläfen.

Lippen- und Zungenkrebs.

Hitzewallungen des Gesichts mit wundroseartiger Rötung. Nase, Mund und Lippen sind heftig geschwollen. Pustelbildung um Mund und Kinn. Ausschlag wie Pocken.

Chron. Katarrhe der Nase und des Rachens. Nebenhöhlenkatarrh. Ozaena.

Nase: Ständige Absonderung von dickem, weißlichem Schleim, sehr reichlich, fadenziehend, mit Verstopfung der Nase und Wundheit der Schleimhaut. ⊙ Der Schleim tropft ständig durch die Choanen in den Rachen hinab.

Bindehautkatarrh, Lidrandentzündung.

Augen: Bindehautkatarrh mit Schwellung der Augenlider und Absonderung von großen Mengen dickweißen Schleims. Erweiterte Pupillen.

Tubenkatarrh, Mittelohreiterung.

Ohren: Ohrgeräusche wie von Zahnrädern.

Stomatitis, Aphthen (auch als Spülmittel).

Chron. Rachenkatarrh und Kehlkopfkatarrh.

Mund und Rachen: Mund klebrig, zäher Schleim im Mund. Breiter gelber Streifen auf der Zunge. Geschwüre auf rotem Grund an Lippen und Mundschleimhaut. Zunge geschwollen, zeigt die Zahnabdrücke. Geschmack wie Pfeffer, zäher, gelber oder weißer Schleim in der Kehle, mit Räuspern und Wundheitsgefühl.

Herz: Schwäche der Herztätigkeit und des Pulses. Zyanose.

Atmungsorgane: Bronchialkatarrh, mit Schwäche und Verlust des Appetits. Ständiges Kitzeln im Kehlkopf, mit rauhem, trockenem Husten.

Magenatonie, Gastritis, Magengeschwür, Magenkrebs. Leberleiden, Gallenblasenentzündung und Gallensteinleiden, Gallenkolik.
Darmkatarrh, Verstopfung mit Schleimabgang, alte hartnäckige Verstopfung. Hämorrhoiden, Afterfissuren (Darmkrebs).

Verdauungsorgane: Saures Aufstoßen, Brennen in der Nabelgegend, Schwächegefühl im Magen, gefolgt von dumpfem Schmerz, starkes Senkungsgefühl und Schwäche im Magen mit heftigem und langanhaltendem Herzklopfen, ⊙ nicht besser durch Essen.
Schmerzen dumpfer und schneidender Art im Hypogastrium, Leibschneiden mit hellfarbenen Stühlen. Saure, grünliche Durchfälle. Schmerzen am After beim Stuhlgang. Hartnäckige Schlaffheit der Gedärme.

Harnröhrentripper, subakut und chronisch.
Folgen von chron. Schleimhautkatarrhen, wie Zervixgeschwüre, dicker, zäher, gelber Fluor, auch wundmachend und wäßrig-scharf. Gebärmutterblutungen. Myomblutungen
Klimakterischer Fluor und klimakterische Blutungen. (Brustdrüsenkrebs als Palliativ, auch äußerlich).

Geschlechtsorgane: Keine Prüfungssymptome. Die Anwendung auf die Sexualorgane erfolgt auf Grund der Wirkung auf die Schleimhäute (Katarrh erzeugend) und auf den Tonus der glatten Muskulatur der Blutgefäße und des Uterus steigernd. Bei Anwendung gegen heftige Menorrhagie hat man gelegentlich zweiphasische Wirkung beobachtet, zuerst Verminderung, dann Steigerung der Blutung.

Bewegungsorgane: Rheumatoide Schmerzen in Muskeln und Gelenken.

Pocken, Windpocken.
Lupus erythematodes.

Haut: Hautausschlag wie Pocken, oder wie Wundrose im Gesicht, an Händen, Füßen, mit Brennen und Abschälen der Haut.

Dosierung

D 1 bis D 12 und ∅.
Äußerlich wird es gegen **chronische Katarrhe der Nase** und **Ozaena** als 5proz. Hydrastisglycerin verwendet, ebenso zu Pinselungen und Tampons des Muttermundes bei **Ulzerationen,** bei **Krebsgeschwüren** 1:10 verdünnt.
STIEGELE verwendet Hydrastis und *Carduus marianus,* ∅ oder D 1, gemischt gegen **Gallensteinleiden** mit gutem Erfolg.

Vergleichsmittel

Schleimhautkatarrhe mit zäher, fadenziehender Sekretion: *Kalium bichromicum, Coccus cacti.*
Schleimhautkatarrhe mit dicker, gelber Sekretion: *Sulfur, Hepar sulfuris, Pulsatilla, Arsenum jodatum, Stannum* und *Stannum jodatum.*

Fluor zäh, gelb: *Alumina, Kalium bichromicum.*
Fluor wundmachend: *Acidum nitricum, Kreosotum, Carboneum, Sepia, Sulfur.*

Hydrocotyle

Herkunft des Mittels

Hydrocotyle asiatica (Fam. nat. Umbelliferae) ist in Hinterindien und China, der Südsee, Australien und Afrika heimisch. Sie ist verwandt mit dem in Europa wachsenden Wassernabel, H. vulgaris.
Inhaltsstoffe: zahlreiche Triterpencarbonsäuren, die meist glykosidisch gebunden sind; das Artiacosid erwies sich als stark wirkendes Antiphlogistikum und Antibiotikum gegen Hautpilze (Trichophyton). Flavone.

Verwendung

Nach KOBERT ist wirksamer Bestandteil ein öliger Bitterstoff Vellarin, der bei Tieren Gastroenteritis und Hämaturie hervorruft. Hydrocotyle wurde früher bis in die heutige Zeit als Heilmittel bei Lepra verwandt.
In der Homöopathie wurde Hydrocotyle bei Psoriasis und anderen Hautaffektionen wie Lupus, Ekzemen, Akne vielfach empfohlen. Die Symptome von seiten der Geschlechtsorgane fanden seither wenig Verwendung.

Literatur

Die Symptome der Arzneimittelprüfung wurden gewonnen von ANDOMIT an Patienten, die Hydrocotyle gegen Lepra und andere Hautkrankheiten erhalten hatten, sowie durch Prüfung an Gesunden.
ALLEN: Encyclopedia, Bd. IV.
HUGHES: Cyclopaedia, Bd. II.
ANDOMIT: Allg. homöop. Ztg. 56: 46.

Arzneimittelbild

Allgemeines: Gleichgültigkeit und düstere Gedanken. Allgemeine Abspannung und Müdigkeit im ganzen Körper. Muskeln wie zerschlagen.

Kopf: Neuralgische Schmerzen im ganzen Kopf.

Harnorgane: Viel Harndrang und Abgang reichlichen Harns. Reiz im Blasenhals.

Pruritus vaginae, Zervixkatarrh, Metritis.

Weibliche Geschlechtsorgane: Röte der Vulva und Vagina sowie des Muttermundes. Ausgesprochen scharfe Schmerzen in der Gebärmutter, wie Wehen. Hitzegefühl im Grund der Scheide, Jucken und Prikkeln am Scheidenausgang. Weißfluß.

Psoriasis (gyrata), Erysipel, Ekzem mit Verdickung der Haut und des Bindegewebes. Elephantiasis.
Lupus, Lepra, soweit noch keine Ulzeration eingetreten ist.
Hautkrankheiten mit sehr starker Abschuppung.

Haut: Wundrosenartige Rötung. Fast kreisrunde Stellen mit leicht erhabenen, abschuppenden Rändern. Leichtes Erythem im Gesicht, an Nacken, Rücken, Brust, Armen und Hüften. Papeln im Gesicht. Unerträgliches Hautjucken. Starke Hitzegefühle und Schweiße.

Glieder: Gefühl von schmerzhafter Zerschlagenheit. Kann fast nicht stehen, schwankender Gang. Rheumaschmerzen und Krämpfe in den Muskeln.

Dosierung

D 1 bis D 6.

Vergleichsmittel

Bei Hautleiden: *Sulfur, Magnesium carbonicum, Magnesium fluoratum, Arsenicum album, Psorinum, Graphites, Petroleum, Sepia.*

Hydrophis

Herkunft des Mittels

Hydrophis cyanocinctus (Fam. der Proteroglyphen) ist eine an den Küsten des Indischen Ozeans vorkommende Wasserschlange.

Wirkung

Das Gift dieser Schlange besitzt wie das der nahestehenden *Elaps* ganz vorwiegend eine neurotoxische Wirkung. Bei den von dieser Schlange gebissenen Fischern wurde schwere motorische Lähmung beobachtet, einschließlich Kieferklemme, Störung der Atmung, des Schluckens und Sprechens, Ptosis der Augenlider. Die Muskulatur wird schmerzhaft; der Urin kann rot oder schwarz werden, wobei sich dieser Farbstoff als Myoglobin (wohl als Folge der sich schnell zersetzenden Muskulatur) herausgestellt hat. Das Gift wird als nur schwach hämolytisch gefunden. Allgemeine Körperkälte wird auch bei diesem Schlangengift festgestellt. Der Tod erfolgt unter Zyanose und Krämpfen. Leichte Lähmungen können schon nach einigen Stunden zurückgehen. Bei einem völlig gelähmten Fischer, der schon nach 6 Stunden nicht mehr sprechen, schlucken und sich bewegen konnte und bereits als tot angesehen wurde, trat völlige Erholung im Lauf von 3 Monaten ein. Die Frage, ob die Nervenendplatten an den Muskeln, und die Muskeln selbst, oder die bulbären und medullären Zentren von der

Lähmung befallen werden, oder ob sowohl eine zentrale und periphere Lähmung vorliegt, ist noch nicht entschieden.
Eine Arzneimittelprüfung wurde von J. R. RAESIDE mit 8 männlichen und 2 weiblichen Prüfern sowie 4 Kontrollpersonen vorgenommen (RAESIDE: Brit. homoeop. J. 48 [1959], 3: 196). Verwendet wurde C 6 und C 30. Leider wurde nicht angegeben, welche Symptome unter C 30 und welche unter C 6 hervorgerufen wurden. Über toxische Beobachtungen berichtet REID u. a.: Brit. med. J. 1956, 14. July; 1957, 6. July und 30. November.
O. LEESER beurteilt Hydrophis eingehend im Lehrbuch der Hom. Bd. C: Tierstoffe.

Arzneimittelbild

Geist und Gemüt: Lethargie, geistige Trägheit, Konzentrationsunfähigkeit, Ermüdung, Vergeßlichkeit. Aufschrecken aus dem Schlaf. Schlaflosigkeit (Bißfolge).

Neuromuskuläre Symptome: Schwäche in den Beinen und in den Armen. Gefühl, als ob man auf Luft ginge. Allgemeine Kraftlosigkeit, als ob er sterben sollte. Schmerzen in einzelnen Muskelgruppen. Steifigkeit im Rücken und im Nacken, Krampf im Bein. Kiefersperre. Kann nicht richtig kauen; Schmerz in der Brust beim Schlucken. Die Augen sind schwer, kann sie nicht öffnen. Schwierigkeit beim Fixieren der Gegenstände. Fippern der Augenlider. Plötzlich unklares Sehen. Erstickungsgefühl, schlimmer beim Niederliegen. Dyspnoe mit Herzklopfen. Trockenheitsgefühl im Mund.

Sinnesorgane: Das Sehen ist gestört. Die linke Hälfte des Gesichts fällt aus. Linkes Ohr taub. Verlust des Geschmackssinnes. Trockenheit im Halse.

Kreislauf: Kalte Füße, schlimmer nachts. Allgemeine Körperkälte (Biß). Zyanose, vermehrtes Schwitzen (Biß).

Dosierung

Klinische Ergebnisse liegen bis jetzt nicht vor. Man wird sich entsprechend der Erfahrung mit den anderen Schlangengiften an Potenzen von D 8 an aufwärts halten müssen.
Nach Ansicht LEESERS verdienen die bulbären Symptome besondere Beachtung.

Hydrophobin

Herkunft des Mittels

D. HERING, der diese Nosode einführte, stellte dieselbe 1833 aus dem Speichel eines tollwütigen Hundes her.

Pharmakologie

HERING führte die Arzneimittelprüfung an sich selbst und einer größeren Anzahl anderer gesunder Prüfer durch. Die Prüfung wurde durch Symptome von tollwutkranken Menschen und Tieren ergänzt, sie enthält ferner noch eine Anzahl klinischer Symptome.
Der folgenden Bearbeitung des Arzneimittelbildes liegt die Symptomensammlung, wie sie von H. C. ALLEN in „The Nosodes“ wiedergegeben ist, zugrunde. Es konnte dabei bei den einzelnen Symptomen größtenteils nicht festgestellt werden, ob sie aus der Arzneimittelprüfung, aus Berichten über Tollwutkranke oder aus klinischer Anwendung der Nosode Hydrophobinum stammten.

Klinische Anwendung

Die Klinische Anwendung erstreckt sich auf die Folgen der Tollwut, darüber hinaus auf Krankheitszustände, die nach der Ähnlichkeit gewählt werden, besonders nervöse, mit Konvulsionen und einer Überempfindlichkeit der Sinnesorgane verbundenen Zustände, chronische Kopfschmerzen, Lähmungen, Darm- und Blasenkatarrhe, Satyriasis, Vaginismus, Leukorrhö und Uterusverlagerung. Wird auch gebraucht gegen schlecht heilende Hundebisse, obwohl die Bisse durch tollwutkranke Tiere eine glatte lokale Heilung aufweisen sollen.

Arzneimittelbild

Leitsymptome und Modalitäten: *Sehen oder Hören von fließendem Wasser oder Wasserausschütten verschlimmert alle Beschwerden.*
Gemütsbewegung oder Erregung verschlimmern.
Kann keine Sonnenhitze ertragen.
Konvulsionen, vor allem Schlundkrämpfe, durch blendendes oder reflektiertes Licht, oder von einem Spiegel, vom bloßen Denken an Flüssigkeiten aller Art, durch leichteste Berührung oder durch Luftzug (Hydrophobie und Akrophobie).
Schwierigkeiten beim Schlucken, Brechreiz und Speisenröhrenkrampf beim Schlucken von Flüssigkeiten.
Drang, zu urinieren oder zu Stuhl zu gehen beim Anblick von Wasser.

Allgemeines: Ruhelosigkeit treibt den Patienten hierhin und dorthin, obgleich er schwach genug wäre zum Hinlegen.

Geistige Erregung verschlechtert seinen Zustand sehr stark.

Geist und Gemüt: Gedanken, daß sich schreckliche Dinge ereignen, drängen sich ihm gegen seinen Willen auf; fühlt sich gezwungen, unverantwortliche Dinge zu tun, wie zum Beispiel ein Kind, das er auf dem Arm trägt, zum Fenster hinaus zu werfen. Meist befinden sich die geistigen Funktionen in einem Zustand von gesteigerter Erregung, die sich in schneller Auffassung, erstaunlicher Schärfe des Verstandes und Schnelligkeit in Beantwortung von Fragen zu erkennen gibt. In den Intervallen der Konvulsionen, Illusionen und Halluzinationen sind die geistigen Kräfte erhalten. Meinen, sie werden beleidigt, und verteidigen sich energisch gegen die vermeintlichen Angriffe und Beleidigungen. Wahnideen befallen den Kranken, zum Beispiel ein Glas Wasser, das er in der Hand hält, jemand ins Gesicht zu werfen, oder ein Messer in den Leib zu stoßen. Neigung zu Grobheit und Beleidigungen, zu beißen und zu schlagen. Schnappt und beißt nach jedem sich bewegenden Gegenstand (bei tollwutkranken Hunden).

Erheitert; Gefühl, als ob eine freudige Stimmung über ihn käme. Unbeschreiblich beunruhigendes Gefühl, daß ihm etwas Schreckliches geschehen würde, Furcht, verrückt zu werden.

Überschärfe aller Sinne. Auf einer Uhr, die man über der Herzgegend hält, erkennt er die Stunden- und Minutenzeiger, oder er kann die Zeiger der Kirchenuhr erkennen. Er kann hören, was im Nebenraum gesprochen wird und wenn Münzgeld im Raum unter ihm gezählt wird.

Er wußte genau, wo die Schwestern, seine Ärzte und Bekannten sich aufhielten, auch wenn sie beliebig weit von ihm entfernt waren.

Erschwerung zu denken, unfähig zu geistiger Anstrengung.

Wenn er Wasser aus dem Hahn fließen hört, werden Kopfschmerzen furchtbar und unerträglich. Wenn er hört, daß Wasser ausgeschüttet wird, oder er hört es laufen, oder er sieht Wasser fließen, wird er sehr gereizt

und nervös, es macht ihm Stuhldrang und andere Beschwerden. Der bloße Anblick von Wasser ist ihm unerträglich.
Luftzug, glänzendes Licht, der Anblick von glänzenden Gegenständen, die leichteste Berührung, sogar Gespräche in der Nähe des Patienten versetzen ihn in die heftigste Erregung und rufen starke Konvulsionen hervor.
Sorgen, Furcht und schlechte Behandlung begünstigen das Entstehen der Beschwerden.

Schlaf: Unwiderstehliche Schläfrigkeit. Ruheloser Schlaf. Vollständige Schlaflosigkeit.

Kopf: Schwindel und Benommenheit, schlimmer durch Schreiben, durch Lesen und Denken, durch Geräusch oder den Anblick von Wasser. Vielfache Kopfschmerzen in allen Teilen des Kopfes. Blutandrang beim Niederlegen, beim Bücken.

Augen: Überempfindlichkeit gegen Licht. Große Schwäche der Augen, Sehvermögen sehr herabgesetzt. Vorübergehende Blindheit. Pupillen erweitert. Augen rot und entzündet. Schaumige Eiterabsonderung aus dem Auge.

Ohren: Gespräch in der Nähe des Patienten kann diesen in die heftigste Erregung versetzen. Geräusch von Wasserausschütten verursacht Erregung und Konvulsionen. Ohrgeräusche.

Geruchssinn: Schmerzhafte Überempfindlichkeit gegen Gerüche, besonders unangenehmer Art, gegen Tabak.

Atmungsorgane: Stimme verändert im Klang; Stimme tonlos oder heiser und rauh, schrill.
Atemnot mit Husten und Rasseln auf der Brust, mit seufzender, stöhnender Atmung, infolge von Herzschmerzen, schlimmer beim Niederliegen. Oppression beim Atmen vor einem heftigen Erstickungsanfall, hervorgerufen durch krampfartige Kontraktionen der Atmungsmuskulatur, verbunden mit krampfartiger, alarmierender Verkrampfung des Kehlkopfes. Zusammenschnüren über der Brust und Atemnotbeklem-

mung verschlimmert sich bei einem Luftzug, wie wenn sie den letzten Atemzug machen würden.
Husten beim Versuch, Wasser zu trinken.

Herz und Brust: Scharfe, stechende Schmerzen in der Herzgegend. Stechen im Herzen infolge des Läutens der Kirchenglocken. Stechende Schmerzen in der Brust. Hals und Brustmuskeln, häufig das ganze Muskelsystem ziehen sich krampfartig zusammen.
Herzschlag beschleunigt.

Verdauungsorgane: Schaum vor dem Mund, zäher, klebriger, haftender Speichel im Mund mit beständigem Ausspucken. Hals wund, ständiges Bedürfnis zu schlucken, reichlich Schleim im Hals. Periodischer Krampf in der Speiseröhre, mit ständigem Drang zu schlucken, ohne dazu fähig zu sein. Das Zusammenschnüren steigert sich beim Versuch, Wasser zu schlucken, oder beim bloßen Anblick einer Flüssigkeit oder beim Hören von rauschendem Wasser, ebenso beim geringsten Luftzug.
Gieriger Hunger, das Pferd schluckt Weizen, ohne ihn zu kauen.
Appetitlosigkeit, Übelkeit, Erbrechen. Außerordentliches Verlangen nach Salz. Reichlicher Durst. Abneigung gegen Fett; es bleibt lange ein fettiger Nachgeschmack. Feste Nahrung kann nur mit der größten Schwierigkeit geschluckt werden. Erbrechen von Flüssigkeit beim Versuch zu schlucken.
Wundheit im ganzen Unterbauch, Rigidität der Bauchmuskeln.
Inguinaldrüsen stark geschwollen.
Tenesmus während und nach dem Stuhl. Dysenterische Stühle mit Tenesmus, erneuert, sobald er Wasser fließen hört. Durchfall mit vielen Schmerzen im unteren Teil der Därme, schlimmer morgens, gefolgt von Übelkeit wie zum Erbrechen. Stühle mit blutigem Schleim.

Harnorgane: Ständiger Drang, Harn zu lassen, sobald er fließendes Wasser sieht.

Geschlechtsorgane: Männer: Heftige Erektion ohne sexuelle Gedanken. Sexuelle Gleichgültigkeit. Priapismus mit häufigen Samenergüssen. Kein Samenerguß während des Koitus, jedoch später ging der Samen unbemerkt im Schlaf ab. Schmerzen in den Hoden 1 Tag nach dem Beischlaf.

Frauen: Gefühl der Erhöhung der Uterusempfindlichkeit, ist sich bewußt, einen Schoß zu haben. Anschwellung der Gebärmutter. Gebärmuttervorfall. Jede Änderung der Körperlage, welche den Muttermund berührt oder dreht, ruft viel Schmerz hervor.

Heftige Leukorrhö, mit Schmerzen im Becken und dem Unterleib.

Wundheit der Vagina mit Schmerzen beim Koitus.

Die Regelblutung tritt wieder ein nach einer Gabe von C 30, nachdem sie 3 Tage vorher aufgehört hatte. Schwäche im Rücken mit starker Periode.

Während der Schwangerschaft eigenartige Empfindungen, Verlangen oder Abneigungen, zum Beispiel Blutwallungen, Zahnschmerzen, Rückenschmerzen.

Starkes Gefühl des Herabdrängens, intensive Schmerzen durch Entzündung des Muttermundes und der Zervix (früher behandelt mit *Causticum*), große Empfindlichkeit im unteren Teil des Kreuzes und der Gedärme.

Beide Brüste geschwollen beim Aufwachen morgens, sie kann kaum aufstehen, ebenso nachts, wenn sie das Kleid öffnet.

Glieder: Zucken in Armen und Beinen, sehr ähnlich der Chorea. Hand zittert so sehr, daß Schreiben kaum möglich ist. Krämpfe in den Muskeln. Zucken in den Sehnen mit Neigung zu Krämpfen. Längs des Ischiasnerves ein dumpfer Schmerz, periodisch auftretend, schlimmer beim Erheben vom Sitzen. Aufsteigende Lähmung, ähnlich der Landryschen Paralyse.

Haut: Die Bißwunden heilen gutartig und sind durch das auffallende Fehlen einer Entzündungsreaktion charakterisiert. Bläuliche Verfärbung und schlechte Heilung von Bissen auch nicht tollwütiger Hunde.

Wärmeregulation: Gefühl innerlicher und äußerlicher Hitze über den ganzen Körper, mit folgendem Schweißausbruch, begleitet von Schlappheit und

Schmerzen in den Gliedern. Besserung durch Schweißausbruch.
(Nach Berichten von Kuren der Tollwut bessert die Anwendung von Schwitzkuren, speziell der anhaltende und wiederholte Gebrauch türkischer Bäder, bekannt unter dem Namen Dr.-Buisson-Kur.)
Anfälle von intensiver Kälte mit Schmerzen in der Wirbelsäule.
Kälte gemischt mit und gefolgt von Hitze und kaltem Schweiß.
Kann Sonnenhitze nicht ertragen.

Dosierung

Einzelne Gaben höherer und hoher Potenzen in Abständen von 10 bis 14 Tagen. Man beginnt etwa mit D 12 oder C 12 und steigt stufenweise auf hohe Potenzen an.

Verwandte Mittel

Verschlimmerung durch Sonne oder Sommerhitze: *Apis, Belladonna, Gelsemium, Glonoinum, Lachesis, Opium.*
Aufsteigende Lähmung: *Coccus, Conium, Gelsemium.*
Konvulsionen durch blendendes Licht: *Stramonium.*
Spürt die Gebärmutter: *Helonias.*
Verschlimmerung durch beunruhigende Nachrichten: *Gelsemium.*
Uterusvorfall: *Lilium, Sepia.*
Zäher, klebriger Speichel: *Hydrastis.*
Sexuelle Überreizung: *Acidum picrinicum, Cantharis, Staphisagria, Platinum, Agnus.*

Hyoscyamus

Herkunft des Mittels

Hyoscyamus, das Bilsenkraut, gehört zu den Solanaceen und steht innerhalb dieser Familie *Belladonna* und *Stramonium,* nächst der *Mandragora,* besonders nahe. Die Tinktur wird aus der ganzen frischen Pflanze im blühenden Zustand hergestellt.

Wirkung

Die Hauptwirkstoffe sind die Alkaloide l-Hyoscyamin und d-Hyoscyamin sowie die Mischung beider Atropin (= d/l-Hyoscyamin), l-Scopolamin und Atroscin (= d/l-Scopolamin). Der vergleichsweise zu *Belladonna* stärkere Scopolamin-Gehalt bedingt ein stärkeres Hervortreten von Lähmungserscheinungen.

Hauptwirkung: Die hochgradige Erregung des Zentralnervensystems ist verbunden mit Kongestion zu diesem Organ, jedoch nicht in gleichem Maße wie bei *Stramonium* oder gar bei *Belladonna*. Infolgedessen ist die Erregung des Gefäßsystems und die dadurch bedingten Fiebersymptome geringer als bei diesen.
Die Gehirnreizung zeigt sich in phantastischen Delirien mit großer Ruhelosigkeit und Verwirrung. Hervorstechend ist eine große Schwatzhaftigkeit und obszönes Verhalten. Schlägt um sich und beißt, angriffslustig. Großer Argwohn und Eifersucht.
In der Peripherie treten Spasmen am Oesophagus und Kehlkopf und Bronchien auf, Zittern der Glieder und tetanische Krämpfe. Daher ist Verwendung bei Kitzelhusten mit trockenen Schleimhäuten, schlimmer nachts und beim Niederliegen, als Palliativum bei Tremor des Parkinsonismus und Paralysis agitans (Bulgarische Kur) angezeigt.
Das Überwiegen der Scopolamin-Wirkung zeigt sich weiterhin in einer relativen Schmerzlosigkeit der Hyoscyamus-Vergiftungen. Hyoscyamus wurde schon im Mittelalter als Narkotikum gebraucht. Lähmungsartige Zustände werden besonders an der Blase und am Mastdarm beobachtet und werden entsprechend therapeutisch ausgenützt.
HAHNEMANN war der Ansicht, daß infolge des Auftretens von Schlingbeschwerden, der Trockenheit der Schleimhäute und der Spasmen im Schlund, besonders auch beim Anblick von Flüssigkeiten Hyoscyamus ein Heilmittel bei Lyssa sein müsse. Doch scheint sich diese Annahme nicht bestätigt zu haben.

Literatur

Schon die Symptomenregister HAHNEMANNs in der „Reinen Arzneimittellehre", Bd. 4, enthalten wesentlich mehr Angaben über Vergiftungen als systematische Prüfungen. Von späteren Prüfungen sind noch besonders hervorzuheben die Prüfung der österreichischen Prüfergesellschaft (SCHNELLER: Zschr. k. u. k. Ges. Ärzte Wien 1846. Derselbe: Franks Magazin, Bd. 2). Weitere Literatur: GERSTER: Homöop. Vjschr., Bd. 9 – KEIL: Homöop. Vjschr. 9: 242) LIEDBECK: Hygea 9: 444 – LEMBKE: N. Zschr. homöop. Klin. 5: 57 – MENGER: Allg. homöop. Ztg. 9:14; 28: 153 – HARTLAUB und TRINKS: Reine Arzneimittellehre, Bd. 1 u. 3. Zusammenfassungen und Prüfungen und Vergiftungen enthalten die Enzyklopädien von ALLEN (Bd. V u. X) und HUGHES (Bd. II).

Arzneimittelbild

Leitsymptome und Modalitäten: *Große Gehirnerregung mit Delirien und Halluzinationen, dabei große Schwäche.*
Geile Reden und Gebärden.
Schwatzhaftigkeit. Argwohn und Eifersucht.
Krämpfe der unwillkürlichen und willkürlichen Muskulatur, Tremor und Zuckungen.
Unwillkürlicher Abgang von Stuhl und Harn (Lähmung).
Verschlimmerung des krampfartigen Hustens bei Nacht,
⊙ *durch Niederliegen und während der Regel, durch Berührung, besonders des Leibes.*
⊙ *Folgen von erlittenem Unrecht, von unglücklicher Liebe, von Aufregungen, von Eifersucht.*

Typhoide Zustände bei Masern, Scharlach, Pneumonie, Typhus.
Manische Zustände,
Delirium tremens.
Nymphomanie (z. B. infolge Unterbrechung der Regel).
Exhibitionismus.
Hysterie und andere **nichtentzündliche Gehirnleiden.**
Ausbrüche von Eifersucht.
Chorea minor (schwere Formen), Puerperalmanie.
Neurosen, Psychosen, Zerebralsklerose.

Geist und Gemüt: Delirien mit großer Ruhelosigkeit, völlige Verwirrung, sehr schwatzhaft, oder murmelnde Delirien.
Führt unzüchtige Reden, schwatzt schamloses und verliebtes Zeug. [Er zieht sich nackt aus.] [Höchst wütend und nackt bringt sie Tag und Nacht schlaflos unter Schreien zu.]*
⊙ Will die Arznei nicht nehmen und fürchtet, vergiftet zu werden. Furcht, von Tieren gebissen zu werden. Sieht in der Verwirrung Menschen für Schweine an. Macht lächerliche Gebärden wie ein tanzender Narr.
Furcht vor Getränken; fällt nach jedem Trinken in Konvulsionen.
Lacht über alles und weint dann wieder, oder ist ängstlich und scheu, dann bösartig und angriffslustig. Eifersucht, Gewalttätigkeit, schlägt und beißt. Versucht zu entfliehen und springt aus dem Bett, rennt kopflos umher und tanzt.
Händelsüchtiges und beleidigendes Benehmen. Höchst wütend, in der Wut äußert er unbändige Kräfte.
Schlummersucht mit Halluzinationen. Völliger Verlust des Bewußtseins. Gefühllose Betäubung, ständiges Murmeln, Blick stiert ins Leere mit weiten Pupillen, Flockenlesen in der Luft, Zupfen an den Bettdecken. Kiefer hängt herab. Sehnenhüpfen und Muskelzuckungen. Betäubung, antwortet zwar auf an ihn gestellte Fragen, fällt aber alsbald in Betäubung zurück.

Epilepsie mit Schrei, hochrotem Gesicht, sehr großer Erregung und heftigen Zuckungen, nachher tiefe Betäubung.

Heftiges Umherwerfen und Verzerren der Glieder wie bei einer schweren Chorea.
Krämpfe in allen Gliedern. Zustände wie Tetanus oder wie Epilepsie. Fällt plötzlich zu Boden, mit einem Schrei und mit Krämpfen.
Stuhl und Harn gehen unfreiwillig ab.

Schlaflosigkeit mit Aufschrecken und Aufschreien.

Schlaflosigkeit, da das Gehirn nicht zur Ruhe kommen kann. Schwere Träume, Auffahren aus dem Schlaf mit Schreck, Schreien im Schlaf. Träume von wilden Tieren, die auf ihn losgehen. Lüsterne Träume.

* Die in eckigen Klammern angeführten Symptome stammen aus der Anwendung des Extraktes bei psychiatrischen Kranken, die HAHNEMANN von CREDING übernommen hat, also von Kranken, wodurch ihre Zuverlässigkeit an Wert verliert.

Kopf: Blutandrang zum Kopf mit Kopfschmerzen, die sich durch Wärme bessern und durch Vornüberbeugen und Bewegung verschlimmern.

Zerebralsklerose, Apoplektischer Insult.

Gesicht erhitzt mit klopfenden Karotiden oder blaß und eingefallen, auch bläuliche, livide Gesichtsfarbe. Schwindel. Gesicht oft blaß (im Gegensatz zu *Belladonna*). Gesichtszüge verzerrt. Krämpfe des Gehirns.

Augen: Pupillen erweitert, gerötete und ungewöhnlich glänzende Augen. Wilder, funkelnder Blick. Lähmung der Augenmuskeln, Doppeltsehen, Gegenstände erscheinen in farbiger Umrandung. Funken und Blitze vor den Augen.

Kitzelhusten, trocken, nachts, schlimmer im Liegen. Keuchhusten.

Atmungsorgane: Rauheit im Kehlkopf und Heiserkeit der Stimme. Große Trockenheit mit Stechen im Hals. Der Hals ist so zusammengeschnürt, daß ihn ein Schluck Tee ersticken will. Nach dem Trinken verfiel er bald in Konvulsionen.

Krampfartiger, trockener Kitzelhusten, der ihn nachts aufweckt, Verschlimmerung durch Niederlegen, besser durch Aufsitzen, ⊙ Verschlimmerung durch Essen, Trinken und Sprechen. ⊙ Krampfhafter Reizhusten, sobald er abends im Bett warm geworden ist. Rasselnde Atmung mit viel Schleim in den Atemwegen. Bangigkeit und angstvolle Beklemmung auf der Brust.

Adam-Stokes-Atmung, Cheyne-Stokes-Atmung.

Herz: Herztätigkeit beschleunigt nach anfänglicher Verlangsamung.

Singultus.
Unfreiwilliger Stuhl- und Harnabgang bei Fiebern mit typhösem Verlauf (Pneumonie, Masern, Scharlach, Typhus)

Verdauungsorgane: Zusammenschnürungsgefühl im Schlund, erschwertes Schlucken. Unmöglichkeit zu schlucken infolge Trockenheit des Schlundes. Krämpfe und Koliken im Bauch. Singultus. Auftreibung des Bauches. Stuhl geht unwillkürlich ab. Durchfälle.

Harnorgane: Krampf der Blase, Harn geht nicht ohne Pressen. Lähmung der Blase mit unfreiwilligem Harnabgang (für *Belladonna* ist typisch Harnverhaltung, für *Stramonium* Unterdrückung der Harnabsonderung).

Geschlechtsorgane: Männer: Heftige sexuelle Erregung mit Erektionen, später Impotenz.
Frauen: Regelblutung sehr verstärkt, oder unterdrückte Periode. Wehenartige Schmerzen der Periode vorausgehend.

Muskulatur: Zittern der Glieder, Spannung und schmerzhafte Steifigkeit in Nacken und Schultern. Krampfhafte rheumatoide Schmerzen in den Gliedern. Heftiges Umherwerfen und Verzerren der Glieder wie bei einer schweren Chorea.

Haut: Jucken und verbreitete Rötung, Pustelausschläge, Furunkel. Scharlachartiger Ausschlag mit papillärer Eruption genau wie bei Scharlach, bei festem Druck verschwindend, nachher sofort wieder auftretend, in etwa 12 Stunden ablassend. Am 4. Tage traten zahlreiche Bläschen wie Varizellen auf, die nach 2 Tagen eintrockneten und abblätterten mit der umgebenden Haut. Die Haut der Hände und Füße schälte sich nicht, jedoch nahm die Schleimhaut des Mundes an den scharlachähnlichen Erscheinungen teil, wenn auch nicht mit der ausgeprägten Himbeerzunge.

Wärmeregulation: Frösteln und Frieren – Hitze am ganzen Körper mit Röte der Haut und folgendem Schweiß.

Dosierung

D 4 bis D 6 und höhere bis höchste Potenzen. Beim Kitzelhusten kann man bis zur D 2 und D 1 herabgehen und kann damit eine Beruhigung erzwingen. Man befindet sich jedoch dann nur auf einer oberflächlichen Schicht der Ähnlichkeit. Hyoscyamusöl wird als sehr gutes schmerzstillendes Mittel genannt, wenn es bei Otitis media in das Ohr geträufelt wird.

Vergleichsmittel

Geschwätzigkeit: *Lachesis, Stramonium.*
Nymphomanie: *Murex, Platinum, Veratrum album, Stramonium, Cantharis.*
Erotomanie: *Veratrum album, Cantharis, Stramonium, Cantharis, Staphysagria, Agnus.*
Eifersucht und Folgen davon: *Ignatia, Lachesis, Apis, Lycopodium.*
Motorische Unruhe, Chorea: *Agaricus, Tarantula hispanica, Arsenicum album, Rhus toxicodendron, Jodum.*

Tremor der Alten, Parkinsonismus: *Conium, Aranea ixobola, Tarantula hispanica, Kresol.*
Delirien: *Belladonna, Stramonium, Cannabis indica, Veratrum album.*
Der Kranke will aus dem Bett entfliehen: *Belladonna, Veratrum album, Bryonia.*
Unwillkürlicher Abgang des Stuhls: *Aloe, Arsenicum album, Acidum phosphoricum, Phosphorus.*
Lähmung der Blase mit unwillkürlichem Abgang des Harns: *Opium.*
Reizhusten, schlimmer nachts: *Conium, Drosera;* morgens: *Rumex.*

Beispiele

Eifersucht eines 13jährigen Mädchens

Am 6.9.1957 wurde ein bis auf die Knochen abgemagertes Kind in meine Ordination gebracht.
Das Gesicht war eingefallen, blaß und alt aussehend. Die Augen tiefliegend haloniert, der Blick unstet und abweichend. Das Kind kann kaum allein sitzen, fröstelt. Die trockene Haut läßt sich in Falten abheben, und an den Beinen hat sie die Zeichen beginnender Hungerödeme.
Bis vor 1 Jahr war das Kind völlig gesund, rege und strebsam. In der Schule sehr intelligent. Es klagt über völlige Appetitlosigkeit und Gewichtsabnahme, innerhalb 1 Jahres 28 kg. Wegen Verdacht eines Ulcus duodeni und einer Pankreaserkrankung kam das Kind auf die Kinderklinik. Wegen des ablehnenden und bösartigen Verhaltens wird das Kind auf die Psychiatrische Klinik verlegt und von dort mit der Diagnose schwere Neurose, Verdacht auf ein schizoides Zustandsbild nach Hause entlassen.
Aus der Anamnese war zu erfahren, daß der Vater im Krieg gefallen ist. 1952 starb der Großvater, der die Vaterstelle eingenommen hatte. Damals schloß sie sich 2 Tage in ihr Zimmer und verweigerte jedem den Eintritt. Die Mutter des Kindes hat nun einen anderen Mann kennengelernt, der zeitweise bei ihnen in der Wohnung lebt. Das Kind war diesem Eindringling und der Mutter bitterböse. Sie versperrte sich ihnen gegenüber und begann jede Nahrung zu verweigern, ging nicht mehr zur Schule und sperrte sich zeitweise in ihr Zimmer ein.
Ich verordnete aus einer guten Erfahrung bei anderen Kindern mit Pädatrophie (ähnlich sah das große Mädchen aus) *Natrium muriaticum* D 200 und *Abrotanum* D 2. Ich stützte mich dabei auf QUILISCH, der *Natrium muriaticum* als ein Mittel bei Demineralisationsprozessen empfohlen hatte.
20.9.1957: Das Kind war noch müder geworden, der Allgemeinzustand verschlimmerte sich. Gewicht 28 kg. Aber die depressive Haltung des Kindes hat sich auffallend geändert. *Natrium muriaticum* D 200 und *Calcium hypophosphoricum* D 4.
4.10.1957: Allgemein besser. Das Essen wird verlangt und vertragen. Gewichtszunahme auf 31 kg.
26.11.1957: Plötzlich traten Herzbeschwerden auf, Ödeme an den Oberlidern und beträchtlich an den Unterschenkeln bis zu den Knien. Angst und Zornausbrüche, Unruhe und Zittrigkeit. Therapie: *Arsenicum* D 30 und *Kalium* D 6.
30.9.1958: Das Kind ist in einem guten Allgemeinzustand und hat wieder zu sich gefunden. Die Schule wird nachgeholt.
12.6.1959: Daheim hat es wieder Szenen gegeben. Das Kind leidet unter einer quälenden Eifersucht. Atemnot, Herzbeschwerden und Erschöpfung, und eine unheimliche Angst machte der Großmutter Sorge. Ich fuhr in der Nacht hin und finde das Kind phantasierend und nahezu bewußtlos. Es riß sie an Händen und Füßen. Sie faßte mich an der Hand und blickte zur Tür mit ängstlichen Blicken, weil da draußen jemand auf sie wartet und sie abholen wird. Therapie: H y o s c y a m u s D 30, *Kalium* D 6 (Herzbeschwerden).
13.6.1959: Das Kind ist wie ausgewechselt. In der Folge bekam das Mädchen in seltenen Gaben Hyoscyamus, wenn sie eifersüchtig gegen ihre Mutter eingestellt war.
Heute ist das Mädchen ein kräftiges 20jähriges Fräulein geworden. Sehr eitel, ein wenig egoistisch, aber beruflich sehr fleißig. Sie hat bestimmt meine und die Sorgen der Mutter um sie schon längst vergessen, für uns bleibt es ein Erlebnis. [DORCSI, M.: Hyoscyamus niger (Klass. Homöop. 1963: 210)]

Hirnsklerose, Nymphomanie einer 68jährigen Frau

Im zweiten Bett eines unserer Frauensäle liegt eine sehr abgemagerte blasse Frau. Bei meinen Hauptvisiten wiederholte sich immer wieder das gleiche. Wenn wir das Zimmer betraten, saß die Patientin zusammenge-

kauert in ihrem Bett, spricht und schimpft vor sich hin, dann lacht sie wieder auf, dabei verzieht sie ihr Gesicht zu einer läppischen Maske. Drohend richtet sie sich gegen eine Person, die neben ihrem Bett stehen soll und sie vergewaltigt haben soll. Dann fällt sie erschöpft zurück und starrt mit halboffenen Augen gegen die Decke.
Der ganze Körper wird immer wieder von Zuckungen überfallen. Die Hände sind immer in Bewegung, Bettzupfen oder Drohungen zeigend.
Wenn wir zu ihrem Bett kamen, mißachtete sie uns zunächst und kehrt sich von uns immer wieder, unverständlich vor sich hinschimpfend, ab, auch dann noch, wenn ich sie ansprach. Wenn ich zu schimpfen begann, weil sie die Arzneiflasche ausgeschüttet hat, oder wenn ich versuchte, ihr ein paar Globuli in den Mund zu schieben, fing sie an zu beißen und spucken. Ehe wir uns versahen, riß sie die Decke weg und stellte sich mit wilden geilen Gebärden und schamlosen Vorhaltungen zur Schau. Immer wieder fiel sie erschöpft zurück, wenn wir sie allein ließen und nicht auf sie einwirkten.
Durch ein paar Wochen hindurch gaben wir Hyoscyamus D 30 in 3-8-14tägigem Abstand. Die Patientin ist ganz aus ihrer dementen Haltung herausgekommen und ist für Tochter, Schwester und Ärzte keine Belastung geblieben.
So können wir von vielen, vor allem männlichen Patienten erzählen, denen wir zumindest die Überführung in eine geschlossene Anstalt ersparen konnten.

[DORCSI, M.: Hyoscyamus niger (Klass. Homöop. 1963: 210)]

Hypericum

Herkunft des Mittels

Hypericum perforatum, das Johanniskraut (Fam. nat. Guttiferae). Es wird die ganze Pflanze in der Blütezeit verwendet. Als wirksame Bestandteile werden ätherische Öle und das Pigment Hypericin angesehen, welche der Tinktur und dem Oleum Hypericin die rote Farbe verleiht.

Anwendung

Zu seinem Lob vereinigen sich viel große und bekannte Namen: HIPPOKRATES, PARACELSUS, die Kräuterärzte des 16. und 17. Jahrhunderts BOCK und MATTHIOLUS, TABERNAEMONTANUS, E. HALLER und andere. Es wird von alters her verwendet gegen **alle Wunden** „gehauen oder gestochen", **Quetschungen, Brandwunden** (Johanniskrautöl), gegen **Neuralgien des Gesichts** oder **der Hüftnerven.** Es treibe die Regel der Frauen, jage das Gift aus dem Harn und treibe den Harn, sei ein gutes Mittel gegen den Blasenstein. Einen Ruf besitzt es bis in die Neuzeit gegen **Lungensucht mit Blutspeien,** gegen **Durchfälle** und **blutige Ruhr;** auch fand es Verwendung gegen **Fallsucht** und **Schlaganfall.**
Seine Verwendung gegen **Schäden des Nervensystems** findet unser besonderes Interesse. Es wurde nicht nur gelobt bei Neuralgien, sondern auch gegen „tolle Phantasien" (PARACELSUS), gegen Melancholie (E. HALLER), Melancholie und Manie (E. HEKKER), hysterisches Nachtwandeln und Somnambulismus (BOHN). Auf diese Überlieferung fällt ein besonderes Licht durch die Beobachtung, daß Weidevieh beim Fressen von Hypericum an den unpigmentierten Hautstellen Erytheme, Geschwüre und Nekrosen erlitt, und zwar nur bei Bestrahlung mit Sonnenlicht oder anderen Lichtquellen. Auch bei Schafen, die Hypericum crispum (in Süditalien) gefressen hatten, zeigten sich ähnliche Erscheinungen, jedoch nur bei den weißen und nicht bei den

schwarzen Tieren, welche durch das Pigment gegen den Einfluß des Sonnenlichtes geschützt waren. Der photosensibilisierende Stoff wurde in dem gelben Farbstoff Hypericin ermittelt. Obwohl dieser Stoff chemisch mit dem *Hämatoporphyrin* nichts gemein hat (nach HÜHNERFELD), gelang es DANIEL (Hippokrates 1939: 929), damit Erfolge zu erzielen, die denjenigen mit *Hämatoporphyrin* zu vergleichen sind. Mit 3mal täglich 5 bis 10 Tropfen eines Extraktes erzielte er folgende Ergebnisse: Funktionelle Depressionen zeigten sich einer Beeinflussung durchwegs zugänglich. Endogene Psychosen sprachen so gut wie niemals auf eine Hypericum-Medikation an. Arteriosklerosis cerebri zeigt günstige Beeinflussung der depressiven Zustandsbilder. Depressionszustände nach Commotio cerebri waren in der Regel am günstigsten zu beeinflussen. Bei Parkinsonismus nach Encephalitis lethargica wurde bei 80% eine Verschlimmerung des depressiven Zustandsbildes beobachtet. – Auf Grund der letzteren Erfahrung müßten statt des Extraktes die Verdünnungen versucht werden. Aus den Berichten DANIELS ist zu vermuten, daß das Johanniskraut in seiner seitherigen Verwendung durch die Homöopathie noch nicht ausgeschöpft ist und auf weitere Versuche bei psychischen Leiden ausgedehnt werden sollte.

Vielfach bewährt hat sich Hypericum gegen die **Folgen von Commotio und Contusio cerebri** sowohl im akuten Stadium als auch für die Spätfolgen (Kopfschmerzen, Erschwerung des Denkens, Depression usw.). Viele Patienten verdanken dem Johanniskraut dankbar ihre Heilung.

Wenn durch Verletzungen ein Nerv geschädigt worden ist, denken wir nicht in erster Linie an *Arnica*, sondern an Hypericum. ALLEN faßt die Indikationen folgendermaßen zusammen:

,,Gestochene, geschnittene, gequetschte oder zerrissene Wunden, durch Nägel oder Splitter in den Füßen, Nadeln oder Splitter unter den Nägeln. Drückender, quetschender oder hämmernder Schmerz in Fingern oder Zehen; die verletzten Teile sind reich an Empfindungsnerven, wie Finger, Zehen, Matrices der Nägel. Wo Nerven gezerrt oder zerrissen sind, mit qualvollen Schmerzen, welche sich in entfernte Partien erstrecken, oder im Gliede aufwärts gehen. Große Nervendepression folgt auf Verwundung. Verhindert Mundsperre (Tetanus? [der Verfasser]), verhindert den Gewebstod zerrissener Teile, selbst wenn solche fast vom Körper abgerissen sind. Bessert oder verhindert Schorfbildung. Gehirn- oder Nervenerschütterung" (vgl. Allg. homöop. Ztg. 1895: 45).

Die bevorzugte Empfehlung gegen Stichwunden geht auf die Signatur der Blätter zurück, welche infolge der durchsichtigen, mit ätherischem Öl gefüllten Punkten das Ansehen wie durchstochen geben. Es besteht aber kein Grund, die Verwendung als Wundheilmittel auf Stichwunden zu beschränken.

Wie man sieht, wird Hypericum nicht nur gegen Verletzungen der Nerven, sondern auch bei frischen Verletzungen und Fleischwunden mit Erfolg verwendet. J. SCHIER, ein leidenschaftlicher Gartenfreund, hat in seinem Garten ständig ein Fläschchen mit Hypericum-Tinktur bereitgestellt, um jede vorkommende Verletzung sofort da-

mit zu behandeln; er behauptete, damit jeder Infektion vorgebeugt und stets eine rasche unkomplizierte Heilung erzielt zu haben.
Ob Hypericum auch dem Wundstarrkrampf vorbeugt, wie manche homöopathische Autoren aus älterer Zeit annehmen, ist unwahrscheinlich und müßte erst durch Tierversuche geklärt werden, ehe man sich darauf verläßt. Bis dahin wird man sich des Tetanusantitoxins bedienen müssen.
Bei der Arzneimittelprüfung am Gesunden, die allerdings wegen der geringen Prüferzahl als unvollständig bezeichnet werden muß, wurden Symptome zutage gefördert, die man als Stütze für die Behandlung der Gehirnerschütterung und der Depressionen ansehen kann. Auch ergaben die Symptome für Schmerzen an den peripheren Nerven, für welche nach Verletzungen zahlreiche Heilberichte vorliegen, eine Unterlage. Eine neuere Prüfung durch SCHOELER ließ kein sicheres Arzneimittelbild erkennen.

Literatur

MÜLLER: Hygea. Bd. 5. S. 485 u. Bd. 6, S. 79.
BRUCKNER: Allg. homöop. Ztg. 68: 132.
SCHELLING: Allg. homöop. Ztg. 79: 22, 30.
STOKES: Zschr. homöop. Klin. 1853, Bd. 2: 86.
Enzyklopädien von ALLEN, Bd. V, und von HUGHES, Bd. II u. IV.
SCHOELER: Allg. homöop. Ztg. 190 [1942]: 11.
DANIEL: Hippokrates 1949, 19: 526.

Arzneimittelbild

Leitsymptome: *Blutandrang zum Kopf mit Reizung der Gehirnnerven (Erregung, Depression, Gedankenschwäche).*
⊙ *Nervenschmerzen nach Verletzungen und Operationen, nach Gehirnerschütterung und Rückenmarkserschütterung.*
⊙ *Die Schmerzen ziehen den Nervenbahnen entlang.*
⊙ *Große Schmerzhaftigkeit der verletzten Teile.*

Folgen von **Gehirn- und Rückenmarkserschütterung. Funktionelle Depressionen,** Depressionen bei **Arteriosklerosis cerebri** und im Klimakterium. Folgen von Apoplexie. Traumatische Neurose.
Funktionelle und arteriosklerotische Depressionszustände.

Geist und Gemüt: Angstgefühle, Gedrücktheit mit Neigung zu weinen. Gehirn sehr erregt wie nach Teegenuß. Das Gedächtnis versagt, die Patientin vergißt, was sie tun will. Die Gedanken sind verwirrt. Sie spricht sehr erregt in der Nacht während des Schlafes um 4 Uhr, mit verdrehten aufgerissenen Augen, heißem Kopf, heftig klopfenden Karotiden, gedunsenem Gesicht, sehr geröteten, starren Augen, erweiterten Pupillen, sehr beschleunigtem Puls, feuchtem Kopfhaar, während der übrige Körper trocken und heiß war, ferner großer Angst; einmal unterbrach sie ihr Singen und Sprechen, bald jedoch weinte sie und schrie fürchterlich und schnappte nach Luft (nach 4 Tropfen der Tinktur, bei einem 23jährigen Mädchen).

Große Schläfrigkeit oder Schlaflosigkeit. Angstvolle, unruhige Träume.

Commotio und Contusio cerebri im akuten Zustand und bei Spätfolgen. Diabetes insipidus nach Gehirntrauma.

Kopf: Blutandrang zum Kopf mit kongestioniertem Aussehen, Schwindel, Kopf wie zu groß empfunden. Schwere und Eingenommenheit des Kopfes; reißende und klopfende Kopfschmerzen auf dem Scheitel und anderen Teilen des Kopfes und des Gesichts.

Atmungsorgane: Auffallend scharfe Geruchswahrnehmung. Nasenbluten.
Ausräuspern von Schleim und Blut aus dem Rachen. Trockener, harter Husten, oder Schleimbildung in der Kehle.

Verdauungsorgane: Heftiger Durst. Katarrhalische Beschwerden des Magens und Darms mit den üblichen Erscheinungen. Hämorrhoiden blutend.

Enuresis
15–20 Tropfen Hyperforat.

Geschlechtsorgane: Regel verstärkt und zu früh, begleitet von Leibschmerzen.

Muskulatur und Glieder, periphere Nerven: Schwäche, Lähmigkeit und Steifigkeit. Ziehen und Stichempfindung in den Brustmuskeln, den Schultern, den Armen und Beinen, auch Zittern und öfter Krampf. Schmerzen in den Gelenken wie verrenkt.
Taubheitsgefühl in verschiedenen Teilen. Kribbeln und Ziehen längs den Ischiasnerven.

Nervenschmerzen bei oder als Folge von Verletzungen.

Schießende Schmerzen entlang den Nervensträngen. Schmerzen flüchtiger Art an allen Teilen des Körpers. ⊙ Wirbelsäule sehr druckempfindlich, nach Verletzungen.

Haut: Reizung und frieselartige Hautausschläge. Papeln und Pickel. Ausfallen der Kopfhaare.

Dosierung

Meist werden Tinktur und niedere Potenzen empfohlen; bei etwaiger Verschlimmerung mittlere Potenzen.
Äußerlich zur Wundbehandlung, besonders bei Brandwunden, das mit Olivenöl hergestellte *Oleum Hyperici.*

Vergleichsmittel

Folgen von Verletzungen: *Arnica, Bellis, Chamomilla, Calendula.*
Von spitzen Instrumenten: *Ledum, Staphisagria.*
Depressionszustände: *Stannum, Cimicifuga, Pulsatilla, Sepia, Platinum, Aurum, Natrium muriaticum.*

Iberis amara

Herkunft des Mittels

Iberis amara, Schleifenblume oder bitterer Bauernsenf (Fam. nat. Cruciferae). Sie ist ein perennierender, immergrüner Halbstrauch und ist in Südeuropa und im Mittelmeergebiet heimisch. Sie wird besonders auf Kalkboden gefunden. Als Gartenblume verbreitet. – Die Tinktur wird aus dem Samen bereitet.

Pharmakologie

Durch neuere Untersuchungen (O. E. SCHULTZ und R. GMELIN, Arch. Pharmacie 1954: 404) wurde festgestellt, daß Iberis amara in Wurzeln, Kraut und besonders in den Samen ein Senfölglykosid Glukoiberin enthält, das große Ähnlichkeit mit den ebenfalls aus Cruciferen, nämlich Cheiranthus- und Raphanusarten, dargestellten Glukocheirolin und Glukoraphanin besitzt. Weiterhin werden in den Samen ein Bitterstoff, ein Cucurbitacingemisch, früher Ibamarin genannt, sinapinähnliche Fluoreszenzstoffe, die in ihrem Verhalten sehr große Ähnlichkeit mit Sinapin zeigen, gefunden. Auf Grund des Bestandteils an dem Senfölglykosid ist Iberis unter die Gruppe herzwirksamer Kreuzblütler zu rechnen.

Klinische Anwendung

Klinische Bedeutung haben bis jetzt nur die Herzsymptome gewonnen. Es wird empfohlen bei Herzirregularität, bei Herzblock, bei Angina pectoris, bei Hypertrophie des Herzmuskels, beim Hypertonikerherz und bei Präinsuffizienz. STIEGELE berichtet über Erfahrungen an etwa 50 Fällen (Hippokrates 1954, 1: 21–25). Er hat gute Ergebnisse gesehen bei „funktionellen und einigen schweren organischen Störungen, auch auf solche der vegetativen Dystonie mit Vorwiegen der Herzbeschwerden, myogene Insuffizienz mit den subjektiven Symptomen der Völle, des Druckes, stechender, ziehender und krampfender Schmerzen“. Auch Infarktkranke im subakuten Verlaufstadium, die gegen die Mittel der Schule resistent geworden waren, sprachen auf Iberis an.
Die Kenntnis von Iberis in der Homöopathie gründet sich auf eine **Arzneimittelprüfung** von HALE (New Remedies, 4. Ed. 1875) an 3 Prüfern. Die verwendete Dosierung lag zwischen D 6 und der Tinktur. Die Herzsymptome dieser Prüfung sind: Herzklopfen und Herzbeschleunigung, unregelmäßiger Puls. Schmerzen am Herzen mit Zusammenschnüren, oder dumpfe oder stechende Schmerzen, schlimmer bei linker Seitenlage oder bei Bewegung, in den linken Arm ausstrahlend.

Im Jahre 1958 veröffentlichte JEHN (Allg. homöop. Ztg. 203 [1958]: 38, 127) eine Arzneimittelprüfung an 13 Prüfern mit D 6, D 2 und D 1 (= Tinktur). Bei 60% der Prüfer wurden Symptome von seiten des Magen-Darm-Kanals und der Leber festgestellt: Druck und Völlegefühl in der Magengegend, Sodbrennen und Übelkeit, Brechreiz, Luftaufstoßen, das als bessernd empfunden wurde, Beschleunigung der Darmtätigkeit mit Krampfschmerzen im Leib und viel Blähungen, Besserung durch Abgang von Gasen. Mehrfach wurde im Harn vermehrtes Auftreten von Urobilin festgestellt. Trokkenheitheitsgefühl im Mund, Pfeffergeschmack und bitterer Geschmack im Rachen haben sich bei 2 Prüfern ergeben.

Vasomotorische Störungen zeigten sich bei 46% der Prüfer, nämlich Kopfschmerzen mit Blutandrang zum Kopf, Hitzegefühl im Kopf, Benommenheitsgefühl und Schwindel, dabei Besserung durch Kälte und Verschlimmerung durch Wärme.

Von seiten des Herzens stellte JEHN fest: Stechende, drückende und ziehende Schmerzen am Herzen, wehes Gefühl und dumpfer Druck, Unbehagen in der Herzgegend bei 40%. Ein Prüfer gibt Herzbeschwerden mit Leibblähungen an, ein Prüfer beschreibt den Druck, wie wenn zwei Fäuste von außen nach innen drücken, besser durch Tiefatmen. Die Angabe „dumpfer und ziehender Schmerz in der Herzgegend, ausstrahlend in die Innenseite des linken Armes, bei Eingeschlafensein der linken Hand und des linken Armes" findet sich bei 2 Prüfern. Gefühl der Leere mit Todesangst empfindet ein Beobachter. Herzklopfen nach dem Aufwachen mit Druck in der Herzgegend, verbunden mit Herzflattern (1 Prüfer).

Es war also eine weitgehende Übereinstimmung der Ergebnisse der alten und der neuen Prüfung festzustellen. Das Gefühl von Herzklopfen und Herzirregularität, das von HALE hervorgehoben wurde und sich auch bestätigt haben soll, haben JEHNS Prüfer nicht bemerkt.

Bezüglich der Symptome an den Verdauungsorganen, wie Druckgefühl in der Magengegend, vermehrtes Luftaufstoßen, Übelkeit, Appetitlosigkeit, durchfällige Stühle mit Krampfschmerzen, macht SCHOELER eine interessante Bemerkung (Fußnote der JEHNschen Arbeit): „Ich habe bei meinen Prüfungen mit *Apocynum cannabinum* und *Oleander* von den Prüfern ähnliche Berichte erhalten und im stark dosierten Selbstversuch sogar genau die gleichen Erscheinungen besonders bezüglich des Magen-Darm-Traktus gehabt." Er ist der Ansicht, daß diese Beobachtungen auf typische Glykosidwirkung schließen lassen. SCHOELER konnte bei seinen EKG-Kontrollen bei diesen Prüfungen schon frühzeitig deutliche objektive Belastungs- und Reizsymptome nachweisen.

Literatur

HALE: New Remedies, 4. Ed. 1875.
HALE: Neue amerikanische Heilmittel, 3. Aufl. Leipzig 1873.
JEHN: Allg. homöop. Ztg. 203 [258]: 38, 127.
ALLEN: Encyclopedia, Bd. V.
HUGHES: Cyclopaedia, Bd. IV, Anhang.

Arzneimittelbild

Allgemeines: Große Mattigkeit und Schwäche, Bedürfnis, sich niederzulegen wegen Zittern im ganzen Körper, besonders in den Beinen. Allgemeines Krankheitsgefühl, muß an die frische Luft, wo es ihm besser geht.

Geist und Gemüt: Nervöse Unruhe und Reizbarkeit, dabei Verlangen nach einem Stimulans. Innere Unruhe, aufgeregt, gereizte und gedrückte Stimmung. Schreckhaftes Gemüt.
Gedanken auffallend klar, präzises Erinnerungsvermögen für längst vergangene Dinge. Geistige Fähigkeit herabgesetzt mit schlechter Konzentrationsfähigkeit; kann sich kaum erinnern, was er eben erst gehört hat. Unruhiger Schlaf, aufgeregte Träume.

Kopf: Schwindel bei aufrechter Haltung, muß sich ins Bett legen. Schwere und Völle im Kopf, dabei Ohrenklingen. Kopfschmerz mit Hitzegefühl und Blutandrang zum Kopf, Benommenheit im Kopf, Besserung durch Kälte.

Rachen und Atmungsorgane: Ständiges, sehr lästiges Räuspern von strähnigem, zähem Schleim, aufhörend nach dem Essen, Trockenheit im Rachen und im Kehlkopf, Gefühl von Zusammenschnüren.

Herz und Kreislauf: Beträchtliche Atemnot mit ständigen, stechenden Schmerzen, schlimmer beim Liegen auf der linken Seite. Zusammenschnürendes Gefühl und Angst unter dem Brustbein, ständiges Verlangen, einen tiefen Atemzug zu tun.
Scharfe und dumpfe Schmerzen in der Herzgegend, schlimmer beim Niederliegen und beim Drehen auf die linke Seite. Scharfe, stechende Schmerzen wie von Nadeln, die kreuzweise durch die Ventrikel gesteckt sind und bei jedem Herzschlag stechen.

Funktionelle Herzstörungen.

⊙ Schmerzen am Herzen, die stundenlang anhalten, dabei das Gefühl, als hätte das Herz keinen Platz im Brustkorb (Nebenwirkung bei einer Patientin mit Myokardose [Beobachtung des Verfassers]).
⊙ Fühlt sein Herz.

Präinsuffizienz, Hypertonikerherz, Angina pectoris.

Heftiges Herzklopfen beim Treppensteigen und beim schnellen Gehen, so daß er sich niederlegen muß, schlimmer beim Liegen auf der linken Seite. Die Hand, über der Herzgegend auf die Kleidung gelegt, hebt sich sichtbar. Anstieg der Herzfrequenz auf 90 bis 100 Schläge, etwa 5 Minuten nach dem Einnehmen auftretend und nach $^1/_4$ bis 1 Stunde wieder vergehend.

Herzirregularität. Reizleitungsstörungen. Herzblock.

Puls unregelmäßig, jeden 3. Schlag, auch jeden 4., 5. oder 6. Schlag aussetzend; jede kleine Anstrengung verschlimmert die Irregularität. Dumpfer und ziehender Schmerz in der Herzgegend, ausstrahlend in die Innenseite des linken Arms bei Eingeschlafenheit des linken Arms und der linken Hand.
Stechende, drückende und ziehende Schmerzen am Herzen, wehes Gefühl und dumpfer Druck, Unbehagen in der Herzgegend.

Verdauungsorgane: Druck und Völle in der Magengegend, Sodbrennen, Übelkeit und Brechreiz, Luftaufstoßen mit dem Gefühl der Besserung, Beschleunigung der Darmtätigkeit mit Krampfschmerzen im Leib und Blähungen und Besserung durch Windabgang.
Schmerz und Druck in der Lebergegend, mit Brechreiz und Übelkeit. Urobilinogen im Harn vermehrt. Trokkenheitsgefühl im Mund, Pfeffergeschmack und bitterer Geschmack im Rachen.
Stühle dünn, weißlich.

Dosierung

Meist verwendet wird die Tinktur, die der D 1 entspricht, sowie die D 2. Je vorgeschrittener die Schwächung des Herzmuskels ist, je größer sind die Gaben zu wählen. So können bei Präinsuffizienz unbedenklich 10 bis 12 Tropfen der Tinktur gegeben werden. Bei gut ausgeprägtem Krankheitsbild ohne Insuffizienzerscheinungen genügen einige Tropfen der Tinktur oder D 2, 2- bis 3mal täglich.
Verfasser verwendet seit vielen Jahren eine aus der ganzen Pflanze hergestellte Iberis-Präparation, die in der Zusammensetzung der Wirkstoffe gegenüber der offiziellen Tinktur eine gewisse Abweichung besitzen mag: Iberis amara O. P. Carl Müller. Bei vielen hundert Fällen der ,,kleinen Herzpraxis" hat sie sich ausgezeichnet bewährt und wird von den Patienten in Dosen von 3mal täglich 5 bis 10 Tropfen sehr geschätzt. Bei folgenden Indikationen ist diese angezeigt:
Hypotone Herz- und Kreislaufstörungen als Kreislauftonikum; der Patient fühlt sich

gekräftigt und belebt; die Herzbeschwerden (Stechen, Drücken und Engegefühl) gehen zurück;
toxische Herzmuskelschädigungen nach Grippe, Angina und anderen Infektionskrankheiten mit Schmerzen in der Herzgegend und mit Herzmattigkeit;
beim Altersherz, beim Hypotonikerherz und bei der Koronarsklerose; sie verbessert zweifellos die Koronardurchblutung und wird hier von manchen Patienten der Crataegus-Tinktur vorgezogen;
nach Herzinfarkt ohne Dekompensation werden die Oppressionsgefühle herabgesetzt und die Herzleistung gesteigert;
beim Herzblock, wo *Digitalis* kontraindiziert ist, als Dauermedikation sehr geeignet.

Ignatia

Herkunft des Mittels

Strachnos Ignatii (= Ignatia amara), die Ignazbohne, ist auf den Philippinen heimisch und gehört mit *Nux vomica, Gelsemium* und *Curare* zu den Loganiaceen. Die getrockneten Samen werden zur Tinktur verarbeitet. Ignatia enthält, wie die botanisch und pharmakologisch verwandte Brechnuß, die Alkaloide Strychnin und Brucin. Zwei Drittel der Alkaloide entfallen auf das Krampfgift Strychnin, ein Drittel auf Brucin, während das Verhältnis bei Nux vomica hälftig ist. Die Alkaloide sind an Chlorogensäure gebunden. Außerdem enthält Ignatia Kaffeesäure, welche bei Nux vomica fehlt.

Wirkung

Die Hauptwirkung ist ganz überwiegend auf das Nervensystem gerichtet und ruft eine Überempfindlichkeit aller Sinne hervor. In charakteristischer Weise wird der Gemütszustand verändert. An der willkürlichen Muskulatur werden Zuckungen und klonische Krämpfe hervorgerufen. Auch die glatte Muskulatur reagiert mit Spasmen, wodurch unter anderem der für Ignatia typische Speiseröhrenkrampf mit Globusgefühl sowie ein spastischer Husten entsteht. Aufallenderweise kommen die charakteristischen Symptome fast alle aus der Beobachtung von HAHNEMANN selbst; weder seine Schüler noch andere Nachprüfer, darunter JÖRG, haben dazu Wesentliches beigetragen.

Typus

Typisch für Ignatia ist, daß der Gemütszustand außerordentlich stark in Mitleidenschaft gezogen wird. Es entsteht eine ausgesprochene Traurigkeit und ein Hang zu stillem Kummer. Noch charakteristischer ist ein auffallender Wechsel der Stimmung zwischen den äußersten Extremen: eben noch voller Freude und Heiterkeit, die plötzlich in Melancholie, Traurigkeit und Tränen umschlägt. Bei unbedeutendem Anlaß, wie Ablehnung eines Wunsches oder bei Widerspruch, erfolgt ein unbeherrschter Ausbruch von Wut.
Die seelischen Symptome sind gefolgt von funktionellen Störungen: Bei Aufregung treten Krämpfe ein, Kinder bekommen Krämpfe, wenn sie bestraft wer-

den. Kummer ist gefolgt von körperlichen Störungen, wie Kopfweh, Magenbeschwerden.
Widerwille gegen Tabakrauchen und Verschlimmerung des Befindens durch Tabak gilt als bewährte Anzeige. Auch Kaffee wird nicht vertragen. Dieser Empfindlichkeit gegen diese Genußgifte entspricht eine Reizbarkeit des Plexus solaris, welche als bemerkenswerte Schwäche und Ödigkeit in der Magengrube wahrgenommen wird.
Die Empfindungen des Kranken in seelischer und körperlicher Hinsicht tragen den Charakter des Unerwarteten und Widerspruchsvollen: Kopfweh, obwohl kongestiver Art, wird besser durch Bücken; Halsweh besser durch Schlucken, dieses wird mehr gespürt beim Nichtschlucken; die Magenschmerzen bessern sich durch Essen; Schmerzen werden durch leise Berührung verschlimmert und durch Druck und Liegen auf der kranken Seite gebessert; Zahnweh wird besser beim Kauen und schlimmer in der Ruhe; Durst während des Frostes, dagegen durstlos im Hitzestadium, rotes Gesicht während des Frostes, krampfhaftes Lachen bei einer traurigen Mitteilung. Diese sich widersprechenden Symptome lassen eine Störung in der Schaltung der vegetativen Funktionen (Diskoordination) erkennen. Der Gemütszustand ist in entsprechender Weise launisch und unberechenbar. Zusammen mit dem auffallenden Einfluß des Gemütszustands auf das körperliche Befinden ergibt sich ein Arzneimittelbild, das sich besonders – wenn auch nicht ausschließlich – für Frauen und Kinder eignet; es paßt besonders für dunkelhaarige, erregbare, überempfindliche und launische Frauen. Nach HERING gibt es in Nordamerika viel mehr Ignatia-Menschen als Nux-vomica-Typen.

Literatur

Die Arzneimittelprüfung wurde von HAHNEMANN selbst vorgenommen. Sie findet sich in der 3. Auflage des 2. Bandes der „Reinen Arzneimittellehre" und enthält wie stets bei HAHNEMANN keine Angaben über das Vorgehen bei der Prüfung, die verwendeten Dosen usw. Eine weitere Prüfung wurde von Prof. JÖRG an sich selbst und 12 seiner Studenten angestellt; dabei wurden starke Dosen gebraucht. – Es ist bemerkenswert, daß die Veränderungen des Gemütslebens überwiegend durch die HAHNEMANNsche Prüfung zutage gefördert wurden.
Die beiden Quellen wurden auch für die Enzyklopädie von ALLEN verwendet, während HUGHES in seiner Enzyklopädie nur die JÖRGsche Prüfung wiedergibt, ebenso HARTLAUB und TRINKS: Reine Arzneimittellehre, Bd. 3, S. 185. Das Original der JÖRGschen Prüfung ist niedergelegt in: JÖRG: Materialien einer künftigen Heilmittellehre, Bd. 1. S. 308.

Arzneimittelbild

Leitsymptome: *Neigung zu Melancholie und zu stillem Kummer, kann über unglückliche Erlebnisse und Kränkungen nicht hinwegkommen.*
Auffallender und plötzlicher Wechsel der Stimmung zwischen den äußersten Gegensätzen: eben noch vergnügt und lachend, dann plötzlich weinend oder ärgerlich. Widerspruch ruft einen Zornesausbruch hervor.
Jede Anstrengung und Aufregung ruft eine Verschlimmerung hervor, ebenso Sprechen, Gedankenarbeit. Zittern des Körpers und große Neigung zu Krämpfen.
⊙ *Seelische Erregung und Kummer oder Gram über eine erlittene Kränkung rufen Krämpfe hervor.*

Lach- oder Weinkrämpfe infolge psychischer Erregung – unwillkürliches krampfhaftes Seufzen.
Globusgefühl im Hals und in der Speiseröhre, besser durch Schlucken.
Bemerkenswerte Ödigkeit und Schwächegefühl in der Magengrube. Tabak und Kaffee werden nicht vertragen.
Die Empfindungen des Kranken machen einen widerspruchsvollen und sinnwidrigen Eindruck: Halsweh besser durch Schlucken, Kopfweh besser durch Bücken,
⊙ Zahnweh besser beim Kauen.
⊙ Schmerzen besser durch Druck, aber schlechter durch leise Berührung.
Durst während des Frostes, dagegen durstlos im Hitzestadium, rotes Gesicht während des Frostes.
⊙ Die Magenschmerzen besser durch Essen wurden wohl auch aus diesem widerspruchsvollen Verhalten abgeleitet. ⊙ Unverdauliches wird nicht erbrochen. Brechreiz vergeht durch Essen.
Verschlimmerung durch Tabakrauchen.
Verschlimmerung durch Darandenken.
Verschlimmerung durch Aufregung, ⊙ durch Kummer und Sorgen, durch enttäuschte Liebe oder Eifersucht.
Übelkeit wird besser durch Essen, ⊙ ebenso Magenschmerzen.
Verschlimmerung morgens.
Verschlimmerung durch kalte Luft.

Folgen von Gemütserregung aller Art. Hysterie.
Akute Folgen von Kummer, Enttäuschung oder Schreck.

Geist und Gemüt: Feinfühliges Gemüt, zarte Naturen, Gewissenhaftigkeit, Unbeständigkeit, Gleichgültigkeit gegen alles.
Stille, ernsthafte Melancholie; zu keiner Unterredung oder Aufheiterung zu bewegen, mit fadem, wäßrigem Geschmack bei allen Genüssen und geringem Appetit.
Still vor sich hin, in sich gekehrt, ärgerlich und grämlich.
⊙ Viel wortloses Seufzen.
Vermeidet den Mund aufzutun und zu reden, maulfaul.
Furchtsamkeit, Zaghaftigkeit, traut sich nichts zu, hält alles für verloren.
Äußere Angst, welche am Reden hindert. Angst, als ob man Böses getan hätte. Befürchtet, ein Magengeschwür zu bekommen.
⊙ Kann über einen Kummer oder eine Kränkung nicht hinwegkommen.
Furcht vor Dieben in der Nacht.
Ungemein schreckhaft. Geräusch ist ihm unerträglich.

Heulen und Schreien und Außersichsein um Kleinigkeiten.
Ist äußerst mürrisch; tadelt und macht Vorwürfe.
Bei geringem Widerspruch wird er aufgebracht und böse.
Gegen Abend ist er unzufrieden, mürrisch, eigensinnig, man kann ihm nichts recht machen.
Schnell vorübergehende Verdrießlichkeit und Bösesein.
Unbeständigkeit, Ungeduld, Unentschlossenheit.
Unglaubliche Veränderlichkeit des Gemüts, bald spaßt er und schäkert er, bald ist er weinerlich.
Nach Anstrengung des Kopfes, vorzüglich früh, eine Voreiligkeit des Willens, kann nicht so geschwind im Reden sich ausdrücken, schreiben oder sonst etwas verrichten, als er will; wodurch ein ängstliches Benehmen, ein Verreden, Verschreiben und ungeschicktes, immer Verbesserung bedürfendes Handeln entsteht.
Vielgeschäftigkeit; unruhig nimmt er bald dieses, bald jenes zu tun vor.

Globus hystericus.

Azetonämisches Erbrechen.

⊙ Schreck oder Enttäuschung oder Widerspruch ruft Lach- oder Weinkrämpfe oder Konvulsionen hervor ⊙ Krämpfe der Kinder, die bestraft wurden.
Zuckungen am ganzen Körper durch Erregungen.
Globusgefühl, das besonders beim Nichtschlucken wahrgenommen wird.

Schlaf: Schlaf sehr unruhig, schreckt auf oder schnarcht, ist die ganze Nacht durch ängstliche Träume gequält, und erwacht müde und mürrisch.

Zephalalgie. **Migräne.**
Clavus hystericus.

Kopf: Berstendes, pulsierendes Kopfweh mit dem Gefühl von Blutandrang, anfallsweise, die Stelle wechselnd oder auf andere Körperteile überspringend. Das Kopfweh wird teils besser durch Bücken, teils schlechter; besser durch Druck.
Kopfweh durch Aufregung, durch Sprechen, durch Gedankenarbeit, durch Darandenken, ⊙ durch Tabak, selbst schon durch Aufenthalt in einem rauchigen Lokal, durch helles Licht, durch Gespräche.
⊙ Kopfweh wie von einem eingeschlagenen Nagel in der Schläfe (Clavus hystericus), Besse-

rung erfolgt nach reichlichem Abgang von hellem Harn (Urina spastica).

Nervöser Hustenreiz, Bronchialasthma.

Atmungsorgane: Trockener, krampfhafter Husten mit fortwährendem Kitzel im Hals. Je mehr man hustet, desto größer wird der Reiz. Verschlimmerung des Hustens abends und nachts. Atemnot mit erschwertem Einatmen. ⊙ Unwillkürliches tiefes (ängstliches) Aufseufzen.

Nervöse Magenstörungen, Gastritis, Ulcus duodeni und ventriculi, Duodenitis, Magenkrämpfe durch Erregung. Magenkatarrh bei Rauchern. Speiseröhrenkrampf, Globus hystericus. Nikotinvergiftung.

Verdauungsorgane: Geschmack bitter oder sauer, starker Speichelfluß von saurem Geschmack. Der Patient beißt sich beim Reden oder Sprechen leicht in den seitlichen Rand der Zunge oder in die innere Backe. Gefühl eines Klumpens oder Pflockes im Hals, er wird beim Nichtschlucken noch stärker gespürt als beim Schlucken. Stiche im Hals, besser von Schlingen von Festem, schlimmer beim Schlucken von Flüssigem. Jedoch auch: Schmerz im Hals, wie von Wundheit, bloß beim Schlingen bemerkbar. Globusgefühl, das nach jedem Schlucken aufsteigt. Gefühl, als bliebe der geschluckte Bissen vor dem Mageneingang stecken.

Abneigung gegen das gewohnte Tabakrauchen, es verdirbt ihm den Appetit und ruft Übelkeit hervor. Abneigung gegen Wein. Bier schmeckt fade oder bitter. Abneigung gegen warmes Fleisch und Essen.
Brecherlichkeit verschwindet nach dem Essen. Leere- und Schwächegefühl im Magen, als hinge der Magen schlaff herab. Krampfhaftes Gähnen, selbst beim Essen. Magenschwäche wie nach Fasten. Reichliches krampfartiges Aufstoßen.
Magenschmerzen nach Tabakrauchen. ⊙ Magenschmerzen und Krämpfe nach seelischen Erregungen. ⊙ Magenschmerzen bei leerem Magen, die sich durch Essen bessern. Magenschmerzen bei Nacht. Magenschmerzen infolge Kaffeegenusses. Obst bekommt ihm nicht gut.
⊙ Unverdauliches wird leichter behalten als leichte Kost. Das Brechwürgen verschwindet durch Essen.
Auftreibung des Leibes und Blähsucht mit Kolik-

schmerzen. Viel Drängen und Mahnen im Leib, wie wenn Stuhl erfolgen sollte, ohne daß Stuhl kommt. Schmerzhaftes Zusammenschnüren stundenlang nach dem Stuhl.

Hämorrhoiden, **Mastdarmvorfall.**

Scharfe Stiche im After in den Mastdarm aufwärts, besser beim Gehen. Aftervorfall nach dem Stuhl mit Zwang.
Hämorrhoiden mit Wundheit und krampfhaftes Zusammenschnüren.

Geschlechtsorgane: Männer: Verliebte Phantasien und schnelle Erregung des Geschlechtstriebes, bei Schwäche der Zeugungsteile und Impotenz.

Dysmenorrhö, Krampfwehen, Puerperale Manie.

Frauen: Regel zu früh, ⊙ dunkel und zu stark – oder verspätet; auch übelriechend. Krämpfe und Drängen nach unten mit Ausfluß, ⊙ nach Erregungen. Sexuelle Überreizung. ⊙ Versiegen der Milch infolge Erregung.

Glieder: Zuckungen und Krämpfe in den Gliedern; beim Einschlafen, ⊙ nach Erregung. Rheumatoide Schmerzen in allen Teilen, wechselnd, schlimmer durch Bewegung.

Wärmeregulation: Frieren und sehr empfindlich gegen Kälte, wird durch äußere Wärme jedoch sofort warm. Schüttelfrost mit rotem Gesicht. Im Hitzestadium fehlt der Durst, ⊙ dagegen wird im Frost über Durst geklagt. Bei Hitze Gefühl von Trockenheit, obwohl er im Gesicht etwas schwitzt. Äußerliche Hitze, ohne sich im Innern heiß zu fühlen.

Dosierung

Da das Mittel seinen Angriffspunkt an den Nervenfunktionen nimmt, werden Verdünnungen unter D 4 kaum verordnet. Es verdienen höhere Verdünnungen volles Vertrauen, besonders bei Gemütsleiden, Migräne und dergleichen. Die Wirkung wird als wenig nachhaltig bezeichnet, die Gabe wird daher täglich zu wiederholen sein.

Vergleichsmittel

Magenschmerzen besser durch Essen: *Anacardium, Chelidonium, Hedera, Jodum, Graphites, Mandragora, Petroleum.*
Erbrechen besser durch Essen: *Mandragora, Tabacum, Petroleum.*
Folgen von Schreck und Angst: *Aconitum, Colocynthis, Gelsemium, Cina, Chamomilla, Opium, Stramonium.*

Folgen von Kummer und Sorgen: *Acidum phosphoricum, Avena, Ambra, Natrium muriaticum, Staphisagria.*
Rascher Umschlag der Stimmung: *Crocus.*
Globusgefühl: *Asa, Belladonna, Coffea, Lachesis,* Magnesiumsalze, *Nux moschata.*
Nagelkopfschmerz: *Coffea, Thuja* (links), *Hepar sulfuris.*
Kopfschmerz besser mit Eintreten einer Harnflut: *Gelsemium, Aranea ixobola, Sanguinaria, Silicea, Mandragora.*
Kann keinen Widerspruch ertragen: *Lycopodium, Sepia, Silicea, Nux vomica, Aurum.*
Folgen von Enttäuschung, unglücklicher Liebe: *Hyoscyamus, Lachesis, Staphisagria, Natrium muriaticum.*
Bei Gemütsverstimmung (Folgen von Kummer, Liebesenttäuschung) ist *Natrium muriaticum* komplementär.

Ipecacuanha

Herkunft des Mittels

Uragoga Ipecacuanha, die Brechwurzel (Fam. nat. Rubiaceae), wächst in den tropisch-feuchten Wäldern Brasiliens. Verwendet wird die getrockene Wurzel.

Wirkung

Ihre Wirkung erstreckt sich auf die Verdauungsorgane und die Atemwege, sehr deutlich auch auf den Nervus vagus, über dessen Zentrum in der Medulla oblongata. Sie enthält das Alkaloid *Emetin,* welches Erbrechen hervorruft und mit Erfolg gegen Amoebenruhr und Bilharziakrankheit verwendet wird. Man glaubte damit die Amoeben im Körper töten zu können, doch ist es unmöglich, eine solche Konzentration ohne schwere Schädigung des Körpers anzuwenden. Es handelt sich also um eine wesentliche Mitbeteiligung des Gewebes und, wie man aus der Kenntnis des Arzneimittelbildes sagen kann, um Homoeopathia involuntaria. Auch ein zweites Alkaloid, *Cepha*ëlin, besitzt ähnliche Wirkung, jedoch von verstärkter erbrechenerregender Kraft. Ferner sind als weitere Inhaltsstoffe Saponine bedeutsam.
Die Ipecacuanha-Alkaloide greifen vor allem die Schleimhäute an durch Reizung; es entsteht eine übermäßige Sekretion derselben mit Bindehautkatarrh, heftigem Schnupfen, krampfartigem Husten, Magen- und Darmkatarrh. Das Bronchialsekret wird verflüssigt. Infolge der Erregung des Vagus werden nicht nur die Drüsenzellen der Schleimhäute und der Speichel- und Verdauungsdrüsen gereizt, sondern es entsteht auch ein erhöhter Tonus der glatten Muskulatur mit krampfartigen Erscheinungen in der Luftröhre sowie im Magen und Darm. Durch die Lähmung der Kapillaren werden die Blutungen verursacht.
Die Hauptbeziehungen sind auf die Schleimhäute des Verdauungskanals und der Atmungsorgane gerichtet. Am Magen und Darm wird eine Gastroenteritis erzeugt, die mit großer Übelkeit und einem Elendigkeitsgefühl bis kollapsartigen Zuständen

einhergeht. Die Durchfälle sind gegoren, schaumig, nicht selten blutig. Auffallenderweise bleibt die Zunge oft ganz rein, woraus sich das Überwiegen der Vagusreizung über die Entzündungsvorgänge ablesen läßt. Erbrechen bringt keine Erleichterung der Elendigkeit und der Übelkeit.
Die Bronchitis hat einen spastischen Charakter mit erstickendem Husten, der sich durch die Notwendigkeit, atmen zu müssen, ständig erneuert. Der Krampf steigert sich bei Kindern bis zum Stimmritzenkrampf mit blauem Gesicht und Steifigkeit der Glieder. Über den Bronchien wird, wie bei *Antimonium tartaricum*, großblasiges Rasseln wahrgenommen, der Schleim wird nicht hochgebracht, es entsteht Erstikkungsnot. Die Neigung zu Blutungen erzeugt Bluthusten. Der Husten ist mit Übelkeit und Erbrechen verbunden.
Eine gewisse Ähnlichkeit zu der familienverwandten *China* ist darin zu erkennen, daß auch Ipecacuanha wie *China* einen periodischen Charakter seiner Erscheinungen und Neigung zu Blutungen aufweist und auch fieberartige Zustände hervorruft. Dies hat dazu geführt, daß Ipecacuanha bei periodischen Fiebern beziehungsweise Wechselfieber gebraucht wurde und auch bei periodisch auftretender Migräne angewendet wird, wenn die große Übelkeit und kollapsähnliche Elendigkeit führend sind.

Literatur

Die Arzneimittelprüfung wurde von HAHNEMANN vorgenommen, das Ergebnis ist ergänzt durch Angaben der Literatur, im 3. Band der „Reinen Arzneimittellehre" niedergelegt. Die Enzyklopädien von ALLEN und von HUGHES enthalten außerdem eine Reihe von toxikologischen Beobachtungen.

Arzneimittelbild

Leitsymptome: *Ständige Übelkeit mit Erbrechen, selbst bei leerem Magen. Erbrechen bringt keine Erleichterung. Alle Krankheitszustände sind von dieser Übelkeit begleitet. Übelkeit bei reiner Zunge.*
Neigung zu hellroten Blutungen, reichlich, gußweise.
⊙ *Periodizität der Beschwerden, jeden 2. Tag wiederkehrend.*
Von untergeordneter Bedeutung erscheinen die folgenden Modalitäten:
Verschlimmerung durch Bewegung, ⊙ *durch Feuchtigkeit.*
Verschlimmerung abends und nachts.
Verschlimmerung durch Temperaturextreme, sowohl Wärme als auch Kälte.
Besserung durch Ruhe.

Geist und Gemüt: Übelgelaunte und gereizte Stimmung.

Migräne mit Gehirnreizung.

Kopf: Berstendes Kopfweh, ⊙ Migräne über einem Auge, dabei Übelkeit und Erbrechen.

Augen: Bindehäute heftig gereizt und gerötet, Blepharospasmus. Chemosis.

Gesicht: Fahl und blaß mit Rändern um die Augen.

Keuchhusten, Heufieber und Bronchialasthma, Bronchitis, Bronchiolitis der Kinder.

Atmungsorgane: Wäßriger Schnupfen mit vielem Niesen. ⊙ Hellrotes Nasenbluten.
Husten, trocken, erstickend, mit Zusammenschnüren im Hals und vielem Schleimrasseln. Husten verbunden mit Erbrechen. Husten bei jedem Atemzug. Erstickender Husten, bis das Kind blau wird und steif in den Gliedern, Stimmritzenkrampf beim Husten. Großblasiges Rasseln über der ganzen Lunge, schwerlöslich, dabei schwere Atembeklemmung und Erstickungsgefühl mit Schnappen nach Luft (Bronchialasthma). ⊙ Verschlimmerung bei feuchtwarmem und naßkaltem Wetter. ⊙ Bluthusten, Auswurf wie wurmartige Ausgüsse der Bronchien.

Gastritis durch verdorbenen Magen und auf infektiöser Grundlage.
Ruhr, Paratyphus.
Sommerdurchfälle.

Verdauungsorgane: Zunge rein oder wenig belegt. Starker Speichelfluß mit Ekel und unaufhörlicher Übelkeit, Würgen und Erbrechen von bittrem Schleim, Erbrechen bei leerem Magen. ⊙ Erbrechen bessert die Übelkeit nicht. Großes Elendigkeits- und Leeregefühl im Magen. Erbrechen nach dem Genuß von Fettem, Obst, Eis und von Durcheinanderessen.
Schneidende Kolikschmerzen. Durchfälle gelb, wäßrig, schaumig, wie gegoren, vor allem auch blutig.

Menorrhagie und Geburtsblutungen.

Geschlechtsorgane: ⊙ Blutungen aus der Gebärmutter stark und gußweise, hellrot, dabei Übelkeit.

Haut: Jucken, Erytheme scharlachartig; Stippchen und Blasen, bullöse Dermatitis. ⊙ Jucken der Haut, zu ständigem Kratzen nötigend, und schließlich mit Erbrechen endigend.

Malaria.

Wärmeregulation: Frost gefolgt von Hitze und Schweiß. Äußere Kälte mit innerer Hitze. Hände und Füße mit kaltem Schweiß bedeckt.

Dosierung

D 3 bis D 6 werden meistens gebraucht, bei schwerlöslichem Schleim der Bronchien werden auch die D 1 und D 2 empfohlen.

Vergleichsmittel

Blutungen, hell, gußweise: *Erigeron, Millefolium, Sabina, Acalypha.*
Darmkatarrhe mit Blutung: *Arsenicum album, Mercurius corrosivus.*
Kolikartige Durchfälle: *Colocynthis, Veratrum album, Mercurius, Tabacum, Colchicum.*
Große Übelkeit mit Erbrechen: *Antimonium crudum, Nux vomica, Tabacum, Veratrum album.*
Bronchitis mit Erbrechen: *Antimonium tartaricum.*
Krampfartiger Husten mit Erbrechen: *Belladonna, Cuprum, Coccus cacti, Drosera, Magnesium carbonicum.*
Asthma bronchiale: *Arsenicum album, Antimonium arsenicosum, Aralia.*
Husten mit Blutungen: *Acalypha indica, China, Drosera, Ferrum.*
Husten mit Zyanose: *Cuprum, Carbo vegetabilis.*

Iris

Herkunft des Mittels

Iris versicolor, die buntfarbige Schwertlilie (Fam. nat. Iridaceae), ist in Nordamerika heimisch. Die Essenz wird aus dem frischen Wurzelstock hergestellt. Auf welche Inhaltsstoffe die Wirksamkeit hauptsächlich zurückzuführen ist, konnte bisher nicht festgestellt werden.

Hauptrichtung

Sie wurde von den Eklektikern Nordamerikas zur Anregung der Speichel- und Gallensekretion sowie als Brech- und Abführmittel verwendet und wegen ihrer galle- und harntreibenden Eigenschaft ,,vegetabilisches Quecksilber" genannt. Die homöopathische Prüfung bestätigte diese Wirkung. Bei einer mit Iris vergifteten Katze wurden starke Kongestionen und kapilläre Hämorrhagien in der Bauchspeicheldrüse gefunden. Die Anwendung gegen Migräne war den homöopathischen Ärzten ex juvantibus schon bekannt, ehe die Prüfung entsprechende Zustände am Gesunden hervorrief. Später wurden von Prüfern auch Trigeminusneuralgie und Ischialgie in der Prüfung beobachtet.
Die Beschwerden von seiten der Verdauungsorgane, besonders Säurebeschwerden des Magens mit heftigem Brennen, großer Übelkeit und Erbrechen, stehen im Mittelpunkt der Wirkung.

DONNER * schreibt: ,,Therapeutische Erfahrungen, verbunden mit den Ergebnissen der Arzneimittelprüfungen, ließen dann einen besonderen Migräneverlauftypus herausarbeiten, gegen den Iris versicolor sich als besonders wirksam erwiesen hat. Man

* DONNER: Zwölf Vorlesungen über Homöopathie, 2. Aufl., S. 69. Ulm/Donau 1959. Karl F. Haug Verlag.

bezeichnet diesen Verlauftyp kurz als ‚Iris-Migräne' und versteht darunter eine angiospastisch verlaufende, bei körperlich und nervlich asthenischen Menschen auftretende Migräneform, die besonders gerne nach körperlichen oder geistigen Belastungen, zuweilen in einem bestimmten Rhythmus, etwa jeden Sonntag oder sonst alle 8 oder 14 Tage auftritt, sie ist meist mit Magen- und Darmerscheinungen verbunden, wie Magenbeschwerden, Sodbrennen, und endet dann oft mit saurem Erbrechen oder Durchfällen."

Daß die Migräne gerade sonntags einzutreten geneigt ist, hat seinen Grund wohl darin, daß der regulierende Einfluß der täglichen Arbeit mit ihrem gleichbleibenden Rhythmus, „des Dienstes ewig gleichgestellte Uhr", am Feiertag ausfällt und der Funktionsstörung eine erhöhte Gelegenheit einzugreifen bietet.

Literatur

In ALLENs Encyclopedia sind die Ergebnisse von 17 Prüfern aufgeführt.
HALE: New Remedies.
HUGHES: Cyclopaedia, Bd. V.
ROWLAND-KITCHEN: Allg. homöop. Ztg. 32: 23, 30, 38.

Arzneimittelbild

Leitsymptome: *Magen- und Darmkatarrh mit viel Brennen; Leber und Pankreasmittel. Säurebeschwerden des Magens.*
⊙ *Migräne mit saurem Erbrechen, oder Durchfall.* ⊙ *Sonntagsmigräne.*
Eine Bevorzugung einer bestimmten Körperseite oder Tageszeit läßt sich aus der Prüfung nicht erkennen.

Geist und Gemüt: Niedergeschlagen und verzweifelt, leicht gereizt, völlige Erschöpfung im ganzen Körper.

Kopf: Eingenommen, heftige neuralgische Schmerzen in der Stirne, schießende Schmerzen in der Schläfe, scharfer Schmerz im Hinterhaupt.

Migräne

⊙ Kopfschmerz, von Magen oder Leber verursacht.
⊙ Migräne als Folge geistiger Anstrengung, oft an Ruhetagen, etwa jeden Sonntag auftretend, beginnend mit Blindheit, auf der Höhe mit saurem Erbrechen oder Durchfall; mit Einsetzen von reichlichem Harnabgang folgt Besserung. Supra- und Infraorbitalneuralgie.

Gesicht: Fazialisneuralgie, dem Verlauf des Supra- und Infraorbitalnerven sowie der Ober- und Unterkiefernerven folgend, beginnt jeden Morgen nach dem Frühstück mit betäubendem Kopfschmerz, einige Stunden dauern. – Ausbruch von Pustel um Nase und Mund sowie an den Wangen.

Gastritis acida, Gastritis acuta, Gastroenteritis, Leberschwellung und Leberinsuffizienz, Pankreatitis, akut und chronische. Hyperemesis gravidarum mit Speichelfluß und Säurebeschwerden (A. STIEGELE). Cholezystopathie mit Hyperazidität.

Verdauungsorgane: Zahnschmerzen, Zähne wie zu lang; wundes Gefühl im Mund mit Geschwürsbildung, schlechter Geschmack morgens beim Aufstehen, saurer oder fader Geschmack im Mund; heftiges Brennen. Ständiger Speichelfluß. In Rachen und Mund Gefühl von Brennen, feuriger Hitze und Wundheit.
Brennendes Gefühl im Magen, ständige Übelkeit und Erbrechen von Wasser und saurem Mageninhalt. Kolikartige Schmerzen im Oberbauch mit Durchfall. Schmerzen in der Lebergegend, Rumpeln und Schneiden im Bauch.
Reichliche grüne, wäßrige, saure Stühle, auch blutig und schleimig, mit großer Schwäche und Brennen am After wie Feuer nach jedem Stuhl und Wundheit am After.
⊙ Fettstühle.

Harnorgane: Scharfe Schmerzen in der Harnröhre beim Harnlassen. Harn reichlich.

Herpes zoster

Haut: Ausbruch von Pusteln auf der Kopfhaut, im Gesicht und am übrigen Körper.

Ischialgie, Ischias.

Bewegungsorgane: Ischialgie, ziehende, reißende, brennende Schmerzen im Hüftnerv bis zum Fuß. Schmerz in der Hüfte wie ausgerenkt. Neuralgische Schmerzen in den Armen. Bewegung verschlimmert.
⊙ Von verschiedenen Autoren wird Besserung durch fortgesetzte Bewegung angegeben.

Dosierung

Im allgemeinen dürften mittlere Potenzen, D 3 bis D 6, angebracht sein. Es wird aber auch, besonders bei Migräne, den hohen Potenzen der Vorzug gegeben; auf Grund besserer Erfahrungen empfiehlt MARTIN SCHLEGEL letztere.

Vergleichsmittel

Säurebeschwerden des Magens: *Nux vomica, Acidum sulfuricum, Robinia, Capsicum, Carbo vegetabilis, Carbo animalis, Lycopodium, Magnesium carbonicum, muriaticum* und *sulfuricum, Natrium phosphoricum, Sulfur.*
Pankreaserkrankungen: *Jodum, Acidum fluoricum, Calcium fluoratum, Magnesium*

fluoratum, Antimonium crudum, Mercurius, Sulfur, Chionanthus, Phosphorus, Nux vomica, Mandragora, Atropinum.
Migräne mit Sehstörungen: *Gelsemium, Natrium muriaticum, Sanguinaria.*

Jaborandi

Herkunft des Mittels

Pilocarpus Jaborandi und Pilocarpus pennatifolium (Fam. nat. Rutaceae), in Brasilien heimisch. Verwendet werden die getrockneten Blätter Ø = D 1.

Wirkung

Der wichtigste Bestandteil ist das Pilocarpin, ein Alkaloid. Es besitzt die Eigenschaft, den Parasympathicus isoliert zu erregen und wird deshalb dazu verwendet, die Drüsen des ganzen Körpers sowie die glatte Muskulatur zu verstärkter Tätigkeit anzureizen. Der Antagonist des Pilocarpins ist das Alkaloid *Atropin.* Pilocarpin wird in der Augenheilkunde zur Pupillenverengerung häufig verwendet.
In der Schulmedizin findet es Verwendung als Diaphoretikum und zur Steigerung der Speichelbildung. Diese letztere ist so stark, daß sie bei der Anwendung gegen Wassersucht neben der Schweißbildung wesentlich ins Gewicht fällt. Sie kann $1/2$ kg betragen, die Schweißabsonderung 1–$1\,1/2$ kg. Diese gesteigerte Drüsentätigkeit ist nach etwa 1–2 Stunden bereits wieder abgeklungen. Man macht von dieser Wirkung Gebrauch bei **Wassersucht,** ferner zur Resorption von Exsudaten in die Retina, das Mittelohr, in der Pleura usw. Auch die Drüsen der Bronchien sowie des Magens und alle Verdauungsdrüsen nehmen an dieser Steigerung der Absonderung teil; die Nierenabsonderung steigt beträchtlich an. Auch die Milchabsonderung wird vermehrt.
Die glatte Muskulatur wird zu Kontraktionen angeregt, am Auge entstehen bei innerer und lokaler Anwendung Myosis und Akkommodationsstörungen. Das Gefäßsystem befindet sich in einem Zustand von Erregung mit Blutwallungen, Hitzegefühl und Schweißausbrüchen; Anstieg der Herztätigkeit mit Pulsbeschleunigung, selbst Temperaturerhöhung. In der Nachwirkung folgt Erschlaffung der Gefäße und Rückgang der Pulszahl unter die Norm, Absinken der Temperatur und drohender Kollaps. Es tritt eine große Mattigkeit und ein mehrstündiger Schlaf ein. Die Nachwirkung der gesteigerten Drüsentätigkeit zeigt sich in Trockenheitsgefühl im Mund und trockener Haut; großes Durstgefühl, Verminderung der Harnabsonderung.
Die Verwendung in der Homöopathie erstreckt sich auf Hitzewallungen der Wechseljahre, Hyperthyreose, Vomitus gravidarum, Mumps, wenn die Schweißausbrüche mit Hitzewallungen und Speichelfluß vorhanden sind.

Literatur

Eine größere Anzahl pharmakologischer Versuche, dazu auch 2 von Homöopathen angestellte Arzneimittelprüfungen, wurden von ALLEN in seiner Encyclopedia aufgeführt (Bd. V u. X.) Desgleichen auch bei HUGHES (Bd. III).
Auch experimentelle Arbeiten über Pilocarpin wurden von diesen Autoren aufgeführt.

Arzneimittelbild

Leitsymptome: *Vagusreizung. Heftige Schweißausbrüche mit Hitzewallungen und enorme Anregung der Speichelabsonderung.*
Ähnliche Reizung aller anderen Drüsen der Atemwege und der Verdauungsorgane.

Myosis,
Akkommodationskrampf.
Kurzsichtigkeit.
Überreizung durch helles Licht.

Augen: Reichlicher Tränenfluß, Pupillen kontrahiert. Akkommodationskrampf, Sehstörungen, wie Kurzsichtigkeit, fixierte Gegenstände verschwimmen, seitliche werden dagegen deutlich gesehen.
Plötzlich eintretende Trübsichtigkeit, verschwindet ebenso schnell wieder. Flocken vor den Augen. Netzhautbilder klingen lange nach.

Gesicht: Röte und Hitze des Gesichts, Klopfen der Temporalarterien. Hitzewallungen mit Erröten des Gesichts, der Ohren, des Nakkens; Schweiße.

Speichelfluß,
Mumps.

Mund: Sehr reichlicher Speichelfluß, setzt sehr bald ein, mit Schweiß. Mund ständig voller Wasser, alkalischer Speichel.

Hals: Wundheit im Hals und Trockenheit, Schwellung der Parotis, der Submandibularis, der Mandeln.

Bronchien: Vermehrung der Absonderung der Bronchialschleimhaut, Druck auf der Brust mit erschwerter Atmung.

Thyreotoxikose.
Nervöse Herzbeschwerden.

Herz: Herztätigkeit beschleunigt während des Schweißes, Herzklopfen mit Angstgefühl und Schmerzen am Herzen. Ansteigen des Pulses und der Temperatur im Schweiß, nachher Absinken der Pulszahl und der Temperatur unter die Norm, drohender Kollaps und Schwäche, Zyanose. (Die Beschleunigung der Herztätigkeit erreicht nach etwa 45 Minuten ihren Höhepunkt.)

Vomitus gravidarum

Magen und Darm: Übelkeit mit Speichelfluß, Erbrechen, Durchfall ohne Schmerzen, dünne, wäßrige Stühle.

Nieren: Anregung der Nierensekretion, nachher Rückgang unter die Norm.

Hitzewallungen der Wechseljahre. Nachtschweiße der Phthisiker. Haarausfall.

Haut: Heftiger Schweißausbruch mit Rötung der Haut bereits nach einigen Minuten. Nachher Trockenheit der Haut.

Dosierung

Meist D 4 bis D 12. Dauer der Wirkung etwa 4 Stunden im pharmakologischen Experiment. Es ist daher eine öftere Wiederholung notwendig.

Vergleichsmittel

Hitzewallungen: *Glonoinum, China;* der Wechseljahre: *Pulsatilla, Sepia, Lachesis, Aristolochia.*
Speichelfluß: *Arum.*
Hyperthyreose: *Jodum, Thyreoidin, Phosphorus, Arsenicum.*

Jalapa

Herkunft des Mittels

Exogonium purga, eine in Mittelamerika wachsende Concolvulacee. Die Tinktur wird aus den Wurzelknollen bereitet.
Jalapa ist ein häufig verwandtes Abführmittel.
Enthält als Hauptwirkstoffe Harze, vorwiegend Convolvulin, das durch alkalische Hydrolyse Convolvulin- und Purginsäure liefert.

Literatur

NOACK und TRINKS: Arzneimittellehre.

Arzneimittelbild

Leitsymptome: *Durchfälle mit nächtlicher Verschlimmerung.*
Schlaflosigkeit mit nächtlichem Umherwerfen.
⊙ *Kinder schreien nachts, bei Durchfällen und auch bei anderen Beschwerden, während sie tagsüber ruhig sind.*

Allgemeines: Höchstes Unbehagen mit Umherwerfen der Glieder. Anfälle von Schwäche.

Geist und Gemüt: Große Ruhelosigkeit mit Angst.

Durchfälle, besonders bei Kindern mit nächtlicher Unruhe und Schreien nachts.

Verdauungsorgane: Beißen und Stechen auf der Zunge und im Rachen.
Aufblähung und schaumiges Auswürgen.
Heftiges Krimmen und Schneiden in den Gedärmen, schlimmer in der Nacht. Kolik, heftige Schmerzen, wie wenn der Bauch in Stücke geschnitten würde.
Wäßrige, sauerriechende, auch blutige Stühle, mit großer Ruhelosigkeit und Angst. Schmerzen in der Flexura lienalis und im Sigmoid.

Wärmeregulation: Allgemeines Kältegefühl und Bläue im Gesicht. Große Neigung zu Schweißen am Kopf und an den oberen Körperpartien.

Dosierung

4. bis 12. Potenz.

Vergleichsmittel

Unruhe bei Tag und Nacht: *Chamomilla, Arsenicum album, Magnesium carbonicum.*

Jodum

Herkunft des Mittels

Jod kommt geologisch als Begleiter von *Chlor* und *Brom* vor, jedoch in sehr geringen Konzentrationen, zum Beispiel in Spuren im Meerwasser. In reichlicherer Menge ist es aus tierischen und pflanzlichen Organismen des Meeres oder aus Ablagerungen dieser zu gewinnen. Daraus geht schon die große Bedeutung hervor, die das Jod für die Lebewesen besitzt. Seepflanzen, ferner Tiere, wie Korallen und Schwämme, sind reich an Jod. Aud das Jod der Jod-Quellen entstammt den Ablagerungen jodreicher Pflanzen. Der Chilesalpeter ist ein Ausgangsprodukt für Jod-Gewinnung. Die Brunnenkresse, der Buchweizen und der Blasentang besitzen einen bemerkenswerten Jod-Gehalt. Die Efeupflanze besitzt so viel Jod, daß bei einer Arzneimittelprüfung, welche der Verfasser damit an gesunden Personen anstellte, Zeichen von Jodismus eintraten, wodurch erst der Jod-Gehalt des Efeus festgestellt wurde. In der Homöopathie findet weiterhin als jodreiche Pflanze *Fucus vesiculosus* Verwendung. *Spongia* und *Badiaga* verdanken ihren arzneilichen Gebrauch ebenfalls dem Jod-Gehalt. Ob Jod ein notwendiger Bestandteil aller Pflanzen ist, ist noch umstritten. Jedenfalls besitzt Jod für den Säugetierorganismus die größte Bedeutung.

Physiologie

Der Tagesbedarf an Jod beträgt 100–200γ Jodid. Von den Verdauungsorganen, wo das Jod aufgenommen wird, gelangt Jod in Jodidform in das Blut und die extrazelluläre Flüssigkeit, und wird dann zum größten Teil in der Schilddrüse gespeichert.
Die Synthese des Jods zu Hormonjod erfolgt dort in folgender Weise: Jodid wird in elementares Jod übergeführt, dieses an Thyrosin zu Jodthyrosin angelagert, aus diesem wird durch Abspaltung von Alanin Dijodthyrosin (Thyroxin) gebildet. Durch

Anlagerung von Thyroxin an Eiweiß entsteht Thyreoglobulin. In dieser Form wird Jod in dem Follikelkolloid der Schilddrüse gespeichert. Durch proteolytische Fermente entsteht dort Thyroxinpolypeptid, in welcher Form es in das Blut gelangt. Auch außerhalb der Schilddrüse wird Thyroxin in geringer Menge gebildet, zum Beispiel in der Leber.

Im Blut befindet sich ein Anteil von 7 bis 9%, davon 10 bis 15% in anorganischer, der Rest in organischer Form (Thyroxin). Jod wird durch die Galle als Thyroxin, durch die Speicheldrüsen und die Magenschleimhaut als anorganisches Jod ausgeschieden. In der Muskulatur wird Hormonjod zu Jodid abgebaut.

In der Hypophyse, besonders im Hinterlappen, findet sich viel Jod, wobei das Jod als Thyroxin vorliegt.

Der überwiegende Teil des organischen Jod, 70–85% des Gesamtjodes, werden durch die Niere ausgeschieden (durch die Glomeruli), wobei die Jod-Ausscheidung lediglich durch den Jod-Spiegel bestimmt ist. Gesunde Nieren scheiden einen fixen Anteil des im Blut kreisenden anorganischen Jodes, nämlich 8% des Serumjodids, aus. Es ist damit eine Jod-Affinität der Nieren zu erkennen.

Toxikologie und praktische Anwendung

Jod ist aus der Arzneimittelprüfung von HAHNEMANN, JÖRG und anderen sowie aus zahllosen Fällen von Nebenwirkung arzneilicher Verwendung und Vergiftungen bekannt.

Seine Hauptrichtung erstreckt sich auf folgende Organe:

1. Schilddrüse:

Der Jod-Stoffwechsel wird von der Schilddrüse reguliert, die wiederum unter dem Einfluß des thyreotropen Hormons der Hypophyse (TSH) steht. Letzteres bewirkt eine direkte Steigerung der Jodid-Aufnahme durch die Schilddrüse und ist an dem Aufbau des Hormonjods beteiligt. Ferner ruft sie die Hormonausschüttung in das Blut mit Anstieg des Hormonjods im Serum hervor. Auch die Hyperplasie der Follikel bei niedrigem Thyroxin-Spiegel des Serums ist eine Funktion des thyreotropen Hormons. Ein vermehrter Gehalt von Jodid oder Hormonjod im Blut bremst andererseits die Ausschüttung des TSH.

Bei der **Hyperthyreose** findet eine beschleunigte und erhöhte Jod-Speicherung in der Schilddrüse mit vermehrter Hormonjod-Bildung und erhöhter Ausschüttung von Hormonjod mit Erhöhung des Hormonjod-Spiegels im Plasma statt. Der anorganische Anteil im Blut ist vermindert, daher besteht auch ein Rückgang der Ausscheidung durch die Nieren.

Im Gegensatz dazu ist bei der **Hypothyreose** der Aufbau des Hormonjodes reduziert und der Jod-Stoffwechsel zur anorganischen Seite verschoben. Durch den erhöhten Gehalt des Blutes an Jodiden werden diese durch die Nieren vermehrt ausgeschieden.

Die **parenchymatöse Struma** ist das Resultat eines ungedeckten Thyroxinbedarfs der Peripherie, als deren Folge TSH in der Hypophyse vermehrt ausgeschieden wird. Da-

durch wird eine kompensatorische Hypertrophie der Schilddrüse erzeugt. Es handelt sich also um einen Jod- bzw. Thyroxin-Mangel.
Es wird angenommen, daß außer Jod auch der Arsen- und Phosphorstoffwechsel von der Schilddrüse gesteuert wird. Daß auch der Magnesium-Stoffwechsel weitgehend von der Schilddrüse beeinflußt wird, scheint aus der Arzneimittelprüfung von *Magnesium* hervorzugehen (s. dort).
Die biphasische Wirkung, welche grundsätzlich allen Mitteln zukommt, zeigt sich bei Jod mit instruktiver Deutlichkeit in Hemmung oder Vermehrung der Sekretion, in An- und Abschwellung beziehungsweise Atrophie der Drüsen, also auch der Schilddrüse. Ob die eine oder die andere Phase in einem bestimmten Fall zum Vorschein kommt, hängt nicht nur von der Höhe der Dosis, sondern noch mehr von der persönlichen Empfindlichkeit ab. Man kann also bei den gleichen Dosen bei verschiedenen Menschen eine Anschwellung oder eine Abschwellung beobachten.
Die Rolle des Jods sowie des für die besonderen Zwecke des Organismus geformten Katalysators Thyroxin liegt in der Oxydation. Wahrscheinlich müssen wir im Thyroxin den wichtigsten oxydativen Katalysator betrachten neben *Eisen,* dessen Tätigkeit jedoch an die Zelle gebunden, aber nicht wie Thyroxin beweglich ist. Thyroxin ist ein den Sympathikus erregender Stoff. Jod-Zufuhr ist also gleichbedeutend mit Sympathikusreizung. Es entsteht so derselbe Vorgang, den GRAUVOGL ohne Kenntnis der Rolle der Schilddrüse als oxygenoide Konstitution beschreibt als Folge eines Überschusses des Sauerstoffs. Bei zu geringer Abgabe von Thyroxin ins Blut entsteht Myxödem. Kretinismus entsteht als Folge von ungenügendem Jod-Angebot bereits während des interauterinen Lebens, wenn ein hinreichender Jod-Stoffwechsel trotz des Anpassungsversuchs der Schilddrüse an den Jod-Mangel, als welcher der Kropf aufzufassen ist, nicht hergestellt werden kann.
2. Geschlechtsdrüsen: Hoden und Eierstöcke erfahren eine Anregung und Steigerung der Funktion, auf welche bei fortdauerndem Gebrauch Atrophie folgt. Anfängliche Vermehrung der Milchabsonderung macht einer Atrophie der Mamma Platz. Die Behandlung des Verwerfens bei Tieren und die Unfruchtbarkeit bei Tier und Mensch mit Jod beruht auf alter Erfahrung.
Auf der Höhe der Geschlechtsfunktion haben die Keimdrüsen einen gesteigerten Jod-Gehalt; diese Tatsache spricht dafür, daß Jod unmittelbar auf die Keimdrüsen, also nicht über die Schilddrüse, wirkt; doch diese direkte Wirkung ist noch nicht eindeutig geklärt.
Jod wird als Gegenmittel bei **Quecksilber-, Arsen-** und **Blei-Vergiftung** gebraucht; es beschleunigt die Ausscheidung dieser Stoffe. Gegen **Jodbasedow** andererseits werden *Arsen* und *Phosphor* in mittleren und höheren Potenzen erfolgreich verwendet. Auch Jod selbst kann in seltenen Gaben und hohen Potenzen zur Desensibilisierung der überreizten Schilddrüse bei entsprechender Vorsicht und Abhaltung sonstiger Reize (körperliche und seelische Ruhe) verwendet werden. Bedeutende Mittel gegen den Formenkreis der Hyperthyreose sind die Magnesiumsalze, wenn der betreffende Arzneitypus vorliegt, weiterhin *Acidum fluoricum* und *Calcium fluoratum.*

Die Beziehungen des Jods zu den folgenden Organsystemen gehören sämtlich zu den direkten Wirkungen, sind also nicht vom Thyroxin abhängig.

3. Bindegewebe und Lymphdrüsen: Die Neigung zu proliferativen Entzündungen ist ein Kennzeichen der Jod-Wirkung. Sie zeigt sich besonders deutlich beim Joderma tuberosum, einer entzündlichen Anschwellung des Unterhautzellgewebes, welche in geschwürigen Zerfall übergeht oder die Haut siebartig mit Eiterkanälen durchbricht. Dieses hat große Ähnlichkeit mit den Gummen der Lues, so daß die Behandlung der Lues III mit Jod als homöopathisch bezeichnet werden kann. Alle chronischen Infektionskrankheiten, welche mit hypertrophischen beziehungsweise exsudativen Bildungen einhergehen, wie **Tuberkulose** (Knötchen), **Lepra, Strahlenpilz** (Gummen) unterstehen in ganz besonderer Weise der Heilwirkung von Jod. Die Entstehung lymphadenoider Granulome wurde unter der Einwirkung von *Jodkali* bis zur Größe einer Faust beobachtet. Deshalb wird es verständlich, wenn **Drüsenschwellungen** der exsudativen Diathese und der Skrofulose mit Jod gemäß der Ähnlichkeitsregel behandelt werden. Für Jod gelten harte, träge Schwellungen der Lymphdrüsen bei abgemagerten Kindern als besonders kennzeichnend. Häufiger noch wird in der Therapie die Jod-Wirkung durch die Bindung mit *Quecksilber, Kalk* und *Barium* auf das Drüsensystem beziehungsweise die Mandeln gerichtet. Typisch für Jod wird eine Anschwellung aller Drüsen (mit Ausnahme der Mammae) bei Abmagerung des gesamten übrigen Körpers bezeichnet.

4. Haut: die häufigste Hautveränderung bei Jod-Gebrauch sind die **Akne,** ferner **Furunkel, Bläschen, Pusteln;** fleckförmig verteiltes **Erythem** der Haut.

5. Gefäße: Mit Jod-Injektionen konnte Mesaortitis erzeugt werden; dies erscheint bedeutungsvoll im Hinblick auf **Lues** und **Arteriosklerose.** Mit kleinen Jod-Dosen konnte eine Erweiterung der Blutgefäße erzielt werden; diese Wirkung wurde mit Jod-Verdünnungen zwischen 1:180000 und 1:6 Millionen festgestellt (bei höheren Verdünnungen erlischt dieser Effekt). Wenn dieser Effekt auch bei Jod-Verdünnungen 1:6 Millionen im Tierversuch nicht mehr hervorgerufen werden konnte, darf daraus nicht geschlossen werden, daß dies auch bei der Verordnung nach der Ähnlichkeit der Fall wäre. Bei mangelhafter Blutzirkulation mit Kälte der Hände und Füße gehört Jodum zu den bewährten Mitteln, wie es sehr häufig, besonders bei Frauen und jungen Mädchen, festzustellen ist. Bei diesen Zuständen, ebenso bei der Brachialgia paraesthetica nocturna ist die jodhaltige *Hedera* unser wertvollstes Mittel. Für die Behandlung der Arteriosklerose und Hypertonie erscheint diese Feststellung der Gefäßwirkung von Wichtigkeit.
Im Arzneibild treten andererseits Symptome auf, die als Angina-pectoris-ähnliche Erscheinungen betrachtet werden können.

6. Atmungsorgane: Jodschnupfen, Kehlkopfkatarrh, kruppähnliche Zustände mit Glottisödem werden nicht selten beobachtet. Die Verstärkung der Sekretion und An-

schwellung der Schleimhäute tritt dabei deutlich hervor. Bei Jodkali-Einspritzungen wurde **Pneumonie** und **Pleuritis** erzeugt, dies gibt der Behandlung solcher Zustände mit Jod eine Stütze (Schnupfen, Bronchitis, Asthma, Pneumonie, Diphtherie). Für die **Diphtherie** ist Jod eines der wichtigsten Mittel bei der Lokalisation im Kehlkopf.

7. Verdauungsorgane: Magenschmerzen, die sich durch Essen mitunter bessern, können Veranlassung zur Verordnung bei **Gastritis** und **Ulcus ventriculi** beziehungsweise **duodeni** geben. Dasselbe Symptom gilt auch für die jodhaltige *Hedera*. Diese hat sich bei **Ulcus duodeni** und **Cholezystitis** bewährt. RADEMACHER und andere schätzen Jod als Pankreasmittel.
Es gibt wohl kaum ein Gewebe des Körpers, das nicht der direkten Jod-Wirkung untersteht. Besonders sind hier zu erwähnen Entzündungen des Bindegewebes, sowohl hypertrophische als auch atrophische Vorgänge an den Lymphdrüsen, den Mandeln, den Speicheldrüsen (Speichelfluß), Pankreas (nach RADEMACHER), Leber [einschließlich der Leberzirrhose], Milzschwellung, Schwellung und Atrophie der Ovarien und der Hoden, der Mammae. Diese Beziehung wirkt sich meist biphasisch aus in Hypertrophie und Atrophie. Infolge der engen Beziehungen zu den Lymphdrüsen und Schleimhäuten ist es ein Hauptmittel für die exsudative Diathese und Skrofulose. Auf diese Fähigkeit des Jods, Exsudationen aufzusaugen, beruht auch die resorptionsfördernde Kraft, wie sie bei Exsudaten, Bindegewebsentzündungen, Gelenkschwellungen ausgenützt wird. Besonders zu erwähnen ist noch die Beziehung zu den Vorgängen der Alterung (Atrophie der Drüsen) und zur Arteriosklerose, bei welcher die Verkalkungsprozesse an den Gefäßen aufgehalten werden und der Blutdruck günstig beeinflußt wird.
Bei allen katarrhalischen Zuständen der oberen Luftwege, einschließlich der Nasennebenhöhlen, bei Grippe und Angina ist Jodum den akuten Stadien, ebenso den akuten Remissionen chronischer Zustände zugeordnet, während bei torpider Verlaufsform sich *Fluor* in seinen verschiedenen Verbindungen anschließt.
So unbestritten die Wirkung auf die **Struma** einfacher und thyreotoxischer Art sein soll, so muß doch vor der Gefahr der Thyreotoxikose eindringlichst gewarnt werden. Es kann nicht Sache des Arztes sein, der Schönheit zuliebe eine schwere Erkrankung einzutauschen, wie es bei unkontrolliertem Gebrauch von Jod nur allzuoft geschieht. Bei der Kropfbildung spielt die Reaktion der Schilddrüse auf einen Lymphatismus oder gar eine Tuberkulose des Trägers bei vorhandenem Jod-Mangel eine nicht unwesentliche Rolle. Sie hat also ihren biologischen Sinn. Bei einer latenten Tuberkulose darf somit ein Kropf nicht chirurgisch unüberlegt entfernt werden, wenn man nicht ein Aufflammen der Tuberkulose begünstigen will. Ebenso soll ein Kropf nicht als ein Einzelsymptom rücksichtslos mit Jodpräparaten bekämpft, sondern im Rahmen der konstitutionellen Erkrankung betrachtet werden. Durch Kropfkuren mit verdünnten Jodsalzen können sehr wohl Thyreotoxikosen hervorgerufen werden. Dies gilt auch dann, wenn der tägliche physiologische Jod-Bedarf nicht überschritten wird. Die Jod-Zufuhr kann daher nicht nur unter quantitativen Gesichtspunkten betrachtet

werden. Vermutlich ist dies so zu erklären, daß viele Jod-Träger auf eine geringere Jod-Zufuhr eingestellt sind; werden sie dann unter „normale" Jod-Zufuhr gestellt, so wird dadurch ein Reizzustand hervorgerufen. Auch die pflanzlichen Jodstoffe *Hedera* und *Fucus* sowie das tierische *Spongia* machen hier keine grundsätzliche Ausnahme, wenn die Verträglichkeit auch gegenüber dem organisch gebundenen Jod größer ist. Besonders zeigen sich die Gebirgskröpfe zu basedowoider Entartung infolge Jod-Behandlung geneigt. Doch ist die Jod-Aktivität in den verschiedenen Salzen des Jods durch die chemische Bindung „gezügelt", wie es STIEGELE mit einem treffenden Ausdruck bezeichnet hat.

Typus

Der Jod-Typ ist voller Angst, die sich bis zur Unerträglichkeit steigert, wenn er genötigt ist stillzuhalten. Er macht sich immerzu Bewegung, und obwohl sehr erschöpft, ist er immer in Tätigkeit. Er gehört zu den Menschen, denen man Ruhe verordnen möchte wegen eines erschöpften, unrastigen Zustands, und die es nicht über sich bringen, auszuruhen, weil sie die Angst und innere Unruhe sonst übermannt. Erwachsenen, die in einer Versammlung ruhig sitzen sollen, oder Kindern, die in der Schule stillhalten müssen, wird dies zur Qual, und sie verbrauchen ihre ganze innere Kraft dabei. Die innere Unrast wird dagegen besser durch äußere Betätigung und durch lebhafte Bewegung, besonders in der frischen Luft. Geistig sind sie lebhaft, aber leicht sprunghaft und ungesammelt. Daher sind sie auch vergeßlich infolge ihrer Fahrigkeit. Die Unruhe steigert sich manchmal zu plötzlichen Gewaltausbrüchen. Er wird jähzornig und gewalttätig in einem plötzlichen Impuls. Es braucht gar kein äußerer Grund vorzuliegen, es ist einfach eine Steigerung der inneren Spannung. Sie werden von einem wilden Drang übermannt, etwas zusammenzuschlagen oder gegen jemand gewalttätig zu werden. Manchmal werden die Patienten von Gedanken befallen, sich umzubringen oder ihre Nächsten zu morden ohne Grund und obwohl sie sich dagegen wehren. Es ist als eine Entladung des krankhaft gesteigerten Tätigkeitsdrangs anzusehen, über den sie die Kontrolle zu verlieren drohen. Da aber ihr Zorn sehr leicht zu reizen ist, ist es oft eine Nichtigkeit, welche die Gewalttätigkeit auslöst.
Noch etwas anderes ist es, was das Befinden des Jod-Typus unerträglich macht: äußere Wärme; zum Beispiel schon ein normal warmes Zimmer oder sommerliche Hitze macht sie nervös und bang. Dies beruht unmittelbar auf der gesteigerten Verbrennung infolge Hyperthyreoidismus. Die mit nervöser Erregung verbundenen Hitzegefühle machen sich in starken Schweißausbrüchen bei geringen Anlässen Luft.
In der warmen Jahreszeit, besonders bei schwülem Wetter und zu Beginn der warmen Jahreszeit, fühlen sie sich bang und unruhig-nervös.
Typisch ist das Auftreten von kalten und zugleich roten Händen und Füßen; auch Digiti mortui werden nicht selten beobachtet. Im Bett brauchen die Patienten oft nicht nur eine, sondern zwei Wärmflaschen; oder sie gehen warm ins Bett und wachen in der Nacht frierend auf. Die Abweichung der Wärmeregulation in Richtung auf ein vermehrtes Frostgefühl ist beim Jod-Patienten ebenso bedeutsam

wie das gesteigerte Wärmegefühl; auch in der Arzneimittelprüfung werden beide Pole des Einflusses auf die Wärmeregulation gefunden. Es ist also kein Widerspruch, daß die Patienten oft recht frostig sind; es ist vielmehr um so auffälliger, daß sie, obwohl sie leicht frieren, im warmen Zimmer schnell bang und nervös werden. Aus der Überreizung der Schilddrüse läßt sich auch der unmäßige Hunger verstehen. Der Jod-Typ wird nervöser und gereizt, wenn er nicht beizeiten ißt und das Essen nicht gleich auf dem Tisch steht, ja die von der Magengegend ausgehende Unruhe kann sich bis zu zittriger Schwäche und bis zu Magenschmerzen steigern, die dann durch Essen beruhigt werden. Gegen solche Leerschmerzen kommt Jod oder die jodhaltige Hedera häufig in Betracht, besonders wenn sie von der Gallenblase ausgehen. Diese Patienten können immer essen, ja man kann sagen, sie sollten immer essen, wenn sie ihren Magen mit seiner nervösen Unruhe zufriedenstellen wollen. Dabei verlangt er etwas Herzhaftes und den Magen Anregendes, und er kann bezüglich der Diätvorschriften schwer bei der Stange gehalten werden. Trotz der überreichlichen Nahrungsaufnahme schreitet die Abmagerung fort. Der Stuhlgang ist meist durchfällig. – Aber auch hier kommt der Januskopf des Jod-Bildes zum Vorschein. Auch völlige Appetitlosigkeit wird als Jod-Wirkung gefunden.

Jod wirkt auf das gesamte Bindegewebe und Mesenchym – daher seine große Bedeutung bei **Entzündungen** jedweder Art – und auf alle Drüsen und Lymphknoten. Es kommt in Betracht bei **Erkrankungen der großen Drüsen, Leber, Pankreas** und **Milz** wie auch bei allen **Lymphdrüsenschwellungen.** Die Drüsen sind durchweg vergrößert und geschwollen und von derber Konsistenz; es kann auf die Schwellung sekundäre Atrophie folgen. Die Keimdrüsen können atrophisch gefunden werden, jedoch bei Entzündungen auch angeschwollen.

Die Neigung zu katarrhalischen Affektionen der Schleimhäute ist außerordentlich. Die Absonderungen sind wäßrig, reichlich und vor allem scharf und wundmachend. In späteren Stadien folgt Atrophie und Austrocknung der Schleimhäute. Warme Luft liebt er dabei nicht, sondern er wird in der Nase dadurch verstopft und bekommt Hustenreiz; allgemein fühlt er sich bang und unruhig. – Es besteht große Neigung zu schwitzen; bei den geringfügigsten Anlässen folgt ein heftiger Schweißausbruch.

In der Literatur wird dem Jod-Patienten eine dunkle Komplexion zugeschrieben im Gegensatz zum hellfarbenen Brom-Patienten; es erscheint mir aber sehr zweifelhaft, ob diese Beschränkung ihre Berechtigung hat.

Das folgende Arzneimittelbild enthält mehrere Symptome, die nicht bei Jodum selbst, sondern beim Gebrauch von *Jodkali* beobachtet wurden. Sie wurden als solche kenntlich gemacht.

Literatur

Die Arzneimittelprüfung HAHNEMANNS (Die Chronischen Krankheiten) baut sich zum guten Teil auf Vergiftungen und Überdosierungen und auf Prüfungen mit der Tinktur, wahrscheinlich gar nicht mit Potenzen auf. Dasselbe trifft auf die vielen Fälle von Vergiftungen und Überdosierungen zu, die ALLEN und HUGHES in ihren Enzyklopädien anführen. Diese so gewonnene Darstellung des Arzneimittelbildes halte ich für keineswegs erschöpfend in bezug auf Vollständigkeit. Bei dem Sturm der Erscheinungen gehen ohne Zweifel wertvolle Symptome verloren.

Arzneimittelbild

Leitsymptome und Modalitäten: *Auffallend rasche Abmagerung, dabei sehr guter Appetit, oft Heißhunger und viel Durst.*
Nerven überreizt, große Unruhe mit Bewegungsdrang und Geschäftigkeit, Angst und Zittern, trotz der Erschöpfung.
Ständige Hitze und Fiebergefühl mit Unruhe; Bewegung im Freien und in kühler Luft bessert. Hitze in jeder Form und Besonnung verschlimmert.
Auch: Ständiges Frieren und Frösteln mit kalter Haut, besonders mit kalten, blauroten, schwitzenden Händen und Füßen (Froschhände), dabei Neigung zu kalten Schweißen, zum Beispiel in den Achselhöhlen und Händen. Lebhafte Bewegung bessert das Kältegefühl.
⊙ *Aufenthalt an der See verschlimmert [Beobachtung des Verfassers].*
Ungewöhnliche Neigung zu schwitzen, auch bei den geringsten Anlässen.
Katarrhe aller Schleimhäute, mit wundmachender Sekretion (Nase, Fluor albus). Husten schlimmer in warmer Luft.
Schwellung aller Drüsen, besonders der Lymphdrüsen und der Schilddrüse, mit folgender Atrophie; harte, indolente Lymphdrüsenschwellungen. Entzündung des Bindegewebes.
Besserung des Allgemeinbefindens, der nervösen Erregung, der Magenschmerzen durch Essen.
Besserung durch Beschäftigung und durch ständige Bewegung, besonders in frischer Luft, wozu ein großes Bedürfnis besteht.
⊙ *Verschlimmerung am Morgen.*
⊙ *Verschlimmerung im Frühjahr und im Herbst [Beobachtung des Verfassers].*
⊙ *Verschlimmerung durch Sonnenbestrahlung, durch heißes Wetter.*
Verschlimmerung durch erzwungene Untätigkeit, ⊙ *durch erzwungenes Stillhalten und Warten [Eigenbeobachtung].*
⊙ *Bangigkeitsgefühl in warmen, geschlossenen Räumen, bei heißem, besonders schwülem Wetter; es bricht ihm dabei der kalte Angstschweiß aus.*

Allgemeines: Muß sich immerfort bewegen und ständig beschäftigen. Rasche Abmagerung bei gierigem Appetit, Verlust aller Kräfte mit zittriger Schwäche. Ödematöse Schwellung am ganzen Körper.
Verlangen nach äußerer Abkühlung, ⊙ Bangigkeit und Ausbruch von Angstschweiß und drohender Kollaps in warmen, besonders menschenüberfüllten Räumen (Versammlungen, Kirche, Theater, Kino).

Geist und Gemüt: ⊙ Von innerer Unruhe umhergetrieben, muß sich immer rastlos beschäftigen trotz Übermüdung und Erschöpfung.

Große Abneigung gegen ernsthafte Beschäftigung mit Eingenommenheit des Kopfes.
Lebt in ständiger Angst und Besorgnis um die Zukunft.
Er ist widerwärtig und ärgerlich, dabei Gefühl von Benommenheit. Ungewöhnlich große Reizbarkeit, sich zu Zorn steigernd. Krankhafte Empfindlichkeit, er ist leicht und häufig zu Tränen gerührt.
Ständige Angst, die sich um so mehr steigert, je weniger er sich beschäftigen kann und zum Stillehalten gezwungen ist. ⊙ Wenn er gezwungen ist, untätig still zu halten und zu warten, wird er von großer Unruhe übermannt, die in zornige Heftigkeit übergeht. Außerordentlich lebhaft und geschwätzig; niemand kann zu Wort kommen.
Heftige, gewaltsame Impulse, ⊙ will Gegenstände zusammenschlagen, will eine Gewalttätigkeit, einen Mord begehen (nach KENT nicht etwa aus Zorn oder aus verletztem Gerechtigkeitsgefühl, sondern ohne irgendeinen Grund). Aber auch ⊙ sehr leicht beleidigt und jähzornig bei den geringsten Anlässen, sinnt dann immer auf Vergeltung [Eigenbeobachtung].
⊙ Neigung, sich aus dem Fenster zu stürzen *(Jodoform)*.
Alle seelischen Symptome bessern sich durch Bewegung in frischer Luft, wozu ein großes Bedürfnis besteht, durch lebhafte Beschäftigung, in welche er sich gerne stürzt, und durch Essen. ⊙ Wird ängstlich oder ärgerlich, wenn er nicht ißt (Calc. fluor), muß oft essen, verliert aber trotzdem ständig an Gewicht.

Schlaf: ⊙ Kann wegen unerträglichen Hitzegefühls nicht schlafen, wirft alle Bedeckungen ab oder muß sich eiskalt abduschen. ⊙ Kann wegen großer Erregung nicht schlafen, erwacht morgens um 3 Uhr, kann wieder einschlafen, wenn er eine Kleinigkeit ißt.

Kopf: Hitzewallungen zum Kopf mit Schweißausbrüchen, Kopfschmerzen mit heftigem Klopfen, schlimmer im warmen Raum und beim Bücken, mit Bangigkeit. Schwindel und Eingenommenheit des Kopfes.

Starker Haarausfall. Jucken der Kopfhaut. Blick funkelnd und ruhelos.

Skrofulöse Ophthalmie

Augen: Bindehautkatarrh mit heftigem Tränenfluß. Flimmern vor den Augen; Funkensehen.

Tubenkatarrh

Ohren: Schwerhörigkeit. Überempfindlichkeit gegen Geräusche. Ohrgeräusche.

Gesicht: Blasse oder gelbliche Gesichtsfarbe. Gesicht erhitzt.

Akuter und chronischer **Schnupfen,** Ozaena, Entzündung des Rachenrings, **Rachenkatarrh, Kehlkopfkatarrh, Bronchitis, Bronchialasthma,** kruppöse und katarrhalische Lungenentzündung, Rippenfellentzündung, **Lungentuberkulose.**
Diphtherie des Kehlkopfes, Pseudo-Krupp.
Nasennebenhöhlenkatarrh.

Atmungsorgane: Nase rot und entzündet mit scharfer, wundmachender Absonderung, fließt im Freien, im Zimmer und in der Wärme, Stockschnupfen.
⊙ Wäßriger Schnupfen morgens nach dem Aufstehen. Heiserkeit und Schleimrasseln in der Kehle mit schmerzhaftem, rauhem Husten. Glottisödem. Stimmritze verschwollen und verkrampft. Heiserkeit mit schmerzhaftem Räuspern. ⊙ Kinder greifen beim Husten an den Hals wegen Beengung und Schmerzhaftigkeit. Kitzelhusten trocken, krampfhaft mit Kurzatmigkeit. Auswurf zäh, blutig, schwerlöslich, oder reichlich und schaumig. Beengung auf der Brust beim Gehen.

Basedowherz,
Koronar- und Aortensklerose, Aortitis luetica. Arteriosklerotische Hypertonie.

Herz und Blutzirkulation: Heftiges und rasches Klopfen des Herzens. Ständiger Herzdruck und Präkordialangst.
Gefühl, als würde das Herz zusammengeschnürt. Stechen am Herzen, Herzklopfen bei der geringsten Anstrengung.
Pulsation im ganzen Körper mit Hitzegefühl, Schweißausbruch und ängstlicher Beklemmung.

Cholezystopathie. Cholelithiasis. **Gastritis, Magen- und Zwölffingerdarmgeschwür,** Schwangerschaftserbrechen. **Mesenterialdrüsentuberkulose,** Leberzirrhose, Leber- und Milzschwellung, **Bauchspeicheldrüsenentzündung.** Cholezystopathie.

Verdauungsorgane: Geschmack salzig und bitter. Speichelfluß reichlich und übelriechend. Schleimhäute des Mundes entzündet und zu Geschwüren geneigt. Foetor ex ore. Speicheldrüsenabsonderung vermehrt. Brennen und Kratzen im Schlund.
Anschwellung des Zäpfchens.
Schilddrüse angeschwollen, Beenungsgefühl in der Schilddrüse. Anschwellung der Submandibulardrüsen.
Übelkeit und Erbrechen. Verlust des Appetits oder

heftiger Heißhunger und reichlicher Durst. Hunger mit Schwächegefühl verbunden, muß immer essen. Ängstlich, kraftlos und zittrig, wenn er nicht öfter essen kann. Essen bessert den Allgemeinzustand und die nervöse Unruhe. ⊙ Magenschmerzen, die sich durch Essen bessern. Übelkeit und Erbrechen. Gefühl von Krampf, Stechen und Brennen im Magen. Vollständiger Verlust des Appetits. Schmerzen im Bauch, Durchfall schaumig und wäßrig. Durchfall von Verstopfung unterbrochen. Milch macht Verstopfung. Verstopfung mit schwer zu entleerenden, trockenen Stühlen.

Prostatahypertrophie, Pollutionen, Impotenz.

Geschlechtsorgane: Männer: Gesteigerter, nachher verminderter Trieb, Pollutionen. Hoden und Vorsteherdrüse geschwollen, hart oder atrophisch.

Menorrhagie, Fluor, **Entzündungen der Adnexe und des Uterus.** Milchknoten in den Brüsten.

Frauen: Regel zu früh und ⊙ zu stark, zu lang, oder aussetzend. Sterilität. Fluor reichlich, scharf und wundmachend, weiß, gelb oder grün, frißt die Wäsche an (*Kalium jodatum*). Brustdrüsen schwinden.

Harnorgane: Stechen und Schneiden in der Harnröhre.

Häufiger Abgang von hellem Harn, Phosphathäutchen auf dem Harn.

Rheumatische, tuberkulöse, gonorrhoische Gelenk- und Knochenprozesse. Knochenhaut- und Sehnenscheidenentzündung. Gicht.

Glieder: Rheumatoide Schmerzen in allen Gliedern. Tremor der Hände und zittrige Schwäche.

Schmerzhafte Schwellung der Finger und Hände wie bei Nagelbettentzündung und Frostbeulen (*Kalium jodatum*).

⊙ Erwacht nachts mit heftigen Schmerzen im linken Bein, die die Patientin aus dem Bett treiben; sobald sie steht, lassen die Schmerzen nach. Dies wiederholt sich einige Male (bei der therapeutischen Verwendung von D 6, vgl. *Hedera* [der Verfasser]).

Furunkulose, Akne.

Haut: Mißfarbig und gelblich, dabei heißes, rotes Gesicht.

Purpura rheumatica, Gegenmittel bei Arsen- und Metallvergiftungen (Blei und Quecksilber).

Starke Schweiße bei geringer Anstrengung. Abmagerung der Haut oder Schwellungen der Haut, besonders an den Unterschenkeln und Unterarmen, an Myxödem erinnernd. – Ausbruch von Nesseln, Papeln, Pusteln auf der Haut. Furunkulose.

(*Kalium jodatum* erzeugt das Bild der Purpura rheumatica.) Akne.

Wärmeregulation: Frost und Hitze wechseln, plötzliche Hitzewallungen und Schweißausbrüche, ständiges Hitzegefühl mit Verlangen nach Abkühlung und Bewegung in der frischen Luft; aber auch sehr ausgeprägter Mangel an Eigenwärme und ständiges Frieren. Kalte Hände und kalte Füße mit kaltem Schweiß (Froschhände).

Dosierung

Bei allen entzündlichen Schwellungen der Drüsen und des Bindegewebes, wo man eine aufsaugende antiphlogistische Wirkung erzielen will, können niedere Verdünnungen gegeben werden, wenn die feineren Züge des Jod-Bildes außer Betracht bleiben. Offenbar verlangt der Organismus in diesen Fällen stoffliche Gaben. Deshalb werden niedere Verdünnungen von Jod und seinen Salzen (D 6 bis D 3) bei chronischen Infektionskrankheiten, die mit Infiltrationen und Gewebshypertrophien einhergehen, auch bei längerer Anwendung gut ertragen, wo man in andern Fällen längst mit einem Jodismus rechnen müßte. Jod ist in solchen Gaben ein gewisses Spezifikum bei Skrofulose, Tuberkulose, Lepra, Strahlenpilz, Lues. Auch bei akuten Entzündungen, wie Pleuritis, Lungenentzündung, Nasenkatarrh, Drüsenanschwellungen, sind diese Gaben angebracht. – Die Behandlung der **Lues** muß mit starken Gaben geführt werden. Meist wird hier *Kalium jodatum* verwendet.

Die Behandlung der **Kröpfe** mit Jod erfordert größte Vorsicht. Durch längeres Einnehmenlassen von jodhaltigen Stoffen kann man einen Jodismus erzeugen, dieser ist aber wesensgleich mit Basedow und stellt eine der Arbeitsfähigkeit und das Leben schwer bedrohende Krankheit dar. Auch wenn die Kropfträger sich in Zwischenräumen immer wieder Jod-Arzneien verschreiben lassen, kann man oft die Entstehung einer Thyreotoxikose beobachten; dabei machen niedere Dezimalpotenzen keine Ausnahme. Weitaus die Mehrzahl aller Thyreotoxikosen verdankt ihre Entstehung irgendeiner medikamentösen Jod-Verwendung, sei es gegen einen Kropf oder gegen irgendeine andere Erkrankung.

Der Gebrauch von Jod und jodhaltigen Stoffen gegen Thyreotoxikose setzt voraus, daß man die volle homöopathische Dosierungskunst beherrscht. Wenn Jod in einem solchen Fall das ähnliche Mittel darstellt, so soll man es nie unter D 12 oder D 15 geben. In manchen Gebieten, wo Flachlandkröpfe heimisch sind, sollen auch niedrigere Verdünnungen vertragen werden.

Jodsalze

Kalium jodatum
Ammonium jodatum
Arsenicum jodatum

Mercurius bijodatus und **Mercurius jodatus flavus**
Calcium jodatum
Barium jodatum
Plumbum jodatum
Sulfur jodatum

Andere jodhaltige Arzneien

Hedera, Badiaga, Luffa, Spongia (unter diesen Stichworten nachzusehen).

Vergleichsmittel

Herdera helix, die jodhaltige Pflanze, kann nach meiner Erfahrung in zahllosen Fällen in vollem Umfang für alle Symptome des Jod-Bildes eintreten.
Acidum fluoricum: Es gibt fast keine Indikation von *Acidum fluoricum,* die nicht auch bei dem gruppenverwandten Jod wiederzufinden wäre; eine Ausnahme macht nur die Verwendung von *Acidum fluoricum* bei Hämangiomen, bei Varizen und bei Eiterungen. Bei *Acidum fluoricum* ist gegenüber Jod jedoch eine Verschiebung zum chronischen Charakter festzustellen. Die Herzstörungen treten bei *Acidum fluoricum* sehr in den Hintergrund. Im ganzen kann *Acidum fluoricum* als die weniger temperamentvolle, aber sonst sehr ähnliche Schwester von Jod bezeichnet werden, dies gilt besonders für alle hyperthyreotischen Sensationen, so daß man bei solchen Zuständen zuerst Jodum oder *Hedera* zu wählen hat und bei weitgehender Beruhigung *Acidum fluoricum* (oder *Magnesium fluoratum* oder *Calcium fluoratum*) folgen läßt. Auch bei Schleimhautkatarrhen der Luftwege geht das akute Jod dem chronischen *Fluor* voraus.
Natrium muriaticum: Abmagerung trotz guten Appetits, besonders am Hals und oberen Teil des Körpers. Verlangen nach Salz, Ablehnung von Brot.
Abrotanum: Gefräßigkeit, trotzdem Abmagerung, besonders an den Gliedern. Durchfälle, auch im Wechsel mit Verstopfung.
Phosphorus: Zittrige Schwäche bei leerem Magen, muß öfter, auch nachts, etwas essen. Verschlimmerung vor Mitternacht.
Arsenicum album: Schnell fortschreitende Abmagerung und Entkräftung. Besserung durch Wärme. Verschlimmerung nach Mitternacht.
Bei Magenschmerzen besser durch Essen ist unter *Hedera, Jodum, Anacardium, Phosphorus, Psorinum, Mandragora, Ignatia, Chelidonium* zu wählen.
Unerträglichkeit eines menschenüberfüllten Raumes: *Phosphorus, Sepia, Hedera, Apis* (warmer Raum).
Von heißem, schwülem Wetter: *Phosphorus, Lycopodium, Apis, Gelsemium, Lachesis, Mandragora, Natrium muriaticum, Carbo vegetabilis, Antimonium crudum, Pulsatilla.*
Bei Husten schlimmer im warmen Raum: *Bryonia, Bromum, Natrium carbonicum, Pulsatilla.*
Bei Husten besser im Freien: *Cepa allium, Arsenum jodatum, Hedera.*

Bei scharfem, wundmachendem Fluor: *Hydrastis, Kreosotum, Lilium, Mercurius, Acidum nitricum, Sepia, Sulfur.*
Jodum hat wie die Halogene Fluor (in allen seinen Verbindungen) und *Chlor (Natrium muriaticum)* seine Verschlimmerungszeit morgens, während *Phosphorus* und *Arsenicum album,* die bei Hyperthyreosen oft mit Jod konkurrieren, diese in der Nacht haben.

Beispiel

Ulcus duodeni mit schwerer Appetitlosigkeit und Tachykardie

Der homöopathische Kollege Dr. S. sandte dem Verfasser folgenden Krankheitsbericht über seine Gattin, Frau H. S., geb. 26.9.05:
Seit 1951 empfindlichen Magen mit Beschwerden in wechselnder Stärke. Röntgen-Untersuchung ergab einen ptotisch-hypotonischen Magen. Gastritis – aber kein Ulkus. Die Beschwerden wurden meist mit *Argentum nitricum* und *Ignatia* aufgefangen.
Ab Frühjahr 1961 vermehrte Beschwerden.
Am 26.5.1961 Röntgen-Untersuchung: Kleinmandelgroßes Ulcus duodeni der Hinterwand mit mäßiger Bulbusdeformierung.
Liege- und Diätkur zu Haus 4 bis 5 Wochen lang. (Arzneien *Argentum nitricum – Ignatia – Pulsatilla.* Sie brachten Linderung, mehr nicht.) Die folgenden Monate gingen auf und ab. Im Herbst traten sehr starke Herzbeschwerden hinzu. Nicht nur, daß die Herzaktion stark beschleunigt war (Puls 90–100, ja auch mal 120/min.), das Herz schlug auch so pochend laut, daß ich im Nebenbett liegend es hören konnte. Dazu Extrasystolen; das führte selbstverständlich noch zu größeren Schlafstörungen – ein scheußlicher Zustand. *Lycopus virginicus* half so gut wie gar nicht. Es war ein Hinschleppen über die ganzen Wochen bis Weihnachten 1961. Dann kam ein völliger Rückschlag mit fürchterlichen Magenbeschwerden, völliger Appetitlosigkeit, Übelkeit und Erbrechen. Gewichtssturz, so daß der Gewichtsverlust jetzt insgesamt auf 15 kg kam. Sofort nach dem Fest Krankenhausbehandlung. Röntgen-Kontrolle: 2 Ulzera am Bulbus duodeni. 6 Wochen Behandlung. Keinerlei Besserung, eher schlechter. Vor allem wurde die vegetative Unruhe zusehends größer. Röntgen-Kontrolle nach 5wöchtiger Behandlung. 1 Geschwür abgeheilt, das 2. größer als vorher! Mitte Februar 1962 Entlassung (Gewicht 54,5 kg). Ich gab wegen der völligen Appetitlosigkeit, dick weiß belegter Zunge, Übelkeit, Erbrechen nach Nahrungsaufnahme *Antimonium crudum.* Ich weiß nicht, ob man von einer Wirkung sprechen kann. Ich glaube nur, daß *Arsen,* wegen der mitternächtlichen Verschlimmerung der Magenschmerzen und dem ulzerösen Prozeß verordnet, etwas Linderung brachte. Da ich mit einem Fiasko der Krankenhausbehandlung nicht gerechnet hatte, war meine Frau zur Nachkur am 1. Mai 1962 in St. Urban (Freiburg) angemeldet. März und April brachten auch eine Besserung. Gewichtszunahme von 5 kg, auch das Blutbild hatte sich gebessert: Hgb von 70% auf 83%, und Erythr. von 3,7 Mill. auf 4,2 Mill. Am 21.4. wurde noch eine Röntgen-Kontrolle durchgeführt: Ulkus abgeheilt, Narbenbulbus deformiert. Noch kleines Kontrastmitteldepot in der Narbe! Trotz gewisser Bedenken wurde die Kur in Freiburg angetreten. In Freiburg abermals nach 3 Wochen völliger Rückfall. Nach dem klinischen Bild und dem weiteren Verlauf sicher wieder ein neues Ulkus. Erneute Liegekur zu Haus. Langsame subjektive Besserung, so daß wir im August 1962 einen Urlaub in unserem Ferienhaus wagten. Dort wieder Rückfall. Wieder diese scheußliche Appetitlosigkeit mit Widerwillen gegen jede Nahrung. Übelkeit und Brechreiz. Meine Urlaubslektüre war die Allg. homöop. Ztg. mit Ihrer Arbeit über *Fluor* und Jod*. Zum ersten Male ging mir das „Janusgesicht“ von Jod auf. Anfangs ganz ohne Zweifel von mir überdosiert (Jodum D 6 tgl. 1mal 5 Tr.), gab mir aber die Erstverschlimmerung den Beweis für die richtige Arzneimittelwahl. Nach Abklingen der Erstreaktion auf 2- bis 1mal wöchentlich 5 Tropfen, später nur noch alle 2 Wochen. Jetzt nur nach Bedarf. Dadurch völlige Beruhigung im ganzen vegetativen System. Magen seit Winter 1962/63 völlig in Ruhe. Guter Appetit, gute Verträglichkeit der Nahrung. Gewichtszunahme von 15 kg (auf den Stand früherer gesunder Zeiten). Herz völlig ruhig und leistungsfähig. Schlaf ruhig und tief. Verdauung so gut wie seit Jahren nicht.
Man hat also wirklich den Eindruck, daß der Körper sich unter Jodum D 6 völlig auf die Norm einreguliert hat.

* MEZGER, Julius: Altes und Neues über Jod und Fluor (Allg. homöop. Ztg. 207 [1962]: 399).

Jodoformium

Wirkung

Die Wirkung des Jodoforms (CHJ_3), die durch ein sehr akut auftretendes Vergiftungsbild und die bemerkenswerte Hinwendung zum Zentralnervensystem auffällt, beruht auf dem Jod-Charakter. Bei Vergiftungen durch lokale oder innere Verwendung kamen die folgenden Erscheinungen zur Beobachtung, die seine Verordnung bei manchen Krankheitszuständen empfehlen, besonders wenn man das Vergiftungsbild durch die Leitsymptome und die feintoxikologischen Symptome des Jod-Bildes ergänzt, was sinngemäß als berechtigt anzusehen ist. Wie bei *Chloroform* bekommt Jod in dieser Verbindung eine bemerkenswerte Affinität zum Zentralnervensystem.

Arzneimittelbild

Leitsymptome: *siehe bei Jod*

Haut: Alle Arten von Reizung und Entzündung der Haut, wie Ekzem, Pustel- und Blasenbildung, Erythem, das einem Erysipel ähnlich ist, Urtikaria, Roseolen oder einem Pemphigus zu vergleichende Exantheme.

Geist und Gemüt: Gegenstandslose Angst und Verstimmtheit, große Unruhe und Unbehagen, Irrereden, Verwirrtheit, Halluzinationen und Illusionen, Verfolgungswahn, Neigung zu Selbstmord, will sich aus dem Fenster stürzen, tiefe Depression, auch Lachen, Singen und Ausgelassenheit. Die Erregung geht über in schwere Somnolenz und Erscheinungen von Meningitis.

Augen: Erblindung, Ausbildung eines zentralen Skotoms mit Neuritis optica im retrobulbären Abschnitt der Sehnerven. Farbenskotome, Lähmung der Augenmuskeln und Ptosis.

Magenreizung: Unstillbares Erbrechen.

Leichenbefund: Nierenentzündung und Ikterus durch Verfettung, Herzverfettung. Ödem und Entzündung der Hirnhäute. Seltener Gastritis.

Dosierung

Siehe bei *Jod*.

Juglans cinerea

Herkunft des Mittels

Juglans cathartica oder cinerea (Fam. nat. Juglandaceae), Butternuß, ist der in Nordamerika heimische Vertreter der Gattung Juglans. Zur Tinktur wird die Wurzelrinde verarbeitet.
Von den verschiedenen isolierten Wirkstoffen ist das Juglon hervorzuheben, Gerbstoffe, wenig ätherisches Öl.

Anwendung

Schon vor dem homöopathischen Gebrauch war Juglans cinerea als mildes Abführmittel bekannt und wurde gegen Durchfälle und Dysenterie gebraucht. Auch die Hautreizung bei örtlicher Anwendung und die Heilkraft gegen Ausschläge und Flechten war bekannt. Bei der Prüfung hat sich ergeben, daß gegenüber *Juglans regia* die Symptome von seiten der Verdauung unterstrichen sind, es ergab sich eine deutliche Leberbeziehung. Am wertvollsten sind wie bei *Juglans regia* die Hautsymptome. Erythem, nässendes Ekzem und Pusteln, unerträglich juckend, wurden dadurch hervorgebracht. Scharlach und scharlachartige Erytheme, fressende Geschwüre, Crusta lactea, Ekzeme wurden damit erfolgreich behandelt.

Literatur

Die Prüfungen sind zusammengestellt bei T. F. ALLEN: Encyclopedia of Pure Materia Medica.
HALE: New Remedies, 2. Aufl.

Arzneimittelbild

Hepatogene Kopfschmerzen.

Geist und Gemüt: Verwirrte Gedanken, daß man nicht studieren und sich nicht konzentrieren kann, schlechtes Gedächtnis. Gemütsdepressionen.
Schwindel. Dumpfe Kopfschmerzen, Schmerz in der rechten Schläfe, im Hinterkopf, Schwindel mit Elendigkeitsgefühl im Magen, bis in den Bauch herabziehend.

Gesicht: Trocken-brennendes Gefühl mit intensiver erythematöser Röte.

Atmungsorgane: Trockenheit oder wäßrige Absonderung der Nase. Aufsteigen von dunkelrotem Blut.

Cholezystitis und Cholezystopathie, Leberstörungen.

Verdauungsorgane: Zunge weiß-gelblicher Belag. Brennen der Zungenspitze. Rauhes wundes Gefühl, Trockenheit im Hals, wie geschwollen. Schwellung der Submandibulardrüsen. Rasender Hunger, könnte immerfort trinken. Elendes Gefühl im Magen, Sodbrennen. Schmerzen unter dem rechten Schulterblatt. Schmerzen im Bauch mit Blähungen. Durchfällige Stühle von gelbgrüner schleimiger Beschaffenheit. Gallige Entleerungen. Verstopfung. [Ein Patient, der gegen Akne Juglans cinerea einnahm, bekam alle Beschwerden einer Angina pectoris (Gastrokardialer Symptomenkomplex? [Der Verfasser])].

Harnorgane: Bedürfnis, den Harn öfter und viel reichlicher zu entleeren als gewöhnlich. Brennender Schmerz beim Harnlassen.

Bewegungsorgane: Schmerzen in der rechten und linken Schulter. Schmerzen im rechten Schultergelenk, den Arm hinunter, entlang den Nerven herabziehend. Schmerz unter dem rechten Schulterblatt, verstärkt beim Atmen und bei der Bewegung. Schmerzen in den Rücken- und Lendenwirbeln bis zur Articulatio sacro-iliaca herabziehend.

Scharlachartiges Erythem, Hautgeschwüre, Ekzema simplex und papulosum.

Haut: Auf der Brust entsteht ein handgroßer Ausschlag ähnlich Ekzema simplex. Pusteln erscheinen an den Hüften, dem Gesäß und den Schenkeln mit unerträglichem Jucken und Brennen. Starkes Jucken und Brennen der Haut mit Röte, auch erhitztes Aussehen des Gesichts. Scharlachartiges Erythem.

Dosierung

D 2 bis D 12.

Vergleichsmittel

Leber- und Gallenblasenaffektionen mit Schmerz unter dem rechten Schulterblatt: *Chelidonium, Podophyllum, Ptelea, Chionanthes.*
Hautausschläge: *Juglans regia, Yucca, Rhus toxicodendron, Vinca, Mezereum, Viola tricolor, Sulfur.*

Juglans regia

Herkunft des Mittels

Juglans regia (Fam. nat. Juglandaceae), Walnuß, stammt aus Asien und kam durch die Römer nach Deutschland. Zur Tinktur werden die grünen Schalen der unreifen Nüsse verwendet. Wesentlicher Wirkstoff ist wie bei Juglans cinerea das Juglon. Es färbt Haut und Kleidung intensiv braun. Ferner Ascorbinsäure, Vitamin C, Gerbstoffe und die Fermente Emulsin und Peroxidase.

Anwendung

Die Walnuß wird von altersher gegen Skrofulose, gegen Magen- und Darmkatarrhe (Gerbstoffgehalt), chronisches Ekzem, bösartige Geschwüre, Gicht, Augenentzündung und Darmparasiten angewendet. Auch gegen Quecksilber-Siechtum und gegen veralterte Lues, die ja symptomatologisch kaum auseinanderzuhalten sind, hatten die Blätter und die grünen Schalen einen guten Ruf. Ein so ausgezeichneter Beobachter wie RADEMACHER bediente sich der Blätter und der Schalen gegen Hautgeschwüre, Hautausschläge, Anschwellungen der Weichteile, der Gelenke und Knochen sowie bei Knochenfraß. Von CLOTAR MÜLLER (siehe unten) wurde auf Grund der Angaben der französischen Literatur auf die Heilkraft bei Ikterus hingewiesen; zum Beispiel heilte ein 6 Monate dauernder, keiner vorausgehenden Behandlung weichender Fall in 12 Tagen, während welcher er täglich 1 Drachme getrocknete Walnußblätter erhielt. Von NEGRIER in Angers wurde eine Schrift herausgegeben, wo er über 56 Kranke, die er gegen Skrofulosis mit Juglans behandelte, berichtet. Diese litten an Kropf, Augenentzündungen, Drüsen- und Knochengeschwülsten, Nekrose und Karies; von diesen wurden 31 ganz geheilt, 18 wesentlich gebessert, 4 starben (2 an Tuberkulose, 1 an Hirnhautentzündung und 1 an Lungenentzündung). Zur radikalen Heilung sei ein Zeitraum von 40 bis 50 Tagen erforderlich.

Zuerst stellte sich eine Besserung des Allgemeinbefindens ein, dann folgte die lokale Besserung, Prof. NASSE vom Bonner medizinischen Klinikum prüfte diese Angaben nach und kam bei 117 Kindern im Alter von 3 bis 6 Jahren zu ähnlichen Ergebnissen [1844]. Von 40 gänzlich geheilten litten 27 an erethischer, 13 an torpider Skrofulose; unter 63, deren Zustand sich merklich besserte, waren 36 erethische, 26 torpide Formen. 15 wurden ohne Erfolg behandelt. „Die Heilung erfolgte immer langsam und ohne Krisen." Verwendet wurde ein Dekokt, und wenn er nicht kräftig genug erschienen, das Extrakt.

Die Prüfung wurde von CLOTAR MÜLLER vorgenommen. (Hygea, Bd. 22); 10 Fälle von Vergiftungen und eine weitere Prüfung bei SOOK (Ohio Med. and Surg. Rep. 1870: 216). Beide zitiert durch ALLEN: Encyclopedia of Pure Materia Medica.
Nach CLOTAR MÜLLER sind die Beobachtungen bei der Prüfung folgendermaßen zusammenzufassen: In den Verdauungsorganen erzeugt Juglans regia Störung und Reizung, welche gleichzeitig abnorme Erscheinungen in anderen Organen, besonders im Kopf, hervorruft. Nach dieser kurzdauernden Wirkung zeigen sich verschiedene exanthematische Symptome, welche spät erscheinen und einen chronischen Verlauf nehmen.

Bei CLOTAR MÜLLER selbst bildete sich, nachdem er 5 Wochen lang mit Pausen die Tinktur und D 1 eingenommen hatte, in der rechten Achselhöhle, später auch in der linken Achselhöhle ein heftig juckender und langwieriger Herpes, dem auch noch einige Furunkel an verschiedenen Stellen folgten. Auf dem Fußrücken traten kleine Knötchen mit hartem Schorf und starkem Jucken auf. Trotz Absetzen der Arznei dauerte die Heilung der Hauterscheinungen etwa $^1/_2$ Jahr. Bei anderen Prüfern zeigen sich

akneartige Effloreszenzen, Hautgeschwüre von syphilitischem Aussehen. Wie bei allen Prüfungen mit Hautentzündungen bleiben auch Furunkel nicht aus.
Der homöopathische Gebrauch beschränkt sich auf nässende Hautausschläge wie Herpes, Tinea favosa, Ekzeme, besonders im Zusammenhang mit exsudativer Diathese und Furunkulose. Bei Akne vulgaris ist die Walnuß zu den bevorzugten Heilmitteln geworden.

Arzneimittelbild

Kopf: Kopf verwirrt und schwer. Gefühl, als schwimme der Kopf in der Luft. Schießender Kopfschmerz, besonders in der Stirne, schlimmer durch Bewegung und nach dem Essen. Kongestiver Kopfschmerz.

Ohren: Eiterung aus beiden Ohren stellt sich ein.

Ikterus, Leberstörungen.

Verdauungsorgane: Zahnwurzeleiterung; weißschleimig belegte Zunge. Bitterer Geschmack. Appetit stark vermehrt. Viel lästiges Aufstoßen, lautes Aufstoßen. Übelkeit und Erbrechen. Leib derart aufgetrieben, daß er die Kleider öffnen muß. Enorme Blähsucht. Brennen und Stechen im After, an dem der Prüfer schon vorher litt, erheblich gesteigert. Jucken am After, besonders in Bettwärme. Stuhl beschleunigt oder verstopft.

Harnorgane: Sehr häufiges Harnlassen bei vermehrter Harnmenge. Unwillkürliches Wegtröpfeln des Harns.

Geschlechtsorgane: Am Frenulum praeputii bildet sich ein eitriges Geschwür mit hartem Rand und speckigem Grund, leicht blutend.
Die Periode erscheint 2 Wochen zu früh mit heftigen Leibschmerzen; die Blutung dauert 8 Tage lang (statt sonst 3) mit schwärzlich-dunklen Blutklumpen.

Glieder: Rheumatische Schmerzen mit Verschlimmerung durch Bewegung.

Herpesartige Ausschläge.
Nässende Ekzeme (hinter den Ohren) bei exsudativer Diathese, Tinea favosa.
Akne vulgaris.

Haut: In beiden Achselhöhlen entsteht ein Ausschlag, bestehend aus kleinen juckenden Bläschen unter heftigem Brennen und Jucken. Anschwellung der Achseldrüsen wurde nicht bemerkt. Im Gesicht, Nacken, Schulter und Rücken bilden sich kleine rote Pickel. Bei Kindern, die reichlich von den Nüssen gegessen hatten, entstehen an und hinter den Ohren Ausschläge mit Jucken, die sich über den ganzen Körper ausdehnen. Furunkel an verschiedenen Stellen.

Dosierung

Die Angaben bewegen sich zwischen D 2 und D 12, je nach der individuellen Reizbarkeit und dem Grad der Ähnlichkeit. Meist werden die tiefen Verdünnungen gewählt.

Vergleichsmittel

Hautausschläge: *Rhus, Juglans cinerea, Mezereum, Mercurius, Mancinella, Euphorbium, Vinca, Viola* u.a.

Justicia adhatoda

Anwendung

Justicia adhatoda, bot. Adhatoda vasica (Fam. nat. Acanthaceae), wird seit alten Zeiten in Indien besonders gegen Erkrankungen der Luftwege gebraucht und hoch gerühmt. Die Pflanze blüht in der kalten Jahreszeit. Nach Ansicht der ayurvedischen Ärzte kann niemand an Lungenleiden sterben, wenn die Pflanze rechtzeitig angewendet wird. Inhaltsstoff: das Alkaloid Vasicine, ätherisches Öl.
Justicia entfaltet seine Hauptwirkung an den Schleimhäuten der Luftwege unter Erzeugung einer starken Reizung mit Tränen der Augen, Niesen und Schnupfen. Es treten Hustenanfälle auf mit erstickender Atemnot. Bemerkenswert ist die Trockenheit an den Schleimhäuten des Mundes, der Nase und des Kehlkopfes. Die Verdauungsorgane sind beteiligt mit Verlust des Appetits, Übelkeit und Erbrechen. Gegenüber äußeren Eindrücken, besonders Geräuschen, besteht eine Überempfindlichkeit.

Literatur

Das Arzneimittelbild stützt sich auf zwei Prüfer, über welche von Dr. Sarat Chandra GHOSE in ANSCHUTZ: New, old and forgotten Remedies, 1917, Boericke und Tafel, berichtet wird. Siehe auch SCHLEGEL: Dtsch. Zschr. Homöop. 1926: 146.

Arzneimittelbild

Allgemeines: Auffallende Überempfindlichkeit gegen alle äußeren Eindrücke, besonders gegen Geräusche.

Geist und Gemüt: Ängstlich und mutlos; Abneigung gegen Unterhaltung und leicht ärgerlich.

Kopf: Völle und Schwere des Kopfes mit Drücken gegen das Vorderhaupt. Hitze im Kopf, Pulsieren in beiden Seiten des Kopfes. Gesicht rot, heiß und brennend. Nagende Schmerzen im Gesicht.

Augen: Brennen der Augen mit Tränenfluß.

Ohren: Jedes Geräusch wird als unerträglich empfunden.

Schnupfen

Nase: Flüssiger und reichlicher Schnupfen mit ständigem Niesen, die Nasenlöcher sind wund; Verlust des Geruches und Geschmacks. Der Schnupfen ist verbunden mit schießenden Schmerzen in der Stirne. Zeitweise auch Trockenheit der Nase, dann wieder verstopfte Nase.

Kehlkopfkatarrh, Bronchialkatarrh, Keuchhusten, Bronchialasthma, Phthisis.

Kehlkopf und Bronchien: Heiserkeit, Husten und Rasseln auf der Brust. Kehlkopf bei äußerer Berührung schmerzhaft. Häufige Anfälle von Husten, begleitet von erstickender Atemnot. Zeitweise auch Erbrechen beim Husten. Der Husten ist begleitet von Niesen, Stichen in der Brust und Röte im Gesicht. Mit Husten werden Blut, schleimige Massen oder zäher, gelblicher Schleim herausbefördert. Die Hustenanfälle verschlimmern sich deutlich bei Nacht. ⊙ Lungenbluten.

Verdauungsorgane: Schießende Schmerzen in den Zähnen. Weißer Belag auf der Zunge. Mund, Zunge und Rachen sind alle trocken.
Trockenheit im Halse, Wundheitsgefühl beim Leerschlucken. Zäher Schleim im Hals, der nur durch wiederholtes Husten entfernt werden kann.
Völliger Verlust des Appetits, Widerwille gegen jede Nahrungsaufnahme. Übelkeit, Erbrechen von Schleim beim Husten. Schießender und nagender Schmerz in der Lebergegend. Blähsucht mit Gurgeln im Leib. Lockere Stühle, gemischt mit Schleim, dabei leichte Kolikschmerzen, besser nach dem Stuhl.

Wärmeregulierung: Puls schnell und hart. Frösteln und fiebriges Gefühl.

Dosierung

Gaben zwischen D 3 und D 12 zu empfehlen.

Vergleichsmittel

Affektionen der oberen Luftwege: *Cepa, Euphrasia, Jodum, Mercurius, Cinnabaris, Mandragora* (Trockenheit).
Affektionen der tieferen Luftwege: *Ipecacuanha, Antimonium tartaricum, Sulfur, Magnesium, Mercurius, Acidum nitricum.*

Kalium bichromicum

Physiologische Rolle des Chroms

Chrom findet sich ständig in den menschlichen Organen; die höchsten Werte finden sich bei Neugeborenen, während die Werte mit steigendem Alter abnehmen. Als ein diagnostisches Kriterium eines Chrommangels wird die Beeinträchtigung der Zuckertoleranz angesehen. Fälle von leichtem Diabetes können zu 30% signifikant gebessert werden. Kindern mit Kwashiorkor und Marasmus in einem Flüchtlingslager bei Jerusalem, deren Nahrung – aus Trockenmilch bestehend – eine Unterbilanz von Chrom aufwies, konnten durch Chromzufuhr erfolgreich gebessert und die Zuckertoleranz normalisiert werden. Weiter wurde festgestellt, daß Chrom als Zugabe zu Insulin die Wirksamkeit des Insulins erhöht. W. MERTZ, Fortschr. d. Med. 17/1967.

Toxikologie

Die Pathogenese des chromsauren Kali $K_2 [(CrO_3) (CrO_4)]$ ist aus zahlreichen Vergiftungen von Färbereien, Chromsäuregerbung, Photographie und Chromsäureelementen und dergleichen, ebenso durch zahlreiche Prüfungen gründlich bekannt. Auch an Tierversuchen hat es nicht gefehlt. Die Hauptprüfungen wurden von ARNETH (Österreichische Prüfergesellschaft) und von DRYSDALE (Liverpool) durchgeführt.

Klinische Anwendung

Hauptrichtung der Prüfungen einschließlich Vergiftungen:
Am deutlichsten tritt die Beziehung zu den Schleimhäuten der Atemwege und der Verdauungsorgane hervor, und zwar sowohl bei lokaler Einwirkung durch Einatmung und durch Einnehmen als auch bei parenteraler (intramuskulärer) Anwendung. Eine weitere Richtung zielt auf die peripheren Nerven, wo sich neuralgische Schmerzen zeigen, auf die Muskeln und Gelenke. Daneben ist die Einwirkung auf die Haut weniger bedeutend, auch tritt die Auswirkung auf die großen Drüsen wie die Leber, obwohl hier bei tödlicher Vergiftung fettige Entartung gefunden wurde, und auf die Niere (gelegentlich Nephritis), ferner auf das Blut, zurück.
Bei lokaler Einwirkung durch Chromstaub oder -dämpfe bildet sich eine Desquamation und Ablösung der Nasenschleimhaut aus, welcher rasch Perforationen des Septum nasi folgen. Nach kurzer Zeit ist das ganze Septum der Auflösung verfallen. Zwei

Drittel der Arbeiter werden von diesem Prozeß betroffen. Bei weniger heftig verlaufendem Ablauf bilden sich über der Nase zähe, elastische, gummiartige Pfröpfe aus, bei deren Ablösung es blutet. Es ist auffallend, daß diese eingreifende Zerstörung ohne große Schmerzen vor sich geht. Auch auf den Gaumen und den Rachen dehnen sich die Geschwüre, die „wie ausgestanzt" aussehen, aus. Bei den Arzneimittelprüfungen wurden derartige Bilder nicht erzeugt, aber es zeigen sich die verschiedenen Stadien katarrhalischer Entzündung mit Niesen und wässeriger Absonderung mit Empfindlichkeit gegen kalte Luft; Gefühl von Brennen und Trockenheit, Schmerz und Schwellung in der Nase, Ausfluß von dickem, gelbem Schleim. Es tritt ein übler Geruch aus der Nase auf, der auch von ihrem Träger unangenehm empfunden wird. Die Nase ist oft verstopft; Nasenbluten ist häufig.

Therapeutisch wird von dieser Organbeziehung Gebrauch gemacht bei chronischer Rhinitis mit eitrig-blutiger oder zäh-schleimiger Absonderung. Die Schleimhautveränderung erstreckt sich auf den Nasenrachenraum. Die Nasennebenhöhlen sind an der Entzündung beteiligt, es zeigt sich dann ein Druck über der Nasenwurzel, der sich bessert bei eintretender Absonderung. Eine Empfindlichkeit gegen Kälte gehört zum Bilde; nach Möglichkeit ist die Wahl aus den Allgemeinsymptomen beziehungsweise dem Typus zu sichern (Verschlimmerung am frühen Morgen, Verschlimmerung durch Biergenuß). Bei den gewerblichen Vergiftungen ergaben sich Zustände (Geschwüre wie ausgestanzt, Septumperforationen), die sich von syphilitischen Ulzerationen nicht unterscheiden ließen. Es ist daher klar, daß *Chrom* in der vorantibiotischen Ära auch gegen Lues III eingesetzt wurde und sich auch bewährt hat. Eine Quecksilber-Verbindung des *Chroms*, *Mercurius oxydulatus chromatus*, hat hier Empfehlung gefunden. Für die dem *Chrom* innewohnenden Arzneikräfte ist die Beobachtung mindestens interessant. Daß auch Erfolge beim Schleimhautpolypen bei lokaler und oraler Anwendung berichtet wurden, soll nicht unerwähnt bleiben.

Die tieferen Luftwege sind ebenfalls stark angegriffen: Kitzeln im Hals und Heiserkeit der Stimme, Anfälle von Husten zuerst trocken, dann mit Auswurf; Husten nach dem Erwachen, nach den Mahlzeiten, bei Bewegung, Atemnot und Beengung ist eine der gewöhnlichen Erscheinungen. Der Auswurf ist zäh und schmierig, dick und klumpig; schieferartig, gelblich, schwärzlich. Bei Tieren hat man diesen fadenartigen Schleim bis hinab in die kleinen Bronchien gefunden. Bei Bronchitis akuter und chronischer Natur und bei Keuchhusten hat Kalium bichromicum eine häufige Erprobung bestanden. Daß es auch zu den wertvollen Mitteln bei Bronchialasthma gehört, verstehen wir aus der Tatsache, daß auch *Kalium carbonicum* eines der wichtigsten Mittel für diese Diathese ist. Wenn die Zähigkeit des Schleims mit dem charakteristischen Fadenziehen im Vordergrund steht, ist dem chromsauren Salz der Vorzug zu geben. Die Kälteempfindlichkeit und die Morgenverschlimmerung ist bei beiden die gleiche, Daß auch das Herz von Kalium bichromicum betroffen wird, zeigte sich an 2 Tieren, die langsam damit vergiftet wurden und eine starke Dilatation aufwiesen. Wenn man bei Herzfällen dem kohlensauren Salz den Vorzug geben wird, so kann diese Herzbeziehung doch manchmal als Nebenwirkung nutzbar gemacht werden.

Auch der Mund ist Schauplatz von katarrhalisch-entzündlichen Erscheinungen; die Zunge ist gelblich-weiß bis braun, pelzig belegt, rissig und schmerzhaft. Als Besonderheit wird einmal ein Gefühl eines Haares auf der Zunge oder einer Schnur angegeben. Die lokale Behandlung mit 5- bis 10%iger *Chromsäurelösung* ist bei Stomatitis und Gingivitis sehr erprobt und findet auch bei Lues und bei mercurieller Stomatitis Verwendung.

Der Rachenring und die Rachenschleimhaut wird gerötet gefunden mit dem Gefühl von Trockenheit und Kratzen. Bei Chrom-Arbeitern stellen sich unter Speichelfluß Geschwüre an Mandeln, Rachen und dem Zäpfchen ein mit aschgrauem Belag, die umgebende Schleimhaut ist geschwollen, braun und livid, die monatelang anhalten.

Für chronischen granulären Rachenkatarrh mit zäh haftendem Schleim ist Kalium bichromicum eines der wichtigsten Mittel geworden. Auch bei Tonsillitis ist es wohl zu beachten. Selbst bei Diphtherie wird es unter die wirksamsten Mittel gezählt; aus der vor-serologischen Zeit wird uns dies von Männern wie HUGHES, FARRINGTON und anderen versichert. Bei Syphilis kommt neben der inneren Behandlung wieder die lokale in Anwendung.

Die bei den Prüfungen und Vergiftungen zu Tage tretenden gastritischen Erscheinungen tragen wenig bestimmte Kennzeichen an sich. Man wird sich daher nach den Allgemeinsymptomen richten müssen. Der Morgenverschlimmerung und einem Verlangen nach Bier, das aus den Prüfungen berichtet wird, verdankt Kalium bichromicum eine Empfehlung bei Säufergastritis.

Bei den Tierversuchen und Vergiftungen wurden längs des ganzen Verdauungstraktes Geschwüre erzeugt. Man kann aber nicht sagen, daß Kalium bichromicum in der ersten Reihe der Geschwürmittel einen Platz gefunden hätte. Verschlimmerung nach dem Essen, aber auch Besserung durch Essen, Abneigung gegen Fleisch und gegen Schwarzbrot, Erbrechen usw., vor allem aber Verschlimmerung durch Biergenuß, leiten zur Wahl; es wurden in geeigneten Fällen auch Erfolge berichtet.

Auch bei den Darmsymptomen fehlen feinere Führungslinien, so daß auch hier Kalium bichromicum keine größere Bedeutung erlangt hat. Wenn ein zäher Schleim beobachtet wird, so kann jedoch Kalium bichromicum in die Wahl gezogen werden (Colitis mucosa).

Die Beziehung zu den Harn- und Geschlechtsorganen ermangelt ebenfalls der schärferen Charakterisierung. Eine schleimige oder gar zähe Absonderung könnte einen Hinweis abgeben, desgleichen das Gefühl im hinteren Teil der Harnröhre, als ob ein Tropfen steckengeblieben wäre und nicht herausgepreßt werden könnte. Ein Fluor aus den weiblichen Geschlechtsorganen von zäher Beschaffenheit, gegebenenfalls mit ulzerösen Prozessen, kann ebenso führend werden.

Wenn wir die Wirkung auf die verschiedenen Schleimhäute der Organe zusammenfassend überblicken, so sind es ganz besonders der Nasen-Rachen-Raum und die oberen Luftwege, die an Häufigkeit der Verordnung für Kalium bichromicum in Frage kommen. In zweiter Linie stehen die Bronchien und der Magen, für welche es

gewählt wird. Für die anderen Organschleimhäute handelt es sich nur noch um vereinzelte Fälle.
Die Erscheinungen in den Muskeln, Gelenken, Knochen und peripheren Nerven ähneln sehr denen von *Kalium carbonicum.* Sie wechseln häufig die Stelle, treten plötzlich auf und verschwinden wieder. Manchmal sind sie nur auf eine kleine Stelle beschränkt, so daß sich diese mit dem Daumen bedecken läßt. Kälte verschlimmert. Die Reaktion auf Bewegung ist nicht einheitlich, doch wird man als bezeichnender eine Besserung durch Bewegung ansehen dürfen. Unter den Wirkungsbereich fallen sowohl Muskel-, Gelenk- und Nervenrheumatismus (Neuritiden und Neuralgien). Neuralgien wurden besonders auch im Kopfgebiet damit behandelt und geheilt; nicht selten standen sie im Zusammenhang mit Nebenhöhlenentzündungen.

Typus

Bei gewerblichen Vergiftungen in englischen Fabriken sollen dicke und hellhaarige Menschen besonders anfällig gegenüber den Schädigungen von Kalium bichromicum gewesen sein. Ferner sollen bei diesen Leuten die Beschwerden bei heißem Wetter schlimmer gewesen sein, insbesondere die Magensymptome.
Die häufigste Verwendung ist die gegen chronische Rachenkatarrhe und gegen Nebenhöhlenkatarrhe der Nase. Kennzeichnend sind dabei zähe, strähnige, selbst fadenziehende Absonderungen. Auch trockene, borkige Krusten in Nase und Rachen. Der tiefgreifende Prozeß führt auch zu blutiger Beimengung in dem zähen Schleim und den Borken. Zur Nase und den Nasennebenhöhlen besteht eine oft bewährte Organotropie. Auch hat sich die chronische Tonsillitis mit Mandelpfröpfen damit oft rasch gebessert. Als eine bewährte Anzeige galt in der vorantibiotischen Zeit Lues I und II mit Nerven- und Knochenschmerzen auf dieser Basis und luetische Ulzera der Schleimhäute und der äußeren Haut. Letztere können auch, wenn die Anzeige für *Chrom* nicht gegen die von *Mercur* abzugrenzen ist, mit *Mercurius chromicus oxydulatus* (D 2 oder D 3) behandelt werden.
Die Verschlimmerung durch den Genuß von Bier bei besserer Verträglichkeit anderer alkoholischer Getränke ist ein recht verläßliches Symptom und hat oft zu einem entscheidenden Erfolg geführt. Dieses Symptom „Verlangen nach Bier", das in der umfangreichen Prüfung nur 1mal beobachtet wurde, bei der klinischen Arbeit dann durch die Feststellung der „Verschlimmerung durch Biergenuß" ergänzt wurde, kann als typisches Beispiel dafür gelten, wie eine kleine, beinah beiläufige Beobachtung zentrale Bedeutung erlangen und zu einem Schlüsselsymptom werden kann. Die besondere Anfälligkeit dicker und hellhaariger Menschen gegen Kalium bichromicum darf nicht als notwendige Voraussetzung für die Verordnung betrachtet werden.

Literatur

Die Pathogenese von Kalium bichronicum ist bekannt durch zahlreiche Tierversuche, durch gewerbliche Vergiftungen mit *Chrom* und mit chromsaurem Kali sowie durch Prüfungen von homöopathischer Seite. DRYSDALE veröffentlichte in der „Londoner Medicale Gazette", March 1, 1844, Ergebnisse von 7 Prüfern und 9 Vergiftungen. Die österreichische Prüfergesellschaft nahm eine Prüfung an 12 Personen vor.

Diese Arzneimittelprüfung mit einer ausführlichen Darstellung der DRYSDALEschen Prüfung und aller toxikologischen Daten und Tierversuche ist niedergelegt in der Österr. Zschr. Homöop. 1943, Bd. 3. Weitere Literatur:

ALLEN: Encyclopedia, Bd. V und X.
HUGHES: Cyclopaedia, Bd. III.
RIEDLIN: Dtsch. Zschr. Homöop. 1928: 430 (ein Fall von Vergiftung). Die Prüfer gebrauchten überwiegend den toxischen nahestehende Gaben bis herab zu D 1.

Arzneimittelbild

Leitsymptome: *Die Absonderung aller Schleimhäute ist zäh und fadenziehend, auch blutstreifig.*
Geschwüre auf der Haut und den Schleimhäuten, die in die Tiefe dringen, wie mit dem Locheisen ausgestanzt.
Große Empfindlichkeit gegen Kälte, Verschlimmerung dadurch.
Verschlimmerung bei heißem Wetter, besonders die Magenbeschwerden.
Verschlimmerung morgens und ⊙ zwischen 3 und 5 Uhr.
Schmerzen in allen Körperteilen, welche häufig die Stelle wechseln.
Rheumaschmerzen bessern sich durch Bewegung.
Besserung durch Essen.
Besserung in frischer Luft, durch Wärme.
Besserung durch Ingangkommen der Sekretion.*
⊙ Verschlimmerung durch Genuß von Bier (während andere alkoholische Getränke besser ertragen werden).

Allgemeines: Große Erschöpfung und Schwäche, will ständig liegen, kann nicht denken und nicht arbeiten, mit Schläfrigkeit.
Sehr empfindlich gegen Kälte, kalte Luft.
Schmerzhaftigkeit und Anschwellung der Lymphknoten (des Halses).

Geist und Gemüt: Gedrückte, melancholische Stimmung. Mutlosigkeit, Angst, Menschenscheu. Große Reizbarkeit. Völlige Abneigung gegen geistige Arbeit.

Kopfneuralgie rheumatischer und luetischer Art.
Neuralgie bei Nebenhöhlenkatarrhen.

Kopf: Kopfschmerzen und Schwindel, migräneartige Kopfschmerzen halbseitig. Schmerzen in den Schädel- und Kopfknochen. ⊙ Kopfschmerzen bei Stirnhöhlenkatarrhen, die sich bessern bei eintretender Absonderung. ⊙ Vor den Kopfschmerzen undeutliches Sehen.

Ulcera corneae

Augen: Augen sondern zähen, gelben Schleim ab. Augenlider brennen und sind geschwollen, Bläschen auf

* Diese Modalität wird oft stark hervorgehoben, sie kann zur Kennzeichnung aber nicht in besonderem Maße herangezogen werden, da sie eigentlich allen Schleimhautmitteln eigen ist.

der Hornhaut und Geschwüre. Der Schmerz und die Lichtscheu sind verhältnismäßig gering.

Chron. Katarrhe des Mittelohrs und der Tube. Otitis media chron. mit stinkender Sekretion (HEIMANN).

Ohren: Katarrhe des Mittelohrs und der Tube im Zusammenhang mit Rachenkatarrhen. Ziehende und stechende Schmerzen.

Chron. Nasenkatarrhe, Geschwür in der Nase, Rhinitis atrophica mit Perforation. Ozaena. **Nasennebenhöhlenkatarrh, Kehlkopf- und Bronchialatarrh.** Emphysem. Lungentuberkulose. Keuchhusten, Reizhusten infolge zäher Sekretabsonderung im Pharynx.

Atmungsorgane: Schnupfen, wäßrig, später dickschleimig und eitrig, schließlich zähe, strähnige, fadenziehende, zuweilen blutige Absonderung; elastische Pfröpfe, wie Gummi und Krusten, die sich schwer ablösen und dabei bluten. Wundheit des Naseneingangs, verstopfte Nase, Geschwüre auf der Nasenschleimhaut, wie ausgestanzt und perforierend, ohne Schmerz. Oft Nasenbluten, Kopfschmerzen und schmerzhafter Druck über der Nasenwurzel, der sich verschlimmert, wenn die Absonderung stockt. Schmerzen in den Nasenknochen. Übler Geruch aus der Nase. Verlust des Geruchs.
Kehlkopf wund und zäh verschleimt. Stimme heiser und rauh. Gefühl eines Haares im Kehlkopf. Husten hart, zäh, fadenziehend, schwerlöslich, aber reichlich, Hustenreiz vom Kehlkopf oder der Bifurkation ausgehend.
Der Auswurf kann auch trocken, oder dick gelb, oder dick, bläulich schleimig, oder mit Blut gemischt sein. Husten hervorgerufen durch das Gefühl eines Haares im Kehlkopf, ⊙ besser durch Wärme, schlimmer durch Niederlegen. Schlimmer morgens, ⊙ und zwischen 3 und 5 Uhr.
Essen bringt Husten hervor.

Gastritis. Magen- und Zwölffingerdarmgeschwür. Ruhrartige Durchfälle, Kolitis. Stomatitis ulcerosa, Aphthen. **Chron. Rachenkatarrh, Chron. Tonsillitis** mit Eiterpfröpfen.

Verdauungsorgane: Zunge dick gelb belegt oder mit roten Rändern, glatt und rissig, mit Zahnabdrücken. Gefühl eines Haares im Rachen ⊙ oder auf der Zunge. Wasserzusammenlaufen im Mund – oder sehr trockener Mund und Zunge. Bitterer, salziger, saurer oder metallischer Geschmack. Wandernde Zahnschmerzen. Rachenring rot oder entzündet. Ausräuspern von viel zähem Schleim am Morgen. Zäpfchen erschlafft und geschwollen. Belag auf den Mandeln und am weichen Gaumen. Geschwür

wie ausgestanzt in der Mundhöhle mit grauem Belag und gerötetem Hof, am Zahnfleisch, im Gaumen und an den Mandeln.
Magenstörungen gastritischer Natur bis zum Auftreten von Geschwüren. Erbrechen schleimig, gallig, auch blutig. Übelkeit, sofort besser nach einigen Bissen Brot. Übelkeit und Erbrechen morgens. Nach dem Essen liegen die Speisen wie eine Last im Magen. Abneigung gegen Schwarzbrot, Verlangen nach Bier. ⊙ Schlimmer durch Biergenuß. Verschlimmerung durch Wassertrinken; aber großer Durst. Verschlimmerung morgens nach dem Erwachen. Morgens keinen Appetit. Heißhunger zu ungewohnter Stunde. Essen bessert oft die Magenbeschwerden sowie die Gemütsverstimmung und das Kopfweh. Brechreiz vergeht nach einem Stück Brot. Morgendurchfälle. Stühle braun, dünn, schaumartig, bisweilen blutig mit viel Drang.

Leber: Geschwollen, mürbe, erweicht (Tierexperimente).

Harnorgane: Häufiger Harndrang, auch nachts. Stechender Schmerz in der Prostata. Vorsteherdrüsensaft geht beim Stuhlgang ab. Beim Harnlassen und lange danach Brennen und Stiche in der Harnröhre. Nach dem Harnen Brennen ganz hinten in der Harnröhre, als ob ein Tropfen Urin dort zurückgeblieben wäre, mit dem Wunsche, ihn herauszupressen. Der Harn enthält bei Vergiftungen alle Anzeichen einer Nierenentzündung. Weißes Sediment im Harn und Schleim.

Fluor wundmachend und strähnig. Ulzerationen am Muttermund.

Weibliche Geschlechtsorgane: Jucken und Schwellen der Vulva mit Bildung von Pusteln und Geschwüren. Gelber, weißer Fluß. ⊙ Zäher, fadenziehender Fluor, ⊙ Geschwüre am Muttermund.

Neuralgien in allen Körperteilen, auch von Lues, Ischias. Chron. und subakuter Gelenkrheumatismus.

Glieder, Muskeln, periphere Nerven: Stechende, reißende, ziehende Schmerzen in allen Gliedern, oder verrenkt. Schmerzen in allen Körperteilen, die rasch die Stelle wechseln und wandern, oder plötzlich auftreten und verschwinden. Hörbares Krachen in den Gelenken, Steifigkeit und Schmerzen in den Gelenken und tief in den Knochen, be-

Muskelrheumatismus, Lumbago.

sonders morgens nach dem Erwachen. Große Empfindlichkeit gegen Kälte. Bewegung bessert. (Die bei der Prüfung öfter genannte Angabe der Verschlimmerung durch Bewegung wird man als eine gewissermaßen selbstverständliche Reaktion nicht so hoch werten dürfen wie die auffallendere Beobachtung der Besserung durch Bewegung.) Schmerzanfälle in den Lendenmuskeln.

Haut: Bildung von Papeln und Bläschen. Ausgestanzte Geschwüre, die Neigung zeigen, in die Tiefe bis auf die Knochen zu dringen (bei lokaler Anwendung).

Dosierung

Man wird sich meistens zwischen der D 4 und D 12 halten. Bei Lues kommt auch die D 3 in Anwendung. Bei der D 4 wird von Nebenerscheinungen am Magen berichtet, welche Übergang zu höheren Verdünnungen nahelegen.

Vergleichsmittel

Zähe fadenziehende Absonderung: *Coccus cacti.*
Gefühl eines Haares auf der Zunge und im Rachen: *Silicea, Natrium muriaticum.*
Landkartenzunge: *Natrium muriaticum, Taraxacum.*
Husten zwischen 3 und 5 Uhr: *Ammonium bromatum, Kalium carbonicum, Kalium bromatum, Causticum, Jodum, Hedera.*
Nasennebenhöhlenentzündung: *Gelsemium, Cinnabaris, Acidum fluoricum, Jodum, Bromum, Luffa, Mercurius bijodatus, Hydrastis, Hepar sulfuris.*
Besserung durch Essen: *Mandragora, Anacardium, Graphites, Petroleum, Jodum, Hedera, Calcium fluoratum* und *Acidum fluoricum, Chelidonium.*
Otitis media chronica mit stinkender Sekretion: *Tellur.*

Beispiele

Ischias

Vor kurzem habe ich eine Patientin behandelt, Frau M. Gr., 53 Jahre. Sie kam im November 1957 von einer Reise nach Hamburg mit geradezu dramatischen Ischiasbeschwerden an. Patientin wurde vom Zuge mit dem Krankenwagen in ihre Wohnung gebracht und sollte eigentlich sofort ins Krankenhaus geschafft werden. Sie weigerte sich aber und ließ mich rufen. Sie hatte damals für ihre Ischias eine ausgesprochene Symptomatik für *Gnaphalium* D 3. Das Mittel besserte die Ischias so weit, daß die Patientin wieder gehen konnte, aber immer waren noch leichte Beschwerden im linken Unterschenkel, vor allen Dingen am Außenrande des linken Fußes vorhanden. Der Fuß war kalt, kribbelte, und die Patientin hatte auch ein ausgesprochenes Schwächegefühl am Außenrand des Fußes. Alle möglichen Mittel wurden ausprobiert, nichts half. Patientin fand sich mit diesen Beschwerden ab und kehrte erst aus einem völlig anderen Grunde Mitte Dezember 1958 zu mir in die Sprechstunde zurück. Dabei gab sie an, daß ihre Ischiasbeschwerden immer noch vorhanden seien, aber ihr sei aufgefallen, daß sie sich jedesmal verschlimmerten, wenn sie Bier trank. Ich fragte sie ausdrücklich, wie andere Alkoholika sich zu diesen Beschwerden verhielten. Sie gab mir aber ganz eindeutig an: „Nein, nur Bier verschlimmert sofort die Ischias!" Auch hier wählte ich Kalium bichromicum D 4. Die Patientin bekam 3mal täglich 1 Tablette. Nach 14 Tagen kam sie wieder und fragte mich, warum ich ihr vor 1

Jahr nicht dieses Mittel gegeben habe, sie sei sämtliche Beschwerden los und habe sich noch nie so wohl gefühlt. Das Kältegefühl am Außenrand des Fußes sei fort. Die leichte Lähmigkeit, die sie im Fuß gehabt hat, bestünde nicht mehr. Alles sei weg, und sie sei wieder normal, wie sie in jungen Jahren gewesen war. Ich darf noch nachtragen, daß ich selbstverständlich früher und auch in jüngster Zeit Hauttemperaturmessungen gemacht habe und tatsächlich $1^1/_2$ bis 2° Unterschiede am rechten Unterschenkel gegenüber dem linken feststellen konnte. Diese Differenzen in der Hauttemperatur waren neuerdings nicht mehr vorhanden. So war auch objektiv das Geschehen im praktischen Sinne geheilt, wobei ich gestehe, daß die Nachbeobachtungszeit noch nicht lang genug ist, um von einer endgültigen Heilung in diesem Falle zu sprechen.

Ulcus duodeni

Herr Werner Ö., geb. 21. 11. 10, Beruf selbständiger Ingenieur. Der Patient klagte, daß er seit 1947 alle $^1/_2$ Jahre, und zwar im Frühjahr und im Herbst, Magenbeschwerden habe. Es sei seinerzeit ein Magengeschwür festgestellt worden. Seit 20 Jahren sei auch die Schilddrüse vergrößert, er sei immer etwas nervös gewesen. Vor 8 Jahren habe er eine Magenblutung gehabt. Aber, was für ihn ganz besonders charakteristisch war: Jedesmal, wenn er Alkohol trank, bekam er krampfhafte Schmerzen, die sich vom Epigastrium bis hoch in die Brust hinaufzogen und in die rechte Schulter und den rechten Arm ausstrahlten. Der Patient war bisher allen möglichen Behandlungen ausgesetzt gewesen; aber nichts hatte Erfolg, weder Rollkuren noch alle möglichen magenspezifischen Injektionen und ulkusspezifischen Heil- und Arzneimittel der Schule sowie Diätkuren. Immer traten regelmäßig 1 bis 2 Stunden nach Alkoholgenuß Magenbeschwerden auf.
Ich habe den Patienten eingehend untersucht. Rotes und weißes Blutbild waren in Ordnung, die Blutsenkung mit 5/11 völlig normal, die Serumlabilitätswerte im Blut waren ebenfalls normal, der Weltmann betrug 0,25 mg%, der Takata 100 mg%, das Serumbilirubin 0,25 mg%. Der Cadmiumtest war negativ, auch der Thymoltest. Die Elektrophoresewerte zeigten völlig normale Ergebnisse. Ich ließ den Patienten dann röntgen, und hierbei ergab sich ein ganz deutlicher Kardiospasmus neben einer Gastritis und einem alten, narbig abgeheilten Ulcus duodeni, das aber röntgenologisch keine Zeichen für eine Aktivität mehr aufwies. Was lag näher, als dem Patienten zunächst einmal *Nux vomica* D 6 zu geben, vor allen Dingen, weil er auch bei genauer Anamnese angab, daß er leicht zu Ärger geneigt sei und sich auch sehr schnell aufrege. Der Effekt war gleich Null. Ich habe den Patienten absichtlich von Zeit zu Zeit Alkohol trinken lassen, um festzustellen, ob seine Alkoholempfindlichkeit sich geändert hatte. Aber hier war alles gleichgeblieben, im Gegenteil, es war sogar etwas Neues hinzugekommen. Der Patient klagte jetzt auch über Nierenbeschwerden; es zeigte sich im linken Nierenbecken ein kleiner Stein, und wegen der mit dem Grießabgang verbundenen Schmerzen hatte der Patient *Spasmo-Cibalgin*-Zäpfchen und -Tabletten genommen. Er hatte daraufhin einen nesselartigen Ausschlag bekommen. Unter diesem nesselartigen Ausschlag waren die Magen-Darm-Beschwerden noch weit mehr geworden. Dem Patienten war das besonders unangenehm, weil er als Industrieller öfters zu Alkoholgenüssen im Kreise seiner Geschäftsfreunde gezwungen war. Aber nun gab der Patient zu seiner Alkoholempfindlichkeit etwas ganz Spezifisches an: Er sagte: ,,Es ist noch längst nicht gleichgültig, was für Alkohol ich trinke. Am besten vertrage ich Kognak und sonstige Schnäpse. Dann kommt in der Reihenfolge Wein, von dem ich aber im allgemeinen auch größere Mengen vertrage; aber ganz schlimm ist es bei Bier. Schon 1 Glas Bier genügt, um mir nach 1 bis 2 Stunden schauderhafte Magenkrämpfe zu erzeugen.“ Damit war das Signal gefallen: Überempfindlichkeit gegen Bier = Kalium bichromicum. Und hier paßt sich ja Kalium bichromicum ganz hervorragend in den Reaktionsablauf überhaupt ein. Kalium bichromicum paßt sowohl toxikologisch als auch in der homöopathischen Arzneimittellehre zum Ulcus duodeni. Sie wissen, daß Chrom-Arbeiter nicht nur Septumnekrosen in der Nase, sondern auch in besonderem Maße Duodenalulzera bekommen. Kalium bichromicum macht aber auch Nierenkonkremente. Es steht eindeutig in allen Arzneimittellehren: weißes Sediment und zäher Schleim im Urin. Ganz besonders charakteristisch ist aber nach den Arzneimittelprüfungssymptomen die Verschlimmerung aller Beschwerden nach Biergenuß.
Der Patient bekam Kalium bichromicum D 4, 3mal täglich 1 Tablette. Nach 4 Wochen kam er wieder und gab an, daß er keinerlei Beschwerden mehr habe. Ich ließ ihn dann mehrere Abende hintereinander mit Absicht reichlich Bier trinken, späterhin auch noch andere Alkoholika. Er hat keinerlei Beschwerden daraufhin gehabt und ist bis heute, fast 1 Jahr nach Beginn der Behandlung, völlig beschwerdefrei, also im praktischen Sinne geheilt. Röntgenologisch ist auch nichts mehr nachzuweisen. Der Kardiospasmus ist verschwunden, die Ulkusnarbe besteht natürlich nach wie vor, aber die Gastritis, die vorhanden war, ist nicht mehr da. Der Stein ist nach wie vor da, aber ruhig.

[SCHWARZHAUPT, W.: Dtsch. homöop. Mschr. 10]1959]: 204 u. 205]

Kalium bromatum

(Kaliumbromid)

Hauptrichtung

Zentralnervensystem, Haut und Schleimhäute. Vom elementaren *Bromum* unterscheidet es sich durch seine stärkere Beziehung zur Haut (Akne, Ekzeme aller Art, Psoriasis) und durch seine länger anhaltende Wirkung. Auch die Beziehung zum Nervensystem wird durch das Kalisalz verbreitert. Die Beziehungen zu den Geschlechtsorganen lassen sich aus der Affinität zu den Nerven und zu den Geschlechtsdrüsen beider Bestandteile erklären. Diese sowie die Brüste schwellen zuerst an, um dann später zu atrophieren (*Brom*). Die Kenntnis der Arzneiwirkung stammt zum Teil aus Arzneimittelprüfungen, zum Teil aus Nebenwirkung bei arzneilicher Verwendung und aus Schlüssen ex juvantibus.
Im Zentralnervensystem bewegt sich die Spanne der Wirkung zwischen psychischer Erregung, motorischer Unruhe und Neigung zu Spasmen (Schluckauf, spastischer Husten), sexueller Überreizung und Schlafstörungen mit nächtlichem Aufschrecken einerseits und Depression mit Verminderung der geistigen Ansprechbarkeit, Verlangsamung der zerebrospinalen Funktionen, Gedächtnisschwäche und Sprachstörungen und schwankendem Gang, Herabsetzung der Reflexe und Verminderung der Berührungsempfindlichkeit und der Schmerzempfindung und der sexuellen Potenz andererseits. Dabei kann die Verminderung der Reagilität durch Phasen von Unruhe und Überreizung unterbrochen sein.

Literatur

GRAFF, O.: Allg. homöop. Ztg. 19: 126.
ALLEN: Encyclopedia, Bd. III u. X.
HUGHES: Cyclopaedia, Bd. III.

Arzneimittelbild

Leitsymptome: *Besserung durch Umherbewegen.*
Besserung durch Ablenkung.
Verschlimmerung durch Wärme (wie bei den anderen Halogenen), durch Überhitzung.

Allgemeines: Abmagerung und Erschöpfung.

Hypomanische Zustände.
Melancholie,
Epilepsie,
Delirium tremens,
Geistige Störungen,

Geist und Gemüt: Zuerst Erregung des Gehirns, später Apathie und Betäubung. Ängstliche Vorstellungen und Wahnideen, glaubt sich verfolgt. Religiöse Wahnideen.

Gedächtnisverlust,
zum Beispiel nach

⊙Kinder fahren nachts mit Schreck auf und schreien, nächtliche Angstanfälle.

Schlaganfall, Zerebralsklerose.
Schlafstörungen.
Pavor nocturnus.

Melancholie, Neigung zu Selbstmord, Apathie, Gedächtnisschwäche. Kann die Worte nicht finden, läßt Worte und Silben aus. Schwinden der geistigen Kräfte.
⊙ Epileptische Krämpfe, besonders während der Regel, bei den obigen Gemüts- und Nervensymptomen.

Periphere Nerven: Nervöse Unruhe, ist ständig geschäftig. Ruhelosigkeit der Hände. Hände und Finger in ständiger Bewegung, ⊙ muß immer mit etwas spielen oder klopft mit den Fingern auf den Tisch. Zittern der Hände. Empfindung an der Haut und den Schleimhäuten herabgesetzt. Reflexe erloschen. Taubheit und Kribbeln in den Gliedern, Schwanken beim Gehen. Der Boden versinkt.

Gesicht: Bleich oder erdgraue Gesichtsfarbe.

Krupphusten, Keuchhusten, Bronchialasthma.

Atmungsorgane: Krampfhafter, harter Husten ⊙ mit Erstickungsanfällen und Schleimrasseln. ⊙ Husten schlimmer zwischen 3 und 5 Uhr (wie bei *Kalium carbonicum*).

Gastroenteritis, Cholera infantum.

Verdauungsorgane: Speichelfluß, krampfartiger Schluckauf, Durst und Appetit gesteigert, fauliger Geschmack im Mund, übler Mundgeruch. Durchfälle ⊙ grünwäßrig, Empfindungslosigkeit des Mundes und des Schlundes, erschwertes Schlucken vor allem von Flüssigem.

Geschlechtliche Überreizung, Sexuelle Impotenz.

Geschlechtsorgane: Geschlechtstrieb vermindert und erloschen oder ungewöhnlicher Trieb mit ständigen Erektionen. ⊙ Pollutionen mit verliebten Träumen. Impotenz. Herabgesetzte Empfindung der Geschlechtsorgane. Dabei Gedächtnisschwäche und andere nervöse Erscheinungen.

Akne vulgaris, Seborrhö, Psoriasis, Akne rosacea.

Haut: Akne an allen Körperteilen und seborrhoische Ekzeme. Pustulöse Prozesse.

Dosierung

D 3 bis D 6 wird am meisten verwendet. Auch einige Körner des reinen Salzes werden empfohlen. – Die Haltbarkeit ist sehr beschränkt, weshalb man auf frische Präparate bedacht sein muß.

Vergleichsmittel

Hände und Füße in ständiger Bewegung: *Zincum, Agaricus, Tarantula hispanica.*
Heftiger, krampfartiger Husten: *Ammonium bromatum, Belladonna, Spongia, Hedera, Hepar sulfuris.*
Pavor nocturnus: *Hyoscyamus, Stramonium, Zincum.*

Kalium carbonicum

(Kaliumcarbonat)

Physiologie

Als Gegenspieler des *Kaliums* im Organismus darf man weitgehend *Calcium* betrachten. *Kalium* und *Calcium* sind im Blutserum im Verhältnis 2:1 enthalten. Eine mengenmäßige Zufuhr von *Kalium* kann im allgemeinen nicht zur Wirkung kommen, wenn *Calcium* im Verhältnis 2:1 ebenfalls ansteigt. Desgleichen wird eine arzneiliche Zufuhr von *Calcium*, um den Sympathikus zu erregen oder die Zellmembranen abzudichten, nur dann zur Wirkung kommen, wenn *Kalium* nicht ebenfalls ansteigt. Dem Kalium ist eine vagotrope und kolloidquellende Wirkung zu eigen, während Calcium die Kolloide (also auch die kolloiden Zellmembranen) entquellen läßt.
Bezüglich der Erregbarkeit des Nervenmuskelapparates wurde von György folgende Formel aufgestellt:

$$\frac{\text{K, Phosphat, } HCO_3}{\text{Ca, Mg, } \quad H}$$

Die Stoffe des Zählers steigern die neuromuskuläre Erregbarkeit bis zur Krampfbereitschaft und Tetanie, während diejenigen des Nenners sie herabsetzen. Ein tetanischer Zustand kann sowohl durch Überschuß der Stoffe des Zählers als auch durch Absinken der Werte des Nenners zustande kommen, also zum Beispiel bei Calcium- und bei Magnesium-Mangel und bei Säuerung des Gewebes.
Andererseits besteht zu dem derselben Gruppe des periodischen Systems angehörigen *Natrium* eine Wechselwirkung, worin die funktionelle Bedeutung des Kaliums zum großen Teil bestimmt wird. Während *Natrium* sich vor allem in den Säften findet, ist Kalium im wesentlichen intrazellulär vorhanden. Als Gegenspieler zu *Natrium* hängen von ihm die osmotischen Druckverhältnisse im Zellinnern ab. Im trainierten Muskel wird die Leistungsfähigkeit des Muskels entscheidend vom Kalium-Gehalt bestimmt. Durch das hohe Konzentrationsgefälle des Kaliums vom intrazellulären zum extrazellulären Raum und des *Natriums* in umgekehrter Richtung entsteht an der Zellmembran ein Potential: das elektrische Ruhepotential. Die Muskelzelle wurde in der Ruhe mit einer aufgeladenen Kalium-Batterie verglichen. Beim trainierten Muskel

tritt eine Vermehrung des Kalium-Gehaltes ein; dadurch erfolgt eine Verstärkung der Kalium-Batterie, da so an der Zellmembran ein erhöhtes Potential entsteht. Diese Verhältnisse gelten sowohl für den Skelett- wie für den Herzmuskel. Bei Rindern, welche mit kaliumreichem Futter großgezogen wurden, erhielt man ein strafferes und festeres Muskelgewebe. Aus diesen Verhältnissen wird die Schwäche der Muskulatur und des Herzmuskeln beim Kalium-Patienten wohl verständlich. Es kann bei Kalium-Mangel bis zu Lähmungserscheinungen kommen, welche sich durch Kalium-Zufuhr wieder zurückbilden. Im EKG kann die Senkung der ST-Strecke und eine erniedrigte oder negative T-Zacke als Hinweis für Kalium-Mangel verwertet werden. Einen Markstein in der Erkenntnis der Rolle von Kalium in der Pathogenese des Myokardinfarktes bedeutet die Feststellung, daß das Myokardgewebe im Bereich des Infarktes einen Verlust von Kalium und *Magnesium* aufweist, während andererseits der Gehalt an *Natrium* ansteigt. Durch Zufuhr von Kalium und *Magnesium* findet eine Repolarisation der Myokardzelle statt. Damit werden auch die Voraussetzungen für eine Reoxydation des Herzmuskels geschaffen. Damit ist die Grundlage für eine Behandlung von ischämischen Zuständen des Herzens und beim Infarkt mit Kalium und *Magnesium* gegeben.

Die starke Beziehung zum Wasserhaushalt, welche dem Kalium eigen ist, zeigt sich darin, daß Patienten mit gestörtem Kalium-Haushalt häufig eine ödematöse Schwellung aufweisen, was in der Homöopathie schon lange bekannt ist.

Die Wirkung des Parasympathikus geht mit einem Übergewicht des Kaliums einher, ebenso ist damit auch eine Verschiebung des Stoffwechsels nach der alkalischen Seite verbunden; es kommt zu einer Vermehrung der OH-Ionen. Diese Tatsache ist für die klinische Anwendung insofern von Bedeutung, als Kalium für allergische Krankheiten als Heilmittel gebraucht werden kann. Bei Asthma bronchiale habe ich gute Erfolge gesehen.

Im gesunden Organismus halten sich Kalium und *Natrium* das Gleichgewicht; jedes der beiden Elemente wirkt ohne das Vorhandensein des anderen giftig. Durch gesteigerte Kalium-Zufuhr kann *Natrium* verdrängt werden, und zwar gerade wegen der chemischen Verwandtschaft; ebenso kann Kalium durch *Natrium* verdrängt werden.

Die Konstanz des Kalium-Spiegels im Blut wird – so nimmt man an – durch die Leber reguliert. Die Nebennierenrinde schützt den Organismus vor der Giftwirkung eines Kalium-Übergewichtes.

Dadurch zeigen sich auch organotrope Beziehungen des (Kaliums zu diesen Organen an. Sehr reich an Kalium ist vor allem die Skelettmuskulatur; am stärksten ist Kalium in den roten Blutkörperchen mit 430 mg% vertreten, während das Blutserum nur 20 mg% enthält. Eine Vermehrung des Blutkaliums wurde festgestellt bei Asthma bronchiale, bei Herzinsuffizienz, bei essentieller Hypertonie, bei Ulcus duodeni, bei Nebenniereninsuffizienz, beim anaphylaktischen Schock. – Eine Senkung des Kalium-Gehalts im Blutserum wird durch Insulin hervorgerufen, ebenso durch Gelbsucht. Ein Verlust an Kalium erfolgt beim Gebrauch von Diuretika, von *PAS* und auch von Laxantien.

Bei allen Wachstumsvorgängen entsteht ein großer Bedarf an Kalium. Diejenigen Teile der Pflanze, in welchen lebhaftes Wachstum herrscht, sind besonders reich an *Kalium*. Der Bedarf der Kinder an *Kalium* ist daher besonders groß. Die natürliche Nahrung des Säuglings, die Milch, enthält viel Kalium.
Andererseits wurde bei der Arzneimittelprüfung, bei welcher also der Mensch unter ein Überangebot von Kalium beziehungsweise unter besonders aktives Kalium gesetzt wird, eine Unverträglichkeit von Milch sowie auch von Fleisch, das ja ebenfalls viel Kalium enthält, gefunden. Durch die Arzneimittelprüfung wird eine Störung des Kalium-Haushalts hervorgerufen.
Bei den Arzneimittelprüfungen haben sich merkwürdig wenig Herzsymptome ergeben. Dies ist in zweierlei Richtung auffallend. Denn Kalium carbonicum hat sich bei intravenöser Zufuhr als ein starkes Herzgift erwiesen, dessen Wirkung allerdings leicht durch *Calcium* aufgehoben wird. Andererseits gehört Kalium carbonicum zu den wichtigsten histiotropen Herzmitteln unserer Schule, dessen gewebsaufbauende und restituierende Wirkung bei den entzündlichen und auch degenerativen Leiden des Herzmuskels jeden sehr dankbar stimmt, der damit umzugehen gelernt hat. Bei der Arzneimittelprüfung ist die Wirkung von Kalium auf den Herzmuskel jedoch unterschwellig geblieben.

Klinisches

Kalium carbonicum verkörpert am reinsten von allen Kalisalzen die Wirkung des K-Ions, da die Kohlensäure arzneilich zurücktritt. Es ist im großen und ganzen als vagotropes Mittel aufzufassen, da seine Wirkung mit der des Parasympathikus weitgehend übereinstimmt. *Kalium* ist das einzige radioaktive Element, das im Körperaufbau Verwendung findet.

Kalium carbonicum hat seine Hauptbeziehungen:
1. zum Kreislauf und Herzen. Schwäche, Entzündung und Entartung des Herzmuskels, auch akute **Endomyokarditis** sowie subakute und chronische Stadien. Starke Wirkung auf den kleinen Kreislauf, Stauungsbronchitis. Nicht auszunehmen ist die Kreislaufdekompensation. Die Fälle, in denen es bei Herzinsuffizienz hilfreich ist, sind jedoch relativ selten, so daß man keine Therapie darauf gründen kann. Doch gibt es Fälle, wo man die ergotropen Mittel der Digitalis-Reihe durch Kalium ersetzen kann oder beide nebeneinander eine Hebung der Leistungsfähigkeit und subjektive Erleichterung der Herzbeschwerden, welche mit Digitalisglykosiden nicht allein erreicht werden konnte, bewirken.

Eine 32jährige Krankenschwester bekommt nach einer Angina eine **Herzmuskelschwäche,** von der sie sich nach 3 Jahren noch nicht wieder erholt hat. Sie wird in dieser Zeit auch auffallend dick und hat Ödeme an den Füßen. Sie hat in 1 Jahr nach ihren Angaben um 24 Pfund zugenommen. Sie fühlt sich außerordentlich müde und auf dem Herzen sehr elend. Der Puls ist zwar regelmäßig, aber an Frequenz herabgesetzt. Manchmal hat sie nur 40 Herzschläge. Sie kann sehr wenig schlafen, besonders von 3 Uhr in der Frühe an, da sie ein schmerzhaftes Gefühl hat, als ob jemand das Herz anhalten würde. Auch über Gliederschmerzen, besonders in den Beinen, klagt sie um diese Zeit.

Ich verordnete ihr Kalium carbonicum D 6, 3mal täglich 1 Tablette. Darauf vermehrte sich rasch die Urinausscheidung, und die Ödeme verschwinden, auch der Leibesumfang geht zurück. Das Gewicht bleibt aber das gleiche, obwohl es ihr jedermann ansieht, daß sie schlanker geworden ist. Ganz offenbar ist dies so zu erklären, daß ihr Gewebe wasserärmer geworden ist, zugleich aber ein höheres spezifisches Gewicht erlangt hat. Die Pulszahl nahm dabei erheblich zu. Von allen Beschwerden blieb nur das Gefühl, als ob jemand manchmal das Herz anhalten würde. *Convallaria,* welche dieses Gefühl des Aussetzens der Herztätigkeit hat, beseitigt schließlich in D 2 auch diese Erscheinung, wobei wieder die vermehrte Urinausscheidung auffällt.

[*Eigene Beobachtung des Verfassers*]

W. ZIMMERMANN vom Homöopathischen Krankenhaus in Höllriegelskreuth weist darauf hin, daß sowohl die Hypokaliämie wie die Hyperkaliämie eine Anzeige für die Verwendung von Kalium carbonicum geben können.

,,Toxikologisch zeigt sich, daß eine Hyperkaliämie im EKG zuerst eine Erhöhung der T-Wellen, eine Erhöhung von R und eine Vertiefung von S macht. Klinisch treten Parästhesien und tetanische Erscheinungen auf, Zeichen beginnender Atemlähmung bei noch erhaltenem Bewußtsein. Bei dem tödlichen Kalium-Gehalt von 40 mg% kommt es schließlich zu Lähmungen der Extremitäten, zu einem Verschwinden der Vorhofwellen im EKG, zu einer erheblichen ST-Senkung, Verlängerung der Q-Dauer und zu einem totalen Herzblock mit tödlichem Ausgang. Die ungleich häufigere Hypokaliämie in der Folge von Durchfällen, renalen Kalium-Verlusten usw. zeigt jedoch eine Tachykardie, eine Adynamie der Muskulatur, eine Hypotonie der Muskulatur, eine Hypotonie und Oligurie. Diese beiden kaliumbedingten Zustandsbilder ließen interessante klinische Beobachtungen machen, die vor allem ein Beitrag zur Dosierungsfrage sein können und die Enantiotropie homöopathischer Mittel bestätigen.

Eine 52jährige Patientin mußte wegen einer schweren ulzerösen Kolitis eine Resektion des gesamten Kolons, nach einem nachfolgenden Verwachsungsileus die Resektion eines Ileumanteiles erleiden. Es bestand ein Anus praeter im Dünndarmbereich, der zu einem hochgradigen Flüssigkeitsverlust bei ununterbrochener Diarrhö mit Oligurie führte. Zu diesem Zwecke erhielt die Patientin etwa alle 14 Tage eine Infusion mit spezifischer Elektrolytlösung, bei der Kalium eine bedeutende Rolle spielte. Wurde diese Infusion nicht rechtzeitig verabreicht, so kam es zu schwersten Kalium-Mangelerscheinungen mit Tachykardie, Herzoppression usw. Ein solcher Zustand wurde von uns beobachtet und mit Kalium carbonicum D 4 völlig behoben, wobei die Medikation von täglich 1 bis 2 Tabletten Kalium carbonicum D 4 ausreicht, um seit dieser Zeit keine Kalium-Mangelsymptome mehr auftreten zu lassen.

Eine 62jährige Patientin, die im Anschluß an eine Grippe Schwächezustände mit Bewußtlosigkeit durchmacht. Dabei trat eine deutliche Verschlimmerung in den morgendlichen Stunden auf, die Patientin war dabei in Schweiß gebadet, sie fühlte lanzinierende Stiche, die bis in den Rücken ausstrahlten. Vor allem war es die Schwäche, die zur Einweisung führte. Im EKG beobachteten wir eine Bradykardie um 30/min, während das av.-Intervall zwar erheblich verlängert, aber teilweise noch nachweisbar war. Wir verabreichten Kalium carbonicum D 12 und erlebten nach wenigen Tagen eine Normalisierung der Rhythmik bei einer Frequenz zwischen 65 und 70/min, was uns in diesem Falle eine deutliche Beziehung zu einer Hyperkaliämie bewies.

[ZIMMERMANN, W.: Zschr. klass. Homöop. VII. (1963)] S. 6

2. auf die Atmungsorgane, besonders **chronische Nasen- und Rachenkatarrhe, Bronchitis, Lungentuberkulose** und **akute exsudative sowie chronische Pleuritis, Bronchialasthma.**

Ein 1jähriger, überdurchschnittlich gutentwickelter Knabe leidet an heftigem Bronchialasthma, das sich an jede katarrhalische Infektion anschließt. Er wird ein volles Jahr lang homöopathisch behandelt, wobei *Calcium carbonicum, Thuja, Hedera* und *Acidum formicicum,* letzteres in Injektionen, ausgiebig Verwendung fanden. Die *Ameisensäure* besserte den Zustand eine Zeitlang, war dann aber auch, wie die anderen Arzneien, wirkungslos. Schließlich erhielt der kräftig gebaute etwas pastöse Knabe Kalium carbonicum D 12, 2 Monate lang morgens und abends 3 Tropfen. Danach trat 3/4 Jahre lang keinerlei Asthma auf, bis zur Grippezeit im Februar 1949, wo eine Grippebronchitis asthmatischen Charakter, aber in sehr gemilderter Form, annahm. Vor dem Gebrauch von Kalium hatte er jeden Monat mehrere Tage unter schweren Asthmazuständen mit quälendem Stridor zu leiden. [*Beobachtung des Verfassers*]

Auch bei Lungentuberkulose gehört Kalium carbonicum in die engste Wahl. Bei Pleuritis exsudativa habe ich überzeugende Wirkung mit rascher Beseitigung großer Exsudate gesehen. *Bryonia* hat hier Besserung durch Liegen auf der kranken Seite, Kali dagegen Verschlimmerung gebracht. ALLEN rät von der Verwendung der Kalisalze bei fieberhaften Erkrankungen ab. Für diese Beschränkung ist kein Grund einzusehen. In geeigneten Fällen hochfieberhafter Pleuritis, von akutem Gelenkrheumatismus und Fieber habe ich durch Kalium entscheidende Besserung bringen gesehen. Einen Fall von hochfieberhafter Lungentuberkulose und Versagen der Pneumothoraxbehandlung berichtet GMELICH (MEZGER, J.: Kalium carbonicum in der homöopathischen Therapie [Hippokrates 1936- 4:21, 23]).

Ein mittelgroßer, blasser Glasbläser (geb. 1899) erkrankte im Frühjahr 1933 an einer trockenen Pleuritis und bekam im Anschluß daran eine **Lungentuberkulose,** derentwegen er dann Januar bis April 1934 eine Heilstättenkur durchmachte. Im März 1934 wurde ein rechtsseitiger Pneumothorax angelegt. Seit etwa November 1934 brachten die Nachfüllungen jedesmal allgemeine Verschlimmerung mit Temperatursteigerung, so daß der Kranke allmählich das Bett nicht mehr verlassen konnte. Er trat deshalb am 11. 1. 1935 in meine Behandlung. Damals bewegte sich die Temperatur zwischen 38 und 39°. Viel Husten und zum Teil blutiger Auswurf; Nachtschweiße und ein allgemeines Wehtun. Das Besondere war ein starkes, nässendes Ekzem am Skrotum, an der Innenseite des Oberschenkels und in der Rima ani. Unter der Behandlung mit *Ferrum phosphoricum, Thuja, Lycopodium* und *Arsenum jodatum* nacheinander trat keine Besserung ein, im Gegenteil war das Fieber auf 40° gestiegen. Am 26. 2. hatte er außer obigen Klagen viel unter Atemnot und trockenem Hals zu leiden und gibt dann an, daß er verstopft ist und es ihm „bei der Entleerung den After zerreißt", so daß er von der Entleerung Abstand nehmen muß. Dies letztere Symptom brachte mich auf Kalium carbonicum, das ich ihm 2mal täglich 5 Tropfen in 15. Potenz gab. Diese Verordnung brachte ihm in 4 Wochen eine lytische Entfieberung mit Besserung in allen Klagen. – Patient geht es seither ordentlich, er hat wohl noch kleine Fiebersteigerungen und leichten Husten, betätigt sich aber als Versicherungsagent und Maschinenstricker. Seit Beginn meiner Behandlung wurde der Pneumothorax aufgegeben.
[*Eigene Beobachtung des Verfassers*]

3. zu den Bewegungsorganen, besonders Muskeln und Gelenken: Große Muskelmüdigkeit und Kraftlosigkeit, subakuter und chronischer Muskel- und Gelenkrheumatismus. Bewegung bessert meist.

Eine sehr zartgliedrige gebaute Frau, die also morphologisch durchaus nicht den gedunsenen Kali-Typ darstellte, erkrankte zu Anfang der 40er Jahre an einem chronischen **Gelenkrheumatismus,** der besonders die Hand- und Fingergelenke sowie die Knie- und Fußgelenke ergriff. Zu ihrer innersekretorischen Lage ist hervorzuheben, daß die Regel ab und zu aussetzte und dann sehr verstärkt und verlängert eintrat. Mit *Hedera helix* konnte ich über eine gewisse Zeit deutlich ein Nachlassen der Gelenkschwellungen und der heftigen Schmerzen erreichen, auch *Sepia* regelte die Periode. Doch konnten diese Mittel im nächsten Winter einem Weiterschreiten des Leidens nicht vorbeugen. Die typische Verschlimmerungszeit an den ersten Stunden des Vormittags und nachts zwischen 2 und 4 Uhr brachten mich dann auf Kalium carbonicum, das eine beständige und ununterbrochene Besserung zuwege brachte, so daß die Kranke das Bett, an das sie schon monatelang gefesselt war, verlassen konnte und allein eine Badereise antrat, nachdem sie schon vorher in ihrem Haushalt wieder tätig sein konnte. [*Beobachtung des Verfassers*]

4. fernerhin zu dem gesamten zentralen Nervensystem. Allgemeine Überempfindlichkeit und Gemütsdepression, Ängstlichkeit und Schreckhaftigkeit. Starke Beziehung zum Nervus vagus. Die Sinnesnerven, Augen, Ohren sind gereizt. Die Berührungsempfindlichkeit ist bis zur Schmerzhaftigkeit gesteigert.

5. die Geschlechtsorgane der Männer und Frauen: Regel zu früh und zu stark oder zu spät und zu schwach, Neigung zu Abort, Verschlimmerung aller Symptome durch die Vorgänge des Geschlechtslebens wie Menses und Koitus.

Eine 44jährige Frau, die eine spitzwinkelige Rückwärtsknickung der Gebärmutter besitzt, leidet seit einigen Monaten an starken, 7 Tage lang anhaltenden **Menorrhagien**, die sich alle 18–21 Tage wiederholen. Sie fühlt sich völlig erschöpft, hat aber noch 75 % Hämoglobin. Sie ist schon viel homöopathisch und nach Thure-Brandt behandelt worden. Sie erhält Kalium carbonicum, worauf schon die nächste Regel erst nach 4 Wochen eintritt und nur noch 5 Tage mit normalem Blutabgang anhält. Sie erholt sich sehr rasch, ein Rückfall war nach einigen Monaten nicht eingetreten. [*Beobachtung des Verfassers*]

Bei habituellem Abort scheint Kalium carbonicum nach eigenen Erfahrungen von auffallender Verläßlichkeit zu sein; es verdient hier entschieden als Prophylaktikum große Beachtung.

H. Schulz (Schulz, Hugo: Vorlesungen über Wirkung und Anwendung der unorganischen Arzneistoffe, 5. Aufl. 1955. Karl K. Haug Verlag) hebt diese Fähigkeit des Kaliums in anderer Verbindung, nämlich als *Kalium chloricum,* hervor.

Durch das Hormon des Corpus luteum läßt sich ein Anstieg des Kaliums im Serum erzielen (Albers: Blutumwandlungen in der Schwangerschaft [Hippokrates 1951: 142]). Dieser Effekt überschreitet zwar nicht die physiologische Schwankungsbreite des Kaliums, ist auch unabhängig von der Stärke der Dosierung, auch sinkt der Kalium-Spiegel trotz Fortsetzung der Proluton-Zufuhr nach einigen Tagen wieder ab. Es läßt sich jedoch aus diesen Versuchsergebnissen ein Zusammenhang des Kaliums mit der Funktion des Corpus luteum feststellen. Bei der dominierenden Rolle, welche das Gelbkörperhormon in den ersten 5 Monaten der Schwangerschaft spielt, wird damit auch die Bedeutung des Kaliums für den Bestand der Schwangerschaft aufgestellt. Auch vor jeder Regelblutung, also in der Corpusluteum-Phase, steigt der Kalium-Wert auf einen Spitzenwert von 21 bis 22 mg% an, um während der Regelblutung auf einen Minimalwert von 18 bis 19 mg% abzusinken. Untersuchungen von Spiegler (Arch. Gynäk. 143 [1930]: 248 – referiert bei Albers).

Bei Menorrhagie infolge ovarieller Insuffizienz oder infolge Myoms gehört es zu den wirksamsten Mitteln, wenn man die konstitutionelle Lage damit trifft. Auch entzündliche Zustände des weiblichen Genitale fallen unter die Wirksamkeit von Kalium. Bei jungen Mädchen in der Menarche kann es sowohl eine zu häufige und zu starke wie auch eine zu seltene und zu schwache Periode regulieren, wenn man sich der Mühe unterzieht, auf die Gesamtkonstitution zu achten und auf diese hin die Verordnung zu treffen.

Die Besetzung der Verdauungsorgane durch Kalium carbonicum steht weniger im Vordergrund. Bewährt hat es sich mir nur bei Verstopfung und bei Hämorrhoiden, wenn sie Begleiterscheinungen anderer für Kalium carbonicum sprechender Zustände waren. Auch Koliken der Bauchorgane mit Blähsucht können Kalium weichen. Falls

Kalium carbonicum das Konstitutionsmittel ist und eine stärkere Beeinflussung der Verdauungsorgane und des Pfortadersystems notwendig ist, so ergänze man es durch Zwischengaben von *Lycopodium*.
Die Paradentose und die chronische Tonsillitis mit den bezeichnenden Mandelpfröpfen wird in auffallender Weise gebessert (auch hier *Lycopodium* als Zwischenmittel). Vgl. *Kalium chloricum*.
Kalium carbonicum hat weiter große Bedeutung beim chronischen Gelenkrheumatismus und der Gicht. Die Verschlimmerungszeit, die große Empfindlichkeit gegen Kälte und manchmal eine Besserung durch Bewegung führen auf das Mittel. Es wird hier machtvoll unterstützt durch Zwischengaben von *Lycopodium*.

Typus

Der Typus ist gekennzeichnet durch eine nervöse Erregbarkeit. Die Kranken stehen unter ihrer Verzagtheit und Ängstlichkeit wie unter einer dunklen Wolke. Sie sind für alle Aufregungen sehr zugänglich, ihre Herzbeschwerden verschlimmern sich dadurch. Sie führen ihre Herzbeschwerden oft auf diese zurück. Auch eine große Schreckhaftigkeit plagt diese Menschen, denen das wünschenswerte „dicke Fell" fehlt. Ihre Schmerzen empfinden sie sehr lebhaft. Neben *Phosphorus* und *Zincum* ist Kalium carbonicum ein wichtiges Mittel gegen konstitutionelle Neurasthenie. Die Rückenschwäche, welche die Patienten veranlaßt, sich niederzulegen oder anzulehnen, beruht zum Teil auf der Reizung der Rückenmarksnerven, zum Teil auf der ganz allgemein bestehenden Muskelschwäche. Der Ernährungszustand ist meist gut, sie machen einen wohlgenährten Eindruck. Doch beruht dies auf einem Wasserreichtum des Gewebes. Die viel hervorgehobene Neigung zu Pastosität, ja selbst zu Ödemen, scheimt mir jedoch einseitig und übertrieben zu sein. Mit diesem als obligat hingestellten Kennzeichen will man dem Arzt die Auffindung des Typus erleichtern, und in voll ausgebildeten Kalium-Fällen wird man diese Gedunsenheit auch oft finden; aber sie ist keineswegs die Voraussetzung für die Wahl von Kalium. Wenn diese Gedunsenheit zutrifft, so ist sie die Folge von Wasserretention im Gewebe und von verlangsamter Blutzirkulation, welche wiederum eine Verlangsamung der Oxydation mit sich bringt. Nicht selten jedoch zeigt der Kali-Patient sogar hagere, asthenische Formen. Vielleicht ist in dieser etwas einseitigen Typisierung der Grund für die im Verhältnis zu der bedeutenden physiologischen Rolle auffallend seltene Verwendung des Mittels in der Homöopathie zu sehen, was beim Kranken dieselbe Bedeutung als Heilmittel gewinnen kann, wie es sie im normalen Stoffwechsel hat. Ein anderer Grund ist die seitherige ungenügende Zuordnung zu bestimmten Geweben und Organen wie auch zu bestimmten klinischen Zuständen.
Der Kali-Patient ist müde und kraftlos, er leidet unter einer Muskelschwäche, wobei die Schwäche des Herzmuskels wohl am stärksten hervortritt. Letztere ist mit einer Bangigkeit und mit Angstgefühlen verbunden, stechende Schmerzen werden meist angegeben, die bei jeder geringen Anstrengung und auch bei jeder Aufregung zunehmen. Angst steigert seine Herzbeschwerden, und die Herzbeschwerden erhöhen seine

erregte Bangigkeit. Er ärgert sich leicht und möchte gern lospoltern und seinem Ärger Luft machen. Doch kann er sich das nicht leisten, da sein Herz dieser Leistung nicht standhält; er muß seinen Ärger still in sich hineindrücken.
Beim Muskel- und Gelenkrheumatismus sind es die Besserung durch Bewegung, durch welche sich die auch hier zutage tretende Kreislaufschwäche zu erkennen gibt, und der häufige Ortswechsel der Beschwerden, welche den Fall präzisieren. Die besondere Empfindlichkeit gegen Kälte durchzieht das ganze Mittel und macht sich auch hier geltend.
Bei Schwäche der Keimdrüsen und dadurch bedingten Leiden der Frauen wird Kalium viel zuwenig gebraucht. Es kann sich um Menorrhagien wie auch um Hypomenorrhoen handeln, um Erschwerung der Menarche oder um Myomblutungen. Auch entzündliche Zustände und Fluor gehören hierher. Der besondere Hinweis ist durch die Gesamtkonstitution gegeben, verrät sich aber auch durch die Rückenschwäche und die starken Kreuzschmerzen.
Als vagotonisches Mittel dürfte man Kalium auch öfter bei allergischen Erkrankungen in den Bereich der Betrachtung ziehen. Jedenfalls halte ich Kalium carbonicum für eines unserer besten Mittel beim Bronchialasthma. Die hochgradige Erkältlichkeit, welche bedingt, daß jeder Schnupfen einen Anfall des Asthmas nach sich zieht, bringt hier neben den gesamtkonstitutionellen Gegebenheiten auf die Spur.

Arzneimittelbild

Leitsymptome: *Allgemeine Spannungslosigkeit und Schwäche. Anfallweises Auftreten von ohnmächtiger Schwäche.*
Lebt in ständiger Angst.
Großes Bedürfnis nach Wärme und Neigung zu Erkältungen.
Schmerzen haben stechenden Charakter, sie wandern und ziehen hin und her. Bewegung bessert oft. Rücken- und Kreuzweh (⊙ bei Affektionen der Rückenmuskeln, der Lendenwirbel- und Kreuzbeingelenke, der Nerven, des Herzens, der Lungen oder bei Gebärmutterleiden).
Schwäche, Schweiße und Rückenschmerzen werden als eine wichtige Trias bezeichnet.
Bedürfnis, sich anzulehnen oder niederzulegen wegen Rückenschwäche.
Schwäche des Herzens mit Stichen in der Brust und am Herzen, zum Rücken durchgehend.
Husten und Herzbeschwerden verschlimmern sich durch Niederlegen und bessern sich beim Aufrichten und Umhergehen (Stauung).
Verschlimmerung durch Kälte und Luftzug, Besserung durch Wärme. Bei Wärmeanwendung wandern die Schmerzen an eine andere Stelle.
Das stets genannte Säckchen an den oberen Augenlidern (klinisches Zeichen nach v. Böninghausen) scheint keine führende Bedeutung zu besitzen, es kann jedoch als Anzeichen des allgemeinen Wasserreichtums des Gewebes aufgefaßt werden.
Verschlimmerung morgens zwischen 3 und 5 Uhr, nach dem Aufstehen morgens.

Auch eine Verschlimmerung des Hustens abends nach dem Niederlegen ist häufig.
Besserung gegen Nachmittag.
Verschlimmerung aller Beschwerden beim Liegen auf der kranken Seite (Bryonia umgekehrt).
⊙ *Verschlimmerung aller Beschwerden nach Geschlechtsverkehr und während der Periode.*

Allgemeines: Anfälle von Schwäche mit Schweißausbruch schon nach geringer Bewegung oder Anstrengung.
Schwäche der willkürlichen Muskulatur, ebenso wie des Herzmuskels.
Sehr empfindlich am ganzen Körper; jedes Anfühlen oder jede Bewegung macht Schmerzen. Die Glieder schmerzen beim Aufliegen.
Frostigkeit und große Empfindlichkeit gegen Luftzug. Neigung zu Erkältung im Freien oder durch Luftzug.
Schmerzhaftigkeit und Schwellung der Lymphknoten am Hals, in den Achselhöhlen und Leisten.

Geist und Gemüt: Ungewöhnlich leicht erregbar; verzagt und voll Angst, lebt ständig in Furcht. Neigung zum Weinen, ist sehr heruntergestimmt.
Fürchtet sich vor dem Alleinsein, sucht Gesellschaft, um sich zu erheitern; aber auch Abneigung gegen Gesellschaft. Große Schreckhaftigkeit, vorzüglich bei leiser Berührung des Körpers. Überempfindlich gegen Schmerz, Geräusch oder Berührung.
Kinder verlangen bei Nacht, daß ein Licht brennt (*Stramonium*).
Verdrießliche, mürrische Stimmung, jede Kleinigkeit ärgert, und jedes Geräusch ist unangenehm. Reizbares, ärgerliches Gemüt, besonders früh nach dem Erwachen.
Erschwertes Denken und schlechtes Gedächtnis. Findet oft das gehörige Wort und den rechten Ausdruck nicht. Kann die Gedanken nicht sammeln. Verwirrung der Gedanken, hastiges Wesen. Alle Sinne schwinden ihm ein paar Minuten lang, so daß er sich halten muß. Eingenommenheit des Kopfes.

Schlaf: Tagesschläfrigkeit; möchte schon beim Frühstück einschlafen. Erschrecken im Einschlafen. Abends kann er lange nicht einschlafen ohne Ursache. Schlaf oft unterbrochen, besonders zwischen 1 und 4 Uhr. Halbwachender Nachtschlaf. Vor lauter Gedanken oder da ihm traurige Gedanken einfallen, kann er nicht wieder einschlafen. Lebhafte Träume; spricht im Schlafe. Ängstliche, lebhafte Träume.
⊙ Beim Erwachen, in hellwachem Zustand, möchte er sich bewegen und sprechen, die Glieder folgen ihm jedoch nicht und er kann auch nicht sprechen, obwohl er sich sehr bemüht.

Kopf: Drückende, reißende und stechende Kopfschmerzen. Schwindel beim Drehen des Kopfes. Trockenheit der Haare und Haarausfall.

Entzündung der Bindehaut und Hornhaut, der Ader- und Netzhaut.

Augen: Entzündliche Zustände des äußeren und inneren Auges. ⊙ Schwachsichtigkeit nach Geschlechtsverkehr. Dunkle Punkte, farbige Flecke oder strahlende Räder vor den Augen. Schmerzhafte Empfindlichkeit der Augen gegen Tageslicht.
Geschwulst zwischen den Augenlidern und Brauen wie ein Säckchen.

Chron. Mittelohrentzündung und Tubenkatarrh mit Geräuschen.

Ohren: Stechen in den Ohren und allerlei Ohrgeräusche. Abstumpfung des Gehörs. Klingen und Singen in den Ohren.
⊙ Überempfindlichkeit gegen Geräusche.

Gesicht: Blasses, hohläugiges Gesicht, besonders im Freien, wie erfroren. Hitze und Röte des Gesichts bei eiskalten Füßen. Ausschlagblüten im Gesicht.

Chronischer Nasenkatarrh und Nebenhöhlenkatarrh. Kehlkopfkatarrh, **Bronchitis.** Keuchhusten.
Lungentuberkulose.
Pleuritis exsudativa und sicca.

Atmungsorgane: Nase wund und geschwollen, entzündete Nasenlöcher. Stockschnupfen, ⊙ in kalter Luft wird die Nase durchgängig, dafür Kopfweh.
Flüssiger oder gelbgrüner Schleim aus der Nase, ⊙ besonders aber Trockenheit und Krusten in der Nase. Nasenbluten morgens. Heiserkeit, Gefühl wie Zusammenschnüren in kalter Luft. Trockener, harter Husten mit stechenden Schmerzen in der Brust und im Rücken, wie von einer trockenen Stelle im Hals ausgehend, krampfhaft, mit Wür-

gen und Erbrechen. Stiche in der Brust rechts oder links beim Tiefatmen. ⊙ Der Husten verschlimmert sich in der kalten Luft und beim Liegen und bessert sich beim Aufrichten. Erwacht an krampfhaftem Husten mit Erstickungsgefühl morgens zwischen 3 und 5 Uhr. ⊙ Husten in der Frühe trocken und hart, später löst er sich. Stechen in der Brust beim Husten. ⊙ Liegen auf der kranken Seite vermehrt die Schmerzen und den Husten.

Herzneurose, **Myokarditis, Endokarditis, Perikarditis. Myodegeneratio. Herzinfarkt.**

Herz und Kreislauf: Angstgefühl in der Herzgrube, ⊙ Pulsieren am Herzen und im ganzen Körper. Brennen und Stechen am Herzen. ⊙ Stiche am Herzen zum Rücken durch Herzklopfen häufig, viel Atemnot, jede Anstrengung macht Herzbeschwerden und führt zu Erschöpfung, ⊙ ebenso jede Erregung. Gefühl, als hinge das Herz an eng gezogenen Bändern oder sei an einem Faden aufgehängt.

Verdauungsorgane: Übler Geruch aus dem Munde wie alter Käse. Wundheit der Mundhöhle und der Zunge mit Bläschen, Trockenheit oder Speichelfluß, so daß der Speichel aus dem Mund läuft. Zahnfleisch geschwollen und entzündet, geschwürig. ⊙ Lockerheit der Zähne. Zahnschmerzen bei jedem Luftzug und beim Essen, brennende Aphthen.

Rachenkatarrh, subakut und chronisch.

Rauher Hals mit viel Absonderung von Schleim, besonders am Morgen. Zäher, schwerlöslicher Schleim.
Erschwertes Schlucken, Grätengefühl.
Viel Durst und Trockenheit im Mund. Kitzeln im Hals mit Räuspern und Husten.
Übelkeit und Erbrechen. Brecherlichkeit bei Ärger sowohl wie bei Freude. Zusammenschnürende krampfhafte Magenschmerzen mit Völlegefühl, besser durch Erbrechen, durch Aufstoßen und Blähungsabgang. Große Empfindlichkeit der äußeren Magengegend bei Berührung, Essen, Reden, Leberschmerz.

Verstopfung, Hämorrhoiden, Blähungskoliken.

Milch wird nicht ertragen, ⊙ ebenso Fleisch. Viel Blähsucht und Auftreibung des Leibs mit Völle, Kneifen und Blähungskolik. Magen-, Lebergegend und der ganze Bauch sind empfindlich gegen Berührung. Innere Schmerzempfindlichkeit des Bauches, besser beim Zusammenkrümmen oder beim Zurückbeugen. Stühle groß, hart und schwer zu entleeren, mit vergeblichem Drang. ⊙ Außerordentliche Schmerzhaftigkeit bei der Entleerung des Stuhles und nachher. After brennt heftig, Hämorrhoiden.

Harnorgane: Harn reich an Uraten. ⊙ Unwillkürlicher Harnabgang beim Schneuzen und Husten (*Causticum*). Häufiger Harndrang. Muß drücken zum Harnlassen. Brennen in der Harnröhre, beim Harnlassen und nachher.

Menorrhagie, Oligomenorrhö. Fluor. **Habitueller Abort.** Schwächezustände im Kreuz im Zusammenhang mit Gebärmutterleiden.

Männliche Geschlechtsorgane: Fehlender Trieb und starke Erregbarkeit. ⊙ Männer fühlen sich schwach nach dem Geschlechtsverkehr. Kreuzschmerzen. Ziehende Schmerzen in den Samensträngen und den Hoden.

Weibliche Geschlechtsorgane: Regel zu früh, zu lang und zu stark; scharf, übelriechend und schwächend; oder zu spät und zu schwach. Oft verbunden mit Schwäche im Kreuz und heftigen Kreuzschmerzen. Stechende Schmerzen und starkes Wundheitsgefühl in den Genitalien.
Neigung zu Abort. Abneigung gegen den Geschlechtsverkehr oder vermehrtes geschlechtliches Verlangen. – Stechen in den Brüsten.

Koxarthrose.

Bewegungsorgane: Schmerzen in den Hüftgelenken. Schwäche und Schmerzen im ganzen Rücken und im Kreuz, von der Wirbelsäule ausgehend. Schmerzen in allen Gliedern, in Muskeln und Gelenken, muß sie ständig bewegen. Schmerzen teils schlechter, teils besser werdend bei Bewegung. Wärme bessert die Schmerzen.
Schwäche und Versagen der Glieder mit Zittern schon nach geringer Anstrengung. Einschlafen der Glieder.

Haut: Jucken und Stechen; Ausbruch von Bläschen, Pusteln und Pickeln.

Wärmeregulation: Viel Frösteln und große Neigung zu Erkältung in freier Luft. Kalte Hände und Füße. Hitze mit Erregung der Blutzirkulation, Enge auf der

Brust und Schweißausbruch. Neigung zu Schweißen bei Tag und bei Nacht.

Dosierung

Bei vieler therapeutischer Verwendung habe ich mich meist der D 6 bis D 15 bedient und erreicht, was man erwarten konnte. Auch hohe Verdünnungen sind wirkungsvoll. Auch D 3 wird bei Herzleiden empfohlen.
Da es sich bei der homöopathischen Anwendung nicht um eine Bestandsauffüllung von *Kalium* im Körper, sondern um eine Aktivierung des Kalium-Stoffwechsels handelt, sind homöopathische Potenzen in den „ähnlichen“ Fällen angezeigt und keine tiefe Potenzen notwendig. Beim Herzinfarkt sind jedoch starke Gaben, auch in intravenöser Zufuhr, entschieden vorzuziehen.

Vergleichsmittel

Herzmuskelentzündung: *Aconitum, Naja, Spigelia, Spongia, Kalmia.*
Stechende Schmerzen auf der Brust (Pleura): *Bryonia, Ranunculus, Sulfur.*
Verschlimmerung durch Koitus und Samenverluste: *Agnus castus, Acidum phosphoricum, Agaricus, Kalium phosphoricum, Selen, Staphisagria.*
Harninkontinenz beim Husten, Niesen: *Causticum, Scilla, Natrium muriaticum.*

Kalium chloricum

Herkunft des Mittels

Kalium chloricum, Kaliumchlorat, Chlorsaures Kalium, $KClO_3$, nicht zu verwechseln mit *Kalium chloratum = Kalium muriaticum, Kaliumchlorid* (KCl).

Wirkung

Bei akuten Vergiftungen mit diesem stark oxydierenden Stoff kommt es zu einer Oxydation des Blutes, indem das Hämoglobin in Methämoglobin umgewandelt wird. Da diese Verbindung nicht mehr gelöst werden kann, wird die Sauerstoffübertragung des Blutes unmöglich gemacht. Aus dieser Einwirkung auf das Blut ist die Neigung zu Blutungen aus den Schleimhäuten, die wir bei Kalium chloricum treffen, zu verstehen. Bei subakuten Vergiftungen, die nähere Beziehungen zu einzelnen Organen besser erkennen lassen, ist eine Reizung der Nieren mit Entzündung, schleimig-blutige Durchfälle und eine Stomatitis hervorzuheben. Es besteht eine auffallende Ähnlichkeit zur Quecksilber-Vergiftung. Seine Verwendung als Gurgelmittel gegen Quecksilber-Stomatitis dürfte mehr auf dieser Ähnlichkeit als der recht schwachen Desinfektionskraft beruhen. Klinisch wurde Gebrauch gemacht bei Stomatitis, bei Gastroenteritis und bei Nephritis.

Literatur

Eine Arzneimittelprüfung wurde von MARTIN an 11 Prüfern angestellt, die verschiedene Dosen von 1 bis 5 grains (1 grain = 0,065 g) eingenommen haben (Arch. homöop. Heilk., Bd. 16, H. 1, S. 181). Diese Prüfung und weitere Beobachtungen finden sich in den Enzyklopädien von ALLEN und von HUGHES.

Arzneimittelbild

Leitsymptome: *Schärfer geprägte Züge bis jetzt nicht ermittelt.*

Gemüt: Schlecht aufgelegt und ängstlich, hypochondrische Verfassung, gebessert mit dem Eintritt von Nasenbluten.

Kopf: Heftiger Blutandrang mit Schwindel und Kopfschmerzen.

Atmungsorgane: Kräftiger Nasenkatarrh mit häufigem Niesen. Nasenbluten, Heiserkeit und Hustenreiz.

Herz: Herztätigkeit beschleunigt oder verlangsamt, Puls schwach und unregelmäßig.

Stomatitis, auch bei Quecksilber-Vergiftung.

Verdauungsorgane: Saurer Geschmack im Mund, auch bitter und salzig. Gesteigerte Speichelabsonderung. Große Trockenheit im Mund und Hals. Die ganze Schleimhaut des Mundes ist rot und geschwollen; überall werden Geschwüre mit grauem Grund gefunden. Das Zahnfleisch blutet leicht und ist auffallend gerötet.

Magendarmkatarrh mit schleimigen und blutigen Durchfällen.

Entzündung der Magenschleimhaut mit den zugehörigen Beschwerden. Viele Blähungen mit Kneipen. Heftige, flüssige Durchfälle mit Schleim und Blut, anhaltendem Stuhlgang und reichlichen Blähungen, ⊙ deren Abgang erleichtert.

Nierenentzündung, bei Entzündung der Harnorgane.

Harnorgane: Reichlicher Harndrang, Harn bis zur doppelten Menge vermehrt. Harn vermindert, sehr trüb, enthält viele Urate. Blutiger Harn, Eiweiß und Zylinder im Harn.

Haut: Papulöses Erythem, Bläschen und Pusteln.

Dosierung

Empfohlen werden die D 2 bis D 6. Als Gurgelmittel zur Verhütung der Quecksilber-Stomatitis verwendet.

Vergleichsmittel

Stomatitis und Enteritis: *Mercurius solubilis* und *corrosivus*.
Nephropathie: *Acidum nitricum, Terebinthina*.

Kalium jodatum

(Kalium hydrojodicum)

Anwendung

Jodkali wird in der Schule nur wegen seines Jod-Anteils benützt, da das elementare *Jod* starke örtliche Reizung und Entzündung verursacht und seine Lösungen sich leicht zersetzen; in reiner Form verflüchtigt sich das elementare *Jod* zudem leicht. Das Gesamtbild des Kalium jodatum wird von dem weitaus temperamentvolleren und stürmischeren Partner dieser Verbindung, nämlich dem *Jod*, beherrscht. Wie *Jod* gehört Jodkali infolge der energischen substanzaufbrechenden Verbrennung zur thyreotischen beziehungsweise oxygenoiden Konstitution. (GRAUVOGL). Die Neigung zu produktiven Entzündungen ist auch dem Jodkali eigen und hat im unbeabsichtigten Arzneimittelversuch zur Bildung des Jododerma tuberosum, das einesteils dem Erythema nodosum, andernteils dem Gumma ähnelt, geführt. Ferner wurden lymphadenoide Granulome bis zur Faustgröße beobachtet, für welche eine auffallende Schmerzempfindlichkeit bei Berührung genannt wird (COOPER). Es besteht aus der Kenntnis des Arzneimittelbildes von *Kalium carbonicum* jedoch kein Grund, diese Bildungen auf den Kalium-Anteil zurückzuführen, vielmehr müssen sie dem *Jod* zugeschrieben werden.

Weitere Unterschiede von der reinen Jod-Wirkung hat man neben der für *Jod* typischen Ablehnung von Wärme infolge der gesteigerten Verbrennung in dem Hervortreten von Kälteempfindlichkeit und Verschlimmerung bei Kälte zu sehen. Dies kann sowohl als „Wechselwirkung" zu den Hitzegefühlen des *Jods* wie als Durchdringen der Kali-Wirkung verstanden werden. Eine besondere Verwandtschaft besteht für Jodkali zu den Sehnen, Bändern und Periost, wovon unter anderem auch durch Salbeneinreibung Gebrauch gemacht wird. Auch die Skelettmuskulatur steht im Mittelpunkt der Einwirkung. Der besondere Hinweis ist durch die Besserung bei Bewegung gegeben. Diese Modalität hat bei der Behandlung der Ischias ambulatoria mit ständigem Bedürfnis zu gehen und Schmerzbefriedigung dadurch eindrucksvolle Ergebnisse gezeitigt (STIEGELE). Im übrigen gilt hier noch die Verschlimmerung bei Nacht, wobei man ebensowohl an den Einfluß der Bettwärme, der Ruhe und der Nachtzeit denken muß.

Literatur

Eine Arzneimittelprüfung findet sich bei HARTLAUB und TRINKS, Reine Arzneimittellehre, Bd. 3. 1831.

Arzneimittelbild

Das gleiche wie das von *Jod* mit folgendem Unterschied des Jodkali gegenüber dem reinen *Jod* (s. dort):

Leitsymptome: *Die Verschlimmerung durch Kälte neben der allgemeinen Unverträglichkeit von Wärme, die Erkältlichkeit und Verschlimmerung durch kalte Nässe, welche Jodkali im Gegensatz zu Jod zugeschrieben wird, gehört durchaus auch zum Bild des elementaren Jods, ist also keine Eigentümlichkeit von Jodkali.*
Verschlimmerung durch Ruhe, Besserung durch Bewegung (wie Kalium carbonicum).
Verschlimmerung nachts. (Jodum Verschlimmerung morgens.)
Neigung zu ödematösen Schwellungen der Schleimhäute und der Haut (Kali und Jod).
Rheumatische Schmerzen, organotrope Beziehungen zu Muskeln, Sehnen, Periost (Kalium-Einfluß).
Schmerzen in Nacken, Rücken und Fußsohlen und Fersen werden hervorgehoben.
Verschlimmerung der Schmerzen bei leiser Berührung, durch Liegen auf der kranken Seite (Kalium).

Dosierung

Bei genügender Einhaltung arzneifreier Zeiträume und sorgsamer Überwachung des Kranken, läßt sich bei chronischen proliferativen Entzündungen, zum Beispiel arthritischen Ursprungs, sehr Befriedigendes erreichen (STIEGELE).
Bei **Wues** wurden allgemein nur massive Dosen empfohlen und hier von den Kranken auch stets vertragen. (Doch ist heute eine antibiotische Behandlung überlegen.)
Hervorgehoben wird in der Schulpharmakologie (POULSON), daß große Dosen oft besser vertragen werden als kleine. Wenn man diese Tatsache verständlich machen will, so muß man berücksichtigen, daß die kleinen Gaben weithin durch Vermittlung der vegetativen Nerven den Organismus umstimmen und aus seinem Geleise werfen, während starke Gaben eine chemische Absättigung herausfordern.
Wenn man eine lokale Wirkung ins Auge faßt, wähle man D 3 bis D 6, bei konstitutioneller Zielsetzung höhere und hohe Verdünnungen.